国家卫生和计划生育委员会"十三五"规划教材

全国高等学校教材

供康复治疗学专业用

临床疾病概要

SUMMARY OF CLINICAL DISEASES

U0207920

第3版

主　编　周　蕾

副主编　许军英　范慧敏　王　嵘

编　者　（以姓氏笔画为序）

马现仓（西安交通大学第一附属医院）　　　　吴　静（中南大学湘雅医院）

王　嵘（首都医科大学附属北京天坛医院）　　汪　勇（浙江大学医学院附属邵逸夫医院）

王　嫱（南京医科大学第一附属医院）　　　　沈　杨（东南大学附属中大医院）

王爱兰（长治医学院附属和平医院）　　　　　张怡元（厦门大学附属福州第二医院）

韦　红（重庆医科大学附属儿童医院）　　　　范慧敏（同济大学附属东方医院）

毛恩强（上海交通大学医学院附属瑞金医院）　金　伟（复旦大学附属肿瘤医院）

孔晓丹（大连医科大学附属第二医院）　　　　周　蕾（南京医科大学第一附属医院）

邓　兰（南方医科大学附属珠江医院）　　　　胡志全（华中科技大学同济医学院附属同济医院）

毕新宇（中国医学科学院肿瘤医院）　　　　　侯生才（首都医科大学附属北京朝阳医院）

刘　凡（厦门大学医学院）　　　　　　　　　班润武（哈尔滨医科大学附属第五医院）

刘献增（北京大学人民医院）　　　　　　　　夏晓玲（昆明医学院附属第二医院）

刘福祥（四川大学华西口腔医学院）　　　　　翁景宁（福建医科大学附属协和医院）

许军英（华中科技大学同济医学院附属协和医院）曹孟淑（南京大学医学院附属鼓楼医院）

李　颖（山东大学齐鲁医院）　　　　　　　　彭　晖（中山大学附属第三医院）

李国标（广东药科大学健康学院）　　　　　　蔡　莉（哈尔滨医科大学附属肿瘤医院）

杨　军（上海交通大学医学院附属新华医院）

秘　书　王　嫱（南京医科大学第一附属医院）

张　谦（首都医科大学附属北京天坛医院）

人民卫生出版社

图书在版编目（CIP）数据

临床疾病概要 / 周蕾主编. -- 3版. -- 北京：人
民卫生出版社，2018
全国高等学校康复治疗专业第三轮规划教材
ISBN 978-7-117-26065-7

Ⅰ. ①临…　Ⅱ. ①周…　Ⅲ. ①疾病—诊疗—高等学校
—教材　Ⅳ. ①R4

中国版本图书馆 CIP 数据核字（2018）第 032101 号

人卫智网　www.ipmph.com	医学教育、学术、考试、健康，	
	购书智慧智能综合服务平台	
人卫官网　www.pmph.com	人卫官方资讯发布平台	

临床疾病概要
第 3 版

主　　编：周　蕾
出版发行：人民卫生出版社（中继线 010-59780011）
地　　址：北京市朝阳区潘家园南里 19 号
邮　　编：100021
E - mail：pmph @ pmph.com
购书热线：010-59787592　010-59787584　010-65264830
印　　刷：河北新华第一印刷有限责任公司
经　　销：新华书店
开　　本：850×1168　1/16　印张：41　插页：1
字　　数：1155 千字
版　　次：2008 年 3 月第 1 版　2018 年 3 月第 3 版
　　　　　2024 年 11 月第 3 版第 16 次印刷（总第 30 次印刷）
标准书号：ISBN 978-7-117-26065-7/R・26066
定　　价：98.00 元

全国高等学校康复治疗学专业第二轮规划教材于 2013 年出版，共 17 个品种，通过全国院校的广泛使用，在促进学科发展、规范专业教学及保证人才培养质量等方面，都起到了重要作用。

为深入贯彻教育部《国家中长期教育改革和发展规划纲要（2010—2020 年）》和国家卫生和计划生育委员会《国家医药卫生中长期人才发展规划（2011—2020 年）》文件精神，适应我国高等学校康复治疗学专业教育、教学改革与发展的需求，通过对康复治疗学专业第二轮规划教材使用情况和反馈意见的收集整理，经人民卫生出版社与全国高等学校康复治疗学专业第三届教材评审委员会研究决定，于 2017 年启动康复治疗学专业第三轮规划教材的修订工作。

经调研和论证，本轮教材新增《儿童康复学》和《老年康复学》。

康复治疗学专业第三轮规划教材的修订原则如下：

1. **坚持科学、统一的编写原则**　根据教育部培养目标、卫生计生部门行业要求、社会用人需求，在全国进行科学调研的基础上，充分论证本专业人才素质要求、学科体系构成、课程体系设计和教材体系规划后，制定科学、统一的编写原则。

2. **坚持必需、够用的原则**　根据专业培养目标，始终强调本科教材"三基""五性""三特定"的编写要求，进一步调整结构、精炼内容，满足培养康复治疗师的最基本需要。

3. **坚持紧密联系临床的原则**　强调康复理论体系和临床康复技能的培养，使学生毕业后能独立、正确处理与专业相关的康复常见实际问题。

4. **坚持教材创新发展的原则**　本轮教材采用了"融合教材"的编写模式，将纸质教材内容与数字资源内容相结合，教材使用者可以通过移动设备扫描纸质教材中的"二维码"获取更多的教材相关富媒体资源，包括教学课件、自测题、教学案例等。

5. **坚持教材立体化建设的原则**　从第二轮修订开始，尝试编写了服务于教学和考核的配套教材，本轮 19 种理论教材全部编写了配套《学习指导及习题集》，其中 13 种同时编写了配套《实训指导》，供教师授课、学生学习和复习参考。

第三轮康复治疗学专业规划教材适用于本科康复治疗学专业使用，理论教材共 19 种，计划于 2018 年秋季出版发行，全部数字资源内容也将同步上线。

希望全国广大院校在使用过程中提供宝贵意见，为完善教材体系、提高教材质量及第四轮规划教材的修订工作建言献策。

全国高等学校康复治疗学专业第三轮规划教材目录

1. 功能解剖学（第3版）
   主编 汪华侨　　副主编 臧卫东 倪秀芹

2. 康复生理学（第3版）
   主编 王瑞元　　副主编 朱进霞 倪月秋

3. 人体发育学（第3版）
   主审 李晓捷　　主编 李　林 武丽杰　　副主编 陈　翔 曹建国

4. 人体运动学（第3版）
   主编 黄晓琳 敖丽娟　　副主编 潘燕霞 许　涛

5. 康复医学概论（第3版）
   主编 王宁华　　副主编 陈　伟 郭　琪

6. 康复功能评定学（第3版）
   主编 王玉龙　　副主编 高晓平 李雪萍 白玉龙

7. 物理治疗学（第3版）
   主编 燕铁斌　　副主编 姜贵云 吴　军 许建文

8. 作业治疗学（第3版）
   主编 窦祖林　　副主编 姜志梅 李奎成

9. 语言治疗学（第3版）
   主审 李胜利　　主编 陈卓铭　　副主编 王丽梅 张庆苏

10. 传统康复方法学（第3版）
    主编 陈立典　　副主编 唐　强 胡志俊 王瑞辉

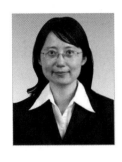

周蕾

　　教授，主任医师，博士生导师，现任南京医科大学临床技能中心副主任、第一临床医学院内科教研室副主任、南京医科大学第一附属医院教育处副处长、心脏科功能单元主任，兼任中国医师学会心衰分会常务委员、江苏省医学会心血管分会心衰学组副组长、国际心脏研究会中国转化医学工作委员会常务委员、中国高血压联盟理事、中国心脏联盟晕厥学会委员。入选江苏省医学重点人才，江苏省六大高峰人才，江苏省高校"青蓝工程"。为国家教育部重点实验室现场评审专家、国家自然重大国际合作项目二审专家、国家科技部出版基金二审评审专家等。

　　从事临床与教学工作 20 余年，承担临床本科生教学、技能培训、临床带教及研究生教学；获南京医科大学扬子江奖教金特等奖、优秀教师奖、南医大临床技能培训优秀老师及突出贡献奖；主要研究方向为心衰的基础与临床研究，并擅长心脏超声的临床应用。主持或参与完成的研究曾获教育部科技进步奖一等奖、江苏省科学技术奖二等奖和江苏省医学新技术引进奖一等奖项等；发表论文 40 余篇、SCI 论文 10 余篇，主编专著 1 部、副主编专著 3 部，其中 1 部为人卫社江苏省重点教材，参编专著 10 余部；承担国家自然科学基金 4 项、江苏省教育厅教学课题 1 项、南医大教学课题重点项目 1 项。

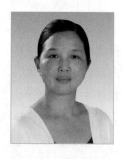

许军英

　　华中科技大学同济医学院附属协和医院医学博士，教授，主任医师，博士生导师。现任中华消化病学分会食管疾病协助组委员，*GUT* 和 *Gastroenterology* 杂志中文版编委。

　　从事基础及临床教学工作 30 余年，承担临床八年制的大课教学，临床带教及研究生教学。获同济医学院优秀教师奖。2005—2007 年在美国德州大学医学院从事博士后研究。主要研究方向为食管疾病及胃肠动力障碍性疾病，擅长精细内镜检查及消化道疾病的内镜治疗。承担国家自然科学基金面上项目 2 项，发表论文 30 余篇。2007 年获美国国际胃肠电学会优秀青年研究者奖。

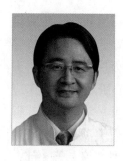

范慧敏

　　教授，博士生导师，同济大学附属东方医院主任医师。目前担任上海市心力衰竭研究中心常务副主任，同济大学附属东方医院心脏医学部副主任，心力衰竭专科主任，转化医学中心心力衰竭研究所常务副所长。担任中国系统仿真学会生命系统建模仿真委员会副主任委员、上海市健康产业发展促进协会副会长，浦东中医药文化专委会主任委员、浦东移动医疗专委会副主任委员、中国医师协会心衰专委会常委等。

　　入选上海市曙光学者，上海领军人物，上海市优秀学科带头人；擅长心脏及大血管疾病的外科治疗，尤其在心力衰竭外科治疗、心血管疾病预防康复及干细胞治疗等方面成绩突出，同时在心衰疾病管理、移动医疗以及中西医结合治疗方面居国内前列。作为负责人以及主要负责人获得国家级项目 20 余项，包括 973 前期、国家"863"和国际合作项目等。作为主要参与者获得多项省部级成果，参编（译）专著多本，在各类核心期刊上发表论文 100 余篇，SCI 论文 40 余篇，专利 8 项。

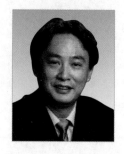

王嵘

　　主任医师，教授，博士生导师，现就职于首都医科大学附属北京天坛医院及北京大学国际医院神经外科。中国医师协会神经外科分会脑血管病专业委员会委员，中华医学会神经外科学分会青年委员，国家卫生计生委脑防办缺血性脑卒中外科专家委员会常委，中国卒中学会复合介入神经外科分会常委。

　　主要从事颅脑血管病的临床手术治疗及科研。曾参与多项国家级科研项目，以主要完成人获得国家科技进步二等奖 3 次、省部级科技奖励 3 次。在首都医科大学，主讲研究生课程 1 门，指导在读及毕业研究生 10 名。参编多部专业著作，第一作者或责任作者在国内外杂志发表论文 10 余篇。

前言

康复治疗对意外伤害、疾病所致的残疾、手术后的恢复等有着不可替代的治疗作用。康复治疗学专业的开设符合人民群众对康复医学日益增长的需求，适应我国社会和经济发展的需要。康复治疗学专业培养的学生需通过学习现代康复治疗学基础理论和与本专业有关的现代医学、现代科学技术等方面的基本知识，接受康复治疗学技能和科学研究的基本训练，掌握中西医康复治疗技术，成为具备开展康复治疗工作基本能力的治疗师，因此必须掌握临床各学科的基本知识。《临床疾病概要》的目标就是阐述与康复治疗专业相关的临床各科常见疾病的基本概念、主要临床表现、诊断标准、预防和治疗原则，使学生在今后临床康复治疗工作中，对所治病人的疾病有一定的认识和了解，帮助病人康复，防治康复治疗中可能出现的并发症。

《临床疾病概要》第3版教材在第2版基础上作了较大篇幅的修改，以系统为主线展开，总字数约为100万字。本教材分二十一章：包括诊断学、危急重症、内科学、外科学、神经病学、精神病学、传染病学、妇产科学、儿科学、眼科学、耳鼻咽喉科学、口腔科学、皮肤病学与性病学、肿瘤学基础等临床学科，同时配有融合教材，其中教学课件可为学生深入学习创造条件。配套教材《临床疾病概要学习指导及习题集》可供教师参考及学生复习使用。本教材适用于康复治疗学专业的医学生、康复医学专业的医师、治疗师、护士，以及做社区医疗和社区康复工作的医务人员。

全书31位来自25所高等院校的编者都是相关领域临床医学的中青年骨干，有着丰富的教学、临床和编著经验，他们辛勤敬业的工作和严谨的治学态度为编好此教材打下了良好的基础；感谢各编委单位及人民卫生出版社有限公司对编写本书给予的各种支持；也感谢被引用文献作者的研究成果为本教材提供了素材。

由于本教材覆盖了几乎所有的临床专业，不同专业有不同的特点，因此本书基本上保留各编者的编写格调和特点，同时，由于编者经验的局限，加之时间紧迫，纰误疏漏在所难免，我们诚恳地期待读者提出宝贵意见，使之得以不断完善，一并致以崇高谢意。

周　蕾

2017 年 12 月

目录

03

第三章
危急重病

04

第四章
呼吸系统疾病

07

第七章
泌尿系统与男性生殖系统疾病

08

第八章
血液造血系统疾病

13

第十三章
精神疾病

14

第十四章
运动系统疾病

20
第二十章
皮肤病学与性病学

21
第二十一章
肿瘤性疾病

第一章
诊断学基础

第一节　症状学

一、发热

发热（fever）：当机体在致热原作用下或各种原因引起体温调节中枢的功能障碍时，体温升高超出正常范围，称为发热。

生理性体温升高：在 24 小时内下午体温较早晨稍高；剧烈运动、劳动或进餐后、妊娠期、排卵期及高温作业等情况时体温会稍高。生理性体温减低：多见于老年人。

【病因与发生机制】

1. **病因**　有感染性与非感染性两大类，前者是由于病原体（细菌、病毒、真菌等）侵入机体所引起的体温升高，后者是体内产生的致热原、内分泌与代谢障碍、体温中枢损伤、抗原–抗体反应、皮肤散热减少或自主神经功能紊乱等所致的发热。多数发热属感染性发热。

2. **发生机制**

（1）致热源性发热：外源性致热源不能通过血脑屏障，而是通过产生并释放内源性致热源引起发热。存在于中性粒细胞和巨噬细胞内的内源性致热源被外源性致热源激活释放后，透过血脑屏障，直接作用于体温中枢，使体温调节点上移而导致发热。

（2）非致热源性发热：由于体温中枢的调节功能障碍引起的中枢性高热。

【临床表现】

1. **发热的分度**　临床上根据发热的热度高低分为（以口腔测温为准）：低热：37.3～38℃；中等度热：38.1～39℃；高热：39～41℃；超高热：41℃以上。

2. **发热的临床过程及表现特点**　急性发热临床经过三个阶段：体温上升期、高热期、体温下降期。

（1）体温上升期：产热大于散热，体温上升有两种方式。

1）骤升型：体温在几小时内达 39℃或以上，可伴有寒战、头晕、头痛、肌肉酸痛。常见于大叶性肺炎、败血症、流行性感冒、急性肾盂肾炎、输液或输血反应、某些药物反应等。

2）缓升型：体温逐渐上升在数日内达高峰，可伴倦怠、周身不适。可见于结核、布氏杆菌病、伤寒等。

（2）高热期：也叫极期，指体温达到高峰后保持不降的期间。此阶段寒战消失、感觉发热、皮肤发红，可有眼结膜充血，口干舌燥，呼吸加快变深，心律增快等。疟疾的高热期可维持数小时，伤寒维持数周，大叶性肺炎和流行性感冒维持数日。

（3）体温下降期：散热大于产热，体温下降有两种方式。

1）骤降型：体温在数小时内迅速下降至正常或略低于正常。可伴有大汗淋漓。常见于大叶性肺炎、急性肾盂肾炎、输液或输血反应、疟疾、中暑等的退热过程。

2）渐降型：体温在数日内降至正常。常见于风湿热、伤寒、结核、系统性红斑狼疮等疾病的退热过程。

3. 发热的热型　体温曲线的形状变化规律，称为热型。临床上常见的热型有六种，对发热的病因诊断有重要参考价值，见表 1-1-1。

表 1-1-1　热型及常见疾病

热型	定义	常见疾病
稽留热	体温升到高热水平后持续数日或数周，且 24 小时波动范围不超过 1℃	伤寒、斑疹伤寒、大叶性肺炎的高热期、成人斯蒂尔病
弛张热	体温常在高热范围内，24 小时波动在 2℃ 以上，但都高于正常体温水平	风湿热、败血症、重症肺结核、化脓性炎症、感染性心内膜炎
间歇热	体温骤升达高热水平，数小时后骤降至正常，经数小时或数日的无热间歇后，体温又骤升至高热，如此高热期和无热期反复交替出现	疟疾、急性肾盂肾炎、胆道感染、败血症。长期间歇热称消耗热
回归热	体温急骤上升到高热水平，持续数日后骤降至正常。经过数日的无热期后，又出现高热，如此交替出现	回归热、霍奇金淋巴瘤、周期热
波状热	体温缓升达高热水平后，持续数日，又缓慢下降到正常水平，维持数日后又缓慢上升，热型呈波浪状	风湿性疾病、肿瘤、布氏杆菌病等
不规则热	体温的升降、高低、波动和发热持续时间无一定规律性	风湿性疾病、结核、支气管肺炎、渗出性胸膜炎

【伴随症状和鉴别诊断】

1. 伴随症状　寒战、单纯疱疹、结膜充血、皮疹、淋巴结肿大、关节肿痛、肝脾大、皮肤黏膜出血、昏迷等。这些症状可迅速将鉴别诊断的范围缩小，如寒战常出现于败血症、疟疾等。唇缘疱疹常出现于呼吸道病毒感染。伴淋巴结或脾肿大提示血液、淋巴系统疾病。伴黄疸者除肝、胆道感染外，还要注意急性溶血、钩端螺旋体病。伴昏迷者以神经系统疾病多见。

2. 发热的鉴别诊断

（1）长期低热的鉴别

1）感染性发热：体温波动可达 1℃，常有感染部位的症状或体征，常见疾病有隐蔽部位的结核，如肠系膜淋巴结、支气管内膜、泌尿或生殖系统以及脊柱的结核；病毒性肝炎；鼻窦炎、盆腔炎、肾盂肾炎、细菌性心内膜炎等。

2）非感染性发热：多有相应疾病的伴随症状。风湿性疾病、甲状腺功能亢进症、泛发性皮炎、恶性肿瘤等。

3）功能性低热：日夜温差小。诊断功能性长期低热，必须先排除器质性疾病。

（2）长期中、高热的鉴别：长期发热自然病程长，病情多复杂或病变隐匿。常见长期发热的病因为感染性疾病、恶性肿瘤、风湿性疾病、变态反应性疾病等。

（3）超高热的鉴别：多由于体温调节中枢损伤所致，见于中暑、热射病、脑炎、脑出血、脑外伤、安眠药中毒等。这些都呈骤升型发热，发热前无寒战，不出汗。超高热都需及时对症处理，尤其是发生于婴幼儿常有惊厥，应积极处理。

二、呼吸困难

呼吸困难（dyspnea）：指病人主观感到空气不足、呼吸费力，客观上表现呼吸运动用力，严重时可出现张口呼吸、鼻翼扇动、端坐呼吸，甚至发绀、呼吸辅助肌参与运动，并且可有呼吸频率、节律和幅度的异常。

【病因与发生机制】

1. 病因　呼吸困难主要源于呼吸系统及心血管系统疾病。其次可见于中毒性疾病、神经精神性疾病、血液系统疾病等。

2. 发生机制

（1）肺源性呼吸困难：因通气、换气功能障碍导致缺氧和（或）二氧化碳潴留。

（2）心源性呼吸困难：由于左心和（或）右心衰竭所致的肺淤血、肺泡弹性降低和肺循环压力增高等。

（3）中毒性呼吸困难：血液中代谢产物增多，刺激颈动脉体、主动脉体化学受体或直接兴奋刺激呼吸中枢，某些中枢抑制药物和有机磷杀虫剂可直接抑制呼吸中枢。

（4）神经精神性呼吸困难：呼吸中枢受增高的颅内压和供血减少的刺激，精神性呼吸困难多为过度通气而发生呼吸性碱中毒所致。

（5）血源性呼吸困难：为红细胞携氧量减少，血氧含量降低所致。

【临床表现】

呼吸困难的分类、临床特点及常见疾病见表 1-1-2。

表 1-1-2　呼吸困难的临床特点及常见疾病鉴别

分类	临床特点	常见疾病
肺源性		
吸气性	可见"三凹征"，常伴干咳及高调吸气性喉鸣	气管肿瘤、气管异物、白喉
呼气性	呼气费力，呼气时间延长，常有干啰音	喘息型支气管炎、支气管哮喘、慢性阻塞性肺气肿
混合性	呼气、吸气均费力，呼吸浅快，常伴呼吸音异常	重症肺炎、重症肺结核、大面积肺栓塞、大量胸腔积液、气胸
心源性		
左心衰竭	活动时出现或加重，休息时缓解或减轻，卧位加重，坐位减轻。可表现为夜间阵发性呼吸困难、"心源性哮喘"	高血压性心脏病、冠心病、风湿性心脏瓣膜病、心肌炎和心肌病等
右心衰竭	早期为活动后呼吸困难，重者休息时亦有呼吸困难	肺心病、心包积液、先心病
中毒性		
酸中毒	深长呼吸，可伴鼾音	尿毒症、糖尿病酮症酸中毒
药物、化学物	呼吸浅慢，常有呼吸节律异常	吗啡、巴比妥类、地西泮（安定）、有机磷中毒、CO 中毒、氰化物中毒
精神神经性	呼吸深慢，常伴呼吸节律异常	脑外伤、脑出血、脑膜炎、脑炎、脑肿瘤
血液系统疾病	呼吸浅快	重度贫血、高铁血红蛋白血症、失血

三、 胸痛

胸痛（chest pain）指上起颈根部，下至膈肌，四周以胸壁为界，这一范围内的疼痛。急性胸痛在急诊就诊的原因中占第二位。胸痛主要由胸部疾病引起，少数由其他部位，如腹部、颈部或全身疾病导致。胸痛的严重程度与个体痛阈有关，而与原发病的病情轻重不完全一致。

【病因与发生机制】

1. **常见病因** 胸壁疾病（如外伤、带状疱疹、肋软骨炎、肋骨转移癌等）、心血管疾病（如心绞痛、心肌梗死、主动脉夹层动脉瘤、肺动脉栓塞、急性心包炎等）、呼吸系统疾病（如气胸、肺炎、胸膜炎、支气管肺癌等）、纵隔疾病（如纵隔气肿、纵隔肿瘤等）、其他（如食管炎、食管裂孔疝、食管癌、脾梗死及神经症等）。青壮年胸痛多为张力性气胸、结核性胸膜炎、心肌心包炎等；40岁以上则应首先排除心肌梗死、心绞痛、主动脉夹层动脉瘤破裂、肺动脉栓塞和支气管肺癌等。

2. **发生机制** 各种化学、物理因素及刺激因子刺激胸部的感觉神经纤维产生痛觉冲动，并传至大脑皮质的痛觉中枢而引起胸痛。

【临床表现】

胸痛的临床表现特点、常见疾病及鉴别点，见表1-1-3。

表 1-1-3 胸痛的临床表现及鉴别

鉴别点	表现特点	常见疾病
发病年龄	青壮年	结核性胸膜炎、气胸、心肌炎、风湿性心脏瓣膜病
	中老年	心绞痛、急性冠脉综合征、肺癌
胸痛部位	局限、局部有压痛	胸壁疾病
	局部红、肿、热	炎症性疾病
	沿一侧肋间成簇疱疹	带状疱疹
	肋软骨处隆起、压痛	肋软骨炎
	胸骨后或剑下痛	心绞痛、心肌梗死、急性心包炎、食管及纵隔病变
	前和侧胸痛、右胸痛	胸膜炎、气胸、肺栓塞、膈下脓肿、肝胆疾病
胸痛性质	刀割样痛、灼痛	带状疱疹
	烧灼痛	食管炎
	绞窄性、窒息感	心绞痛
	剧痛、濒死感	急性心肌梗死
	锐痛、压榨样	急性心包炎
	锐刺痛、撕裂痛	干性（纤维素性）胸膜炎
	闷痛、烧灼样	肺癌、肺上沟癌（Pancoast）
	突发胸背部撕裂痛	主动脉夹层动脉瘤、肺动脉栓塞
持续时间	阵发性	平滑肌痉挛致血管狭窄缺血
	持续性	炎症、栓塞、梗死、肿瘤
影响因素	劳累、精神紧张诱发	心绞痛（休息或含服硝酸甘油缓解）
	咳嗽、深呼吸加剧	胸膜炎、心包炎、肺炎、肺动脉栓塞

【伴随症状】

1. **胸痛伴咳嗽、咳痰和（或）发热** 常见于气管、支气管和肺部疾病。

2. **胸痛伴呼吸困难** 自发性气胸、渗出性胸膜炎、大叶性肺炎和肺栓塞等。

3. **胸痛伴咯血** 见于肺栓塞、支气管肺癌。

4. **胸痛伴大汗、血压下降或休克** 多见于心肌梗死、主动脉夹层动脉瘤、肺栓塞等。

5. **胸痛伴吞咽困难** 多提示反流性食管炎。

四、心悸

心悸（palpitation）是一种自觉心脏跳动的不适感或心慌感。心悸时心率可快可慢，快时感觉心跳不已，慢时感觉心跳搏动有力。

【病因与发生机制】

1. **病因** 可为生理性或功能性，主要病因：心律失常、心力衰竭、心脏神经官能症、β-受体亢进综合征、更年期综合征等。

2. **发生机制** 一般认为心脏活动过度是心悸发生的基础，常与心率、心律、心肌收缩力及心搏出量改变有关，也可与神经精神因素有关。

【临床表现】

病人自觉心跳或者心慌，可有跳动感、撞击感、扑动感或漏跳、停跳。常伴有头晕、头痛、心前区不适、呼吸困难、出冷汗、手足冰冷、晕厥、恐惧等。可无阳性体征，也可有原发病体征，辅助检查可见心率异常或心律失常。

当出现晕厥、胸痛、休息时心率低于45次/分或大于120次/分、有基础心脏病、有猝死家族史者，属于高危病人，应高度重视。

【伴随症状】

1. **伴心前区疼痛** 见于冠状动脉粥样硬化性心脏病（如心肌梗死、心绞痛）、心肌炎、心包炎及心脏神经官能症等。

2. **伴晕厥或抽搐** 见于窦性停搏、高度房室传导阻滞、病态窦房结综合征、室性心动过速等。

3. **伴呼吸困难** 见于急性心肌梗死、心肌炎、心包炎、心力衰竭、慢性肺源性心脏病及重症贫血等。

4. **伴发热** 见于急性感染性疾病、风湿热、心肌炎、心包炎、感染性心内膜炎等。

5. **伴贫血** 见于各种原因引起的急性失血，常伴有虚汗、血压下降等。

6. **伴消瘦及出汗** 见于甲状腺功能亢进症。

五、腹痛

腹痛（abdominal pain）是各种原因引起腹部的不适感或疼痛的感觉。多数腹痛是由腹部脏器病变引起，另外部分是由腹腔外疾病和全身性疾病所致。

【病因与发生机制】

1. **病因** 急性腹痛多突然发生，疼痛剧烈，病情严重，需迅速诊断和处理。其中需外科紧急处理的又称外科急腹症。慢性腹痛多发病缓慢，病程较长，疼痛多为间歇性或迁延性。

2. **发生机制** 可分为内脏性腹痛、躯体性腹痛和牵涉痛，不少腹痛涉及多种机制，精神性因素也可引起腹痛。

【临床表现】 腹痛的临床表现特点见表1-1-4。

表 1-1-4 腹痛的临床表现特点

特点分类	临床特点	常见疾病
腹痛部位	中上腹	胃、十二指肠、胰腺疾病
	右上腹	胆囊炎、胆石症、肝脓肿
	右下腹	急性阑尾炎
	脐部或脐周	小肠疾病
	下腹或左下腹	结肠疾病、膀胱炎、盆腔炎、异位妊娠破裂
	弥漫性或部位不定	弥漫性腹膜炎、肠梗阻、血卟啉病、铅中毒、急性出血性坏死性肠炎、腹型过敏性紫癜等
诱发因素	进油腻食物史	胆囊炎、胆石症
	酗酒、暴饮、暴食史	急性胰腺炎
	腹部手术史	机械性肠梗阻
	腹部受暴力伴休克	肝、脾破裂
腹痛性质和程度	突发中上腹刀割样剧痛	胃、十二指肠溃疡穿孔
	中上腹持续隐痛	胃、十二指肠溃疡、慢性胃炎
	持续性钝痛呈阵发加剧	急性胰腺炎
	持续、广泛性剧痛伴腹壁肌紧张强直	急性弥漫性腹膜炎
	剧烈、阵发性绞痛	胆石症、泌尿系统结石
	阵发性剑突下钻顶样疼痛	胆道蛔虫症
	胀痛	实质性器官的包膜牵张所致
发作时间与体位关系	餐后腹痛	胆胰疾病、胃部肿瘤、消化不良
	周期性、节律性疼痛	胃、十二指肠溃疡
	左侧卧位疼痛减轻	胃黏膜脱垂
	仰卧加重、前倾俯卧减轻	胰腺癌
	前屈加重、直立位减轻	反流性食管炎

【伴随症状】

1. **腹痛伴发热、寒战** 提示有炎症存在，见于急性胆道感染、胆囊炎、肝脓肿等。

2. **腹痛伴黄疸** 与肝胆胰疾病有关，急性溶血性贫血也可出现腹痛与黄疸。

3. **腹痛伴休克** 见于腹腔脏器破裂（如肝、脾或异位妊娠破裂）、胃肠穿孔、绞窄性肠梗阻、肠扭转、急性出血性坏死性胰腺炎等。

4. **腹痛伴呕吐、反酸** 提示食管、胃肠病变。

5. **腹痛伴腹泻** 提示消化吸收障碍或肠道炎症、溃疡或肿瘤。

6. **腹痛伴血尿** 可能为泌尿系疾病，如泌尿系结石。

六、 呕血与便血

呕血（hematemesis）是上消化道疾病（指屈氏韧带以上的消化道，包括食管、胃、十二指肠、肝、胆、胰及胃空肠吻合术后的空肠上段疾病）或全身性疾病所致的上消化道出血，血液经口腔呕出。常伴有黑便，严重时可有急性周围循环衰竭的表现。呕血原因甚多，但以消化性溃疡最为常见，其次为食管或胃底静脉曲张破裂，再次为急性糜烂性出血性胃炎和胃癌。

便血（hematochezia）：是指消化道出血，血液由肛门排出。便血可呈鲜红色、暗红色或黑色。少量出血不造成粪便颜色改变，需经隐血试验才能确定，称为隐血。引起便血的原因很多，常见的有小肠疾病如克罗恩病，结肠疾病如急性细菌性痢疾、结肠癌、结肠息肉、溃疡性结肠炎等，直肠肛管疾病，上消化道疾病以及全身性疾病如严重肝脏疾病、尿毒症、白血病等。

【临床表现】

1. **呕血** 呕血前常有上腹部不适和恶心，随后呕吐血性胃内容物。其颜色视出血量的多少、血液在胃内停留时间的久暂以及出血部位不同而异。出血量多、在胃内停留时间短、出血位于食管则血液呈鲜红色或暗红色，当出血量较少或在胃内停留时间长，呕吐物可呈棕褐色或咖啡色。同时部分血液经肠道排出体外，形成黑便。

2. **便血** 便血多为下消化道出血，可表现为急性大出血、慢性少量出血及间歇性出血。

3. **失血性周围循环衰竭** 出血量占循环血容量的10%以下时，病人一般无明显临床表现；出血量占循环血容量的10%～20%时，可有头晕、无力症状，无血压、脉搏变化；出血量占循环血容量的20%以上时，则有冷汗、四肢厥冷、心慌、脉搏增快等急性失血症状；若出血量占循环血容量的30%以上，则有神志不清、面色苍白、心率加快、脉搏细弱、血压下降、呼吸急促等失血性周围循环衰竭的表现。

4. **大量呕血可出现氮质血症、发热等表现。**

七、 腹泻与便秘

腹泻（diarrhea）指排便次数增多，粪质稀薄，或带有黏液、脓血或未消化的食物。如解液状便，每日3次以上，或每天粪便总量大于200g，其中粪便含水量大于80%，则可认为是腹泻。腹泻可分为急性与慢性两种，超过2个月者属于慢性腹泻。

便秘（constipation）：指大便次数减少，一般每周少于3次，伴排便困难、粪便干结。便秘病因多样，以肠道疾病最为多见，但诊断时应慎重排除其他病因。

【临床表现】 腹泻的临床表现：

1. **起病及病程**

（1）起病急骤，病程较短：多由感染或食物中毒所致。

（2）起病缓慢，病程较长：慢性感染、非特异性炎症、吸收不良、消化功能障碍、肠道肿瘤或神经功能紊乱等。

2. **次数及粪便性质**

（1）进食后24小时内发病，每天排便数次甚至数十次，多呈糊状或水样便，少数为脓血便。多见于急性感染性腹泻。

（2）每天排便次数增多，可为稀便，亦可带黏液、脓血。多见于慢性细菌性痢疾、炎症性肠病、结肠、直肠癌。

3. **腹泻与腹痛的关系**

（1）疼痛在脐周，便后腹痛缓解不明显，多见于小肠疾病。

（2）疼痛在下腹，便后疼痛常可缓解多见于结肠病变，而分泌性腹泻常无明显腹痛。

【伴随症状】 腹泻的伴随症状：

1. **发热** 急性细菌性痢疾、伤寒或副伤寒、肠结核、败血症等。

2. **里急后重** 细菌性痢疾、直肠炎、直肠肿瘤。

3. 消瘦 胃肠道恶性肿瘤、肠结核及吸收不良综合征。

4. 皮疹或皮下出血 败血症、伤寒或副伤寒、麻疹等。

5. 腹部包块 胃肠道恶性肿瘤、克罗恩病、肠结核。

6. 重度失水 分泌性腹泻如霍乱、细菌性食物中毒或尿毒症。

7. 关节痛或关节肿胀 克罗恩病、溃疡性结肠炎、系统性红斑狼疮。

慢性便秘多无特殊表现，部分病人诉口苦、食欲减退、腹胀、下腹不适或有头晕、头痛等神经紊乱症状。严重者排除粪便坚硬如羊粪，排便时可有左腹部或下腹痉挛性疼痛及下坠感，可在左下腹触及痉挛的乙状结肠。长期便秘者可因痔加重及肛裂而有大便带血或便血。便秘与腹泻交替应注意肠结核、溃疡性结肠炎以及肠易激综合征等。伴随生活环境改变、精神紧张出现的便秘多为功能性便秘。

八、 黄疸

黄疸（jaundice）是血清中胆红素升高致皮肤、黏膜和巩膜黄染的现象。黄疸既是症状，又是体征。正常血清总胆红素为 1.7 ~ 17.1μmol/L。胆红素在 17.1 ~ 34.2μmol/L 临床不易察觉，称为隐性黄疸，超过 34.2μmol/L 时出现临床可见黄疸。

【病因与发生机制】

1. 病因 引起黄疸的疾病较多，按照病因不同，可分为溶血性黄疸、肝细胞性黄疸、胆汁淤积性黄疸及先天性非溶血性黄疸。

2. 发生机制

（1）溶血性黄疸：由于红细胞破坏过多过快，使非结合胆红素产生过多，超过了肝脏的处理能力；另外由于溶血造成的贫血、缺氧和红细胞破坏产物的毒性作用，削弱了肝细胞对胆红素的代谢功能，使血中非结合胆红素水平增高，引起黄疸。可见于先天性溶血性贫血、后天性获得性溶血性贫血等。

（2）肝细胞性黄疸：是由于肝细胞的广泛损伤，对胆红素的处理能力下降，导致血中非结合胆红素增高；另一方面已结合的胆红素经坏死的肝细胞区反流入血，使血中结合胆红素亦升高，引起黄疸。可见于病毒性肝炎、中毒性肝炎、肝硬化、败血症、钩端螺旋体病等。

（3）胆汁淤积性黄疸：是由于胆道阻塞，胆管扩张，导致小胆管和毛细胆管破裂，胆汁中的结合胆红素反流入血，引起黄疸。可见于肝内阻塞性胆汁淤积和肝内胆汁淤积，另外，还可见于肝外梗阻性胆汁淤积，如胆总管结石、肿瘤、蛔虫等阻塞，或胆总管狭窄、炎性水肿等造成的胆汁排泄不畅。

（4）先天性非溶血性黄疸：是由于肝细胞对胆红素的摄取、结合和排泄有缺陷导致的黄疸。临床上较少见。

【临床表现】

三种常见黄疸的临床特点和鉴别要点，见表 1-1-5。

表 1-1-5　常见黄疸的临床特点和鉴别

分类	临床特点	实验室检查
溶血性黄疸	黄疸呈浅柠檬色，无皮肤瘙痒，有各种溶血性原发病的表现	血清非结合胆红素增高、尿中尿胆原阳性、尿胆红素阴性、粪色加深、贫血、网织红细胞增多、血片见有核红细胞、骨髓象红系增生
肝细胞性黄疸	黄疸为浅黄至深黄色，皮肤轻度瘙痒，有肝脏病的表现	血中结合胆红素增高的幅度高于非结合胆红素，尿中结合胆红素和尿胆原均为阳性，血生化显示肝功能损害

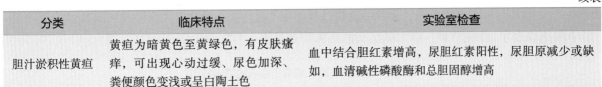

续表

分类	临床特点	实验室检查
胆汁淤积性黄疸	黄疸为暗黄色至黄绿色，有皮肤瘙痒，可出现心动过缓、尿色加深、粪便颜色变浅或呈白陶土色	血中结合胆红素增高，尿胆红素阳性，尿胆原减少或缺如，血清碱性磷酸酶和总胆固醇增高

九、水肿

水肿（edema）是指人体组织间隙有过量的液体积聚使组织肿胀。可分为全身性和局部性水肿。不包括内脏器官局部的水肿，如脑水肿、肺水肿等。

【病因与发生机制】

1. 病因

（1）全身性水肿：心源性、肾源性、肝源性、内分泌性、营养不良性、妊娠性、变态反应性、药物性、特发性、功能性等。

（2）局部性水肿：局部炎症、淋巴回流障碍、静脉回流障碍、神经源性、局部黏液性水肿等。

2. 发生机制　毛细血管血流动力学改变、钠水潴留、静脉或淋巴回流障碍等。

【临床表现】

水肿部位的皮肤绷紧、发亮、皮纹变浅，甚至消失。用手指按压后，按压部位出现凹陷。但有的疾病引起的水肿为非凹陷性。可通过测量水肿肢体或腹部的周长，或测量体重来加以比较观察。

常见全身性水肿的表现特点见表 1-1-6。

表 1-1-6　全身性水肿的特点及鉴别

分类	常见疾病	表现特点
心源性	各种疾病导致的右心功能不全	水肿出现缓慢，从身体下垂部位开始。水肿为对称性、凹陷性，可有心脏增大、心脏杂音，颈静脉怒张、肝大、胸水、腹水
肾源性	肾病和急、慢性肾炎	水肿从眼睑和颜面开始，迅速延及全身，常呈中、重度凹陷性水肿，可有高血压、蛋白尿、血尿，低蛋白血症、肾功能异常等
肝源性	肝炎、肝硬化、肝癌所致肝功能失代偿	常先出现腹水，再出现下肢水肿，可伴肝、脾肿大，腹壁静脉曲张和黄疸、蜘蛛痣、肝掌，肝功能异常等
内分泌性	经前期紧张综合征 甲状腺功能减退	月经前 1～2 周出现眼睑、踝及手水肿，伴乳房胀痛、失眠及小腹不适感，月经后水肿消退 下肢胫前的非凹陷性水肿和眼睑水肿，伴反应迟钝、怕冷、皮肤粗糙、便秘
营养不良性	各种慢性消耗性疾病	水肿从足部开始延及全身，可伴消瘦、贫血、乏力、精神不振
药物性	激素、钙拮抗剂、扩血管药	下肢、手、颜面水肿，停药可消失

十、关节痛

关节痛（arthralgia）是关节部位的疼痛感觉。根据不同病因及病程，关节痛可分急性和慢性。急性关节痛以关节及其周围组织的炎性反应为主，慢性关节痛则以关节囊肥厚及骨质增生为主。

【病因与发生机制】

引起关节痛的疾病种类繁多，可以是单纯的关节病变，也可以是全身疾病的局部表现，常见病因有：

外伤、感染细菌直接侵入关节内、变态反应和自身免疫、退行性关节病、代谢性骨病以及骨关节肿瘤。

【临床表现】　伴关节肿、痛常见疾病的临床特点见表1-1-7。

表1-1-7　伴关节肿、痛常见疾病的临床特点

常见疾病	临床特点
类风湿关节炎	腕、掌指、近端指间关节等小关节对称性肿痛伴晨僵
强直性脊柱炎	腰骶部疼痛伴晨僵，有时出现脊柱活动受限，多见于青年男性
骨关节炎	膝、腰、足跟、颈部关节疼痛，活动后加重。50岁以上及超重者多见
系统性红斑狼疮	关节痛伴皮疹、光过敏、口腔溃疡、脱发等
痛风	关节红、肿、热、痛，夜间加重，与饮酒或进食肉、海鲜等有关
结核性关节炎	青少年单关节受累，有结核中毒症状，关节轻度肿痛，晚期出现梭形肿
化脓性关节炎	受累关节活动受限，关节部位红、肿、热、痛。可伴有发热、寒战等急性感染的全身症状
肩关节周围炎	50岁左右缓慢发病，肩关节疼痛、压痛及活动障碍

十一、头痛

头痛（headache）是指额、顶、颞及枕部的疼痛，可见于多种疾病，大多数无特异性，但反复发作或持续性头痛可能是某些器质性疾病所致。

【病因与发生机制】

1. **病因**　颅脑病变、颅外病变、全身性疾病、神经症等均可引起头痛。颅脑病变见于感染、血管病变、占位性病变、脑外伤等；颅外病变见于颅骨疾病、颈部疾病、神经痛等；全身性疾病如急性感染、心血管疾病、中毒等；神经症如神经衰弱及癔症性头痛等。

2. **发生机制**　各种原因引起的颅内外血管的收缩、扩张及血管受牵引或伸展；脑膜受刺激或牵拉；具有痛觉的脑神经和颈神经被刺激、挤压或牵拉；头颈部肌肉的收缩；牵涉性因素；神经功能紊乱。

【临床表现】

1. **起病情况**　急性起病并伴有发热者常为感染性疾病所致；急剧的持续性头痛并伴有不同程度的意识障碍而无发热者，提示颅内血管性疾病（如蛛网膜下腔出血）；长期反复发作性头痛或搏动性头痛多为血管性头痛（如偏头痛）或神经症；慢性进行性头痛并有颅内压增高的症状（如呕吐、视盘水肿）应注意颅内占位性病变；青壮年慢性头痛，但无颅内压增高，常因情绪紧张所致，多为肌肉收缩性头痛（或称肌紧张性头痛）。

2. **头痛部位**　头痛在一侧多见于偏头痛及丛集性头痛；头痛常为深在且较弥散，多见于颅内病变，颅内深部病变的头痛部位不一定与病变部位相一致，但疼痛多向病灶同侧放射；头痛多在额部或整个头部，多见于高血压病；全头痛多见于全身性或颅内感染性疾病；头痛伴有颈痛及颈强直，多见于蛛网膜下腔出血或脑脊髓膜炎；眼源性头痛为浅在性，且局限于眼眶、前额或颞部；鼻源性或牙源性头痛也多为浅表性疼痛。

3. **头痛的程度与性质**　头痛一般分轻度、中度和重度，但与病情的严重程度并无平行关系。最为剧烈的疼痛多见于三叉神经痛、偏头痛及脑膜受刺激，有时也可见于神经功能性头痛；中度或轻度的头痛见于脑肿瘤。搏动性头痛多见于高血压性、血管性及发热性疾病；电击样痛或刺痛多见于神经痛；重压感、紧箍感或钳夹样疼痛多见于肌肉收缩性头痛。

4. **头痛出现的时间与持续时间**　头痛在清晨加剧，多见于颅内占位性病变；发生于清晨或上午

则见于鼻窦炎；常发生于晚间的头痛多见于丛集性头痛；女性偏头痛常与月经期有关；持续性头痛多见于脑肿瘤，可有长短不等的缓解期。

5. 加重、减轻或激发头痛的因素 咳嗽、打喷嚏、摇头、俯身使颅内高压性头痛、血管性头痛、颅内感染性头痛及肿瘤性头痛加剧；丛集性头痛在直立时可缓解；颈肌急性炎症所致的头痛可因颈部运动而加剧；慢性或职业性的颈肌痉挛所致的头痛，可因活动、按摩颈肌而逐渐缓解；偏头痛在应用麦角胺后可缓解。

十二、 眩晕

眩晕（vertigo）是对自身平衡觉和空间位象的自我感知错误，感受自身或外界物体的运动性或位置性幻觉，如旋转、升降和倾斜等。临床常需要与头晕（dizziness）鉴别，头晕仅表现头重脚轻、站立或步态不稳，无自身或外界物体运动或旋转感。

临床上按眩晕的性质可分为真性眩晕和假性眩晕。存在自身或对外界环境空间位置的错觉为真性眩晕，而仅有一般的晕动感并无对自身或外界环境空间位置错觉为假性眩晕。按病变的解剖部位可将眩晕分为系统性眩晕和非系统性眩晕，前者由前庭系统病变引起，后者由前庭系统以外病变引起。

【临床表现】

1. 系统性眩晕 前庭系统病变引起，是眩晕的主要病因，可伴眼球震颤、平衡及听力障碍等。根据病变部位分为：

（1）周围性眩晕：是前庭感受器和前庭神经颅外段（未出内听道）病变引起。常见于周围性前庭器官病变、前庭神经元炎、迷路炎、病毒性神经迷路炎、中耳炎、良性位置性眩晕、药物中毒引起的眩晕、美尼埃病等。表现：①眩晕：突然发生，为剧烈旋转或上下摇晃，每次发作持续时间短，多为数十分钟、数小时、数天等，头位改变可使症状加重，闭目后不减轻；②眼球震颤：眼球不自主节律性短促地来回摆动，将快相方向作为眼震方向，周围性眩晕时眼震与眩晕发作同时存在，眼震幅度大小与眩晕程度一致，多为水平或水平加旋转，无垂直性眼震；③平衡障碍：倾倒方向与眼震方向一致；④自主神经症状：恶心、呕吐、出汗、面色苍白；⑤前庭功能试验无反应或减弱；⑥常伴有明显的耳鸣、听力减退等；⑦无脑部功能损害的表现。

（2）中枢性眩晕：是前庭神经颅内段、前庭神经核、核上纤维、内侧纵束、皮质及小脑的前庭代表区病变所致。常见于后循环短暂性脑缺血发作、脑梗死、颈椎病、脑干、小脑及第四脑室肿瘤、听神经瘤、颞叶肿瘤、颞叶癫痫、脱髓鞘病等。表现：①眩晕：程度较周围性轻，性质为旋转或一侧运动感，闭目后可减轻，持续时间长，可达数周、数月、数年等，与头位、体位改变无关；②眼球震颤：粗大，持续存在，与眩晕程度不一致，眼震快相向健侧（小脑除外）或眼震方向不一致；③平衡障碍：旋转性或向一侧运动感，站立不稳；④前庭功能试验正常；⑤自主神经症状：不如周围性明显；⑥无明显耳鸣、听力减退、耳聋等症状；⑦多有脑功能损害表现，如头痛、颅内压增高、脑神经损害、瘫痪、抽搐等，眩晕也可作为颞叶癫痫的一种。

2. 非系统性眩晕 前庭系统以外的全身系统疾病引起，如眼部疾病（眼外肌麻痹、屈光不正、先天性视力障碍）、心血管系统疾病（高血压、低血压、心律不齐）、内分泌代谢疾病（低血糖、尿毒症）、贫血、中毒、感染及神经功能失调等。特点是头晕眼花或轻度站立不稳，无外界或自身眩晕感，通常不伴恶心、呕吐，为假性眩晕。

十三、 意识障碍

意识障碍（disturbance of consciousness）是指人对周围环境及自身状态的识别和觉察能力出现障碍。多由于高级神经中枢功能活动（意识、感觉和运动）受损所引起，可分为觉醒度下降和意识内容变化两方面。

【临床表现】

1. 发作性意识障碍 强调意识改变持续时间的短暂性。一般为意识障碍突发突止。

（1）晕厥（syncope）：是大脑半球或脑干血液供应减少，导致发作性短暂意识丧失伴姿势性张力丧失综合征。可因血管迷走反射、直立性低血压、心排出量减少引起全脑低灌注，或由于椎-基底动脉缺血引起脑干选择性低灌注所致。

（2）癫痫发作（seizure）：是脑神经元过度异常同步放电导致短暂的神经功能异常。临床形式多样，可表现发作性意识障碍，以及运动、感觉、行为及自主神经功能异常发作等。有意识改变的发作类型特点：失神发作、阵挛发作、强直发作、强直-阵挛发作、复杂部分性发作等。

2. 以意识内容改变为主的意识障碍

（1）意识模糊（confusion）：表现为注意力减退，情感反应淡漠，随意活动减少，言语缺乏连贯性，对时间、地点、人物的定向力完全或部分障碍，对外界刺激有反应，但低于正常水平。

（2）谵妄状态（delirium state）：是一种急性的脑高级功能障碍，病人对客观环境的认识及反应能力均有下降，表现为认知、注意力、定向、记忆功能障碍，思维不连贯，伴有睡眠-觉醒周期紊乱，常有错觉、幻觉，表现为紧张、恐惧、兴奋不安，甚至有冲动和攻击行为。病情呈波动性，夜间加重，白天减轻，常持续数小时和数天，发作时意识障碍明显，间歇期可完全清楚。

3. 以觉醒度改变为主的意识障碍

（1）嗜睡（somnolence）：意识障碍早期表现，能被轻度刺激和言语所唤醒，醒后能回答简单问题及配合检查，但刺激停止后又复入睡。

（2）昏睡（stupor）：一种比嗜睡更重的意识障碍，病人处于较深睡眠，较重的疼痛或言语刺激方可唤醒，醒后缺乏表情，模糊地作答，答非所问，旋即熟睡。

（3）昏迷（coma）：意识完全丧失，各种强刺激均不能使其觉醒，无有目的的自主活动，不能自发睁眼。临床按其程度可分为浅、中、深昏迷。①浅昏迷：意识完全丧失，仍有较少的无意识自发动作，对周围事物及声光刺激均无反应，但强烈的刺激，如压迫眶上切迹可出现痛苦表情和回避动作。角膜反射、瞳孔对光反射、吞咽反射、咳嗽反射等均存在。生命体征无明显改变。②中昏迷：对外界刺激一般无反应，对强刺激的防御反射、角膜反射和瞳孔对光反射均减弱，尿便潴留或失禁，此时生命体征已有改变。③深昏迷：意识完全丧失，对任何强烈刺激均无反应，腱反射、瞳孔、吞咽、咳嗽等反射均丧失，四肢肌肉松弛，眼球固定，瞳孔散大，尿便失禁，生命体征亦出现不同程度的障碍，呼吸不规则，有暂停或叹息样呼吸，血压下降。

4. 特殊类型的意识障碍 包括去皮质综合征、无动性缄默症、闭锁综合征和木僵，前两者也称为醒状昏迷。

十四、 步态异常

步态异常（gait disorder）：可因运动或感觉异常引起，其特点与病变部位有关。可见于许多神经

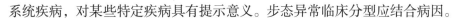

系统疾病，对某些特定疾病具有提示意义。步态异常临床分型应结合病因。

【临床表现】

1. **痉挛性偏瘫步态**　为单侧皮质脊髓束受损所致，表现为病侧上肢屈曲、内收、旋前，下肢伸直、外旋，迈步时将患侧盆骨部提高或将患侧下肢向外前摆动（代偿性髋、膝屈肌及踝背屈肌无力导致的拖脚），呈划圈样步态，足内翻，足尖着地；轻症病人只表现下肢拖曳步态。

2. **痉挛性截瘫步态**　又称"剪刀样步态"，为双侧皮质脊髓束受损步态，病人站立时双下肢伸直，双足下垂、内旋，行走时双下肢强直内收，用足尖走路，交叉前进，似剪刀状。

3. **失用步态**　为双侧额叶病变所致，常见于脑积水或进行性痴呆。病人无肢体无力或共济失调，但不能自行站立或正常行走，表现步态不稳、不确定和小步伐，脚好像粘到地上，伴明显迟疑（冻结）现象和倾倒。

4. **慌张步态**　帕金森病的典型症状之一。表现为身体前屈，头向前探，肘、膝关节屈曲，双臂略收于躯干内侧，行走时起步慢，后速度逐渐加快，碎步擦地而行，呈前冲状，上肢协同摆动消失，停步困难，易跌倒，转身困难。

5. **小脑性共济失调步态**

（1）小脑蚓部病变导致躯干性共济失调，步态不规则、笨拙、不稳定和宽基底，转弯困难，不能走直线。

（2）小脑半球病变导致步态不稳或粗大的跳跃运动（舞蹈样动作），左右摇晃，向病侧倾斜，视觉可部分纠正，常伴肢体辨距不良。

6. **感觉性共济失调步态**　见于Friedreich共济失调、脊髓亚急性联合变性、多发性硬化（multiple sclerosis，MS）、脊髓痨和感觉神经病等。病人闭眼站立不能，摇晃易跌倒，睁眼时视觉可部分代偿（Romberg征），行走时下肢动作沉重，高抬足，重落地，夜间走路或闭眼时加重。

7. **跨阈步态**　见于腓总神经麻痹、脊髓灰质炎和进行性脊肌萎缩症等。由于胫骨前肌、腓肠肌无力导致垂足行走时患肢抬高，如跨门槛样。

8. **肌病步态**　见于进行性肌营养不良症等。由于躯干和骨盆带肌无力导致脊柱前凸，行走时臀部左右摇摆，状如鸭步。

9. **癔症步态**　可表现奇形怪状的步态，下肢肌力虽佳，但不能支撑体重，向各个方向摇摆而似欲跌倒，搀扶行走时步态拖曳，但罕有跌倒致伤者。见于心因性疾病。

十五、瘫痪

瘫痪（paralysis）是随意运动功能的减低或丧失，是神经系统常见的症状。瘫痪是上、下运动神经元、周围神经和骨骼肌病变所致。

【临床分类及表现】

1. **按照瘫痪的原因**　分为神经源性瘫痪、肌源性瘫痪及神经肌-肌肉接头性瘫痪。

2. **按照瘫痪的程度**　可分为完全性瘫痪和不完全性瘫痪。完全性瘫痪，即肌力完全丧失，肢体处于完全不能随意运动的状态。不完全性瘫痪，即肢体的肌力呈某种程度的减低，但还有一些随意运动。

临床上使用0～5级六级肌力评定标准来判断瘫痪的程度：

0级：完全瘫痪，肌肉无收缩。

1级：可见或仅在触摸中感到肌肉轻微收缩，不能牵动关节产生肢体运动。

2级：肢体能在床面上移动，但不能抵抗自身重力，不能抬起。

3级：肢体能抵抗重力，抬离床面，但不能抵抗阻力。

4级：肢体能做抵抗阻力的运动，但较正常差。

5级：正常肌力。

3. 按照瘫痪时的肌张力 可分为痉挛性瘫痪（spastic paralysis）和弛缓性瘫痪（flaccid paralysis）。

4. 按照瘫痪的部位 分为偏瘫（包括交叉性偏瘫）、截瘫、四肢瘫和单瘫。

（1）偏瘫（hemiplegia）：一侧肢体瘫痪，常伴有同侧中枢性面瘫和舌瘫。

（2）截瘫（paraplegia）：指双下肢瘫痪，多由于双侧锥体束损害引起。

（3）四肢瘫：即两侧上下肢体瘫痪。

（4）单瘫（monoplegia）：一个肢体瘫痪或肢体的某一部分瘫痪，可由大脑运动区局限性病变或脊髓、脊髓神经根、脊髓神经丛的病变造成。

5. 按照运动传导通路上病变部位 可分为上、下运动神经元性瘫痪。

（1）上运动神经元瘫：又称为痉挛性瘫痪，特点：患肢肌张力增高、腱反射亢进、浅反射减弱或消失，出现病理反射，无肌萎缩和肌束震颤，但长期瘫痪后可见失用性肌萎缩。肌电图显示神经传导速度正常，无失神经电位。

急性严重病变如急性脑卒中、急性脊髓炎，由于锥体束突然中断出现脊髓休克期，肌肉牵张反射受抑制呈现软瘫，腱反射减低或消失。持续数日或数周后牵张反射恢复，转为肌张力增高、腱反射亢进。休克期长短取决于病损程度及是否合并感染等并发症。

定位诊断：①皮质：皮质运动区局限破坏性病灶可引起对侧肢体单瘫和偏瘫；②皮质下白质（放射冠区）：也可引起类似于皮质病损的对侧单肢瘫，病灶较深或范围较大时可出现对侧肢体偏瘫；③内囊：造成对侧上下肢较均等性瘫痪，内囊后肢损害可引起"三偏征"，即偏瘫、偏身感觉障碍、偏盲；④脑干：一侧脑干病变可产生交叉瘫，即病灶同侧脑神经下运动神经元性瘫痪及对侧肢体上运动神经元性瘫痪；⑤脊髓：脊髓半切损害表现为病变同侧水平以下上运动神经元性瘫痪、深感觉障碍、对侧损伤水平以下痛温觉障碍；脊髓横贯性损害表现为病变水平以下双侧上运动神经元性瘫痪、完全感觉障碍及括约肌功能障碍，病变位于颈膨大时表现为双上肢下运动神经元性瘫痪、双下肢上运动神经元性瘫痪。

（2）下运动神经元瘫：又称为弛缓性瘫痪，特点：瘫痪肌肉的肌张力降低，腱反射减弱或消失（下运动神经元损伤使单突触牵张反射中断），肌萎缩早期（约数周）出现（前角细胞的肌营养作用障碍），可见肌束震颤，无病理反射。肌电图显示神经传导速度减低和失神经电位。

定位诊断：①周围神经：瘫痪分布与周围神经的支配一致，并伴有相应区域的感觉障碍；②神经丛：常引起一个肢体的多数周围神经瘫痪、感觉及自主神经功能障碍；③前根：呈节段性分布的弛缓性瘫痪，多有后根同时受侵犯的感觉障碍症状；④脊髓前角细胞：瘫痪呈节段性分布，无感觉障碍，慢性者多出现肉眼或肌电图可见的肌束颤动。

十六、不自主运动

不自主运动（involuntary movements）是病人意识清醒时出现不能控制的无目的的骨骼肌异常运动，表现形式多样，一般在情绪激动时加重，睡眠时停止，为锥体外系病变所致。狭义的锥体外系统指纹状体系统，包括尾状核、壳核、苍白球、红核、黑质和丘脑底核，总称为基底节，本节着重叙述与基底节病变有关的不自主运动。

【临床表现】

1. 震颤（tremor） 是主动肌与拮抗肌交替收缩引起的人体某一部位有节律的振荡运动，可分为生理性、功能性和病理性震颤。生理性震颤多见于老年人，震颤细微；功能性震颤分为强生理性（多于剧烈运动、恐惧、焦虑、气愤时出现，震颤幅度较大）、癔症性（多见于癔症病人，幅度不等，形式多变）、其他功能性（多见于精细工作如木匠、外科医生，在做精细动作或疲劳时出现）；病理性震颤分为静止性震颤和动作性震颤。

（1）静止性震颤（static tremor）：指在安静和肌肉松弛的情况下出现的震颤，静止时出现，紧张时加重，随意运动时减轻，睡眠时消失，常见手指搓丸样动作，频率 4～6 次/秒，也可见于头、下颌、唇和四肢等，常见于帕金森病。

（2）动作性震颤：①姿势性震颤：在随意运动时不出现，当运动完成，肢体和躯干主动保持某一姿势时出现，如当病人上肢伸直，手指分开，保持这种姿势时手臂出现震颤，肢体放松时震颤消失。以上肢为主，头部和下肢也可见到。常见于特发性震颤、慢性酒精中毒、肝性脑病、肝豆状核变性等。②运动性震颤：又称意向性震颤，指肢体有目的地接近某个目标时，在运动过程中出现的震颤，越接近目标震颤越明显。当达到目标并保持姿势时震颤可能持续存在。常见于小脑病变，丘脑、红核病变时也可出现。

2. **舞蹈样动作（choreic movement）** 是肢体迅速的不规则、无节律、粗大的不能随意控制的动作，上肢较下肢重，远端比近端重，肢体肌张力低，随意运动或情绪激动时加重，安静时减轻，睡眠时消失。严重时出现步态不稳或粗大的跳跃舞蹈样步态，头面部可出现挤眉弄眼、撅嘴伸舌等。常见于小舞蹈病、亨廷顿舞蹈病等。也可继发于其他疾病，如脑炎、脑内占位性病变、脑血管病、肝豆状核变性等。

3. **手足徐动症（athetosis）** 指划动作或易变性痉挛，由于肢体远端游走性肌张力增高与减低动作，手腕和手指做缓慢交替性的伸屈动作伴肢体远端过度伸展，如腕过屈、手指过伸等，随意运动严重扭曲，表现奇怪姿势和动作，可伴怪相（异常舌动）、发声不清等。见于脑炎、肝豆状核变性、播散性脑脊髓炎等。

4. **偏身投掷运动（hemiballismus）** 是肢体近端猛烈的粗大的无规律投掷样运动。为对侧丘脑底核及与其联系的苍白球外侧部急性病变所致，如脑梗死或小量出血等。

5. **扭转痉挛（torsion spasm）** 变形性肌张力障碍，以躯干为长轴，身体向一个方向缓慢而强力扭转，常伴四肢的不自主痉挛，其动作无规律多变，安静时症状减轻，入睡时消失。病变在基底节，见于肝豆状核变性及某些药物反应等。

6. **抽动秽语综合征** 又称为 Gilles de la Tourette 综合征。是单个或多个部位突发的快速无目的重复性肌肉抽动，固定于一处或呈游走性，常累及面部，表现为挤眉弄眼、面肌抽动、鼻翼扇动、撅嘴，如果累及呼吸及发声肌肉，可伴不自主发声或秽语。多见于儿童，部分由基底节病变引起，有些与精神因素有关。

十七、共济失调

共济失调（ataxia）是小脑、本体感觉及前庭功能障碍导致运动笨拙和不协调，累及四肢、躯干及咽喉肌时可引起姿势、步态和语言障碍。

【临床表现】

1. **小脑性共济失调（cerebellar ataxia）** 小脑本身、小脑角的传入或传出纤维、红核、脑桥或脊髓的病变均可引起小脑性共济失调。

（1）姿势和步态改变：蚓部病变引起躯干共济失调，站立不稳，步态蹒跚，行走时两脚远离分开，摇晃不定，坐位时两手和两脚呈外展位分开以保持身体平衡，严重者甚至难以坐稳。上蚓部受损向前倾倒，下蚓部受损向后倾倒，肢体共济失调和眼震不明显。小脑半球病变行走时向患侧偏斜或倾倒。

（2）随意运动协调障碍（incoordination）：小脑半球损害导致同侧肢体的共济失调。表现辨距不良（dysmetria）和意向性震颤（intention tremor），上肢较下肢重，远端较近端重，动作愈接近目标时震颤愈明显。上肢和手共济失调最重，不能完成协调精细动作，指鼻试验及轮替运动异常。字迹愈写愈大（大写症）。

（3）言语障碍：由于发声器官唇、舌、喉等发声肌共济失调，使说话缓慢，含糊不清，声音呈断续、顿挫或爆发式，表现吟诗样或爆发样语言，小脑半球病变时常出现。

（4）眼运动障碍：眼外肌共济失调出现粗大的共济失调性眼震，小脑性眼震向病灶侧注视时眼震最明显，速度更慢，振幅更大。

（5）肌张力减低：小脑病变时肌张力减低，腱反射减弱或消失，可见钟摆样腱反射。

2. 大脑性共济失调　大脑额、颞、枕叶通过额桥束和颞枕桥束与小脑半球形成纤维联系，病损可引起大脑性共济失调，一侧大脑病变引起对侧肢体共济失调，症状轻，较少伴发眼震。

（1）额叶性共济失调：见于额叶或额桥小脑束病变。表现类似小脑性共济失调，如体位平衡障碍、步态不稳、向后或向一侧倾倒，对侧肢体共济失调，肌张力增高、腱反射亢进和Babinski征阳性，伴额叶症状如精神症状、强握反射等，但眼震很少见。

（2）顶叶性共济失调：对侧肢体出现不同程度共济失调，闭眼时明显，深感觉障碍不明显或呈一过性。两侧旁中央小叶后部受损出现双下肢感觉性共济失调和尿便障碍。

（3）颞叶性共济失调：由颞叶或颞桥束病变引起。表现为对侧肢体共济失调，症状较轻，早期不易发现，可伴有颞叶受损的其他体征，如同向性象限盲和失语等。

（4）枕叶性共济失调：由枕叶或枕桥束病变引起，表现为对侧肢体的共济失调，症状轻，常伴有深感觉障碍，闭眼时加重，可同时伴有枕叶受损的其他体征，如视野缺损等。

3. 感觉性共济失调　多见于脊髓后索和周围神经病变，病人不能辨别肢体位置和运动方向，出现感觉性共济失调如站立不稳，迈步不知远近，落脚不知深浅，踩棉花感，常目视地面行走，闭眼时共济失调明显，在黑暗处难以行走。检查振动觉、关节位置觉缺失和闭目难立征阳性。

4. 前庭性共济失调　由前庭、迷路病变引起，因身体失去空间定向功能而产生，以平衡障碍为主，表现为站立不稳，行走时向病侧倾倒，不能沿直线行走，四肢共济运动正常，常伴严重眩晕、呕吐和眼震等。前庭功能检查内耳变温（冷热水）试验或旋转试验反应减退或消失。病变愈接近内耳迷路，共济失调愈明显。

十八、　失语、失用与失认

（一）失语

失语（aphasia）是大脑皮质语言功能区病变导致的语言交流功能障碍，包括各种语言符号（口语、文字、手语等）表达或理解能力受损或丧失，表现为自发谈话、听理解、复述、命名、阅读和书写六种基本方面能力残缺或丧失。不同的大脑语言功能区受损可有不同的临床表现。

【临床表现】

1. 外侧裂周围失语综合征　病灶在外侧裂周围区，均有复述障碍。包括：

（1）Broca失语：又称表达性失语或运动性失语，口语表达障碍最突出，呈非流利性口语。表现为语量少（每分钟讲话字数少于 50 个），讲话费力、发声和语调障碍和找词困难等，因语量少仅限于实质词且缺乏语法结构而呈电报式语言，口语理解相对好，对单词和简单陈述句的理解正常，对语法词和秩序词句子理解困难，如分不清"狗比马大与马比狗大"有何差异，复述、命名、阅读和书写均不同程度受损。病变位于优势半球额下回后部（Broca 区）。

（2）Wernicke 失语：又称听觉性失语或感觉性失语，口语理解障碍最突出，呈流利性口语。表现为病人听觉正常，对别人和自己讲的话均不理解或仅理解个别词或短语，表现语量多，讲话不费力，发声清晰，语调正常，有适当的语法结构，病人滔滔不绝地说，但有较多的错语（多为语义错语，如将"帽子"说成"袜子"）或不易理解的新语且缺乏实质词而表现空话连篇，难以理解，答非所问，同时可有与理解障碍大体一致的复述和听写障碍，以及不同程度的命名、书写和阅读障碍。病变位于优势半球颞上回后部（Wernicke 区）。

（3）传导性失语：复述不成比例受损，临床表现为流利性口语，口语清晰，能自发讲出语义完整、语法结构正常的句子，但语言中有大量错词且病人可以感知错误，欲纠正而出现口吃，似非流利性口语。听理解障碍较轻，在执行复杂指令时明显。复述障碍较自发谈话和听理解障碍重，两者损害不成比例，病人不能复述自发讲话时轻易说出的词或句，或以错语复述（多为语音错语，如将"铅笔"说成"先北"）。命名和朗读中出现明显的语音错语，伴不同程度的书写障碍。病变位于优势半球缘上回皮质或深部白质内弓状纤维，一般认为是外侧裂周围弓状束损害致 Wernicke 区和 Broca 区之间的联系中断所致。

2. **经皮质性失语综合征**（transcortical aphasia syndrome） 病灶位于分水岭区，又称分水岭区失语综合征，共同特点是复述相对保留。包括：

（1）经皮质运动性失语：表现为非流利性口语，只能讲一两个简单的词或短语，语言启动及扩展障碍，程度较 Broca 失语轻，理解相对好，复述功能完整保留，病变位于 Broca 区前上部，也可位于优势侧额叶侧面，Broca 区不受累，多见于优势侧额叶分水岭区的脑梗死。

（2）经皮质感觉性失语：表现为流利性口语，因理解严重障碍，虽讲话流利，但语言空洞混乱，难以理解，答非所问，类似于 Wernicke 失语，但程度轻，复述功能相对完整，但常不能理解复述的含义，有时将检查者故意说错的话完整复述。病变位于优势侧 Wernicke 区附近，多见于优势侧颞、顶叶分水岭区脑梗死。

（3）经皮质混合性失语：又称语言区孤立，为经皮质运动性失语和经皮质感觉性失语并存，复述相对好，其他语言功能均严重障碍或完全丧失，多见于优势侧大脑半球分水岭区大病灶，累及额、颞、顶叶。

3. **完全性失语**（global aphasia） 又称混合性失语。所有语言功能均障碍，口语表达障碍可表现哑和刻板性语言（只能发出无意义的吗、吧、哒等声音），听理解严重缺陷，命名、复述、阅读和书写均不能，预后差。病人可逐渐学会结合语境，并通过非口语方式（如表情、手势、姿势、语调变化等）进行交流，病变为优势半球大脑中动脉分布区大面积病灶。

4. **命名性失语**（anomic aphasia） 又称遗忘性失语，以命名不能为突出特点，病人通常忘记物体的名称，但能叙述物体的性质和用途，亦能分辨检查者告知的物体名称是否正确。口语表达表现找词困难，缺乏实质词，常描述物品功能代替说不出的词，赘语和空话比较多。听理解、复述、阅读和书写障碍轻，病变位于优势半球颞中回后部或颞枕交界区。

5. **皮质下失语综合征**（subcortical aphasia syndrome） 指丘脑、基底节、内囊及皮质下深部白质等部位病变所致的失语。

（1）丘脑性失语：由于丘脑及其联系通路病变所致，表现为言语流利性差，音量小，语音低，阅读理解障碍，可同时伴有重复语言、模仿语言、错语、命名不能等，复述功能可保留。

（2）内囊、基底节损害所致的失语：内囊、壳核受损时，语言流利性差，语速慢，理解基本正常，复述轻度受损，类似于 Broca 失语。壳核后部病变时，听理解障碍，语言流利，类似于 Wernicke 失语。

（二）失用

失用（apraxia）是脑部疾病病人既无瘫痪、共济失调、肌张力障碍和感觉障碍，也无意识和认知障碍，当企图做有目的或精细动作时不能准确执行所了解的随意动作，或不能在全身动作配合下正确运用部分肢体完成本已形成的习惯动作，但病人在不经意情况下却能自发地做这些动作。

【临床表现】

1. **观念运动性失用**（ideokinetic apraxia）　最常见的失用症。病人可以自动、反射地完成动作，知道并可说出如何做，但不能按指令完成复杂的随意或模仿动作如伸舌、刷牙等，却可以在进食时无意地自动伸舌舔摄唇边的米粒。病变多位于左侧缘上回，运动区及运动前区病变也可引起，可能是动作观念形成区（缘上回）与执行动作的运动中枢间纤维通路中断所致。

2. **观念性失用**（ideational apraxia）　失去执行复杂精巧动作的观念，因此尽管能做简单动作，但在做复杂动作时，其时间、次序及动作组合都发生错误，致使整个运动分裂和破坏，弄错动作的各阶段，如把应最后做的动作首先执行。模仿动作一般无障碍，可与其他失用症并存。常由双侧大脑半球病变引起，多为脑部弥漫性病变如中毒、动脉硬化性脑病、帕金森综合征，也见于神经症。

3. **结构性失用**（constructional apraxia）　主要涉及空间关系的结构性运用障碍，如排列、建筑和绘画。病人认识各构成部分，理解相互位置关系，但构成完整体的空间分析和综合能力障碍。病变位于非优势半球顶叶或顶枕联合区。

4. **肢体运动性失用**（melokinetic apraxia）　仅限于上肢远端，失去执行精巧、熟练动作能力，病人执行口令、模仿及自发动作均受影响，如不能书写、扣衣、擦燃火柴等精细动作。为双侧或对侧运动区（4区及6区）及其纤维或胼胝体前部病变所致。

5. **面 - 口失用**（facial-oral apraxia）　不能按指令或模仿完成面部动作，如眨眼、舔唇、伸舌、吹灭火柴等，不经意时自发完成，但运用实物的功能较好。病变局限于左运动皮质面部区。

6. **穿衣失用**（dressing apraxia）　不能正确地穿脱衣裤，表现为穿衣时上下颠倒正反及前后颠倒，扣错纽扣，将双下肢穿入同一条裤腿等，多由于非优势侧顶叶病变所致。

（三）失认

失认（agnosia）：是脑损害病人无视觉、听觉、躯体感觉、意识及认知障碍，但不能通过某一种感觉辨认以往熟悉的物体，却能通过其他感觉识别。

【临床表现】

1. **视觉失认**　病人无视觉障碍，看到原来熟悉的物品却不能正确识别、描述和命名，通过其他感觉途径则可认出。病变位于枕叶。

2. **听觉失认**　病人听力正常，却不能辨别原来熟悉的声音。病变位于双侧听觉联络皮质（如精神聋）、双侧颞上回中部皮质。

3. **触觉失认**　病人触觉、本体觉和温度觉均正常，却不能通过手触摸识别原来熟悉的物体，如闭眼时不能通过触摸辨别以前熟悉的物品，但看到物体或听到物体发出的声音就能识别。病变多位于双侧顶叶角回及缘上回。

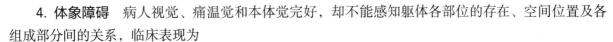

4. 体象障碍 病人视觉、痛温觉和本体觉完好，却不能感知躯体各部位的存在、空间位置及各组成部分间的关系，临床表现为

（1）偏侧忽视：对病变对侧的空间和物体不注意，不关心，与己无关。

（2）病觉缺失：否认对侧肢体的偏瘫的存在。

（3）自体部位失认：否认对侧肢体的存在，或认为对侧肢体不是自己的。

（4）幻肢症：表现为认为自己的肢体不复存在，或者感到肢体多出一个或数个。多见于非优势（右侧）半球顶叶病变。

（王 嫱 周 蕾 刘献增）

第二节 病史采集

一、病史采集的方法与注意事项

病史采集（history taking）最主要的手段是问诊（inquiry）。问诊是以交谈或询问方式采集就诊者有关病情和健康状态的一切资料，为诊断提供依据的一种诊断方法，是临床医生必须掌握的基本功。在对病人进行临床诊断的过程中，最基本的、最主要的线索即来源于病史采集所获得的资料。

（一）问诊的重要性

1. 问诊是直接向就诊者了解病情和健康状态的基本手段，问诊所得的资料是组成病史、进行症状诊断的依据。

2. 问诊可为随后的检查如体格检查和实验室检查等提供线索，使检查能突出重点，有的放矢。

3. 问诊中根据就诊者的语调、语气、表情和对问题的反应，可了解到病人的性格、心理状态，有助于与病人建立相互信任的医患关系。

4. 通过诚恳、和蔼地问诊可以解除病人的疑虑，稳定病人的情绪和精神状态，起到心理治疗的作用。

5. 问诊也是体格检查的一个手段，全身一般检查中的一些项目，如语言、语调、语态，意识状态中的反应能力、表达能力和思维连贯性等都可在与就诊者交谈中反应出来。

6. 通过问诊采集到的病史可作为司法鉴定的依据。

（二）问诊的要领

1. **首先要取得就诊者的信任** 问诊时要态度和蔼、诚恳，语气平和，耐心地听取患方（病人、家属或知情者）对病情的叙述，以消除就诊者临诊时的生疏感或紧张情绪，使就诊者能在宽松和谐的气氛中感到医生对他的关心，愿意向医生提供真实、详细的病情。

2. **问诊要讲求技巧** 问诊是在病人陈述和医生提问中互相穿插进行的，尽可能让病人充分地陈述他的病情和感受，提问的目的是补充陈述的不足和辨别症状的主次和真伪。讲求问诊技巧是为了获得全面和确切的病史资料。

（1）问话要简短易答，用语要得当：问诊开始都是先提一般性的问题，如"你哪儿不舒服？"然后听取就诊者的陈述。为了扩大就诊者的思路或深入了解某些症状的特点，可提问一些无暗示性的问题，如就诊者只诉说胸痛而未提到部位时，恰当的问话是"胸部哪儿痛，怎么个痛法？"而不应问"是不是心前区绞痛"以免就诊者随声附和，使病史失真。问诊时的用语以易懂为准，对不同文化水平和社会地位的人，要采用不同的语言，以使就诊者易于了解问话的含义。如对文化水平低、且不常到医院看病的、以高热为主诉的农民，最好不要用寒战、盗汗等词语，可代之以是否"冷得打哆嗦""夜间睡觉有无大汗"等。即使就诊者是医生，也要避免用诊断名词，而应问明该病的具体表现。就诊者使用诊断名词时，也要问清楚诊断该病时依据的临床表现是什么。问诊要逐渐深入，一般都是先问就诊者主诉症状的特点，首发症状开始的确切时间，有无诱因，病情的演变，然后逐渐扩展到伴随症状，以及加剧或缓解的因素等。

（2）避免逼问和诱问：当病人陈述的病情与自己设想不一致时，不要主观认为是病人忽略了或不理解自己设想的症状，而强行按自己的设想提问。例如：当医生设想胸痛可能是心绞痛时，就反复询问是否向左肩及上臂放射；设想血尿是肾结石引起时，就追问病人是否腰痛并向会阴部放射等。这会引起误导，如有的病人为了满足医生的期望，事实本非如此，却顺口称是，以致造成病史失真。

（3）问诊要井然有序：问诊时面对病人陈述的众多症状，应分清主次，一步步地深入询问，适当地使用过渡语言，这样才能将病情了解透彻，病人也会觉得医生头脑清晰，增加对医生的信任。

3. **边问诊、边思考、边鉴别**　这是问诊的精髓。应该认识到问诊是诊断的第一步，即问诊要有诊断思维参与。问诊应不断地分辨主次、核实病情、理顺症状出现的时序以及症状间的联系，在此基础上，根据症状联系相关疾病及其鉴别。

4. **辨伪存真、去冗补漏**　在问诊中有时会发现症状的出现和变化不符合疾病发生和发展的规律，有时还会发现症状间的联系不合逻辑或互有矛盾。这时应耐心引导病人对主诉的症状和伴随症状作进一步的描述和补充。

5. 问诊结束时，要感谢病人的合作，并告之接下来将进行体格检查。

二、 病史采集的内容

问诊所采集到的资料经整理后记录下来就是病史。病史组成内容包括一般资料、主诉、现病史、既往史、个人史、月经及生育史和家族史等。此外，临床各专科如儿科和神经科、精神科等还常根据专科的需要增减有关项目。

（一）一般项目

一般项目（general data）包括姓名、性别、年龄、民族、婚姻状况、职业、籍贯、现住址、就诊或入院日期、记录日期、病史陈述者和可靠程度。若病史陈述者不是本人，应注明与病人的关系；年龄以实足年龄计，幼儿期及其前的年龄期，可以月、周或日为单位；可靠程度分为可靠、基本可靠（主要内容具备、细节待深入补充）和供参考（待核实补充）。

（二）主诉

主诉（chief complaint）为病人感受最主要的痛苦或最明显的症状或体征，也就是本次就诊最主要的原因及其持续时间，应简明扼要，概括在20字内。确切的主诉可初步反映病情轻重与缓急，并提供对某系统疾患的诊断线索。

（三）现病史

现病史（present illness）是病史中的主体部分，记录了病人患病后的全过程，即发生、发展、演变和诊治经过。可按以下内容和顺序询问：

1. **起病情况与患病的时间**　各种疾病的起病或发作都有各自的特点，详细询问起病的情况对诊断疾病具有重要的鉴别作用。询问发病时间可了解病人患的是急性病或慢性病。病期均由首发症状出现的时间算起，门诊病人算到就诊时，住院病人算到入院时。记录时所用的时间单位根据病期长短而定，如不到一日者用小时，不到一周者用日，以此类推。

2. **主要症状的特点**　包括主要症状出现的部位、性质、持续时间和程度、缓解或加剧的因素。如主诉腹痛，应继续问是全腹痛还是腹部某区域痛，若系某区域疼痛，还要问是否局限于某一点，如急性阑尾炎，病人常可指出疼痛局限于右下腹的麦氏点区。一般来说，症状所在处就是病变部位，但有时也不尽然，如神经根损伤引起的放射痛则出现在该神经支配的部位，牵涉痛却出现在远离病变的部位，如心肌梗死病人的疼痛可牵涉到左肩、左臂。

3. **病因或诱因**　要了解与本次发病相关的病因（如外伤、中毒、感染等）和诱因（如气候变化、情绪、起居饮食失调等），有助于明确诊断与拟定治疗措施。但有时会把偶合性情况当作病因，如若脊髓灰质炎患儿肢体麻痹出现于注射青霉素之后，家属常误认为注射可能刺伤了神经是病因，故问诊中应注意分析。

4. **病情的发展与演变**　包括患病过程中主要症状的变化或出现的新症状。这对估计预后、拟定诊疗措施有重要参考价值。

5. **伴随症状**　指伴同主要症状出现的其他症状，对鉴别诊断很有意义。如主诉皮肤黏膜黄染的病人，伴有陶土样大便时，多为梗阻性黄疸，而伴有酱油色尿者，多为溶血性黄疸。病人未提到的与现病有关的症状也要询问，这既可弥补病人的漏述，又可把本该出现但未出现的症状弄确切，作为诊断的参考。

6. **诊治经过**　在本次就诊前在哪里诊治过，检查结果如何，曾诊为何病，用过何种治疗，疗效如何等。

7. **病程中的一般情况**　包括体力、体重、食量、尿便、睡眠、精神、性格等，这些内容对临床诊断、估量病人的一般状态、拟定辅助治疗措施均很有帮助。

（四）既往史

既往史（past history）包括过去的健康状态和曾患过的疾病，外伤、手术史，预防接种史，过敏史等，特别是与现病史有密切关系的疾病。

（五）系统回顾

系统回顾（review of systems）是通过询问各系统相关的典型症状，详细回顾病史的方法，以避免问诊过程中病人或医师所忽略或遗漏的内容。主要包括呼吸系统、循环系统、消化系统、泌尿系统、造血系统、内分泌系统及代谢、神经精神系统和肌肉骨骼系统等。

（六）个人史

个人史（personal history）是反映病人生活经历的资料。包括社会经历、职业及工作条件、习惯与嗜好及有无冶游史等。

（七）婚姻史

婚姻史（marital history）包括未婚或已婚、结婚年龄、配偶健康状况、性生活情况、夫妻关系等。

（八）月经史与生育史

月经史（menstrual history）包括月经初潮年龄、月经周期和经期天数，经血的量和性状，经期症状，有无痛经与白带，末次月经日期，闭经日期及绝经年龄。通用的记录格式如下：

$$初潮年龄 \frac{行经期（天）}{月经周期（天）} 末次月经时间（LMP）或绝经年龄$$

生育史（childbearing history）包括妊娠与生育次数，人工或自然流产的次数，有无死产、手术产、围生期感染、计划生育、避孕措施等。对男性病人应询问是否患过影响生育的疾病。

（九）家族史

家族史（family history）包括询问直系亲属或近亲的健康状况、患过何种疾病或死因等，有无与遗传有关的疾病和对后代有影响的疾病等，特别要询问家族中有无患同样疾病者。若发现病情有明显的家族性，则应绘出家系图。

在临床实践中，常根据各科特点增减项目或内容，如精神病科的病史需增加精神状态的内容。对儿童和未婚者有的项目可以取消。采集小儿病史常需询问父母既往有无宿疾、母亲孕期身体状态、分娩情况、出生体重、喂养史、预防接种史、体格、神经、心理发育状况等。

（王 嫱 周 蕾）

第三节　体格检查

体格检查（physical examination）是医师运用自己的感官和借助简单检查工具来客观了解和评估病人身体状况的一系列最基本的检查方法。医师通过体格检查后对病人健康状况和疾病状态提出的临床判断称为检体诊断。同时体格检查也是促进医患交流沟通、建立良好医患关系的过程。

一、基本检查法

体格检查的基本方法有五种：即视诊、触诊、叩诊、听诊和嗅诊。检查时要求轻柔细致、准确规范、全面系统和突出重点。

（一）视诊

视诊（inspection）是医师通过视觉来观察病人全身或局部表现的一种检查方法。医师接触病人时即是视诊的开始，有时仅靠视诊即可发现诊断某些疾病的重要征象，如重症哮喘的喘息状态、充血性心力衰竭的劳力性呼吸困难等。视诊最好在自然光下进行，必要时需要检眼镜、耳镜、鼻镜等检查设备辅助检查。

（二）触诊

触诊（palpation）是医师通过手的触觉来判断被检部位及某一器官特征的一种检查方法。多应用指腹、掌指关节的掌面等较为敏感的部位完成。

1. 触诊方法 可分为浅部触诊法和深部触诊法。

（1）浅部触诊法：医师将手轻轻放在被检部位上，利用掌指关节和腕关节的协同动作，柔和地进行滑动或轻压触摸，探查所检查部位有无抵抗、压痛、搏动或浅部包块、肿大的脏器、血管搏动等。可触及深度为 1~2cm，适用于体表浅在病变（如关节、软组织、阴囊、精索和浅部血管、神经等）的检查和评估。

（2）深部触诊法：常用于腹部检查，尤其是检查腹腔病变和脏器情况。医师用一手或两手重叠，由浅入深逐渐加压以达深部。深部触诊法可更详细而精确地确定病变的部位和性质。腹部深触诊深度多在 2cm 以上，有时深达 4~5cm。根据检查目的和手法的不同又可分为以下几种：

1）深部滑行触诊法：病人平静呼吸使腹肌尽量松弛。医师将示指、中指和无名指指端并拢平放于腹壁上，逐渐压向腹腔的脏器或组织，并在其上作上下左右的滑动触摸。常用于腹腔深部包块和胃肠病变的检查。

2）双手触诊法：医师右手置于被检查部位，左手置于被检查脏器或包块的后部并将其推向右手方向，使被检查脏器或包块位于双手之间。常用于肝、脾、肾和腹腔肿块的检查。

3）深压触诊法：医师以拇指或并拢的示指和中指逐渐深压，以探查腹腔深部病变的位置及确定有无压痛点，如阑尾压痛点和胆囊压痛点等。

4）冲击触诊法：医师并拢右手示指、中指和无名指，弯曲成 70°~90°，置于腹壁上拟检查的部位，作数次急速而较有力的冲击动作。一般只用于大量腹腔积液时肝、脾及腹腔包块难以触及者。

2. 注意事项

（1）检查前要向病人讲清触诊的目的，消除紧张情绪并取得配合。

（2）根据检查部位和目的不同，病人应采取合适的体位予以配合，较常用的体位为坐位或仰卧位，检查腹部时病人应仰卧去枕屈膝，或侧卧位。

（3）医师站于病人右侧，面对病人并随时观察病人的面部表情或反射动作。

（4）触诊下腹部前应嘱病人排尿，以免将充盈的膀胱误认为腹部包块。

（5）医师应以轻柔的动作和熟练的技巧，由浅入深、由轻而重、由健侧逐渐移向患侧进行触诊。

（三）叩诊

叩诊（percussion）是医师用手指叩击身体表面某一部位，使之震动产生音响，根据震动和音响的特点来判断被检查部位的脏器有无异常的一种检查方法。多用于确定心、肺、肝、脾等脏器的边界，胸膜腔中有无液体和气体，肺部病变的性质，腹水有无及多少，以及膀胱有无胀大等情况。

1. 叩诊方法

（1）直接叩诊法：医师并拢右手示指、中指和无名指的掌面直接拍击被检查部位，借拍击的反响和指下的震动感来判断病变的情况。适用于胸部或腹部面积较广泛的病变，如胸膜粘连或增厚、大量的胸腔积液、腹腔积液及气胸等。

（2）间接叩诊法：医师以左手中指第二指节作为板指平放紧贴于被叩诊部位，其他手指稍微抬起勿与体表接触，右手手指自然弯曲，以中指指端垂直叩击左中指第二指骨的前端。叩击动作要灵

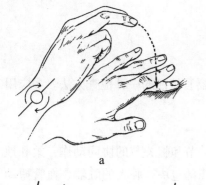

活、短促、富有弹性，以腕关节与掌指关节的活动为主，避免肘关节及肩关节参加运动。叩击后右手中指应立即抬起，以免影响音响的传导。一个部位每次只需连续叩击 2～3 下，如未能获得明确印象，可再连续叩击 2～3 下。叩击力量要均匀一致才能正确判断叩诊音的变化（图 1-3-1）。

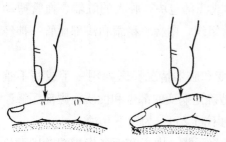
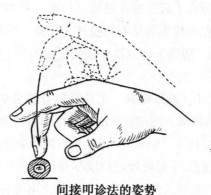
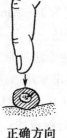
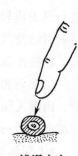

正确姿势　　　错误姿势
叩诊时手指放置于体表的姿势

间接叩诊法的姿势

正确方向　　　错误方向
叩诊时手指的方向

b

图 1-3-1　间接叩诊法
a. 技巧；b. 正误图

2. 叩诊音　叩诊时被叩击部位产生的反响称为叩诊音（percussion sound），其性质取决于被叩击部位组织或器官的密度、弹性、含气量以及与体表间距等。根据音响的音调、强弱及音律和谐性的不同，临床上分如下 5 种：

（1）清音（resonance）：是一种音调低、音响较强、振动持续时间较长的非乐性叩诊音，是正常肺部的叩诊音，提示肺组织的弹性、含气量及致密度正常。

（2）鼓音（tympany）：与清音相比音响更强、音调较高、振动持续时间较长的一种和谐乐音，在叩击含有大量气体的空腔器官时产生。正常情况下见于左侧前下胸部的胃泡区及腹部。病理情况下可见于肺空洞、气胸和气腹等。

（3）过清音（hyperresonance）：是属于鼓音范畴的一种变音，介于鼓音与清音之间，音调较清音低，音响较清音强。常见于肺组织含气量增多、弹性减弱时，如肺气肿。正常儿童因胸壁薄也可叩出相对过清音。

（4）浊音（dullness）：是一种音调较高、音响较弱、振动持续时间较短的非乐性叩诊音，在叩击被少量含气组织覆盖的实质脏器时产生，如叩击心脏或肝脏被肺的边缘所覆盖的部分，或在病理情况下肺组织含气量减少时，如肺炎、肺水肿、肺不张以及胸膜肥厚等。

（5）实音（flatness）：为音调较浊音更高、音响更弱、振动持续时间更短的非乐性叩诊音。正常情况下见于叩击无肺组织覆盖的心脏或肝脏等区域，即绝对浊音区。在病理状态下见于大量胸腔积液或肺实变等。

3. 注意事项

（1）叩诊的环境要安静、温暖。

（2）病人应充分暴露叩诊部位，采取适当体位。

（3）叩诊时要注意叩诊音的变化，同时注意用板指体会不同器官和组织的震动感差异。

（4）叩诊用力要均匀，左右对称部位应作对比叩诊。

（四）听诊

听诊（auscultation）是通过耳朵或借助听诊器来辨别发自身体各部分的声音是否正常的一种诊断方法，是诊断心、肺和腹部疾病的基本检查方法，常用来听取正常与病理呼吸音、各种心音、心脏杂音及心律失常等。

1. 听诊方法

（1）直接听诊法：医师用耳郭直接贴在病人体壁上进行听诊。此法听取的声音很弱，不方便施行，故目前只有在某些特殊或紧急情况下偶尔采用。

（2）间接听诊法：是用听诊器进行听诊的检查方法。听诊器能对器官活动所发出的声音有一定的放大作用，方法简便，可在任何体位时使用。此法使用范围广泛，除心、肺和腹部外，还可听到血管音、皮下气肿音和肌束颤动音等。

2. 注意事项

（1）环境要安静、温暖、避风。寒冷可引起肌束颤动而影响听诊效果。

（2）病人体位要舒适，被检查部位充分暴露，避免听诊器和衣服摩擦产生的干扰，切忌隔着衣服听诊。

（3）听诊时医师注意力要集中，仔细辨别被检查部位所发出的声音。心脏听诊要排除呼吸音的干扰，肺脏听诊要排除心音的干扰。

（五）嗅诊

嗅诊（olfactory examination）是通过嗅觉来判断病人发出的异常气味与疾病之间关系的一种诊断方法。异常气味大多来自皮肤、黏膜、呼吸道及分泌物、胃肠道及呕吐物和排泄物等。不同疾病具有不同的特点和性质，如肠梗阻病人呕吐物呈粪便味，糖尿病酮症酸中毒病人呼吸气体呈烂苹果味等。

二、 一般检查

一般检查是对病人全身状态的概括性观察，是系统体格检查过程中的第一步，以视诊为主并配合触诊等检查方法。包括：全身状态检查（如性别、年龄、生命体征、发育与体型、营养状态、意识状态、语调与语态、面容与表情、体位、姿势、步态）、皮肤、淋巴结等。

（一）生命体征

生命体征（vital sign）是评价生命活动存在与否及其质量的指标，是体格检查必检项目之一，包括体温、脉搏、呼吸和血压。

1. 体温（body temperature） 体温测量及正常范围：①腋测法：擦干腋下汗液，将体温表水银端置于腋窝顶部，用上臂夹紧，10分钟后取出读数。该法简便、安全，且不易发生交叉感染，为最常用的体温测量方法。正常值是36~37℃。②口测法：将消毒后的体温计水银端斜置于病人舌下，紧闭口唇5分钟后取出读数。使用该法时应嘱病人不用口腔呼吸，不能用于婴幼儿及神志不清者。正常值为36.3~37.2℃。③肛测法：病人取侧卧位，将肛门体温计头端涂以润滑剂，徐徐插入肛门，约达体温计长度的一半为止，5分钟后取出读数。该法测值稳定，多用于婴幼儿及神志不清者。正常值是36.5~37.7℃。

2. 脉搏（pulse） 脉搏检查主要采用触诊浅表动脉搏动情况，常选择桡动脉，也可触诊股动脉和足背动脉等。正常成人脉率为 60~100 次/分，老年人偏慢，女性和儿童偏快（详见本节胸部检查相关内容）。

3. 呼吸（respiration） 通过观察胸壁和腹壁的起伏运动来观察呼吸频率、节律和深度的变化。

（1）呼吸频率：正常成人静息状态下呼吸频率为 16~18 次/分，呼吸与脉搏之比为 1∶4。呼吸频率超过 20 次/分为呼吸过速，见于发热及心功能不全等；呼吸频率低于 12 次/分为呼吸过缓，见于麻醉剂或镇静剂过量和颅内压增高；体温每升高 1℃，呼吸大约增加 4 次/分。

（2）呼吸深度：正常人呼吸深浅适度。呼吸变浅见于呼吸肌麻痹、肺气肿等；呼吸加深见于重度代谢性酸中毒，如尿毒症、糖尿病酮症酸中毒时，呼吸深长，称为 Kussmaul 呼吸。

（3）呼吸节律：正常成人静息状态下呼吸节律均匀而整齐。病理状态下可出现呼吸节律的变化。①潮式呼吸：又称陈施呼吸（Cheyne-Stokes respiration），是一种由浅慢逐渐变为深快，然后再由深快变浅慢，随之经过一段呼吸暂停，又再次重复上述过程的周期性呼吸。②间停呼吸：又称 Biots 呼吸，是有规律的呼吸几次以后，突然停止一段时间，又开始呼吸，即周而复始的间停呼吸。以上两种异常呼吸均表示呼吸中枢的兴奋性降低，见于中枢神经系统疾病。③抑制性呼吸：吸气时因胸部发生剧烈疼痛而突然中断，呼吸运动短暂地突然受到抑制，病人表情痛苦。④叹息样呼吸：在正常呼吸节律中插入一次深大呼吸，并常伴有叹息声。

4. 血压（blood pressure，BP） 是重要的生命体征之一，通常指动脉血压和体循环血压。血压的测量单位是毫米汞柱（mmHg）。

（1）测量方法：①直接测压法：是一种有创的血压测量方法。测量时经皮穿刺将导管由周围动脉送至主动脉，导管末端接监护测压系统。该法精确但有创，仅适用于危重疑难病人。②间接测压法：是常用而简便易行的方法，即袖带加压法，以血压计测量。血压计有汞柱式、弹簧式和电子血压计。汞柱式血压计的操作规程如下：

被检者安静休息 5~10 分钟，取仰卧位或坐位，右上肢（通常测右上肢血压）裸露伸直并轻度外展，肘部置于心脏同一水平，将大小合适的气袖均匀紧贴皮肤缠于上臂，使其下缘在肘窝以上约 2~3cm，气袖的中央位于肱动脉表面。检查者扪及肱动脉搏动后，将听诊器胸件置于搏动部位上准备听诊。向袖带内充气，边充气边听诊，待肱动脉搏动消失，再升高 20~30mmHg 后，缓慢放气，双眼随汞柱下降，平视汞柱表面根据听诊结果读出血压值。根据 Korotkoff5 期法，听到动脉搏动声第一响时的血压值为收缩压（第 1 期），随后声音逐渐加强为第 2 期，继而出现柔和吹风样杂音为第 3 期，之后音调突然变低钝为第 4 期，最终声音消失即达第 5 期。声音消失时的血压值即为舒张压。收缩压与舒张压之差值为脉压，舒张压加 1/3 脉压为平均动脉压。血压至少应测量 2 次，取其平均值。

（2）血压标准：目前我国采用的血压分类及标准规定如下（表 1-3-1）：

表 1-3-1　血压的分类与标准（中国高血压防治指南 2010）

类别	收缩压（mmHg）		舒张压（mmHg）
正常血压	< 120	和	< 80
正常高值	120~139	和（或）	80~89
1 级高血压（轻度）	140~159	和（或）	90~99
2 级高血压（中度）	160~179	和（或）	100~109
3 级高血压（重度）	≥ 180	和（或）	≥ 110
单纯收缩期高血压	≥ 140	和	< 90

注：如收缩压与舒张压水平不在一个级别时，按其中较高的级别分类

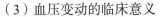

（3）血压变动的临床意义

1）高血压：高血压定义为收缩压≥140mmHg和（或）舒张压≥90mmHg。临床上大多数高血压为原发性高血压（即高血压病），少数为继发性高血压。后者可见于肾脏疾病、肾动脉狭窄、肾上腺皮质或髓质肿瘤等。

2）低血压：血压低于90/60mmHg时称为低血压。持续的低血压状态多见于严重病症，如休克、心肌梗死、心力衰竭、急性心包填塞等。低血压也可有体质原因，一般无明显症状。

3）双上肢血压差别显著：正常双上肢血压差别达5～10mmHg，若超过此范围则属异常，见于大动脉炎或先天性动脉畸形等。

4）上下肢血压差异显著：正常下肢血压高于上肢血压达20～40mmHg，如下肢血压低于上肢应考虑主动脉缩窄，或胸腹主动脉型大动脉炎等。

5）脉压改变：脉压大于40mmHg为脉压增大，见于甲状腺功能亢进、主动脉瓣关闭不全和动脉硬化等；脉压小于30mmHg为脉压减小，见于主动脉瓣狭窄、休克、心包积液及严重衰竭病人。

（二）发育与体型

1. **发育** 主要通过病人年龄、智力、身高、体重及第二性征之间的关系进行综合评价。判断成人发育正常的指标包括：头部的长度为身高的1/8～1/7；胸围为身高的1/2；双上肢展开后，左右指端的距离与身高基本一致；坐高等于下肢的长度。正常人各年龄组的身高与体重之间存在着一定的对应关系。机体的发育受遗传、内分泌、营养代谢、生活条件及体育锻炼等多种因素的影响。

2. **体型** 是身体各部分发育的外观表现，包括骨骼、肌肉的发育以及脂肪的分布。成人体型分为以下3种：

（1）正力型：身体各部分匀称适中，见于多数正常成人。

（2）无力型：体高肌瘦、颈细长、肩窄下垂、腹上角小于90°。

（3）超力型：体格粗壮、颈粗短、面红、肩宽平、胸围大、腹上角大于90°。

（三）营养状态

营养状态可通过机体皮肤、毛发、皮下脂肪、肌肉的发育情况进行综合判断。最简易而迅速的判断方法是用拇指和示指将前臂曲侧或上臂背侧下1/3捏起，判断其充实程度。临床常用良好、中等、不良三个等级来描述。

1. **良好** 精神饱满，黏膜红润，皮肤光泽而有弹性，皮下脂肪丰满，肌肉结实，指甲和毛发润泽。

2. **不良** 皮肤黏膜干燥弹性差，皮下脂肪菲薄，肌肉松弛无力，指甲粗糙无光，毛发稀疏易脱落。

3. **中等** 介于上述两者之间。

营养不良多见于长期和严重疾病。当体重减轻至低于正常的10%时称为消瘦；极度消瘦称为恶病质（cachexia）。营养过度是体内中性脂肪积聚过多，主要表现为体重增加。当超过标准体重的20%以上时称肥胖（obesity），也可根据体重指数（BMI）判定。体重指数＝体重（kg）/身高的平方（m^2），目前我国成人正常体重范围为18.5≤BMI<24kg/m^2，24≤BMI<28kg/m^{2}为超重，BMI≥28kg/m^{2}为肥胖。

（四）意识状态

详见第一节的意识障碍。

（五）面容与表情

健康人表情自然，神情安怡。患病后可出现痛苦、忧虑或疲惫的面容和表情。当某些疾病发展到一定程度时则可呈现特征性面容与表情，是诊断的重要线索。临床常见的典型面容改变有：

1. **急性病容**　面色潮红，呼吸急促，鼻翼扇动，表情痛苦，兴奋不安。常见于急性发热疾病。

2. **慢性病容**　面容憔悴，面色晦暗或苍白，目光黯淡。见于慢性消耗性疾病，如恶性肿瘤、肝硬化、严重结核病等。

3. **贫血面容**　面色苍白，唇舌色淡，表情疲惫。见于各种贫血。

4. **甲状腺功能亢进面容**　表情惊愕，眼裂增宽，眼球凸出，目光炯炯有神（图 1-3-2 / 见文末彩图 1-3-2）。见于甲状腺功能亢进症。

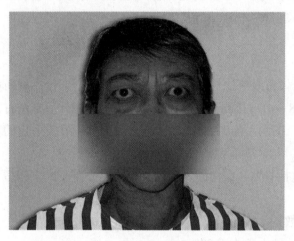

图 1-3-2　甲状腺功能亢进面容

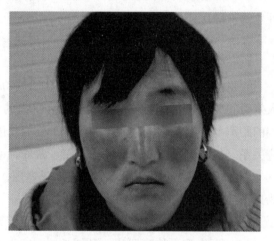

图 1-3-3　二尖瓣面容

5. **黏液性水肿面容**　面色苍黄，颜面水肿，睑厚面宽，目光呆滞，反应迟钝，毛发稀疏。见于甲状腺功能减退症。

6. **二尖瓣面容**　面色晦暗，双颊紫红，口唇轻度发绀（图 1-3-3 / 见文末彩图 1-3-3）。见于风湿性心脏病二尖瓣狭窄。

（六）体位

是指病人身体所处的状态，特征性体位是协助诊断的线索。

1. **自主体位**　身体活动自如，不受限制。见于正常人、疾病早期或轻症者。

2. **被动体位**　病人不能自主改变或调整自己的姿态。见于极度衰弱或意识丧失者。

3. **强迫体位**　病人为了减轻疾病的痛苦，被迫采取的体位。临床常见的强迫体位有：

（1）强迫仰卧位：病人仰卧，双腿蜷曲。见于急性腹膜炎等。

（2）强迫坐位：亦称端坐呼吸（orthopnea）。病人坐于床沿上，以两手置于膝盖或扶持床边，以减少回心血量和减轻心脏负担。见于心、肺功能不全者。

（3）强迫蹲位：病人在活动过程中因呼吸困难和心悸而停止活动，并采用蹲踞位或膝胸位以缓解症状。见于先天性紫绀型心脏病。

（4）角弓反张位（opisthotonos position）：病人颈及脊背肌肉强直，头后仰，胸腹前凸，背过伸，躯干呈弓形。见于破伤风和小儿脑膜炎。

（七）姿势与步态

姿势指举止的状态。健康人躯干端正，肢体活动灵活适度。但受健康状态和精神状态的影响，如疲劳和情绪低沉可以出现肩垂、弯背。某些疾病也可出现姿势的改变，如颈部活动受限常提示颈椎疾病，腹痛病人常捧腹而行。

步态指走路时所表现的姿势。健康儿童常急行或小跑，青壮年步伐矫捷，老年人则常小步慢行。因疾病的影响可出现步态的改变。详见第一节步态异常。

（八）皮肤

作为身体与外界环境之间的屏障，其病变既可以是皮肤本身疾患，也可作为全身疾病的一部分而成为重要的诊断线索。皮肤病变的检查一般通过视诊观察，有时尚需配合触诊。

1. **颜色**　常见的皮肤颜色异常有苍白、发绀、发红、黄染、色素沉着及色素脱失等。

2. **皮疹（skin eruption）**　有多种多样，许多特征性皮疹可作为诊断全身疾病的重要线索。除皮肤病本身外，皮疹常见于传染病和过敏性疾病等。发现皮疹时，应注意其消长时间、出现顺序、分布范围、皮疹的颜色及形态、有无局部隆起，以及是否瘙痒和脱屑等。

3. **脱屑**　皮肤脱屑见于正常人皮肤表层不断角化和更新，但数量很少，不易察觉。病理状态下可见大量皮肤脱屑，如麻疹时可有米糠样脱屑，猩红热时有片状脱屑，银屑病时为银白色鳞状脱屑。

4. **皮下出血（subcutaneous hemorrhage）**　局部皮肤青紫，压之不褪色。皮下出血直径小于2mm 称为瘀点（petechial），3～5mm 称为紫癜（purpura），大于 5mm 称为瘀斑（ecchymosis），片状出血并伴有皮肤隆起称为血肿（hematoma）。皮下出血多见于造血系统疾病、重症感染、某些血管损害性疾病以及毒物或药物中毒等。

5. **蜘蛛痣及肝掌**　皮肤小动脉末端分支血管扩张所形成的血管痣，称为蜘蛛痣（spider angioma）（图1-3-4）。检查时以棉签等物品加压蜘蛛痣中心，辐射状毛细血管网消失，去除压力后又重现。好发于颜面、颈、胸、肩、臂等上腔静脉的分布范围。慢性肝病病人的大、小鱼际处皮肤常发红，按压后褪色，称为肝掌（liver palms）。

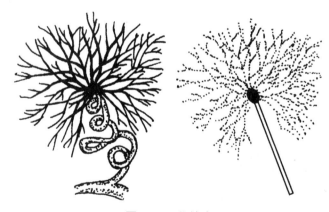

图 1-3-4　蜘蛛痣

蜘蛛痣及肝掌的发生一般认为是由于肝脏对雌激素的灭活作用减弱所致，常见于急、慢性肝炎或肝硬化。健康的妊娠妇女也可出现，无临床意义。

6. **水肿**　皮下组织细胞及组织间隙内液体积聚过多称为水肿（edema），可分为凹陷性及非凹陷性水肿。根据水肿程度可分为轻、中、重三度。

（1）轻度：仅见于眼睑、眶下软组织、胫骨前及踝部的皮下组织，指压后组织轻度下陷，平复较快。

（2）中度：全身组织均有明显的水肿，指压组织下陷较深，平复缓慢。

（3）重度：全身组织严重水肿，低垂部位皮肤紧张发亮，甚至有液体渗出，胸腔、腹腔等浆膜腔内可有积液，外阴部亦可见严重水肿。

7. **皮下结节**　皮下结节较大时视诊即可发现，较小时必须通过触诊方可查及。检查时注意结节的大小、形态、部位、质地、硬度、活动度、触痛与否、有无瘘管、窦道等。常见皮下结节有类风湿结节、痛风结节、结节性红斑等。

（九）淋巴结

1. 表浅淋巴结的分布 淋巴结分布于全身，一般触诊只能检查到表浅部位的淋巴结。正常的表浅淋巴结很小，直径约 2 ~ 5mm，质地柔软，表面光滑，无粘连，无压痛，不易触及。

2. 检查方法与顺序 主要应用触诊进行。被检查部位的肌肉应放松，触诊手指紧贴被检查部位由浅入深进行滑动触诊。临床检查时，为防止遗漏，常按以下顺序依次进行：头颈部（耳前、耳后、枕后、颌下、颏下、颈前、颈后、锁骨上窝）、上肢（腋窝、滑车上）、下肢（腹股沟、腘窝）。

发现淋巴结肿大时，应注意其大小、数目、部位、硬度、压痛、活动度、有无粘连、表面是否光滑、局部皮肤有无红肿、瘢痕和瘘管等。并注意寻找引起淋巴结肿大的原发病灶。

3. 淋巴结肿大的原因及临床意义 可分为局限性和全身性淋巴结肿大。

（1）局限性淋巴结肿大：见于非特异性淋巴结炎、单纯性淋巴结炎、淋巴结结核、恶性肿瘤淋巴结转移等。肺癌可向右锁骨上窝或腋窝淋巴结群转移；胃癌多向左锁骨上窝淋巴结群转移，这种肿大的淋巴结称为 Virchow 淋巴结，常为胃癌、食管癌转移的标志。

（2）全身性淋巴结肿大：可见于传染性单核细胞增多症、淋巴瘤、各型急、慢性白血病、系统性红斑狼疮等。

三、 头颈部检查

包括头发和头皮、头颅、颜面及其器官、颈部的检查。

（一）头发和头皮

检查头发需注意颜色、疏密、脱发的类型和特点。头皮检查需分开头发观察头皮颜色、头皮屑，有无头癣、外伤、血肿及瘢痕等。

（二）头颅

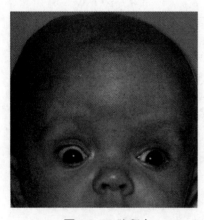

图 1-3-5 脑积水

头颅的视诊应注意其大小、外形、有无畸形与异常运动。头颅的大小异常或畸形可成为一些疾病的典型体征。

1. 小颅 小儿囟门多在 12 ~ 18 个月内闭合，若过早闭合即可形成小头畸形，常伴有智力发育障碍。

2. 巨颅 额、顶、颞及枕部突出膨大，对比之下颜面很小，颈部静脉充盈。由于颅内压增高，压迫眼球，形成双目下视，巩膜外露，称为落日现象，见于脑积水（图 1-3-5 / 见文末彩图 1-3-5）。

3. 长颅 自颅顶至下颌部长度明显增大，见于 Marfan 综合征及肢端肥大症。

4. 方颅 前额左右突出，头颅平坦呈方形，见于小儿佝偻病或先天性梅毒。

头部异常运动可以在视诊中发现，如头部活动受限见于颈椎疾患；头部不随意的颤动见于帕金森病（Parkinson 病）；与颈动脉搏动一致的点头运动为 Musset 征，见于严重主动脉瓣关闭不全。

（三）颜面及其器官

1. **眼** 眼的检查包括 4 个部分：视功能、外眼、眼前节和内眼。正常人眉毛疏密不完全相同。如果外 1/3 眉毛过于稀疏或脱落，见于黏液性水肿、腺垂体功能减退和麻风病等。

（1）视功能检查

1）视力：分为远视力和近视力，后者通常指阅读视力，采用通用的国际标准视力表进行检测。若在 1m 处亦不能看见视力表上最大一行视标，让病人辨认手指数目或眼前手动，若不能辨认眼前手动，可直接用电筒分别检查两眼的光感，光感消失则判断为完全失明。

2）视野：指眼球固定向前正视时所能看到的空间范围，是检查黄斑中心凹以外的视网膜功能。可用手试对比检查法粗略的测定视野：检查者与被检者相距约 1m 对面而坐，各自用手遮住相对侧的眼睛，检查者用手指在两人中间等距离处分别自上、下、左、右方向的周边向中央移动，直至被检者看到为止，如被检者与检查者同时看到手指，则其视野大致正常。也可用视野计精确地测定视野。

3）色觉：异常分为色弱和色盲。

4）立体视检查：为专科检查。

（2）外眼检查

1）眼睑：睑内翻：瘢痕形成使睑缘向内翻转，见于沙眼；上睑下垂：双侧上睑下垂见于先天性上睑下垂、重症肌无力；单侧上睑下垂见于动眼神经麻痹；眼睑闭合障碍：双侧见于甲状腺功能亢进，单侧见于面神经麻痹；眼睑水肿：常见于肾炎、慢性肝病和营养不良等。还应注意有无包块、压痛、倒睫等。

2）泪囊：检查有无分泌物。

3）结膜：结膜分为睑结膜、穹隆部结膜与球结膜三部分。检查上睑结膜时需翻转眼睑。检查动作要领：用示指和拇指捏起上睑中部边缘，嘱被检者向下看，此时轻轻向前下方牵拉，然后示指向下压迫睑板上缘，拇指将睑缘向上捻转，即可将上睑翻开。正常结膜呈粉红色。检查时注意其颜色，是否有充血、苍白、黄染和出血点等。

4）眼球：检查时主要注意其外形和运动。①眼球突出：双侧见于甲状腺功能亢进者；单侧多见于局部炎症或者眶内占位性病变者。②眼球下陷：双侧眼球下陷见于严重脱水；单侧下陷见于 Horner 综合征。③眼球运动：检查者以左手固定被检者头部，以右手示指距离被检者左眼前 30～40cm 处，嘱被检者眼球随之移动，按照水平向左、左上、左下、右、右上、右下 6 个方向的顺序进行，实际上是检查 6 条眼外肌的功能。同样方法检查右眼。双侧眼球发生一系列有规律的快速往返运动称为眼球震颤。检查时嘱被检者头部不动，眼球随检查者手指所示方向（垂直或水平）运动数次，观察是否出现眼球震颤。自发眼球震颤见于耳源性眩晕、小脑疾患等。④眼压：可采用触诊法或眼压计来检查。增高可见于青光眼病人。

（3）眼前节检查

1）角膜：正常人角膜无色透明而有光泽。检查时用笔形手电由角膜斜方照射进行视诊，观察角膜光泽、透明度、有无云翳、白斑、溃疡、软化及新生血管等。角膜反射（corneal reflex）：棉签拧成丝状后，从外向内扫过角膜，病人发生闭眼反应，角膜反射消失多见于昏迷病人。

2）巩膜：正常巩膜不透明，呈瓷白色。黄疸时巩膜黄染最为明显，黄染呈连续性。检查时让病人向内下视，暴露巩膜的外上部分更容易发现。中年以后在内眦部可出现黄色斑块，为脂肪沉着。血液中胡萝卜素、阿的平等黄色色素成分增多时也可见巩膜黄染，但只出现于角膜周围。

3）虹膜：是眼球葡萄膜的最前部分，中央有圆形孔洞即瞳孔，虹膜内有瞳孔括约肌与扩大肌，能调节瞳孔大小。

4）瞳孔：①瞳孔的形状与大小：正常为圆形，双侧等大。在一般光线下正常瞳孔直径为 2～5mm。小于 2mm 为瞳孔缩小，见于虹膜炎症、有机磷农药中毒、药物反应（吗啡、氯丙嗪）等；大于 6mm 为瞳孔散大，见于外伤、颈交感神经受刺激、视神经萎缩、药物（阿托品、可卡因）反应等。②双侧瞳孔大小不等：提示有颅内病变，如脑外伤、脑肿瘤等。③对光反射：直接对光反射是用手电筒照射一侧瞳孔，双侧瞳孔立即缩小，移开光源后瞳孔迅速复原，称瞳孔对光反射灵敏。间接对光反射是用一手挡住光线，同时光刺激一侧瞳孔，对侧瞳孔同时立即缩小，称间接对光反射灵敏。瞳孔对光反射迟钝或消失见于昏迷病人。④集合反射：嘱病人注视 1m 以外的目标（检查者的示指尖），然后将目标逐渐移近眼球（距眼球约 5～10cm），正常人此时可见双眼内聚，瞳孔缩小，称为集合反射（convergence reflex）。动眼神经损害时，集合反射消失。

（4）眼底检查：需借助检眼镜。检查时被检者背光而坐，眼球正视前方，检查右眼时，医生站在受检者右侧，右手持检眼镜用右眼观察眼底；检查左眼则反之。正常眼底的视盘呈卵圆形或圆形，边缘清楚，颜色淡红，中央凹陷；视网膜动脉鲜红，动、静脉管径比为 2∶3。检查眼底应注意视盘的颜色、边缘、大小、形状，视网膜有无渗出和出血、动脉有无硬化等。

2. 耳　是听觉和平衡器官，分为外耳、中耳和内耳三个部分。

（1）外耳：主要为视诊，应注意耳郭的外形、位置及对称性，外耳道皮肤是否正常，有无溢液等。

（2）中耳：借助检耳镜观察鼓膜是否穿孔。

（3）乳突：检查注意皮肤有无红肿和压痛。

（4）听力：分为粗测与精测法。粗测法：在静室内嘱被检查者闭目坐于椅子上，并用手指堵塞一侧耳道，医师持手表或以拇指与示指互相摩擦，自 1m 以外逐渐移近被检查者耳部，直到被检查者听到声音为止，测量距离。与正常人对照，听力正常时一般约在 1m 处即可听到机械表与捻指声。精测法：使用规定频率的音叉或电测听设备进行一系列较精确的测试方法，对明确诊断更有价值。

3. 鼻

（1）鼻外观：注意鼻的皮肤和外形。如有无色素沉着、红斑、骨折等。

（2）鼻翼扇动：吸气时鼻孔扩大，呼气时回缩，见于严重呼吸困难的病人。

（3）鼻中隔：注意有无偏曲、穿孔，后者见于鼻腔慢性炎症、外伤。

（4）鼻出血：单侧见于外伤、鼻腔感染、局部血管损伤、鼻咽癌、鼻中隔偏曲等。双侧鼻出血多因全身性疾病引起，如某些传染病、血液病等。

（5）鼻腔黏膜：急性鼻黏膜肿胀多为炎症充血所致，慢性见于慢性鼻炎。

（6）鼻腔分泌物：清稀无色者为卡他性炎症，黏稠发黄发绿者为鼻或鼻窦化脓性炎症引起。

（7）鼻窦（nasal sinus）：为鼻腔周围含气的骨质空腔，共有四对，均有窦口与鼻腔相通，当引流不畅时可发生炎症。鼻窦炎时出现鼻塞、流涕、头痛和鼻窦压痛。各鼻窦区压痛检查法见表1-3-2。

表 1-3-2　鼻窦区压痛的检查方法

鼻窦	检查方法
上颌窦	双手四指置于病人两侧耳后，拇指分别置于左右颧弓部向后按压
额窦	一手扶持病人枕部，另一手拇指或食指置于眼眶上缘内侧用力向后向上按压；或以两手固定头部，双手拇指置于眼眶上缘内侧向后向上按压

鼻窦	检查方法
筛窦	双手固定于病人两侧耳后，双手拇指分别置于鼻根与眼内眦之间向后按压
蝶窦	位置较深，不能在体表检查

4. 口 口的检查包括口唇、口腔内器官和组织及口腔气味等。

（1）口唇：健康人口唇红润光泽。口唇苍白见于贫血、虚脱等；口唇发绀见于心、肺功能不全病人；口唇疱疹多为单纯疱疹病毒感染。

（2）口腔黏膜：正常口腔黏膜光洁呈粉红色。黏膜溃疡可见于慢性复发性口疮；若在相当于第二磨牙的颊黏膜处出现帽针头大小白色斑点，周围有红晕，称为麻疹黏膜斑（Koplik 斑），是麻疹的早期特征。

（3）牙：应注意有无龋齿、残根、缺牙和义齿等，还要注意牙齿的色泽与性状，如牙齿呈黄褐色称为斑釉牙，为长期饮用含氟量高的水所致。

（4）牙龈：正常牙龈呈粉红色。牙龈水肿见于慢性牙周炎；牙龈缘出血见于牙石、维生素 C 缺乏症、肝脏或血液系统疾病；牙龈的游离缘出现蓝灰色点线称铅线，是铅中毒的特征。

（5）舌：许多局部或全身疾病均可使舌的感觉、运动和功能发生变化，可为某些疾病的诊断提供重要线索。如镜面舌（舌乳头萎缩，舌体变小，舌面光滑呈粉红色）见于缺铁性贫血及萎缩性胃炎；草莓舌（舌乳头肿胀发红类似草莓）见于猩红热或长期发热病人；毛舌（舌面敷有黑色或黄褐色毛状物，又称黑舌）见于久病衰弱或长期应用广谱抗生素引起真菌感染病人；舌震颤见于甲状腺功能亢进、神经官能症病人。

（6）咽部及扁桃体：咽部分为鼻咽、口咽、喉咽三个部分。咽部检查一般指口咽部。检查方法：被检查者坐位，头略后仰，口张大并发"啊"音，医生用压舌板在舌的前 2/3 与后 1/3 交界处迅速下压，此时软腭上抬，照明配合下可看见软腭、悬雍垂、软腭弓、扁桃体、咽后壁等。

扁桃体肿大一般分为三度：不超过咽腭弓者为 I 度；超过咽腭弓者为 II 度；达到或超过咽后壁中线者为 III 度（图 1-3-6）。

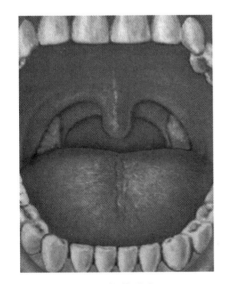
I 度扁桃体肿大

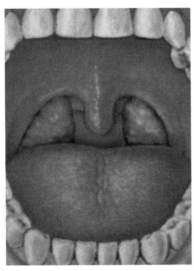
II 度扁桃体肿大

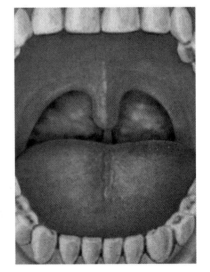
III 度扁桃体肿大

图 1-3-6 扁桃体位置及大小分度示意图

（7）喉：位于喉咽之下，向下连接气管。急性嘶哑或失音见于急性炎症；慢性失音要考虑喉癌；喉上神经与喉返神经受损时可引起声带麻痹甚至失音。

（8）口腔的气味：注意口腔有无特殊气味，如臭味、腥臭味（牙槽脓肿）、血腥味、烂苹果味（糖尿病酮症酸中毒）、尿味（尿毒症）、肝臭味（肝坏死）、组织坏死的臭味（肺脓肿）、大蒜味（有机磷中毒）等。健康人口腔无特殊气味。

（9）腮腺：位于耳屏、下颌角、颧弓所构成的三角区内，正常腮腺触诊时摸不出腺体轮廓。肿大见于急性流行性腮腺炎、急性化脓性腮腺炎及腮腺肿瘤。

（四）颈部检查

病人取坐位或卧位，充分暴露颈部和肩部，手法轻柔。

1. 颈部外形与分区　正常人颈部直立，双侧对称，转头时可见胸锁乳突肌。为描述和标记颈部病变的部位，颈部每侧可分为两个三角区：①颈前三角：为胸锁乳突肌内缘、下颌骨下缘与前正中线之间的区域；②颈后三角：为胸锁乳突肌后缘、锁骨上缘与斜方肌前缘之间的区域。

2. 颈部姿势与运动　正常人坐位时颈部直立，活动自如。如头不能抬起见于严重消耗性疾病的晚期、重症肌无力等。头部向一侧偏斜见于颈肌外伤、瘢痕收缩、先天性颈肌挛缩或斜颈。颈部活动受限并伴有疼痛，见于软组织炎症、颈肌扭伤、颈椎结核或肿瘤等。颈强直为脑膜受刺激的特征性的特征，如各种脑膜炎、蛛网膜下腔出血等。

3. 颈部皮肤与包块　应注意颈部皮肤有无蜘蛛痣、感染等；检查发现包块时，应注意包块的部位、数目、大小、质地、活动性、有无压痛以及与邻近器官的关系等。

4. 颈部血管

（1）颈静脉充盈和怒张：正常人坐位或半坐位时（身体呈45°）颈静脉不显露，平卧位时可稍见充盈，充盈水平仅限锁骨上缘至下颌角连线的下 2/3 以内。超过此水平或坐位及半坐位时可见明显静脉充盈和怒张，均为异常。

（2）颈动脉搏动：正常人颈动脉搏动仅在剧烈活动后可以见到。若在安静状态下出现颈动脉的明显搏动者，提示脉压增大，多见于主动脉瓣关闭不全、高血压、甲状腺功能亢进及严重贫血等。

（3）颈部血管杂音：正常人坐位或立位时颈静脉处可闻及柔和低调的连续性静脉"嗡鸣"，平卧位或压迫颈静脉后可消失，为生理性。颈动脉闻及收缩期吹风样高调血管性杂音，考虑大动脉炎或动脉硬化所致颈动脉或椎动脉狭窄。

5. 甲状腺

（1）视诊：观察甲状腺的大小和对称性。正常人甲状腺外观不突出。检查时嘱被检者头轻度后仰，做吞咽动作，可见甲状腺随吞咽动作而上下移动。

（2）触诊

1）甲状腺峡部：位于环状软骨下方第二至第四气管环前面。检查者站于病人前面用拇指或站于后面用示指从胸骨切迹向上触摸，可感到气管前组织，判断有无增厚，让病人做吞咽动作，可感到此组织在手指上滑动，判断有无长大和肿块。

2）甲状腺侧叶：①前面触诊：检查者一手拇指施压于一侧甲状软骨，将气管推向对侧，另一手示、中指在对侧胸锁乳突肌后缘向前推挤甲状腺侧叶，拇指在胸锁乳突肌前缘触诊，配合吞咽动作反复检查，同样方法检查另一侧（图1-3-7）；②后面触诊：类似前面触诊，一手示、中指施压于一侧甲状腺软骨，将气管推向对侧，另一手拇指在对侧胸锁乳突肌后缘向前推挤甲状腺，示、中指在其前缘触诊甲状腺（图1-3-8）。

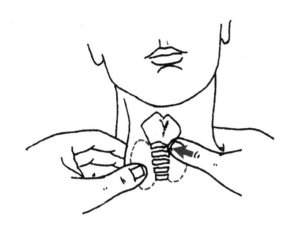
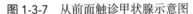
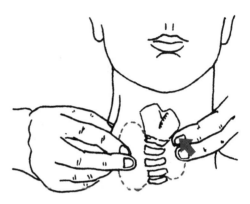

图1-3-7 从前面触诊甲状腺示意图　　图1-3-8 从后面触诊甲状腺示意图

（3）听诊：触及甲状腺肿大时，以钟形听诊器置于甲状腺上听诊，注意有无血管杂音。如听到低调的连续性静脉"嗡鸣"音，有助于诊断甲状腺功能亢进。

甲状腺肿大可分为三度：不能看出肿大但能触及者为Ⅰ度；能看到肿大又能触及，但在胸锁乳突肌后缘以内者为Ⅱ度；超过胸锁乳突肌后缘者为Ⅲ度。

6. 气管　正常气管位于颈前正中部。检查气管是否居中时被检者坐位或仰卧位，颈部自然直立，将示指与无名指分别置于两侧胸锁关节上，中指置于气管环状软骨上，观察中指是否位于示指与无名指正中间。

四、胸部检查

胸部指颈部以下和腹部以上的区域。胸部检查是体检中的重要部分。检查时应注意环境温暖安静，光线充足；病人取坐位或卧位，胸廓暴露充分；医师的听诊器及手要温暖；先检查前胸部及两侧胸部，再检查背部；注意左右对比及上下对比；全面系统地按视、触、叩、听的顺序进行检查。

（一）胸部的体表标志

1. 骨骼标志　包括胸骨柄、胸骨上切迹、胸骨角、腹上角、剑突、肋骨、肋间隙、肩胛骨、脊柱棘突和肋脊角。其中胸骨角为胸骨柄与胸骨体连接处向前突起之处，两侧分别与左右第2肋软骨连接，也是第4或第5胸椎水平的重要标志；肩胛下角在直立位双上肢自然下垂时，可作为第7或第8肋骨水平的标志，或相当于第8胸椎的水平；脊柱棘突是后正中线的标志，第7颈椎棘突最为突出，其下即为胸椎的起点。

2. **线性标志**　有前正中线、锁骨中线、胸骨线、胸骨旁线、腋前线、腋后线、腋中线、肩胛线和后正中线（图1-3-9）。

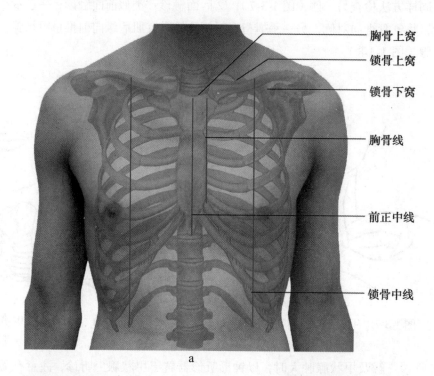

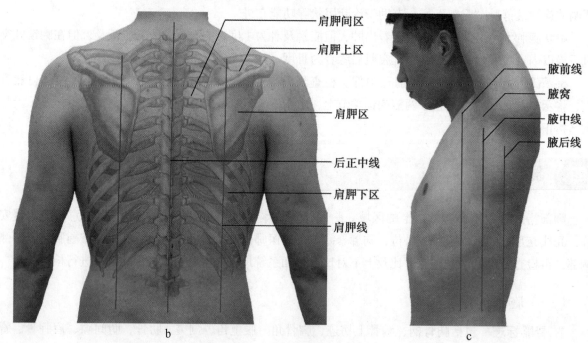

图1-3-9　胸部体表标线与分区
a. 正面观；b. 背面观；c. 侧面观

3. **自然陷窝和解剖分区**　有腋窝、胸骨上窝、锁骨上窝、锁骨下窝、肩胛上区、肩胛下区和肩胛间区（图1-3-9）。

4. **肺和胸膜的界限**　每个肺叶在胸壁上的投影都有一定的位置，主要包括肺尖、肺上界、肺外侧界、肺内侧界、肺下界、叶间肺界和胸膜。

（二）胸壁、胸廓和乳房

1. 胸壁

（1）静脉：正常胸壁静脉显示不明显。胸壁静脉充盈或曲张常见于上、下腔静脉血流受阻。

（2）皮下气肿：胸部皮下组织有气体积存时称为皮下气肿（subcutaneous emphysema）。按压此处皮肤有捻发感或握雪感，听诊时可听到类似捻发样声音。常见于肺、气管或胸膜受损后气体自病变部位逸出或局部产气杆菌感染而致。

（3）胸壁压痛：正常胸壁无压痛。胸壁局部压痛可见于肋软骨炎、肋间神经炎、胸壁软组织炎及胸外伤者；胸骨压痛和叩击痛见于白血病病人。

（4）肋间隙：吸气时肋间隙回缩提示呼吸道阻塞。

2. 胸廓

正常成人胸廓呈椭圆形，两侧大致对称，前后径与左右径之比约为 1 : 1.5。老年人和小儿胸廓的前后径略小于左右径或几乎相等，呈圆柱形。常见的胸廓外形改变如下（图 1-3-10）：

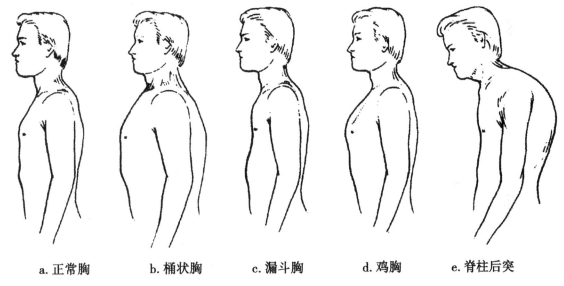

a. 正常胸　　　b. 桶状胸　　　c. 漏斗胸　　　d. 鸡胸　　　e. 脊柱后突

图 1-3-10　正常胸廓及常见胸廓外形的改变

（1）扁平胸：胸廓呈扁平状，前后径不及左右径的一半。见于瘦长体型者或慢性消耗性疾病者。

（2）桶状胸：胸廓前后径增加，与左右径几乎相等，肋间隙增宽且饱满，腹上角增大，且随呼吸改变不明显。见于严重肺气肿病人、老年或肥胖体型者。

（3）佝偻病胸：为佝偻病所致的胸廓改变，儿童多见。主要表现为：①佝偻病串珠：两侧各肋软骨与肋骨交界处呈串珠状隆起；②肋膈沟：下胸部前肋骨外翻而使胸壁向内凹陷形成沟状带；③漏斗胸（funnel chest）：胸骨剑突处显著内陷形似漏斗；④鸡胸：胸廓前后径略长于左右径，胸骨下端前突，胸廓前侧壁肋骨凹陷。

（4）胸廓单侧变形：胸廓单侧平坦或塌陷见于肺不张、肺纤维化、广泛胸膜肥厚粘连等；单侧膨隆常见于大量胸腔积液、气胸或严重代偿性肺气肿。

（5）脊柱畸形引起的胸廓改变：严重脊柱畸形所致的胸廓外形改变可引起呼吸、循环功能障碍。常见于脊柱结核等。

3. 乳房

乳头位置大约位于锁骨中线第 4 肋间隙。正常女性在青春期乳房逐渐增大，呈半球形，乳头也逐渐长大呈圆柱形。乳房检查主要采用视诊和触诊。检查时病人取坐位或仰卧位，充分暴露胸部，并有良好的照明，动作宜轻柔。

（1）视诊：观察其对称性和表观情况、乳头的位置、大小、分泌物及皮肤有无回缩等。皮肤红肿、回缩、溃疡及乳头异常分泌物多提示为炎症或乳腺癌。还应观察腋窝和锁骨上窝，该区为乳房淋巴引流区域，应注意有无红肿、包块、溃疡瘘管和瘢痕等。

（2）触诊：触诊时为便于记录病变部位，以乳头为中心作一垂直线和水平线将乳房分为4个象限。被检查者采取坐位或仰卧位，检查者手指和手掌应平置在乳房上，以指腹轻施压力旋转或来回滑动触诊。先检查健侧再检查患侧。检查左侧时由外上象限开始顺时针方向进行，由浅入深触诊直至4个象限检查完毕，最后触诊乳头。以相同方法检查右侧乳房，但按逆时针方向进行。正常乳房呈模糊的颗粒感和柔韧感。触诊时应着重注意有无红肿、热痛及包块，乳头有无硬结及分泌物等。乳房触诊后还应仔细触诊腋窝、锁骨上窝及颈部的淋巴结有否肿大或其他异常。

（三）肺和胸膜

1. 视诊 仔细观察呼吸运动类型，成年男性及儿童以腹式呼吸（呼吸以膈肌运动为主，胸廓下部及上腹部的动度较大）为主，女性呼吸以胸式呼吸为主（肋间肌的运动为主）；有无三凹征（three depressions sign），即上呼吸道部分阻塞时，吸气时可出现胸骨上窝、锁骨上窝及肋间隙向内凹陷的现象，多见于气管异物；在下呼吸道阻塞时，气流呼出不畅，呼气费力，会有呼气时肋间隙膨隆现象，常见于支气管哮喘和慢性阻塞性肺疾病。呼吸频率及节律详见本章一般检查。

2. 触诊

（1）胸廓扩张度：即呼吸时的胸廓动度。检查时将两手置于胸廓下面的前侧部，或两手平置于病人背部约于第10肋骨水平，嘱病人做深呼吸运动，观察比较两手左右拇指的动度是否一致（图1-3-11）。前胸廓下部呼吸运动幅度较大，更容易检查。一侧胸廓扩张受限常见于单侧大量胸水、胸膜炎、胸膜肥厚粘连、单侧膈肌麻痹及单侧肺不张等。

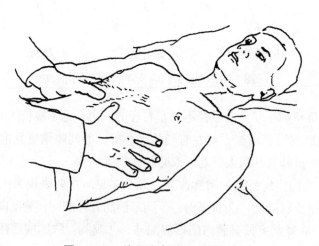

图1-3-11 检查胸廓呼吸动度的方法

（2）语音震颤（vocal fremitus）：喉部发声时声波可沿气管、支气管及肺泡传到胸壁，其共鸣所产生的振动可以用手触及，故又称触觉震颤。

检查者将左右手掌的尺侧缘轻放于两侧胸壁的对称部位，然后嘱被检查者重复发"yi"长音，比较两侧相应部位语音震颤的异同。检查时两手应自上至下，从内到外多个部位对应进行（图1-3-12）。

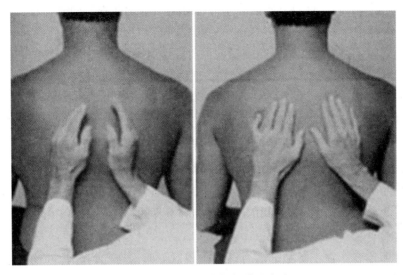

图 1-3-12 语音震颤检查方法

语音震颤的强弱主要取决于气管和支气管是否通畅，胸壁传导是否良好。

语音震颤增强见于：①肺泡内有炎症浸润，如大叶性肺炎实变期；②接近胸膜的肺内巨大空腔，如空洞型肺结核。

语音震颤减弱或消失见于：①肺泡内含气量多，如肺气肿；②支气管阻塞，如阻塞性肺不张；③大量胸腔积液或气胸；④胸膜增厚粘连；⑤胸壁皮下气肿。

（3）胸膜摩擦感（pleural friction fremitus）：急性胸膜炎时，脏壁层胸膜纤维蛋白渗出，表面粗糙，呼吸时脏壁层胸膜相互摩擦，检查者可用手触及，称为胸膜摩擦感。检查时常将双手尺侧置于胸廓下前侧部，因为该处在呼吸时胸廓动度最大。这种感觉随呼吸而出现，屏住呼吸后消失，借此可与心包摩擦感鉴别。

3. 叩诊

（1）叩诊方法：肺部叩诊有间接叩诊和直接叩诊两种方法，前者较为普遍。

（2）正常胸部叩诊音：正常胸部叩诊为清音，其音响强弱和音调高低与肺组织含气量、胸壁厚度以及邻近器官的影响有关。正常前胸部叩诊音见图 1-3-13。

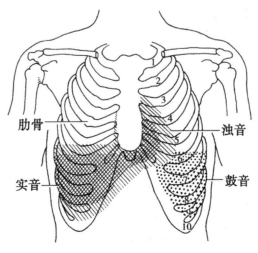

图 1-3-13 正常前胸部叩诊音

1）肺界叩诊：①肺上界：自斜方肌前缘中央部开始，分别向内、向外叩诊，至清音变为浊音处则为肺上界的内、外侧中点。正常为 4 ~ 6cm，又称 Kronig 峡；②肺下界：两侧肺下界平静呼吸时位于锁骨中线第 6 肋间隙上，腋中线第 8 肋间隙上，肩胛线第 10 肋间隙上。矮胖者肺下界可上升 1 个肋间隙，瘦长者可下降 1 个肋间隙。病理情况下，肺气肿和腹腔内脏下垂使肺下界下移，肺不张、腹内压升高会使肺下界上移。

2）肺下界的移动范围：相当于呼吸时膈肌的移动范围。叩诊方法是：首先在平静呼吸时，于肩胛线上叩出肺下界的位置，嘱受检者作深吸气后在屏住呼吸的同时，沿该线继续向下叩诊，当由清音变为浊音时，即为肩胛线上肺下界的最低点。当受检者恢复平静呼吸后，同样先于肩胛线上叩出平静呼吸时的肺下界，再嘱作深呼气并屏住呼吸，然后再由下向上叩诊，直至浊音变为清音时，即为肩胛线上肺下界的最高点。最高至最低两点间的距离即为肺下界的移动范围。正常成人肺下界移动范围为6 ~ 8cm。

（3）胸部异常叩诊音：在正常肺部清音区内出现以下叩诊音即为异常叩诊音，提示肺、胸膜、胸壁或膈肌存在病变。①过清音：见于肺张力减弱而含气量增多时，如肺气肿等；②鼓音：见于气胸及靠近胸壁的直径大于 3 ~ 4cm 的肺内空腔性病变，如空洞型肺结核等；③浊音或实音：见于肺部大面积含气量减少的病变（如肺炎、肺不张）、肺内不含气的占位病变（如肺肿瘤、未液化的肺脓肿）、胸膜腔积液及胸膜增厚等；④浊鼓音：当肺泡壁松弛，肺内含气量减少的情况下，局部叩诊时呈现的兼有浊音和鼓音特点的混合性叩诊音。见于肺不张、肺炎充血期或消散期和肺水肿等。

4. 听诊

（1）正常呼吸音

1）气管呼吸音：是空气进出气管所发出的声音，粗糙、响亮且高调，吸气与呼气相几乎相等，于胸外气管上可听及。不说明临床上任何问题。

2）支气管呼吸音：吸入气流在声门、气管或主支气管形成湍流所产生的声音，颇似 "ha" 声，音强而调高，吸气相短于呼气相。正常人于喉部、胸骨上窝、背部第 6、7 颈椎及第 1、2 胸椎附近可闻及。

3）支气管肺泡呼吸音：兼有支气管呼吸音和肺泡呼吸音的特点，音调较高且响亮，吸气相与呼气相大致相同。正常人于胸骨角两侧第 1、2 肋间、肺尖及肩胛间区第 3、4 胸椎水平可闻及。

4）肺泡呼吸音（vesicular breath sound）：空气进出细支气管、肺泡所形成的一种叹息样或柔和吹风样的 "fu-fu" 声，吸气时音响较强、音调较高、时相较长，呼气时音响较弱、音调较低、时相较短。在大部分肺野内均可闻及。

（2）异常呼吸音

1）异常肺泡呼吸音：①减弱：见于胸廓活动受限、呼吸肌运动障碍、支气管阻塞、胸腔积液及腹部疾病等。②增强：见于机体需氧量增加、缺氧、酸中毒等使呼吸中枢兴奋性增加的情况。③呼气音延长：见于支气管哮喘、肺气肿等。④断续性呼吸音：见于炎症、支气管狭窄等。因伴短促的不规则间歇，又称齿轮呼吸音（cogwheel breath sound）。寒冷、疼痛、精神紧张所引起肌肉收缩时的附加音与呼吸运动无关，需鉴别。⑤粗糙性呼吸音：见于支气管或肺部炎症早期。

2）异常支气管呼吸音：在正常肺泡呼吸音部位听到的支气管呼吸音，又称管样呼吸音。见于肺组织实变，肺内大空腔及压迫性肺不张等。

3）异常支气管肺泡呼吸音：在正常肺泡呼吸音部位听到的支气管肺泡呼吸音。见于支气管炎或肺炎、肺结核早期等。

（3）啰音（rales）：是呼吸音以外的附加音，正常肺部不存在啰音。啰音按性质不同可分为湿啰音和干啰音。

1）湿啰音（moist rale）：由于吸气时气体通过呼吸道内的分泌物造成水泡破裂所产生的声音，故又称水泡音（bubble sound）。也可由于小支气管壁因分泌物粘着而陷闭，当吸气时突然张开所产生的爆裂音。听诊特点为断续而短暂，多见于吸气相，部位和性质较恒定，咳嗽后可减轻或消失。

湿啰音的分类：按音响强度可分为响亮性湿啰音和非响亮性湿啰音；按呼吸道腔径大小和腔内渗出物多少可分为：①粗湿啰音（coarse rales）：又称大水泡音，多见于吸气早期，发生于气管、大支气管或空洞部位；②中湿啰音（medium rales）：又称中水泡音，多见于吸气中期，发生于中等支气管；③细湿啰音（fine rales）：又称小水泡音，多见于吸气后期，发生于小支气管；④捻发音（crepitus）：一种极细而均匀一致的湿啰音，颇似在耳边捻搓一束头发所发出的声音，多见于吸气终末。

湿啰音的临床意义：局限性湿啰音提示肺局部病变，如肺炎、肺结核或支气管扩张等。两侧肺底对称性湿啰音常见于心力衰竭所致的肺淤血等。两肺野满布湿啰音常见于急性肺水肿和严重的支气管肺炎。

2）干啰音（rhonchi）：亦称哮鸣音，系由于呼吸道狭窄或部分阻塞，空气吸入或呼出时发生湍流所产生的声音。听诊的特点是持续时间较长而带乐性，音调高，呼气时明显，强度、性质和部位易变。

干啰音可分为：①高调干啰音：又称哨笛音，呈短促的"zhi-zhi"声，多起源于较小的支气管或细支气管；②低调干啰音：又称鼾音，呈呻吟声或鼾声的性质，多发生于气管或主支气管。

肺部局限性干啰音常见于支气管内膜结核及肿瘤等；双侧肺部干啰音常见于支气管哮喘、慢性支气管炎和心源性哮喘等。

（4）语音共振（vocal resonance）：产生方式与语音震颤基本相同。一般在气管和大支气管附近最强。减弱见于支气管阻塞、胸腔积液、胸膜增厚、胸壁水肿、肥胖和慢性阻塞性肺疾病等。

（5）胸膜摩擦音（pleural friction rub）：当脏、壁层胸膜因纤维素渗出而变得粗糙时，随呼吸可出现胸膜摩擦音。其性质粗糙，似指腹摩擦耳郭时的声音，吸气末、呼气初明显，屏气时消失，前下侧胸壁听诊明显。多见于纤维素性胸膜炎、肺梗死、胸膜肿瘤及尿毒症等。

（四）心脏检查

心脏检查是全身体格检查的重要内容，通过检查可以发现器械检查所不能发现的重要体征，如某些心音改变、奔马律、心脏杂音等。

1. 视诊　受检者取仰卧位，检查者站在病人右侧，视线与胸廓同高。

（1）心前区隆起及凹陷：正常人心前区与右侧对称，无异常隆起及凹陷。

1）胸骨下段及胸骨左缘 3～4 肋间局部隆起：常由于某些先天或后天原因导致心脏增大（尤其是右心室肥大）挤压胸廓所致。见于法洛四联症等。

2）胸骨右缘第二肋间或其附近局部隆起：多为主动脉弓动脉瘤或升主动脉扩张所致。

3）鸡胸、漏斗胸：见本节胸廓检查部分。

（2）心尖搏动（apical impulse）：正常成人心尖搏动位于第五肋间左锁骨中线内 0.5～1.0cm 处，搏动范围直径为 2.0～2.5cm。

1）心尖搏动位置改变：各种生理性和病理性因素使横膈位置或纵隔位置发生改变，都会使心尖搏动位置随之改变。心脏增大时，也会使心尖搏动位置改变：右心室增大时心尖搏动向左移位；左心室增大时心尖搏动向左下移位；左右心室均增大时心尖搏动也向左下移位。

2）心尖搏动强度和范围：正常心尖搏动通常明显可见，胸壁厚、肺气肿或女性乳房遮盖时不易看清。心功能不全时心尖搏动常弥散，范围增大。①心尖搏动增强：见于剧烈运动、情绪激动、高热、严重贫血、甲状腺功能亢进、高血压及左室肥大等情况；②心尖搏动减弱且弥散：见于扩张型心肌病、急性心肌梗死、心包积液、缩窄性心包炎、肺气肿、左侧大量胸腔积液及气胸等；③负性心尖搏动（inward impulse）：为心脏收缩时心尖搏动内陷，见于粘连性心包炎或重度右室肥大心脏顺钟向转位时。

（3）心前区异常搏动

1）胸骨左缘第3～4肋间搏动：见于长期的右心室肥大。

2）剑突下搏动：见于肺气肿或右室肥大所致的右心室收缩期搏动，或腹主动脉瘤时腹主动脉搏动。但消瘦者的剑突下搏动可能来自正常的腹主动脉搏动或垂位心脏的右心室搏动。

3）心底部搏动：胸骨左缘第2肋间搏动多见于肺动脉高压或肺动脉扩张，或正常人体力活动及情绪激动时。胸骨右缘第2肋间搏动多见于主动脉弓动脉瘤或主动脉扩张。

2. **触诊** 可用右手全手掌、手掌尺侧（小鱼际）、示指、中指及无名指指腹并拢、或单指指腹，置于心前区及各瓣膜区，以确定心尖搏动的准确位置及强度，是否有震颤及心包摩擦感等。

（1）心尖搏动及心前区搏动：内容及意义同视诊，但较视诊准确。当左室肥厚时可触及心尖区呈抬举性搏动，是左室肥厚的可靠体征。

（2）震颤（thrill）：是触诊时手掌感觉到的细小震动感，似猫的呼吸震颤，故又称猫喘。系由血流通过狭窄的瓣膜口或异常通道产生湍流，导致心室壁、瓣膜或血管壁振动传导至胸壁所致。

震颤可分为收缩期震颤、舒张期震颤和连续性震颤。是心脏器质性病变的重要体征。震颤常见相关疾病见表1-3-3。

表1-3-3 心前区震颤的临床意义

部位	时相	常见病变
胸骨右缘第2肋间	收缩期	主动脉瓣狭窄
胸骨左缘第2肋间	收缩期	肺动脉瓣狭窄
胸骨左缘3～4肋间	收缩期	室间隔缺损
胸骨左缘第2肋间	连续性	动脉导管未闭
心尖区	舒张期	二尖瓣狭窄
心尖区	收缩期	二尖瓣关闭不全（重度）

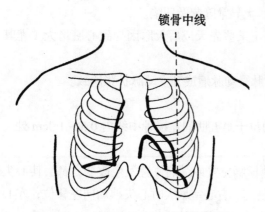

图1-3-14 心绝对浊音界和相对浊音界

锁骨中线

（3）心包摩擦感：为心包脏层和壁层因纤维素渗出而在心脏搏动时相互摩擦产生振动传至胸壁所致，可在心前区或胸骨左缘第3、4肋间触及，以收缩期、前倾体位或呼气末更为明显，见于纤维蛋白渗出性心包炎。与胸膜摩擦感的鉴别是屏住呼吸时仍可触到节律与心律一致的摩擦感。

3. **叩诊** 心脏叩诊用以确定心界的大小及其形状。心界可分为相对浊音界和绝对浊音界。心脏左右缘被肺遮盖的部分叩诊音呈相对浊音，为相对浊音界，不被肺遮盖的部分叩诊呈绝对浊音，为绝对浊音界（图1-3-14）。心界叩诊是叩心脏相对浊音界，它反映了心脏的实际大小。

（1）叩诊方法与顺序：采取间接叩诊法。病人坐位时板指与肋间垂直，平卧位时板指与肋间平行。根据叩诊音由清变浊来确定心相对浊音界。叩诊顺序为先左界后右界，由下而上，由外向内进行。左侧叩诊自心尖搏动外 2～3cm 处开始，逐个肋间向上叩至第 2 肋间。右界叩诊时先沿右锁骨中线自上而下叩诊，当叩诊音由清变浊时为肝上界，然后由其上一肋间由外向内，逐一肋间向上叩至第 2 肋间。对各个肋间叩出的浊音界逐一作出标记，并测量出其与胸骨中线间的垂直距离。还需测量出胸骨中线与左锁骨中线之间的距离。

（2）正常心浊音界及其各部组成：正常人心左界自第 2 肋间起逐渐向外凸出形成一弧形，达第 5 肋间，右界几乎与胸骨右缘一致。正常心左界第 2 肋间处相当于肺动脉段，第 3 肋间为左心耳，第 4、5 肋间为左心室。右界第 2 肋间相当于升主动脉和上腔静脉，第 3 肋间以下为右心房。正常成人心相对浊音界见表 1-3-4。在第 2 肋间以上又称心底部浊音区，其左界相当于主动脉结和肺动脉段。主动脉与左室交接处向内凹陷，称心腰。心下界由右室及左室心尖部组成。

表 1-3-4　正常成人心相对浊音界

右界（cm）	肋间	左界（cm）
2～3	II	2～3
2～3	III	3.5～4.5
3～4	IV	5～6
	V	7～9

左锁骨中线距胸骨中线为 8～10cm

（3）心浊音界改变及其临床意义

1）心脏移位：肺脏及胸膜病变可造成纵隔移位，心浊音界也随之改变。

2）心脏本身病变：包括房室扩大及心包积液等。①左心室增大：心浊音界向左下扩大；②右心室增大：右心室显著增大时心浊音界向左扩大；③左、右心室增大：心浊音界向两侧扩大，左界向左下扩大，呈普大型；④心包积液：心界向两侧扩大且随体位而改变，坐位时心浊音界呈烧瓶样，卧位时心底部浊音界增宽，这是心包积液的特征性体征。

4. 听诊　心脏听诊是心脏检查中最重要也是最难掌握的内容。检查时病人取坐位或卧位，环境安静。需在心脏瓣膜听诊区或特定的部位进行。听诊需注意心率、心律、心音、杂音及额外心音等特征，可能对心脏疾病作出初步诊断。

（1）心脏瓣膜听诊区：为心脏各瓣膜开放与关闭时所产生的声音传到体表最易听清的部位，其与瓣膜的解剖位置不完全一致。分 5 个听诊区：①二尖瓣区：心尖搏动最强点，又称心尖区；②肺动脉瓣区：胸骨左缘第 2 肋间；③主动脉瓣区：胸骨右缘第 2 肋间；④主动脉瓣第二听诊区：胸骨左缘第 3 肋间，又称 Erb 区；⑤三尖瓣区：胸骨下端左缘，即胸骨左缘第 4、5 肋间。

（2）听诊顺序：一般自心尖区开始，再依次为肺动脉瓣区、主动脉瓣区、主动脉瓣第二听诊区和三尖瓣区。

（3）听诊内容：包括心率、心律、心音、额外心音、杂音和心包摩擦音。

1）心率（heart rate）：指每分钟的心搏次数。正常成人安静时心率为 60～100 次/分，若成人心率大于 100 次/分、婴幼儿心率大于 150 次/分称为心动过速；低于 60 次/分称为心动过缓。多种生理性、病理性及药物性因素可使心率发生变化。

2）心律（cardiac rhythm）：指心脏跳动的节律。正常人心律规则，部分青少年人可出现窦性心律不齐：即心律随呼吸改变，吸气时增快，呼气时减慢，无临床意义。听诊可诊断的最常见的心律失常有期前收缩（premature beat）和心房颤动（atrial fibrillation）。

期前收缩又称早搏，为突然提前出现的一次心跳，其后有较长的间歇。通过听诊可明确是否有期前收缩及其频率，但不能定性（如房性、交界性还是室性早搏）。定性诊断需靠心电图检查。

心房颤动具有特征性的听诊特点：①心律绝对不齐；②第一心音强弱不等；③心率快于脉率，称为脉搏短绌（pulse deficit）。

3）心音（cardiac sound）：按其在心动周期中出现的先后依次命名为第一心音（S_1），第二心音（S_2），第三心音（S_3）和第四心音（S_4）。通常情况下只能听到第一、第二心音，在青少年中可闻及第三心音，而第四心音为病理性。

S_1：发生在心室的等容收缩期，标志着心室收缩期开始。主要由二尖瓣和三尖瓣关闭，瓣叶突然紧张产生振动发出的声音。听诊特点为音调较低钝，强度较响，持续时间较长（约0.1秒），与心尖搏动同时出现，在心尖部最清楚。

S_2：发生在心室的等容舒张期，标志着心室舒张期开始。主要由主动脉和肺动脉内血流突然减速以及主动脉瓣和肺动脉瓣突然关闭引起瓣膜振动所产生的声音。听诊特点为音调较高而脆，强度较S_1弱，持续时较短（约0.08秒），在心底部最响。S_2由在前的主动脉瓣成分（A_2）和在后的肺动脉瓣成分（P_2）组成。

S_3：发生在心室舒张早期、快速充盈期末。为心室快速充盈的血流冲击室壁和瓣膜发生振动所产生的声音。听诊特点为音调低钝而重浊，强度弱，持续时间短（约0.04秒），心尖部及其内上方于仰卧位较清晰。仅见于儿童和青少年。

S_4：发生在心室舒张末期，即收缩期前。当心房收缩使房室瓣装置突然紧张振动产生的声音。听诊特点为音调低、沉浊，强度弱，心尖部及其内侧较清晰。属病理性。

心音强度改变：S_1强度主要受心室收缩力、瓣膜位置高低、瓣膜活动性以及胸壁厚度、肺含气量多少等因素的影响。①S_1增强：常见于二尖瓣狭窄，高热、贫血、甲亢时；②S_1减弱：见于二尖瓣关闭不全、P-R间期延长、主动脉瓣关闭不全以及使心肌收缩力减弱的心肌病变；③S_1强弱不等：常见于房颤及三度房室传导阻滞。

S_2强度改变主要与循环阻力的大小、血压的高低和半月瓣的解剖改变有关。其中A_2在主动脉瓣区听诊最清楚，而P_2在肺动脉瓣区听诊最清楚。①S_2增强：常见于高血压、肺心病及左向右分流的先心病等；②S_2减弱：常见于低血压、主动脉瓣或肺动脉瓣狭窄和关闭不全。

心音性质改变：当大面积急性心肌梗死等心肌严重病变时，S_1和S_2均减弱，且强度和音调极相似，形成"单音律"。当心率增快时，心室收缩期与舒张期时间几乎相等，听诊类似钟摆声，又称"钟摆律"或"胎心律"。

心音分裂（splitting of heart sounds）：正常心室收缩和舒张时，左室收缩略早于右室，三尖瓣关闭较二尖瓣延迟0.02～0.03秒，肺动脉瓣较主动脉瓣延迟约0.03秒，但人耳不能辨别如此细微的时差，听诊是一个声音。如果时差延长导致听诊时S_1或S_2分裂成两个声音，即为心音分裂。

4）额外心音（extra cardiac sound）：指在正常心音之外听到的病理性附加心音。与心脏杂音不同，额外心音所占时间较短，多为病理性。

舒张期额外心音：奔马律（gallop rhythm）系在S_2之后出现的额外心音，与原有的S_1、S_2构成三音律，由于常在心率增快时出现而形成类似马奔跑时的蹄声，故称奔马律。按其出现时间早晚可分为：

舒张早期奔马律：又称室性奔马律和S_3奔马律，为病理性S_3。奔马律是心肌严重损害的重要体征，标志着左心功能严重低下。主要见于急性心肌梗死、重症心肌炎及心肌病等严重心功能不全时。

舒张早期奔马律需与生理性 S_3 鉴别：①舒张早期奔马律见于严重器质性心脏病，S_3 见于正常人，特别是儿童和青少年；②舒张早期奔马律在心率较快时出现，而 S_3 多见于心率正常或较慢时；③舒张早期奔马律的三个心音时间间距相仿，性质相似，而 S_3 则与 S_2 较近，音调较低。

舒张晚期奔马律：又称收缩期前奔马律和房性奔马律，实为病理性 S_4。多见于阻力负荷过重引起心室肥厚的心脏病，如高血压性心脏病等。

5）心脏杂音（cardiac murmurs）：是在心音与额外心音之外的异常声音。是诊断某些心脏瓣膜病及先天性心脏病的重要体征，具有重要的临床诊断意义。

杂音产生的机制：下列病理或生理情况可导致杂音的产生：①血流加速；②瓣膜开放口径或大血管通道狭窄；③瓣膜关闭不全；④异常血流通道；⑤心腔异物或异常结构；⑥大血管瘤样扩张。

杂音的特性与听诊要点：①最响部位：杂音在某瓣膜听诊区最响，则提示该瓣膜有病变。②传导方向。③时期：根据杂音发生的时期分为收缩期杂音（systolic murmur，SM）、舒张期杂音（diastolic murmur，DM）和连续性杂音。进一步又可分为早期、中期、晚期和全期杂音。一般 DM 和连续性杂音均为器质性杂音，而 SM 则可能为器质性或功能性。④性质：由于杂音的不同频率而表现出音调与音色的不同。音调分为柔和与粗糙，音色可为吹风样、隆隆样、叹气样、机器样以及乐音样等。⑤强度：SM 采用 Levine 6 级分级法（表 1-3-5），若闻及 3 级或以上的杂音多为器质性心脏病。DM 多分为轻、中、重三级。⑥类型：根据在心动周期中强度的变化规律，可分为递增型、递减型、递增递减型、连续型和一贯型。⑦影响因素：体位、运动和呼吸可使某些杂音增强或减弱。

表 1-3-5　收缩期杂音强度分级（Levine 6 级分级法）

级别	响度	听诊特点	震颤
1	最轻	很弱，须在安静环境下仔细听诊才能听到	无
2	轻度	较易听到，杂音柔和	无
3	中度	明显的杂音	无
4	响亮	杂音响亮	有
5	很响	杂音很强，向周围甚至背部传导，但听诊器离开胸壁听不到	明显
6	很响	杂音震耳，即使听诊器稍离开胸壁也能听到	强烈

杂音的临床意义：杂音对心脏病的诊断和鉴别诊断具有重要价值，尤其是诊断瓣膜病及先天性心脏病的重要体征。杂音可区分为器质性杂音与功能性杂音。功能性杂音包括无害性杂音、生理性杂音和有临床病理意义的相对性关闭不全或狭窄引起的杂音（如相对二尖瓣狭窄的 Austin Flint 杂音、相对肺动脉瓣关闭不全的 Graham Steell 杂音），后者与器质性杂音合称为病理性杂音。在心脏大血管均无器质性病变的健康人中出现的杂音称为生理性杂音。收缩期生理性与器质性杂音鉴别见表 1-3-6。

表 1-3-6　收缩期生理性与器质性杂音的鉴别要点

鉴别点	生理性	器质性
年龄	儿童、青少年多见	不定
部位	肺动脉瓣区和（或）心尖区	不定
性质	柔和、吹风样	粗糙、吹风样、常呈高调
持续时间	短促	较长、常为全收缩期

续表

鉴别点	生理性	器质性
强度	≤ 2/6 级	常 ≥ 3/6 级
震颤	无	3/6 级以上可伴有震颤
传导	局限	沿血流方向传导较远而广

6）心包摩擦音（pericardial friction sound）：产生机制与心包摩擦感相同。听诊通常在胸骨左缘第 3、4 肋间隙处明显，收缩期与舒张期均可听到，屏住呼吸时仍可闻及，借此可与胸膜摩擦音相鉴别。

（五）周围血管检查

周围血管检查是心血管系统检查必不可少的重要组成部分。包括脉搏、血压、血管杂音和周围血管征。其中血压详见本节的一般检查。

1. 脉搏 一般触诊桡动脉。检查者以示指、中指和无名指指腹平放于病人手腕桡动脉搏动处，两侧对比触诊。双侧脉搏明显不同见于大动脉炎或无脉症。

（1）脉率：正常成人脉率为 60～100 次/分。女性稍快。儿童平均约 90 次/分，婴幼儿可达 130 次/分。老年人较慢，平均约 55～60 次/分。运动、情绪激动、病理情况及某些药物可使脉率增快或减慢。

（2）脉律：脉搏的节律可反映心脏的节律。正常人脉律规则。心房颤动者脉律绝对不规则，且强弱不等；期前收缩呈二联律、三联律者可形成二联脉、三联脉；房室传导阻滞者可有脉搏脱漏，称脱落脉。

（3）紧张度与动脉壁状态：脉搏紧张度主要与收缩压高低有关。检查者用放置于肢体近心端的手指按压动脉，并逐渐用力直至远心端手指触摸不到脉搏，根据近心端手指完全阻断动脉搏动所需的压力来判断脉搏的紧张度。如动脉硬化时可触及动脉呈条索状，迂曲或结节状。

（4）强弱：脉搏强弱与心搏出量、脉压和外周血管阻力相关。脉搏增强且振幅大称洪脉，见于高热、甲状腺功能亢进、主动脉瓣关闭不全等。脉搏减弱而振幅低称细脉，见于心力衰竭、主动脉瓣狭窄与休克等。

（5）波形：正常脉波波形由升支、波峰和降支三部分构成。某些情况可使波形发生改变，主要的异常脉波有：

1）水冲脉（water hammer pulse）：脉搏骤起骤落，急促有力，犹如潮水涨落，故名水冲脉。系脉压增大所致，常见于主动脉瓣关闭不全、甲状腺功能亢进、先心病动脉导管未闭和严重贫血。检查时握紧病人手腕掌面，将其前臂高举超过头部，感知桡动脉的冲击感。

2）交替脉（pulsus alternans）：系节律规则而强弱交替的脉搏，其出现提示心肌严重损害，左室收缩力强弱交替，为左室衰竭的重要体征之一。

3）奇脉（paradoxical pulse）：平静吸气时脉搏减弱或消失的现象，见于心脏压塞或心包缩窄时。

4）无脉（pulseless）：即脉搏消失，见于大动脉炎及严重休克。

2. 血管杂音及周围血管征

（1）静脉杂音：系在颈根部近锁骨处闻及的静脉营营声，为无害性杂音。肝硬化门静脉高压引起腹壁静脉曲张时，也可在脐周或上腹部闻及。

（2）动脉杂音：多见于周围动脉、大动脉和肾动脉等。甲状腺功能亢进时甲状腺侧叶处有连续性杂音；大动脉狭窄病变部可闻及收缩期杂音；肾动脉狭窄时在上腹部或腰背部可闻及收缩期杂音等。

（3）周围血管征：脉压增大疾病会出现周围血管征，主要见于主动脉瓣关闭不全、甲状腺功能亢进、重症贫血、高热等。除水冲脉外还包括以下体征：①枪击音：将听诊器膜型胸件轻放于股动脉或肱动脉时可闻及与心跳一致的短"Ta-Ta"音；② Duroziez 双重杂音：将听诊器胸件稍加压力可闻及收缩期与舒张期双期吹风样杂音；③毛细血管搏动征：用手指轻压病人指甲末端或以玻片轻压病人口唇黏膜，可见局部随心脏跳动出现有规律的红、白交替现象。

五、腹部检查

腹部由腹壁、腹腔和腹腔脏器三部分组成。检查时充分暴露腹部，环境和检查者手要温暖。病人一般取仰卧去枕屈膝位，必要时需侧卧位及配合呼吸动作。检查顺序为视诊、听诊、触诊和叩诊，以免触诊刺激胃肠蠕动而影响肠鸣音的听诊。腹部检查以触诊为主，其中又以脏器触诊最为重要。

（一）腹部的体表标志与分区

1. 体表标志　肋弓下缘、剑突、腹上角、脐、髂前上棘、腹直肌外缘、腹中线、腹股沟韧带、耻骨联合和肋脊角等（图 1-3-15）。

2. 腹部分区

（1）四区分法：通过脐划一水平线与一垂直线，将腹部分为四区：右上腹部、右下腹部、左上腹部和左下腹部（图 1-3-16）。不适用于准确定位。

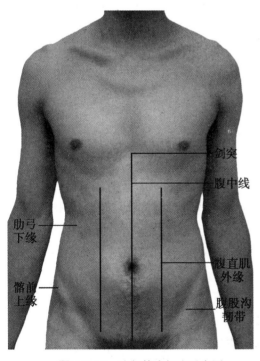

图 1-3-15　腹部体表标志示意图

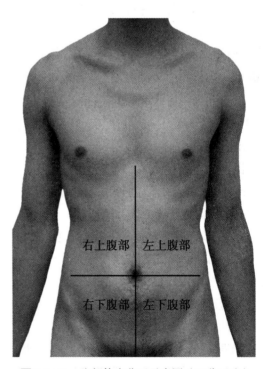

图 1-3-16　腹部体表分区示意图（四分区法）

（2）九区分法：两侧肋弓下缘的连线与两侧髂前上棘的连线为水平线，再通过左、右髂前上棘至腹中线连线的中点划两条垂直线，四条直线将腹部分为九个区：左上腹部、左侧腹部、左下腹部、右上腹部、右侧腹部、右下腹部、上腹部、中腹部和下腹部（图1-3-17）。各部分分别包含相应的脏器。

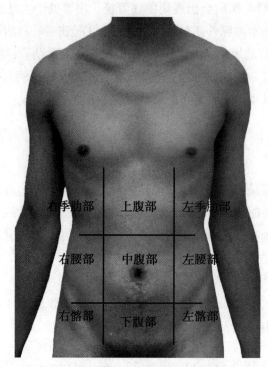

右季肋部	上腹部	左季肋部
右腰部	中腹部	左腰部
右髂部	下腹部	左髂部

图 1-3-17　腹部体表分区示意图（九区分法）

（二）腹部视诊

被检者取仰卧位，充分暴露全腹，自上而下视诊。必要时检查者视线应降低至腹平面，自侧面以切线方向观察。

1. **腹部外形**　健康成年人平卧时腹平坦，即前腹壁与肋缘至耻骨联合处于同一平面或略低；腹部膨隆即仰卧位时前腹壁明显高于肋缘与耻骨联合的平面，外观呈凸起状；腹部凹陷为仰卧位时前腹壁明显低于肋缘与耻骨联合的平面。

（1）腹部膨隆：全腹膨隆可见于生理情况下，如肥胖、皮下脂肪过多、妊娠等；也可见于以下病理情况，如腹腔积液、腹内积气和腹内巨大包块等。

腹围测量方法：病人排尿后平卧，用软尺经脐绕腹一周，测得的周长即为腹围（脐周腹围），通常以 cm 为单位，还可以测其腹部最大周长（最大腹围）。

腹部的局限性膨隆常因为脏器肿大、腹内肿瘤或炎症性包块、胃或肠曲胀气、腹壁上的肿物和疝等。

（2）腹部凹陷：全腹凹陷见于消瘦和脱水者。前腹壁凹陷几乎贴近脊柱，腹外形如舟状称为舟状腹（scaphoid abdomen），见于恶病质状态，如结核病、恶性肿瘤等慢性消耗性疾病晚期。局部凹陷较少见，多由术后腹壁瘢痕收缩所致。

2. **呼吸运动**　腹式呼吸减弱常见于腹膜炎症、腹水、急性腹痛等。腹式呼吸消失常见于胃肠穿孔所致急性腹膜炎或膈肌麻痹等。

3. **腹壁静脉**　正常人腹壁皮下静脉不明显，在各种腹压增加的情况下可见静脉显露。腹壁静脉显而易见或迂曲变粗，称为腹壁静脉曲张，常见于门脉高压或上、下腔静脉回流受阻。门静脉高压时，腹壁静脉曲张常以脐为中心向四周伸展，血液流向四周（图1-3-18）；下腔静脉阻塞时，曲张的静脉大都分布在腹壁腔两侧，脐以下的腹壁浅静脉血流自下而上（图1-3-19）；上腔静脉阻塞时，上腹壁或胸壁的浅静脉曲张，血流自上而下。

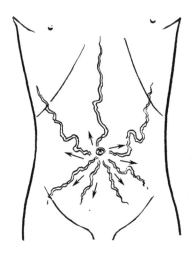
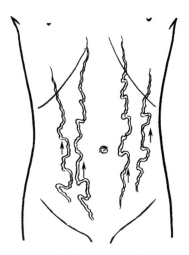

图 1-3-18　门静脉高压时腹壁浅静脉血流分布和方向　　图 1-3-19　下腔静脉梗阻时腹壁浅静脉血流分布和方向

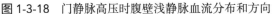

　　检查曲张的腹壁静脉的血流方向用指压法：选择一段没有分支的腹壁静脉，用示指和中指并拢压在静脉上，然后一手指紧压静脉向外滑动，挤出该段静脉内的血液，至一定距离放松该手指，另一手指紧压不动，看静脉是否迅速充盈，再同法放松另一手指，即可看出血流的方向（图 1-3-20）。

　　4. 胃肠型和蠕动波　正常人一般看不到胃和肠的轮廓及蠕动波形。胃肠道发生梗阻时，其近端的胃或肠饱满而隆起，可显出各自的轮廓，称为胃型或肠型，同时伴有该部位的蠕动加强，称为蠕动波。

　　5. 其他　还应注意观察皮疹、色素、腹纹、瘢痕、疝、脐外形、腹部体毛及上腹搏动等情况。

（三）腹部触诊

　　是腹部检查的主要方法，常用方法有浅部触诊法、深部触诊法、滑行触诊法、双手触诊法和冲击触诊法。

　　1. 腹部触诊要点　病人排尿后仰卧位，低枕，两手自然放于躯干两侧，两腿屈起并稍分开使腹肌松弛，平静腹式呼吸。医师站于病人右侧，手要温暖，先以全手掌放于腹壁上部，使病人适应片刻并感受腹肌紧张度。然后以轻柔动作自左下腹开始按逆时针方向触诊。原则是先触诊无病痛部位，再逐渐移向病痛部位，以免造成病人感受错觉。先浅触诊，后深触诊，边触诊边观察病人的反应与表情。

　　2. 腹壁紧张度　正常人腹壁有一定张力，但触之柔软，较易压陷，称为腹壁柔软。部分人触诊时可有腹肌自主性痉挛，称肌卫增强，在适当诱导或转移注意力后可消失，不属异常。某些病理情况可使全腹或局部腹肌紧张度增加或减弱。

　　（1）腹壁紧张度增加：全腹壁紧张：①腹腔内容物增加如肠胀气、大量腹水等，触诊腹部张力增大，但无肌痉挛及压痛；②急性弥漫性腹膜炎时，腹肌因炎症刺激而引起痉挛，腹壁常有明显紧张，其

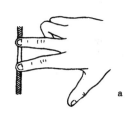
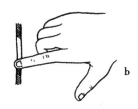
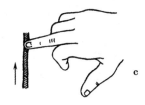

图 1-3-20　检查静脉血流方向手法示意图

a. 选择一段没有分支的腹壁静脉，医师将右手示指和中指并拢压在静脉上，一只手指紧压静脉向外滑动，挤出该段静脉内血液至一定距离；b. 放松一手指，另一手指紧压不动，看静脉是否充盈；c. 迅速充盈，则血流方向是放松的一端流向紧压手指的一端

至强直硬如木板，称板状腹（board-like rigidity）；③结核性腹膜炎或癌性腹膜炎时，腹壁柔韧而具抵抗力，不易压陷，称揉面感（dough kneading sensation）或柔韧感。局部腹壁紧张：为其下脏器炎症波及腹膜引起。

（2）腹壁紧张度减低：按压时腹壁松软无力，失去弹性。全腹紧张度减低见于慢性消耗性疾病、大量放腹水后、经产妇、年老体弱及脱水病人。腹肌瘫痪和重症肌无力可使腹壁紧张度消失。局部紧张度减低较少见。

3. 压痛及反跳痛 正常腹部触诊时不引起压痛。压痛多来自腹壁或腹腔内的病变，如腹腔内脏器的炎症、肿瘤、破裂、扭转以及腹膜受刺激（炎症、出血等）等。压痛的部位常提示相关脏器的病变：①胆囊点压痛：胆囊点位于右锁骨中线（或右侧腹直肌外缘）与肋弓下缘交界处，此处的压痛标志胆囊的病变；② McBurney 点压痛（麦氏点压痛）：位于脐与右髂前上棘连线中、外 1/3 交界处，麦氏点压痛标志阑尾的炎症。

触诊腹部出现压痛后手指于原处稍停片刻，然后迅速将手抬起，如此时病人感觉腹痛骤然加重，常伴有痛苦表情或呻吟，称为反跳痛（rebound tenderness），标志炎症已累及腹膜壁层。腹膜炎病人除压痛与反跳痛外，还常伴有腹肌紧张，统称为腹膜刺激征。

4. 脏器触诊

（1）肝脏触诊

1）触诊方法：①单手触诊法：检查者将右手四指并拢，掌指关节伸直，放在与肋缘大致平行估计肝下缘的下方，手指随病人呼气时压向深腹部，再次吸气时，手指向前上迎触下移的肝缘。如此反复进行，手指逐渐向肋缘移动，直到触到肝缘或肋缘为止（图 1-3-21）。需要在右锁骨中线上及前正中线上分别触诊，并测量肝缘与肋缘或剑突根部的距离，以 cm 表示。②双手触诊法：检查者左手四指托住被检者的右腰部，拇指张开置于肋部，触诊时左手向上推，右手触诊同单手法。这样吸气时下移的肝脏就更易碰到右手指，可提高触诊的效果（图 1-3-22）。③钩指触诊法：适用于儿童和腹壁薄软者。

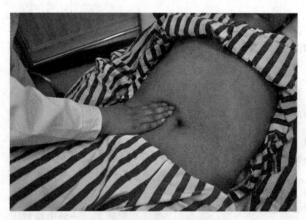

图 1-3-21　肝脏单手触诊法

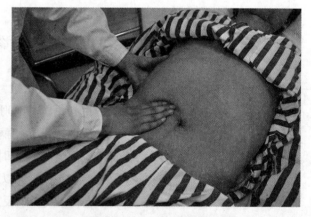

图 1-3-22　肝脏双手触诊法

2）触诊内容：①大小：正常成人肝脏在肋缘下不能触到，腹壁松软的瘦者深吸气时可于肋弓下触到肝下缘，但不超过肋下 1cm。在剑突下多在 3cm 以内。②质地：分为三级：质软（如口唇）、质韧（如鼻尖）和质硬（如前额）。正常肝脏质地柔软。③表面状态及边缘：正常肝脏表面光滑，边缘整齐，厚薄一致。④压痛：正常肝脏无压痛。⑤搏动：正常肝脏无搏动。传导性搏动见于肝大压迫腹主动脉时；扩张性搏动见于三尖瓣关闭不全时。⑥肝区摩擦感：将右手的掌面轻贴于肝区，让病人做腹式呼吸动作，当患肝周围炎时会出现摩擦感。⑦肝震颤：手指下压肝脏时的细微的震动感，见于肝包虫病。

右心衰竭肝淤血肿大时，用手压迫肝脏可使颈静脉怒张更明显，称为肝 - 颈静脉回流征阳性，是右心衰竭的特异体征。

（2）脾脏触诊

1）触诊方法：脾脏明显肿大而位置表浅时，用右手单手触诊即可查到。如肿大的脾位置较深，应用双手触诊法：病人仰卧，两腿稍屈曲，检查者左手手掌置于左胸下部第 9～11 肋处，试将脾从后向前托起。检查者右手掌平放于脐部，指尖与左肋弓大致垂直，配合呼吸，以手指下压腹壁，直至触到脾缘或左肋缘为止（图 1-3-23a）。在脾轻度肿大而仰卧位不易触到时，可嘱病人取右侧卧位，右下肢伸直，左下肢屈曲，此时用双手触诊容易触到（图 1-3-23b）。触及脾脏肿大后应注意其大小、质地、表面情况、压痛、摩擦感等。

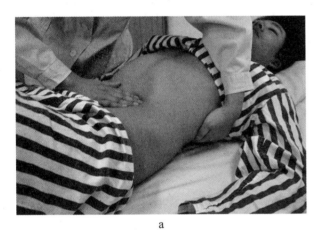
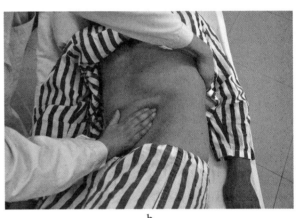

a   b

图 1-3-23　脾脏触诊法

2）脾肿大分度：正常脾触不到，若能触及则为脾下移或脾大（至正常 2 倍以上）。临床上常将脾肿大分为轻、中、高三度。脾缘不超过肋下 2cm 为轻度肿大；超过 2cm 但未过脐水平线为中度肿大；超过脐水平线或前正中线则为高度肿大，即巨脾。

（3）胆囊触诊：正常胆囊触不能触及。胆囊肿大超过肝缘及肋缘时，可在右肋下、腹直肌外缘触及。肿大的胆囊随呼吸上下移动，常伴有触痛。

胆囊触痛检查法：医师以左手掌平放于病人右肋缘下部，以拇指指腹勾压右肋下胆囊点处，然后嘱病人缓慢深吸气，观察病人表情及询问有无疼痛。吸气时发炎的胆囊下移碰到用力按压的拇指，即可引起疼痛，为胆囊触痛，如因剧烈疼痛而致吸气终止称 Murphy 征阳性（图 1-3-24）。胰头癌压迫胆总管导致胆道阻塞，黄疸进行性加深，胆囊显著肿大但无压痛，称 Courvoisier 征。

（4）肾脏触诊：一般采用双手触诊法。可采取仰卧位或立位。正常人肾脏一般不易触

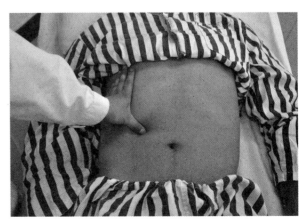

图 1-3-24　Murphy 征检查法

及，有时可触及右肾下极，肾下垂者需与肝大、脾大鉴别。肾脏肿大见于肾盂积水或脓肿、肾肿瘤、多囊肾等。当肾脏和尿路有炎症或其他疾病时，可在季肋点、上输尿管点、中输尿管点、肋脊点或肋腰点出现压痛。

（5）膀胱触诊：多采用单手触诊法。正常膀胱位于盆腔内，不易触及。当膀胱增大超过耻骨联合上缘时才能触及。

（6）胰腺触诊：胰腺位于腹膜后，位置深而柔软，不能触及。

5. 腹部包块 腹部触诊可能触及一些包块，如正常人的腹直肌肌腹及腱划、第 4 ~ 5 腰椎椎体、乙状结肠粪块、横结肠、盲肠等，需与病理性包块鉴别。病理性包块包括肿大或异位的脏器、炎症性肿块、囊肿、肿大的淋巴结、胃内结石、良或恶性肿瘤等。触到病理性包块时需注意其位置、大小、形态、质地、压痛、搏动及移动度等。

6. 液波震颤 腹腔内有大量液体时如用手叩击腹部可感到波动感，称为液波震颤（fluid thrill）。检查方法：病人平卧，医师以一手掌面贴于病人一侧腹壁，另一手四指并拢屈曲，用指端叩击对侧腹壁（或以指端冲击式触诊），如有大量液体存在，则贴于腹壁的手掌有被液体波动冲击的感觉。为防止腹壁本身的振动传至对侧，可让另一人将手掌尺侧缘压于脐部腹中线上。当腹水量达 3000 ~ 4000ml 以上时才能查出。

7. 振水音 在胃内有多量液体及气体存留时可出现振水音。检查方法：病人仰卧，医生以一耳凑近上腹部，同时以冲击触诊法振动胃部，若听到气、液撞击声即为振水音。正常人餐后或饮入大量液体可有振水音。若在清晨空腹或餐后 6 ~ 8 小时以上仍有此音，则提示幽门梗阻或胃扩张。

（四）腹部叩诊

主要用于检查某些脏器的大小和叩痛、胃肠道充气情况、腹腔内有无积液、积气和包块等。可采用直接叩诊法和间接叩诊法，但以后者为主。

1. 腹部叩诊音 正常时腹部叩诊大部分区域为鼓音，只有肝、脾、增大的膀胱和子宫所在部位，以及两侧腹部近腰肌处叩诊为浊音。肝、脾或其他脏器肿大，腹腔内肿瘤或大量腹水时，鼓音范围缩小，病变部位可出现浊音或实音。胃肠高度胀气或胃肠穿孔致气腹时，则鼓音明显且范围增大。

2. 肝脏及胆囊叩诊

（1）肝界叩诊方法：叩诊肝上界时，分别沿右锁骨中线、右腋中线和右肩胛线由肺区向下叩向腹部，当由清音转为浊音时即为肝上界，又称肝相对浊音界。再向下叩 1 ~ 2 肋间，浊音变为实音时为肺下界，又称肝绝对浊音界。

（2）正常肝界叩诊：匀称体型者肝上界在右锁骨中线上第 5 肋间，肝下界相当于第 10 肋骨水平。矮胖者肝上下界均可高一个肋间，瘦长体型者则可低一个肋间。

（3）肝区叩击痛：采用间接叩诊法。医师左手掌平放于被检者肝区部位，右手握拳以轻至中等力量叩击左手背，观察有无叩痛。肝区叩击痛对肝炎、肝脓肿的诊断有一定的临床意义。

（4）胆囊叩诊：临床上不能用叩诊检查胆囊大小，能检查胆囊区有无叩击痛，胆囊区叩击痛为胆囊炎的重要体征。

3. 胃泡鼓音区及脾脏叩诊 胃泡鼓音区位于左前胸下部肋缘以上，约呈半圆形，为胃底穹隆含气而形成。此区明显缩小或消失可见于中、重度脾肿大，左侧胸腔积液、心包积液、肝左叶肿大（不会使鼓音区完全消失），也见于急性胃扩张或溺水者。

脾叩诊宜采用轻叩法，在左腋中线上进行。脾浊音区正常位于左腋中线第 9 ~ 11 肋间范围内，宽度约 4 ~ 7cm，前方不超过腋前线。脾浊音区扩大见于脾脏增大；脾浊音区缩小见于肺气肿、胃扩张及鼓肠等。

4. 移动性浊音 移动性浊音（shifting dullness）为因体位改变而出现腹部浊音区变动的现象。检查时先让病人仰卧位，由腹中部开始沿脐水平向左侧方向叩诊，当由鼓音转为浊音时，板指固定不动，让病人右侧卧位再次叩诊，如浊音变为鼓音，则再向右侧方向叩诊，叩得鼓音再次变为浊音后，固定板指，让病人再左侧卧位再次叩击，若此时浊音又变为鼓音，则称移动性浊音阳性，提示腹腔内游离腹水超过 1000ml 以上。

5. 肋脊角叩击痛 主要用于检查肾脏病变。检查时采用间接叩击法：病人取坐位或侧卧位，检查者左手掌平放在病人肋脊角处（肾区），右手握拳用轻到中等力量叩击左手背。正常人肋脊角处无叩击痛，当有肾炎、肾盂肾炎、肾结石、肾结核及肾周围炎时，肾区可有不同程度的叩击痛。

6. 膀胱叩诊 在耻骨联合上方进行叩诊，主要用于判断膀胱膨胀的程度。

（五）腹部听诊

腹部听诊时将听诊器体件置于腹壁上，全面地听诊各区。听诊内容主要有肠鸣音、血管杂音和摩擦音等。

1. 肠鸣音 肠蠕动时肠管内气体和液体随之而流动，产生一种断断续续的咕噜声或气过水声，称为肠鸣音（gurgling sound）。一般将听诊器体件置于右下腹部听诊 1 分钟。正常时肠鸣音每分钟约 4～5 次。若每分钟超过 10 次且音调不高称为肠鸣音活跃，见于急性胃肠炎、胃肠大出血时及服泻药后。每分钟超过 10 次，且音调高亢甚至呈叮当声或金属音为肠鸣音亢进，见于机械性肠梗阻。肠鸣音少于正常或数分钟才听到一次为肠鸣音减弱，见于胃肠动力下降、腹膜炎、低血钾及老年性便秘等。如持续听诊 3～5 分钟未听到肠鸣音，或用手指轻叩或搔弹腹部仍未听到为肠鸣音消失，见于急性腹膜炎、麻痹性肠梗阻。

2. 血管杂音

（1）动脉血管杂音：腹中部的收缩期血管杂音（喷射性杂音）见于腹主动脉瘤或腹主动脉狭窄；左、右上腹部的收缩期杂音提示肾动脉狭窄；下腹两侧的收缩期杂音则考虑髂动脉狭窄。

（2）静脉血管杂音：为一种柔和、连续的嗡鸣声，无收缩期与舒张期之分。位于脐周或上腹的嗡鸣音见于门静脉高压侧支循环形成时。

3. 摩擦音 在脾梗死、脾周围炎、肝周围炎或胆囊炎累及局部腹膜等情况下，可于深呼吸时在其相应部位听到摩擦音，严重时可触及摩擦感。腹膜纤维素渗出性炎症时亦可在腹壁听到摩擦音。

六、 生殖器、肛门及直肠检查

（一）男性生殖器检查

1. 阴茎 为前端膨大的圆柱体，分头、体、根三部分。正常成年人阴茎长 7～10cm，由 3 个海绵体（两个阴茎海绵体，一个尿道海绵体）构成。其检查顺序如下：包皮，阴茎头与阴茎颈、尿道口、阴茎大小与形态。

2. 阴囊 为腹壁的延续部分，囊壁由多层组织构成。检查时病人取站立位或仰卧位，两腿稍分开。阴囊触诊方法：医师将双手的拇指置于病人阴囊前面，其余手指放在阴囊后面，起托护作用，拇指作来回滑动触诊，可双手也可单手触诊。检查顺序如下：阴囊皮肤及外形、精索、睾丸、附睾。

3. 前列腺 位于膀胱下方、耻骨联合后约 2cm 处，形状像前后稍扁的栗子。尿道从前列腺中纵行穿过，排泄管开口于尿道前列腺部。检查时病人多取肘膝卧位，跪卧于检查台上。医师示指戴指套，指端涂以润滑剂，徐徐插入肛门，向腹侧触诊。良性前列腺肥大多见于老年人，前列腺肿大且有明显压痛，多见于急性前列腺炎，前列腺肿大、质硬、无压痛，表面由硬结节者多为前列腺癌。前列腺触诊时可同时作前列腺按摩留取前列腺液做化验检查。

4. 精囊　位于前列腺外上方，正常肛诊时不易触及。如触及视为病理状态，常继发于前列腺，如炎症波及、结核扩散和前列腺癌的侵犯。

（二）女性生殖器检查

1. 外生殖器　包括阴阜、大阴唇、小阴唇、阴蒂、阴道前庭的检查。正常大阴唇色素沉着，小阴唇微红，会阴部无溃疡、赘生物及色素减退，尿道口周围黏膜淡粉色，无赘生物。

2. 内生殖器　顺序检查阴道、子宫、输卵管、卵巢等。必要时嘱病人向下屏气，观察有无阴道前后壁膨出、子宫脱垂或尿失禁等。子宫及附件检查一般采用双合诊法：检查者戴好手套，食指中指涂润滑剂后，两指轻轻通过阴道口沿后壁进入阴道，另外一只手在腹部配合检查，称为双合诊。双合诊是盆腔检查最重要的项目，目的在于扪清阴道、宫颈、子宫、卵巢、输卵管、子宫韧带及宫旁结缔组织有无异常。

宫颈检查常使用窥阴器。正常宫颈周边隆起，中间有孔。未产妇呈圆形，已产妇呈"一"字形，质中，肉红色，表面光滑。如发现异常，则详细描述糜烂的分度（轻、中、无），宫颈肥大的程度，以及赘生物的大小、位置等。宫颈防癌刮片脱落细胞学检查对于诊断宫颈癌前病变、早期宫颈癌有重要价值，是女性防癌普查的主要方法。

（三）肛门与直肠检查

直肠全长约 12~15cm，下连肛管。肛管下端在体表的开口为肛门。检查肛门与直肠时可根据病情需要，让病人采取不同的体位，以便达到所需的检查目的，常用的体位有膝胸位、左侧卧位、仰卧位或截石位和蹲位。以视诊、触诊为主，辅以内镜检查。视诊时，医师用手分开病人臀部，观察肛门及其周围皮肤颜色及皱褶，观察肛门周围有无脓血、黏液、肛裂、外痔、瘘管口或脓肿等。

七、脊柱、四肢及关节检查

（一）脊柱检查

脊柱是支持体重、维持躯体各种姿势的重要支柱，同时也是躯体活动的枢纽。脊柱疾病主要出现疼痛、姿势异常和活动受限等表现。临床检查要注意其弯曲度、活动度、有无畸形、有无压痛和叩击痛等。脊柱检查时病人可处站立位或坐位，按视诊、触诊、叩诊的顺序进行。

1. 脊柱弯曲度

（1）生理性弯曲：正常人脊柱居背部正中，直立位时侧面观察有四个生理性弯曲，即颈椎段和腰椎段向前凸，胸椎段和骶椎段向后凸，形成 S 形曲线，称为生理性弯曲。检查时以示指和中指的指腹置于棘突两侧，用适当的压力自上而下划压，会使皮肤出现两条轻度充血线，可据此线观察脊柱有无侧凸。

（2）病理性变形

1）脊柱后凸（kyphosis）：脊柱过度后弯称脊柱后凸，多发生于胸段脊柱，也称为驼背（gibbus）。

导致脊柱后凸的常见原因有佝偻病、脊椎结核、强直性脊柱炎、骨质退行性变、外伤性胸椎骨折及椎骨软骨炎等。

2）脊柱前凸（lordosis）：脊柱过度向前凸出性弯曲。多发生在腰段。常见于晚期妊娠、大量腹水、腹腔内巨大肿瘤、髋关节结核及先天性髋关节后脱位等。

3）脊柱侧凸（scoliosis）：脊柱离开后正中线向左或向右偏曲（图 1-3-25）。根据侧凸的性质分为姿势性和器质性两种。姿势性侧凸见于儿童发育期的坐或立位姿势不良、坐骨神经痛及脊髓灰质炎后遗症等，改变体位如平卧或向前弯腰可使侧凸消失；器质性侧凸时改变体位不能使侧凸纠正，见于佝偻病、脊椎损伤、慢性胸膜肥厚粘连及肩部畸形等。

2. 脊柱活动度　正常脊柱活动包括前屈、后伸、侧弯和旋转，其中颈椎段、腰椎段活动范围最大，胸椎段活动范围较小，骶、尾椎几乎都无活动度。检查时嘱被检者做前屈、后伸、侧弯、旋转等动作，以观察脊柱活动情况及有无变形。

3. 脊柱压痛与叩击痛

（1）压痛：检查时被检者取端坐位，轻度前屈。检查者用拇指或示指指腹自上而下依次按压脊柱棘突、横突部及椎旁肌肉。脊椎结核、脊椎骨折及椎间盘突出时，均在相应脊椎棘突有压痛，而脊柱两旁有压痛时，提示腰肌劳损或腰背肌纤维炎。

（2）叩击痛：检查脊柱叩击痛的方法有直接法和间接法两种。直接叩击法：用手指或叩诊锤直接叩击各椎

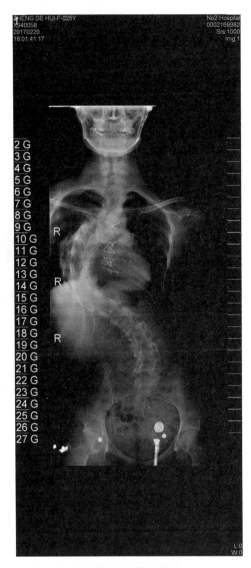

图 1-3-25　脊柱侧凸

体的棘突，多用于胸椎、腰椎的检查。间接叩击法：检查者左手掌置于被检查者背部，右手握拳以尺侧缘叩击左手背。如被检者出现疼痛，称叩击痛阳性，见于脊椎结核、脊椎骨折及椎间盘突出等。

4. 脊柱检查的几种特殊试验

（1）颈椎特殊试验：包括 Jackson 压头试验、前屈旋颈试验（Fenz 征）、颈静脉加压试验（压颈试验，Naffziger 试验）、旋颈试验。

（2）腰骶椎特殊试验：包括摇摆试验、拾物试验、直腿抬高试验（Lasegue 征）、屈颈试验（Linder 征）、股神经牵拉试验。

（二）四肢与关节检查

四肢与关节检查主要包括肢体形态与运动功能两个方面，另外还应注意皮肤色泽、软组织状态、动脉搏动及静脉显露情况等有无异常。检查时视诊与触诊相互配合，必要时采用叩诊和听诊。

1. 形态检查

（1）四肢形态异常

1）匙状甲（koilonychia）：俗称反甲，指甲中央凹陷，周边隆起，指甲变薄，表面粗糙有条纹。

多见于缺铁性贫血、高原疾病，偶见于风湿热。

2）杵状指（趾）（acropachy）：手指或足趾末端呈杵状膨大，末端指（趾）节明显增宽增厚，指（趾）甲从根部到末端呈弧形隆起，指（趾）端背面皮肤与指（趾）甲所构成的基底角等于或大于180°。常见于呼吸系统疾病、心血管疾病及营养障碍性疾病。

3）手部畸形：腕部手掌的神经、血管、肌肉及骨骼损伤可致手部畸形，如桡神经损伤致垂腕症，正中神经损伤致猿掌，尺神经损伤致爪形手（图1-3-26），Colles骨折致餐叉样畸形等。

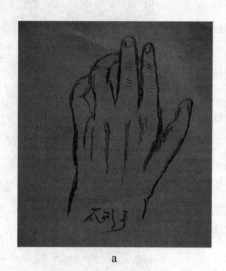 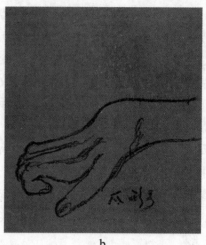

图 1-3-26　爪形手示意图
a. 正面观；b. 侧面观

4）足部畸形：足内翻和足外翻畸形见于先天性畸形和脊髓灰质炎后遗症。足部神经、肌肉、肌腱及骨骼异常引起的其他足部畸形包括扁平足、高弓足、马蹄足等。

5）膝内、外翻：膝外翻又称为"X形腿"，膝内翻又称为"O形腿"，见于小儿佝偻病。

6）骨折与关节脱位：骨折时可见肢体缩短或变形，局部肿胀、压痛，有时可触到骨擦感或闻及骨擦音。关节脱位后可见关节畸形，如肩关节脱位后呈方肩畸形。

（2）关节形态异常

1）指关节：梭状关节最常见，为指间关节增生、肿胀呈梭状畸形，多为双侧对称病变，常见于类风湿关节炎。

2）腕关节：①关节背面或掌面部呈结节状隆起：触之柔软，有压痛，为腱鞘滑膜炎，多见于类风湿关节炎；②腱鞘囊肿：发生于腕部背侧或桡侧，为圆形无压痛性囊状隆起，触之坚韧，可顺肌腱垂直方向稍微移动；③腱鞘纤维脂肪瘤：发生于腕关节背面，为圆形无压痛性包块，柔软或柔韧，可随肌腱推动而移动；④其他：如关节及其附近的软组织炎症、扭伤、骨折等，均可使关节外形改变。

3）膝关节：①膝关节肿胀：双侧匀称性明显肿胀，当膝部屈曲90°时，可见髌骨两侧的凹陷消失，见于关节腔积液，此时浮髌试验呈阳性；②膝关节梭形膨大：见于膝关节结核；③关节间隙附近有突出物：常为半月板囊肿。

2. 运动功能检查　人体四肢的运动是在神经系统调节下，由肌肉、肌腱带动关节来完成的，其中任一环节受损害，均会引起运动功能的障碍。四肢的运动功能主要是了解肢体的屈、伸、内收、外展、旋转及抵抗能力。神经、肌肉组织损害时可表现不同程度的随意运动障碍。

关节活动有主动活动和被动活动两种形式，主动活动指被检查者的自主活动，被动活动指用外力

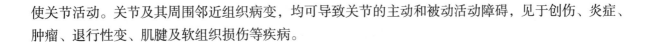

使关节活动。关节及其周围邻近组织病变，均可导致关节的主动和被动活动障碍，见于创伤、炎症、肿瘤、退行性变、肌腱及软组织损伤等疾病。

八、 神经系统检查

在采集病史的同时，就应注意对病人的精神状态、体位、姿势、步态、表情、言语等进行观察，作为神经系统检查的开始。首先要确定病人对外界刺激的反应状态，即意识状态（见第一节），注意病人是否清醒，检查能否合作。注意有无认知、情感、意志、行为等方面的不正常，如感情淡漠、沉默、欣快、妄想。有些病人需要通过对理解力、定向力、记忆力、计算力、判断力检查，判断有无智能减退。

（一）脑神经检查

对颅脑病变的定位诊断极为重要，检查时对 12 对脑神经按序进行，同时注意双侧对比。

1. **嗅神经**　为第 1 对脑神经。嘱病人闭目，医师用手指压闭一侧鼻孔，用各种盛有气味而无刺激性溶液的小瓶轮流置于被检查者的另一鼻孔下面，嘱其说出嗅到的气味。一侧测定后，再测另一侧。嗅觉减退或消失可见于嗅球、嗅丝损伤和嗅沟、颞叶前部及底部的病变，但也可由鼻部黏膜本身病变引起。

2. **视神经**　系第 2 对脑神经。包括视力、视野检查和眼底检查（见本节头颈部检查）。

3. **动眼神经、滑车神经、展神经**　分别为第 3、4、6 对脑神经。动眼神经运动支支配内直肌、上直肌、下直肌、下斜肌及提上睑肌，副交感神经纤维支配眼内肌（瞳孔括约肌、睫状肌）；滑车神经支配上斜肌；展神经支配外直肌。这三对脑神经同司眼球运动，因此可同时检查。

4. **三叉神经**　系第 5 对脑神经。

（1）面部感觉：以针、棉花束及盛冷、热水的试管分别检查面部三叉神经分布区域内皮肤的痛觉、触觉及温度觉，两侧对比之。

（2）角膜反射：见本节头颈部检查。直接与间接角膜反射均消失见于三叉神经病变。

（3）运动功能：检查病人颞肌及咬肌，嘱病人作咀嚼动作，注意有无肌力减弱。张口时下颌有无偏斜。

5. **面神经**　系第 7 对脑神经。

（1）运动功能：检查时观察额纹及鼻唇沟是否变浅，眼裂是否增宽和口角是否低垂或是否向一侧歪斜。再嘱病人作皱额、闭眼、露齿、鼓腮、吹口哨等动作，比较两侧面肌收缩是否对称。

（2）味觉检查：医师以棉签分别蘸少许糖、醋、盐轻涂于舌前一侧测试味觉，面神经损害可使舌前 2/3 味觉丧失。

6. **位听神经**　系第 8 对脑神经。包括耳蜗神经和前庭神经。

（1）耳蜗神经：传导听觉，主要检查其听力。一般可用耳语、手表音或音叉检查。

（2）前庭神经：检查可作外耳道冷热水灌注的变温试验。

7. **舌咽神经、迷走神经**　系第 9、10 对脑神经。

（1）运动：观察发声是否嘶哑，有无饮水呛咳、吞咽困难。软腭及腭垂位置是否居中。

（2）咽反射：嘱病人张口，用压舌板分别轻触两侧咽后壁，观察有无呕吐反射。舌咽神经损害时反射减退或消失。

（3）感觉：可用棉签轻触两侧软腭和咽后壁，观察感觉。另外，舌后 1/3 的味觉减退为舌咽神经损害，检查同面神经。

8. **副神经** 系第 11 对脑神经。检查时作对抗阻力的转头及耸肩动作，比较两侧（胸锁乳突肌及斜方肌）肌力及肌肉收缩时的轮廓和触摸其坚实度。

9. **舌下神经** 系第 12 对脑神经。观察舌在口腔的位置及形态，有无偏斜，舌肌萎缩及肌束颤动。

（二）运动功能检查

包括肌营养、肌张力、肌力、不自主运动、共济运动、姿势和步态等。

1. **肌营养** 比较双侧对称部位的肌肉外形和体积，分为肌萎缩和假性肥大，注意分布特点和范围。

（1）肌萎缩：检查时应注意与邻近及对侧相同的肌肉部位作比较，肌肉外形变小或呈凹陷常提示肌肉萎缩，可用带尺测量肌体的周径，从而确定有无萎缩及程度。肌萎缩见于下运动神经元损害、脊肌萎缩症等。

（2）肌肉肥大：是指肌肉体积增大，是脂肪组织浸润结缔组织增生所致，非肌纤维增生，其检查方法与肌肉萎缩相同，肌肉肥大常见于肌营养不良症。

2. **肌力** 是指肌肉收缩的力量。检查方法是嘱病人上下肢依次作各关节伸、屈、外展、内收、旋前、旋后运动，观察肌力是否正常或瘫痪，并注意瘫痪的部位及其分布。

（1）六级（0～5级）肌力记录法：检查方法为嘱病人依次作有关的肌肉收缩运动，检查者以阻力对抗，或让病人用力维持某姿势，检查者用力使其改变，判断其肌力。肌力的记录详见本章第一节"意识障碍"。

（2）轻瘫检查法：轻度瘫痪用一般方法不能肯定时，可用下列方法帮助诊断：上肢：①双上肢向前平举掌心朝下时，患侧上肢会逐渐旋前（即掌心向外侧）及下垂；②轻瘫一侧的小指常轻度外展。下肢：①仰卧时患侧下肢常处于外旋位（即足尖朝外）；②病人仰卧，双膝屈曲维持 90° 姿势，患侧小腿会逐渐下落。

3. **肌张力** 指肌肉松弛状态的紧张度和被动运动中所遇到阻力。检查时嘱病人放松，检查可触摸肌肉的硬度及被动伸屈病人肢体时所感知的阻力来判断。

（1）肌张力减低时，肌肉松弛，被动运动时阻力减低或消失，关节的运动范围扩大。

（2）肌张力增高时肌肉坚硬，被动运动时阻力增大，关节的运动范围缩小。分为痉挛性肌张力增高和强直性肌张力增高，前者为锥体束病变引起，特点为被动屈伸患肢，开始阻力大，后来阻力突然降低，"折刀样"感觉，被动运动愈急愈强，抵抗力愈大。强直性肌张力增高，是锥体外系病变引起，特点为被动地活动屈肌和伸肌阻力都一样，如在弯曲铅管，又称"铅管样强直"。在此基础上伴有震颤，被动伸屈患肢时，有如扳齿轮样顿挫感，又称"齿轮样肌张力增高"。

4. **不自主运动** 是不能随意控制的骨骼肌不自主异常运动。检查时注意有无震颤、痉挛、抽搐、舞蹈样动作、手足徐动、肌阵挛、肌束颤动、投掷动作等。注意不自主运动发生的部位、时间、幅度、动作有无规律性、影响的因素如与紧张、疲劳、睡眠的关系，并注意询问家族史和遗传史。

5. **共济运动** 多块肌肉的协调作用障碍称为共济失调。检查时首先可观察病人的穿衣、系扣、书写、站立等日常活动是否正确协调。然后检查下列内容：

（1）指鼻试验：嘱病人用示指尖触及前方距其 0.5m 检查者的示指，然后用示指端点触鼻尖，以不同方向、速度、睁眼、闭眼重复进行，并两侧比较。共济失调则表现为动作快慢轻重不一，不协调，或出现异常，且常见超过目标。

（2）快速轮替动作：嘱病人反复做双手的旋前、旋后动作，或足趾轻击地或其他来回重复性动作。小脑损害者这些动作节律不匀和动作缓慢。

（3）反击征：嘱病人用力屈肘，检查者握其腕部使其伸直，然后突然松手。正常人可立即制止前臂屈曲，小脑损害者屈曲的前臂可反击到自己的身体。

（4）跟-膝-胫试验：病人仰卧，依次作下列三个动作：将一侧下肢伸直举起，屈膝将足跟置于对侧膝盖上，将足跟沿胫骨前缘向下移动。小脑损害时病人举腿及触膝时辨距不良和意向性震颤，下移时常摇晃不稳。感觉性共济失调时，病人的足跟不易寻到膝盖。

（5）闭目难立征（Romberg test）：病人双足并拢站立，两手向前平伸，嘱其睁眼、闭目，分别观察躯干稳定状况。如出现摇摆甚至跌倒为阳性。小脑性病变者睁眼闭眼都站立不稳。感觉性共济失调者只闭眼时不稳。

（三）感觉功能检查

感觉分为特殊感觉、躯体感觉、内脏感觉。特殊感觉指特殊感觉器官产生的视觉、听觉、味觉；躯体感觉分为浅感觉、深感觉、复合感觉三种；内脏感觉指来源于脏壁的感觉，即内脏痛觉和器官感觉。

感觉是机体对外界刺激的一种主观的认识，所以需要受检者加以配合才能完成，检查时要耐心、细心，将检查内容和要求告诉病人，让病人配合检查，避免暗示病人。检查时病人宜闭目，一般从感觉障碍部位查至正常区，检查时应注意左右侧及远近端的对比。

1. 浅感觉检查

（1）痛觉：用大头针的针尖轻刺皮肤，询问病人有无疼痛的感觉。

（2）温度觉：用装有冷水（5～10℃）及热水（40～45℃）的试管交替接触病人皮肤，让其辨出冷、热。

（3）触觉：用棉花束轻触皮肤，询问病人感觉到没有。如有感觉的减退、消失、过敏等，应绘图标出感觉障碍的部位及范围。

2. 深感觉检查

（1）运动觉：病人闭目，检查者轻夹着病人手指和足趾两侧，上下移动5°左右，令病人说出"向上"或"向下"的方向，如发现有障碍可加大活动幅度，或再试较大关节。

（2）位置觉：病人闭目检查者将其肢体放一定位置，嘱病人说出所放位置，或用另一肢体模仿。

（3）震动觉：用震动着的音叉柄置于骨突起处，询问有无震动感觉，并注意感受时间。

3. 复合感觉检查 也称皮质感觉，须在浅感觉没有严重障碍时进行。

（1）皮肤定位觉：病人闭目，医师以手指或棉签等轻触病人皮肤后，嘱病人用手指点击被刺激部位，正常时手部误差不超过3.5mm，躯干部不超过1cm。

（2）两点辨别觉：病人闭目，用特制的钝角两脚规，将其两脚分开到一定距离，接触病人皮肤，如病人感到两点时，再缩小距离，至两接触点被感觉到一点为止。

（3）实体辨别觉：嘱病人闭目，将常用物体如钢笔、钥匙等置病人手中，让其只能用单手触摸后说出物件名称。

（4）体表图形觉：病人闭目，用钝物在病人的皮肤上画出一个简单熟悉的图形如圆圈或数字，让病人辨出，应两侧对照进行。

（四）神经反射检查

1. 浅反射 系刺激皮肤、黏膜或角膜等引起的反应。

（1）角膜反射：详见本节头颈部检查。

（2）腹壁反射（胸7～12，肋间神经传导）：病人仰卧，腹壁放松，检查者用竹签沿肋缘下（胸7～8）、平脐（胸9～10）及腹股沟上（胸11～12），由外侧向内侧轻划腹壁皮肤，反应为该侧腹肌收缩，脐孔向刺激部分偏移。

（3）提睾反射（腰1~2，生殖股神经传导）：用竹签自上而下轻划近腹股沟处大腿内侧皮肤，反应为同侧提睾肌收缩，睾丸向上提起。

（4）跖反射（骶1~2，胫神经传导）：用竹签轻划足底外侧，自足跟向前方至小趾跟部足掌时向内侧，反应为足趾跖屈。

（5）肛门反射（骶4~5，肛尾神经传导）：用竹签轻划肛门周围皮肤，反射为肛门括约肌的收缩，肛门回缩。

2. 深反射 刺激骨膜、肌腱经深部感受器完成的反射，又称腱反射。

检查时，要求病人充分合作，避免紧张，肢体应放松、对称且位置适当，检查叩击力量要均等。腱反射的强弱可用消失（-）、减弱（+）、正常（++）、增强（+++）、阵挛（++++）及持续阵挛（+++++）来描述。

（1）肱二头肌反射（颈5~6，肌皮神经传导）：病人前臂屈曲90°，检查者以左拇指（坐位）或左中指（卧位）置于病人肱二头肌上，叩击该手指，反应为前臂屈曲。

（2）肱三头肌反射（颈6~7，桡神经传导）：病人外展上臂，半屈肘关节，检查者托着其肘关节，叩击鹰嘴上方的肱三头肌肌腱，反应为前臂伸展。

（3）桡骨膜反射（颈5~8，桡神经传导）：病人前臂半屈半旋前位，叩击其桡侧茎突上方，反应为屈肘、前臂旋前。

（4）膝反射（腰2~4，股神经传导）：坐位时病人小腿完全松弛下垂与大腿成直角，仰卧时检查者以左手托起两侧膝关节使小腿屈成120°，然后用右手持叩诊锤叩击膝盖下股四头肌腱，反应为小腿伸展。

（5）跟腱反射（骶1~2，胫神经传导）：仰卧位、屈膝近90°，检查者左手使其足部背屈约90°，叩击其跟腱，阳性反应为腓肠肌和比目鱼肌收缩致足跖屈。

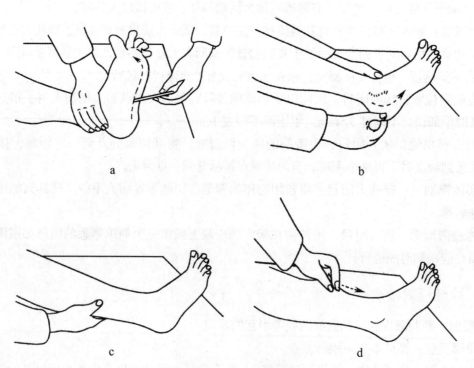

图 1-3-27 常见病理反射

a. Babinski 征；b. Schaeffer 征；c. Gordon 征；d. Oppenheim 征

（6）阵挛：腱反射亢进时可出现阵挛①髌阵挛：病人仰卧、伸展下肢，检查者用拇、示两指夹髌骨上缘，突然向下方推动，并维持向下的推力，髌骨即发生一连串节律性的上下颤动；②踝阵挛：检查者左手托起腘窝，右手握足前端突然推向背屈，并用手持续压于足底，即出现跟腱的节律性收缩反应。

3. **病理反射**　指锥体束病损时，大脑失去了对脑干和脊髓的抑制作用而出现的异常反射。1 岁以内婴儿出现不属于病理性。

（1）Babinski 征：用竹签在病人足底沿外侧缘向前轻划至小趾根部再转向内侧，阳性为趾背屈，常伴有其他各趾呈扇形散开（图 1-3-27）。

（2）Babinski 征等位征：① Chaddock 征：以竹签由后向前轻划外踝后下方；② Gordon 征：用手挤压腓肠肌；③ Oppenheim 征：以拇、示两指沿病人胫骨前自上而下加压推移；④ Gonda 征：紧压足外侧第 4、5 趾向下，数秒后再突然放松；⑤ Schaeffer 征：用手挤压跟腱（图 1-3-27）。

（3）霍夫曼征（Hoffmann 征）（颈 7 ~ 胸 1，正中神经传导）：通常认为是病理反射，但也有认为是深反射亢进的表现。检查者以右手示、中两指夹住病人中指节，腕略背屈，以拇指向下迅速弹刮病人的中指指甲，阳性反应为拇指屈曲内收及其他各指呈屈曲动作。

4. **脑膜刺激征**　为脑膜受激惹的体征，见于脑膜炎、蛛网膜下腔出血、脑炎等。

（1）颈强直：表现为被动屈颈感到阻力。

（2）Kernig 征：病人仰卧，一侧下肢在髋关节及膝关节处屈曲成直角，检查者将其小腿在膝关节处伸直，如有疼痛而伸直受限，大、小腿间夹角小于 135° 时为阳性（图 1-3-28）。

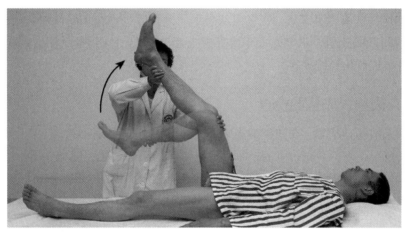

图 1-3-28　Kernig 征检查

（3）Brudzinski 征：病人仰卧，前屈其颈部时发生以双侧髋关节与膝关节有反射性屈曲；叩击其耻骨连合时出现双下肢屈曲和内收，均为 Brudzinski 征阳性（图 1-3-29）。

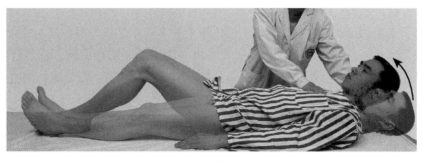

图 1-3-29　Brudzinski 征检查

（五）自主神经功能检查

自主神经可分为交感与副交感两个系统，主要功能是调节内脏、血管与腺体等活动。临床常用检查方法有：

1. 眼心反射（三叉神经传入、迷走神经传出） 卧床休息片刻后，数1分钟的脉搏，再用手指压迫双侧眼球20～30秒，再数脉搏，正常每分钟可减慢10～20次。迷走神经紧张减慢次数增加，迷走神经麻痹者无反应，交感神经紧张者不减慢甚至加快。

2. 卧立位试验 平卧姿势突然起立后，数1分钟脉搏增加超过10～12次，提示自主神经兴奋性增高。

3. 皮肤划痕试验 用竹签在皮肤上划一条线，数秒后先出现白线条，以后变为红条纹，为正常反应。如划线后的白线条较持续，为交感神经兴奋性增高，如红线条较宽，甚至隆起为副交感神经兴奋性增高或交感神经麻痹。

4. 竖毛反射 竖毛肌由交感神经支配，可用搔划或寒冷（冰块）刺激颈部（或腋部）皮肤，引起竖毛反应。轻刺激，竖毛反应扩展的范围小，强刺激可扩及较大范围，但在脊髓横贯性损害的平面处即停止。

5. 发汗试验 常用碘淀粉法，即以碘1.5g，蓖麻油10ml，与95%酒精100ml混合成淡碘酊涂于皮肤，干后敷以淀粉。皮下注射毛果芸香碱10mg。作用于交感神经节后纤维而引起出汗，出汗处淀粉变蓝色，无汗处皮肤颜色不变，可协助判断交感神经功能障碍的范围。

6. Valsalva 动作 病人深吸气后，在屏气状态下用力作呼气动作10～15秒。计算此期间最长心搏间期与最短心搏间期的比值，正常人大于或等于1.4，如小于1.4则提示压力感受器功能不灵敏或其反射弧的传入纤维或传出纤维损害。

（六）失语、失用、失认的检查

检查前注意病人的精神状态，在注意力集中，能合作，定向判断正常，肢体无瘫痪、视觉、听力及发声器官正常的情况下才能获得可靠的结果。注意了解病人的文化程度和生活习惯，是右利手还是左利手，左利手时写字是否仍用右手等。检查的准确性有赖于病人的合作。

1. 失语检查 失语分为运动性、感觉性和命名性失语（见本章第一节）。

（1）检查言语的表达能力：①病人的自发言语是否减少，能否自述病史。有无用错词句，用错后病人自己是否知道。②回答问题，如对病人进一步询问病史或令其说出12个月份，一个星期的七天，按顺序诵读。③言语的模仿，嘱病人重复检查者的言语，看其是否有困难和错误。

（2）检查言语的理解能力：①病人的自发言语是否增加，词句内容是否有错误或难理解，是否对缺陷有自知力；②回答问题，通过回答，以判断病人能否理解别人的言语。也可以让病人做一些动作，看是否理解命令。

（3）检查书面文字的理解能力：①嘱病人读出报上的文章；②执行写在纸上的命令。

（4）检查书写能力：①自发书写：如嘱病人写出一天中的经历和病情，看其是否困难或出现漏字或错字；②听写：嘱其写出检查者所念的字句，是否困难；③抄写：嘱其照抄书报中一段文章，观察其抄写能力是否存在。

（5）命名能力的检查：①嘱其主动说出常用物品的名称及用途；②如病人不能说出时，医生提示，观察其能否说出。

2. 失用检查

（1）检查自发动作：有无错误。

（2）执行命令动作：可从简单的到复杂的，如伸舌、闭眼、举手、招手、倒水入杯、划火柴、点燃香烟、穿脱衣袜。

（3）模仿动作：观察其是否也有困难。

（4）结构性失用：用积木或火柴梗拼图形，检查者可先示范。

3. 失认检查

（1）视觉性失认的检查：观察病人是否能辨认和应用常用物品、熟悉人的相貌及颜色等。

（2）听觉性失认的检查：观察其对日常生活声音及乐曲的辨认。

（3）触觉性失认的检查：将日常用品置于病人手中，让其闭目抚摸辨认。

（王　嫱　周　蕾　张怡元　刘献增）

第四节　实验室及辅助检查

一、实验室检查及临床意义

（一）临床血液学检测

1. 红细胞计数（red blood cell count，RBC）和血红蛋白测定（hemoglobin，Hb 或 HGB）

【参考值】　健康人群红细胞数和血红蛋白参考值见表 1-4-1。

表 1-4-1　健康人群红细胞数及血红蛋白参考值

	成年男性	成年女性	新生儿
红细胞数（$\times 10^{12}$/L）	4.0 ~ 5.5	3.5 ~ 5.0	6.0 ~ 7.0
血红蛋白（g/L）	120 ~ 160	110 ~ 150	170 ~ 200

【临床意义】　通常单位容积血液中红细胞数和血红蛋大致呈相对平行关系。但当贫血时两者增减不呈比例，贫血程度的判断血红蛋白优于红细胞数。生理性变化：①增多见于新生儿、高海拔地区居民等；②减少见于孕妇、某些老人等。病理性变化：①原发性增多见于真性红细胞增多症等；②继发性增多见于各种先天性心脏病、肺心病等；③相对性增多如脱水、多尿、大面积烧伤等；④减少见于各种贫血。

2. 白细胞计数（white blood cell，WBC）和白细胞分类计数

【参考值】　白细胞计数：成年（4 ~ 10）$\times 10^9$/L，6 个月 ~ 2 岁（11 ~ 12）$\times 10^9$/L，新生儿（15 ~ 20）$\times 10^9$/L。白细胞分类计数：见表 1-4-2。

表 1-4-2　成人白细胞分类计数参考值

细胞类型	百分数（%）	绝对值（×10⁹/L）
中性粒细胞（N）		
中性杆状核粒细胞（Nst）	1～3	0.04～0.05
中性分叶核粒细胞（Nsg）	50～70	2～7
嗜酸性粒细胞（E）	0.5～5	0.05～0.5
嗜碱性粒细胞（B）	0～1	0～0.1
淋巴细胞（L）	20～40	0.8～4
单核细胞（M）	3～8	0.12～0.8

【临床意义】　一般将白细胞数超过 $10×10^9/L$ 称白细胞增多，低于 $4×10^9/L$ 称白细胞减低。白细胞总数的增多或减少主要受中性粒细胞数量的影响，淋巴细胞等数量上的改变也会引起白细胞总数的变化。

（1）中性粒细胞：①增多：生理性增多可见于新生儿、剧烈运动、剧痛、分娩等。病理性增多见于急性感染以细菌感染最显著。严重的全身性感染，白细胞可达（20～30）$×10^9/L$，但是在某些极严重感染时，白细胞计数不但不高，反而降低；大面积烧伤、心肌梗死；急性失血和溶血；急性中毒；骨髓异常增生性疾病、恶性肿瘤；②减少：见于病毒和某些革兰阴性杆菌感染、贫血、电离辐射、肿瘤放疗或化疗后。

（2）嗜酸性粒细胞：①增多：支气管哮喘、湿疹、血清病等过敏性疾病；嗜酸性粒细胞白血病等；寄生虫病如丝虫病、蛔虫病、血吸虫病；②减少：长期应用肾上腺糖皮质激素后、伤寒、副伤寒等。

（3）嗜碱性粒细胞：增多较少见，主要见于慢性粒细胞白血病。

（4）淋巴细胞：①增多：生理性增多见于儿童。病理性增多见于流行性腮腺炎、风疹等；淋巴细胞性白血病；移植排斥反应。②减少：主要见于应用肾上腺糖皮质激素、放射线损伤、免疫缺陷性疾病等。

（5）单核细胞：①增多：生理性增多见于婴幼儿及儿童。病理性增多见于某些感染，如活动性肺结核、疟疾、某些血液病。②减少：临床意义不大。

3. 网织红细胞的检测　网织红细胞（reticulocyte，Ret）是晚幼红细胞脱核以后到成熟红细胞的过渡细胞，是评价骨髓红系造血的指标。

【参考值】　百分数：0.5%～1.5%；绝对值：（24～84）$×10^9/L$。

【临床意义】　网织红细胞增多表示骨髓红细胞系增生旺盛，常见于溶血性贫血、急性失血、缺铁性贫血、巨幼细胞贫血及某些贫血病人治疗后，如补充铁或维生素 B_{12} 及叶酸后；网织红细胞减少表示骨髓造血功能减低，常见于再生障碍性贫血，在骨髓病性贫血（如急性白血病等）时，骨髓中异常细胞大量浸润，使红细胞增生受到抑制，网织红细胞也减少。

4. 血小板计数（platelet count，PC 或 Plt）

【参考值】　（100～300）$×10^9/L$。

【临床意义】　血小板计数超过 $300×10^9/L$ 称血小板增多，低于 $100×10^9/L$ 称血小板减低。生理性波动，运动、饱餐、午后、妊娠中晚期轻度增加。病理性增多，见于慢性粒细胞白血病、原发性血小板增多症、脾切除术后、炎症、恶性肿瘤等。病理性减少是引起出血的常见原因，见于急性白血病、血小板减少性紫癜、脾功能亢进等。

5. 红细胞沉降率测定 红细胞沉降率（erythrocyte sedimentation rete，ESR）简称血沉，是指离体抗凝血静置后，红细胞在单位时间内沉降的速率。

【参考值】 男性 0 ～ 15mm/h；女性 0 ～ 20mm/h。

【临床意义】 血沉增快临床常见于：生理性增快：儿童、老年、月经期及妊娠期妇女血沉可加快，可能与生理性贫血或纤维蛋白原含量增加有关。病理性增快：①各种炎症性疾病：急性细菌性炎症时，炎症发生后 2 ～ 3 天即可见血沉增快。风湿热、结核病时，因纤维蛋白原及免疫球蛋白增加，血沉明显加快。②组织损伤及坏死：如急性心肌梗死，大手术，大面积烧伤等。③恶性肿瘤。④血浆球蛋白相对或绝对增高：如慢性肾炎、肝硬化、多发性骨髓瘤、巨球蛋白血症、淋巴瘤、系统性红斑狼疮、感染性心内膜炎等。⑤贫血：血沉可轻度增快。⑥高胆固醇血症：肾病综合征，动脉粥样硬化等。

6. 血细胞比容测定 血细胞比容（hematocrit，HCT）又称红细胞压积（packed cell volume，PCV）是指血细胞在血液中所占容积的比值。

【参考值】 男 0.40 ～ 0.50L/L（40 ～ 50vol%）；平均 0.45L/L；

　　　　　女 0.37 ～ 0.48L/L（37 ～ 48vol%）；平均 0.40L/L。

【临床意义】

（1）增高：见于各类原因所致血液浓缩，HCT 常大于 50%，如大量呕吐、腹泻、大手术后、大面积烧伤以及真性红细胞增多症、继发性红细胞增多症等。

（2）减低：见于各类贫血，不同类型的贫血，HCT 降低水平与 RBC 减少不完全一致。但可据此与红细胞计数和血红蛋白含量一起，计算红细胞的各项平均值。

（3）输液评估：用于评估血浆容量变化，计算补液量。

7. 红细胞平均值 将同一份血标本所测的红细胞数、血红蛋白含量及血细胞比容按如下公式计算，可得出红细胞的三个平均值。

（1）平均红细胞体积（mean corpuscular volume，MCV）指每个红细胞的平均体积。MCV= 每升血液中红细胞比积 / 每升血液中红细胞数。

【参考值】 80 ～ 100fl。

（2）平均红细胞血红蛋白含量（mean corpuscular hemoglobin，MCH）指每个红细胞内所含有的血红蛋白的平均量。MCH= 每升血液中血红蛋白量 / 每升血液中红细胞数。

【参考值】 27 ～ 34pg。

（3）平均红细胞血红蛋白浓度（mean corpuscular hemoglobin concentration，MCHC）指平均每升红细胞中所含血红蛋白浓度。MCHC= 每升血液中血红蛋白量 / 每升血液中红细胞比积。

【参考值】 320 ～ 360g/L。

【临床意义】 根据三项红细胞平均值可进行贫血形态学分类（表 1-4-3）。

表 1-4-3　红细胞平均值与贫血的形态学分类

贫血形态学分类	MCV	MCH	MCHC	常见疾病
正细胞贫血	正常	正常	正常	再生障碍贫血、急性失血、骨髓病性贫血
大细胞贫血	增高	增高	正常	巨幼细胞贫血、恶性贫血等
单纯小细胞贫血	降低	降低	正常	慢性感染、尿毒症、恶性肿瘤等所致贫血
小细胞低色素贫血	降低	降低	降低	缺铁性贫血、珠蛋白合成障碍性贫血等

8. 骨髓细胞形态学的检测 骨髓是人体的造血组织，分布于骨松质小梁的腔隙中，研究骨髓血细胞数量和形态的变化，有助于了解骨髓造血功能及其病理变化，对血液病的诊断和治疗有十分重要

的意义。

正常骨髓象特点：骨髓增生活跃；粒系占 50%～60%；红系约占 20%；M∶E = 2～4∶1；淋巴细胞 20%～40%；巨核细胞 7～35 个，血小板易见；各系统各阶段细胞形态、比例正常，无异常细胞及病原体。

【临床意义】 骨髓增生程度可分五级，临床意义见表 1-4-4。

表 1-4-4 骨髓增生程度与临床意义

骨髓增生程度	成熟红细胞∶有核红细胞	常见原因
增生极度活跃	1∶1	各类白血病
增生明显活跃	10∶1	各类白血病，增生型贫血
增生活跃	20∶1	正常骨髓或某些贫血
增生减低	50∶1	非重型再生障碍性贫血
增生极度减低	200∶1	重型再生障碍性贫血

（二）血栓与止血检测

1. 出血时间 出血时间（bleeding time，BT）是指在一定条件下，人为刺破皮肤毛细血管后，从血液自然注出到自然停止所需的时间。主要受血小板的数量和质量、毛细血管结构和功能的影响，而受血浆凝血因子的影响较小。

【参考值】 模板法：（6.9±2.1）分钟，超过 9 分钟为异常。

【临床意义】 BT 延长见于：①血小板数量减少；②血小板功能缺陷；③偶见于严重的凝血因子缺乏；④血管异常；⑤药物干扰：如阿司匹林、肝素等。BT 缩短临床意义不大。因本试验敏感度和特异性均差，又受诸多因素干扰，故临床价值有限。

2. 凝血时间测定 静脉血放入试管中，观察血液接触试管壁开始至凝固所需的时间，即为凝血时间（clotting time，CT）。主要反映内源性凝血因子有无缺陷，是内源性凝血因子途径的筛选试验。

【参考值】 玻璃管法：4～12 分钟；硅管法：15～32 分钟。

【临床意义】 CT 延长见于：各型血友病、纤维蛋白原或凝血酶原缺乏症、抗凝物质过多及纤溶亢进等。CT 缩短见于：高凝状态、血栓性疾病等。

3. 活化部分凝血活酶时间测定 活化部分凝血活酶时间（activated partial thromboplastin time，APTT）是指在体外模拟内源性凝血的全部条件，在抗凝血浆中加入部分凝血活酶磷脂和钙离子后，血浆凝固所需的时间。是目前最常用的内源性凝血系统筛选试验。

【参考值】 测定值与正常对照值比较，延长超过 10 秒以上为异常。

【临床意义】 基本同凝血时间意义。同时也是监测肝素治疗的首选指标。

4. 血浆凝血酶原时间测定 血浆凝血酶原时间（prothrombin time，PT）是在受检血浆中加入过量的组织凝血活酶（兔脑浸出液）和钙离子后，血浆凝固所需时间，是外源性凝血系统较为灵敏和最常用的筛选试验。现在多采用国际标准化比率（international normalized ratio，INR）使不同的凝血活酶试剂测得的结果具有可比性。

【参考值】 11～13 秒，超过正常对照 3 秒以上为异常。

【临床意义】 PT 延长见于先天性凝血因子缺乏；后天性凝血因子缺乏，如严重肝病、维生素 K 缺乏等；纤溶亢进、血液中抗凝物质增多及使用抗凝药物，如双香豆素类等。PT 缩短见于血液高凝状态和血栓性疾病，如：DIC 早期、心肌梗死、脑血栓形成、口服避孕药等。

PT 和 INR 是口服抗凝剂（如华法林）首选检测指标。

（三）排泄物、分泌物及体液检测

1. 尿液检测

（1）理学检查

1）尿量

【参考值】 成人为 1000 ~ 2000ml/24h，儿童按体重计算尿量。

【临床意义】 ①多尿：成人 24 小时尿量超过 2500ml。生理性多尿见于大量饮水、输液过多时；病理性多尿见于糖尿病、尿崩症、急性肾衰多尿期等。②少尿与无尿：成人尿量低于 0.4L/24h 或 17ml/h 称为少尿，见于休克、急性肾炎、急性肾衰少尿期、泌尿系结石等。24 小时尿量低于 0.1L 或 12 小时内完全无尿称无尿，主要见于严重的肾功能不全及肾移植术后排异反应。

2）颜色与透明度：正常新鲜尿液：淡黄、透明，放置一段时间后呈微混。

【临床意义】 ①血尿：正常人尿红细胞 < 3 个 /HP，尿内含有一定量的红细胞时称血尿。肉眼血尿：每升尿液中血量达到 1ml 以上时，尿液呈淡红色、洗肉水样，量较多时呈鲜红色、血红色、血块等；镜下血尿：尿沉渣镜检尿红细胞 > 3 个 /HP，血尿提示泌尿系统有出血。②血红蛋白尿：呈酱油色或红葡萄酒色，是血管内溶血所致。③胆红素尿：尿内含有大量的结合胆红素。外观呈深黄色，振荡后产生的泡沫也呈黄色。④乳糜尿：呈乳白色，见于晚期丝虫病。⑤脓尿及菌尿：见于泌尿系感染。

3）气味：正常尿液的气味受食物或药物影响。尿液放置较久，可出现氨臭味。糖尿病酮症病人尿液呈烂苹果样臭味。

4）酸碱度

【参考值】 pH 约 6.5，波动在 4.5 ~ 8.0。

【临床意义】 ①降低：见于酸中毒、发热、糖尿病、慢性肾小球肾炎及服用大量酸性药物等；②增高：见于碱中毒、严重呕吐、肾盂肾炎、肾小管性酸中毒及服用大量碱性药物等。

5）比重

【参考值】 成人：1.015 ~ 1.025，晨尿最高，一般大于 1.020，婴幼儿偏低。

【临床意义】 ①增高：见于脱水、急性肾小球肾炎、糖尿病等；②降低：见于大量饮水、急性肾衰多尿期、慢性肾衰、尿崩症等。

（2）化学检查

1）尿蛋白

【参考值】 定性；阴性。定量：0 ~ 80mg/24h。

【临床意义】 尿蛋白定性试验阳性或定量 > 100ml/L 或 > 150mg/24h 时称为蛋白尿。①生理性蛋白尿：机体在剧烈运动、发热、精神紧张时可暂时出现；②病理性蛋白尿。肾小球性蛋白尿：见于肾小球肾炎、肾病综合征等；肾小管性蛋白尿：见于肾盂肾炎、重金属或药物中毒等；混合性蛋白尿：见于肾小球肾炎或肾盂肾炎后期；其他：如溢出性蛋白尿、组织性蛋白尿、假性蛋白尿等。

2）尿糖：正常尿糖含量甚微，如糖量增高，用定性方法可测出时称糖尿。

【参考值】 定性：阴性。

【临床意义】 ①血糖增高性糖尿：见于糖摄入过多、颅脑外伤、精神过度紧张、糖尿病、垂体前叶功能亢进等。②血糖正常性糖尿：又称肾性糖尿。见于家族性肾性糖尿、慢性肾炎等。

3）酮体：当体内大量脂肪分解而氧化不全时，导致血液内酮体增多，而由尿排出，称酮尿。

【参考值】 定性：阴性。

【临床意义】 尿酮体阳性主要见于糖尿病酮症酸中毒、呕吐、禁食、感染、全身麻醉后等。

4）尿胆红素与尿胆原

【参考值】 尿胆红素定性阴性，定量≤2mg/L。尿胆原定性阴性或弱阳性，定量≤10mg/L。

【临床意义】 尿胆红素、尿胆原和尿胆素三者共称为尿三胆。主要用于黄疸的诊断与鉴别诊断。①尿胆红素增高：见于阻塞性黄疸、肝细胞性黄疸等；②尿胆原增高：见于溶血性黄疸、肝细胞性黄疸。

（3）显微镜检查

1）细胞：①红细胞：正常人尿内无或偶见红细胞，玻片法每高倍视野中平均0~3个，定量检查0~5个/μl。增多见于泌尿系感染、肾炎、结石、结核、肿瘤等。②白细胞及脓细胞：正常尿液中可见少数白细胞，每高倍视野中平均0~5个，定量检查0~10个/μl。增多可见于泌尿系炎症、肾移植排异反应等。③上皮细胞：一般以形态学分类。肾小管上皮细胞：正常尿液中少见，增多提示肾小管病变；移行上皮细胞：正常尿液中无或偶见。尿液中大量出现时，提示有相应部位的炎症或坏死性病变；复层扁平上皮细胞：又称鳞状上皮细胞，正常尿液中少见。尿道炎尿液中可大量出现或片状脱落且伴有白细胞、脓细胞。

2）管型：正常尿中无管型或偶见透明管型，管型的出现提示肾有实质性损害。①透明管型：无色半透明。正常人在运动、麻醉、用利尿药、发热时可一过性出现；在慢性肾炎、恶性高血压和心力衰竭时可增多。②细胞管型：按细胞种类可分为：红细胞管型：管型内有退行性变的红细胞。临床意义与血尿相似；白细胞管型：管型内有白细胞，常见于肾盂肾炎、间质性肾炎；上皮细胞管型：管型内有变性肾小管上皮细胞，在各种原因所致的肾小管损伤时出现。③颗粒管型：它的出现表示肾有实质性病变。见于急性或慢性肾小球肾炎、肾盂肾炎、某些（药物中毒等）引起的肾小管损伤。④蜡样管型：蜡样管型的出现提示肾小管有严重的变性坏死，预后不良。⑤脂肪管型：常见于肾病综合征、慢性肾炎及其他肾小管损伤性疾病。

3）结晶：尿内常有尿酸结晶、草酸钙结晶和磷酸钙结晶等，无临床意义。但当结晶大量出现，并伴有红细胞时，提示有尿路结石的可能。

4）显微镜检查还可见到细菌、酵母菌、精子等。

2. 粪便检查

（1）一般性状检测

1）量：正常大便一日一次，排泄量约为100~300克（干重25~50g）。受进食种类、消化功能影响。

2）颜色与性状：正常成人的粪便呈黄褐色、软泥样、圆柱状，婴儿粪便呈黄色或金黄色。①稀糊状或水样便：见于各种原因引起的腹泻。②黏液脓血便：见于肠道炎症、肿瘤等。阿米巴痢疾时粪便呈暗红色果酱样，有特殊臭味。细菌性痢疾时，粪便以黏液、脓液为主，可混有少量新鲜血液。③米泔样便：见于霍乱、副霍乱。④鲜血便：见于痢疾、直肠息肉、结肠癌、痔等。⑤柏油样便：见于上消化道出血。服用活性炭、铋、铁剂等之后，也可排黑粪，但无光泽且潜血试验阴性。⑥白色或灰白色（陶土样便）：见于各种原因引起的阻塞性黄疸。⑦乳凝块：见于婴儿消化不良、腹泻病。⑧细条状便：见于直肠癌、直肠肛门狭窄等。

3）气味：正常粪便有臭味。患慢性肠炎、直肠癌溃烂继发感染时有恶臭。

4）寄生虫：粪便中如有较大的肠道寄生虫虫体或其片段时，肉眼可分辨。

（2）显微镜检测

1）细胞：①红细胞：正常粪便中无红细胞。主要见于结肠炎、痢疾、痔、结肠癌等。上消化道出血时因消化作用红细胞被破坏，粪便中难以见到红细胞。②白细胞：正常粪便中无或偶见白细胞。大量出现见于细菌性痢疾、溃疡性结肠炎等。③巨噬细胞：见于细菌性痢疾、溃疡性结肠炎等。④肠黏膜上皮细胞：见于肠道炎症。

2）寄生虫卵：镜检可查到各种虫卵。

3）食物残渣：胰腺疾病、消化不良等粪便中可见到淀粉颗粒、脂肪颗粒和其他食物残渣。

（3）化学检测：粪便隐血试验指用化学或免疫学方法证实粪便中微量血液的试验。当消化道出血量较少（每日出血 ≤ 5ml），肉眼见不到粪便颜色改变，镜检不能发现红细胞。按出血程度分为弱阳性（±）、阳性（+ ~ ++）、强阳性（+++ ~ ++++）三种。

【参考值】 阴性。

【临床意义】 主要用于消化道出血、消化道肿瘤的筛选检查和鉴别诊断。

（4）细菌学检测：粪便中细菌极多，占干重的 1/3，主要有大肠埃希菌、厌氧菌和肠球菌，多属正常菌群。主要通过粪便直接涂片和细菌培养来检测。

3. 痰液检查

（1）一般性状检查

1）量：以 24 小时为准，正常人无痰或有少量泡沫或黏液痰。

2）颜色：正常为白色或灰白色。黄色见于化脓性感染；绿色常为铜绿假单胞菌感染的特征表现；红色、棕红色见于呼吸道出血，痰中带鲜红血见于肺癌、肺结核、支气管扩张症等；铁锈色痰见于肺炎球菌肺炎、肺梗死等；粉红色泡沫痰见于左心功能不全、肺水肿；咖啡色痰见于阿米巴肺脓肿；灰色、黑色痰见于尘肺。

3）性状：①黏液性痰：黏稠，灰白色，见于支气管炎、支气管哮喘；②浆液性痰：稀薄、泡沫状，混有血液时呈粉红色，见于肺水肿、肺淤血；③脓性痰：见于支气管扩张症、肺脓肿；④血性痰：痰中混有血丝或血块，提示肺组织有破坏或肺内血管高度充血。

4）气味：正常痰液无味。肺脓肿及支气管扩张症伴厌氧杆菌感染有恶臭。

（2）显微镜检查

1）直接涂片检查：有意义的成分如下：①红细胞：正常人痰中无红细胞。痰中有红细胞可见于肺结核、肺癌、呼吸道炎症及支气管扩张症咯血；②白细胞：正常人痰涂片中可见少量中性粒细胞。呼吸系统化脓性感染时痰中有大量成堆的脓细胞。支气管哮喘、过敏性气管炎时可见嗜酸性粒细胞增多；③癌细胞：可见到形态异常细胞，难以辨认时应染色鉴别；④寄生虫及虫卵：如阿米巴肺脓肿可找到阿米巴滋养体等。

2）染色涂片：①脱落细胞检测：正常痰涂片以鳞状上皮细胞为主，肺癌病人痰中可带有脱落的癌细胞；②细菌学检测：革兰染色若检出肺炎球菌、链球菌、葡萄球菌和白喉杆菌、肺炎杆菌等，对呼吸道感染的诊断有参考意义。抗酸染色用于结核分枝杆菌的诊断。

（3）细菌培养及药敏试验：有涂片检查和细菌培养两种方法，可确定感染的病原体。

4. 脑脊液（cerebrospinal fluid，CSF）检查

（1）理学检查

1）颜色：正常为无色透明液体。①红色：常见于穿刺损伤或出血性脑病。穿刺损伤时仅前几滴为血性，以后逐渐转为无色透明，镜检为新鲜红细胞，脑出血或蛛网膜下腔出血为均匀红色，且不凝固，镜检为皱缩红细胞。②黄色：常见于陈旧性蛛网膜下腔出血、脑肿瘤、重症黄疸。③白色或灰白色：见于急性化脓性脑膜炎。④绿色：见于铜绿假单胞菌性脑膜炎。病毒性脑炎、脊髓灰质炎和脑梅毒等脑脊液亦可无色。

2）透明度：正常为清晰透明。结核性脑膜炎呈毛玻璃样混浊，急性化脓性脑膜炎时明显浑浊。

3）凝固性：正常静置24小时不发生凝固。化脓性脑膜炎放置1~2小时可形成凝块或沉淀物，结核性脑膜炎的脑脊液静置12~24小时，表面形成膜状物，取此膜涂片查抗酸杆菌阳性率高。蛛网膜下腔梗阻时，脑脊液可呈黄色胶冻状。

4）压力：正常成人卧位时脑脊液压力为0.78~1.76kPa或每分钟40~50滴。压力升高见于脑膜炎、上腔静脉综合征、脑水肿等。压力降低见于脊髓-蛛网膜下腔梗阻、脱水、循环衰竭及脑脊液漏等。

（2）化学检查

1）蛋白质测定

【参考值】 脑脊液蛋白定量：0.2~0.45g/L，定性试验：阴性或弱阳性。

【临床意义】 蛋白含量增高，主要见于化脓性脑膜炎和结核性脑膜炎、脑出血、蛛网膜下腔出血、脑部肿瘤和椎管梗阻等。

2）葡萄糖测定

【参考值】 2.5~4.5mmol/L（腰池）。

【临床意义】 降低见于：①中枢神经系统感染：如急性化脓性脑膜炎、结核性脑膜炎和真菌性脑膜炎，尤以化脓性脑膜炎减低最甚；②中枢神经系统肿瘤，脑膜瘤时明显降低；③脑寄生虫病，如脑囊虫病等。

3）氯化物测定

【参考值】 120~130mmol/L（腰池）。

【临床意义】 降低见于细菌性脑膜炎和真菌性脑膜炎，尤以结核性脑膜炎明显。病毒性脑（膜）炎、脊髓灰质炎、脑肿瘤等往往不降低。

（3）显微镜检查

1）细胞计数和分类

【参考值】 正常脑脊液无红细胞，仅少量白细胞，成人（0~8）×10^6/L，儿童（0~15）×10^6/L，新生儿（0~30）×10^6/L。分类以淋巴细胞为主。

【临床意义】 ①白细胞增高：化脓性脑膜炎时明显增高，以中性粒细胞为主；结核性脑膜炎中度增高，且中性粒细胞、淋巴细胞同时存在，病毒性脑膜炎轻度增高，以淋巴细胞为主；②红细胞增高：脑室及蛛网膜下腔出血可见大量红细胞。

2）病原学检查：正常脑脊液无病原体，脑膜炎时用革兰染色可查找致病菌。还可以用脑脊液作细菌培养检查，以提高病原体的阳性检出率，并根据药敏试验选择治疗药物。

（四）常用肾脏功能实验室检测

血清肌酐（serum creatinine，Scr）测定

【参考值】 男性53~106μmol/L；女性44~97μmol/L。

【临床意义】 较好反应肾小球滤过率，但并非早期诊断指标。升高见于肾小球滤过功能减退。

（五）肝脏病常用实验室检测

1. 血清总蛋白（serum total protein，STP）和清蛋白（albumin，A）、球蛋白（globulin，G）比值（A/G）测定

【参考值】 STP 60~80g/L；A 40~55g/L；G 20~30g/L；A/G比值1.5∶1~2.5∶1。

【临床意义】 总蛋白和清蛋白是反映肝脏功能的重要指标。总蛋白和清蛋白减低见于营养不

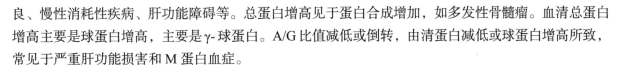

良、慢性消耗性疾病、肝功能障碍等。总蛋白增高见于蛋白合成增加，如多发性骨髓瘤。血清总蛋白增高主要是球蛋白增高，主要是 γ- 球蛋白。A/G 比值减低或倒转，由清蛋白减低或球蛋白增高所致，常见于严重肝功能损害和 M 蛋白血症。

2. 血清前清蛋白（prealbumin，PAB）测定

【参考值】 成人：280 ~ 360mg/L。

【临床意义】 PAB 为肝损害的早期灵敏指标。减低见于慢性感染、恶性肿瘤、肝胆系统疾病等。增高见于 Hodgkin 病。

3. 血浆凝血因子测定 见本节血栓与止血检测。

4. 血氨（blood ammonia）测定

【参考值】 18 ~ 72μmol/L。

【临床意义】 增高见于严重肝损害、尿毒症、上消化道大出血、肝外门脉系统分流形成。

5. 胆红素测定

【参考值】 总胆红素（STB）：3.4 ~ 17.1μmol/L；结合胆红素（CB）：0 ~ 6.8μmol/L；非结合胆红素（UCB）：1.7 ~ 10.2μmol/L。

【临床意义】 要用于黄疸的诊断和黄疸类型的鉴别。若 STB 增高伴 UCB 明显增高提示为溶血性黄疸；STB 增高伴 CB 明显升高为胆汁淤积性黄疸；三者均升高为肝细胞性黄疸。

6. 血清氨基转移酶测定 丙氨酸氨基转移酶（alanine aminotransferase，ALT）和天门冬氨酸氨基转移酶（aspartate aminotransferase，AST）。

【参考值】 速率法：ALT5 ~ 40U/L，AST8 ~ 40U/L；AST/ALT1.15。

【临床意义】 ALT 和 AST 增高主要见于急慢性病毒性肝炎、胆汁淤滞等。ALT 是反映肝损伤的灵敏指标。

7. 碱性磷酸酶（alkaline phosphatase，ALP）测定

【参考值】 速率法：40 ~ 150U/L。

【临床意义】 作为肝胆疾病和骨骼疾病的临床辅助诊断指标。

8. γ- 谷氨酰转移酶（γ-glutamyl transferase，GGT）测定

【参考值】 速率法：男 11 ~ 50U/L；女 7 ~ 32U/L。

【临床意义】 主要用于肝胆疾病的诊断。见于阻塞性黄疸、肝炎、急性心肌梗死等。

（六）临床常用生物化学检测

1. 空腹血糖（fasting blood glucose，FBG）测定

【参考值】 葡萄糖氧化酶法：3.9 ~ 6.1mmol/L。

【临床意义】 诊断糖尿病和低血糖症的主要依据。

2. 口服葡萄糖耐量试验（oral glucose tolerance test，OGTT）

【参考值】 OGTT：空腹血糖 3.9 ~ 6.1mmol/L；服糖后 0.5 ~ 1 小时，血糖达峰值，应 <11.1mmol/L；2 小时血糖 <7.8mmol/L；3 小时恢复至空腹水平。

【临床意义】 主要用于糖耐量异常、糖尿病和低血糖的诊断。

3. 糖化血红蛋白（glycosylated hemoglobin，GHb）测定

【参考值】 HbA_1c：4% ~ 6%；HbA_1：5% ~ 8%。

【临床意义】 糖尿病诊断和监控的重要指标。GHb 半衰期比糖化血清蛋白长，可反映检测前 2 ~ 3 月内平均血糖水平。

4. 总胆固醇（cholesterol，TC）测定

【参考值】 合适水平：<5.20mmol/L；边缘水平：5.23～5.69mmol/L；升高：＞5.72mmol/L。

【临床意义】 TC升高是冠心病的危险因素之一。升高也见于胆汁淤积。减低见于肝细胞严重损害。

5. 三酰甘油（triglyceride，TG）测定

【参考值】 0.56～1.70mmol/L。

【临床意义】 TG升高是动脉粥样硬化和冠心病的危险因素，亦见于原发性高脂血症。减低见于严重肝损伤等。

6. 高密度脂蛋白胆固醇（high density lipoprotein，HDL-C）测定

【参考值】 1.03～2.07mmol/L；合适水平：＞1.04mmol/L；减低：≤0.91mmol/L。

【临床意义】 与冠心病患病指数呈负相关，减低提示患冠心病、动脉粥样硬化的危险性增加。

7. 低密度脂蛋白胆固醇（low density lipoprotein，LDL-C）测定

【参考值】 合适水平：≤3.12mmol/L；边缘水平：3.15～3.61mmol/L；升高：＞3.64mmol/L。

【临床意义】 LDL是动脉粥样硬化重要的危险因素。减低见于甲状腺功能亢进症、肝硬化等。

8. 血清载脂蛋白A-I（ApoA-I）测定

【参考值】 男性：（1.42±0.17）g/L；女性：（1.45±0.14）g/L。

【临床意义】 ApoA-I直接反映HDL水平。

9. 血清载脂蛋白B（ApoB）测定

【参考值】 男性：（1.01±0.21）g/L；女性：（1.07±0.23）g/L。

【临床意义】 ApoB可直接反映LDL水平。

10. 血钾（K）测定

【参考值】 3.5～5.5mmol/L。

【临床意义】 增高见于溶血、酸中毒、肾功能不全、长期大量应用潴钾利尿剂等。减低见于摄入不足、丢失过多、洋地黄中毒等。

11. 血钠（Na）测定

【参考值】 135～145mmol/L。

【临床意义】 增高见于摄入过多、血液浓缩、内分泌病变等。减低见于摄取不足、丢失过多等。

12. 血氯（Cl）测定

【参考值】 95～105mmol/L。

【临床意义】 增高见于摄入过多、排泄减少、呼吸性碱中毒等。减低见于摄入不足、丢失过多、呼吸性酸中毒等。

13. 血磷（P）测定

【参考值】 0.97～1.61mmol/L。

【临床意义】 增高见于甲状旁腺功能减退、维生素D过多等。减低见于佝偻病等。

14. 血清铁（Fe）测定

【参考值】 男性：11～30μmol/L；女性：9～27μmol/L；儿童：9～22μmol/L。

【临床意义】 增高见于红细胞破坏增多、再障等。减低见于缺铁性贫血、尿毒症等。

15. 血清铁蛋白（serum ferritin，SF）测定

【参考值】 男性：15～200μg/L。女性：12～150μg/L。

【临床意义】 增高见于血色病、炎症、肿瘤、再障等；减低见于缺铁性贫血、营养不良等。

16. **肌酸激酶（creatine kinase，CK）测定**

【参考值】 酶偶联法（37℃）：男 38 ~ 174U/L；女 26 ~ 140U/L。

【临床意义】 增高见于心肌炎、急性心肌梗死、肌肉疾病等。CK 有 3 个不同的亚型：CK-MM 增高提示骨骼肌损伤；CK-MB 增高提示心肌损害，是心肌损伤较为特异和敏感的指标；CK-BB 增高提示脑外伤、脑血管意外。

17. **乳酸脱氢酶（lactate dehydrogenase，LDH）测定**

【参考值】 速率法：95 ~ 200U/L。

【临床意义】 增高见于急性心肌梗死、肝病、肿瘤等。LDH 有 5 个不同的亚型（LDH_1 ~ LDH_5），正常人 LDH 同工酶电泳为 LDH_2>LDH_1>LDH_3>LDH_4>LDH_5，大多数恶性肿瘤病人以 LDH_5、LDH_4、LDH_3 增高为主，急性心肌梗死时 LDH_1 增高更明显，急性心肌梗死时 LDH 活性升高比 CK、CK-MB 和 AST 升高晚，但持续时间长。

18. **心肌肌钙蛋白（cardiac troponin，cTn）测定**

【参考值】 cTnT 测定：正常：0.02 ~ 0.13μg/L；临界值：> 0.2μg/L；诊断急性心肌梗死：> 0.5μg/L；cTnI 测定：正常 < 0.2μg/L；临界值：> 1.5μg/L。

【临床意义】 血清 cTn 是心肌损伤的特异性标志，cTnT、cTnI 和肌酸激酶同工酶结合起来是用于急性心肌梗死诊断最灵敏、最特异的方法。

19. **淀粉酶（amylase，AMS）测定**

【参考值】 血液 AMS：600 ~ 1200Somogyi U/L，30 ~ 220SI U/L。

　　　　　 尿液 AMS：< 5000Somogyi U/24h，6.5 ~ 48.1SI U/h。

【临床意义】 血清淀粉酶测定主要用于急性胰腺炎的诊断。

（七）临床常用免疫学检测

1. 体液免疫检测

（1）免疫球蛋白

【参考值】 免疫比浊法：IgG 7.0 ~ 16.6g/L；IgA 0.7 ~ 3.5g/L；IgM 0.5 ~ 2.6g/L；酶联免疫吸附法（ELISA）：IgD 3 ~ 30mg/L；IgE 0.1 ~ 0.9mg/L。

【临床意义】 IgG 是含量最多和最主要的 Ig，也是唯一能够通过胎盘的 Ig。IgM 是初次免疫应答中的 Ig，是最早出现的抗体，也是分子量最大的 Ig，又称巨球蛋白。增高有两种情况：①单克隆性增高：即仅有一种 Ig 增高而其他种 Ig 不增高。主要见于免疫增殖性疾病如多发性骨髓瘤、巨球蛋白血症。过敏性疾病、寄生虫感染可见 IgE 增高。②多克隆性增高：即 IgG、IgA、IgM 均增高。见于慢性感染、慢性肝病、淋巴瘤、自身免疫病如系统性红斑狼疮（SLE）和类风湿关节炎等。Ig 降低见于各种先天性和获得性体液免疫缺陷病、联合免疫缺陷病、长期应用免疫抑制剂、肾病综合征、慢性肾炎和慢性肠道系统疾病病人等。

（2）M 蛋白检测

【参考值】 免疫电泳法：阴性。

【临床意义】 M 蛋白也称为单克隆免疫球蛋白，是由单克隆 B 淋巴细胞异常增殖时产生的具有相同结构和电泳迁移率的免疫球蛋白分子及其分子片段，一般无抗体活性。阳性主要见于多发性骨髓瘤、巨球蛋白血症等。

（3）血清补体检测：补体存在于人和脊椎动物血清及组织液中，是一组不耐热、具有酶活性的球蛋白。由三组球蛋白分子组成，第一组：传统途径的 9 种成分（C_1 ~ C_9）；第二组：B、D、P、H、

I 等因子;第三组:补体调节蛋白,如 C_1 抑制物、C_4 结合蛋白、促衰变因子等。

1)总补体溶血活性（CH_{50}）测定

【参考值】 试管法:50 ~ 100KU/L。

【临床意义】 主要反映补体（C_1 ~ C_9）经典途径活化的活性。增高见于急性炎症、恶性肿瘤及妊娠等。降低:见于免疫性疾病。

2)补体 C_3

【参考值】 成人 C_3:0.8 ~ 1.5g/L。

【临床意义】 补体 C_3 是传统途径和旁路途径激活的关键物质。①增高常见于急性炎症、急性组织损伤、传染病早期、恶性肿瘤、移植物排斥反应和妊娠等;②降低见于急性链球菌感染后肾炎、自身免疫病、亚急性细菌性心内膜炎、严重烧伤、慢性肝病、重度营养不良和遗传性 C_3 缺乏症等。

2. 细胞免疫检测

（1）T 细胞分化抗原测定

【参考值】 流式细胞术:CD_3^+ 总 T 细胞:61% ~ 85%;$CD_3^+CD_4^+$（Th）:28% ~ 58%;CD_8^+（Ts）:19% ~ 48%;CD_4^+/CD_8^+（Th/Ts）:（0.9 ~ 2.0）/1。

【临床意义】

1）CD_3^+ T 细胞:减低见于自身免疫性疾病,如系统性红斑狼疮。

2）CD_4^+ T 细胞:减低见于获得性免疫缺陷病及使用免疫抑制剂者等。

3）CD_8^+ T 细胞:减低见于自身免疫性疾病或变态反应。

4）CD_4^+/CD_8^+ 比值:增高见于免疫性疾病、病毒感染等;减低见于艾滋病。

（2）B 细胞分化抗原检测

【参考值】 流式细胞术:CD_{19}^+（11.74 ± 3.73）%。

【临床意义】 增高见于 B 细胞系统的恶性肿瘤。降低见于体液免疫缺陷病。

3. 肿瘤标志物检测（tumor marker，TM） 肿瘤标志物是指由肿瘤细胞所产生,存在于血液、细胞、组织或体液中,反映肿瘤存在和生长的一类物质。临床常用的肿瘤标志物检测见表 1-4-5。

表 1-4-5　临床常用的肿瘤标志物检测

肿瘤标志物	缩写	参考值	临床意义
甲胎蛋白	AFP	<25μg/L（RIA 或 ELISA）	原发性肝癌病人常 >300μg/L。病毒性肝炎、肝硬化、生殖腺胚胎肿瘤和妊娠者有不同程度增高
癌胚抗原	CEA	<5μg/L（RIA 或 ELISA）	见于结肠炎、胰腺癌、结肠癌、肺癌、胃癌、乳腺癌等
癌抗原 125	CA125	<35KU/L（RIA、ELISA）	见于卵巢癌,亦见于宫颈癌、乳腺癌、胰腺癌、胆道癌、肺癌等
癌抗原 15-3	CA15-3	<2.5 万 U/L（RIA 和 CLIA）	见于乳腺癌病人,常用于观察乳腺癌治疗后有无复发及转移
癌抗原 72-4	CA72-4	<6.7μg/L（ELISA）	见于卵巢癌、大肠癌等
糖链抗原 19-9	CA19-9	<3.7 万 U/L（ELISA）	见于胰腺癌、胆囊癌等
神经元特异性烯醇化酶	NSE	<15μg/L（RIA、ELISA）	见于神经母细胞瘤和小细胞肺癌等

注:放射免疫法:RIA;化学发光免疫分析:CLIA

4. **感染免疫检测**

（1）细菌感染免疫检测

1）血清抗链球菌溶血素"O"试验（antistreptolysin "O"，ASO）

【参考值】 乳胶凝集法：<500U；阴性（LAT）。

【临床意义】 升高见于A族溶血性链球菌感染引起的疾病，合并C反应蛋白升高，血沉加快，结合临床表现，可考虑风湿活动。

2）肥达反应（Widal reaction，WR）是利用伤寒和副伤寒沙门菌液为抗原，检测病人血清中有无相应抗体的一种凝集试验。

【参考值】 直接凝集法：伤寒 H<1∶160，O<1∶80；副伤寒甲、乙和丙 <1∶80。

【临床意义】 本试验作为伤寒、副伤寒的辅助诊断，若双份血清效价 >4 倍，诊断价值较大。

①O 和 H 均升高：伤寒可能性大。

②O 升高，A、B、C 任何一项升高：可能分别为副伤寒甲、乙、丙。

③O 升高，H 正常：伤寒发病早期或其他沙门菌感染的交叉反应。

④O 正常，H 升高：不久前患过伤寒或伤寒疫苗接种后，或非特异性回忆反应。

⑤接种伤寒菌苗或曾患伤寒者可出现阳性，效价低于参考值。

3）C 反应蛋白（C-reactive protein，CRP）

【参考值】 速率散射比浊法：<2.87mg/L。

【临床意义】 升高见于各种细菌性感染、组织损伤、结缔组织病、恶性肿瘤、器官移植后的排斥反应等。

（2）病毒感染免疫检测

1）巨细胞病毒（CMV）检测

【参考值】 ELISA 法：HCMV-IgM 和 HCMV-IgG 均为阴性。

【临床意义】 HCMV-IgM 阳性为近期感染，HCMV-IgG 可以作流行病学调查。

2）嗜异性凝集试验

【参考值】 红细胞凝集法：阴性或凝集效价 ≤ 1∶7。

【临床意义】 动态观察原效价升高4倍以上更有诊断价值。增高见于传染性单核细胞增多症等。

（八）临床常见病原体检测

1. 病毒性肝炎检测

（1）甲型肝炎病毒（hepatitis A virus，HAV）标志物及意义（表 1-4-6）。

表 1-4-6　HAV 标志物的检测及意义

标志物	缩写	参考值	临床意义
甲肝病毒抗原	HAV Ag	阴性	阳性为甲肝病人
甲肝病毒 RNA	HAV RNA	阴性	阳性为甲肝病人
甲肝病毒抗体	抗 HAV-IgM	阴性	阳性提示机体正在感染 HAV
	抗 HAV-IgG	阴性或阳性	阳性提示既往感染 HAV

（2）乙型肝炎病毒（hepatitis B virus，HBV）标志物及意义（表 1-4-7）。

表 1-4-7　HBV 标志物的检测及意义

标志物	缩写	参考值	临床意义
乙肝病毒表面抗原	HBsAg	阴性	阳性见于 HBV 感染和携带者
乙肝病毒表面抗体	抗 -HBs	阴性或阳性	保护性抗体。阳性见于急性乙肝恢复期、注射过乙肝疫苗
乙肝病毒 e 抗原	HBeAg	阴性	阳性提示处于 HBV 复制活动期，复制活跃，有较强的传染性
乙肝病毒 e 抗体	抗 -HBe	阴性	阳性提示 HBV 复制减少，传染性降低
乙肝病毒核心抗体	抗 HBc-IgM	阴性	阳性提示乙肝急性期
	抗 HBc-IgG	阴性	阳性见于乙肝急性后期、慢性期、恢复期或既往感染
乙肝病毒前 S_2 蛋白	Pre-S_2	阴性	阳性提示 HBV 复制活跃，有传染性
乙肝病毒 DNA	HBV DNA	阴性	阳性表明 HBV 复制及有传染性

（3）丙型肝炎病毒（hepatitis C virus，HCV）标志物及意义（表 1-4-8）。

表 1-4-8　HCV 标志物的检测及意义

标志物	缩写	参考值	临床意义
丙肝病毒 RNA	HCV-RNA	阴性	阳性提示复制活跃，传染性强
丙肝病毒抗体	抗 -HCV IgM	阴性	见于急性丙型肝炎
	抗 -HCV IgG	阴性	阳性提示 HCV 感染

2. 性传播疾病病原体检测

（1）梅毒螺旋体抗体测定

【参考值】　①定性试验：玻片试验（VDRL）和快速血浆反应素试验（RPR）：阴性；②确诊试验：梅毒螺旋体血凝试验（TPHA）和荧光螺旋体抗体吸收试验（RTA-ABS）：阴性。

【临床意义】　定性试验可作为筛选，阳性时应加做确诊试验。

（2）人获得性免疫缺陷病毒（HIV）抗体及 RNA 测定

【参考值】　①筛选试验：ELISA 和快速蛋白印迹法：阴性；②确诊试验：蛋白印迹法和 RT-PCR 法：HIV RNA 阴性。

【临床意义】　筛选试验对艾滋病的敏感性高，缺乏特异性，阳性时应加做确诊试验。

二、　辅助检查及临床意义

（一）心电图检查

心电图（electrocardiogram，ECG）是利用心电图机从体表记录心脏每一心动周期所产生的电活动变化的曲线图形。心电图检查是诊断心律失常最重要的检查之一，是诊断心肌梗死的重要依据，还广泛用于重症监护、手术麻醉、运动医学、航空航天等方面。

1. **心电图导联** 临床上常用心电图常规 12 导联体系，包括六个肢体导联和六个胸导联。肢体导联包括标准 Ⅰ、Ⅱ、Ⅲ 导联及加压单极肢体导联 aVR、aVL、aVF（图 1-4-1）。胸导联是单极导联，包括 $V_1 \sim V_6$ 导联（图 1-4-2）。

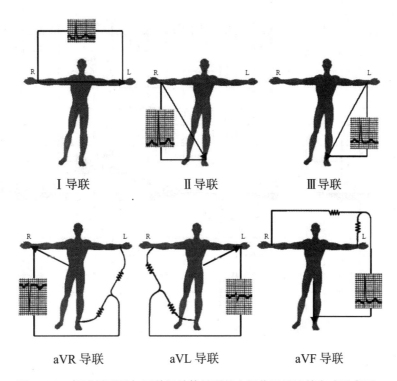

Ⅰ 导联　　　　　　Ⅱ 导联　　　　　　Ⅲ 导联

aVR 导联　　　　　aVL 导联　　　　　aVF 导联

图 1-4-1　标准导联及加压单极肢体导联的电极位置及连接方式示意图

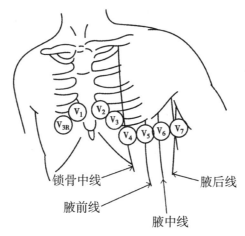

锁骨中线　腋前线　腋中线　腋后线

图 1-4-2　胸导联的电极位置及连接方式示意图

2. **心电图波形** 每一心动周期心脏除极和复极产生的立体空间向量经过二次投影形成心电图上的一系列波形，依次被命名为 P 波、QRS 波群、T 波及 U 波等。尚有 P-R 间期、ST 段、Q-T 间期（图 1-4-3）。

3. **心电图测量** 心电图记录纸由相间各为 1mm 的纵线和横线划分成众多 1mm² 大小的小方格。纵线用以测定振幅，横线用以测定时间。一般常用走纸速度为 25mm/s，此时每两条纵线间隔（1mm）

表示 0.04 秒（40 毫秒）；当标准电压 1mV=10mm 时，两条横线间隔（1mm）表示 0.1mV（图 1-4-3）。心率 =60/P-P 或 R-R 间期（以秒为单位）。

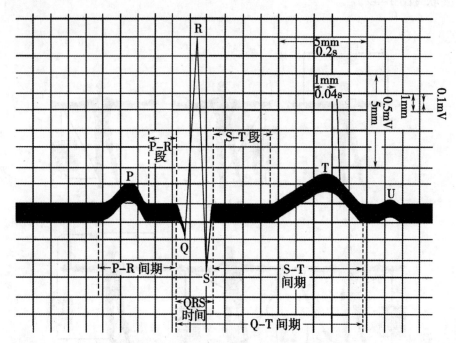

图 1-4-3　心电图各波段命名及测量示意图

4. 心电图各波、段的正常值及临床意义

（1）P 波：心房除极波。P 波方向在 I、II、V₄ ~ V₆ 导联直立，aVR 导联倒置，其余导联可呈双向、低平或倒置。一般正常 P 波时间小于 0.12 秒，振幅在肢体导联小于 0.25mV，胸导联小于 0.2mV。

（2）P-R 间期：激动从心房开始除极至到达心室的时间。正常范围为 0.12 ~ 0.20 秒。

（3）QRS 波群：是心室除极波，反映左右心室的电激动过程。①时间：成人 QRS 波时间小于 0.12 秒，多数在 0.06 ~ 0.10 秒。②V₁、V₂ 导联呈 rS 型；V₅、V₆ 导联呈 qR、qRs、Rs 或 R 型；自 V₁ 至 V₆ 导联 R 波逐渐增高，S 波逐渐减小；V₁ 导联的 R 波不超过 1.0mV，V₅、V₆ 的 R 波不超过 2.5mV，aVL 的 R 波不超过 1.2mV，aVF 的 R 波不超过 2.0mV，aVR 不超过 0.5mV，I 导联 R 波不超过 1.5mV。各肢体导联的 QRS 波群振幅绝对值均不小于 0.5mV，各胸前导联 QRS 波群振幅绝对值不应小于 0.8mV，否则称为低电压。③除 aVR 导联外，正常人的 Q 波时间应小于 0.04 秒，振幅小于同导联中 R 波高度的 1/4。正常人 V₁、V₂ 导联不应出现 Q 波，但偶尔可呈 QS 波。④电轴：QRS 波群额面电轴的正常范围为 -30° ~ +90°。电轴位于 -30° ~ -90° 范围为电轴左偏；位于 +90° ~ +180° 范围为心电轴右偏。

（4）J 点及 ST 段：QRS 波群终末部与 ST 段起始之交接点称为 J 点。ST 段是指 QRS 波群结束后至 T 波起点间的线段，反映心室肌早期缓慢复极的电位变化。J 点大多在等电位线上，通常随 ST 段的偏移而发生移位。在任何一个导联 ST 段降低都不应超过 0.05mV。ST 段在肢体导联与 V₄ ~ V₆ 导联抬高不应超过 0.1mV，在 V₁ ~ V₃ 导联抬高不应超过 0.3mV。

（5）T 波：反映心室肌晚期快速复极过程。T 波方向大多和 QRS 主波方向一致，在 R 波为主的导联 T 波振幅不应低于同导联 R 波高度的 1/10，T 波在胸导联有时可高达 1.2 ~ 1.5mV。

（6）U 波：指 T 波后面一个振幅低小波。

（7）Q-T 间期：从 QRS 波群起点至 T 波终点的时间，反映心室肌除极与复极的总时间。在 0.32 ~ 0.44 秒之间。由于 Q-T 间期受心率影响很大，临床上常用 QTc（即校正的 Q-T 间期）来判断 Q-T

间期是否延长。QTc 的正常上限值为 0.44 秒。推荐 Q-T 间期延长的标准：男性 QTc ≥ 0.45 秒；女性 QTc ≥ 0.46 秒。

5. 异常心电图

（1）房室肥大

1）右心房肥大：P 波高而尖，电压 ≥ 0.25mV，常见于肺源性心脏病，又称"肺型 P 波"。

2）左心房肥大：P 波增宽，时间 ≥ 0.12 秒，常呈双峰，两峰间距 ≥ 0.04 秒；V_1 导联 P 波呈双向，负向 P 波的时间与振幅乘积（Ptf_{V_1}）≤ -0.04mm·s，常见于二尖瓣病变，又称"二尖瓣型 P 波"。

3）左心室肥大：左心室高电压表现：R_{V_5}（或 R_{V_6}）> 2.5mV，或 $R_{V_5} + S_{V_1}$ > 4.0mV（男）或 > 3.5mV（女）；QRS 波群时间轻度延长，一般不超过 0.11 秒；额面心电轴轻度左偏；继发性 ST-T 改变。

4）右心室肥大：V_1 导联 QRS 波群呈 R、Rs 或 qR 型；R_{V_1} > 1.0mV，或 $R_{V_1} + S_{V_5}$ > 1.2mV；V_5、V_6 导联 R/S < 1；肢体导联：R_{aVR} > 0.5mV 或 R/Q > 1。额面 QRS 电轴右偏 > +90°，严重者可 > +110°。右胸导联出现 ST 段下移，T 波双向、倒置。

（2）心肌缺血：影响心室复极，心电图表现为 ST 段、T 波的改变。

1）缺血型心电图改变：心内膜下心肌缺血对应导联出现高大的 T 波；心外膜下心肌缺血（包括透壁性心肌缺血）面向缺血区的导联出现倒置的 T 波。

2）损伤型心电图改变：心内膜下心肌损伤时，主波向上的导联 ST 段下移；心外膜下或透壁性心肌损伤时，则出现 ST 段弓背向上抬高。ST 段抬高的诊断标准：肢体导联 2 个或 2 个以上导联 ST 段抬高 ≥ 0.1mV，胸导联 2 个或 2 个以上导联 ST 段抬高 ≥ 0.2mV。

（3）心肌梗死：冠状动脉突然闭塞可使血流中断，导致其供应的心肌发生坏死称为心肌梗死。心电图可出现缺血、损伤和坏死改变的动态变化。

1）基本改变：①缺血型改变：T 波高耸或倒置；②损伤型改变：ST 段弓背向上抬高，可呈单向曲线；③坏死型改变：出现病理性 Q 波（时间 ≥ 0.04 秒，振幅 ≥ 1/4R）或呈 QS 波。

2）心肌梗死的心电图演变及分期：急性心肌梗死发生后，心电图的变化随着心肌缺血、损伤、坏死的发展和恢复而呈现一定的演变规律，依据心电图的演变过程大致可分为以下几个阶段：①超急性期：发病数小时内出现，经历时间很短。面向梗死部位的导联出现 T 波高耸，以后迅速出现 ST 段上斜形或弓背向上型抬高。②急性期：心肌梗死发生数小时后，ST 段抬高逐渐加重，呈现典型的弓背向上抬高，可形成单向曲线，继而逐渐下降，面向坏死区导联出现异常 Q 波或 QS 波，同时 R 波振幅降低，T 波转为倒置。③亚急性期：出现于心肌梗死后数周至数月，以坏死及缺血图形为主要特征，ST 段逐渐下降回至基线，T 波倒置缓慢恢复，变为浅倒置或直立，坏死型 Q 波遗留。④陈旧期（愈合期）：在急性心肌梗死 3~6 个月之后或更久，ST 段和 T 波恢复正常或 T 波维持倒置、低平，残留坏死型 Q 波，图形趋于稳定不变。部分病例随着瘢痕组织的缩小及周围心肌的代偿，Q 波可于数年后缩小甚至消失（图 1-4-4）。

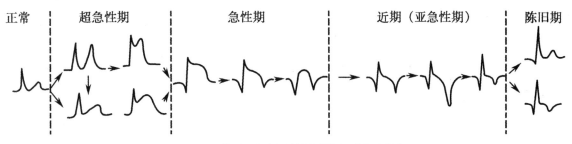

图 1-4-4　典型心肌梗死的图形演变过程及分期

需要指出的是，近年来通过对急性心肌梗死病人实施早期介入治疗措施，已使整个病程显著缩短，可不再呈现上述典型的演变过程。

3）心肌梗死的定位诊断：心肌梗死的图形出现于面向梗死部位的导联，故依据异常 Q 波出现的导联可作出坏死区域的定位诊断。$V_1 \sim V_3$ 导联出现异常 Q 波或 QS 波为前间壁梗死；$V_3 \sim V_5$ 导联出现异常 Q 波为前壁梗死；如所有胸导联均出现异常 Q 波则为广泛前壁心肌梗死；侧壁心肌梗死时在 I、aVL、V_5、V_6 导联可见异常 Q 波；如仅有 I、aVL 出现异常 Q 波则为高侧壁心肌梗死；下壁心肌梗死时在 II、III、aVF 导联出现异常 Q 波；后壁心肌梗死时在 $V_7 \sim V_9$ 记录到异常 Q 波，而相对应的 V_1、V_2 导联呈现 R 波增高。根据出现梗死图形的导联，还可进一步判断发生阻塞的冠状动脉。

6. 心律失常 心脏的正常起搏点位于窦房结，并按正常传导系统顺序激动心房和心室。如果心脏激动的起源异常和（或）传导异常，称为心律失常（arrhythmia）。

（1）窦性心律与窦性心律失常

1）窦性心律的心电图特征：①窦性 P 波（I、II、$V_4 \sim V_6$ 导联 P 波直立，aVR 导联 P 波倒置）有规律地发生；②P 波的频率在 60 ~ 100 次 / 分；③P-P 间期基本匀齐，相差 < 0.12 秒。

2）窦性心动过速：成人窦性心律的频率 > 100 次 / 分，称为窦性心动过速，一般不超过 160 次 / 分。常见于运动、发热、精神紧张、甲状腺功能亢进等。

3）窦性心动过缓：当成人窦性心律的频率 < 60 次 / 分时称为窦性心动过缓，一般大于 45 次 / 分，常伴有窦性心律不齐。

4）窦性停搏：亦称窦性静止。表现为规律的窦性节律中，窦房结在一段时间内停止发放激动，心电图上可见规则的 P-P 间距中突然出现 P 波脱落，形成长 P-P 间距，且与正常 P-P 间距不成倍数关系。

5）病态窦房结综合征（sick sinus syndrome，SSS）：由于起搏传导系统退行性病变以及冠心病、心肌炎、心肌病等疾患，可累及窦房结及其邻近组织发生病变，导致窦房结的冲动形成障碍和 / 或传出障碍，从而引起一系列缓慢性心律失常，出现头晕、黑矇、一过性意识障碍和晕厥等一系列临床症状。心电图表现特点：①持续性窦性心动过缓（偶为发作性），注射阿托品后心率增加不明显；②常伴有二度窦房阻滞、窦性停搏，有时可见交界性逸搏心律；③可出现慢 - 快综合征，表现为窦性心动过缓、窦性停搏与快速性室上性心律失常交替出现，多为阵发性心房颤动和扑动；④若伴有房室传导阻滞，反映病变同时累及房室结，称为双结病变。

（2）期前收缩：是指起源于窦房结以外的异位起搏点提前发出的激动，引起心脏发生除极。根据异位激动的起源部位，可分为房性期前收缩、交界性期前收缩和室性期前收缩。其中以室性者最常见，房性次之，交界性少见。

1）房性期前收缩：心电图表现：①提前出现的 P′ 波，形状与窦性 P 波不同；②P′-R 间期可以正常，也可能延长（房室结干扰现象）；③多伴有不完全性代偿间歇；④提前的 P′ 波后若无 QRS 波群，则为未下传的房性早搏；若 P′ 波后的 QRS 波群与一般不同，呈束支阻滞图形，则可能是房性早

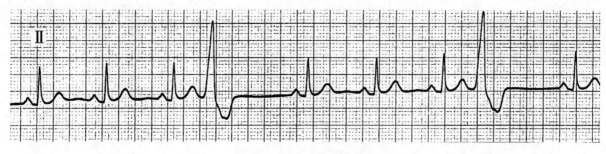

图 1-4-5　室性期前收缩

搏伴室内差异性传导。

2）室性期前收缩：心电图特征为：①提前出现的宽大畸形 QRS 波群，时间 ≥ 0.12 秒，其前无相关 P 波；②ST-T 呈继发性改变，即室早的 T 波与 QRS 波群主波方向相反；③绝大多数呈完全性代偿间歇（图 1-4-5）。

（3）异位心动过速：是指由于折返激动或异位节律点兴奋性增高所引起的快速异位心律（期前收缩连续出现 3 次或 3 次以上）。根据异位节律发生的部位可分为房性、交界性及室性心动过速。

1）阵发性室上性心动过速：将房性、交界性心动过速统称为室上性心动过速，其心电图特点为：①心动过速呈突发突止的特点，心室率一般在 160 ~ 250 次 / 分，节律规则；②QRS 形态一般正常，伴有束支阻滞或室内差异性传导时可呈宽 QRS 波。

2）室性心动过速：系指起源于希氏束分支以下部位的室性快速心律，常见于器质性心脏病。心电图表现为：①发作呈骤发骤停的特点，频率多在 140 ~ 200 次 / 分，节律可稍不齐；②QRS 波群宽大畸形，时限通常 > 0.12 秒；③部分病人可出现房室分离，窦性 P 波隐约可见，与异位的 QRS 波群无固定的时间关系，房室分离是诊断室速的有利佐证；④偶尔可见心房激动夺获心室或发生室性融合波，也支持室速的诊断。

（4）扑动与颤动

1）心房扑动与颤动：房扑的心电图特点为 P 波消失而代之以扑动波（F 波）。典型的 F 波大小、形态、间距均一致，呈波浪形或锯齿形，多数在 Ⅱ、Ⅲ、aVF 导联中清晰可见，F 波连续不断，无等电位线可见，其频率多为 250 ~ 350 次 / 分，大多不能下传，而以固定或不固定的比例下传，QRS 波群多正常。心房颤动时，心电图表现为 P 波消失而代之以颤动波（f 波）。f 波大小、形态、间距均不一致，通常在下壁导联和 V_1 导联比较清楚，f 波的频率在 350 ~ 600 次 / 分，心室律绝对不规则；QRS 波群一般为正常形态，当伴有室内差异性传导时，QRS 波可增宽（图 1-4-6）。

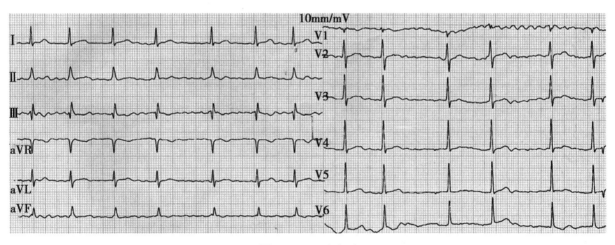

图 1-4-6 心房颤动

2）心室扑动与颤动：是极严重的致死性心律失常，往往是心脏停搏前的短暂征象。心室扑动心电图上表现为匀齐而连续快速的粗大波动，频率约 200 ~ 250 次 / 分，其中的 QRS 及 ST-T 无从分辨。心室扑动常不能持久，或很快恢复，或转为心室颤动。心室颤动是心室肌只有杂乱的电活动，没有协调匀齐的收缩，心脏完全失去排血功能。心电图上 QRS-T 波完全消失，呈混乱的波动，形状振幅都不规则，频率约 250 ~ 500 次 / 分。

（5）房室传导阻滞

1）一度房室传导阻滞：其特点是所有的房性激动都能下传到心室，但 P-R 间期延长，成人 PR 间期 > 0.20 秒。

2）二度房室传导阻滞：指一个或多个心房激动未能下传到心室，而发生心室漏搏，表现为 P 波后 QRS 波群脱落，可分为两型：

二度 I 型，又称为文氏型房室传导阻滞、莫氏 I 型。其心电图表现有：① P-R 间期进行性延长，但延长的增量逐次递减，导致 R-R 间期逐渐缩短；②心搏脱落的长间歇（R-R 间期）短于任何二个最短 R-R 间期之和；③通常以 P 波数与下传 P 波数的比例来表示房室传导阻滞的程度。

二度 II 型房室传导阻滞，又称为莫氏 II 型房室传导阻滞，心电图表现为 P 波周期性的突然不能下传而发生间断性的 P 波后 QRS 波群脱落，下传 P 波的 P-R 间期是恒定的，可正常或延长，含心室漏搏的长 R-R 间期恰好是短 R-R 间期的倍数。也可出现大多数 P 波下传受阻，即连续两次或两次以上 QRS 波群脱落，称为高度房室传导阻滞。

3）三度房室传导阻滞：指所有心房激动均不能下传至心室，又称完全性房室传导阻滞。心电图特点：① P-P 间期和 R-R 间期各有自己的节律性，P 与 QRS 之间始终没有任何固定关系，形成完全性房室分离；②心房率快于心室率；③心室律缓慢而匀齐，通常在 30～50 次 / 分，系阻滞区下方的次级起搏点控制形成的逸搏心律。

（二）肺功能检查

1. **肺容积** 肺容积指在安静情况下，测定一次呼吸所出现的容积变化，具有静态解剖学意义。

（1）潮气容积（tidal volume，VT）：平静呼吸时，一次吸入和呼出的气量。成人参考值约为 500ml。VT 受吸气肌尤其是膈肌运动的影响，呼吸肌功能不全时 VT 降低。

（2）补吸气容积（inspiratory reserve volume，IRV）：平静吸气末再尽最大力量吸气所吸入的气量。成人参考值：男性 2160ml、女性 1400ml。IRV 受吸气肌功能的影响。

（3）补呼气容积（expiratory reserve volume，ERV）：平静呼气末再尽最大力量呼气所呼出的气量。成人参考值：男性（1609±492）ml、女性（1126±338）ml。ERV 可随呼气肌功能的改变而改变。

（4）残气量（residual capacity，RV）：指最大呼气末尚存留于肺内不能呼出的气体量，这些气量足够进行气体交换（弥散呼吸）。成人参考值：男性（1615±397）ml、女性（1245±336）ml。

（5）深吸气量（inspiratory capacity，IC）：即潮气容积加补吸气容积（VT+IRV）。成人参考值：男性为（2617±548）ml，女性为（1970±381）ml。当呼吸功能不全时，尤其是吸气肌力障碍以及胸廓、肺活动度减弱和气道堵塞时 IC 均降低。

（6）肺活量（vital capacity，VC）：即深吸气量加补呼气容积（IC+ERV）或潮气容积加补吸气容积加补呼气容积（VT+IRV+ERV）。右肺肺活量占全肺肺活量的 55%。成人参考值：男性（4217±690）ml，女性（3105±452）ml；实测值占预计值的百分比 <80% 为降低，其中 60%～79% 为轻度、40%～59% 为中度、<40% 为重度。肺活量是肺功能检测中简单易行而又最有价值的参数之一。肺活量减低提示限制性通气功能障碍，亦可提示严重的阻塞性通气功能障碍。

（7）功能残气量（functional residual capacity，FRC）：指平静呼气末肺内所含气量，即补呼气量加残气量（RV），重复性好。成人参考值：男性（3112±611）ml，女性（2348±479）ml。FRC 约相当于肺总量的 40%。肺弹性回缩力下降，可使 FRC 增高，如阻塞性肺气肿、气道部分阻塞。反之 FRC 下降，如肺间质纤维化、急性呼吸窘迫综合征。

（8）肺总量（total lung capacity，TLC）：指最大限度吸气后肺内所含气量，即肺活量加残气量。

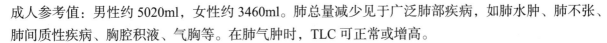

成人参考值：男性约 5020ml，女性约 3460ml。肺总量减少见于广泛肺部疾病，如肺水肿、肺不张、肺间质性疾病、胸腔积液、气胸等。在肺气肿时，TLC 可正常或增高。

2. 通气功能　通气功能测定是肺功能检查中最基本的项目。

（1）肺通气量

1）每分钟静息通气量（minute ventilation，VE）：指静息状态下每分钟呼出气的量，等于潮气容积（VT）× 每分钟呼吸频率（RR/min）。参考值：男性（6663 ± 200）ml，女性（4217 ± 160）ml。>10L/min 提示通气过度，可造成呼吸性碱中毒。<3L/min 提示通气不足，可造成呼吸性酸中毒。

2）最大自主通气量（maximal voluntary ventilation，MVV）：指在 1 分钟内以最大的呼吸幅度和最快的呼吸频率呼吸所得的通气量。临床上常为通气功能储备能力考核指标。成人参考值：男性（104 ± 2.71）L，女性（82.5 ± 2.17）L，占预计值 <80% 为异常。临床意义：① MVV 降低：无论是阻塞性或限制性通气障碍均可使之降低。临床常见于阻塞性肺气肿、呼吸肌功能障碍、胸廓、胸膜、弥漫性肺间质疾病和大面积肺实变等。②作为通气储备能力考核指标：常以通气储备百分比表示，是胸部手术前判断肺功能状况、预计肺并发症发生风险的预测指标以及职业病劳动能力鉴定的指标。正常值 >95%，低于 86% 提示通气储备不足，气急阈为 60% ~ 70%。计算公式为：

$$通气储量 \% = \frac{每分钟最大通气量 - 每分钟静息通气量}{每分钟最大通气量} \times 100\%$$

（2）用力肺活量（forced vital capacity，FVC）：指深吸气至肺总量位后以最大力量、最快速度所能呼出的全部气量。第 1 秒用力呼气容积（forced expiratory volume in one second，FEV_1）指最大吸气至肺总量位后，开始呼气第 1 秒钟内的呼出气量。正常人 3 秒内可将肺活量全部呼出。FEV_1 既是容积测定，亦为一秒钟内的平均呼气流量测定，并常以 FEV_1 和 $FEV_1/FVC\%$ 表示（简称一秒率）。$FEV_1/FVC\%$ 均大于 80% 是测定呼吸道有无阻力的重要指标。慢性阻塞性肺病、支气管哮喘急性发作的病人，其 FEV_1 和 $FEV_1/FVC\%$ 均降低，但在可逆性气道阻塞，如支气管哮喘，在应用支气管扩张剂后，其值亦可较前改善。限制性通气障碍时，如弥漫性肺间质疾病、胸廓畸形等病人可正常，甚至可达 100%。

（3）最大呼气中段流量（maximal mid-expiratory flow，MMF）：是根据用力肺活量曲线而计算得出用力呼出 25% ~ 75% 的平均流量。MMF 降低可作为评价早期小气道阻塞的指标。

3. 换气功能检查　肺有效的气体交换与通气量、血流量、吸入气体的分布和通气 / 血流比值以及气体的弥散有密切关系。

肺泡弥散是肺泡内气体中和肺泡壁毛细血管中的氧和二氧化碳，通过肺泡壁毛细血管膜进行气体交换的过程。以弥散量（diffusing capacity，DL）作为判定指标。肺泡弥散量是指肺泡膜两侧气体分压差为 1mmHg 条件下，气体在单位时间（1分钟）所能通过的气体量（ml）。O_2 与 CO_2 在肺内的弥散过程不同，CO_2 的弥散速率为 O_2 的 21 倍，实际上不存在 CO_2 弥散功能的障碍，故临床上弥散障碍是指氧而言，其后果是缺氧。由于一氧化碳（CO）有与氧分子相类似特性，临床上测定时通常采用 CO 气体。

DL 值与年龄、性别、体位、身材等相关，男性大于女性，青年人大于老年人。弥散量如小于正常预计值的 80%，则提示弥散功能障碍。弥散量降低，常见于肺间质纤维化、肺气肿、肺结核、气胸、肺部感染、肺水肿、心脏病、贫血等。弥散量增加可见于红细胞增多症、肺出血等。

（三）脑电图检查

脑电图（electroencephalography，EEG）是一项用于脑生物电活动检查的基本技术，通过测定自发的有节律的生物电活动以了解脑功能状态，是进行癫痫诊断及分类最客观的手段。

1. 检查方法 电极安放采用国际10/20系统，参考电极通常置于双耳垂或乳突。可采用单极和双极的连接方法。开颅手术时，电极可直接置于暴露的大脑皮质表面，也可将电极插入颞叶内侧的海马及杏仁核等较深部位。进行EEG检查时，还可以通过一些特殊的手段诱发不明显的异常电活动，最常用的方法如过度换气、闪光刺激、睡眠等。

2. EEG的基本要素

（1）频率：指同一周期的脑波在一秒钟内重复出现的次数。频率（c/s）=1000（ms）/周期（ms），频率的单位是赫兹（Hz）见图1-4-7。频率在8～12Hz之间的脑波称α波，为构成EEG的最基本要素。80%的正常成年人以α波为主。以此为基础，比α波快的波称之为快波（18～35Hz为β波），比α波慢的波称慢波（0.5～3.5Hz为δ波；4～7.5Hz为θ波）。

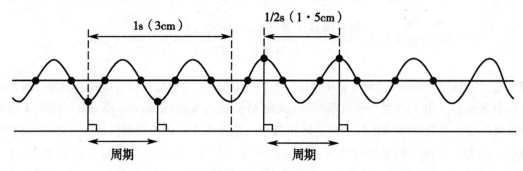

图1-4-7 脑波的频率

（2）波幅：是指从一个波的波峰引一条垂直于基线的直线，此线与波的起点和终点的连线相交，其交叉点至波峰的距离为该波的波幅。波幅一般用微伏（μV）表示。通常50（μV）相当于5mm的高度。因此10mm相当于100（μV）记录脑电图。也即高度1mm相当于10（μV），见图1-4-8。

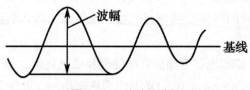

图1-4-8 脑波的波幅

3. 正常EEG

（1）正常EEG：在清醒、安静和闭目放松状态下，脑电的基本节律为8～13Hz的α节律，波幅20～100μV，主要分布在枕部和顶部；β活动频率为14～25Hz，波幅为5～20μV，主要分布在额叶和颞叶；部分正常人在半球前部可见少量4～7.5Hz的θ波。频率4Hz以下为δ波，清醒状态下几乎没有，但入睡可出现，而且由浅入深逐渐增多。8Hz以下的波均为慢波。与成人不同，儿童EEG以慢波为主，随年龄增加，慢波逐渐减少，而α波逐渐增多，14～18岁接近于成人。

（2）睡眠EEG：根据眼球运动可分为：①非快速眼动期或慢波期：1期困倦期，α节律消失，被低波幅慢波取代；在顶部可出现短暂的高波幅双侧对称的负相波称为"V"波；2期浅睡期，在低波

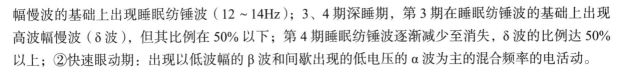

幅慢波的基础上出现睡眠纺锤波（12～14Hz）；3、4期深睡期，第3期在睡眠纺锤波的基础上出现高波幅慢波（δ波），但其比例在50%以下；第4期睡眠纺锤波逐渐减少至消失，δ波的比例达50%以上；②快速眼动期：出现以低波幅的β波和间歇出现的低电压的α波为主的混合频率的电活动。

4. 异常 EEG

（1）EEG的波形异常：①正常出现的EEG波幅降低、缺如或波幅增高；②出现正常看不到的异常波如慢波、棘波、尖波或含有它们的复合波。

（2）脑电图的出现方式异常：①非暴发性出现：持续性或散在性地出现慢波等基本节律的异常，可见于脑炎、脑血管病等；②暴发性出现：棘波、尖波、棘-慢复合波、尖-慢复合波、高波幅慢波等，突出于背景脑电活动，单独、孤立性或几个连续形成暴发波出现，多见于癫痫。

5. 常见的异常 EEG

（1）弥漫性慢波：背景活动为弥漫性慢波，是最常见的异常表现，无特异性。见于多种原因引起的弥漫性脑损害、缺氧性脑病、中枢神经系统变性病、脱髓鞘性脑病等。

（2）局灶性慢波：是局部脑实质功能障碍所致。见于局灶性癫痫、单纯疱疹病毒性脑炎、脑脓肿、硬膜下血肿等。

（3）癫痫样放电：包括棘波、尖波、多棘波、棘-慢复合波、尖-慢复合波等，50%以上病人在癫痫发作的间期可记录到癫痫样放电。

（四）肌电图检查

肌电图（electromyography，EMG）指记录肌肉在安静状态、随意收缩及周围神经受刺激时各种电生理特性的技术。EMG检查反映脊髓前角细胞及其以下的病变。主要包括：前角细胞和神经轴索、神经-肌肉接头以及肌肉。

1. EMG 检查的禁忌证

（1）血友病或血小板明显降至$20×10^9$/L以下或出凝血时间不正常者，都应避免进行测定。对心脏瓣膜病合并一过性菌血症病人进行EMG测定，可能造成细菌性心内膜炎。

（2）传染病病人改用一次性的同心圆针极。

（3）一般避开对刚刚做过EMG的肌肉进行肌肉活检；测定血中的肌酶最好在EMG测定之前进行。

2. EMG 检查内容　包括直接针电极EMG、神经传导速度、重复电刺激、单纤维肌电图（single fiber EMG，SFEMG）、F波、瞬目反射、H反射等。

对一块肌肉进行EMG测定，分为三个步骤：

（1）肌肉安静状态下的静息电位：观察有无：①插入电位；②自发电位；③肌强直电位；④肌纤颤电位。

（2）肌肉小力收缩时运动单位电位（motor unit action potential，MUAP）：主要记录MUAP的波幅、时限和多相波的百分比（波的形态），另外还可以记录面积和转折数。

（3）肌肉大力收缩时的募集电位：观察项目包括：①相型，如干扰相、混合相、单纯相、病理干扰相等；②募集电位的峰-峰值。

3. 正常 EMG

（1）正常肌肉静止时没有电活动，所得记录为一条直线。当针电极插入肌肉时，常可引起一阵短暂的电位发放，形成插入电位，其每个波的时限约为1～25毫秒，持续约1秒后消失。如果针电极插入运动终板区，将会出现低波幅的终板噪声及高波幅终板棘波这两种终板活动，这时受试者会感到疼痛。

（2）在肌肉轻度收缩状态下，测定运动单位电位时应注意从肌肉不同部位记录不同电位。运动单位电位的波形可为单相、双相、三相、四相及多相，双相或三相波在运动单位电位中占大部分。如果约 80% 多于四相，称为多相电位。在正常肌肉中，多相电位在 5%~15% 之间。运动单位电位的时限为 5~15 毫秒，波幅为 0.4~3mV，一般为 0.5~1.0mV。

（3）肌肉大力收缩时，每个运动单位的放电频率增加，且活动的运动单位数量增加，它们各自的节律性的高频放电挤在一起，无法辨认每个运动单位电位的轮廓，称为干扰相。

4. 异常 EMG

（1）插入电位异常：当针电极插入失神经支配的肌肉，出现持续的节律性重复放电，即使在针电极不动后还持续一段时间，最常见的是插入电位增多或延长，主要见于：①失神经支配的纤维；②肌强直综合征的肌纤维；③肌纤维早期变性（也可能在再生期）。在肌纤维严重萎缩或被纤维组织与脂肪组织取代及肌肉不能发生兴奋（低钾）时，如严重的家族性周期性麻痹时，插入电位明显减少或消失。

（2）自发性电位：在神经肌肉病变时可见自发性电位。①纤颤电位时限范围是 1~5 毫秒，波幅为 20~200μV，一般是两相或三相，起始为正相。扩音器中可听到如破碎的声音很清脆。②正锐波呈锯齿状，初始为正相，后伴有一个时限较宽、波幅较低的负相，此电位常出现在针电极插入时。③束颤电位指自发的肌肉抽动，典型的束颤电位多在前角细胞病变时出现。

（3）运动单位电位的改变：运动单位电位时限延长或缩短，波幅的增高或降低，多相电位的数量增加时，均提示异常。在运动单位电位所有数据中，时限是反映运动单位最可靠和最有用的数据，但应与正常人的同一块肌肉、同一年龄组的值认真比较。

（4）肌肉大力收缩：出现单纯相或混合相均为异常。神经源性病变表现为单纯相；肌源性疾病时为病理干扰相，表现为电位波幅低。

5. EMG 的临床诊断 EMG 能鉴别神经源性和肌源性疾病，并能确定周围神经病变的位置，神经传导速度的测定对于疾病部位的确定有意义。EMG 的测定应从下列方面观察：①插入电极或静止时自发性电活动的出现；②动作电位的平均时限；③动作电位的波幅；④轻收缩时多相波出现的情况；⑤肌肉最大自主收缩时动作电位的波形；⑥神经传导速度。

（五）诱发电位

诱发电位是指对神经系统某一特定部位（包括从感受器到大脑皮层）给予适当的刺激，大脑对刺激（正性或负性）的信息进行加工，在该系统和脑的相应部位产生可以检出的、与刺激有相对固定时间间隔（锁定关系）和特定位相的生物电反应。目前较为成熟在临床上应用广泛的有躯体感觉诱发电位、脑干听觉诱发电位、视觉诱发电位和运动诱发电位。

1. 躯体感觉诱发电位（somatosensory evoked potentials，SEPS） 刺激肢体末端粗大感觉纤维，在躯体感觉上行通路不同部位记录的电位，主要反映周围神经、脊髓后束和有关神经核、脑干、丘脑、丘脑放射及皮层感觉区的功能。

（1）检测方法：表面电极置于周围神经干，常用的刺激部位是正中神经、尺神经、胫后神经和腓总神经，上肢记录部位通常是 Erb 点、C_7 棘突及头部相应的感觉区；下肢记录部位是臀点、胸 12、颈部棘突及头部相应的感觉区。

（2）波形命名：极性 + 潜伏期（波峰向下为正性 P，向上为负性 N）。正中神经刺激对侧顶点记录的主要电位是 P14、N20、P25、N35；周围电位是 Erb 点（N9）和 C7（N11、N13）。异常的判断标准是潜伏期延长和波形消失。

（3）SEP 各波的起源：N9 为臂丛电位，N11 来源于颈髓后索，N13 可能为颈髓后角突触后电位，N14/P14 可能来自高颈髓或延髓，N20 来自顶叶中央后回，P40 来自同侧头皮中央后回，N50 来自顶叶 S1 后方，P60 来自顶叶偏后凸面。

（4）SEP 的临床应用：在周围神经疾病中，用于诊断颈或腰骶神经根病变；脑干或丘脑部位病损累及内侧丘系通路时，SEP 常异常；对多发性硬化的临床早期诊断作用是肯定的；判断昏迷预后的准确性较高；用作判断脑死亡的电生理指标；用于脊髓手术术中监护。

2. 脑干听觉诱发电位（brainstem auditory evoked potential，BAEP） 指经耳机传出的声音刺激听神经传导通路在头顶记录的电位。检测时需要病人保持安静，对于婴幼儿和昏迷病人均可进行。

（1）检测方法：记录电极置于 Cz，参考电极置于耳垂或乳突，接地电极置于 Fpz。采用短声刺激，强度 50~80db，刺激频率 10~15Hz，叠加 1000~2000 次。

（2）波形命名：正常 BAEP 由五个波组成，以罗马数字命名为 I、II、III、IV、V，特别是 I、III、V 波更有价值。BAEP 异常主要表现为各波潜伏期延长，波间期延长，波形消失，波幅 I/V 值 >200%。

（3）BAEP 各波的起源：I 波源于听神经；II 波源于耳蜗核，部分为听神经颅内段；III 波源于上橄榄核；IV 波源于外侧丘系及其核团（脑桥中、上部分）；V 波源于下丘的中央核团区。

（4）BAEP 的临床应用：①临床听力学应用：作为一种客观电反应测听方法，对行为听觉测试不能配合的婴幼儿尤为合适；②临床神经学应用：有助于多发性硬化的诊断，特别是发现临床下病灶；观察脑干的病损，帮助判断疗效和预后；桥小脑角肿瘤手术的术中监护，脑死亡的诊断和意识障碍病人转归的判断。

3. 视觉诱发电位（visual evoked potential，VEP） 用头皮电极记录枕叶皮层对视觉刺激的生物电反应活动，是长潜伏期近场电位，波幅大，波形简单。

（1）检测方法：临床上最常用黑白棋盘格翻转刺激诱发 VEP（PRVEP），其波形简单易于分析，阳性率高和重复性好。记录电极置于 O_1、Oz 和 O_2，参考电极通常置于 Oz。

（2）波形命名及正常值：PRVEP 是由一个三相综合波组成即 N75、P100、N145。其中 P100 最明显和稳定，正常变异极小，峰潜伏期受注意力及视敏度等参数的影响最小，是唯一可靠的成分。异常的判断标准是潜伏期延长或两眼间潜伏期差值增大、波幅降低或消失。

（3）VEP 的临床应用：应用于评价视觉经路的功能状态，对视神经炎、视神经压迫十分敏感，在多发性硬化中的异常发生率很高。

4. 运动诱发电位（motor evoked potential，MEP） 采用直接刺激或磁场经颅或椎骨刺激人大脑运动皮质或脊髓所记录到的肌肉动作电位称运动诱发电位。上肢磁刺激的部位分别是大脑皮质相应运动区或 $C_{6~7}$ 棘突等，记录部位是上肢肌肉；下肢刺激部位是大脑皮质运动区、胸 12 和腰 1 及腘窝，记录部位多为屈拇短肌和胫前肌等。MEP 主要是检测中枢运动传导时间和各段潜伏期，临床应用于运动通路病变的诊断、预后的判断以及术中神经生理监测。

5. 事件相关电位（event-related potential，ERP） 反映认知过程中大脑的神经电生理改变，要求受试者意识清楚，不仅被动受检，而且还要求在一定程度上参与实验。ERP 包括 P1、N1、P2（外源性成分）及 N2、P3（内源性成分），应用最广泛的是 P3（P300）电位。临床上应用 P300 对病人的认知功能障碍进行评估；P300 可反映思维内容，是其根本无可替代的优越之处。

（王　嫱　周　蕾　李国标　曹孟淑　刘献增）

第五节　医学影像学检查

一、概论

医学影像诊断学是研究如何利用各种成像设备使人体内部成像，了解人体的解剖、生理与病理形态、功能和代谢状态，以达到诊断疾病目的的一门学科。

不同的成像设备，其成像原理不一样，图像特点、应用范围与价值也不一样。本节主要介绍基本X线、计算机体层摄影、磁共振成像、核医学及超声学检查的基本原理、图像特点、应用范围与价值，以及常见疾病的基本影像学表现和诊断要点。

（一）基本X线检查

1. X线基本成像原理　X射线是一种电磁波，用于X线成像的波长为0.031~0.8nm。具有穿透性、荧光作用、感光效应和电离效应四个重要特性，其中前三者为X线成像的基础，而电离效应既可造成人体的放射损伤，又具有治疗肿瘤的作用。

2. X线图像特点　①组织或病变必须有密度差异，才能构成图像；②X线图像是重叠影像，想了解立体方位，必须分别行正位和侧位照片。X线检查易造成漏诊，这是其局限性。

3. 基本X线检查技术

（1）透视检查：利用荧光效应。最常用于胸部透视；借造影检查可观察胃肠的蠕动和血管的流动是其优点。图像欠清晰是主要缺点。

（2）X线摄影检查：利用感光效应，使胶片成影的技术。图像的清晰度好于透视，只产生静态图像。需要互相垂直的两个方向的照片，以了解病变的立体方位。最常用的位置是正位和侧位。

（3）造影检查：将高密度或低密度的物质（称对比剂）人为引入体内管腔结构，使其显影的技术，即人工对比技术。最常应用造影是口服钡剂胃肠造影显示胃肠道全程，静脉用碘水剂尿路造影显示肾盂、输尿管、膀胱和尿道，血管内插管血管造影显示全身血管等。

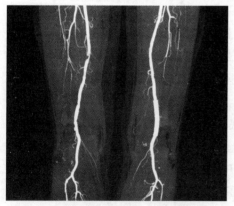

图1-5-1　数字减影下肢血管图

以上三项为普通X线检查技术，在此基础上，已发展成为计算机X线成像（computed radiography, CR）、数字X线成像（digital radiography, DR）和数字减影血管造影（digital subtraction angiography, DSA）。

数字减影血管造影技术是在血管造影技术的基础上，通过计算机的图像减影，重点显示血管结构的技术（图1-5-1），专用血管造影机是开展此技术的必备设备。

（二）计算机体层摄影（computed tomography, CT）检查

1. CT诊断基本成像原理　CT是利用X线成像原理通过扇形X线束对人体检查部位一定厚度的层面进行旋转扫描得到人体断层图像，再利用计算机技术，提高图像的密度分辨率的检查技术。

2. CT图像特点　是断层图像，即将人体切成一层层进行显示，多为横断面切层（轴位）（图

1-5-2）。克服平片重叠影像的缺点，不容易漏诊病变。

CT 图像有良好的密度分辨率，构成 CT 图像每一像素的信号强度有赖于 X 线束衰减的程度，衰减值用换算的数值表示，即 CT 值，单位用 Hu 表示。CT 图像的黑白灰度或 CT 值反映出来的是人体解剖或病理组织的密度。

3. CT 检查技术

（1）平扫：普通扫描。测量病变的 CT 值，大致判断病变的性质。

（2）增强扫描：通过静脉引入对比剂，使实质脏器及病变密度改变，反映组织和病变的血流特性和血管特性（图 1-5-3），利于明确平扫难以确定的病变范围和性质。

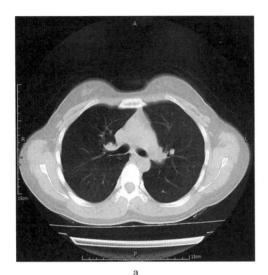
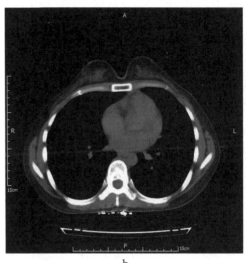

图 1-5-2　正常胸部 CT 平扫
a.肺窗；b.纵隔窗

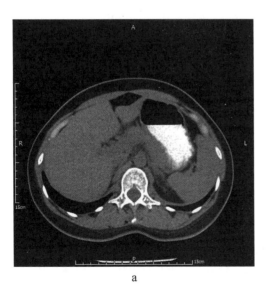
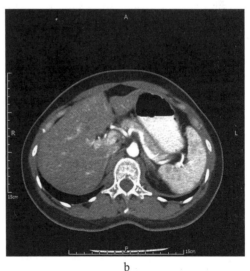

图 1-5-3　肝脏 CT
a.平扫；b.增强

（3）造影扫描：将对比剂引入天然存在的体腔或后天形成的腔隙内，使其清晰显示。如胃腔，蛛网膜下腔等。

（4）CT后处理技术：包括二维技术和三维技术。二维技术包括薄层处理、多平面重组和曲面重组；三维技术包括三维重建、仿内窥镜重建等。后处理技术能更好地显示组织密度结构及病变。

（5）CT灌注成像：通过专用的CT灌注成像软件，可了解病变的血流状态，以协助病变的定性及病变发展的评估，属于功能成像。

（三）磁共振成像（magnetic resonance imaging，MRI）检查

1. **磁共振基本成像原理**　MRI是利用人体中的氢原子核在磁场内发生共振所产生的信号经计算机图像重建的成像技术。MRI没有辐射损伤，是其优点。

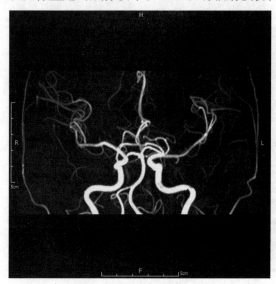

图1-5-4　正常头颅MRA
（显示双侧颈内动脉、椎动脉及其分支血管，部分颈外血管）

2. **磁共振图像特点**

（1）多参数成像：MRI组织分辨率高，可得到更多的诊断信息，使诊断疾病的种类、范围和敏感性增强。

（2）多方位成像：进行横断面、冠状面、矢状面等任意层面断层。显示病变的上下左右前后六个方位的解剖关系，与周围组织的关系。

（3）血管流空效应：不用对比剂，利用血管的流空效应就能直接显示血管结构，即MR血管造影（MR angiography，MRA）（图1-5-4）。

（4）对比增强技术：对比剂（常用顺磁性物质，如钆的复合物）的引入，使血管和病变组织对比增强，有利于检出病变并帮助病变的定性与定量诊断。

（5）可活体分析组织和病变代谢物的生活成分及进行脑功能成像。

3. **磁共振检查注意事项**　由于MRI检查是在强大的磁场环境中，如体内有心脏起搏器及金属异物应禁忌或谨慎进行。

（四）超声学检查

超声波是指频率超过2万赫兹（Hertz，Hz）即超过人耳听阈上限的声波，属于机械波。

1. **超声诊断基本成像原理**

（1）二维超声成像基本原理：超声检查时由探头发射电路产生高频震荡电信号去激发探头内的晶片，产生超声波。根据超声波回声的强、等、低、无回声以及回声分布的均匀和不均匀，便可以对人体软组织的物理特性、形态结构与功能状态作出判断。

（2）多普勒效应及彩色多普勒血流成像：声源与接收器存在相对运动时，接收器接收的声波频率与声源频率不同，即声波频率发生改变的现象（频移）称为多普勒效应。此效应在超声检查中的体现，就是当超声波碰到流向远离探头液体时回声频率会降低，流向探头的液体会使探头接收的回声信号频率升高。彩色多普勒血流成像（color doppler flow imaging，CDFI）即通常所说的彩超，系在二维显像的基础上，以实时彩色编码显示血流的方法，在显示屏上以不同彩色显示不同的血流（或其他快速移动目标如尿流）方向和流速。

2. **超声检查技术与成像特点**　彩色超声多普勒是目前最常用的，具有检查方便、价格较低、对人体基本无损害等优点。超声波难以穿透气体，对含气体多的器官如肺和胃肠的检查受到限制；对成

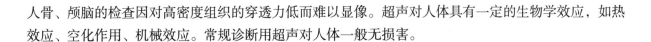

人骨、颅脑的检查因对高密度组织的穿透力低而难以显像。超声对人体具有一定的生物学效应，如热效应、空化作用、机械效应。常规诊断用超声对人体一般无损害。

（五）核医学检查

核医学（nuclear medicine）就是利用放射性核素进行疾病诊断与治疗的医学学科。诊断核医学，包括以脏器显像和功能测定为主的体内诊断法和以体外放射分析为主的体外诊断法。核素显像与功能检查，可推测出心脏、大脑、肝、肾、肺等脏器早期功能变化。血液供给和代谢改变，可以测知恶性肿瘤早期存在。甲状腺摄碘功能测定，用于甲状腺对放射性碘的摄取测定，为甲亢、甲癌病人分析诊断、评估病情、拟定治疗计划提供依据。肿瘤检测起源于放射性免疫法，其检测项目全、方法学经典、检测质量高，是肿瘤标志物检测的金标准。

1. 核医学显像的基本原理 根据脏器摄取带有放射性的物质（显像剂）后作用于靶器官，由于靶器官与非靶器官、正常组织与病变组织存在分布上的差异，靶器官的选择性摄取、显像剂的分布就出现显著的不同，核医学检查仪器收集来自靶器官内部发射出的核射线信息，并根据各部位及射线的密度用计算机组成图像。

2. 常用的核医学检查

（1）放射性核素静脉显像：可用于先天性静脉发育异常和大静脉闭塞症的诊断，判断肺动脉血栓栓塞症的血栓来源，提示肢体水肿的病因。

（2）^{99m}Tc-MIBI 亲肿瘤显像：SPECT 仪显示浓集于肿瘤部位的高放射性或"热区"，为肿瘤疾病的定位诊断和疗效监测提供有价值的资料。

（3）循环系统：心肌灌注显像，为冠心病的诊断，治疗、疗效判断及预后估价。心脏负荷试验，结合运动试验和药物负荷可观察负荷前后心肌血流灌注的改变或心功能的变化。

（4）神经系统：用于对缺血性脑血管病的诊断、血流灌注和功能受损范围的评价；癫痫致痫灶的定位诊断、癫痫的辅助诊断和鉴别诊断；痴呆的诊断与鉴别诊断；颅脑损伤后或手术后脑血流灌注与功能；脑肿瘤的灌注；诊断脑死亡；情绪障碍定位及辅助诊断；偏头痛、儿童孤独症、注意缺陷多动障碍、抽动障碍、学习障碍、精神发育迟滞的功能损伤定位、治疗方法的筛选和疗效评价。

（5）消化系统：对消化系统器官、组织的生理功能和发病机制、疾病的发展过程等提供信息，是诊断的有效手段。具体方法有肝脏胶体显像、肝血流与肝血池显像、肝胆动态显像、异位胃黏膜显像、唾液腺显像等。

（6）泌尿系统：可显示双肾血流、大小、形态、位置、功能及尿路通畅情况。可进行肾小球滤过率测定以判断肾功能、糖尿病对肾功能的影响和移植肾监护。

（7）骨髓显像：可用于再生障碍性贫血的诊断和鉴别诊断、白血病全身骨髓的分布和活性、化疗后骨髓缓解过程和外周骨髓有无残余病灶、溶血性贫血的鉴别诊断和疗效观察，真性红细胞增多症的辅助诊断和疗效观察，提示骨髓穿刺和活检的有效部位，以及骨髓梗死、多发性骨髓瘤和骨髓肿瘤转移灶的定位诊断。

（8）淋巴显像：显示各级引流淋巴结（链）的分布、形态、相互关系及淋巴引流功能状态。

（9）脾脏显像：可用于判断脾脏位置和大小、脾移植后移植组织的存活情况、脾破裂和脾梗死的诊断、发现脾异常发育、脾肿大评价、探测脾占位性病变和左上腹肿块的鉴别诊断。

二、 胸部疾病的影像学诊断

（一）胸部检查方法

1. X 线透视与摄影 为胸部疾病首选的影像检查方法，透视观察心脏搏动。对气管支气管管腔内小病变，肺部重叠部位病变、心脏大血管的内部结构和纵隔小病变的显示，受到其自然对比的限制和重叠作用，很难达到诊断目的，因电离辐射对人体有影响，透视在临床中逐渐减少使用和针对性选用。

2. 心脏超声检查 显示心脏大血管与心房室连接及位置关系、内径、活动情况；各瓣膜的位置、形态、回声、开放与关闭情况；各瓣膜口血流频谱形态和峰值流速；心内房室水平及各瓣膜口有无异常血流；对心脏收缩及舒张功能指标进行测定。可闻及血流通过瓣膜口和异常通道的正常及异常声谱。超声心动图是诊断心脏疾病最好的检查技术之一。

3. CT 检查 显示 X 线无法显示的气道管腔内小病变，肺部重叠部位病变和纵隔小病变。CT 增强和三维重建对大血管的检查有独到之处。

4. MRI 检查 在大血管和纵隔病变的显示上，与 CT 检查有互补性。

（二）胸部正常影像学表现

正位胸片，中 1/3 为心脏和纵隔，心脏横径小于胸部横径的 1/2，紧邻两侧高密度的为肺门。正常肺门主要由肺动脉和肺静脉构成。两侧 1/3 的低密度区为双肺，其内有肺纹理，自肺门向肺野呈放射状分布的树枝状影，分布自肺门向外延伸，随着血管的逐级分支而逐渐变细，肺纹理由肺动脉、肺静脉及支气管形成，其主要成分是肺动脉及其分支。正常胸膜结构不易显示。

CT 是在 X 线成像基础上的切面成像，更清楚的显示各种解剖结构。

心脏超声显示心脏大血管与心房室连接及位置关系，心腔与大血管腔成液性无回声表现，心壁、间隔和血管壁有良好的声阻抗界面，心脏的搏动 / 瓣膜的开关运动可实时显示，频谱观察血流通过各瓣膜口的声谱。

（三）胸部常见疾病诊断

影像学可诊断绝大部分的胸部疾病，本节仅简述最常见的几种疾病。

1. 肺炎

（1）大叶性肺炎（lobar pneumonia）：是细菌感染后导致含气的肺泡被炎性细胞和渗出液充填，病变成大叶性分布，故称大叶性肺炎。但也有不完全按大叶分布的病变。

影像表现：实变期，可见单个或多个肺叶实变，密度均匀增高，范围和肺叶轮廓相同，病变内可见条状低密度含气的支气管气相。大多数病变是呈节段性分布（图 1-5-5）。CT 大致与 X 线平片所见相同。不同病变期表现不同，随病变好转，密度变淡而不均匀，最终实变逐渐消散。

（2）支气管肺炎（bronchopneumonia）：常由细菌引起肺段分布的小叶炎性实变，肺泡内充以血性液体。

影像表现：病变小叶分布，多在两下肺内、中带，为多数大小不等的点片状阴影，模糊不清，分布不均，可融合成大片（图 1-5-6）。

2. 支气管扩张症（bronchiectasis） 支气管管壁本身破坏，或各种原因所致的支气管管腔狭窄和阻塞导致管内压力增高，或管外肺内各种病变牵引支气管，都可以使支气管扩张。扩张后的支气管

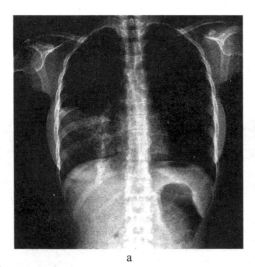
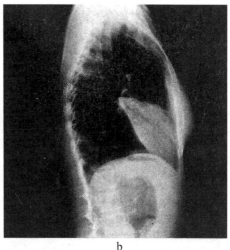

a   b

图 1-5-5　大叶性肺炎
a. 正位片：右肺中叶大片状实变；b. 同一病人的右侧位：胸片范围和肺叶轮廓相同的实变征象

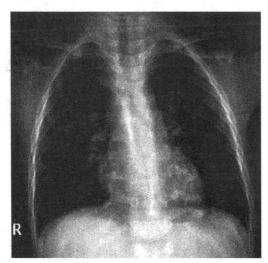
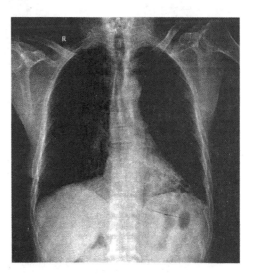

图 1-5-6　支气管肺炎
正位片显示左下肺内、中带，为多数大小不等的点片状阴影，模糊不清，分布不均，部分融合成片

图 1-5-7　支气管扩张
正位片显示左下肺肺纹理粗乱，伴可见多数密集的囊腔，如蜂窝状

常易反复感染。

　　影像表现：X 线平片无改变或仅为肺纹理粗乱，严重者可见多数密集的囊腔，如蜂窝状（图 1-5-7）。CT 表现为支气管断面直径大于并行的肺动脉断面（印戒征），扩张的支气管内可见液平面，可为高密度结节状或小棒状影，是扩张的支气管内黏液栓所致。

　　3. 肺结核（pulmonary tuberculosis）　是由结核分枝杆菌引起的慢性肺部传染病。X 线分为 5型：原发性（Ⅰ型）、血性播散型（Ⅱ型）、继发性（Ⅲ型）、结核性胸膜炎（Ⅳ型）、其他肺外结核（Ⅴ型）。

　　继发性肺结核常反复感染，病变预后差别较大，影像学表现较复杂，主要包括：空洞型肺结核、结核球、干酪样肺炎和慢性纤维空洞等类型。

　　影像学表现：病变多分布于双侧肺尖、锁骨下区及下叶背段；可有多种病变同时存在是主要特点：渗出病灶，增殖病灶，纤维性病变，钙化性病变，空洞性病变，结核球病变等。

主要病变类型表现特点如下：

（1）空洞型肺结核：薄壁空洞为主，可伴有其他肺野播散病灶（图1-5-8），提示病变活动，并有传染性可能。

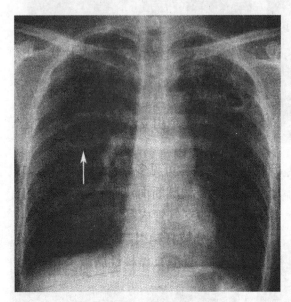

图1-5-8　空洞型肺结核

双肺上叶可见少量条索状和斑片状病灶，右上伴有空洞形成（箭头所指），双肺下叶可见少量播散的肺结核病灶

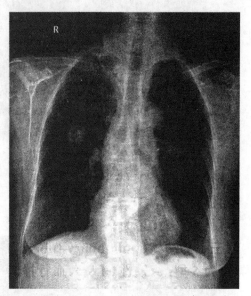

图1-5-9　肺结核球

右肺上叶一球形病灶，类圆形，直径约3cm，边界光滑锐利，内有点状钙化，右肺上叶周围有条索状和斑片状的卫星子灶

（2）结核球：球形病灶，直径2～3cm，边界光滑锐利，内有点状钙化，周围有卫星子灶（图1-5-9）。提示病变相对静止。需与肿瘤和肺炎性假瘤等鉴别。

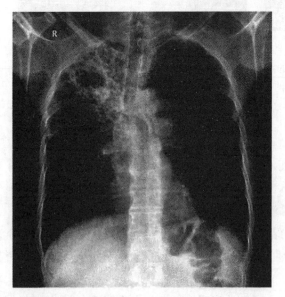

图1-5-10　干酪性肺炎

右肺上叶实变内有大小不等的虫蚀样空洞，肺叶体积略缩小，右侧胸廓塌陷

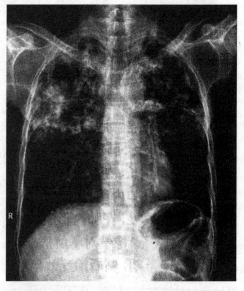

图1-5-11　慢性纤维空洞型肺结核

正位胸片显示双上肺多发透亮空洞病灶伴双肺门明显上移和肺气肿与桶状胸改变，双肺下叶播散病灶

（3）干酪性肺炎：是结核性干酪坏死为主的肺叶实变，以右上叶多见，实变内有大小不等的虫蚀样空洞，肺叶体积略缩小（图1-5-10），其他肺可有播散病灶。临床情况较重，有传染性。

（4）慢性纤维空洞性肺结核：以上几种治疗不当，最后都会发展到此阶段。表现为大量纤维化及多发薄壁或厚壁空洞，上叶萎缩，肺门上提，下叶血管呈垂柳状，下叶代偿性肺气肿及播散病灶，胸膜肥厚粘连（图1-5-11）。临床肺功能明显下降。

4. 肺肿瘤 重点介绍原发性支气管肺癌，按肿瘤的发生部位分为中央型、周围型和弥漫型。

（1）中央型肺癌：指发生于主支气管、叶支气管及段支气管的肺癌；肿瘤可向支气管腔内生长，引起阻塞性肺炎、肺不张及肺气肿。肿瘤可沿支气管壁浸润生长，使管壁增厚并狭窄，引起支气管梗阻，发生肺内继发性改变。肿瘤穿透支气管壁向肺内发展，在肺内形成肿块。

【影像表现】

影像学对了解病变的范围、类型、程度、性质、分期，判断治疗效果都有重要价值。其表现可归为以下几类：

1）肿瘤的直接征象：肺部肿块（图1-5-12），或CT显示支气管壁增厚或狭窄。

2）①支气管阻塞征象：阻塞性肺气肿，表现为阻塞肺叶或肺段密度减低，该肺叶或肺段容积扩大；阻塞性肺炎，表现为阻塞肺叶或肺段实变；阻塞性肺不张，表现为阻塞肺叶或肺段密度增高，容积缩小（图1-5-13）。②转移征象：纵隔结构受侵，纵隔淋巴结肿大，CT增强显示清楚。可造成肺外其他部位的转移，出现肿块。

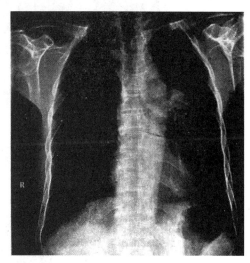

图 1-5-12 中央型肺癌

显示左肺门增大伴可见肺门肿块形成，形态不规则

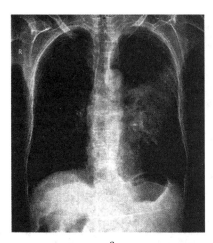 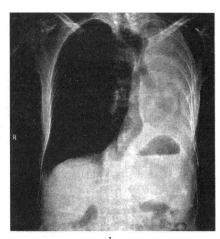

a　　　　　　　　　　　b

图 1-5-13 中央型肺癌

a.阻塞性肺炎正位片：可见左肺上叶肺段阻塞性实变；b.另一病人的正位片，阻塞性
肺不张：可见左肺一侧阻塞性实变伴密度增高，左肺容积明显缩小，左肺胸廓塌陷

（2）周围型肺癌：指发生于肺段以下支气管到细支气管以上的肺癌，肿瘤生长不均衡或邻近血管及支气管的限制，边缘呈分叶状。肿瘤沿周围血管、淋巴管及间质浸润，边缘毛糙或放射状短细毛

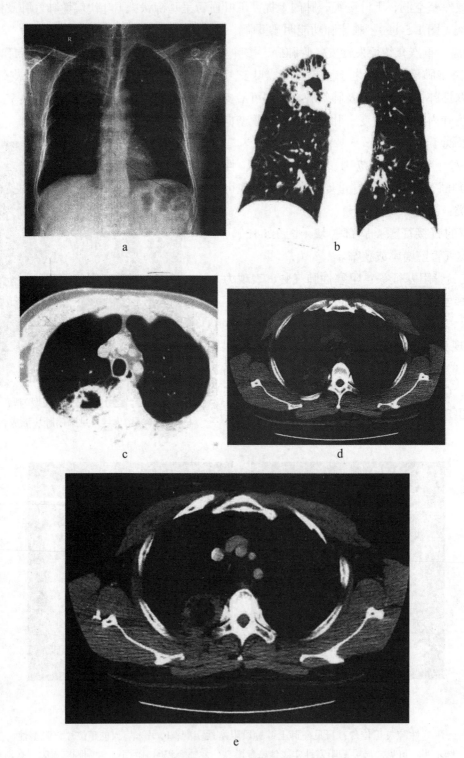

刺。肿瘤的成纤维反应，使邻近胸膜皱缩，向肿瘤凹陷，形成胸膜尾征。生长快而较大的肿块，边缘较光滑，中心坏死形成癌性空洞，洞壁内缘多不规则或结节状。

【影像表现】

图 1-5-14　周围型肺癌

a. 正位片：可见右肺上叶一肿块病变，因与局部肋骨重叠而显示肿块内部结构和周边征象不太清楚；b～e. 同一病人的 CT 图像：CT 清楚显示肿块内有偏心、厚壁的癌性空洞，未见钙化，冠状位重建显示更清楚

①肿瘤直接征象：肺内球形肿块，分叶状或有脐样凹陷征，边缘细短毛刺。肿块内可有偏心、厚壁的癌性空洞，无钙化（图 1-5-14）。CT 增强扫描肿块多较明显强化（图 1-5-14）。②转移征象：同中央型肺癌。

5. 慢性阻塞性肺部疾病

【X 线表现】

（1）肺部原发病：慢性支气管炎表现为肺纹理增强、紊乱，支气管扩张表现为柱状或囊状扩张的支气管。

（2）肺气肿：双肺透亮度增强，密度减低，肺容积扩大，双膈低平，心脏悬垂狭长（图 1-5-15）。

（3）肺动脉高压：肺血管外围细少，肺动脉主干增粗，晚期继发肺源性心脏病。

6. 二尖瓣狭窄（mitral stenosis，MS） 导致左心房排血阻力增加，压力升高，左房增大，继而肺静脉淤血，阻力增大，最后波及右心室压力升高，心肌肥厚、心腔增大扩张。M 型超声示二尖瓣城墙样改变。

【X 线表现】

正位胸片心脏呈梨形（二尖瓣形）增大。左房增大与右心室增大；右心缘增大呈双边现象，肺动脉段膨隆，左心耳膨出，心左缘呈四弓，侧位或右前斜位胸片食管左房压迹加深。肺淤血表现即肺静脉增粗，肺透亮度下降（图 1-5-16）。

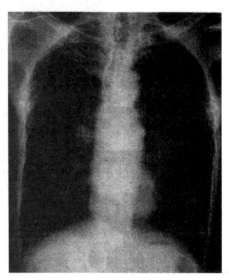

图 1-5-15 肺气肿

正位片显示双肺肺纹理增强、紊乱，双肺透亮度增强，密度减低，肺容积扩大，双膈面低平，心脏悬垂狭长

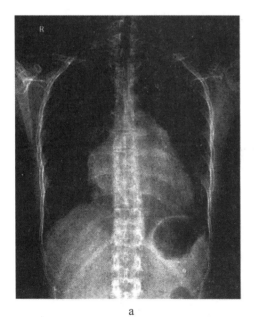
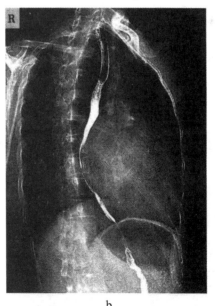

a   b

图 1-5-16 风湿性心脏病，二尖瓣狭窄

【超声表现】

二尖瓣叶增厚，回声增强。舒张期活动明显受限，瓣口面积缩小（图 1-5-17）。

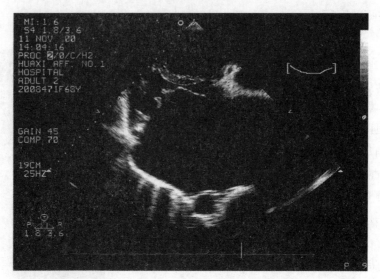

图 1-5-17　二尖瓣狭窄超声心动图

7. **高血压性心脏病**　长期持续动脉压升高产生小动脉痉挛和狭窄，使左心室阻力负荷增加，心室壁肥厚、心腔扩张。左心功能代偿不足时，可进一步导致肺静脉高压，间质性肺水肿和左心衰竭。

【X线表现】

正位胸片心脏呈靴形（主动脉型），左心室增大使心尖向左下延伸。左前斜位胸片左心室向后下增大，与脊柱重叠。肺淤血水肿时，表现为双肺纹理增多增粗模糊，肺静脉主干增粗，右下肺可见横形线（克氏线）。

【超声表现】

左心室壁弥漫性增厚，主动脉增宽，左心房稍增大或饱满，左室舒张末压增加，左室舒张功能减退。

三、 腹部、盆腔与腹膜后疾病的影像学诊断

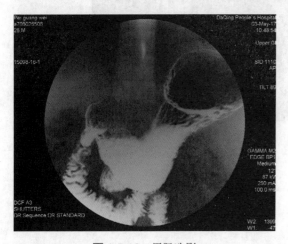

图 1-5-18　胃肠造影

腹腔、盆腔与腹膜后由于在检查方法上的共性较多，故一并介绍。本节仅介绍肝脏、胆系、胰腺、泌尿系统和盆腔最常见疾病的影像学诊断。

（一）腹腔、盆腔与腹膜后检查方法

1. **X线透视与摄影**　腹盆部与腹膜后以软组织脏器为主，缺乏自然对比，X线仅能显示肠管气体异常，故仅在急性腹痛时，站立位透视和摄影有一定的诊断价值。

2. **造影检查**　适合于所有具有管腔结构的器官和组织，最常用的有胃肠造影和尿路造影。

（1）胃肠造影：是消化管道最好的影像检查方法，可观察胃肠整体形态与蠕动功能是其优势（图1-5-18）。

（2）尿路造影：有静脉性肾盂造影（IVP）和逆行性尿路造影（RP），是目前泌尿外科最常用的两种造影方式。

（3）血管造影：显示腹部血管性病变、肿瘤和出血类疾病。必要时可在造影基础上行介入治疗。

（4）子宫输卵管造影：显示子宫腔及其双侧输卵管的形态与通畅情况，是诊断不孕症的检查方法。

3. 超声检查 是诊断腹部、盆部和腹膜后实质性器官及胆系病变的良好检查方法。对胆囊病变检查具有明显的优势。

4. CT 检查 诊断腹部、盆部和腹膜后实质性器官疾病方面多优于超声检查。增强扫描，对病变的显示和定性有更大的帮助（见图1-5-3）。

5. MRI 检查 在大血管和实质性器官病变的显示上，与 CT 检查有互补性。MR 水成像技术，不需要注射对比剂，就能显示尿路和胆系的管状结构（图1-5-19）。

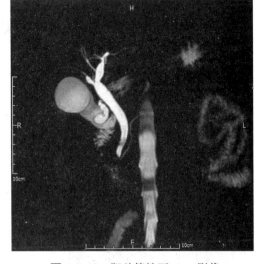

图 1-5-19　胆总管结石 MRI 影像

（二）腹腔、盆腔与腹膜后正常影像学表现

1. 腹部 X 线平片 可见肠管内散在积气，呈低密度，无液平（图1-5-20）。

2. 胃肠造影 显示胃肠黏膜皱襞柔软并蠕动自如。

3. 尿路造影 显示正常的肾盂、肾盏、输尿管及膀胱腔的形态。

4. 超声 显示实质性器官如肝脏、脾脏、胰腺、肾脏、肾上腺、子宫和前列腺均呈细小中等回声光点，肝内管道结构呈树状分布。胆管呈管状无回声，胆囊与膀胱呈液性无回声暗区。

5. CT 显示实质性器官呈软组织密度，均匀，CT 值 40～70Hu，胆管、胆囊和膀胱呈液性密度，CT 值约 10～20Hu。脏器内血管结构呈低密度，增强后明显强化呈高密度。

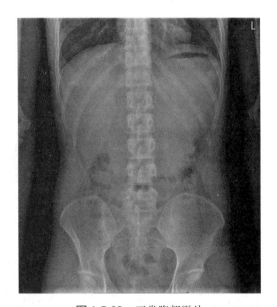

图 1-5-20　正常腹部平片

6. MRI 各实质性器官呈等 T_1 等 T_2 信号，血管呈流空信号，脂肪呈高信号。MR 水成像技术，显示的全尿路和胆系的管状结构，呈高信号。

（三）腹腔、盆腔与腹膜后疾病的影像学诊断

影像学诊断起到确定病变位置、范围和性质的作用，在临床上占有重要地位。

1. 肠梗阻（intestinal obstruction）

（1）X 线：腹部透视与平片都有诊断价值，最常用的是腹部立位平片。可见肠内气体和液体的

大量积聚，出现阶梯状液气平面是最敏感和最具特征的影像学征象。扩张肠管与非扩张肠管的移行区就是梗阻的部位。

（2）CT：尤其是重建图像，可显示梗阻部位的移行区、程度甚至病因，如肿瘤、套叠或粘连带的显示，表现为肠壁偏心性肿块、套叠的弹簧征和粘连带。

2. 肝硬化与门静脉高压

（1）食管造影：食管下段、胃底静脉曲张，形成迂曲增粗的黏膜皱襞，表现为蚯蚓样充盈缺损，管壁柔软。

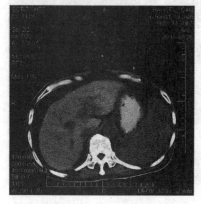

图 1-5-21　肝硬化 CT 平扫

（2）超声：肝脏外形失常，肝叶比例失调，表面凹凸不平，呈锯齿状。肝回声弥漫性增粗、增强，门脉高压时门静脉主干增宽，流速减低，侧支循环开放，可伴有腹水。

（3）CT 与 MRI：早期可正常。中晚期肝脏缩小，肝门、肝裂增宽，肝表面锯齿样，肝实质结节状密度或信号不均，肝叶大小比例失调。继发门脉高压征象：脾脏增大，腹水，门静脉及其属支增粗、迂曲，增强 CT 及门静脉 MRA 可见门静脉海绵样变（图 1-5-21）。

3. 原发性肝癌（primary heptic carcinoma）

（1）超声：肝内可见实性肿块，部分有低回声晕，可呈各种回声类型。边缘血管受挤压移位或变窄，CDFI/CDE 有的肿块内血流丰富，有的不丰富，甚至探测不到明显血流。合并门静脉或肝静脉内瘤栓时，表现为血管内出现实性回声。

（2）CT：平扫多为低密度，可有坏死与出血（图 1-5-22）。增强扫描病灶动脉期高密度强化，门静脉期略低密度或等密度，肝实质期低密度，呈现"快进快出"特征，是肝癌最重要的影像学表现（图 1-5-23）。伴有门静脉内瘤栓，肝门或腹膜后淋巴结肿大，相邻器官受侵，肝被膜受侵时有相邻肝间隙内积液。

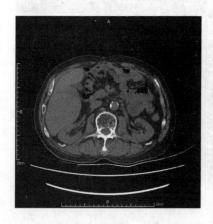

图 1-5-22　肝癌 CT 平扫

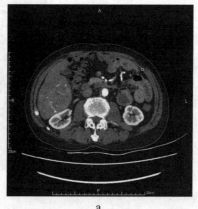

图 1-5-23　肝癌 CT 增强
a. 动脉期；b. 静脉期

4. 肝血管瘤

（1）超声：肝血管瘤大小不一，边界多数清晰，内部回声多为高回声或等回声或低回声，回声多不均匀，有的呈筛网状，血管瘤后方可有轻度回声增强效应。CDFI/CDE 显示病灶内无或有少许彩色信号，周边血流信号不丰富。随访观察，短期内无明显增大。

（2）CT：平扫呈低密度，大病灶内可有更低密度区，平扫很难与肝癌鉴别。增强扫描可见动脉期周边结节样强化，称"爆米花"征，门静脉期、肝实质期增强范围逐渐增大，延迟2～3分钟扫描为呈略高密度，与肝癌的增强特征不同，为"快进慢出"。

（3）MRI：增强扫描明显强化，可与肝囊肿鉴别。

（4）肝动脉造影：大病灶供血动脉轻度增粗，肝实质期瘤灶内"血湖"，呈"爆米花"状染色。染色消失晚，无肿瘤血管与静脉早期显影。

5. 肝囊肿

（1）超声：类圆形无回声区，后方回声增强，壁薄而光滑，边界清晰。CDFI/CDE显示病灶内无彩色信号。

（2）CT：平扫为囊内水样低密度，密度均匀，囊壁薄而光滑锐利。增强病灶无强化，囊壁可环形强化。

6. 胆囊结石

（1）超声：胆囊内强回声光团，光团后方伴声影，光团可随体位改变而移动（图1-5-13）。

（2）CT：胆囊内高或等密度结节影。阴性结石不易显影，检出能力不如超声。变换体位结石位置可改变（图1-5-24）。

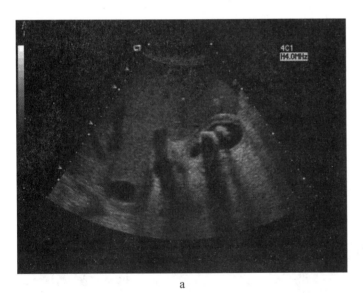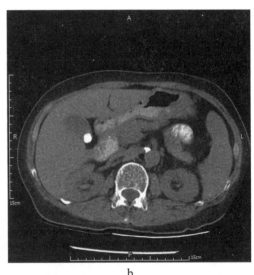

a   b

图1-5-24 胆囊结石

a. 超声图像；b. CT图像

7. 胆管结石

（1）超声：胆管内出现强回声，后伴声影，肝内胆管内强回声有的呈串珠状排列，强回声一般不随体位改变而移动。

（2）CT：胆管内钙化或无钙化结节影像，结石以上水平的胆管扩张。CT检出率优于超声。

（3）MRI：MR胆管成像（MRCP）显示胆管梗阻情况及低信号的结石影。

8. 急性胰腺炎（acute pancreatitis） 影像学检查首选CT，其次为超声，MRI少用。影像表现与炎症严重程度相关。

（1）超声：胰腺肿大，回声减低，与周围组织界限不清。合并出血坏死时，胰腺内出现低至无回声区。CDFI/CDE 显示未见明显异常血流信号。

（2）CT：胰腺肿大，边缘模糊，相邻腹膜后与肠系膜脂肪絮状高密度水肿，肾前筋膜增厚，以左侧为主。增强扫描时，正常胰腺组织呈均匀强化，坏死部分呈节段性不强化或密度减低。

9. 慢性胰腺炎（chronic pancreatitis）

（1）超声：胰腺缩小或轻度增大，回声增强，与周围组织分界欠清。主胰管可有结石并呈不规则扩张，有结石者常伴声影。可有假性囊肿形成。CDFI/CDE 显示未见明显异常血流信号。

（2）CT：显示优于超声。表现为胰腺轻度增大或萎缩，胰腺内钙化显示清楚，胰管扩张，高密度结石，可伴有假性囊肿形成。

10. 胰腺癌（pancreatic carcinoma） 检查初选超声，进一步检查可选 CT 和 MRI，用于显示肿瘤的侵犯程度与转移情况。

（1）超声：胰腺局限性肿大，多位于胰头部，常呈低回声，后方回声衰减，边界不清。可出现周围组织受挤压移位、变形。肝内外胆管扩张、胆囊肿大，提示胆总管梗阻。胰管扩张，提示主胰管梗阻。

（2）CT：胰腺局部肿块，胰腺外形可增大，胰头癌时胰头钩突部圆钝。肿块等密度或混杂密度，中心坏死，胰体尾萎缩，肝内外胆管与胰管扩张。进展期癌可见淋巴结肿大。增强 CT 肿瘤坏死显示更清楚，进展期癌可见周围组织侵犯。

（3）MRI：胰腺局部增大，可见不规则的肿块，可更清楚地显示血管受累与肿大的转移性淋巴结。

11. 尿路结石

（1）X 线腹部平片：尿路结石多数为阳性结石，平片显示高密度结石，但无法判断与尿路的关系。肾结石表现为肾窦区域单侧或双侧密度增高影，形态多样化。输尿管结石则分布于输尿管走行区域致密影，长轴与输尿管走行一致。膀胱结石表现为膀胱区内密度增高影，边界清楚或毛糙，可见分层表现。

（2）CT 平扫：显示微小结石，CT 值多高于 200Hu。明确结石与尿路的关系，显示尿路梗阻的部位与程度（图 1-5-25）。严重肾皮质变薄，功能丧失。

（3）超声：肾和输尿管结石多表现为强回声，后方伴有声影，不随体位变化而移动（图 1-5-25）。膀胱结石表现为膀胱强回声，后方伴声影，可随体位变化而移动。肾和输尿管结石的显示不如 X 线和 CT 准确。

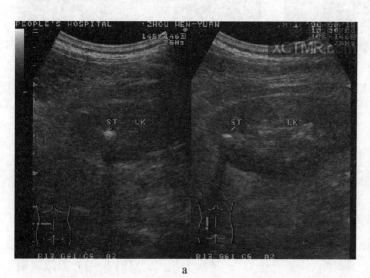 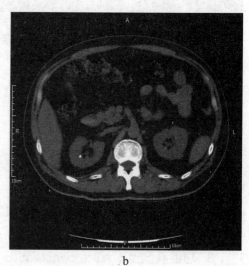

图 1-5-25 肾结石

a. 超声图像；b. CT 图像（右侧肾脏实质内见点状高密度结石影）

（4）MRI：MR 尿路成像（MRU）显示尿路梗阻的情况。可用于以上检查不成功的病人。

12. 子宫肌瘤　以超声诊断为主，表现为子宫正常或增大，形态正常或失常，内见低回声或等回声结节或团块。CT 和 MRI 可较好显示肌瘤的大小、形态与部位。

四、骨与关节疾病的影像学诊断

（一）骨与关节的检查方法

1. X 线摄影　X 线摄影是首选检查方法。摄片时常规摄正、侧位片，摄片时一定要包括一个邻近关节和周围肌肉，以利于识别方位。骨关节的变异较多，可以摄双侧对照，利于判别是变异还是异常（图 1-5-26a，b）。

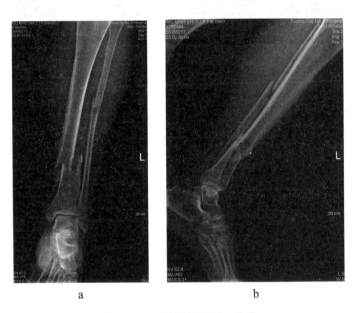

图 1-5-26　胫腓骨骨折 X 线片

a.胫腓骨骨折正位片　b.胫腓骨骨折侧位片

2. CT　横轴位平扫，多排螺旋 CT 可行三维重建。CT 显示骨皮质、骨小梁、关节与椎间盘、周围软组织的病变优于 X 线（图 1-5-27a，b，c）。

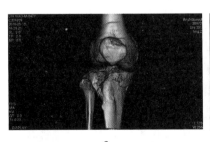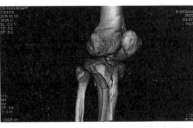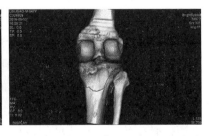

图 1-5-27　胫骨平台骨折三维 CT 片

a.胫骨平台骨折 CT 正面图　b.胫骨平台骨折的 CT 侧斜面图　c.胫骨平台骨折的 CT 后视图

3. MRI 采用 T_1WI 和 T_2WI 扫描，必要时增强。对于软组织、关节软骨和骨髓正常结构和早期病变显示优于 CT，定位诊断准确（图 1-5-28a，b）。

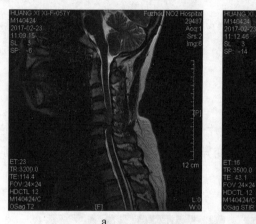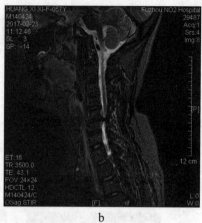

图 1-5-28 脊髓型颈椎病 MRI 片

a. 脊髓型颈椎病的 T_1 加权像 b. 脊髓型颈椎病的 T_2 加权像

4. **放射性核素骨扫描** 显示全身骨和软组织病变区的代谢异常，对判断转移性骨肿瘤的范围很有帮助。病变的空间分辨率低，内部结构及其与周围的关系显示远不如 CT 和 MRI。

（二）骨与关节正常 X 线表现

1. **管状骨的组织结构包括骨膜、骨皮质、骨松质和骨髓腔。**

（1）骨膜：正常骨膜在 X 线上不显影，如在骨表面出现略高密度的骨膜则为病理现象，称骨膜增生。

（2）骨皮质：为致密骨，外缘光滑而整齐，在肌肉肌腱附着处可出现隆起或凹凸不平。

（3）骨松质：由骨小梁和其间的骨髓间隙所构成，X 线上为细致而整齐的骨纹理结构，骨小梁的排列、粗细和数目因人而异。

（4）骨髓腔：常为骨皮质和骨松质所遮盖而显示不清。于长骨骨干中部可显示为一边界不清、较为透亮的带状区域。

2. **四肢关节** 关节结构包括关节软骨、关节间隙、关节囊和关节两端的骨骼。关节软骨在 X 线上不显影。关节囊是附着在关节面周围的结缔组织囊，在 X 线上表现为软组织密度。关节间隙为骨性关节面之间的透亮间隙。在 X 线上关节间隙代表关节的三个组成部分：关节软骨、关节间纤维软骨和解剖学上真正的关节间隙。关节面由致密的骨质构成，边缘锐利光滑。

3. **脊柱** 由 7 个颈椎、12 个胸椎、5 个腰椎、5 个骶椎及 4 个尾椎组成。除第 1、2 颈椎及骶尾椎外，每个脊椎均由椎体和椎弓组成，两者之间形成椎孔，各脊椎的椎孔共同形成椎管。椎体与椎体之间为椎间盘，在 X 线上不显影，但有一定的高度，称椎间隙，其内由纤维环、髓核和关节软骨面构成。

4. **骨骼的发育和骨龄** 小儿出生时，部分骨骼为软骨状态，是在生长过程中，通过二次骨化中心逐步骨化的，在胎儿期的一次骨化中心也不断骨化扩大，最后与二次骨化中心汇合，完成骨化过程，至此，身体长高停止，形成成人骨骼。

（三）骨与关节疾病的影像诊断

1. 骨折 骨和骨小梁的连续性中断称为骨折，临床上出现患肢肿痛、活动障碍。正常状态下骨折的愈合要经历血肿期，纤维骨痂形成期，骨性骨痂形成期和塑形期。

【X线表现】

（1）骨折征象：低密度的骨折线，当骨折两端相互嵌插时，可呈高密度。

（2）骨折的类型：根据骨折线的形状分为纵形、横形、斜形、螺旋形、T形、粉碎性、放射状、凹陷形、压缩形等。

（3）骨折的对位与对线：骨折远端相对近端发生上下、左右、前后的位置变化为对位不良，骨折远端相对近端长轴发生旋转变化为对线不良。

（4）儿童骨折：小儿骨骼柔韧性较好，受外力打击后不一定断裂，仅表现为局部骨皮质皱褶，称青枝骨折。骨骺板骨折，则X线不显示骨折线，表现为骨骺的位置改变，称骨骺分离，诊断上易漏诊（图1-5-29a，b）。

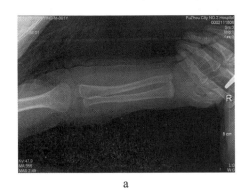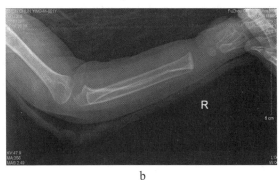

a b

图1-5-29 青枝骨折X线片

a.正位骨折线较模糊；b.侧位片显示骨折端局部骨皮质皱褶

（5）骨折后可出现畸形愈合、感染、关节退行性变、骨质疏松、关节强直、骨缺血坏死等并发症，会相应的X线改变。

（6）病理性骨折：在原有骨疾病的基础上，在轻微外力作用下发生的骨折，称病理性骨折。最常见的病因是骨感染、囊肿和肿瘤等。X线摄片可见在骨折的基础上还有原发病变的表现（图1-5-30）。

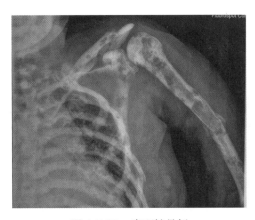

图1-5-30 病理性骨折

2. **关节脱位** 构成关节的骨端错位失去正常的解剖关系称脱位。分为完全脱位和半脱位。脱位原因分为外伤性、先天性和病理性。CT 和 MRI 利于寻找关节脱位的病因。

3. **化脓性骨髓炎和关节炎**

（1）急性化脓性骨髓炎和关节炎

【X 线表现】

1）急性化脓性骨髓炎两周内有软组织肿胀和肌间隙模糊，后迅速出现骨质破坏，始于干骺端松质骨，向骨干方向蔓延，表现为骨密度减低甚至消失，呈筛网样或破棉絮样。形成孤立的"死骨"，伴有骨膜增生，平行于骨干层状略高密度影。

2）急性化脓性关节炎表现为关节肿胀明显，起初关节间隙增宽，后变窄，关节面骨质破坏，伴发病理性脱位。

（2）慢性化脓性骨髓炎和关节炎

【X 线表现】

在大量骨质破坏和死骨形成的同时，伴有明显的骨质增生硬化，表现为骨质密度增高，变形，无效腔形成。死骨密度较高。无效腔和死骨是瘘管长期不愈的根源。慢性化脓性关节炎形成关节的骨性强直，表现为间隙消失，两骨之间骨质愈合强直。

4. **骨关节结核** 是以骨质破坏和骨质疏松为主的慢性病，多发生于儿童和青年。好发于脊柱、髋与膝关节。按发生部位X线表现常见有以下几种：骺和干骺端结核、滑膜型关节结核、脊柱结核。

5. **椎间盘突出** 亦称为髓核突出或椎间盘纤维环破裂症。

【影像学表现】

（1）X 线平片：侧位片上椎体正常生理曲度消失，椎间隙变窄；Schmorl 结节：椎间隙变窄的相邻椎体内出现半圆形骨缺损，其周边呈致密硬化影；椎体后缘增生后翘，上下关节硬化。

（2）CT

1）椎间盘软组织块影：椎间盘后缘正中或偏侧有局限性突出的软组织密度块影，突出物的 CT 值高于硬膜囊的 CT 值，可使邻近的硬膜囊或神经根受压移位。

2）钙化：脱出髓核可有钙化。

3）碎块：可由脱出的髓核突破后纵韧带后形成，游离于椎管内硬膜外脂肪中。

4）滑移：较大的髓核突出虽未形成碎块，但可向椎管上下方滑移，表现为逐层变小而保持突出髓核的原有形状。

（3）MRI 较 CT 能更全面的显示突出的程度及其对椎管和脊髓的压迫情况。

6. **退行性骨关节病**

【X 线表现】

关节间隙或椎间隙变窄，关节面不规则，构成关节面或椎体缘的骨质增生硬化，表现为骨质密度增高，轮廓突起，骨赘形成。严重者可伴有周围的韧带钙化，关节或脊柱变形（图 1-5-31）。

7. **类风湿关节炎**

【X 线表现】

近侧指间关节起病，腕关节常受累，病变多发，多为双侧发病。关节周围软组织肿胀，邻近骨骼骨质疏松，关节间隙变窄，关节面边缘骨质虫蚀样破坏，晚期可出现关节纤维强直或半脱位。腕关节的尺侧半脱位是其特征性改变。

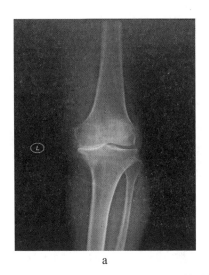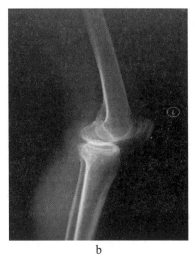

a   b

图 1-5-31　膝骨性关节炎 X 线片

a. 正位片显示膝关节内侧间隙变窄；b. 侧位片显示膝关节面骨质增生钙化

8. 强直性脊柱炎

【X 线表现】

病变从骶髂关节开始，早期表现为关节面凹凸不平，边缘模糊，病变逐渐向上发展，侵犯脊柱小关节，以后关节间隙逐渐狭窄，以致完全消失，形成骨性强直，晚期导致椎旁韧带钙化，脊椎呈"竹节样"改变。骶髂关节 CT 扫描可以发现更早期的病变。

9. 骨肿瘤（tumor of bone）

分为良性和恶性骨肿瘤。良性的共同特点是生长缓慢，不浸润邻近组织，但可使之压迫移位，无远处转移；骨皮质保持完整或有膨胀性改变，可突破骨皮质；无骨膜增生与破坏，少有软组织肿块。恶性的共同特点是生长快，侵犯邻近组织器官，可向远处转移；骨皮质或髓腔有破坏，极少出现膨胀性生长特征；骨膜常受累，呈葱皮、日光或三角形增生同时伴破坏，与正常骨组织无明显界限，边缘不清，常有软组织肿块。

（1）骨软骨瘤

【X 线表现】

肿瘤起于长骨干骺端，邻近骺线，向外突出的骨性肿块，皮质与正常骨相连，有细长的蒂和宽基底，软骨帽 X 线不能显示，发生钙化时可见絮状致密影，骨骺闭合即停止生长。

（2）骨巨细胞瘤：根据肿瘤内基质细胞和巨细胞的比例分为 I、Ⅱ、Ⅲ级。I 级表示良性，Ⅱ 级表示恶性可能，Ⅲ 级表示恶性。

【X 线表现】

病变位于骨端而又不破坏关节面是其特征，X 线呈偏心性、皂泡状溶骨破坏，肿瘤呈膨胀性增大，骨皮质变薄，I 级无骨膜反应和软组织肿块，而Ⅲ级可有骨膜反应和软组织肿块。Ⅱ级介于两者之间。分级诊断以病理为准。

（3）骨肉瘤（osteosarcoma）

【X 线表现】

恶性度很高，好发于长骨的干骺端，晚期可超越骺线，破坏骨骺，并进入关节。肿瘤呈梭形，出现坏死液化形成囊腔。

依 X 线形态分为溶骨型、成骨型和混合型。临床上以溶骨型最多见。

（4）骨转移瘤（metastatic tumor of bone）

【X线表现】

多为血行转移所致，原发肿瘤主要来自于乳癌、肺癌、甲状腺癌、前列腺癌、肾癌等。好发于脊柱、骨盆、颅骨等，多为溶骨性破坏，可发生病理性骨折。成骨转移多见于前列腺癌骨转移，在骨盆和腰椎松质骨内见到边界不清的团块状致密影。

五、 中枢神经系统疾病的影像学诊断

（一）中枢神经系统的检查方法

1. **X线摄影**　只能用于头颅骨的结构显示。用正侧位照片。不能显示脑与脊髓。

2. **CT平扫**　是神经系统最常用的检查方法。显示脑与脑室较好，显示脊髓不理想。

3. **CT增强**　主要适应证是检查肿瘤或感染。有利于脑病变的定性诊断。多排螺旋CT增强后可将动脉三维重建，显示血管病变，称CTA。

4. **CT灌注成像**　目的是早期显示脑缺血性改变，发病1小时就有检出可能，是目前最早显示脑梗死的检查方法，有利于临床的早期治疗。

5. **脊髓造影**　CT经椎管蛛网膜下腔内注射碘对比剂后再行脊髓CT扫描。用于椎管和脊髓病变的显示。MRI应用以来，此项检查已逐步被MRI检查所代替。对没有MRI的医院或地区，仍是一种有效的检查方法。

6. **MRI平扫**　清楚地显示脑和脊髓病变，尤其是脊髓病变，是目前最有价值的检查技术。

7. **MRI增强**　增加病变的信号强度，应用对比剂，Gd-DTPA具有顺磁性作用，它被用于缩短T_1弛豫时间，可以增加信号强度，有利于病变的检出与定性。

8. **MRA**　用于脑血管成像，诊断脑血管病变。

9. **MR脑扩散成像**（diffusion weighted imaging，DWI）　不用注射对比剂，较早期诊断脑缺血病变，发病后6小时左右即可检出病变。

10. **数字减影血管造影**（digital substract angiography，DSA）　通过插管到颈动脉、椎动脉或脊髓动脉造影，更清楚地显示脑和脊髓的血管性病变，以利于进一步的介入治疗。

11. **单光子发射计算机断层扫描**（single photon ejecting computed tomography，SPECT）SPECT提供的三维显像方法为脑血流量变化的显示和测定，可辅助某些神经科疾病的诊断。

12. **正电子发射计算机断层扫描**（PET）　PET是显示脑代谢和功能的图像，如局部葡萄糖代谢、氨基酸代谢、氧代谢和脑血流，还可显示神经受体的位置、密度和分布。

（二）中枢神经的正常影像表现

1. **脑CT**　平扫脑灰质密度较高，呈灰白色。脑白质密度较低，呈灰黑色。脑深部的灰质核团，如基底神经节，呈密度较高的灰白色。含脑脊液的脑室、脑沟和脑池，呈低密度的黑色。骨和生理性钙化呈白色。增强扫描，颅内动脉、静脉、脉络丛、大脑镰和小脑幕等均有较显著强化。

2. **脑MRI**　获得横断面、冠状面和矢状面等不同方位的图像。T_1加权像，脑组织为中等强度信号，灰质较白质信号低，灰质较白质稍黑。T_2加权像，灰质的信号较白质高，稍白。MRA显示的颈动脉和椎动脉及其脑内分支动脉，均呈高信号。

（三）中枢神经系统疾病的影像表现

1. 脑肿瘤 有良性和恶性肿瘤，恶性以胶质瘤和转移瘤等较常见，良性以脑膜瘤、垂体瘤、神经纤维瘤和神经鞘膜瘤较多见。影像学检查目的在于确定有无肿瘤，并对其作出定位、定量乃至定性诊断。

（1）胶质瘤：胶质瘤包括星形细胞瘤、少胶质细胞瘤、室管膜瘤和髓母细胞瘤等，其中以星形细胞瘤最常见。

1）CT：较良性的Ⅰ、Ⅱ级星形细胞瘤多为低密度灶，分界较清楚，占位效应常不明显，无或轻度灶周水肿和强化。随着Ⅲ、Ⅳ级恶性程度的升高，肿瘤呈高、低或混杂密度；形态不规则，边界不清，占位效应和瘤周水肿显著；增强时多呈不规则花环状伴壁结节明显强化。

2）MRI：表现和CT相似，T_1WI呈稍低或混杂信号，T_2WI呈均匀或不均匀性高信号。恶性度越高，其T_1和T_2值愈长，囊壁和壁结节强化愈明显。

（2）脑膜瘤：脑膜瘤包膜完整，多由脑膜动脉和脑内动脉双重供血，血运丰富，常有砂粒样钙化，少数可出血、坏死和囊变。

1）CT：平扫为等或略高密度，以广基底与硬脑膜相连，呈类圆形，边界清楚。增强明显均匀强化，很具特征。瘤周水肿轻微或没有水肿，当静脉或静脉窦受压时可出现中-重度水肿。颅板受侵时可引起骨质增生或吸收。

2）MRI：T_1WI呈等或稍高信号，T_2WI呈等或高信号；增强呈均匀性显著强化，邻近脑膜强化称为"脑膜尾征"，具有一定特征。

（3）垂体瘤：垂体瘤包膜完整，向上生长穿破鞍膈突入鞍上池，向下可侵入蝶窦。较大肿块常因缺血或出血而发生坏死、囊变，偶可钙化。

1）CT：示蝶鞍扩大，鞍内肿块向上突入鞍上池，侵犯一侧或者两侧海绵窦。肿块呈等或略高密度，瘤内常有低密度灶，均匀、不均匀或环形强化。局限于鞍内小于10mm的微腺瘤，平扫不易显示，宜采取冠状位快速增强动态扫描观察：垂体为富血管性器官，又无血-脑脊液屏障，肿瘤组织增强时间长于正常垂体，增强早期呈相对低密度，晚期呈相对高密度。

2）MRI：观察肿瘤与垂体的关系明显优于CT。微腺瘤也需要增强冠状位观察。

（4）脑转移瘤

1）CT：脑内多发或单发结节，单发者较大。呈等或低密度灶，出血时密度增高。瘤周水肿明显是其较特征性的影像学表现。结节状或环形强化，也可混合出现。

2）MRI检出病变的能力优于CT。

（5）脑肿瘤手术后影像学表现：脑肿瘤手术切除术有一定的难度，术后有一定的致死率和病残率。手术后都要多次进行影像学复查，最好是术后1周、1个月、3个月、半年和1年后多次复查，以了解术后恢复情况，及早发现并发症。手术后主要有几类影像学改变：

1）术后正常改变：肿瘤完全切除，手术创面少量渗血与组织水肿，1个月左右基本吸收消散，这是最理想的预后。临床不留任何残疾。

2）术后脑软化：肿瘤完全切除，但由于肿瘤较大，切除范围较多，术后残腔较大，逐步形成一个低密度的脑软化区，CT值一般在0~10HU，边界清楚，周围脑组织向此处移位（图1-5-32）。临床可有一定的残疾。

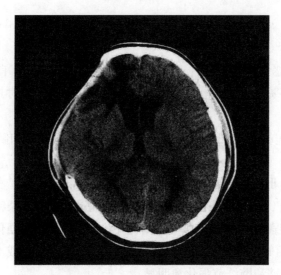

图1-5-32　脑肿瘤术后脑软化

右额叶脑肿瘤术后，局部可见不规则低密度区，周围脑组织无占
位效应而呈萎缩表现，局部颅骨呈术后切除后修补表现

3）放射性脑病：恶性肿瘤切除后，再行放射治疗，可在照射野范围内出现脑水肿和脑软化。临床可有一定的残疾。

4）肿瘤术后残留：肿瘤无法切除干净，影像学上可见原发肿瘤的表现和手术后的局部渗血、水肿、或软化同时存在。临床情况会重于术前，可有残疾。

5）肿瘤术后复发：恶性肿瘤切除后，数月内或数年内又重新生长出肿瘤。影像学追踪复查显示肿瘤切除术后改变、肿瘤又逐渐长入的过程。临床可有一定的残疾。

2. 脑外伤

（1）脑挫裂伤：脑挫伤病理上表现为脑内散在出血灶，静脉淤血、脑水肿和脑肿胀；如伴有脑膜、脑或血管撕裂，则为脑裂伤。两者常合并存在，故统称为脑挫裂伤。CT检查发现，在低密度脑水肿区内可见散布斑点状高密度出血灶，伴有占位效应。有的表现为广泛性脑水肿或脑内小血肿。MRI检查对病变敏感。

（2）颅内出血：颅内出血包括硬膜外、硬膜下、脑内、脑室和蛛网膜下腔出血等。

1）硬膜外血肿：多由脑膜血管损伤所致，脑膜中动脉常见，血液聚集硬膜外间隙。硬膜与颅骨内板粘连紧密，故血肿较局限，呈梭形。CT上，颅内板下见梭形或半圆形高密度灶，血肿内缘清楚。多位于骨折附近。开放性骨折伴硬膜外血肿时，血肿内可有小气泡。

2）硬膜下血肿：多由桥静脉或静脉窦损伤出血所致，血液聚集于硬膜下间隙，沿脑表面广泛分布。CT检查急性期（3天内）见颅板下新月形或半月形高密度影，常伴有脑挫裂伤或脑内血肿，脑水肿和占位效应明显。亚急性或慢性血肿，呈稍高、等、低或混杂密度灶。CT显示等密度血肿，MRI的T_1WI常呈高信号，显示更清楚。

3）脑内血肿：多发生于额、颞叶，位于受力点或对冲部位脑表面区。CT上呈边界清楚的类圆形高密度灶。MRI上血肿信号变化与血肿期龄有关。

4）蛛网膜下腔出血：多位于大脑纵裂和脑底池。CT上大脑纵裂中线区可见纵行窄带形高密度影。出血亦见于外侧裂、鞍上池、环池、小脑上池或脑室内，表现为这些脑沟和脑池呈高密度铸形表现。蛛网膜下腔出血一般7天左右吸收；此时MRI上仍可能发现高信号出血灶的痕迹。

（3）开放性脑损伤：当脑外伤合并颅骨粉碎骨折、脑内碎骨片或异物存留，并发气颅、脑脊液漏和颅内感染等情况时，属于开放性或重型脑损伤。CT 上除显示脑挫裂伤和颅内血肿外，尚可见颅骨骨折、颅内碎骨片或异物、气颅等改变。

（4）脑外伤后遗的影像学表现：脑外伤后有一定的致残率。主要后遗表现为：

1）局限性或弥漫性脑萎缩：多为脑外伤各类出血后所致，表现为病变区脑组织容积缩小，脑沟增宽。可合并硬膜下或硬膜外水瘤形成，表现为颅骨下半月形或梭形积水，CT 值 0 ~ 10HU。伴有脑萎缩，多无占位效应。

2）脑软化：是脑实质明显损伤后的主要表现。CT 显示脑局部呈液性密度，周围伴有负效应。

3）脑膜脑膨出：当颅骨大面积骨折手术后，颅骨缺损区如果填补不好，会造成局部脑膜甚至脑实质膨出颅骨外，继发脑内结构移位和萎缩。

3. 脑血管疾病　又称脑卒中，其中脑出血和脑梗死，CT 和 MRI 诊断价值大；脑动脉瘤和脑血管畸形则需配合 DSA、CTA 或 MRA 诊断。

（1）脑出血

1）CT：急性期血肿呈边界清楚、密度均匀增高的肾形、类圆形或不规则形团块影，周围水肿带宽窄不一，局部脑室受压移位。破入脑室可见脑室内积血。吸收期始于第 3 ~ 7 天，CT 上可见血肿周围变模糊，水肿带增宽，血肿缩小并密度减低，小血肿可完全吸收。囊变期始于 2 个月以后，较大血肿吸收后常遗留大小不等的软化囊腔，伴有不同程度的脑萎缩。

2）MRI：脑内血肿的信号随血肿期龄而变化。MRI 检测比 CT 敏感。

（2）脑梗死：脑梗死是脑血管闭塞所致的脑组织缺血性坏死。分为缺血性、出血性和腔隙性脑梗死。

1）缺血性梗死：CT 见低密度灶，其部位和范围与闭塞血管供血区一致，呈扇形，基底贴近颅骨内板，2 ~ 3 周时可出现"模糊效应"，病灶变为等密度而消失；增强扫描可见脑回状强化，1 ~ 2 个月后形成低密度软化腔。CT 灌注增强扫描，可发现发病后 1 小时的病变，对早期治疗，降低致残率很有价值（图 1-5-33）。

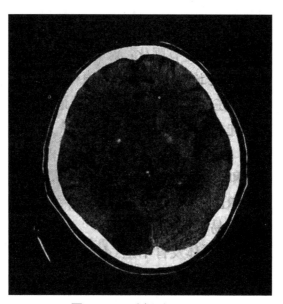

图 1-5-33　脑梗死 CT

CT 平扫示右枕叶局限性低密度灶，边界清楚，无占位效应

2）出血性梗死：CT显示在低密度脑梗死灶内，出现不规则斑点、片状高密度出血灶，占位效应较明显。MRI对少量出血更敏感。

3）腔隙性梗死：系深部髓质小血管闭塞所致。低密度缺血灶一般小于10～15mm直径大小，好发于基底节、丘脑、小脑和脑干。MR弥散加权像和T_2快速水抑制成像对脑梗死灶发现早、敏感性高。发病后数小时可见异常长T_2信号。

4. 脑萎缩 长期脑处于血流灌注不充分的情况下，脑组织逐渐萎缩。表现为记忆力减退，遗忘等症状。CT见各脑沟、脑室和脑池增宽，可伴有脑白质密度不均匀减低，但高于梗死病灶，称脑白质疏松。

5. 颅内感染

（1）结核性脑膜炎：好发于脑底池，脑膜渗出和肉芽肿为其基本病变，可合并结核球、脑梗死和脑积水。

CT早期可无异常发现。脑底池大量炎性渗出时，其密度增高，失去正常透明度，增强扫描脑膜广泛强化。肉芽肿增生则见局部脑池闭塞并结节状强化。可伴有脑结核球形成。

（2）脑脓肿

1）CT：急性炎症期，呈大片低密度，边缘模糊，伴占位效应，增强无强化；化脓坏死期，低密度区内出现更低密度坏死灶，轻度不均匀性强化；脓肿形成期，平扫见等密度环，内为低密度并可有气泡影，脓壁呈环形强化，内壁光滑，或多房分隔。

2）MRI：脓腔呈长T_1和长T_2信号异常，Gd-DTPA增强脓壁呈光滑环形强化。

（3）脑囊虫病：多发生于脑实质内，也可累及脑室或脑膜。脑内囊虫的数目不一，呈圆形，直径4～5mm囊虫死亡后退变为小圆形钙化点。脑室囊虫病多见于第四脑室，可产生脑积水。

CT显示脑实质型脑内散布多发性小囊，囊腔内可见致密小结节影，代表囊虫头节；囊壁和头节有轻度强化。囊虫死亡后呈钙化小点。如同时出现小囊和钙化小点，提示反复性脑囊虫感染。脑室和蛛网膜下腔囊虫病，CT显示局部脑室或脑池扩大，合并脑积水。MRI显示更清楚。

6. 多发性硬化 CT显示侧脑室周围和半卵圆中心的多灶性低或等密度区，见于脑皮层、小脑、脑干和脊髓。活动期病灶有强化；激素治疗后或慢性期则无强化。MRI诊断价值最高，硬化斑T_1WI呈稍低或等信号，T_2WI水抑制像矢状位呈高信号，斑点长轴在侧脑室旁呈垂直排列是其特征。MRI检出率比CT高。

7. 先天性畸形

（1）脑膜脑膨出：表现为颅腔内容物经颅裂突出于颅腔外，形成软组织包块。内容物为脑膜和脑脊液者，称为脑膜膨出，伴脑组织突出者为脑膜脑膨出；严重者伴有脑室膨出。CT和MRI上，可见颅骨中线区骨质缺损，伴有突出于颅腔外的软组织包块，包块内容物CT和MRI上易于分辨。

（2）胼胝体发育不全（dysplasia of corpus callosum）：分为完全性、部分性，常合并脂肪瘤。CT上，侧脑室前角扩大、分离；侧脑室体部距离增宽，并向外突出；三角区和后角扩大，呈环抱状。第三脑室扩大并向前上移位于分离侧脑室之间，大脑纵裂一直延伸到第三脑室顶部。MRI冠状面和矢状面上，可直观地显示病变。

（3）Chari畸形（Chari malformation）：系后脑的发育异常。小脑扁桃体变尖延长，经枕大孔下入颈椎管内，可合并延髓和第四脑室下移、脊髓空洞症和幕上脑积水。MRI为首选方法。

（4）大脑发育不良：脑的发育过程中过早停止，导致脑容积过小。CT和MRI表现为脑径小于同龄儿童，脑沟较宽，脑室较大。可合并脑裂畸形等异常。

8. 新生儿脑病

（1）新生儿缺氧缺血性脑病：指新生儿围生期无呼吸或呼吸功能不全引起的缺氧缺血性脑病。

缺氧性脑损害包括脑肿胀、水肿和出血，致残率和死亡率高。

CT 显示缺氧缺血性脑病分为三级。轻度、中度、重度（图 1-5-34）。

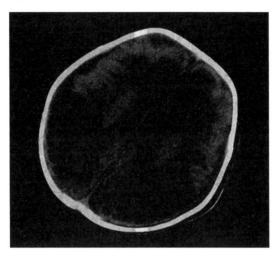

图 1-5-34　缺氧缺血性脑病
CT 平扫显示两侧大脑对称性密度减低，脑沟变窄，呈重度缺氧缺血性脑病

（2）新生儿颅内出血（intracranial hemorrhage of newborn, IHN）：主要由产伤或窒息引起。位于硬膜外、硬膜下、蛛网膜下腔、脑室或脑实质内，以室管膜下出血具特征性，多位于尾状核头部。易引起脑积水。超声显示室管膜下出血时，侧脑室前角外侧出现高回声区或光团；侧脑室内出血表现脑室不同程度扩大，伴回声增多、增强，或出现光团，可见液 - 血平面；脑内血肿则见团状高回声区，血肿吸收则回声减低，边缘回声增强，形成假性囊肿。新生儿颅内出血 CT 和 MRI 表现，与外伤或自发性出血相似。

9. 脑软化　脑外伤、手术创伤、脑梗死、脑内出血、感染等原因导致脑软化。是脑部疾病共同的一种结局和后遗症，会伴有临床的致残。CT 显示脑局部呈液性密度，周围伴有负效应，即由于软化，容积缩小，周围脑组织向病变区移位。严重者可造成脑穿通畸形，即脑软化病变与脑室或脑蛛网膜下腔贯通。

10. 脊髓病变

（1）椎管内肿瘤（intraspinal tumor）：椎管内肿瘤按发生部位分为三类：髓内肿瘤，以室管膜瘤和星形细胞瘤常见；髓外硬膜内肿瘤，多为神经源性肿瘤和脊膜瘤；硬膜外肿瘤，以转移瘤居多。

MRI 能直观地显示肿瘤与周围组织的关系，无创性作出肿瘤的定位、定量乃至定性诊断，是目前诊断脊髓肿瘤的最可靠方法。髓内肿瘤病变位于脊髓内，局部脊髓增粗，信号异常。髓外硬膜内肿瘤可见蛛网膜下腔一侧增宽，一侧受压变小。硬膜外肿瘤表现为硬膜的受压移位与椎管骨性结构的异常。

（2）脊髓损伤（spinal cord injury）：脊髓损伤分为出血性和非出血性损伤，后期并发症包括脊髓软化、囊性变、蛛网膜粘连和脊髓萎缩等。

1）CT：平扫可见脊髓内出血或硬膜外血肿。脊髓造影 CT 可见脊髓肿胀、受压移位、横断损伤、硬膜囊和神经鞘撕裂等。

2）MRI：可直观地显示脊髓的损伤类型、部位、范围和程度。

（3）脊髓空洞症（syringomyelia）：是一种慢性进行性脊髓病，为先天性，或者继发于外伤、感染和肿瘤。病理上包括中央管扩张积水和脊髓空洞形成两型。临床症状有分离性感觉异常和下神经元性运动障碍。CT 平扫价值有限。脊髓造影 CT 时，囊腔立即或者延迟显影，前者提示囊腔与蛛网膜下隙直接相通；延迟 4 ~ 6 小时充盈者，提示囊腔不与蛛网膜下隙直接交通，为手术分流术的指征。MRI 矢状面上，易于确定囊腔的部位、大小及流体动力学变化，明确空洞症的病因。

（班润武　曹孟淑　张怡元　刘献增）

第二章
外科学基础

第一节　无菌术

无菌术（asepsis）是针对致病微生物及其感染途径所采取的一系列预防措施，包括除菌法、灭菌法、消毒法和相关操作规则及管理制度。严格执行无菌操作是保证手术和操作不引起致病微生物感染的重要措施，是防控院内感染、保障生命健康的主要措施。树立严格执行无菌操作意识，是医务工作者的必备素质和责任。

除菌是指通过刷洗、隔离及过滤等方法除去人体、物体表面和空气中的病原微生物和有害微生物；灭菌（sterilization）是指杀灭一切活的微生物（包括细菌芽孢）的方法；消毒（disinfect）是指杀灭病原微生物和有害微生物，不要求杀灭所有微生物（如细菌芽孢）。

一、无菌术的方法及应用

（一）物理方法

包括热力灭菌、电离辐射、紫外线照射等方法。热力灭菌又包括：①高压蒸汽灭菌法：是耐高温敷料、器械最常用的灭菌方法。有预真空式和下排式。②煮沸法：一般在特殊环境下应用。③火烧法：紧急情况下应用。

（二）化学方法

1. 用于无菌技术的化学制剂　有氧化剂（碘剂、次氯酸盐、过氧乙酸、高锰酸钾）、醇类（乙醇、丙二醇、丙三醇）、酚类（甲酚和苯酚）、表面活性剂（苯扎溴铵、氯己定、新氯净、优安净）、烷化剂（环氧乙烷、甲醛、戊二醛）等。

2. 效能　这些化学制剂在灭菌效果上分3类。

（1）高效制剂：能杀灭一切微生物（芽孢、真菌孢子、病毒），包括碘剂、次氯酸盐、甲醛、环氧乙烷等。

（2）中效：能杀灭病原微生物和有害微生物，不能杀灭芽孢，包括乙醇、甲酚等。

（3）低效：能杀灭大部分病原微生物和有害微生物，不能杀灭芽孢、结核杆菌、亲水性病毒。包括苯扎溴铵、氯己定等。

3. 目前临床常用的消毒剂

（1）手消毒液：临床常用的均为复合制剂，主要成分为乙醇、氯己定、异丙醇、三氯生（DP300）以及增效剂等。

（2）手术区域皮肤消毒液：临床常用的是碘伏，主要成分为单质碘与聚乙烯吡咯烷酮的络合物，是手术病人手术区域皮肤消毒和伤口、切口换药时周围皮肤消毒的常用化学制剂。

（三）目前常用的其他灭菌设备

1. 环氧乙烷灭菌装置　不耐高温、易受损的物品可用此装置灭菌。

2. 过氧化氢等离子体低温灭菌器　适用于对热或水汽敏感的器械，不适用于易受氧化反应损害、带盲端管腔的器械。

3. 低温甲醛蒸汽灭菌柜　应用于显微手术器械等。

二、参加手术人员和病人手术区域的无菌要求

（一）参加手术人员的无菌要求

1. **一般要求**　短发、指甲不能过长、无呼吸道传染病、手臂皮肤无破损。

2. **进手术室**　要求换消毒过的拖鞋、穿无菌洗手衣、戴无菌帽子口罩。

3. **手术前**　首先进行手臂消毒，用洗手液按"七步洗手法"彻底清洗手臂，然后用消毒剂做皮肤消毒，范围为指尖至肘上5cm。然后按无菌术的具体要求穿无菌手术衣、戴无菌手套。

（二）病人手术区域准备

1. **清洁皮肤**　进入手术室之前，病人应洗澡（急重症病人除外），剃除手术区域的体毛。

2. **手术区域皮肤消毒**　手术开始前，参加手术人员须使用消毒剂进行手术区域皮肤消毒，消毒范围根据手术部位不同而有不同，一般要求包括手术切口周围15cm的区域。消毒顺序一般应由中心部开始向四周进行，感染手术或肛门区手术由四周开始向中心部进行。

3. **手术区域隔离**　手术区域消毒后，须铺无菌敷料，显露手术切口所必需的最小区域，遮盖非手术区。

（班润武）

第二节　体液平衡失调

体液主要是由水和电解质组成。体液平衡是指体液容量、分布、渗透压及电解质含量等组成方面都相对地处于恒定状态的一种平衡，是维持机体内环境和生命活动的必要条件。

在某些病因作用下，体液量、渗透压和成分的变化超出了机体生理调节范围，即发生体液平衡失调，若不及时纠正，对机体危害很大，严重者危及生命。

一、水和钠的平衡失调

水和钠的平衡失调有缺水和水中毒两大类，本节仅介绍缺水。体液容量取决于水的多少，而体液

容量的不足（主要是细胞外液）即称缺水。缺水和缺钠常同时存在，但比例上有所差别，因此可分为等渗性缺水、高渗性缺水和低渗性缺水三种类型。体液中水与钠都减少，而且减少的比例一致，细胞外液渗透压不变，称等渗性缺水；水的丢失比例大于钠的丢失比例，导致细胞外液钠离子浓度升高，细胞外液渗透压增高，称高渗性缺水；水的丢失比例小于钠的丢失比例，导致细胞外液钠离子浓度降低，细胞外液渗透压下降，称低渗性缺水。

（一）等渗性缺水

【病因】

常见于消化液急性大量丧失时，如腹泻、呕吐、肠梗阻及肠瘘等。

【临床表现】

头晕、乏力、厌食，尿量减少，无明显口渴。体格检查可见皮肤黏膜干燥、弹性差，眼窝凹陷，脉搏心率加快、血压下降。缺水严重者出现意识障碍。

辅助检查：血常规有血液浓缩表现，尿液分析有尿比重和尿钠增高，血清离子检查见血清钠、氯正常（Na^+ 浓度在 135~145mmol/L 之间）。

【诊断】

依据存在缺水的病因、出现相关症状与体征，结合辅助检查结果可诊断。

【治疗】

1. 积极处理病因。

2. 判断缺水程度，依据程度决定补充量，另外加上生理需要量。

3. 用平衡盐溶液补充血容量，第一天给予所需补充量的 1/2，余第二天补给。

（二）高渗性缺水

【病因】

1. **进食量不足**　如禁食、昏迷、上消化道梗阻、高温下劳动而饮水不足等。

2. **排出量增多**　如高热、多汗、气管切开术后等。

【临床表现】

口渴为最早出现的症状，随后有皮肤黏膜干燥、皮肤弹性差、小儿前囟凹陷、尿量减少、尿比重增高、体温升高等。

按失水的多少可分轻、中、重三度。轻度：主要症状是口渴，估计缺水占体重 2%~4%。中度：有严重口渴、口干、尿少、比重高、皮肤弹性差、烦躁、缺水占体重 4%~6%。重度：除中度症状外，还有表情淡漠、昏迷、高热，缺水占体重 6% 以上。

辅助检查：血常规有血液浓缩表现，尿液分析有尿比重和尿钠增高，血清离子检查见血清钠、氯高于正常（Na^+ 浓度 > 145mmol/L）。

【诊断】

依据存在缺水的病因、出现相关症状与体征，结合辅助检查结果可诊断。

【治疗】

1. 对不能饮水或失水程度严重的病人，应静滴 5% 葡萄糖液。

2. 在失水已纠正、尿量增加、比重降低后，应适量补充等渗盐水和氯化钾。

3. **估计补液量的方法**　一是根据临床分度，按体重来计算，即每丧失体重的 1%，补液 500ml；二是根据血 Na^+ 浓度来计算，补水量（L）=[血钠测得值（mmol/L）－ 血钠正常值（mmol/L）]×

体重（kg）×4，计算所得的量，当日先补给一半，第二日再补给一半，以免发生水中毒。

（三）低渗性缺水

【病因】

体液慢性大量损失，如反复呕吐、大面积烧伤渗液及慢性肠梗阻等。

【临床表现】

根据缺钠程度可分为三度。

1. **轻度缺钠** 约失钠 0.5g/kg。病人有疲乏、头昏、手足麻木，早期尿量正常而比重低，但无口渴（与高渗性缺水的主要区别），血清钠 130～135mmol/L，血红蛋白及血细胞比容升高，尿钠、氯减少。

2. **中度缺钠** 约失钠 0.5～0.75g/kg。除上述症状外，有皮肤弹性差，眼球凹陷、恶心呕吐、血压下降等。血清钠 120～130mmol/L，尿量少，尿中几乎不含钠、氯。

3. **重度缺钠** 约失钠 0.75～1.25g/kg。除以上症状外，出现表情淡漠、感觉迟钝、昏迷、少尿、休克。血清钠在 120mmol/L 以下。

【诊断】

依据存在失钠失水的病因、出现相关症状与体征，结合辅助检查结果可诊断。

【治疗】

1. 轻 - 中度缺钠一般静滴葡萄糖盐水即可。

2. 重度缺钠出现休克者，应先补充血容量，待改善组织灌流后，可输入高渗盐水（3%～5% 氯化钠溶液）200～300ml，以纠正血钠过低。在大量补充钠盐时，为防止输入氯离子过多，可用乳酸林格氏液代替等渗盐水。

3. **补充钠盐的计算公式** 需补充钠盐量（mmol）=[血钠正常值（mmol/L）- 血钠测得值（mmol/L）]× 体重（kg）×0.6（女性 0.5）。将所算出的需补充钠盐量（mmol）除 17（mmol/g）即为需补给的氯化钠量（g）。当天补给一半量和生理需要量（4.5g），以后根据临床表现和血清 K^+、Na^+、Cl^- 的检查结果，作相应的调整。

二、 钾的失调

（一）低钾血症

正常血清钾浓度为 3.5～5.5mmol/L。血清钾低于 3.5mmol/L 时，引起以肌细胞功能障碍为主的病症，称为低钾血症。

【病因】

1. **摄入量不足** 长期禁食或进食量不足，补钾又不够，而肾脏排钾并不减少。

2. **损失过多** 频繁呕吐、持续胃肠减压、胃肠道瘘等；长期应用利尿剂或糖皮质激素，尿排钾过多，而引起缺钾。

3. **分布异常** 当静脉输入大量葡萄糖，尤其是与胰岛素合用，葡萄糖合成糖原时，钾离子随之转入细胞内，使细胞外钾浓度降低。

【临床表现】

为神经肌肉兴奋性降低的表现，肌肉软弱无力、腱反射减弱或消失、恶心、呕吐、腹胀、肠鸣音

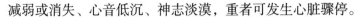

减弱或消失、心音低沉、神志淡漠，重者可发生心脏骤停。

辅助检查：心电图可见 T 波低平或倒置，ST 段降低，Q-T 间期延长及出现 U 波；血清离子检测血清钾 <3.5mmol/L。

【诊断】

依据存在病因、相关症状与体征，结合血清钾低于 3.5mmol/L 可诊断。

【治疗】

1. 积极治疗原发病，适当补钾。

2. 补钾原则　①能口服则口服；②静脉补钾只能静脉滴注，不能静脉推注；③静脉滴注时须严格控制浓度和速度，不可浓度过高、速度过快，临床氯化钾静脉滴注常规不超过 0.3% 的浓度；④无尿与少尿病人不能补钾，需尿量接近正常后方可补钾。另外，补钾过程中需严密观察病人状况，发现问题及时处理。

（二）高钾血症

血清钾超过 5.5mmol/L 时，称高钾血症。是一种短时间内可危及生命的体液失调。

【病因】

急性肾衰竭，溶血，严重创伤、大量组织破坏，酸中毒，从静脉输入钾盐过多过快，输入大量陈旧库存血。

【临床表现】

初期表现为肌肉乏力、麻木、软瘫等，从躯干发展到四肢，并可影响到呼吸运动。严重时有微循环障碍和心肌传导系统紊乱，心跳缓慢、心律不齐、低血压，甚至心搏骤停而突然死亡。

辅助检查：心电图可呈 T 波高尖、Q-T 间期延长、QRS 增宽等，血清钾 > 5.5mmol/L。

【诊断】

依据存在病因、相关症状与体征，结合血清钾高于 5.5mmol/L 可诊断。

【治疗】

1. 禁钾　立即停用一切含钾的药物、溶液或食物。

2. 转钾　使钾离子暂转入细胞内，可输入高渗糖及胰岛素，静注 5% 碳酸氢钠溶液。

3. 抗钾　用 10% 葡萄糖酸钙溶液 20 ～ 30ml 缓慢静脉推注，利用 Ca^{2+} 对抗 K^+ 抑制心肌的作用。

4. 排钾　可采用口服阳离子交换树脂、腹膜透析或血液透析疗法。

三、钙的失调

钙的失调有低钙血症和高钙血症，本节仅介绍低钙血症。

正常血清钙离子浓度为 2.25 ～ 2.75mmol/L。血清钙离子浓度低于 2mmol/L，引起神经肌肉兴奋性增高的症状，称为低钙血症。

【病因】

多见于急性胰腺炎、广泛软组织损伤、肾衰竭、肠瘘、甲状旁腺损伤，碱中毒时血钙也可能减少。

【临床表现】

主要是神经肌肉兴奋性增强，如易激动、口周和指尖麻木感、手足抽搐、腱反射亢进。耳前叩击试验（Chvostek 征）和束臂试验（Trousseau 征）阳性。

辅助检查：血钙 <2mmol/L。

【诊断】

依据存在病因、相关症状与体征，结合血清钙 <2mmol/L 可诊断。

【治疗】

积极处理原发病，同时补钙，10% 葡萄糖酸钙 20ml 或 5% 氯化钙 10ml 缓慢静脉注射。需要长期治疗者可口服乳酸钙和维生素 D 等。

四、酸碱平衡失调

凡体内产生和积聚的酸性或碱性物质超过了机体的缓冲及调节能力，就可发生酸碱平衡失调。pH 低于 7.35 为酸中毒，高于 7.45 为碱中毒。可分为单纯性酸碱平衡失调和混合性平衡失调两类，单纯性酸碱平衡失调分为代谢性酸中毒、代谢性碱中毒、呼吸性酸中毒、呼吸性碱中毒四种。血气分析可以明确诊断，其中 pH、HCO_3^- 和 $PaCO_2$ 是反映机体酸碱平衡的三大要素。

（一）代谢性酸中毒

临床上最常见的酸碱失调，特点是血 pH 和 HCO_3^- 明显下降。

【病因】

1. 酸性物质产生和积聚过多 常见于腹膜炎、高热、休克、禁食、糖尿病。

2. 碱性液体丢失过多 肠瘘、胆瘘、胰瘘、腹泻、肠梗阻等。

3. 肾功能不全 急性肾衰竭等。

【临床表现】

轻者无特异性表现，较重者有乏力、头晕、嗜睡，突出的症状是呼吸深而快，有的呼气中带有酮味。还可有面部潮红、脉搏增速、血压偏低，严重者神志不清或昏迷。尿液检查呈酸性反应。

辅助检查：血气分析显示血液 pH 和 HCO_3^- 明显下降，BE 负值增加，无呼吸代偿时 $PaCO_2$ 正常，有呼吸代偿时 $PaCO_2$ 下降。

【诊断】

根据病因、症状、体征、血气分析结果可诊断。

【治疗】

首先应消除病因和补液纠正脱水，轻者可自行纠正。重者可应用碱性溶液治疗：5% 碳酸氢钠，首次剂量 100 ~ 200ml 静脉滴注，再根据血气分析进一步补充。

（二）代谢性碱中毒

代谢性碱中毒的特点是血 pH 和 HCO_3^- 增高。

【病因】

1. 酸性胃液损失过多，如严重呕吐、持续胃肠减压、幽门梗阻等。

2. 血钾降低时，K^+ 从细胞内转移至细胞外，H^+ 转移入细胞内，引起细胞内酸中毒和细胞外碱中毒。

3. 摄入过多的碱性物质，如长期服用大量碱性药物、输入大量碱性液体等。

4. 使用利尿剂，可引起低氯性碱中毒。

【临床表现】

一般无明显症状，较重者表现呼吸慢而浅，伴有低钾血症，可有谵妄、嗜睡，严重时发生昏迷。

辅助检查：尿液分析呈碱性、尿氯减少，血气分析显示血 pH 和 HCO_3^- 增高，BE 正值增加，血清 K^+、Cl^- 减少。

【诊断】

根据病因、症状、体征、血气分析结果可诊断。

【治疗】

一般宜输入等渗盐水或葡萄糖盐水，待尿量达 40ml/h 后，再补充氯化钾。严重者（HCO_3^- 45 ~ 50mmol/L，pH 7.65），应用稀盐酸或 2% 氯化铵溶液治疗。

（三）呼吸性酸中毒

呼吸性酸中毒的特点是体内 CO_2 蓄积、pH 下降。

【病因】

呼吸道梗阻，如窒息、呼吸道分泌物或异物阻塞；肺功能不全，如胸外伤、肺不张、肺气肿；医源性因素，如镇静药物过量、麻醉过深、使用麻醉机不当等。

【临床表现】

表现为呼吸困难、缺氧、发绀，甚至昏迷、血压降低。

辅助检查：血气分析显示 $PaCO_2$ 升高，pH 下降，HCO_3^- 正常，代偿后可稍增加。

【诊断】

根据病因、症状、体征、血气分析结果可诊断。

【治疗】

针对原发病因，解除上呼吸道梗阻，保持呼吸道通畅，作气管切开或插管使用呼吸机，以改善换气，使蓄积的 CO_2 迅速排出，并适当给氧。

（四）呼吸性碱中毒

呼吸性碱中毒特点是 $PaCO_2$ 和 HCO_3^- 降低，pH 增高。

【病因】

基本原因是换气过度，体内 CO_2 排出过多。如代谢亢进的病症：甲状腺危象、高热、败血症；癔症、颅脑病变等发生过度换气，使 CO_2 排出过多，血中 CO_2 浓度降低而引起低碳酸血症。

【临床表现】

一般无明显表现，重者可出现呼吸不规则，手足及面部肌肉麻木、肌震颤、抽搐及 Trousseau 征阳性。

辅助检查：血气分析显示血 pH 增高，$PaCO_2$ 降低。

【诊断】

根据病因、症状、体征、血气分析结果可诊断。

【治疗】

及早纠正病因。可用面罩法增加呼吸道无效腔，也可给含 5% CO_2 的氧气吸入。

（班润武）

第三节　输血

输血（blood transfusion）是医疗和急救的重要措施之一。输血可补充血容量，改善循环、提高携氧能力、增加血浆蛋白、增进免疫力和凝血功能。

一、适应证

1. **急性大出血**　是外科输血的主要适应证。严重创伤、大手术、大面积烧伤等应及时输血。一次性失血量低于总血容量10%（500ml）者，临床上无血容量不足的表现，此时不需要输血。失血量低于总血容量10%～20%（500～1000ml）时，应根据有无血容量不足的临床表现及其严重程度，同时参照血红蛋白和血细胞比容（HCT）的变化选择治疗方案。若失血量超过总血容量20%（1000ml），则应及时输血。原则上，失血低于30%时，不输全血。

2. **贫血及低蛋白血症**　术前可输血或血浆蛋白，以纠正贫血及低蛋白血症，提高手术的耐受力，减少术后并发症。2000年原卫生部输血指南建议，Hb>100g/L不需要输血；Hb<70g/L可输浓缩红细胞。

3. **严重感染**　少量多次输新鲜血，可提供抗体、补体等，以增加抗感染能力。

4. **凝血功能障碍**　输入新鲜血液可补充各种凝血因子，输入针对病因的有关成分，如纤维蛋白原、血小板、抗血友病球蛋白等，以改善凝血功能。

二、注意事项

1. 输血前，须向病人或家属说明输血目的及可能发生的输血不良反应和经血液传播的疾病，征得病人或家属的同意并签订输血同意书。输血同意书必须与病历同时保存。

2. 输血前应作血型鉴定和交叉配血试验，同时应作病毒性肝炎、梅毒、艾滋病的检测。

3. 输血前必须仔细核对病人姓名、住院号、血型、血瓶号、交叉配血试验结果等，最好经两个人核对。

4. 最好选用密闭式输血器，以减少污染机会，并配有过滤装置，以防输入微小血块。

5. 输血前将血袋轻轻倒转，使血浆与血球均匀混合，并注意血袋内有无溶血、混浊或血块。

6. 冰箱取出的冷血不宜立即输入，在室内放置半小时；但不能超过4小时。

7. 输血时，不应在血液内加入任何药物（生理盐水除外）。

8. 输血过程中密切观察有无输血反应，一旦出现严重输血反应时，应立即停止输血，重新鉴定血型和交叉配血试验，取血袋内余血作细菌培养，采病人尿液检查有无游离血红蛋白。

三、并发症及防治

1. **发热反应**　较多见，在输血过程中发生寒战高热，一般无血压下降，约1～2小时内好转。出现发热反应后，应立即减慢或暂停输血，肌注异丙嗪25mg或静滴地塞米松5～10mg。发热反应的原因是致热原和免疫反应。

2. 过敏反应　在输血过程中或输血后出现皮肤红斑、荨麻疹和瘙痒，严重者出现支气管痉挛、喘鸣、呼吸困难、进而神志不清、休克。轻者可给抗组胺药物处理，严重者应立即停止输血，地塞米松 10mg 静注，或异丙嗪 25mg、肾上腺素 0.5～1mg 肌注。

3. 溶血反应　是最严重的输血反应，常见的原因是误输血型不合的血、红细胞已有破坏的质量不佳的血、已有细菌污染的血等。典型的表现是输血 20～50ml 后，病人出现头痛、寒战高热、呼吸困难、心前区压迫感、腰背酸痛；继而出现面色苍白、皮肤湿冷，烦躁不安、脉搏细弱、血压下降、休克等，同时可出现血红蛋白尿、黄疸，甚至发生 DIC 及急性肾衰竭。疑有溶血反应，应立即停止输血，再次核对受血者、供血者的姓名和血型，重新测定血型和交叉配血试验，将血袋内剩血作涂片和细菌培养，以除外细菌污染反应。

治疗主要是防治休克、维持循环功能、保护肾功能。

4. 细菌污染反应　多数是革兰阴性细菌污染。临床表现为输入 10～20ml 血液后，即发生寒战高热、呼吸困难、脉搏增快、血压下降等感染性休克的表现，并可有血红蛋白尿和创面渗血。取血袋内剩血作涂片和细菌培养，同时做病人的血、尿细菌培养，可明确诊断。治疗与感染性休克治疗相同，包括大剂量有效抗菌药物和激素的应用。

5. 大量快速输血的并发症　大量快速输血是指在 6～8 小时内，输入相当于病人全身血容量的血，约 4000～5000ml。

（1）心力衰竭、肺水肿：为输血过量、速度过快所致。治疗应立即停止输血、半卧位、吸氧、强心、利尿。

（2）暂时性低钙。

（3）高钾、酸碱平衡失调：很少发生高钾血症，但对原有高血钾的病人，应注意监测。大量输血后，应慎用碱性药物。

6. 输血传染病　是由于输血或输入血液制品后引起的、病人既往没有的传染性疾病。为避免发生输血传染病，对供血者及病人均应做严格检验。

7. 免疫抑制　近年来发现，输血会降低肿瘤病人的存活率，减弱病人的抗感染能力，可能与输血后的非特异性免疫抑制和抑制 T 淋巴细胞的生成有关。

四、成分输血

凡以非全血的方式输注血液中的一种或几种成分，称为成分输血。

（一）浓缩红细胞

浓缩红细胞是使用较多的一种成分输血，主要用来增加红细胞，治疗贫血而血容量正常的病人。输用前需测定血型和配血试验。

（二）代血浆血

将分离、浓缩的红细胞，用右旋糖酐或羟乙基淀粉液稀释即成代血浆血，除可供给红细胞外还能维持胶体渗透压，扩充血容量。需测定血型和配血试验。

（三）血浆成分

1. 新鲜冰冻血浆　是 -30～-20℃低温下保存的，主要凝血因子可保存 6 个月，主要用于肝功能不全、DIC、血液稀释而引起的凝血障碍等，输前需行 ABO 配型，但无须交叉配血。

2. 冰冻干燥血浆 是经冻干制成的淡黄色粉末样物，在 10℃以下保存 5 年。使用时用等渗盐水或 5% 葡萄糖液溶解，不需测定血型。可用于血浆大量丢失和低血容量休克病人。

（四）血浆蛋白成分

1. 白蛋白液 用于补充白蛋白。

2. 血浆蛋白液 是含白蛋白和少量球蛋白的 5% 溶液。

3. 免疫球蛋白 包括丙种球蛋白、正常人免疫球蛋白、特异性免疫球蛋白（如抗破伤风、抗狂犬病高效价免疫球蛋白）。

（五）浓缩血小板

用于血小板减少或血小板病引起的出血。

（六）其他

有浓缩白细胞、凝血因子、凝血酶原复合物、纤维蛋白原等。

（班润武）

第四节　围手术期处理

围手术期是指从医生、病人及病人家属共同决定手术治疗时起，到与本次手术有关的医疗活动基本结束为止的一段时间，包括手术前、手术中、手术后三个阶段。按照手术的期限性，可分为三种：急症手术、限期手术和择期手术。围手术期处理，是指在围手术期内为保证病人安全、顺利康复所采取的积极干预措施。本节仅介绍手术前、手术后的相关内容。

一、手术前准备

（一）术前病人状态评估

1. **全面检查** 包括心、肺、肝、肾、内分泌、血液、免疫系统功能以及营养和心理状态等。
2. 病人对手术的耐受力，可归纳为耐受力良好和耐受力不良两类。

（二）准备

1. 一般准备

（1）心理准备：与病人沟通，了解其是否存在恐惧、紧张、焦虑等情绪，手术及预后有顾虑。

（2）生理准备：①适应手术后变化的锻炼，包括练习床上大小便、术前两周停止吸烟等；②有水电解质和酸碱平衡失调、贫血、低蛋白血症者，应在术前纠正；③预防感染；④补充热量、蛋白质和维生素；⑤手术前 12 小时禁食、4 小时禁饮，以防止麻醉及手术过程中呕吐引起窒息或吸入性肺炎。

2. 特殊准备

（1）营养不良：纠正低蛋白血症，矫正贫血。

（2）高血压：病人血压在 160/100mmHg 以下，可不必作特殊准备。血压过高者，术前应选用合适的降血压药物，使血压平衡在一定水平，但并不要求降至正常后才手术。

（3）心脏病：①有心律失常者，如为偶发的室性期外收缩，一般不需要特别处理。如有心房纤维颤动伴有心室率增快者，或确定为冠心病并出现心动过缓者，有效控制后方可手术。②急性心肌梗死病人发病后 6 个月内，不宜施行择期手术；6 个月以上且无心绞痛发作者，可在良好的监护条件下施行手术。③心力衰竭病人控制 3～4 周后，再施行手术。

（4）呼吸功能障碍：①停止吸烟 2 周，练习深呼吸和咳嗽；②对阻塞性肺功能不全者，应用支气管扩张剂；③痰液稠厚的病人，可采用雾化入；④麻醉前给药量要适当，以免抑制呼吸；⑤重度肺功能不全及并发感染者，必须改善肺功能、控制感染后才能施行手术；⑥急性呼吸系统感染者，择期手术应推迟至治愈后 1～2 周。

（5）肝疾病：肝功能损害较严重或濒于失代偿者，必须经过较长时间严格准备，方可施行择期手术；至于肝功能有严重损害，表现有明显营养不良、腹水、黄疸者，或急性肝炎病人，除急症抢救外，不宜施行手术。

（6）肾疾病：轻、中度肾功能损害病人，经过适当的内科疗法处理，都能较好地耐受手术；重度损害者，需要在有效的透析疗法处理后，才能实施手术。

（7）糖尿病：施行大手术前，糖尿病病人血糖以控制在轻度升高状态（5.6～11.2mmol/L）较为适宜，可按 5∶1 的比例（葡萄糖 5g 加胰岛素 1U），在葡萄糖溶液中加入胰岛素。术后，根据 4～6 小时尿糖测定结果，确定胰岛素用量。

二、手术后处理

（一）手术后常规

1. 术后医嘱内容 术式名称、护理级别、监测项目、饮食要求、体位、用药、引流管和导尿管护理等。

2. 具体注意事项

（1）卧位：尚未清醒的病人，应平卧，头转向一侧。全身麻醉及蛛网膜下腔麻醉病人，亦应平卧或头低卧位 12 小时。

（2）活动和起床：手术后，原则上应该早期床上活动。

（3）饮食和输液：何时开始进何种饮食，与手术范围大小及是否涉及胃肠道相关。

（4）缝线拆除：缝线的拆除时间，可根据切口部位、局部血液供应情况、病人年龄来决定。

（二）手术后各种不适的处理

1. 疼痛 手术后病人都会产生不同范围、不同程度的手术部位疼痛，是人体受到手术损伤刺激而产生的一种不愉快的感觉和情绪活动。因个体之间痛阈存在差异，疼痛程度与耐受能力也有差异。疼痛范围小、程度轻，病人能够忍受，可通过安慰缓解病人不愉快情绪。疼痛范围大、程度重，病人难以忍受，需给予止痛药物。常用的镇痛药物有吗啡、哌替啶、芬太尼等，给药途径可根据手术大小及病人情况选择肌肉注射、神经阻滞或椎管内持续给药。

2. **发热** 发热是术后最常见的症状，非感染性发热原因有广泛组织损伤、术中输血、药物过敏、体腔积液积血等；感染性发热原因有切口感染、深部组织感染、腹腔感染、肺膨胀不全、肺炎、尿路感染等。因此，对术后发热应根据病人具体情况判断原因，进行针对性治疗。非感染性发热可给予物理降温、抗过敏药物、镇静剂和退热剂。感染性发热需积极解除病因、降温退热并应用抗生素。

3. **恶心、呕吐** 常见病因是麻醉反应，待麻醉药物作用消失后即可缓解，可不作特殊处理，但要防止误吸。若伴有严重腹胀，可应用持续性胃肠减压。

4. **术后呃逆** 可能是神经中枢或膈肌直接受刺激所引起，可采用压迫眶上神经、短时间吸入二氧化碳、胃肠减压、给予镇静药物或针刺等。

（三）手术后并发症处理

1. **术后出血** 原因多为术中止血不完善。要求手术时务必严格止血、结扎牢靠，切口关闭前务必检查手术野有无出血点。

2. **切口感染** 预防应着重于

（1）严格遵守无菌技术。

（2）手术操作轻柔精细。

（3）术中严格止血，避免切口渗血、血肿。

（4）加强手术前后处理，增加病人抗感染能力。

（5）已形成脓肿者，应予切开引流。

3. **切口裂开** 以腹部较大切口裂开较多见，预防和治疗措施为

（1）在依层缝合基础上，加用全层减张缝合。

（2）应在良好麻醉、腹壁松弛条件下缝合切口。

（3）及时处理腹胀。

（4）病人咳嗽时，最好平卧。

（5）胸部、腹部手术，可用胸带、腹带加压包扎。

4. **肺膨胀不全** 重在预防，主要措施为

（1）术前锻炼深呼吸。

（2）术后避免限制呼吸的固定或绑扎。

（3）减少肺泡和支气管内分泌液。

（4）鼓励病人咳痰，帮助病人排痰。

（5）防止术后呕吐物或口腔分泌物误吸。

（6）给予抗生素。

5. **尿路感染的预防和处理** 主要措施为

（1）及时处理尿潴留。

（2）应用有效抗生素。

（3）维持充分的尿量。

（4）保持排尿通畅。

（班润武）

第五节 麻醉

麻醉（anesthesia）是用药物或其他方法使病人整体或局部暂时失去感觉，达到无痛目的，以利于进行手术和其他治疗的一项技术。

现代麻醉学虽然仍以解除手术所致的疼痛为其主要任务（即临床麻醉），其他如急救复苏、重症监测和治疗、急性及慢性疼痛的治疗等，都属于麻醉学内容。

一、 麻醉前准备和用药

为了保障手术病人在麻醉期间的安全，增强病人对手术和麻醉的耐受能力，避免或减少围手术期的并发症，应认真做好麻醉前准备工作。

（一）麻醉前病情评估

麻醉的风险性与手术大小并非完全一致，手术复杂可使麻醉的风险性增加，而有时手术并非复杂，但病人的病情和并存疾病却为麻醉带来许多困难。为了提高麻醉的安全性，麻醉前应仔细阅读病历，详细了解临床诊断、病史记录及与麻醉有关的检查。访视病人时，应询问手术麻醉史、吸烟史、药物过敏史及药物治疗情况，平时身体活动能力及目前的变化；重点检查心、肺情况。

（二）麻醉前准备事项

1. **生理准备及特殊准备**　参见第四节相关内容。
2. **麻醉设备、用具及药品的准备**　麻醉前必须对麻醉和监测设备、麻醉用具及药品进行准备和检查。

（三）麻醉前用药

1. **麻醉前用药目的**　①消除病人紧张、焦虑及恐惧的心情。同时也可增强全身麻醉药的效果，减少全麻药用量及其副作用；②提高病人的痛阈；③抑制腺体的分泌功能，保持口腔内的干燥，以防发生误吸；④消除因手术或麻醉引起的不良反射，特别是迷走神经反射，以维持血液动力学的稳定。
2. **药物选择**　根据麻醉方法和病情来选择用药种类、用量、给药途径和时间。
（1）安定镇静药：具有镇静、催眠、抗焦虑及抗惊厥作用，对局麻药的毒性反应也有一定的防治作用。常用药有地西泮（安定）、苯巴比妥（鲁米那）、咪唑安定。
（2）镇痛药：具有镇痛及镇静作用，与全麻药有协同作用，减少麻醉药用量。椎管内麻醉时作为辅助用药，能减轻内脏牵拉反应。常用药有吗啡、哌替啶。
（3）抗胆碱药：能阻断 M 胆碱能受体，抑制腺体分泌而减少呼吸道黏液和口腔唾液的分泌，解除平滑肌痉挛和迷走神经兴奋对心脏的抑制等作用。常用药有阿托品、东莨菪碱。

二、 全身麻醉

麻醉药经呼吸道吸入或静脉、肌肉注射进入人体内，产生中枢神经系统抑制，表现为神志、痛觉消失，反射抑制和一定程度的肌肉松弛，这种方法称为全身麻醉。全身麻醉可以在气管插管或无气管插管下进行，需根据病人手术情况而定。

（一）气管内插管术

气管内插管（endotracheal intubation）是将特制的气管导管，经口腔或鼻腔插入病人的气管内。目的在于：①麻醉期间保持病人的呼吸道通畅，防止异物进入呼吸道，及时吸出气管内分泌物或血液；②进行有效的人工或机械通气，防止病人缺氧和二氧化碳积蓄；③便于吸入全身麻醉药的应用。

（二）全身麻醉分类

有吸入麻醉和静脉麻醉，有时根据手术需要，在全麻时采用复合麻醉。

1. 吸入麻醉 麻醉药经呼吸道吸入进入血循环，作用于中枢神经系统而产生麻醉作用者，称为吸入麻醉。常用的吸入麻醉药有安氟醚、异氟醚等。

2. 静脉麻醉 将麻醉药注入静脉，作用于中枢神经系统而产生全麻状态者称静脉麻醉。常用药有硫喷妥钠、氯胺酮、羟丁酸钠、依托咪酯和丙泊酚等。由于依托咪酯和丙泊酚作用时间短，副作用相对较少，现在是最常用的静脉麻醉药，常用于门诊的无痛人流、无痛胃肠镜检查和其他的无痛检查中。

3. 复合麻醉 复合麻醉根据需要可选择：①用地西泮（安定）、咪唑安定、羟丁酸钠、氟哌啶醇、异丙嗪等药以达到镇静、催眠、遗忘或神志消失等目的；②选用浅全麻如安氟醚、异氟醚、氧化亚氮、氯胺酮等，联合应用镇痛药如芬太尼、吗啡、哌替啶等，达到镇痛和抑制反射目的；③使用各种类型的肌肉松弛药达到肌肉松弛目的。总之，应根据统一的用药原则并结合病情、手术特点合理组合，在不同的麻醉阶段灵活运用。

（三）全身麻醉的常见并发症及其处理

1. 反流与误吸 全麻时容易发生反流和误吸，各种原因引起的胃排空时间延长，使胃内存积大量胃液或空气，容易引起反流。全麻后病人没有完全清醒时，吞咽呛咳反射未恢复，也易发生胃内容物的反流及误吸。

主要防止措施：减少胃内物的滞留，促进胃排空，降低胃液的pH，降低胃内压，加强对呼吸道的保护。麻醉前应严格禁饮食，减少胃内容物。肠梗阻或肠功能未恢复者，应插胃管持续吸出胃内容物以减少误吸的发生率。

2. 呼吸道梗阻 以声门为界分为上呼吸道梗阻和下呼吸道梗阻。

（1）上呼吸道梗阻：常见原因为机械性梗阻，如舌后坠、口腔内分泌物及异物阻塞、喉痉挛、喉头水肿等。可通过清除咽喉部分泌物及异物，托起下颌解除梗阻。对于喉痉挛、喉头水肿者，可静脉注射皮质激素或雾化吸入肾上腺素。

（2）下呼吸道梗阻：常见原因为气管导管扭折、导管斜面过长而贴在气管壁上、分泌物或呕吐物误吸入气管后堵塞气管或支气管、支气管痉挛。麻醉前应仔细挑选气管导管，术中应经常检查导管位置，避免因体位改变而引起导管扭折。

3. 通气不足 麻醉期间发生通气不足时，主要表现为CO_2潴留。而恢复期发生通气不足，除CO_2潴留外，还可发生低氧血症。主要是麻醉药物的影响，应以机械通气维持呼吸直到呼吸功能的完全恢复，必要给予麻醉拮抗药。

4. 低氧血症 临床表现为呼吸急促、发绀、躁动不安，心动过速、心律失常、血压升高等。常见于麻醉器械故障、肺不张、肺水肿等，应对不同病因进行对症处理。

5. 低血压 麻醉期间收缩压下降超过基础值的 30% 或绝对值低于 80mmHg 者应及时处理。应及时补充血容量，要求手术人员术中减少内脏牵拉。

6. 高血压 麻醉期间舒张压高于 100mmHg 或收缩压高于基础值的 30%，都应根据原因进行适当治疗。术中根据手术刺激的程度调节麻醉深度，对顽固性高血压者，可行药物控制降压以维持循环稳定。

7. 心律失常 窦性心动过速与高血压同时出现时，常为浅麻醉的表现，应适当加深麻醉。低血容量、贫血及缺氧时，心率均可增快，应针对病因进行治疗。术中牵拉内脏时常可引起心动过缓，应及时解除刺激，必要时给予阿托品治疗。

8. 高热、抽搐和惊厥 常见于小儿麻醉。由于婴幼儿的体温调节中枢尚未发育完善，体温极易受环境温度的影响。如对高热处理不及时，可引起抽搐甚至惊厥。因此，小儿麻醉时应重视体温的监测，尤其是手术时间长者。一旦发现体温升高，应积极进行物理降温，特别是头部降温以防发生脑水肿。

三、局部麻醉

（一）常用局麻药

1. 普鲁卡因 是一种弱效、短时效但较安全的常用局麻药。它的麻醉效能较弱，黏膜穿透力很差，毒性较小。适用于局部浸润麻醉，成人一次限量为 1g。

2. 丁卡因 是一种强效、长时效的局麻药。黏膜穿透力强，适用于表面麻醉、神经阻滞、腰麻及硬膜外阻滞，一般不用于局部浸润麻醉。成人一次限量表面麻醉 40mg、神经阻滞 80mg。

3. 利多卡因 是中等效能和时效的局麻药，组织弥散性能和黏膜穿透力都很好，可用于各种局麻方法，但使用的浓度不同。成人一次限量表面麻醉为 100mg，局部浸润麻醉和神经阻滞为 400mg。

4. 布比卡因 一种强效和长时效局麻药。常用于神经阻滞、腰麻及硬膜外阻滞，很少用于局部浸润麻醉。使用浓度为 0.25% ~ 0.5%，成人一次限量为 150mg。

5. 罗哌卡因 其作用强度和药代动力学与布比卡因类似，但心脏毒性较低。又因它的血浆蛋白结合率高，故尤其适用于硬膜外阻滞如分娩镇痛。硬膜外阻滞的浓度为 0.5%，而 0.75% ~ 1% 浓度者可产生较好的运动神经阻滞。成人一次限量为 150mg。

（二）局部麻醉方法

1. 表面麻醉 将局麻药物通过滴入、喷洒等方法作用于黏膜，阻滞黏膜下神经末梢。主要用于眼、鼻、咽喉及尿道的浅表手术或内镜检查，常用局麻药物为 1% ~ 2% 的丁卡因或 2% ~ 4% 的利多卡因。

2. 局部浸润麻醉 将局麻药物注射于皮内、皮下或深部组织，阻滞手术部位的神经末梢。主要用于体表肿物切除，常用局麻药物为 0.25% ~ 0.5% 利多卡因和 0.75% 罗哌卡因。

3. 区域阻滞 在手术部位的周围及深部组织注射局麻药物，阻滞通入手术区域的神经纤维。适用于乳腺良性肿物切除术等，常用局麻药物同局部浸润麻醉。

4. 神经阻滞 将局麻药物注射于神经干、丛、节的周围，以阻断神经冲动传导。主要用于被阻滞神经支配区域的手术和周围神经痛的治疗，常用局麻药物为 0.5% ~ 1% 的利多卡因。

四、椎管内麻醉

椎管内有两个可用于麻醉的腔隙，即蛛网膜下腔和硬脊膜外腔。将局麻药注入上述腔隙中起到麻醉作用，称为椎管内麻醉。根据局麻药注入的腔隙不同，分为蛛网膜下腔阻滞（简称腰麻）、硬膜外腔阻滞及腰麻 - 硬膜外腔联合阻滞。

（一）蛛网膜下腔阻滞

1. 适应证　下腹部、盆腔、肛门、会阴部及下肢手术。

2. 禁忌证　休克，血容量不足，严重水、电解质酸碱平衡失调，严重高血压、高颅压，脑膜炎，脊柱畸形，穿刺部位感染，凝血机制障碍以及不合作者。

（二）硬膜外腔阻滞

1. 适应证　腹部、腰部、盆腔及下肢的手术以及术后镇痛。

2. 禁忌证　穿刺部位有感染、凝血障碍、中枢神经系统疾病且颅内压升高、严重低血容量及不能合作者。

（三）椎管内麻醉对机体的影响

1. 对呼吸的影响　取决于阻滞平面的高度，尤以运动神经被阻滞的范围更为重要。硬膜外腔阻滞时，如所用局麻药浓度较低，使运动神经不被阻滞或受阻滞程度很轻微，则对呼吸可不产生严重影响。故硬膜外腔阻滞可采用高位阻滞的方法。

2. 对循环的影响　由于交感神经被阻滞，引起小动脉舒张使周围阻力降低，静脉扩张使静脉系统内血容量增加，故回心血量减少，心排血量下降而产生低血压。此外，由于交感神经被阻滞，迷走神经兴奋性增强，可使心率减慢。

3. 对其他系统的影响　迷走神经功能亢进，胃肠蠕动增加，容易诱发恶心呕吐。对肝肾功能也有一定影响，并可发生尿潴留。

（四）蛛网膜下腔阻滞（腰麻）术后并发症及处理

1. 头痛　主要是低压性头痛，多为腰穿时刺破了硬脊膜和蛛网膜，脑脊液不断从穿刺孔漏入硬膜外腔，致颅内压下降，颅内血管扩张而引起血管性头痛。

2. 尿潴留　是腰麻后较常见的并发症。主要是支配膀胱的副交感神经被阻滞后恢复较晚引起。

3. 颅神经麻痹　很少发生。

4. 化脓性脑脊膜炎　由于腰麻操作中未执行无菌法或穿刺点感染而引起。病情严重可致死亡。

（班润武）

第六节　疼痛治疗

国际疼痛研究协会把疼痛（pain）定义为：与实际的或潜在的组织损伤相关联、或者可以用组织损伤描述的一种不愉快的感觉和情绪上的体验。因此，疼痛是人对伤害性刺激的一种主观感受。是人的理性因素、情感因素和生理因素相互作用的结果，不同个体对疼痛的耐受性也不尽相同。疼痛本身只是一种症状，并非单独的一种病。疼痛已成为麻醉学科的重要组成部分。

疼痛治疗根据不同的诊断、不同的病情采用不同的方法。可以用药物、手术、理疗、针灸等方法。

一、 疼痛分类和程度

（一）疼痛分类

1. **按疼痛程度分** ①轻微疼痛；②中度疼痛；③剧烈疼痛。
2. **按起病缓急分** ①急性疼痛；②慢性疼痛。
3. **按疼痛部位分** ①浅表痛：定位明确且局限；②深部痛：内脏、关节、韧带等部位，定位不明确。

（二）疼痛程度的评估

1. **视觉模拟评分法（visual analogue scale，VAS）** VAS 是临床上最常用的疼痛程度定量方法。即在纸上画一条 10cm 长的直线，两端分别标明 "0" 和 "10" 的字样。"0" 代表无痛，"10" 代表最剧烈的疼痛。让病人根据自己感受的疼痛程度，在直线上标出相应位置，测量的长度即为评分值。评分值越高，表示疼痛程度越重。

2. **语言描述评分法（verbal rating scale，VRS）** 一般将疼痛分为四级：①无痛；②轻微疼痛；③中度疼痛；④剧烈疼痛。每级 1 分，如为 "剧烈疼痛"，其评分为 4 分。此法简单，但不够精确。

二、 疼痛对生理的影响

1. **精神情绪变化** 急性疼痛引起病人精神兴奋、焦虑烦躁，甚至哭闹不安。长期慢性疼痛可使人精神抑郁、表情淡漠。

2. **内分泌系统** 疼痛可引起应激反应，促使体内释放出许多激素，如儿茶酚胺、血管紧张素 B、抗利尿激素、促肾上腺皮质激素、醛固酮、生长激素和甲状腺素等。由于儿茶酚胺可抑制胰岛素的分泌和促进胰高血糖素分泌增加，后者又促进糖原异生和肝糖原分解，最后造成血糖升高和负氮平衡。

3. **循环系统** 剧痛可兴奋交感神经，使血压升高、心动过速和心律失常，对伴有高血压、冠脉供血不足的病人极为不利。而醛固酮、皮质激素和抗利尿激素的增高又可引起体内水钠潴留，进一步加重心脏负担。但剧烈的深部疼痛有时可引起副交感神经兴奋，引起血压下降、脉率减慢，甚至发生休克。

4. **呼吸系统** 胸、腹部手术后的疼痛对呼吸系统影响较大。因疼痛引起的肌张力增加，使肺顺应性下降，病人出现呼吸浅快，肺活量、潮气量降低，通气 / 灌流比值下降，易产生低氧血症。同时病人因疼痛不敢用力呼吸和咳嗽，积聚于肺泡和支气管内的分泌物不能很好地咳出，易酿成肺炎或肺不张，这在老年人更易发生。

5. **消化系统** 慢性疼痛常引起消化功能障碍，食欲缺乏。强烈的深部疼痛可引起恶心、呕吐。

6. **泌尿系统** 由于肾血管反射性收缩，垂体抗利尿激素分泌增加，尿量减少。此外，手术后急性疼痛也可带来不良影响，由于体位的不适应，以及一些手术因切口疼痛造成排尿困难，较长时间排尿不畅可引起尿路感染。

7. **免疫系统** 疼痛可引起免疫功能下降，对预防或治疗感染以及控制肿瘤扩散不利。

8. **凝血机制** 手术后急性疼痛等应激反应可改变血液黏稠度，使血小板黏附功能增强，纤溶功能降低，使机体处于一种高凝状态，利于血栓形成，这在某些术后病人可能引起致命的并发症。

三、慢性疼痛治疗

（一）诊治范围

慢性疼痛有以下几种：①头痛：偏头痛、紧张性头痛等；②颈肩痛和腰腿痛：颈椎病、颈肌筋膜炎、肩周炎、腰椎间盘突出症、腰椎骨质增生症、腰背肌筋膜炎、腰肌劳损；③四肢慢性损伤性疾病：滑囊炎、狭窄性腱鞘炎（弹响指）、腱鞘囊肿、肱骨外上髁炎（网球肘）；④神经痛：三叉神经痛、肋间神经痛、灼性神经痛、幻肢痛、带状疱疹和带状疱疹后遗神经痛；⑤周围血管疾病：血栓闭塞性脉管炎、雷诺综合征；⑥癌症疼痛；⑦心理性疼痛。

（二）常用的治疗方法

1. **药物治疗** 是慢性疼痛治疗最基本、最常用的方法。一般慢性疼痛病人需较长时间用药，为了维持治疗水平的血浆药物浓度，以采取定时定量服用为好。如待疼痛发作时使用，往往需要较大剂量而维持时间较短，效果不够理想。

（1）非甾体消炎止痛药：常用有阿司匹林、对乙酰氨基酚、保泰松、布洛芬、酮洛芬等。除对乙酰氨基酚外，不但镇痛，还有较强的消炎和抗风湿作用。对头痛、牙痛、神经痛、肌肉痛或关节痛的效果较好，对创伤性剧痛和内脏痛无效。

（2）麻醉性镇痛药：因这类药物很多有成瘾性，仅用于急性剧痛和晚期癌症病人。常用的有吗啡、芬太尼、美沙酮、可待因和盐酸二氢埃托啡等。

（3）催眠镇静药：以苯二氮䓬类最常用。如地西泮、硝西泮和艾司唑仑等。巴比妥类药物多用苯巴比妥、异戊巴比妥、戊巴比妥和司可巴比妥等。此类药物反复应用后可引起药物依赖性和耐药性，故不宜使用过滥。

（4）抗癫痫药：用苯妥英钠和卡马西平治疗三叉神经痛。

（5）抗抑郁药：病人因受长期慢性疼痛折磨，可出现精神抑郁，情绪低落，言语减少，行动迟缓等，需用抗抑郁药。常用的有丙米嗪、阿米替林、多塞平等。

2. **神经阻滞** 是治疗慢性疼痛的主要手段，常用交感神经阻滞法，如星状神经节阻滞和腰交感神经阻滞。

3. **椎管内注药** 方法有蛛网膜下腔注药和硬脊膜外腔注药。

4. **痛点注射** 许多慢性疼痛如腱鞘炎、肩周炎、紧张性头痛、腰肌劳损等均在疼痛处有明显的压痛点，可在痛点注射局麻药及激素类药物。

5. **针灸疗法** 对各种急、慢性疼痛都有很好的治疗作用。

6. **按摩疗法** 又称推拿，在病人身体一定的部位或穴位，沿经络运行路线或气血运行的方向，施以各种手法而达到治疗目的。

7. **物理疗法** 简称理疗，在疼痛治疗中应用广，是康复科基本的康复治疗手段之一。常用有电疗、光疗、磁疗和石蜡疗法等。主要作用是消炎、消肿、镇痛、解痉、改善局部血液循环、提高组织新陈代谢、软化瘢痕和兴奋神经肌肉等。

8. **经皮神经电刺激疗法**（transcutaneous electrical nerve stimulation，TENS） 采用电脉冲刺激治疗仪，通过放置在身体相应部位皮肤上的电极板，将低压的低频或高频脉冲电流透过皮肤刺激神经，以达到提高痛阈、缓解疼痛的目的。

9. **心理疗法** 医务人员采用解释、鼓励、安慰和保证等手段，帮助病人消除焦虑、抑郁和恐惧等不良心理因素，从而调动病人主观能动性，增强机体抗病痛的能力，并树立信心，为配合治疗创造良好条件。

四、 癌症疼痛治疗

约 70% 晚期癌症病人有剧烈疼痛。对于癌症疼痛的治疗，首先应该认识到在现代医学发展的今天，绝大多数癌症疼痛都能通过治疗得到有效控制，故不应消极对待；其次癌症病人常常有严重心理障碍，因此要重视这些病人的心理因素和社会因素，对他们进行心理治疗，包括临终关怀。

（一）三阶梯疗法

世界卫生组织（WHO）推荐的三阶梯疗法，其原则为：①根据疼痛的程度选择镇痛药；②使用口服药；③按时服药；④用药剂量个体化。

1. **第一阶梯非阿片类药** 开始时病人疼痛较轻，可用非阿片类镇痛药，代表药物是阿司匹林。也可选用胃肠道反应较轻的布洛芬和对乙酰氨基酚等。

2. **第二阶梯弱阿片类药** 当非阿片类镇痛药不再能控制疼痛时，应加用弱阿片类药，以提高镇痛效果，代表药物是可待因。

3. **第三阶梯强阿片类药** 用于剧痛病人，代表药物是吗啡。应采用口服缓释或控释剂型。

4. **辅助用药** 在癌痛治疗中，常采取联合用药的方法，即加用一些辅助药以减少主药的用量和副作用。这些辅助药有①弱安定药，如地西泮和艾司唑仑等；②强安定药，如氯丙嗪和氟哌啶醇等；③抗抑郁药，如阿米替林。

（二）椎管内注药

1. **硬膜外腔注入吗啡** 可选择与疼痛部位相应的间隙进行穿刺，成功后置入导管以便反复注药。

2. **蛛网膜下腔内注入神经破坏性药物** 用苯酚或无水乙醇注入蛛网膜下腔，破坏后根神经，使产生脱髓鞘作用而达到止痛目的。

（三）放疗、化疗和激素疗法

它们都是治疗癌肿的方法，同时也可用作晚期癌症止痛的一种手段。

（班润武）

第七节　外科病人的代谢及营养治疗

外科疾病及手术常可引起机体代谢的变化，进而影响病人的营养状况。某些疾病导致病人不能进食，或治疗需要病人禁食，都可引起营养物质缺乏、营养不良，因而增加手术风险，使病人对手术和感染的耐受力下降，影响术后恢复和健康状况。因此，对病人进行营养状况评估，及时进行科学合理的营养支持在外科疾病的治疗过程中占有重要地位。

一、 外科病人的代谢改变

（一）正常情况下的物质代谢与能量代谢

1. **营养基质** 包括供应能量的物质（如碳水化合物和脂肪）、蛋白质和各种元素。

2. **正常物质代谢**

（1）碳水化合物的代谢：碳水化合物经口入胃肠道后以单糖形式被小肠吸收，一半以上为葡萄糖，其余主要是果糖和乳糖。葡萄糖吸收后大部分以血糖形式随血循环分布全身，为身体细胞摄取和利用，小部分经胰岛素的调节转化为糖原。乳糖、果糖也转化为糖原贮存在肝脏和肌肉内。胰岛素使糖原分解停止，促进糖原生成，刺激机体组织利用葡萄糖，并使一些葡萄糖经脂质生成作用转化为脂肪。

（2）脂质代谢：脂肪是人体能量的主要贮存形式，脂肪组织中90%是甘油三酯。一些不饱和脂肪酸如亚油酸不能由体内合成，必须摄入。甘油三酯分解成甘油和脂肪酸，部分甘油经糖生成作用转化为葡萄糖。游离脂肪酸则氧化产生乙酰辅酶A，经三羧酸循环释放出能量。

（3）蛋白质（氨基酸）代谢：人体体重的15%是蛋白质，蛋白质是生命的存在方式。成人平均每天需要蛋白质为1g/kg，用以补充身体蛋白质不可避免的消耗以及身体的生长，组织的修复等。摄入的蛋白质经肠道中的蛋白质水解成肽，最终水解为氨基酸，吸收后经门静脉进入肝脏。

（二）饥饿、创伤状态下机体代谢改变

1. **饥饿时代谢变化** 机体首先消耗肝脏及肌肉的糖原储备，为机体提供能量。储备的糖原耗尽后，糖异生增加，肝脏及肌肉蛋白分解以提供各种非糖前体转变为葡萄糖或糖原。在此过程中，蛋白质合成下降。随后，脂肪动员增加，成为主要能源物质，以减少蛋白质消耗。血浆葡萄糖及胰岛素浓度下降，血酮体及脂肪酸浓度增高，组织对脂肪酸利用增加。随着饥饿的持续，所有生命重要器官都参与适应饥饿的代谢改变，平衡有限的葡萄糖产生和增加游离脂肪酸及酮体的氧化，其目的是尽可能地保存机体的蛋白质，使生命得以延续。

2. **创伤时代谢变化** 外科感染、手术创伤等应激情况下，机体发生一系列代谢改变，其特征为静息能量消耗增高、高血糖及蛋白质分解增强。

（1）碳水化合物代谢改变：内源性葡萄糖异生作用明显增加，组织、器官葡萄糖的氧化利用下降以及外周组织对胰岛素抵抗，从而造成高血糖。

（2）蛋白质代谢变化：蛋白质分解增加、负氮平衡，其程度和持续时间与创伤应激程度、创伤前营养状况、病人年龄及应激后营养摄入有关，并在很大程度上受体内激素反应水平的制约。

（3）脂肪代谢变化：脂肪是应激病人的重要能源，创伤应激时机体脂肪组织的脂肪分解增强，其分解产物作为糖异生作用的前体物质，从而减少蛋白质分解，保存机体蛋白质。

二、 营养状态的评定

评估方法有临床检查、人体测量、实验室检查、人体组成测定等。通过上述方法进行综合评定，

可判定病人营养状况，确定营养不良的类型和程度，估计营养不良所致的危险性，并监测营养支持的疗效。

（一）一般临床检查

1. **病史采集** 包括膳食调查、病史、精神史、用药史及生理功能史等。膳食调查可记录一段时期内每日、每餐摄入食物和饮料的量，以了解有无厌食、进食量改变情况。

2. **体格检查** 观察病人有无肌肉萎缩、毛发脱落、皮肤损害、水肿或腹水等体征，判定病人有无营养不良及其程度。

（二）人体测量

1. **体重** 通常采用实际体重占理想体重的百分比来表示。计算公式为实际体重占理想体重百分比（%）=（实际体重／理想体重）×100%。理想体重的计算方法：男性理想体重（kg）= 身高（cm）－105；女性理想体重（kg）= 身高（cm）－100。

2. **体重指数**（body mass index，BMI） BMI 被公认为反映蛋白质热量营养不良以及肥胖症的可靠指标，计算公式如下：BMI= 体重（kg）／[身高（m）]^2。结果判定见第九章相关内容。

3. **皮褶厚度与臂围** 测量指标有肱三头肌皮褶厚度（TSF）、上臂中点周径（AMC）和上臂中点肌肉周径（MAMC）。TSF 可反映皮下脂肪储存情况，MAMC 代表机体肌肉储存情况。

（1）TSF测量：测试人员找到肩峰、尺骨鹰嘴，标记出上臂后面从肩峰到尺骨鹰嘴连线中点处，将被测部位皮肤和皮下组织夹提起来，在该皮褶提起点的下方用皮褶计测量其厚度，连续测定 3 次取平均值。成人平均理想值为男 12.3mm，女 16.5mm。

（2）AMC测量：测量部位与 TSF 相同，用软尺测量 AMC。

（3）MAMC计算：在测量出 TSF 和 AMC 的基础上利用公式计算出 MAMC，公式为 MAMC = 上臂中点周径（cm）-3.14×TSF（cm）。理想值男性为 24.8cm，女性为 21.0cm。

（三）实验室检查

1. **血浆蛋白** 常用指标有白蛋白、前白蛋白、转铁蛋白和视黄醇结合蛋白等。

2. **氮平衡与净氮利用率** 氮平衡 = 摄入氮 - 排出氮，可评价机体蛋白质营养状况。若氮的摄入量大于排出量，为正氮平衡；若氮的摄入量小于排出量，为负氮平衡；若氮的摄入量与排出量相等，则维持氮的平衡状态。机体处于正氮平衡时，合成代谢大于分解代谢，意味着蛋白净合成。而负氮平衡时，分解代谢大于合成代谢。净氮利用率 = 氮储留量 / 氮摄入量，也可评价机体蛋白质营养状况。

3. **免疫功能** 总淋巴细胞计数是评价细胞免疫功能的简易方法，正常值为（2.5~3.0）×10^{9}g/L。（1.8~1.5）×10^9/L 为轻度营养不良，（1.5~0.9）×10^9/L 为中度营养不良，低于 0.9×10^9/L 为重度营养不良。

三、 肠外营养

概念与适应证

1. **概念** 是通过胃肠道以外途径（静脉），为病人提供各种必需的营养素。

2. 适应证

（1）一周以上不能进食或因胃肠道功能障碍不能耐受肠内营养者。

（2）通过肠内营养无法达到机体需要的目标量。

3. 肠外营养制剂　包括碳水化合物、氨基酸、脂肪乳剂、电解质、维生素与微量元素。

4. 肠外营养途径　包括外周静脉和中心静脉，最好利用中心静脉途径，中心静脉插管常经锁骨下静脉途径或颈内静脉途径。如从周围静脉作中心静脉插管（PICC），则更为安全。

5. 肠外营养的并发症　主要有导管相关并发症（气胸、空气栓塞、血管与神经损伤）、代谢性并发症（血糖异常、高脂血症、必需脂肪酸缺乏）、肝脏损害、代谢性骨病。

四、肠内营养

（一）概念与适应证

1. 概念　肠内营养是指经鼻胃、鼻肠管或经胃肠造瘘管滴入要素饮食的方式，为病人提供各种必需的营养素。

2. 适应证　适用于不能正常经口进食或正常经口进食量不能满足机体需要者。

（二）肠内营养制剂

1. 非要素型　这类肠内营养制剂以整蛋白或蛋白质游离物为氮源，渗透压接近等渗，口感较好，适于口服，也可管饲，适用于胃肠道功能比较好的病人。

2. 要素型　这类制剂的基质为单体物质，包括氨基酸或短肽、葡萄糖、脂肪、矿物质和维生素混合物。

3. 组件型　这类制剂包括氨基酸组件、短肽组件、整蛋白组件、糖类组件、长链甘油三酯（LCT）组件、中长链甘油三酯（MCT）组件、维生素组件等。

4. 疾病专用型　包括糖尿病型肠内营养乳剂、肿瘤病型肠内营养乳剂、免疫加强型营养乳剂、肺部疾病型肠内营养乳剂、烧伤型肠内营养乳剂等。

（三）肠内营养途径

包括管饲（经鼻胃管、鼻十二指肠管、鼻空肠管）及造口（经胃造口、空肠造口）两种途径。

（四）并发症

1. 机械性并发症　鼻、咽、胃肠道损伤，饲管堵塞等。

2. 由于胃肠道本身的吸收和调节作用，代谢性并发症很少见。但经空肠造瘘输入过快或浓度过高，可发生倾倒综合征、腹泻或腹胀。

（班润武）

第八节 外科感染

外科感染（surgical infection）是指需要用外科方法治疗的感染性疾病和创伤、手术、器械检查或插管等引起的感染。外科感染一般有以下特点：①多由几种细菌引起；②多数有明显的局部症状；③多为器质性病变，常有组织化脓坏死，需外科处理。

一、概述

【病因】

外科感染是由致病菌侵入人体所引起。常见的致病菌有葡萄球菌、链球菌、变形杆菌、大肠埃希菌、铜绿假单胞菌及白念珠菌等。

【分类】

1. **按感染性质分类**

（1）非特异性感染：病原体与其所引起的感染性疾病没有特异性对应关系，即一种病原体可参与多种感染性疾病的发生，而一种感染性疾病的发生又有多种病原体参与。如疖、痈、蜂窝织炎、急性乳腺炎等。

（2）特异性感染：病原体与其所引起的感染性疾病有特异性对应关系，即一种病原体只参与一种感染性疾病的发生，而一种感染性疾病的发生也只有一种病原体参与。如结核病、病毒性肝炎、破伤风等。

2. **按病程分类** 连续病程在3周以内者，称为急性感染；连续病程2个月以上者为慢性感染；介于两者之间为亚急性感染。

3. **按发生条件分类**

（1）原发性感染：由病原体直接侵入某部位组织或器官引起的感染。

（2）继发性感染：在其他疾病基础上，病原体侵入某部位组织或器官引起的感染。如上消化道穿孔，细菌进入腹腔并繁殖，引起继发性腹膜炎

（3）外源性感染：病原体由外环境侵入人体引起的感染。

（4）内源性感染：病原体存在体内特定部位不引起感染，在某些情况病原体侵入其他部位而引起感染。

4. **其他** 条件性感染、二重感染、医院内感染等。

【临床表现】

1. **局部表现** 局部红、肿、热、痛和功能障碍五大炎症表现。局部形成脓肿时，可触及波动感，但深部脓肿波动感不明显。

2. **全身表现** 发热、畏寒、全身不适，严重者可发生感染性休克。

【辅助检查】

1. **实验室检查** 血常规检查可见白细胞计数升高、核左移、中毒颗粒；可采取分泌物、渗出液、脓液或血液作病原体培养及药物敏感试验；免疫学检查可发现相关抗体阳性。

2. **影像学检查** 超声检查可发现深部组织及内脏脓肿的有无及大小、体腔是否有积液等；X线检查可发现骨与关节的化脓性感染。

【诊断】

根据临床表现及相关辅助检查结果可作出诊断。

【治疗】

1. 全身治疗

（1）抗生素：可根据临床表现、细菌培养和药物敏感试验选择抗生素，感染严重者应联合用药。但应注意过敏反应、毒副反应和二重感染的发生。

（2）支持疗法：包括补充液体、热量，纠正贫血，低蛋白血症，严重感染者可应用糖皮质激素。

2. 局部治疗　包括休息，抬高患肢，局部制动，外敷消炎止痛类软膏，局部热敷，理疗，手术切开引流与清创术。

二、浅部软组织急性感染

（一）疖、痈

疖（furuncle）是一个毛囊及其所属皮脂腺的急性化脓性感染。常发生在头、面、颈、腋下、背部、腹股沟及臀部等易受摩擦的部位。如多个疖同时发生在身体各部位或反复发生时称为疖病。

痈（carbuncle）是多个相邻的毛囊及其所属皮脂腺、汗腺的急性化脓性感染，多发生在颈项、背部皮肤厚韧处，俗称"对口疮""砍头疮"等。

【病因】

局部皮肤不洁、擦伤等导致细菌入侵，致病菌多为金黄色葡萄球菌及表皮葡萄球菌。机体免疫力下降为本病易发因素，营养不良及糖尿病等体质较弱者易患疖、痈。

【临床表现】

1. 局部表现　疖开始时为红、肿、痛的硬结，中央可有脓栓，局部皮温增高，称硬结期。之后红、肿、痛范围扩大，中央皮肤坏死塌陷，可触及波动感，称脓肿形成期。痈开始时为局部一小片皮肤红、肿、痛、硬，病灶区可有多个脓栓，局部皮温增高，称硬肿期。之后红、肿、痛范围扩大，中央皮肤多处坏死塌陷，可触及波动感，称脓肿形成期。

2. 全身表现　发热、畏寒、全身不适，严重者可发生感染性休克。

3. 辅助检查　血常规检查可见白细胞计数升高、核左移、中毒颗粒，脓肿期超声检查可见病灶内有液体积聚。

【诊断】

一般根据临床表现即可作出诊断。

【治疗】

疖、痈在硬结期或硬肿期主要采取局部治疗，可用碘伏、酒精、硫酸镁湿敷，或外敷鱼石脂软膏。发生在口唇、鼻周围的疖（危险三角区）切忌挤压，以免引起化脓性海绵窦炎。疖、痈在脓肿形成后必须及时切开引流，有发热等全身症状者应给予抗生素。

（二）急性淋巴管炎（acute lymphangitis）和急性淋巴结炎（acute lymphadenitis）

【病因】

致病菌从皮肤、黏膜表浅的损伤或感染病灶侵入，经组织的淋巴间隙进入淋巴管，引起急性淋巴管炎。急性淋巴结炎多数由其他感染病灶的化脓菌沿淋巴管侵入淋巴结所致。致病菌多为金黄色葡萄球菌和溶血性链球菌。

【临床表现】

急性淋巴管炎分为深、浅两种，浅层者在伤口近侧出现一条或数条"红线"，硬而有压痛；深层者不出现红线，但患肢可出现肿胀、压痛。

急性淋巴结炎时，局部淋巴结肿大、疼痛、压痛，少数形成脓肿者局部有波动感。

急性淋巴管炎、淋巴结炎均可发生发热、周身不适等全身症状。

【诊断】

一般根据临床表现即可作出诊断。

【治疗】

应用抗菌药物和处理原发病灶，淋巴结炎形成脓肿时需切开引流。

（三）急性蜂窝织炎（acute cellulitis）

急性蜂窝织炎是发生在皮下、筋膜下、肌间隙或深部疏松结缔组织的急性化脓性感染。

【病因】

皮肤或软组织受损后细菌侵入，致病菌多为溶血性链球菌，也可由金黄色葡萄球菌、厌氧菌引起。

【临床表现】

1. **局部表现** 局部红肿、发热、疼痛，色暗红，无明显界限，中央区的颜色较周围深，边缘不隆起。局部形成脓肿者，可有波动感。发生在深部的急性蜂窝织炎，局部红肿不明显，但局部皮肤有明显水肿、深压痛。发生在口底、颌下及颈部的蜂窝织炎，可能发生喉头水肿或压迫气管，引起呼吸困难窒息。由产气细菌引起者，局部可触及捻发音，又称捻发音性蜂窝织炎。

2. **全身表现** 一般有全身感染症状，如发烧、寒战、乏力、头痛。

3. **辅助检查** 血常规白细胞计数升高，有脓肿者B超检查可显示液性平面。

【诊断】

一般根据临床表现即可作出诊断。

【治疗】

1. **局部治疗** 可用50%硫酸镁溶液湿敷或理疗。形成脓肿者，应及时作切开引流，尤其是发生在颌下及颈前的应早期切开减压。捻发音性蜂窝织炎应及早做广泛的切开引流，伤口开放，用过氧化氢或高锰酸钾溶液冲洗换药。

2. **全身治疗** 选用对致病菌敏感的抗生素。

（四）丹毒（erysipelas）

丹毒是乙型溶血性链球菌侵犯皮肤毛细淋巴管网引起的急性感染。

【病因】

大多先有病变远端皮肤或黏膜受损，导致乙型溶血性链球菌侵犯皮肤毛细淋巴管网。

【临床表现】

皮肤片状红斑，呈鲜红色，中央颜色稍淡，微隆起，与周围组织界限清楚，有烧灼样剧烈疼痛，可有水泡。附近淋巴结常肿大，有压痛。

【诊断】

一般根据临床表现即可作出诊断。

【治疗】

局部可用 50% 硫酸镁溶液湿敷或理疗，全身治疗选用对致病菌敏感的抗生素，如青霉素、头孢类。

三、破伤风

破伤风（tetanus）是由破伤风梭菌（革兰染色阳性芽孢杆菌）侵入机体所引起的一种特异性感染。

【病因与发病机制】

破伤风梭菌广泛存在于泥土及人畜粪便内，当皮肤或黏膜破损时侵入人体，在局部伤口中生长繁殖和产生两种外毒素，即痉挛毒素和溶血毒素。前者对神经有特殊的亲和力，引起全身横纹肌痉挛，后者可引起组织局部坏死和心肌损害。破伤风发病的主要机制是破伤风梭菌产生的痉挛毒素引起全身随意肌痉挛。破伤风易发因素有：伤口深而狭、污染重、新生儿断脐带时用未消毒的刀剪、人工流产时器械消毒不合格。

【临床表现】

潜伏期：一般为 6～10 日，但也有 24 小时或长达数周、数月者。

前驱期：常有头晕、乏力、烦躁不安、咀嚼肌发酸发紧等症状。

发病期：典型表现为牙关紧闭，张口渐困难，吞咽不便，流口水。面部表情肌痉挛，形成"苦笑"面容。颈项强直、头向后仰，呈"角弓反张"状。光、声、震动等刺激，可诱发抽搐，病人全身大汗，面唇发绀，呼吸急促，表情非常痛苦。喉头及呼吸肌痉挛可引起呼吸困难或窒息，是造成死亡的主要原因。

【诊断】

主要根据典型临床表现作出诊断。

【预防治疗】

1. 预防

（1）被动免疫：注射破伤风抗毒素（TAT）1500U。

（2）主动免疫：新生儿和即将上战场的人员，应注射破伤风疫苗。

2. 治疗　已发病者，主要措施是避免刺激、清除毒素来源、中和游离毒素、控制和解除痉挛、保持呼吸道通畅和预防并发症等。

（1）避免刺激：应将病人安置在隔离病房，保持安静，避免声、光和震动等各种刺激，防止坠落。

（2）清除毒素来源：伤口应做清创术并敞开。

（3）中和游离毒素：破伤风抗毒素（TAT）入院当日用 5 万 U 缓慢静滴，以后每日静滴 1 万 U，直到症状好转。

（4）控制和解除痉挛：地西泮（安定）、苯巴比妥（鲁米那）、硫喷妥钠、冬眠合剂等药，每 4～6 小时交替使用。亦可使用肌肉松弛剂（一般在气管切开控制呼吸的情况下使用）。

（5）保持呼吸道通畅：是抢救破伤风病人的关键措施。抽搐频繁，药物无法控制，呼吸极为困难者，宜及早作气管切开。

（6）预防并发症：选用大剂量青霉素，1000 万～2000 万 U/日，分次静滴，可抑制破伤风梭菌，减少毒素的产生，并可预防其他感染；使用舌垫避免舌咬伤；做好气管切开的护理，预防发生褥疮等。

（7）全身支持疗法：给予高营养、高维生素饮食，注意补充水、电解质，必要时输血。

（班润武）

第九节　烧伤、冻伤

一、烧伤

烧伤（burn）是工农业生产和日常生活中常见的损伤，常见致伤原因有热液、蒸气、火焰、炽热固体、电流、某些化学物质和放射线等。大面积烧伤可引起全身病理生理变化，发生休克、脓毒血症或肾衰竭等并发症，死亡率较高。死亡的主要原因是感染和多器官功能衰竭。

（一）烧伤严重程度的判断

1. 烧伤面积计算

（1）手掌法：以病人自己的手掌计算面积，五指并拢时，手掌加手指面积相当于自身体表面积1%，此法适用于较小面积的计算。

（2）新九分法：头面颈9%（发部3%，面部3%，颈部3%）；双上肢为2×9%（双上臂7%，双前臂6%，双手5%）；躯干前后及会阴部为3×9%（躯干前13%，躯干后13%及会阴部1%）；双下肢包括臀部为5×9%＋1%（双臀5%，双大腿21%，双小腿13%，双足7%）。

（3）儿童烧伤面积计算：儿童头部所占体表面积相对较大，而下肢所占体表面积相对较小，12岁以下面积计算为：

头面颈部面积：[9＋（12－年龄）]%

双下肢面积：[46－（12－年龄）]%

双上肢为2×9%，躯干前后及会阴部为3×9%。

2. 烧伤深度估计

采用三度四分法，即Ⅰ度、浅Ⅱ度、深Ⅱ度、Ⅲ度。Ⅰ度及浅Ⅱ度烧伤称浅度烧伤，深Ⅱ度和Ⅲ度烧伤属深度烧伤。

（1）Ⅰ度烧伤：又称红斑性烧伤。伤及表皮层，局部轻度红、肿、热、痛，表面干燥，不起水疱，3～7日痊愈，不留瘢痕，但短期内可有色素沉着。

（2）浅Ⅱ度烧伤：又称水疱性烧伤。伤达真皮浅层（乳头层），局部剧痛，肿胀，水疱大，疱破后见基底潮红湿润，如无感染，伤后2周左右痊愈，不留瘢痕，多有色素沉着。

（3）深Ⅱ度烧伤：损伤达真皮深层。局部感觉迟钝，水疱小，基底微湿，红白相间，水肿明显。创面3～4周愈合，留有疤痕。

（4）Ⅲ度烧伤：又称焦痂性烧伤。伤及皮肤全层，甚至达肌肉、骨骼。局部痛觉消失，创面蜡白、棕褐或焦黄，干燥无弹性或成皮革样干痂，痂下水肿，有树枝状栓塞血管。一般2～4周后焦痂脱落，出现肉芽创面，除小面积Ⅲ度烧伤可由周围上皮爬行愈合外，多需植皮。

3. 烧伤严重程度分类

（1）轻度烧伤：Ⅱ度烧伤面积9%以下（儿童为5%）。

（2）中度烧伤：总面积在10%～29%（儿童为6%～15%）的Ⅱ度烧伤，或Ⅲ度面积小于10%（儿童为5%）。

（3）重度烧伤：总面积在30%～49%（儿童为16%～25%）的Ⅱ度烧伤，或Ⅲ度面积达10%～19%（儿童为6%～10%）。或烧伤总面积虽不到30%，但已发生休克等并发症，或存在严重吸入性烧伤（物体燃烧时产生的有毒化学物质被吸入病人下呼吸道，引起呼吸道局部腐蚀或全身中毒，称为吸入性烧伤）。

（4）特重烧伤：总面积在 50% 以上或Ⅲ度烧伤面积超过 20%。

（二）烧伤急救及治疗原则

消除致伤原因，保护受伤部位；保持呼吸道通畅；镇静、止痛；使用抗生素；尽快建立静脉补液通道，纠正低血容量性休克；注射破伤风抗毒素；争取早期切痂，自、异体皮移植覆盖创面。

轻度烧伤治疗重点是处理创面和防止局部感染；中度以上的烧伤治疗需要局部和全身治疗，伤后 24 ~ 48 小时内重点防治休克，创面要防止感染。

（三）烧伤创面处理

烧伤创面处理原则：Ⅰ度烧伤，保持创面清洁、减轻疼痛；浅Ⅱ度烧伤，防止感染、减轻疼痛、促进愈合；深Ⅱ度烧伤，防止感染、保留残存上皮组织、促进愈合；Ⅲ度烧伤，防止感染、保持焦痂完整干燥，尽早除去坏死组织。

1. **包扎疗法**　适用于四肢及躯干的Ⅱ度烧伤、小面积烧伤，包扎敷料若未被湿透，则 3 天后第一次换药。

2. **暴露疗法**　适用于头面部、会阴部烧伤，大面积或Ⅲ度烧伤，有绿脓杆菌或真菌感染的创面。清创后，安置于室温 30 ~ 32℃病房，经常拭干创面渗液，定时翻身。

3. **Ⅲ度烧伤创面处理**　Ⅲ度烧伤创面不能自行愈合，需要去除坏死组织并植皮。创面处理方法有两种，自然脱痂法和手术切痂法。

（1）自然脱痂法：面颈部、会阴部及小面积的Ⅲ度烧伤未能采用切痂的部位，待焦痂自然分离脱落，基底长出肉芽组织后，再行扩创植皮。

（2）烧伤面积不超过 50%、Ⅲ度烧伤不超过 20% 的病人，在伤后 3 ~ 5 天，可切痂后立即植皮。对烧伤总面积超过 50%、Ⅲ度超过 20% 的病人，应分期切痂植皮。

4. 对呼吸功能不全或面罩给氧无效者，要加压给氧或使用呼吸机。

5. 吸入高浓度的氨引起吸入性损伤者，应按吸入性损伤处理。

二、冻伤

低温引起的人体损伤称为冻伤（cold injury）。临床将冻伤分为冻疮、局部冻伤和全身冻伤（冻僵）。

（一）冻疮（chilblain）

【临床表现】

多在 1 ~ 10℃的低温和潮湿的环境中发生。多发生在耳郭、手、足等处，局部潮红或发紫、肿胀、发痒、刺痛、或起水疱、破溃感染，形成溃疡。以后遇寒冷时在同一部位极易复发。

【治疗】

1. 在寒冷季节时注意保暖，涂擦防冻疮膏，特别注意手、足易复发部位防寒保暖。

2. 冻疮局部每日可用温水或中草药液浸泡或湿敷多次，并涂擦冻疮膏。局部已破溃感染者，应用凡士林纱布或抗菌药膏纱布包扎，定时换药。必要时使用抗菌药物。

（二）局部冻伤（frostbite）

【临床表现】

耳、鼻或肢体接触 0℃ 以下低温，可发生局部冻伤。受冻皮肤苍白、麻木刺痛，复温之前冻伤的范围和深度不易辨别。严重者发生组织坏死，甚至造成残废。

按局部冻伤深度可分为三度，复温后表现为：

1. **Ⅰ度** 仅伤及表皮层。伤处皮肤红肿、充血，自觉局部发热、痒、痛。愈合后仅有表皮脱落，无瘢痕。

2. **Ⅱ度** 伤至真皮层。伤处明显红肿，伴有水疱，疼痛较剧烈。与Ⅰ度相比，愈合时间较长，脱痂后也很少遗留瘢痕。

3. **Ⅲ度** 伤至全层皮肤、皮下组织，甚至深达肌肉和骨骼组织，可出现组织坏死变黑。

【治疗】

1. **复温** 用 40～42℃ 温水浸泡冻伤的肢体或全身，要求在 15～30 分钟使体温接近正常。

2. **Ⅰ度、Ⅱ度冻伤** 创面可用 1∶1000 新洁尔灭溶液涂擦，再用网眼纱布包扎，如有水疱经引流后，用冻疮膏纱布包扎，定时换药。

3. **Ⅲ度冻伤** 局部多采用暴露疗法，待坏死组织边界清楚后，再行切除植皮。同时要给予全身治疗，可用低分子右旋糖酐 500ml 静滴，每日 1～2 次；口服妥拉唑啉 25mg，每日 3 次，或罂粟碱 30mg，每日 3 次，以改善肢体血液循环；注射破伤风抗毒素 1500～3000U；选用有效抗菌药物预防感染。

（三）全身冻伤（冻僵）

多由于野外执勤人员、生产劳动或旅行人员，遇到强烈寒流或暴风雪（气温降至零下数十度）袭击所致全身冻伤。体温降低、寒战、表情淡漠、四肢苍白或发紫，重者神志不清，呼吸、循环衰竭。经急救复温后可得到复苏，但可发生脑、心、肾等器官功能衰竭。

【治疗】

1. 对有呼吸、心搏骤停者，应行复苏术。

2. 尽快行全身浸浴复温，水温和时间与局部冻伤复温相同，衣服、鞋袜待解冻后再脱下。

3. 发生休克者应补充血容量及抗休克治疗。

4. 给予高热量、高蛋白、高维生素饮食。

5. 使用抗菌药物，处理局部冻伤创面。

（班润武）

第十节　创伤

创伤指机械性因素作用于人体导致组织或器官解剖结构完整性的破坏，以及生理功能障碍。创伤是外科最常见的疾病类型，严重创伤往往危及受伤者的生命。

一、 创伤原因与分类

（一）原因

1. **交通伤** 在和平年代，交通伤占创伤发生率的首位。交通伤常造成多发伤、多发骨折、脊柱脊髓损伤、脏器损伤等严重损伤。

2. **机械伤** 机械伤以绞伤、挤压伤为主，多发生在生产与生活中，常导致单肢体开放性损伤或断肢、断指，组织挫伤血管、神经、肌腱损伤和骨折。

3. **锐器伤** 为锐器切割、刺入机体组织引起的损伤。胸腹部锐器伤可导致内脏或大血管损伤，易引起失血性休克。

4. **跌伤与扭伤** 可发生于日常活动及体育运动中。

5. **坠落伤** 从高处坠落可导致身体触地部位直接损伤或其他部位力传导损伤。

6. **火器伤** 多发生在战争中，特点是损伤重、失血多、死亡率高。

（二）分类

1. **按致伤因素分** 分为刃器伤、挤压伤、火器伤、冲击伤、烧伤、冻伤等。

2. **按受伤部位分** 分为颅脑伤、颌面伤、颈部伤等。

3. **按皮肤完整性** 分为闭合伤、开放伤。

4. **按受伤程度分** 分轻、中、重度创伤。

二、 创伤的病理生理

人体受伤后，可发生一系列病理生理反应，包括局部反应和全身反应。这些反应既可对机体产生保护和促进恢复的作用，也可以对机体造成损害。

三、 组织修复、愈合与创伤并发症

创伤经过及时和正确的治疗以后，即可修复愈合。组织修复愈合是一个连续的过程，即使在创伤后的分解代谢时期，即已开始组织的修复。

（一）组织修复的过程

1. **炎症反应阶段** 受伤部位的炎性反应使局部毛细血管扩张，有血浆、淋巴液渗出，渗出液中的巨噬细胞吞噬坏死的组织及细胞，为组织细胞再生修复奠定基础。

2. **组织增生和肉芽形成阶段** 受伤局部出现的间充质细胞分化为成纤维细胞并大量增生，持续产生胶原，并形成新生毛细血管，共同构成肉芽组织。

3. **塑形阶段** 肉芽组织逐渐改构和重建，包括胶原纤维交联增加、强度增加，多余的胶原纤维被降解，冗余的毛细血管网退化。使伤口逐渐形成瘢痕，之后瘢痕软化、变小。

（二）创伤愈合类型

1. **一期愈合** 损伤轻、坏死组织少的伤口在无感染情况下愈合，组织修复以原组织细胞为主，仅含少量纤维组织。伤口对合良好，瘢痕小。

2. **二期愈合** 损伤重、坏死组织多或已经感染伤口，伤口逐渐由肉芽填充，以纤维组织修复为主。伤口对合差，瘢痕明显。

（三）严重创伤并发症

1. **感染** 常见伤口感染、受损器官或系统感染，严重者引起全身性感染。

2. **休克** 创伤后强烈的疼痛和精神刺激、大量失血、感染、体液重新分布引起有效循环血量急剧减少，是引起休克的主要因素。

3. **脂肪栓塞综合征** 严重骨折伴有局部脂肪组织严重捻挫时，骨折断端刺破静脉，破碎脂肪组织形成的脂肪颗粒进入静脉，随静脉血流进入心脏，再进入肺循环和体循环，可引起肺栓塞或其他器官的动脉栓塞。

4. **应激性溃疡** 创伤导致的血液重新分布、有效循环血量减少、大量炎症介质产生等，使胃肠道黏膜血流灌注不足，充血水肿、糜烂，形成多发性溃疡，可引发消化道大出血。

5. **器官功能障碍** 严重创伤可造成受伤部位器官功能障碍，而且在大量炎症介质和抗炎介质释放、机体有效循环血量不足、血流灌注减少、缺血再灌注损伤等因素作用下，可出现"远位"器官功能障碍，引起多器官功能障碍综合征。

四、 创伤的诊断

作用力小、损伤轻的创伤根据受伤情况与体格检查等容易作出诊断。作用力大、损伤重、多部位受创的严重创伤，需要认真了解受伤史和主要症状、抓住重点进行体格检查、优先选择最必要的辅助检查，尽快作出主要诊断，进行有效抢救治疗。

1. **了解受伤史** 重点了解受伤原因、伤后表现及其演变过程，以及相关的伤前情况。

2. **体格检查** 局部的轻伤，应做仔细的受伤部位检查，如有无淤血或血肿，伤口的大小、深度、有无异物等；头部击打伤、机动车撞伤、高处坠落伤等，首先检查意识状态和生命指征，如有意识异常、生命体征不平稳者，应就主要症状所在部位（如剧烈头痛、腹痛等）和主要受伤部位做重点体格检查。

3. **辅助检查** 根据受伤部位和体格检查发现的主要阳性体征做相关辅助检查，如关节部位扭伤且明显肿胀淤血、或有明显骨折体征者应做 X 线检查；头部外伤伴有剧烈头痛、意识障碍者应做头颅 CT 检查；腹痛明显、有相应腹部阳性体征者首选腹部超声检查；根据症状体征怀疑有血气胸、腹腔积血者除相关影像学检查外还需做胸腔穿刺或腹腔穿刺检查；怀疑有泌尿系统损伤者除相关影像学检查外还需做尿液分析检查；几乎所有的严重创伤都要做血常规及凝血功能检查。

五、创伤的急救与治疗

（一）急救

创伤急救主要措施和需要重点注意的环节包括通气、复苏、止血、包扎和搬运。

1. **通气** 严重的创伤，尤其是有意识障碍者，抢救时首先注意保持呼吸道通畅，措施包括解开颈前的衣扣、清除口鼻内的分泌物或积血，在明确没有颈椎损伤的前提下把伤员头面转向侧方。

2. **复苏** 如有心脏和呼吸骤停，需立即进行心肺复苏，措施包括心脏按压、口对口人工呼吸、使用简易呼吸器、气管插管、电击除颤、药物复苏等。

3. **止血** 开放性创伤都伴有出血，大量出血可导致失血性休克，因此必须尽快止血，现场急救的具体方法有指压法、加压法、填塞法和止血带法，然后到医院手术止血。

4. **包扎** 开放性创伤应尽快包扎，目的是保护伤口、减少污染、止血。常用的材料是绷带、三角巾和四头带。如现场没有医用包扎材料，需选择清洁毛巾、衣物等。

5. **固定** 骨关节损伤必须尽快固定制动，尤其是怀疑有脊椎损伤者。固定的医用材料有专用支具、夹板等，如现场没有医用材料可选择木板、竹片等。

6. **搬运** 最好用硬板担架或门板类搬运，避免脊椎损伤者发生严重的次生损伤。疑有脊椎损伤者必须保持伤处稳定，平移到担架或硬板上，不可抬肩抬腿搬动。昏迷的伤员，搬运时应将头偏向一侧。

（二）进一步救治

严重创伤的伤员送到医院后，应继续循环呼吸支持、迅速明确主要诊断、采取针对性治疗措施。

1. **继续循环呼吸支持** 快速建立静脉通道，一般需 3～4 条，补充血容量，给予复苏及维持循环稳定药物；呼吸不稳定伤员应进行气管插管、吸氧，使用人工呼吸机维持呼吸。

2. **针对性治疗** 经必要的体格检查与辅助检查明确主要诊断后，内脏破裂、大血管破裂等需要紧急手术治疗；开放性损伤及时施行清创术；伤口污染严重者注射破伤风抗毒素。

3. **其他** 注意及时纠正水、电解质及酸碱平衡失调，根据伤情给予镇静止痛、营养支持，选择性应用抗生素预防感染，积极防治 DIC 和器官功能障碍，密切观察伤情变化。

（班润武）

第三章
危急重病

第一节　心搏骤停与心脑肺复苏

心搏骤停（cardiac arrest）是指各种原因引起的心脏突然停止搏动，有效泵血功能消失，有效循环突然中止，从而引起全身组织细胞严重缺血、缺氧和代谢障碍，如不及时抢救即可立即失去生命。心搏骤停不同于任何慢性疾病终末期的心脏停搏，往往是在正常或无重大病变的情况下心脏突然受到严重的打击而停止搏动，如急性心肌缺血、电击、急性中毒等，可发生于任何人群，若及时采取正确有效的复苏措施，并去除诱发因素，则有可能恢复。

心搏骤停的原因可分为心源性和非心源性两类。心源性原因以急性冠状动脉综合征最为常见，心搏骤停大多数发生在急性症状发作后1小时内，其他病因有心肌炎、瓣膜病、主动脉疾病等。非心源性原因包括：①各种原因所致呼吸停止，如气管异物、气道组织水肿、窒息等，在呼吸停止后的几分钟内即可发生心搏骤停；②严重的电解质与酸碱平衡失调；③药物中毒或过敏；④电击、雷击或溺水；⑤麻醉和手术中意外；⑥其他：有创诊断性操作如血管造影、心导管检查，某些疾病如急性重症胰腺炎、脑血管病变等。

无论是何种病因，最终都影响心脏的正常活动和生理功能，导致心肌收缩力减弱，或冠状动脉灌注不足，或心排血量降低，或心律失常，此四项可彼此影响、相互转换，并可直接导致心搏骤停。

【临床表现】

1. **症状**　绝大多数病人无前驱症状，常突然发病。少数病人在发病前数分钟至数十分钟有头晕、乏力、心悸、胸闷、胸痛、恶心、呕吐等非特异性症状。心搏骤停后循环立即停止，全身组织器官缺血、缺氧，由于大脑对缺氧最敏感，因此临床表现以循环系统和神经系统的表现最明显，常常表现为意识突然丧失或伴有短阵抽搐，心音及大动脉搏动消失。一般心脏停搏3～5秒，病人有头晕和黑矇；停搏5～10秒由于脑部缺氧而引起晕厥，即意识丧失；停搏10～15秒可发生阿斯综合征（Adams-Stokes syndrome），伴有全身性抽搐及大小便失禁等；停搏20～30秒呼吸断续或停止，同时伴面色苍白或发绀；停搏60秒出现瞳孔散大；如停搏超过4～5分钟，往往因中枢神经系统缺氧过久而造成严重的不可逆损害。

2. **体征**　心搏骤停后除意识丧失、心音及大动脉搏动不可及外，同时伴有血压、指脉氧测不出，瞳孔散大、对光反应消失等，往往肢端发绀、皮温下降，甚至出现皮肤花斑样改变等。

【诊断】

1. **诊断标准**　最可靠且出现较早的临床征象是意识突然丧失伴有大动脉（如颈动脉、股动脉）搏动消失。此两个征象存在，心搏骤停的诊断即可成立，应立即进行心肺复苏。

2. **病因诊断**　尽快去除导致心搏骤停的病因，可提高救治成功率，因此需尽快进行病因诊断并尽早给予相应的治疗。病史对于初步推测病因有极其重要的价值，可通过知情者了解既往史、服药史、毒物接触史、事故原因、职业情况等。

3. 辅助检查

（1）心电图检查：根据心脏活动情况及心电图表现，心搏骤停可分为 3 种类型①心室颤动：简称室颤，约占总数的 2/3 以上，心电图表现为 QRS 波消失，出现大小不等、形态各异的颤动波；②心室静止：心电图呈一直线，或偶见 P 波；③心电 - 机械分离：心电图表现为间断出现的宽而畸形、振幅较低的 QRS 波群，频率多在 20 ~ 30 次 / 分。

（2）实验室检查：包括血常规、动脉血气分析、血乳酸、葡萄糖、肝肾功能、电解质、心肌蛋白等生化、凝血功能、相关毒物及其代谢物、尿常规等检测。

【治疗原则】

心搏骤停后循环立即停止，全身组织器官缺血、缺氧，4 ~ 6 分钟后会造成病人脑和其他人体重要器官组织的不可逆的损害。因此一旦诊断，必须立即进行心肺复苏术（cardiopulmonary resuscitation，CPR），并通过机械、生理和（或）药理等各种方法来恢复心脏骤停病人有效循环和通气，维持脑组织灌注的急救医疗措施被称为心肺脑复苏（cardiac pulmonary cerebral resuscitation，CPCR），是脑复苏的开始。心肺脑复苏的成功率与抢救是否及时、有效相关。若能在心搏骤停 1 分钟内进行 CPR，存活率可达 40% ~ 60%，若在心搏骤停后 1 分钟内进行心脏除颤，则存活率可达 90%，越早抢救，复苏成功率越高。

完整的 CPCR 包括基础生命支持、进一步生命支持和延续生命支持 3 部分。

1. 基础生命支持（basic life support，BLS） 根据 2015 年美国心脏协会（AHA）心肺复苏及心血管急救指南，确认现场安全后，迅速将病人置于仰卧位，迅速判断病人意识、呼吸、脉搏并进行呼救；立即开始胸外按压，建立人工循环（circulation，C）；按压 30 次后，使用仰头抬颏法开放气道（airway，A），必要时清除可见的呼吸道分泌物、呕吐物、异物，并进行 2 次人工呼吸（breathing，B），即 C-A-B；持续进行 CPR，直至其他救援人员及除颤仪或自动体外除颤仪到场，立即进行除颤，并继续 CPR。

2. 进一步生命支持 在基础生命支持基础上，应用药物、辅助设备和特殊技术恢复并保持自主呼吸和循环，包括人工气道的建立、正压通气（呼吸机）、循环加强、给药和输液、心电监测、心室纤颤治疗，并根据病因给予相应的治疗。

3. 延续生命支持 主要是指完成脑复苏及重要器官支持。此期包括 3 个步骤，即对病情及治疗效果加以判断、争取恢复神志及低温治疗、加强治疗。

（毛恩强）

第二节 昏迷

昏迷按照严重程度可分为浅昏迷、深昏迷。浅昏迷为意识丧失，对疼痛刺激有躲避动作和痛苦表情，不能言语，可有无意识的自发动作，生理反射可存在，生命体征改变不明显或轻度改变。深昏迷是对外界任何刺激均无反应，全身肌张力低，有些病人可以出现去脑和去皮质强直性发作，生理反射和病理反射可以消失，生命体征也常有改变。

昏迷的病因分为占位性病变（如脑出血、脑梗死、脑脓肿、脑寄生虫病等），颅内弥漫性病损

（如颅内感染、广泛性脑挫伤、蛛网膜下腔出血、高血压脑病等），代谢性脑病（如缺氧、低血糖、中毒等）。

昏迷的病理机制：意识内容需要正常的大脑皮质功能来维持，而觉醒状态需要正常的觉醒激活系和抑制系的功能来维持，但大脑皮质发挥功能又有赖于觉醒系的唤醒作用。任何影响大脑皮质结构和功能、抑制觉醒激活系统的病变，都会导致不同程度的意识障碍。

【临床表现】

采用广泛应用于临床的格拉斯哥计分法（Glasgow coma scale，GCS），判断是否昏迷和昏迷的程度，GCS 评分是根据对睁眼、语言、肢体运动反应进行的评分（表 3-2-1），GCS 分值越低，脑损害越严重，预后也越差。

表 3-2-1　GCS 昏迷量表

反应	功能状态	得分
睁眼反应	有目的、自然睁眼	4
	呼唤后睁眼	3
	疼痛刺激后睁眼	2
	无反应	1
语言反应	能正确对答	5
	对答错误	4
	单音语言	3
	呻吟、含糊发音	2
	无反应	1
肢体运动反应	按指令活动	6
	刺激后有自然动作	5
	刺激后无自然动作	4
	刺激后呈屈曲反应（去皮层强直）	3
	刺激后呈伸直反应（去脑强直）	2
	无反应	1

【诊断】

首先确定是否昏迷，昏迷的程度，了解生命体征，同时施行抢救措施，然后做详细全身体检，配合必要的化验和辅助检查明确昏迷的病因。

1. 病史采集

（1）起病的急缓和演变过程：昏迷起病于疾病早期而短暂，常见于一过性脑供血不足、高血压脑病等；昏迷起病于疾病早期而持久，常见于脑血管意外、颅脑外伤、急性中毒等；昏迷逐渐性加重，常见于感染性脑病、颅内占位性病变。

（2）伴发症状：昏迷前先头痛伴呕吐，常见于蛛网膜下腔出血、颅内占位性病变等，昏迷前先发热常见于全身感染性疾病、颅内感染性疾病等。

（3）发病前服药史：包括任何药物服用史。

（4）既往病史：有无心、肺、肝、胆、胰、肾、内分泌等慢性病史。

（5）了解发病现场和环境：有无未服完药品、呕吐物，有无特殊气味。

2. 体格检查

（1）意识状态：尽快判断是否昏迷和昏迷的程度，GCS 分值越低，脑损害越严重，预后也差。

（2）体温：昏迷前有高热提示有严重的颅内外感染性疾病；低温过低提示镇静安眠药中毒、休克、低血糖昏迷等。

（3）脉搏和心率：脉搏过快提示发热、感染、休克、心力衰竭等；脉搏缓慢提示心脏传导阻滞、阿斯综合征；脉搏慢而血压高提示颅内压增高等。

（4）血压：血压明显升高提示脑出血、高血压脑病；血压升高、脉搏缓慢提示急性颅内压增高；血压过低提示心肌梗死、出血性休克、低血糖昏迷、巴比妥类药物中毒等。

（5）呼吸：呼吸气味酒味提示酒精中毒；大蒜味提示有机磷中毒；苦杏仁味提示苦杏仁、氰化物中毒；肝臭提示肝性脑病；烂苹果味提示糖尿病酮症酸中毒。

（6）全身检查

1）头面部：是否有外伤瘀斑、血肿和皮损；眼、耳、鼻道有否渗血和渗液。

2）皮肤、黏膜：口唇皮肤呈樱桃色见于一氧化碳中毒、严重酸中毒；皮肤潮红见于脑出血、酒精中毒、颠茄中毒；皮肤黄染见于肝胆疾病；皮肤苍白见于尿毒症、休克；口唇和皮肤发绀见于缺氧、窒息、肺性脑病。

3）胸、腹、四肢、脊柱：有否外伤、骨折、畸形、手术疤痕等；心脏杂音、心律异常；两肺呼吸音和啰音；腹部有否肿块、肝脾大、腹水、肌紧张等；四肢有否水肿等均能帮助诊断。

3. 昏迷的神经系统检查

（1）眼部

1）眼睑：昏迷时眼睑呈松弛闭合状态。扳开眼睑能很快闭合为浅昏迷，缓慢闭合且不完全为深昏迷。

2）眼球：双眼球游动大多为浅昏迷，眼球固定正中为深昏迷，癫痫抽搐时双眼凝视抽搐侧。

3）角膜反射：双侧角膜反射存在提示浅昏迷，双侧角膜反射消失提示深昏迷，一侧角膜反射消失可见于对侧大脑半球病变或同侧脑桥病变。

4）瞳孔：瞳孔大小、形状、位置、对称、对光反射，对神经系统损害的定位和定性很重要。瞳孔对光反应的敏感性与昏迷程度成正比。

5）眼底检查：颅内压增高时，眼底双侧视盘水肿、充血、渗血，早期可见视网膜静脉怒张、静脉搏动消失，乳头边缘模糊、消失。

（2）面部：检查有无面瘫，口角低垂，眼裂增宽。

（3）肢体运动功能：检查上下肢有否瘫痪，深昏迷可出现四肢松弛性肌张力低下状态，肢体运动反应消失。

（4）感觉检查：浅昏迷对疼痛刺激表现推脱刺激或躲避反应，深昏迷病人对任何感觉刺激均无反应。

（5）反射

1）浅反射：检查角膜反射、咽反射、腹壁反射、提睾反射、跖反射是否对称，瘫痪侧感觉或运动障碍时可见浅反射减弱或消失，提示脑部局灶性病变，有定位价值。

2）深反射：检查肱二头肌、肱三头肌、桡骨膜、膝、跟腱反射是否对称。

3）病理反射：如 Babinski 征、Chaddock 征、Oppenheim 征、Gordon 征等。

4）脑膜刺激征：包括颈项强直、Kernig 征、Brudzinski 征。若阳性提示脑部炎症、蛛网膜下腔出血、枕骨大孔疝可能，而深昏迷时均为阴性。

4. 昏迷的辅助检查

（1）常规检查：血、尿、粪常规，必要时细菌培养、血糖和尿糖、酮体、血和尿淀粉酶、血氨、血电解质、肝肾功能、血气分析等有助于昏迷的病因诊断。

（2）相关检查：血、尿和胃内容物毒物定性定量，血、尿、痰培养、胸部 X 片、心电图、B 超检查，脑脊液常规、生化等。

（3）特殊检查：脑电图、经颅多普勒超声、单光子发射计算机断层脑扫描（SPECT）、正电子发射断层扫描（PET）、脑血管造影、数字减影血管造影（DSA）、CT 和 MRI 等检查可以进一步明确颅内疾病。

【治疗原则】

1. 急救处理 昏迷病人病情危重，应尽快找出病因，针对病因治疗是关键，同时密切观察生命体征，进行必要抢救措施。

（1）保持呼吸道通畅

1）病人取平卧位，避免搬动，松解衣领，取出义齿，头偏向一侧防止窒息。

2）清除呼吸道和口腔分泌物和呕吐物，防止窒息，必要时刺激咽喉部，咳出异物，定期翻身、拍背。

3）供氧：用鼻导管、面罩给氧，或者气管切开辅以机械通气，使氧分压保持在 8～10.7kPa（60～80mmHg）以上，二氧化碳分压降至 4～6.0kPa（30～45mmHg）。

4）呼吸兴奋剂：根据呼吸情况可以给予洛贝林、尼可刹米等。

5）出现张力性气胸或血胸进行胸腔穿刺减压或闭式引流。

（2）维持循环：应该尽早开放静脉，补充血容量，维持正常血压，心脏骤停者应立即心肺复苏，出现室颤、电机械分离时应马上给予除颤、起搏。

（3）降低颅内压，控制脑水肿：给予脱水剂应用，如甘露醇、甘油果糖、呋塞米、人血白蛋白等。

（4）维持水、电解质、酸碱平衡：在脑水肿的高峰期 4～5 天内，严格控制补液量，每日补液 1500～2000ml，以后按每天记录 24 小时出入量、电解质、酸碱度、肝肾功能决定补液量。

（5）镇静、止痛：对兴奋、躁动、抽搐可用地西泮、苯巴比妥等。

（6）降温：通过物理降温或人工冬眠疗法，使体温维持在 32～34℃的亚低温，对脑保护最有利。

2. 病因治疗 针对昏迷的不同病因进行治疗是最有效的措施。

3. 抗生素的应用 昏迷者很容易合并感染，一般均使用抗生素治疗，在使用抗生素前先做必要的细菌培养。

4. 脑保护剂的应用 能降低脑代谢，阻止脑细胞发生不可逆的损伤。

5. 高压氧治疗 能提高脑血流含氧量和储氧量，改变血 - 脑脊液屏障渗透性，有利于预防和治疗脑水肿和降低颅压。

（毛恩强）

第三节　休克

休克（shock）是指由多种强烈的致病因素作用于机体引起的急性循环功能衰竭，以器官缺血缺氧或组织氧及营养物质利用障碍、进行性发展的病理生理过程为特征，以微循环灌注不足和细胞功能代谢障碍为主要表现的临床综合征。

休克的分类方法很多，但尚无一致意见。按照病因可分为低血容量性、心源性、感染性、过敏性和神经性休克五类；但根据血流动力学特点，可分为以下四类：①低血容量性休克：创伤性大出血、内脏破裂出血、感染、烧伤、呕吐、腹泻、利尿、大量抽腹水或胸腔积液等原因，导致循环容量的丢失，所致容量不足。②分布性休克：机制为血管收缩舒张调节功能异常，其中体循环阻力正常或增高为主要表现者，主要是由于容量血管扩张、循环血量相对不足所致，可见于脊髓损伤或麻醉药物过量等。而以体循环阻力降低为主要表现者，主要见于感染性休克。③心源性休克：由于心脏泵功能衰竭而导致心排出量下降，引起的循环灌注不良，组织细胞缺血缺氧。原因主要有终末期心肌病、心力衰竭、急性心肌梗死和严重心律失常等。④梗阻性休克：机制为血流的主要通道受阻，导致心排出量减少，氧输送下降而引起循环灌注不良，组织缺血缺氧。原因有腔静脉的梗阻、肺动脉栓塞、张力性气胸、机械通气应用呼气末正压通气（positive end expiratory pressure，PEEP）等。

【临床表现】

休克早期即休克代偿期：人体对血容量减少有一定的代偿能力，这时中枢神经系统的兴奋性提高，病人表现为精神紧张、兴奋或烦躁不安。血容量减少的症状还不是很明显，病人开始出现皮肤苍白、四肢发冷、心跳呼吸加快、尿量减少等症状。如果在休克早期能够及时诊断、治疗，休克将会好转，但如果不能及时有效治疗，休克会进一步发展，进入休克期。

休克期即休克抑制期：休克没有得到及时治疗，就会进一步发展并超过人体的代偿能力而进入休克期。这时病人出现出冷汗、四肢冰凉、皮肤很明显的苍白、尿少或无尿、口唇肢端发青，严重时全身皮肤黏膜都明显发青等症状。神经系统由兴奋转为抑制，表现为表情淡漠、反应迟钝，严重时出现意识模糊、昏迷。这时医生检查会发现病人血压不断下降，甚至测不出，脉搏也摸不清。

【诊断】

1. **病史**　休克的病因很多，包括感染、出血、脱水、泵衰竭、过敏和严重创伤等。无论哪一种休克，有效循环血量锐减是其共同特点。而组织灌注不足与缺氧是休克的关键环节。

2. **症状和体征**　具有原发病的相关症状。休克的表现主要为头晕、乏力、神志淡漠或烦躁不安、皮肤苍白、四肢湿冷、浅表静脉塌陷、脉搏细速甚至测不到、血压下降、尿量减少等。

3. **辅助检查**

（1）血常规：白细胞可反映感染的严重程度；血红蛋白可反映病人的失血程度；红细胞压积可了解血液有无浓缩或稀释；对低血容量休克的诊断和判断是否存在继续失血有参考价值。

（2）尿常规：常尿色深，尿量减少，比重增加。尿常规可以提供泌尿系统感染的证据。尿常规中的糖、酮体及尿胆原对于病人原发病可能具有提示意义。

（3）血气分析：能准确地反映机体的呼吸和代谢功能。血酸碱度（pH）是反映总体的酸碱平衡状态，在酸中毒或碱中毒的早期，通过代偿机制，pH 可在正常范围之内。动脉血氧分压（PaO_2）反映氧供应情况。二氧化碳分压（$PaCO_2$）是换气功能的指标，可作为呼吸性酸中毒或碱中毒的诊断依据。碱剩余（BE）可反映代谢性酸中毒或碱中毒。BE 值过低或过高，则提示存在代谢性酸中毒或碱中毒。

（4）乳酸：休克病人组织灌注不足可引起无氧代谢和高乳酸血症，休克时间越长，动脉血乳酸盐浓度也越高，其程度往往被作为判断休克严重程度和预后的指标，但血乳酸盐含量检测需要及时送检。

（5）弥散性血管内凝血（DIC）指标：对疑有 DIC 的病人，应测定血小板的数量和质量、凝血因子的消耗程度及反映纤溶活性的多项指标。

（6）胃肠黏膜内 pH 监测（pHi）：测量胃黏膜 pH 能反映该组织局部灌注和供氧的情况，也可能发现隐匿性休克。

（7）血流动力学监测：通过 Swan-Ganz 导管可以了解危重症病人的血流动力学数据。脉搏指示连续心输出量监测技术（PiCCO）创伤更小，更为简单，可以获得血流动力学监测指标。混合静脉血氧饱和度（SvO$_2$）反映组织的灌注和氧合程度，与传统的动脉血氧饱和度以及心输出量等相比，该指标能够更准确、及时地反映循环呼吸功能状态。中心静脉压（central venous pressure，CVP）监测能反映右心功能，并反映血容量、回心血量和右心排血功能之间的关系。它对指导应用扩容剂，避免输液过量或不足，具有参考价值。

【治疗原则】

对于休克这个由不同原因引起、但有共同临床表现的综合征，应当针对引起休克的原因和休克不同发展阶段的重要生理紊乱采取相应的治疗。

1. **治疗目标** 重点是恢复灌注和对组织提供足够的氧。
2. **一般治疗** 控制感染；积极处理原发病。
3. **液体复苏** 首选平衡液，必要时补充胶体和输血。
4. **药物选择原则** 血管活性药物的应用；纠正酸碱平衡失调；治疗 DIC 改善微循环；机械通气病人采用保护性通气；血糖控制；保护肠黏膜屏障；预防应激性溃疡；预防深静脉血栓形成；皮质激素和其他药物应用等。防治并发症。

（毛恩强）

第四节　急性中毒

急性中毒（acute poisoning）是指具有毒性作用的物质在短时间内超量进入人体造成组织器官功能紊乱、器质性损害，甚至危及生命的全身性或局限性疾病。一般将能引起中毒的物质称为毒物，但具有毒性作用的物质并非都是毒物，而是在一定的条件下才能成为毒物。急性中毒是急诊急救中常见的一类特殊疾病，也是急诊医学的一个重要组成部分。主要特征为发病急、症状重、病情复杂、变化快，如诊断失误或抢救不及时可危及生命。

毒物可分为化学性毒物（包括工业性、农业性、日常生活性毒物及治疗药物过量中毒）、植物性和动物性毒物。急性中毒按其病因可分为职业性中毒，非职业性中毒，包括自杀性、事故性、环境污染中毒和犯罪性中毒。

毒物通过吞食、吸入、皮肤吸收或注射途径进入人体内，可分布全身各组织器官而产生毒性作用。主要在肝脏通过氧化、还原、水解、结合等作用进行代谢。大多数毒物经代谢后毒性降低，称为解毒过程。但有少数毒物经代谢后转化为另一种毒性增强的物质。

毒物种类繁多，可通过局部刺激、腐蚀作用、窒息、麻醉作用、抑制酶的活力、干扰细胞功能、受体竞争等不同机制损害某一特定器官或多个器官。

【临床表现】

急性中毒临床表现复杂多样，病情变化快，常在短时间内出现昏迷、惊厥、发绀、呼吸困难、休克及多脏器损伤等严重的症状或临床表现。

1. 呼吸、呕吐物及体表气味　①蒜臭味：有机磷、磷砷化合物；②苦杏仁味：氰化物及含氰甙果仁；③酒味：酒精及其他醇类化合物；④酮味（刺鼻甜味）：丙酮、氯仿、指甲油去除剂；⑤香蕉味：醋酸乙酯、乙戊酯等；⑥碳酸味：苯酚、来苏；⑦辛辣味：氯乙酰乙酯；⑧梨味：水合氯醛；⑨氨味：氨水、硝酸铵等。

2. 皮肤黏膜　①发绀：亚硝酸盐、氮氧化合物、氯酸盐、磺胺、非那西丁、硝苯化合物等；②樱桃红：氰化物、一氧化碳；③潮红：酒精、阿托品类、抗组胺类药物；④紫癜：毒蛇和毒虫咬伤、柳酸盐；⑤黄疸：四氯化碳、砷磷、蛇毒、毒蕈；⑥红斑、水疱：芥子气、氮芥；⑦灼伤：腐蚀性毒物、硝酸（痂皮可呈黄色）、盐酸（灰棕色）、硫酸（黑色）。

3. 眼部症状　①瞳孔缩小：有机磷、毒扁豆碱、毛果芸香碱、阿片类如吗啡、海洛因、巴比妥、氯丙嗪类，抗胆碱酯酶药；②瞳孔扩大：抗胆碱药（阿托品）、三环类抗抑郁药、抗组织胺类药、曼陀罗、可卡因等；③眼球震颤：苯妥英钠、巴比妥类；④视幻觉：酒精、麦角酸二乙胺、抗胆碱药、β-阻滞剂、L-多巴、曼陀罗、海洛因；⑤视力障碍：有机磷、甲醇、肉毒中毒、苯丙胺。

4. 神经系统　①嗜睡昏迷：镇静安眠药、巴比妥类、酒精、醇类、有机溶剂（苯、汽油）、抗抑郁药、抗组胺类、阿片类、有机磷、一氧化碳、硫化氢、三氯乙烯、四氯化碳等；②肌肉颤动和抽搐：三环类抗抑郁药、锂盐、有机磷、毒扁豆碱、毒蕈、抗组胺类、氯喹、异烟肼、麻醉药、毒品、一氧化碳、乙二醇、副醛、氯化烃类、士的宁、降糖药、降钙药、呼吸兴奋剂、毒鼠药、氨茶碱和水杨酸（儿童多见），以及某些药物的"断药反应"；③瘫痪：箭毒、肉毒、蛇毒、一氧化碳、可溶性钡盐；④中毒性脑病，可表现为头痛，呕吐，谵妄，抽搐，昏迷，呼吸麻痹，前庭障碍，震颤麻痹，癫痫样发作，精神障碍，假重症肌无力：酒精、铅、砷、乙二醇、汞、一氧化碳、铝、溴甲烷、甲醇、抗胆碱药、阿托品类、有机磷、降糖药等；⑤周围神经病变，如中毒性多发性神经炎，脑脊髓神经根多发性神经炎：二硫化碳、抗疟药、砷、锡、铋、铝、金盐、异烟肼等。

5. 循环系统　①休克状态伴心动过速：拟肾上腺素药、氨茶碱、硝酸甘油、钙离子拮抗剂、转化酶抑制剂、抗胆碱药等；②休克状态伴 QRS 波宽大的心动过速：氯喹、I 类抗心律失常药、三环类抗抑郁药；③伴室早或室性心动过速：氨茶碱、三氯乙烯、洋地黄、I 类抗心律失常药、可卡因；④休克、血压下降伴心动过缓：β-阻滞剂、恬尔心、可乐定、洋地黄、有机磷、毒扁豆碱；⑤直接心肌损害：蛇毒、一氧化碳、三氧化二硫、苯酚、巴比妥类。

6. 呼吸系统　①窒息状态：氯、氨、硫化氢气体、二氯乙烯、光气、麻醉性毒物、除草除虫剂；②哮喘性支气管炎：挥发性腐蚀性气体、三氯乙烯、碘、溴等；③急性肺水肿：腐蚀性酸和碱、硫酸二甲酯、镉、氯、溴甲烷、有机氟、汽油、光气、海洛因、碘、氮氧化物、一氧化碳、磷、有机磷、三氯化磷等；④肺纤维化：石棉、钴、争光霉素、高浓度氧、农药百草枯。

7. 消化系统　①呕吐：有机磷、毒蕈、毒扁豆碱、洋地黄、重金属盐；②腹泻：毒蕈、巴豆、有机磷、蓖麻子、秋水仙碱、磷、砷、汞化合物；③腹绞痛：铅、有机磷、毒蕈、乌头碱、砷汞磷化合物；④急性胃炎及上消化道出血：强酸强碱、激素、吲哚美辛（消炎痛）、非那西丁、四环素、对乙酰氨基酚、秋水仙碱、水杨酸、农药百草枯；⑤肝脏损害：毒蕈、四氯化碳、磷、对乙酰氨基酚、某些抗癌药、抗生素。

8. 泌尿系统　①急性肾衰竭：金属（砷、汞、镉等）、乙二醇、四氯化碳、抗生素、砷化氢、伯氨喹啉（血管内溶血肾小管阻塞）；②中毒性肾病：对乙酰氨基酚、非那西丁、铅、磺胺、黏菌素、青霉胺、金盐、四环素、维生素 D。

9. 血液系统　①溶血性贫血：两性霉素 B、铜盐、右旋糖酐、砷化氢；②甲基血红蛋白血症：

硝基与氨基化合物、硝基苯、氯酸盐；伴红细胞葡萄糖 -6- 磷酸脱氢酶（G-6-PD）缺乏症：奎宁、非那西丁、磺胺、乙酰水杨酸、氨基比林、抗疟药；③过敏性自身抗体溶血：青霉素、氯丙嗪、对氨基水杨酸、异烟肼、奎宁；④白细胞减少或缺乏：阿吗灵、氨基比林、抗麻风药、砷化物、苯、氯霉素、氯喹、氯丙嗪、汞、放射性磷、抗癌药。

10. 代谢性紊乱　①代谢性酸中毒：水杨酸、乙二醇、双缩脲、甲醇；②低血糖：酒精、毒蕈、秋水仙碱、磺胺类；③高温：乙酰水杨酸、砷、钴、氯化铜、铅、锌等；④低血钾：利尿剂、激素（肾丢失）、毒蕈、秋水仙碱、三氯乙烯、洋地黄、抗生素（呕吐、腹泻丢失）。

11. 其他　①职业性：皮肤（沥青、砷）、呼吸道（铬、镍、铍）、膀胱（β- 萘胺）。②铸造热：当吸入大量氧化金属烟雾 6 小时后，出现急性发热。氧化锌、聚四氟乙烯烟尘。③视神经炎、萎缩：急性甲醇中毒。

【诊断】

急性中毒发病急骤、病情危重，应尽早明确诊断。主要根据毒物接触史、临床表现、结合实验室检查综合分析作出诊断。在诊断过程中应注意除外有类似症状的其他疾病。

1. 病史　毒物接触史是诊断的重要环节，通过病人本人或知情者常可提供明确的毒物接触史，同时仔细寻找接触毒物的相关证据。

2. 症状和体征　就诊病人既往健康，突然出现某一系统或多系统功能损害，以及突发昏迷、惊厥、发绀、呼吸困难、休克、少尿等症状，原因不明时应考虑急性中毒的可能性。

3. 辅助检查

（1）毒物分析：是最可靠的诊断方法，有条件时应收集剩余的毒物或病人呕吐物、尿、粪、血及抽取胃内容物或第一次洗胃液等，进行化验或毒物鉴定，进一步明确毒物种类。

（2）化验检查

1）尿常规、尿色变化：橘红色：灭鼠药（抗维生素 D 等）、氯醛糖、安基比林、辛可芬、山道年；绿色：麝香草酚；葡萄酒色：苯胺、硝基苯；棕黑色：酚、亚硝酸盐；蓝色：亚甲蓝。

2）生化检查：影响电解质，血糖，血钙，阴离子间隙，导致代谢性酸中毒的有甲醇、乙醇、乙二醇、丙酮、乳酸、氰化物（低钙）、甲醛、乙醇、奈啶酸等。影响凝血功能的有灭鼠药（抗维生素 D）、蛇毒、毒蕈。影响肝功能异常的有如对乙酰氨基酚，毒蕈。

3）心电图检查：三环类抗抑郁药、氯喹、阿吗灵（出现宽大 QRS 波，膜稳定作用），以及某些抗心律失常药中毒。

4）脑电图检查：地西泮（安定）类或巴比妥类药物中毒（出现周期性等电位线，但并非表明脑死亡）。

5）血流动力学检查（Swan-Ganz 导管）：严重的海洛因、钙离子拮抗剂、农药百草枯、金属（汞）蒸汽中毒，导致急性呼吸窘迫综合征和休克。

6）内窥镜检查：各种腐蚀剂经口腔、食道、胃肠道中毒。

7）腹部 X 片：金属、三氯乙烯、四氯化碳、氯化钾和高锰酸钾片。

8）碳氧血红蛋白、高铁血红蛋白测定：一氧化碳、亚硝酸盐。

9）各种酶：有机磷（胆碱酯酶）。

【治疗原则】

急性中毒的救治原则：立即终止毒物接触；通过催吐、洗胃、导泻等方法彻底清除进入体内毒物；促进已吸收的毒物排出；尽早使用特效解毒剂；积极给予对症支持治疗。其中最关键的是对症支持治疗，首先保证病人生命的抢救。

许多急性中毒无特效解毒药，对症支持治疗非常重要，可帮助危重病人渡过难关。目的在于保护重要器官，使其恢复功能。急性中毒常见严重并发症有心搏骤停、呼吸衰竭、肺水肿、脑水肿、休克、急性肾衰竭、多系统器官功能衰竭、继发感染，应积极抢救。

（毛恩强）

第五节　多器官功能障碍综合征

多器官功能障碍综合征（multiple organ dysfunction syndrome，MODS）是严重创伤、感染、大手术、大面积烧伤等疾病发病24小时后，同时或序贯出现两个或两个以上器官功能障碍，即急性损伤病人多个器官功能改变且不能维持内环境稳定的临床综合征。MODS不包括各种慢性疾病终末期的器官功能衰竭，但若原有慢性器官功能障碍或处于代偿状态，因感染、创伤、手术等而恶化，发生两个以上器官功能障碍者，可诊断为MODS。MODS有高发病率、高病死率、高耗资源和持续增加的特点，是目前重症病人中后期死亡的主要原因。

根据MODS器官功能障碍发生的主要原因以及全身炎症反应综合征（systemic inflammatory response syndrome，SIRS）在器官功能损伤中的地位，可将MODS分为原发性MODS和继发性MODS。

1. **原发性MODS**　指某种明确的损伤直接引起器官功能障碍，即器官功能障碍由损伤本身引起，在损伤早期出现，如严重创伤后，直接肺挫伤导致急性呼吸衰竭，横纹肌溶解导致肾脏功能衰竭，大量出血补液导致凝血功能异常等。在原发性MODS的发病和演进过程中，SIRS在器官功能障碍发生中所占比重较低。

2. **继发性MODS**　并非是损伤的直接后果，而与SIRS引起的自身性破坏关系密切，异常的炎症反应继发性造成远隔器官发生功能障碍。其与原发损伤之间存在一定的间歇期，易合并感染。在继发性MODS中，SIRS是器官功能损害的基础，全身性感染和器官功能损害是SIRS的后继过程。SIRS-全身性感染-MODS就构成一个连续体，继发性MODS是该连续体造成的严重后果。

正常情况下，感染和组织损伤时，局部炎症反应对细菌清除和损伤组织修复都是必要的，具有保护性作用。当炎症反应异常放大或失控时，炎症反应对机体的作用从保护性转变为损害性，导致自身组织细胞死亡和器官衰竭。无论是感染性疾病，还是非感染性疾病均可导致MODS。感染、创伤是机体炎症反应的促发因素，而机体炎症反应的失控，最终导致机体自身性破坏，是MODS的根本原因。可见任何能够导致机体免疫炎症反应紊乱的疾病均可以引起MODS。从本质上来看，MODS是机体炎症反应失控的结果。

【临床表现】

尽管MODS的临床表现很复杂，但在很大程度上取决于器官受累的范围及损伤是由一次打击还是多次打击所致。MODS临床表现的个体差异很大，一般情况下，MODS病程大约为14~21天，并经历4个阶段，包括休克、复苏、高分解代谢状态和器官衰竭状态。每个阶段都有其典型的临床特征，且发展速度极快，病人可能死于MODS的任何一个阶段。

1. **MODS第一阶段（超早期）**　神志正常或轻度烦躁；血压正常范围或轻度升高；呼吸轻度增快；尿量减少，白细胞上升。

2. **MODS 第二阶段（早期）** 病人急性病容、烦躁；血压出现轻度下降；心输出量增高；呼吸急促，表现为低氧血症和低碳酸血症；尿量进一步减少，出现轻度氮质血症；腹胀、恶心、呕吐；白细胞升高或降低，血小板降低。

3. **MODS 第三阶段（中期）** 病人一般情况差，呈休克状态，心输出量下降；出现肺水肿，严重低氧血症（急性呼吸窘迫综合征）；尿量进一步减少或呈无尿状态，有血液透析指征；出现肠梗阻、肠系膜动脉缺血及应激性溃疡；黄疸；代谢性酸中毒；凝血功能障碍，出血（瘀斑等）；感染严重时白细胞往往低于正常值，血小板严重下降。

4. **MODS 第四阶段（晚期）** 病人呈濒死状态，液体复苏效果不好，需要用血管活性药物；严重低氧血症和高碳酸血症；血液透析时循环不稳定；出血性肠炎；严重黄疸；不能纠正的凝血功能障碍。

MODS 的 4 个临床阶段不是完全独立划分的，一些病人来院时可能已经达到中晚期，因此及时和适当的治疗是阻止 MODS 进展及救治成功的关键。

【诊断】

MODS 的诊断取决于脏器的损伤，包括原发性脏器损伤和继发性脏器损伤。不同的脏器损伤，其诊断标准不同。

1. **病史** 一般病人有明确导致 MODS 的病因或诱因。比如：各系统脏器的严重感染、急性重症胰腺炎、创伤、各种原因导致的休克等。

2. **症状和体征** MODS 各个期有其不同的临床症状和体征并可以相互重叠。病人神志可轻度烦躁甚至昏迷；血压进行性下降（<90/60mmHg 或较基础血压下降 40mmHg）；心率上升大于 120 次 / 分；低氧血症；尿量进行性减少（少尿甚至无尿）；腹胀、腹痛、便血或呕血；黄疸进行性升高；出现自发性出血征象；皮肤花斑、发绀、四肢湿冷等。

3. **实验室检查**

（1）血常规：由各种感染导致的 MODS，白细胞上升 $> 12 \times 10^9/L$；严重感染时，白细胞（$< 4 \times 10^9/L$）和血小板都可下降。由于血管内皮的损伤导致血管通透性增加，血液呈浓缩状态，HCT 可升高。

（2）生化检查：ALT、AST 升高，总胆红素可以升高，肌酐、尿素氮上升。

（3）凝血功能：MODS 超早期是以血液高凝及微血栓形成为主，表现为穿刺过程中血液高凝，PT、APTT 可在正常范围甚至缩短，Fg 升高，D- 二聚体轻度升高；中晚期是以纤溶亢进为主，表现为弥漫性出血，PT、APTT 延长，Fg 下降，凝血因子大量消耗，D- 二聚体和 FDP 升高。

（4）血气分析：呼吸衰竭是 MODS 的表现之一（急性肺损伤或急性呼吸窘迫综合征），表现为进行性呼吸困难、$PaO_2 < 60mmHg$、$PaCO_2$ 先降后升、$PaO_2/FiO_2 < 300$、$SaO_2 < 90\%$ 等，可以作为呼吸性酸中毒或碱中毒的诊断依据。碱剩余（BE）可反映代谢性酸中毒或碱中毒。BE 值过低或过高，提示代谢性酸中毒或碱中毒。

（5）动脉乳酸：组织灌注不足可引起无氧代谢和高乳酸血症，休克时间越长，动脉血乳酸浓度也越高，其程度被作为判断休克严重程度和预后的指标。

4. **MODS 严重程度的评分** 对 MODS 的严重程度国际上有不同的评分标准：①急性生理功能和慢性健康状况评分系统 Ⅱ（APACHE Ⅱ）；②急性呼吸窘迫综合征评分方法（ARDS Score）；③弥散性血管内凝血评分方法（DIC Score）；④多系统功能不全评分方法（MODS Score）；⑤昏迷程度评分方法（GCS）；⑥简明急性生理功能评分方法（SAPS）等。

【治疗原则】

所有 MODS 病人均应进入重症加强护理病房（intensive care unit，ICU）。器官功能的支持是主要的治疗手段。支持治疗的意义是尽可能地减轻器官损伤的后果，为进一步治疗赢得时间，应遵循以下原则。

（1）积极消除引起 MODS 的病因和诱因：控制原发病是 MODS 治疗的关键。①对于严重感染病人，应用有效抗生素，积极引流感染灶；②创伤病人，早期清创、充分引流、预防感染发生；③保护胃肠功能，避免肠胀气、肠麻痹的出现，及时予以胃肠减压或恢复肠道功能，防止细菌和毒素的移位和播散；④休克病人，尽可能缩短休克时间，避免进一步加重器官功能损害。

（2）改善氧代谢，纠正组织缺氧：主要手段包括增加氧供、降低氧耗和提高组织细胞利用氧的能力。提高氧供是目前改善组织缺氧最可行的手段，需具备三个条件：①正常的血红蛋白含量；②通过氧疗，必要时呼吸机支持，使 $SaO_2 > 90\%$；③正常的心功能和有效循环血容量。可适当使用血管活性药物，维持 MAP 大于 60mmHg，以保证器官的灌注。

（3）器官支持治疗

1）呼吸支持治疗：机械通气主要是支持病人的肺功能，为原发病的治愈赢得时间，同时避免进一步损伤肺组织。

2）心血管支持治疗：通过连续监测动脉血压、脉搏、尿量、中心静脉压，合理应用血管活性药物（多巴胺、多巴酚丁胺、去甲肾上腺素等），维持合适的前后负荷及心肌收缩力。

3）肾脏支持治疗：积极纠正肾前性及肾后性因素预防肾功能受损，监测每小时尿量及尿中成分（中性粒细胞明胶酶相关脂质运载蛋白，NGAL）以早期发现急性肾功能损伤。若持续出现尿量减少、肌酐进行性上升，可行持续性静脉血液滤过（continuous veno-venous hemofiltration，CVVH）以到达清除炎性介质及部分替代肾脏功能的目的。

4）肠道支持治疗：对 MODS 病人可应用质子泵抑制剂预防应激性溃疡。生命体征稳定后尽早开始肠内营养，防止菌群失调及移位。若肠道不能使用，则积极寻找及处理肠道问题同时，不要延误肠外营养实施。

5）代谢支持与调理：MODS 病人处于高度应激状态，导致机体出现以高分解代谢为特征的代谢紊乱。在 MODS 早期，营养支持和调理的目的应当是提供适当的营养底物，防止细胞代谢紊乱，支持器官、组织的结构功能，参与调控免疫功能，减少器官功能障碍的产生。而在 MODS 后期，代谢支持和调理的目标是进一步加速组织修复，促进病人康复。

6）整体观：机体是一个完整的整体，各器官相互联系和补充，共同完成人体的各项生理功能。从整体的观点出发，针对脓毒症或 MODS 的治疗策略不仅仅是给予受损器官充分的支持和修复，更重要的是必须帮助机体重建已经紊乱的联系网络，恢复其正常的生理和谐。在针对原发病或损害治疗的同时还应积极对机体的神经内分泌、免疫、炎症、凝血、代谢等各方面进行适当的调节，促进器官之间的联系网络恢复正常。在抓主要矛盾的时候不应忽视次要矛盾。对于治疗措施，应看到其不利的一面，并采取相应的预防措施。

（毛恩强）

第六节　急性呼吸窘迫综合征

急性呼吸窘迫综合征（acute respiratory distress syndrome，ARDS）是在严重感染、休克、创伤及

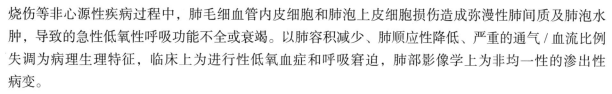

烧伤等非心源性疾病过程中，肺毛细血管内皮细胞和肺泡上皮细胞损伤造成弥漫性肺间质及肺泡水肿，导致的急性低氧性呼吸功能不全或衰竭。以肺容积减少、肺顺应性降低、严重的通气/血流比例失调为病理生理特征，临床上为进行性低氧血症和呼吸窘迫，肺部影像学上为非均一性的渗出性病变。

多种危险因素可诱发 ARDS，主要包括①直接肺损伤因素：严重肺部感染，胃内容物吸入，肺挫伤，吸入有毒气体，淹溺，氧中毒等；②间接肺损伤因素：严重感染，严重的非胸部创伤，急性重症胰腺炎，大量输血，体外循环，弥散性血管内凝血等。

【临床表现】

ARDS 具有以下临床特征：①急性起病，在直接或间接肺损伤后 12～48 小时内发病；②常规吸氧后低氧血症难以纠正；③肺部体征无特异性，急性期双肺可闻及湿啰音，或呼吸音减低；④早期病变以间质性为主，胸部 X 线片常无明显改变。病情进展后，可出现肺内实变，表现为双肺野普遍密度增高，透亮度减低，肺纹理增多、增粗，可见散在斑片状密度增高阴影，即弥漫性肺浸润影；⑤无心功能不全证据。

【诊断】

目前 ARDS 诊断仍广泛沿用 1994 年欧美联席会议提出的诊断标准：①急性起病；②氧合指数（PaO_2/FiO_2）≤ 200mmHg[不管呼气末正压（PEEP）水平]；③正位 X 线胸片显示双肺均有斑片状阴影；④肺动脉嵌顿压 ≤ 18mmHg，或无左心房压力增高的临床证据。如 PaO_2/FiO_2 ≤ 300mmHg 且满足上述其他标准，则诊断为急性肺损伤（acute lung injury，ALI）。

【治疗原则】

1. 治疗目标　改善低氧血症。

2. 原发病治疗　全身性感染、创伤、休克、烧伤、急性重症胰腺炎等是导致 ARDS 的常见病因。控制原发病，遏制其诱导的 SIRS，是预防和治疗 ARDS 的必要措施。

3. 呼吸支持治疗

氧疗：目的是改善低氧血症，使动脉血氧分压（PaO_2）达到 60～80mmHg。可根据低氧血症改善的程度和治疗反应调整氧疗方式。

1）无创机械通气：当 ARDS 病人神志清楚、血流动力学稳定，并能够得到严密监测和随时可行气管插管时，可以尝试无创机械通气治疗。

2）有创机械通气：①机械通气的时机选择：病人经高浓度吸氧仍不能改善低氧血症时，应气管插管进行有创机械通气。调节吸入氧浓度（FiO_2）水平使病人氧饱和度（SPO_2）在 88%～95%，PaO_2 在 55～80mmHg。②肺保护性通气：实施肺保护性通气策略，限制潮气量 ≤ 7ml/kg，气道平台压 ≤ 30cmH_2O。允许动脉血二氧化碳分压（$PaCO_2$）高于正常。目前尚无明确的二氧化碳分压上限值，一般主张保持 pH>7.20，否则可考虑静脉输注碳酸氢钠。③肺复张：充分复张 ARDS 塌陷肺泡是纠正低氧血症和保证 PEEP 效应的重要手段，建议对中重度 ARDS 病人实施肺复张。④ PEEP 的选择：应采用能防止肺泡塌陷的最低 PEEP。建议对于中重度 ARDS 病人早期可采用较高 PEEP（>12cmH_2O）治疗。⑤自主呼吸：在循环功能稳定、人机协调性较好的情况下，ARDS 病人机械通气时有必要保留自主呼吸。⑥半卧位：除非有脊髓损伤等体位改变的禁忌证，机械通气病人均应保持 30～45 度半卧位，预防呼吸机相关性肺炎的发生。⑦俯卧位通气：适用于重度 ARDS 病人（PaO_2/FiO_2 ≤ 100mmHg）。⑧镇静、镇痛与肌松：以 Ramsay 评分 3～4 分作为镇静目标，每天均需中断或减少镇静药物剂量直到病人清醒，以判断病人的镇静程度和意识状态。⑨体外膜氧合（ECMO）：建议给予重度 ARDS 病人机械通气联合 ECMO 治疗。

3）液体通气：部分液体通气是在常规机械通气的基础上经气管插管向肺内注入相当于功能残气量的全氟碳化合物，以降低肺泡表面张力，促进肺重力依赖区塌陷肺泡复张，增加肺顺应性，可作为严重 ARDS 病人常规机械通气无效时的一种选择。

4. ARDS 药物治疗

（1）液体管理：高通透性肺水肿是 ALI/ARDS 的病理生理特征，通过积极的液体管理，改善 ALI/ARDS 病人的肺水肿具有重要的临床意义，在维持循环稳定，保证器官灌注的前提下，采用限制性的液体管理策略。

（2）前列腺素 E1（PGE1）：PGE1 不仅是血管活性药物，还具有免疫调节作用，在 ALI/ARDS 病人低氧血症难以纠正时，可以考虑吸入 PGE1 治疗。

（3）鱼油：鱼油可抑制二十烷花生酸样促炎因子释放，并促进 PGE1 生成。可补充 EPA 和 γ- 亚油酸，以改善氧合，缩短机械通气时间。

（毛恩强）

第七节　挤压综合征

挤压综合征（crush syndrome）是指四肢或躯干等肌肉丰富的部位，受外部重物、重力长时间压榨、挤压或长期固定体位造成肌肉组织的缺血性坏死，出现受压部位的肿胀、麻木或瘫痪，而且有肌红蛋白尿及高血钾为特点的急性肾损伤。因病情危重，常合并多器官功能衰竭，其中合并肾衰竭的发生率最高，如不积极抢救治疗，病死率可高达 50%。如只有肌肉等软组织损伤，而无急性肾衰竭等一系列全身变化，则仅称为挤压伤。

地震、山体滑坡、矿难塌方、飓风、战争、人流踩踏、车祸等灾难事故都可产生大量挤压综合征病人。

【临床表现】

临床表现常发生在解除压力之后。其严重程度与受压时间长短、挤压物体重量、受压部位和范围有关。常分为局部表现和全身表现。

1. 局部表现　骨筋膜室综合征主要表现为受伤后肢体肿胀，受压部位有压痛。一般在外部压力解除后即出现受压部位肿胀，并迅速加重，持续一般 4 ~ 5 天。严重者可有皮肤变硬、张力增强、运动失灵，远端皮肤灰白、发凉。早期伤肢脉搏多可触及，以后才逐渐减弱乃至消失。

2. 全身表现

（1）低血容量性休克：因大量体液进入组织间隙致有效循环不足，出现脉率增快、面色苍白、皮肤发凉、低血压甚至休克。

（2）肌红蛋白尿：大量肌红蛋白渗出后沉积于肾小管，尿色在 24 小时内呈现红棕色、深褐色，于 12 小时达到高峰，1 ~ 2 天后自行转清。血尿与肢体肿胀程度成正比，肌红蛋白尿越严重，持续时间越长，则发生急性肾衰的可能性越大。

（3）急性肾衰竭：肌肉缺血坏死后，大量酸性物质和电解质释放，使体液的 pH 降低。严重创伤后组织分解代谢旺盛，大量中间代谢产物积聚，尿素氮可迅速增高。临床上常有呼吸深大、烦躁口渴、少尿甚至无尿等一系列表现。

（4）其他脏器损伤：挤压综合征常合并颅脑、胸部外伤和四肢骨折，可按照高级创伤生命支原则逐一处理。

【诊断】

1. **临床诊断** 挤压综合征的临床诊断标准：①有长时间受重物挤压的受伤史；②尿液出现红棕色、深褐色；③尿中出现蛋白、红细胞及管型；④血清肌红蛋白、肌酸激酶、乳酸脱氢酶水平升高；⑤急性肾损伤。包括 48 小时内血清肌酐升高 26.4μmol/L 或 7 天内血清肌酐升高超过基线值的 1.5 倍，或尿量 <0.5ml/（kg·h）超过 6 小时。受伤病史和临床表现为诊断挤压综合征的重要依据。

2. **实验室检查**

（1）心肌酶谱和心肌蛋白

1）肌酸激酶（creatine kinase，CK）：是比肌红蛋白更敏感的横纹肌溶解标志物。平均峰值出现在肌肉损伤后 24～36 小时内，每天大约下降 39%，CK 值大于 5000U/L 指示肌肉损伤严重，大于 16 000U/L 与急性肾衰竭相关。

2）肌红蛋白（myoglobin，Mb）：骨骼肌内含量丰富，对肌肉破坏损伤的敏感性高，发病 2 小时后即可升高。但对心肌特异性较差。血清肌红蛋白的代谢快，它的功能主要在肾外（很可能是通过肝脏或脾脏）发挥。因此，测定血清肌红蛋白对诊断横纹肌溶解的敏感性低。

3）心肌肌钙蛋白 I（cardiac troponin，cTnI）是一项十分敏感和特异的急性心肌梗死的标志物，能够特异性检测出心肌的微小损伤，挤压综合征累及心肌灌注时出现升高。14～36 小时达到高峰，10～14 天恢复至正常范围。

（2）肾功能、电解质：急性肾衰竭和电解质紊乱是挤压综合征最常见的严重并发症。肾功能提示肌酐、尿素氮升高，并出现高钾、低钙、高磷血症。

（3）血气分析：帮助评估全身内环境状况，结合电解质评估是否存在代谢性酸中毒。

（4）血常规：血红蛋白下降可能提示有活动性出血，血小板计数帮助评估凝血功能。

（5）凝血功能全套：全面评估凝血功能，有无创伤性凝血病可能，是否需要输血或凝血因子纠正。

（6）尿常规：肌红蛋白尿是挤压综合征的典型表现，但常规无法做此检查，尿测试片法无法鉴别血红蛋白尿和肌红蛋白尿。尿沉渣可见有色颗粒管型。

【治疗原则】

院前早期救治尤为关键，有条件者可迅速转至院内 ICU 加强治疗。

1. **原发病处理** 在积极抗休克治疗同时，应根据当时情况尽快解除压迫，出现骨筋膜室综合征时需行筋膜减压术，必要时行截肢术。

2. **脏器功能监测** 有条件的病人可早期进行脏器功能监测如生命体征、尿量、中心静脉压等。

3. **补液水化治疗** 早期避免应用含钾补液，首选生理盐水积极液体复苏，保证机体各脏器灌注，必要时加用血管活性药物。

4. **碱化尿液** 适当应用碳酸氢钠，提高尿液 pH，防止肌红蛋白沉积于肾小管。

5. **维持内环境稳定，纠正酸碱电解质平衡紊乱** 高钾血症和低血容量性休克是早期挤压综合征死亡的主要原因，尽快进行血气电解质检查，根据实验室报告对症处理，注意无症状低钙血症不予处理。

6. **连续血液净化** 当病人出现无尿或难以纠正的高钾血症和代谢性酸中毒时及时行血液净化替代肾脏功能，清除体内毒素，同时可迅速稳定内环境，纠正高钾血症等电解质紊乱。

（毛恩强）

第八节　电击伤

电击伤（electrical injury）俗称触电，是指电流或静电直接接触进入人体，或在高电压、超高电压的电场下，电流击穿空气或其他介质进入人体而引起全身或局部的组织损伤和功能障碍，甚至发生心搏和呼吸骤停。而对于人体的伤害程度主要与电压、电流、人体电阻、通电时间相关，当电压高、电流大、人体电阻小（如遇水潮湿）、通电时间长时损伤较重，另外触电途径也需注意，贯穿伤的危险性明显大于局部触电。由于电击伤发生较突然，有时在意料之外，且会造成危及生命的严重不良后果，需及时识别和救治。

临床上常见的电击伤病因可有：日常使用电时缺乏安全用电知识，安装和维修电器、电线不按规程操作，电线上挂吊衣物，高温、高湿和出汗使皮肤表面电阻降低而引起，意外事故如暴风雨、大风雪、火灾、地震，电线折断落到人体，雷雨时大树下躲雨或用铁柄伞而被闪电击中，医源性如使用起搏器、心导管监护、内镜检查治疗时，如果仪器漏电，微电流直接流过心脏而引起。

【临床表现】

1. 全身表现

（1）轻型：可出现头晕、心悸、面色苍白、口唇发绀、惊恐、四肢无力、接触部位肌肉抽搐、疼痛、呼吸及脉搏加快，敏感者可出现晕厥、短暂意识丧失，一般都能恢复。恢复后有时可有头痛疲乏、精神兴奋及心律失常。

（2）重型：可出现持续抽搐、肌肉强直性收缩致肢体骨折、休克或昏迷。低电压电流可引起室颤，开始尚有呼吸，继而发生呼吸停止，检查既无心搏、也无呼吸，病人进入"假死"状态。高电压电流引起呼吸中枢麻痹，不及时抢救，10分钟内即可死亡。若系高电压、强电流电击，呼吸循环中枢同时受累，多立刻死亡。

2. 局部表现

（1）低电压：常见于电流进入点与流出点，创面小，直径0.5~2cm，呈椭圆形或圆形，焦黄或灰白色，干燥，边缘整齐，与健康皮肤分界清楚。一般不损伤内脏，致残率低。

（2）高电压：常有一处进口和多处出口，创面不大，但可深达肌肉、神经、血管，甚至骨骼，有"口小底大，外浅内深"的特征。随着病情进展，由于肌肉、神经、血管的凝固或断裂，可在一周或数周后出现坏死、感染、出血等；血管内膜受损，可有血栓形成，继发组织坏死、出血，甚至肢体广泛坏死，后果严重，致残率高达35%~60%。

【诊断】

电击伤发病急骤、易病情危重，应尽早明确诊断。主要根据有无触电病史、临床表现、结合实验室检查综合分析作出诊断。

1. **病史**　触电史是诊断的重要环节，通过病人本人或知情者常可提供明确的电流或静电接触史。

2. **症状和体征**　就诊的病人既往健康，突然出现头晕、心悸、惊恐、四肢乏力、休克、意识丧失、心跳呼吸骤停等，且有电流接触史时应考虑触电的可能。

3. **辅助检查**

（1）血生化检查：直接肾功能损伤可有尿素氮、肌酐升高；大量组织损伤和溶血钾离子升高、心肌生化标记物（肌酸激酶及其同工酶、乳酸脱氢酶、丙氨酸转氨酶）升高。

（2）血气分析：可有低氧血症、酸中毒。

（3）凝血功能：凝血功能障碍。

（4）尿液分析：可有肌红蛋白尿、肌球蛋白尿、血红蛋白尿。

（5）心电图检查：可见各种心律失常（房早、室早、传导阻滞、室颤等），非特异性的 ST-T 改变。

（6）X 线检查：肌肉强烈收缩及抽搐的机械暴力可发生四肢关节脱位或骨折，脊柱压缩型骨折或无菌性骨坏死。

【治疗原则】

电击伤的处理原则为：采取正确的方法使病人脱离电源；心跳呼吸骤停生命体征不稳定者即刻现场急救行心肺复苏；保护体表电灼伤创面，局部无菌消毒包扎固定，并予以吸氧、止血、抗感染、维持水电解质内环境稳定，保护脏器功能对症处理。

许多电击伤病人如有自我保护意识或有在场其他人及时发现并有效处理，预后相对较好。目的在于尽快安全脱离电源，维持生命体征，保护脏器功能，防止并发症。电击伤常见严重并发症有心跳骤停、心律失常、内脏破裂或穿孔、急性肾衰竭、高血钾、继发感染出血、永久性失明或耳聋、肢体瘫痪、短期精神失常等。

（毛恩强）

第九节　中暑

中暑（heat illness）是指在高温环境下，人体体温中枢调节功能紊乱，汗腺功能衰竭，水和电解质丢失而引起的以中枢神经系统和循环系统障碍为主要表现的急性疾病。中暑是夏季常见急症，高温、高湿是中暑的先决条件。在大气温度 >32℃、湿度较大（>60%）和无风的环境中，长时间工作或强体力劳动，又无充分防暑降温措施时，缺乏对高热环境适应者易发生中暑。易发因素包括：环境温度过高；人体产热增加，如从事重体力劳动、发热、甲状腺功能亢进和应用某些药物（苯丙胺）；散热障碍，如湿度较大、过度肥胖或穿透气不良的衣服等；汗腺功能障碍，如硬皮病、广泛皮肤烧伤后瘢痕形成或先天性汗腺缺乏症等病人。

【临床表现】

根据临床表现的轻重，中暑可分为先兆中暑、轻症中暑和重症中暑。

1. **先兆中暑**　高温环境下，出现头痛、头晕、口渴、多汗、四肢无力发酸、注意力不集中、动作不协调等症状，体温正常或略有升高，一般不超过 38℃。

2. **轻症中暑**　出现早期循环功能紊乱，除头晕、口渴外往往有面色潮红、大量出汗、皮肤灼热等表现，或出现四肢湿冷、面色苍白、脉搏增快等表现，体温往往在 38℃以上。

3. **重症中暑**　是中暑中情况最严重的一种，如不及时救治将会危及生命。按表现不同可分为三型。

（1）热痉挛（heat cramp）：大量出汗后，饮水多而盐分补充不足致低钠低氯血症。临床表现为肌肉阵发性的痉挛和疼痛，也可出现肠痉挛。

（2）热衰竭（heat exhaustion）：常发生于老年人、儿童和慢性疾病病人，原因为机体对热环境不适应，主要症状为头晕、头痛、心慌、口渴、恶心、呕吐、皮肤湿冷、血压下降、晕厥或神志模糊。此时的体温正常或稍微偏高。

（3）热射病（heat stroke）：是一种致命性急症，以高温和意识障碍为特征。临床上分为两种类型：①劳力性：在高温、高湿度或强日照环境中持续作业；②非劳力性：年老体弱、有慢性疾病病人在高温和通风不良环境中居住。

病人早期可有大量冷汗，后期出现高热（体温可超过 42℃）、无汗、皮肤干燥、谵妄、昏迷、抽搐、呼吸急促、心动过速、瞳孔缩小等症状，严重者出现休克、心力衰竭、急性呼吸窘迫综合征、急性肾衰竭、急性肝功能衰竭、弥散性血管内凝血、脑水肿、多器官功能衰竭。

【诊断】

根据易患人群在高温环境下、较长时间剧烈运动或劳动后出现相应的临床表现（体温升高、晕厥或神志改变等）并排除其他疾病后可诊断。实验室检查可出现白细胞、中性粒细胞计数增高；电解质紊乱；血小板计数减少、凝血功能异常；转氨酶、肌酐、尿素、血乳酸脱氢酶和肌酸激酶升高；抽搐病人可有横纹肌溶解，出现肌红蛋白尿；严重者可出现呼吸性和代谢性酸中毒。

【主要并发症】

低血压、昏迷、心律失常、代谢性酸中毒、脑水肿、肾衰竭。

【治疗原则】

1. **一般治疗** 脱离高温环境。迅速将病人搬离高热环境，安置到通风阴凉处，解开外衣，取平卧位。

2. **降温** 降温速度与预后密切相关，体温越高，持续时间越长，组织损害越严重，预后越差，一般应在 1 小时内使直肠温度降至38℃。轻症病人可反复用冷水擦拭全身，直至体温降至38℃以下，饮用含盐冰水或饮料。若体温持续大于38.5℃以上，口服解热镇痛药。有以下降温方法：①环境降温：将病人安置在 20～25℃房间内。②体表降温：可采用冰帽、冰槽进行头部降温；也可在颈、腋下、腹股沟等大血管暴露处放置冰袋；全身降温可采用冰毯、冰水或酒精擦拭。③体内降温：体外降温无效者，用冰盐水进行洗胃或灌肠，或用 4℃葡萄糖生理盐水 1000ml 静脉滴注，开始滴速 30～40滴/分，待病人适应后增快滴速。④药物降温：可视病人体温情况酌情应用氯丙嗪、地塞米松或人工冬眠合剂等，药物降温与物理降温同时进行。⑤中医药辅助降温。

3. **对症处理** ①对先兆中暑和轻症中暑的病人，应立即脱离高温环境，转移到阴凉通风处休息，并给予一些含盐分的清凉饮料或服用人丹、十滴水、藿香正气水等中药，也可涂清凉油。经处理后有循环衰竭倾向而未恢复者，可静脉滴注葡萄糖盐水。②重症中暑病人如热衰竭，应纠正血容量不足，积极输液，补充生理盐水及葡萄糖液、氯化钾；热痉挛，给予含盐饮料，轻者可恢复，若反复发作，可静脉滴注生理盐水或葡萄糖盐水；热射病必须积极治疗，迅速采取各种降温措施，若抢救不及时，死亡率可高达 5%～30%。

4. **并发症处理** 纠正脱水、酸中毒及电解质紊乱。抽搐时可肌肉注射地西泮或用 10% 水合氯醛 10～20ml 保留灌肠。昏迷者应保持呼吸道通畅并给氧。酌情使用抗生素，防治感染。并发休克、脑水肿、心力衰竭及急性肾衰竭时，应给予对症处理。

（毛恩强）

第十节　淹溺

淹溺（drowning）又称溺水，是指人淹没于水或其他液体中，由于液体、污泥、杂草等堵塞呼吸道和肺泡，或反射性喉痉挛，引起窒息、缺氧、原发性呼吸损害和临床死亡［呼吸和（或）心搏停止］过程。在我国，淹溺是人群意外伤害致死的第 3 位死因，0 ~ 14 岁年龄组为第 1 位死因。

根据发病机理，淹溺可分为干性淹溺和湿性淹溺。干性淹溺（dry drowning）：约占 10% ~ 20%，喉痉挛导致窒息，气道和肺泡内很少或无液体吸入。湿性淹溺（wet drowning）：约占 80% ~ 90%，因喉部肌肉松弛，液体误吸充塞气道和肺泡导致窒息。

根据浸没的介质不同，淹溺又可分为淡水淹溺和海水淹溺。淡水淹溺（fresh water drowning）：淡水因较其他体液渗透压低，能迅速吸收到血循环，使血容量增加，严重病例可引起溶血，出现高钾血症和血红蛋白尿，最主要为肺损伤。海水淹溺（salt water drowning）：海水含钠是血浆的 3 倍，因此较淡水在肺泡中停留时间长，不能吸收到血液循环，反而能使血液中的水进入肺泡，产生肺水肿，肺内分流，减少气体交换，出现低钠血症。此外，海水对肺泡及肺血管内皮细胞有化学损伤作用，能促使肺水肿发生。

不论淡水与海水，进入呼吸道和肺泡后，都使肺通气功能障碍，并可阻碍肺内气体交换从而发生窒息。溺水后引起的全身缺氧，可引起各种并发症，如脑水肿、肺水肿、肺部感染，进而发生 ARDS、DIC 和急性肾衰竭；若跌入粪池、污水池，可同时引起硫化氢或其他化学物中毒。

【临床表现】

1. **症状与体征** ①轻度淹溺：落水片刻，病人吸入或吞入少量的液体，有反射性呼吸暂停，意识清楚，血压升高，心率加快，肤色正常或稍苍白。②中度淹溺：溺水 1 ~ 2 分钟，人体因不能耐受缺氧而吸入大量水分，病人有剧烈呛咳呕吐。部分病人因呕吐物被重新吸入或发生反射性喉痉挛而加重窒息和缺氧。病人出现意识模糊或烦躁不安，呼吸不规则或表浅，血压下降，心跳减慢，反射减弱。约有 75% 溺水者发生肺水肿。③重度淹溺：溺水 3 ~ 4 分钟，被救后已处于昏迷状态，由于窒息病人面色青紫或苍白、肿胀、眼球凸起、四肢厥冷，测不到血压，口腔、鼻腔和气管充满血性泡沫，可有抽搐。呼吸、心跳微弱或停止。胃内积水致胃扩张者，可见上腹部膨隆。此外，淹溺病人常合并有脑外伤、脊髓损伤（跳水时）和空气栓塞（深水潜水时），从而出现相应的临床体征。

2. **主要并发症** 脑水肿、急性肺水肿、ARDS、急性肾衰、继发感染、溶血性贫血、酸碱平衡失调、DIC。

【诊断】

1. **临床特点** 根据溺水史和打捞经过，不难诊断，但应迅速评估溺水者生命状态，如呼吸是否停止、心跳有无、血压及意识状态等。

2. **实验室检查**

（1）血尿检查：白细胞轻度增高。淡水淹溺者，血钾升高、血和尿中出现游离血红蛋白。海水淹溺者，轻度高钠血症或高氯血症。重者出现弥散性血管内凝血的实验室监测指标异常。

（2）动脉血气分析：显示低氧血症、高碳酸血症和呼吸性酸中毒，可合并代谢性酸中毒。

（3）心电图检查：常见有窦性心动过速、非 ST 段和 T 波改变。出现室性心律失常或完全性心脏传导阻滞时，提示病情严重。

（4）影像学检查：肺部 X 线检查有肺不张或肺水肿表现，疑有颈椎损伤时者，应进行颈椎影像学检查；神志障碍者，行头颅 CT 检查。

【治疗原则】

（一）院前救护

1. **现场急救** 尽快将病人移出水面，迅速清除口鼻腔中异物，保持呼吸道通畅。将病人置于俯卧头低位，拍打背部，促使肺水排出（此项操作不能超过 1 分钟，以免耽误复苏时间），进行 CPR，同时注意呕吐误吸。

2. **转运中复苏** 搬运中注意有无头颈部创伤。呼吸停止者行口对口呼吸，有条件时行气管内插管和供氧。转运过程中不应停止心肺复苏。

（二）院内处理

1. **氧疗** 呼吸困难伴有氧饱和降低者，行面罩给氧，不能维持 $PaO_2>60mmHg$ 时，行气管插管机械通气。

2. **脑复苏** 静脉输注甘露醇降低颅内压、缓解脑水肿。

3. **并发症处理** 治疗惊厥、心律失常、低血压、ARDS、DIC、急性肾衰竭等。

（毛恩强）

第四章
呼吸系统疾病

第一节　慢性阻塞性肺疾病

慢性阻塞性肺疾病（chronic obstructive pulmonary disease，COPD）简称慢阻肺，是一种常见的可防可治的、以持续性呼吸道症状和气流受限为特征、因严重暴露于有害颗粒或气体引起气道和（或）肺泡异常慢性炎症反应而导致过度充气继而引发的疾病。

【病因】

确切病因尚不清楚。目前认为，由于慢性炎症使肺部不同部位的肺泡巨噬细胞、T淋巴细胞和中性粒细胞释放多种炎性介质，破坏了肺的结构。此外，肺部的蛋白酶和抗蛋白酶失衡、氧化和抗氧化失衡、吸烟、大气中有害颗粒等，也在COPD的发病中起重要作用。

【临床表现】

1. **症状**　起病缓慢、病程较长。

（1）慢性咳嗽：随病程发展可终身不愈。常晨间咳嗽明显，夜间有阵咳。

（2）咳痰：一般为白色黏液或浆液性泡沫性痰，偶可带血丝，清晨排痰较多。急性发作期痰量增多，可有脓性痰。

（3）气短或呼吸困难：早期在劳力时出现，后逐渐加重，以致在日常活动甚至休息时也感到气短，是COPD的典型症状。

（4）喘息和胸闷：部分病人特别是重症病人或急性加重时出现喘息。

（5）其他：晚期病人有体重下降，食欲减退等。

2. **体征**　早期体征可无异常，随疾病进展可出现以下体征：

（1）视诊及触诊：胸廓前后径增大，剑突下胸骨下角增宽（桶状胸）。部分病人呼吸变浅，频率增快，严重者可有缩唇呼吸等；触觉语颤减弱。

（2）叩诊：肺部过清音，心浊音界缩小，肺下界和肝浊音界下降。

（3）听诊：两肺呼吸音减弱，呼气延长，部分病人可闻及湿性啰音和（或）干性啰音。

【辅助检查】

1. **肺功能检查**　判断气流受限的主要客观指标，对COPD诊断、严重程度评价、疾病进展、预后及治疗反应等有重要意义。

（1）第一秒用力呼气容积占用力肺活量百分比（FEV_1/FVC）是评价气流受限的一项敏感指标。第一秒用力呼气容积占预计值百分比（FEV_1%预计值）是评估COPD严重程度的良好指标，其变异性小，易于操作。

（2）肺总量（TLC）、功能残气量（FRC）和残气量（RV）增高，肺活量（VC）减低表明肺过度充气，有参考价值。

2. 胸部 X 线检查 COPD 早期胸片可无变化，以后可出现肺纹理增粗、紊乱等非特异性改变，也可出现肺气肿改变。X 线胸片改变对 COPD 诊断特异性不高，主要作为确定有无肺部并发症及其他肺疾病的鉴别。

【诊断】

任何呼吸困难、慢性咳嗽或多痰、有危险因素暴露史的病人，需行肺功能检查，吸入支气管扩张剂后第一秒用力呼气容积（FEV_1）/用力肺活量（FVC）（FEV_1/FVC）<70%，表明存在持续气流受限，可诊断 COPD。

【治疗】

治疗策略包括迅速缓解症状及减小病人未来健康恶化风险，应关注 COPD 病人的短期和长期治疗效应。

1. 稳定期治疗 治疗目的在于缓解症状、提高活动耐受性、改善健康状况、预防疾病进展、预防和治疗 COPD 急性加重，以及减少死亡率。

具体治疗原则：①戒烟，教育病人及医务人员提高对 COPD 的认识和自身处理疾病的能力，维持病情稳定，提高生活质量；②控制职业性或环境污染，避免有害气体吸入；③必要的预防和控制症状的药物治疗，如支气管舒张剂、祛痰剂；④长期家庭氧疗（LOTO）；⑤对重度和极重度、反复加重的病人，长期吸入糖皮质激素与长效 β_2 肾上腺素受体激动剂复方合制剂可增加运动耐量、减少急性加重发作频率、提高生活质量。

此外，2017 年 GOLD 指南中指出：自我管理、肺康复、综合护理和姑息治疗在 COPD 的预防和维持治疗中起重要作用，包括氧疗、无创通气和肺减容术等。其中呼吸生理、肌肉训练、营养支持、精神调整及教育等多方面的肺康复治疗在 COPD 管理中作用越来越被重视。

2. 急性加重期治疗 目的在于阻止及预防病情进展，分析急性加重的病因，预防和减少急性加重，减少负面事件的发生。

（1）确定急性加重期的原因及病情严重程度：最多见的急性加重原因是细菌或病毒感染。

（2）根据病情严重程度决定门诊或住院治疗。

（3）支气管舒张药：包括短期按需应用以暂时缓解症状，及长期规则应用以预防和减轻症状两类。

1）β_2 肾上腺素受体激动剂：沙丁胺醇（salbutamol）气雾剂，每次 100～200μg（1～2 喷），定量吸入，疗效持续 4～5 小时，每 24 小时不超过 8～12 喷。尚有沙美特罗（salmeterol）、福莫特罗（formoterol）等长效肾上腺素受体激动剂。

2）抗胆碱药：COPD 常用制剂，主要有异丙托溴铵（ipratropium）气雾剂，雾化吸入，起效较沙丁胺醇慢，持续 6～8 小时，每次 40～80μg，每天 3～4 次。

3）茶碱类：茶碱缓释或控释片，0.2g，每 12 小时 1 次；氨茶碱（aminophylline），0.1g，每日 3 次。

有严重喘息症状者可给予较大剂量雾化吸入治疗，如应用沙丁胺醇 500μg 或异丙托溴铵 500μg，或沙丁胺醇 1000μg 加异丙托溴铵 250～500μg 通过小型雾化吸入器给病人吸入治疗以缓解症状。

4）复方支气管扩张剂：2017 年 GOLD 指南建议使用长效 β_2 受体激动剂（奥达特罗）、长效 β_2 受体激动剂联合抗胆碱能药物复方吸入制剂（福莫特罗/阿地溴铵、福莫特罗/格隆溴铵、奥达特罗/噻托溴铵）和长效 β_2 受体激动剂联合吸入性糖皮质激素复方吸入剂（福莫特罗/倍氯米松）进行 COPD 维持和预防治疗。

（4）氧疗及机械通气：发生低氧血症者可鼻导管或通过面罩吸氧，以维持动脉血氧饱和度达到 88% 以上。一般吸氧浓度为 28%～30%，应避免吸入氧浓度过高引起二氧化碳潴留。对于伴有二氧化碳潴留病人，可使用无创呼吸机，必要时气管插管行有创机械通气。氧疗期间必须定期监测血气，以免出现二氧化碳潴留加重、酸碱平衡和水电解质紊乱。

（5）抗生素：当病人呼吸困难加重，咳嗽伴痰量增加，有脓性痰时，应根据病人所在地常见病原菌类型及药物敏感情况积极选用抗生素治疗。如给予 β 内酰胺类 /β 内酰胺酶抑制剂；第二代头孢菌素、大环内酯类或喹诺酮类。如门诊可用阿莫西林 / 克拉维酸、头孢呋辛 0.5g 每日 2 次、左氧氟沙星 0.2g 每日 2 次；较重者可应用第三代头孢菌素治疗。住院病人当根据疾病严重程度和预计的病原菌更积极地给予抗生素，一般多静脉滴注给药。

（6）全身激素：可降低早期复发风险、改善肺功能、并缩短住院时间，建议选择口服泼尼松龙 30～40mg/d，也可静脉给予甲泼尼龙 40～80mg/d，连续 5～7 天。

如病人有呼吸衰竭、肺源性心脏病、心力衰竭，具体治疗方法可参阅有关章节治疗内容。

【预防】

戒烟是预防 COPD 的重要措施。控制职业和环境污染，减少有害气体或有害颗粒的吸入，可减轻气道和肺的异常炎症反应。积极防治婴幼儿和儿童期的呼吸系统感染。流感疫苗、肺炎链球菌疫苗等对防止 COPD 病人反复感染可能有益。急性加重恢复后的早期门诊肺康复训练有助于改善活动能力及健康状况。

此外，对于 COPD 高危人群，应定期进行肺功能监测，以尽可能早期发现并及时予以干预。

（曹孟淑）

第二节 支气管哮喘

支气管哮喘（bronchial asthma，简称哮喘）是由多种细胞和细胞组分参与的气道慢性炎症性疾病。临床表现为反复发作的喘息、气急、胸闷或咳嗽等症状，常在夜间及凌晨发作或加重，多数病人可自行缓解或经治疗后缓解，同时伴有可变的气流受限和气道高反应性，随着病程的延长可导致一系列气道结构的改变，即气道重塑。近年来认识到哮喘是一种异质性疾病。

【病因和发病机制】

目前病因不明，认为病人个体变应性体质及环境因素的影响是发病的危险因素。环境因素中主要包括某些激发因素，如尘螨、花粉、真菌、动物毛屑、二氧化硫、氨气等各种特异和非特异性吸入物；感染，如细菌、病毒、原虫、寄生虫等；食物，如鱼、虾、蟹、蛋类、牛奶等；药物，如普萘洛尔（心得安）、阿司匹林等；气候变化、运动、妊娠等都可能是哮喘的激发因素。

发病机制不清楚。变态反应、气道炎症、气道反应性增高及神经等因素及其相互作用被认为与哮喘的发病关系密切。

【临床表现】

1. **症状** 为发作性伴有哮鸣音的呼气性呼吸困难或发作性胸闷和咳嗽。咳嗽变异性哮喘病人咳嗽可为唯一的症状。哮喘症状可在数分钟内发作，经数小时至数天，用支气管舒张药或自行缓解。某些病人在缓解数小时后再次发作。

2. **体征** 发作时有广泛的哮鸣音，呼气音延长。但在轻度哮喘或非常严重的哮喘发作，哮鸣音可不出现，后者称为寂静胸。非发作期体检可无异常。

【实验室和其他检查】

1. 痰液检查 涂片在显微镜下可见较多嗜酸性粒细胞。

2. 肺功能检查

（1）通气功能检测：在哮喘发作时呈阻塞性通气功能障碍，呼气流速指标显著下降，第 1 秒用力呼气容积（FEV_1）、第 1 秒用力呼气容积占用力肺活量比值（$FEV_1/FVC\%$）、最大呼气中期流速（MMEF）以及呼气峰值流速（peak expiratory flow，PEF）均减少。肺容量指标示用力肺活量减少、残气量增加、功能残气量和肺总量增加，残气占肺总量百分比增高。缓解期上述通气功能指标可逐渐恢复。

（2）支气管激发试验：用以测定气道反应性。吸入激发剂后其通气功能下降、气道阻力增加。激发试验只适用于 FEV_1 在正常预计值的 70% 以上的病人。如 FEV_1 下降 $\geq$ 20%，可诊断为激发试验阳性。

（3）支气管舒张试验：用以测定气道气流受限的可逆性。常用支气管舒张药有沙丁胺醇、特布他林等，如 FEV_1 较用药前增加 $\geq$ 12%，且其绝对值增加 > 200ml 时，可诊断为舒张试验阳性。

（4）PEF 及其变异率测定：哮喘发作时 PEF 下降。若昼夜（或凌晨与下午）PEF 变异率 $\geq$ 20%，则符合气道气流受限可逆性改变的特点。

3. 胸部 X 线检查 在哮喘发作早期呈过度充气状态；在缓解期多无明显异常。如并发呼吸道感染，可见肺纹理增加及炎性浸润阴影。

4. 特异性变应原的检测 常用检测方法包括特异性 IgE 检测、皮肤变应原测试及吸入变应原测试。

【诊断】

1. 诊断标准

（1）典型哮喘的临床症状和体征

1）反复发作喘息、气急，伴或不伴胸闷或咳嗽，夜间及晨间多发，常与接触变应原、冷空气、物理或化学性刺激以及上呼吸道感染、运动有关。

2）发作时在双肺可闻及散在或弥漫性的哮鸣音，呼气相延长。

3）上述症状可经治疗缓解或自行缓解。

（2）可变气流受限的客观检查

1）支气管舒张试验阳性（吸入支气管舒张剂后，FEV_1 增加 $\geq$ 12%，且 FEV_1 绝对值增加 > 200ml）。

2）支气管激发试验或运动试验阳性。

3）PEF 平均每日昼夜变异率 $\geq$ 20%。

具备上述症状和体征，同时具备气流受限客观检查中的任一条，并除外其他疾病所引起的喘息、气急、胸闷及咳嗽，可以诊断为哮喘。

2. 不典型哮喘的诊断

（1）咳嗽变异性哮喘：咳嗽作为唯一或主要症状，无喘息、气急等典型哮喘的症状和体征，同时具备可变气流受限客观检查中任一条，除外其他疾病所引起的咳嗽。

（2）胸闷变异性哮喘：胸闷作为唯一或主要症状，无喘息、气急等典型哮喘的症状和体征，同时具备可变气流受限客观检查中任一条，除外其他疾病所引起的咳嗽。这类病人以中青年多见，起病隐匿，胸闷可在活动后诱发，部分病人夜间发作频繁，肺部听诊没有哮鸣音，具有气道高反应性、可逆性气流受限及典型的哮喘的病理特征。

（3）隐匿性哮喘：指无反复发作性喘息、气急、胸闷或咳嗽的表现，但长期存在气道高反应性者。

3. 分期

（1）急性发作期：指喘息、气急、胸闷或咳嗽等症状突然发生，或原有症状加重，并以呼气流量降低为其特征，常因接触变应原、刺激物或呼吸道感染诱发。

（2）慢性持续期：指每周均不同频度和 / 或不同程度出现喘息、气急、胸闷、咳嗽等症状。

（3）临床缓解期：指病人无喘息、气急、胸闷、咳嗽症状，并维持 1 年以上。

4. 分级

（1）严重程度的分级

1）慢性持续期：哮喘病情严重程度分为间歇性、轻度持续、中度持续和重度持续共 4 级。

2）根据达到哮喘控制所采用的治疗级别，分为轻度哮喘、中度哮喘、重度哮喘。

（2）急性发作时的分级：主要根据哮喘急性发作时临床特点、病情轻重，以便于进行及时有效的紧急治疗，分为轻度、中度、重度及危重。

【并发症】

发作时可并发气胸、纵隔气肿、肺不张；长期反复发作和感染或并发慢支、肺气肿和肺源性心脏病。

【治疗】

治疗目标是在于达到哮喘症状的良好控制，维持正常的活动水平，同时尽可能减少急性发作、肺功能不可逆性损害和药物相关不良反应的风险。哮喘治疗方案选择既要考虑群体水平，也要兼顾病人的个体差异。

1. 脱离变应原 部分病人能找到引起哮喘发作的变应原或其他非特异刺激因素，应立即使病人脱离变应原。这是防止哮喘最有效的方法。

2. 药物 控制药物：需每天使用并且长时间维持的药物。包括吸入糖皮质激素（ICS）、全身性激素、白三烯调节剂、长效 β_2 受体激动剂（LABA）、缓释茶碱、色甘酸钠、抗 IgE 单克隆抗体及其他有助于减少全身激素量的药物等。

缓解药物：又称急救药物，在有症状时按需使用，包括吸入或短效口服 β_2 受体激动剂、全身性激素、吸入性抗胆碱能药物、短效茶碱等。

3. 哮喘急性发作期的治疗 急性发作的治疗目的是尽快缓解气道阻塞，纠正低氧血症，恢复肺功能，预防进一步恶化或再次发作，防止并发症。一般根据病情严重程度分级进行综合性治疗，雾化、吸入或静脉使用糖皮质激素、β_2 受体激动剂和 / 或抗胆碱药。

4. 非急性发作期的治疗 一般哮喘经过急性期治疗症状得到控制，但哮喘的慢性炎症病理生理改变仍然存在，因此，必须制定哮喘的长期治疗方案。

（1）间歇至轻度持续：根据个体差异吸入 β_2 受体激动剂或口服 β_2 受体激动剂以控制症状。小剂量茶碱口服也能达到疗效。亦可考虑每日定量吸入小剂量糖皮质激素（< 500ug/d）。

（2）中度持续：每天定量吸入糖皮质激素（500～1000ug/d）。除按需吸入 β_2 受体激动剂，效果不佳时加用吸入性长效 β_2 受体激动剂，口服 β_2 受体激动剂控释片、口服小剂量控释茶碱或 LT 拮抗剂等，亦可加用吸入抗胆碱药。

（3）重度持续：每日吸入糖皮质激素量 > 1000ug/d。应规律吸入 β_2 受体激动剂或口服 β_2 受体激动剂、茶碱控释片，或 β_2 受体激动剂联用抗胆碱药，或加用 LT 拮抗剂口服，若仍有症状，需规律口服泼尼松或甲泼尼龙，长期服用者，尽可能将剂量维持于 ≤ 10mg/d。

以上方案为基本原则，但必须个体化，联合应用，以最小的剂量、最简单的联合、最少的不良反应达到最佳控制症状为原则。每 3～6 个月对病情进行一次评估，然后再根据病情进行调整治疗方案，或升级或降级治疗。

5. 特殊类型哮喘的治疗

（1）咳嗽变异性哮喘：是成人慢性咳嗽的常见原因。治疗原则与哮喘相同，大多数病人 ICS 加 β_2 受体激动剂有效，很少需要口服激素治疗，治疗时间在 8 周。部分病人停药后复发，需要长期治疗。LTRA 治疗有效。对于气道炎症严重者或吸入治疗效果不佳时，可短期使用中小剂量口服激素治疗。

（2）胸闷变异性哮喘：对 ICS 或 ICS/LAB 治疗有效。

【哮喘的教育与管理】

哮喘病人的教育与管理是提高疗效、减少复发，提高病人生活质量的重要措施。在医生的指导下病人要学会自我管理、学会控制病情。医师应为每个初诊哮喘病人制订防治计划，在此基础上采取一切必要措施对病人进行长期系统管理，改善病人的依从性，并根据病人病情变化及时修订防治计划。

（曹孟淑）

第三节　支气管扩张症

支气管扩张症（bronchiectasis）是各种原因引起的支气管病理性、永久性扩张，导致反复发生化脓性感染的气道慢性炎症。主要致病因素为支气管反复感染阻塞和牵拉，部分病人有先天遗传因素，约 80% 病人在 10 岁以前发病。

【临床表现】

典型的症状为慢性咳嗽、咳大量脓痰和（或）反复咯血。

1. 慢性咳嗽和咳大量脓痰　早期较轻可完全无症状，随着病情发展和合并感染，则咳嗽加重，痰量增多，常与体位有关。每日痰量可多达 100～400ml，呈黄绿色。痰液静置后可分三层，上层为泡沫状痰液，中层为混浊黏液，底层为脓性坏死组织。如伴有厌氧菌感染时，可具有恶臭味。

2. 咯血　反复咯血为本病的特点，咯血量与病变范围和程度不一定成正比。可为痰中带血丝到大咯血。有的病人以咯血为主要症状，咳嗽咳痰不明显，称"干性支气管扩张"。

3. 其他症状　随着病情加重，病人有食欲减退、消瘦等。儿童可致生长发育和营养不良，少数长期病人可有继发性淀粉样变。

4. 体征　早期可无明显体征，病变明显时，在病变部位可闻及固定的持续性湿啰音，排痰后啰音可暂时消失。可出现杵状指（趾）。

【诊断】

根据反复咳痰、咳脓痰或咯血的病史和胸部固定性湿性啰音的体征，再结合童年时反复的呼吸道感染病史，一般临床可作出诊断。

胸部 X 线检查，早期表现为一侧或两侧下肺纹理局部增多及增粗现象；典型表现为粗乱肺纹理中有多个不规则的环状透亮阴影或沿支气管的卷发状阴影，可出现液平。

HRCT 是诊断支气管扩张的"金标准"，可明确支气管扩张的部位、性质和范围以及病变的严重程度。特征性改变为管壁增厚的柱状支扩、成串成簇的囊状支扩及囊柱状支扩；典型的呈"印戒征、双轨征"改变；细支气管扩张可表现为小叶中心性结节影或呈"树芽征"。可为外科手术和切除范围提供重要参考依据。

【治疗】

1. 治疗原则　①消除病原；②促进痰液排出；③控制感染；④必要时外科手术。

2. 内科治疗

（1）控制感染：根据病原学检查选择敏感抗生素治疗，常见的病原菌主要是流感嗜血杆菌和铜绿假单胞菌。

（2）止咳化痰：常用的化痰药物有盐酸氨溴索、桃金娘油、乙酰半胱氨酸、溴己新等，可以加强痰液引流的效果。

（3）体位引流：保持呼吸通畅，排除气管内分泌物，减少痰液在气道及肺支气管内的积聚，除去细菌生长繁殖的场所，是控制感染的主要环节。

（4）咯血：是支扩的常见症状，是威胁生命的主要原因。少量咯血经休息，镇静药，止血药，一般都能控制。危及生命的大量咯血可行支气管动脉栓塞介入术或外科手术治疗。

（5）其他疗法：注意休息、营养支持。在机体有免疫功能低下或抑制的情况下，可以输注人体免疫球蛋白。慢性鼻窦炎、齿龈炎和扁桃体炎者，应同时给予积极治疗。

3. 手术治疗　反复发作的大咯血，肺部感染经长期内科治疗效果不佳，病变不超过 2 个肺叶，无严重心、肺功能损害者，可考虑手术切除。近年来通过胸腔镜进行微创手术成为支气管扩张的主要手术方法。

（侯生才）

第四节　肺炎

肺炎（pneumonia）是指肺泡、远端气道和肺间质的感染性炎症。临床通常以发热、寒战、胸痛、咳嗽、咳脓痰为特征，X 线胸片上至少见一处不透光影。

【分类】

1. 解剖分类

（1）大叶性（肺泡性）肺炎：病原体先在肺泡引起炎症，经肺泡间孔向其他肺泡扩散，致使部分或整个肺段、肺叶发生炎症改变。致病菌多为肺炎链球菌。X 线胸片显示肺叶或肺段的实变阴影。

（2）小叶性（支气管性）肺炎：病原体经支气管入侵，引起细支气管、终末支气管及肺泡的炎症，常继发于其他疾病。其病原体有肺炎链球菌、葡萄球菌、病毒、肺炎支原体以及军团菌等。X 线显示为沿肺纹理分布的不规则斑片状阴影，边缘密度浅而模糊，无实变征象。肺下叶常受累。

（3）间质性肺炎：以肺间质为主的炎症，可由细菌、支原体、衣原体、病毒或卡氏肺囊虫等引起。累及支气管壁及其周围组织，有肺泡壁增生及间质水肿，因病变仅在肺间质，故呼吸道症状较轻，异常体征较少。X 线通常表现为一侧或双侧肺下部的不规则条索状阴影，从肺门向外伸展，可呈网状，其间可有小片肺不张阴影。

2. 病因分类

（1）细菌性肺炎：可分为肺炎链球菌、金黄色葡萄球菌、甲型溶血性链球菌、肺炎克雷伯杆菌、流感嗜血杆菌、铜绿假单胞菌等。

（2）非典型病原体所致肺炎：如军团菌、支原体和衣原体等。

（3）病毒性肺炎：如冠状病毒、腺病毒、呼吸道合胞病毒、流感病毒、单纯疱疹病毒等。

（4）真菌性肺炎：如白色念珠菌、曲霉菌、放线菌等。

（5）寄生虫性肺炎（肺寄生虫病）：如立克次体（如 Q 热立克次体）、弓形虫（如鼠弓形虫）、原虫（如卡氏肺囊虫）、寄生虫（如肺包虫、肺吸虫、肺血吸虫）等。

（6）理化因素所致的肺炎：如放射性损伤引起的放射性肺炎，胃酸吸入引起的化学性肺炎，对吸入或内源性脂类物质产生炎症反应的类脂质性肺炎等。

3. 按发生场所及宿主状态分类

（1）社区获得性肺炎（community-acquired pneumonia，CAP）：是指在社区环境中机体受微生物感染而发生的肺实质炎症。包括在社区感染，尚在潜伏期，因其他原因住院后发生的肺炎，并排除在医院内感染而于出院后发病的肺炎。常见病原体为肺炎链球菌、流感嗜血杆菌、卡他莫拉菌及非典型病原体等。

（2）医院获得性肺炎（hospital acquired pneumonia，HAP）：是指病人入院时不存在、也不处感染潜伏期，而于入院 ≥ 48 小时在医院内发生的肺炎，包括在医院内获得感染而于出院后 48 小时内发病的肺炎。其临床诊断依据与社区获得性肺炎相同，无感染高危因素病人的常见病原体依次为肺炎链球菌、流感嗜血杆菌、金黄色葡萄球菌、大肠埃希菌、肺炎克雷伯杆菌等；有感染高危因素病人为金黄色葡萄球菌、铜绿假单胞菌、肠杆菌属、肺炎克雷伯杆菌等。HAP 中以呼吸机相关性肺炎最常见。

（3）健康护理相关性肺炎（healthcare-associated pneumonia，HCAP）：在护理院生活者发生率高，临床特征和病原学分布介于 CAP 和 HAP 之间。HCAP 包括下列人群：①近 90 天内曾住院 ≥ 1 次；②长期居住在护理院或慢性病护理机构；③近 30 天内接受过静脉治疗（抗生素、化学药物）、伤口处理；④在医院或血液透析门诊部接受透析治疗。

（4）免疫低下宿主肺炎（immunocompromised host pneumonia，ICHP）：由于获得性免疫缺陷、肿瘤、化疗、器官移植和接受免疫抑制剂治疗者增多，免疫低下宿主作为一组特殊人群对病原微生物极度易感。如细胞免疫功能受损，常见为结核分枝杆菌、曲霉菌和巨细胞病毒感染等；如体液免疫功能受损，常见为肺炎链球菌、流感嗜血杆菌、大肠埃希菌及金黄色葡萄球菌感染。

【社区获得性肺炎的诊断】

1. 诊断标准　根据 2016 年中国成人社区获得性肺炎诊断和治疗指南：

（1）社区发病。

（2）肺炎相关临床表现：①新近出现的咳嗽、咳痰，或原有呼吸道疾病症状加重，并出现脓性痰；伴或不伴胸痛；②发热；③肺实变体征和（或）湿性啰音；④ WBC $> 10 \times 10^9$/L，或 $< 4 \times 10^9$/L；伴或不伴核左移。

（3）胸部影像学检查显示新出现斑片状浸润性阴影、叶 / 段实变影、毛玻璃影或间质性改变，伴或不伴胸腔积液。

符合（1）、（3）及（2）中任 1 项，并除外肺结核、肺部肿瘤、非感染性肺间质性疾病、肺水肿、肺不张、肺栓塞、肺嗜酸性粒细胞浸润症及肺血管炎等后，可建立临床诊断。

2. 评估严重程度

（1）主要标准：①需行有创机械通气治疗；②并发脓毒性休克。

（2）次要标准：①呼吸频率 > 30 次 / 分；② PaO_2/FiO_2 < 250；③多肺叶浸润；④意识模糊、定向力障碍；⑤高尿毒素血症（尿素氮 ≥ 20mg/dl）；⑥感染致白细胞减少（外周血 WBC < 4×10^9/L）；⑦血小板减少（PLT 计数 < 100×10^9/L）；⑧低肛温；⑨低血压（动脉收缩压 < 90mmHg），需要积极行液体复苏。

重症肺炎必须符合 1 项主要标准或 3 项次要标准。

3. 确定病原体尽可能在抗生素应用前采集呼吸道培养标本，避免污染，及时送检。

一、肺炎链球菌肺炎

肺炎链球菌肺炎（streptococcus pneumonia）是指肺炎链球菌感染引起的肺炎，约占社区获得性肺炎的半数。

【临床表现】

1. **症状** 发病前常有受凉、淋雨、疲劳、醉酒、病毒感染史，多有上呼吸道感染的前驱症状。起病多急骤，高热、寒战、全身肌肉酸痛，体温通常在数小时内升至 39～40℃，可呈稽留热，脉率随之增速。病人胸痛和肩背部和腹部放射痛，咳嗽或深呼吸时加剧，若同时伴有恶心呕吐可被误诊为急腹症。

2. **体征** 急性病容，面颊绯红，鼻翼扇动，皮肤灼热、干燥，口角及鼻周有单纯疱疹。早期肺部体征可无明显异常，肺实变时叩诊呈浊音、触觉语颤增强并可闻及支气管呼吸音，消散期可闻及湿啰音。

【辅助检查】

1. 血白细胞计数（10～20）×10^9/L，中性粒细胞多在 80% 以上，并伴核左移，细胞内可见中毒颗粒。年老体弱、酗酒、免疫功能低下者白细胞计数可不增高，但中性粒细胞的百分比仍高。

2. 痰直接涂片做革兰染色及夹膜染色镜检，如发现典型的革兰染色阳性、带夹膜的双球菌或链球菌，即可初步作出病原诊断。

3. **X 线检查** 早期仅见肺纹理增粗或受累的肺段、肺叶稍模糊。随着病情进展，表现为大片炎症浸润阴影或实变影，在实变影中可见支气管充气征。在消散期，X 线显示炎性浸润逐渐吸收，多数病例在起病 3～4 周后完全消散。

【诊断】

根据典型症状与体征，结合胸部 X 线检查，易作出初步诊断。年老体弱、继发于其他疾病、或呈灶性肺炎改变者，临床表现常不典型，需认真加以鉴别。病原菌检测是确诊本病的主要依据。

【治疗】

1. **抗菌药物治疗** 首选青霉素 G，对青霉素过敏、耐青霉素或多重耐药菌株感染者，可用喹诺酮类、头孢曲松等药物，多重耐药菌株感染者可用万古霉素。抗菌药物标准疗程常为 14 天，或在退热 3 天停药或由静脉用药改为口服，维持数日。

2. **支持疗法** 病人应卧床休息，注意补充足够蛋白质。热量及维生素。

二、葡萄球菌肺炎

葡萄球菌肺炎（staphylococcal pneumonia）是由葡萄球菌引起的急性肺化脓性感染，常见的病原体是金黄色葡萄球菌（以下简称金葡菌）及其他凝固酶阴性葡萄球菌。

【临床表现】

常急性起病，寒战、高热、咳嗽、咳较多黏液脓性痰、有时痰中带血，胸痛、呼吸急促、发绀，早期便可出现全身衰竭或末梢循环衰竭等表现。血行播散性金葡菌肺炎，以原发病症状及毒血症表现为主，呼吸道症状往往表现比较轻。查体早期体征不明显，以后可出现两肺散在湿啰音伴胸腔积液（积脓）征。

【辅助检查】

1. **实验室检查** 外周血白细胞常大于 15×10^9/L，中性粒细胞增多、核左移或有中毒性颗粒。痰涂片革兰染色可见成堆大量革兰阳性球菌及脓细胞；痰培养可找到金葡菌。

2. **胸部 X 线检查** 吸入性感染时，常于一侧（偶亦有双侧）有大片状密度增加边缘不清阴影，如为血性播散时，胸片颇有特异，示一侧或两侧周边部有多形性小片状、结节状阴影，边缘欠清，其内往往有偏心囊腔，伴或不伴小量液平，有时病灶可融合成大片，病灶短期内可发生显著变化，并可出现肺气囊肿、脓胸及脓气胸。

【诊断】

多为住院病人，有致免疫功能低下的因素，有典型毒血症及咳嗽、脓血痰等表现，外周血白细胞增多，核左移或有中毒性颗粒，X 线胸片有多形性、易变性炎症阴影、肺气囊肿、胸腔积液（积脓）或脓气胸，可初步诊断，痰培养找到金葡菌确诊。

【治疗】

金葡菌肺炎病人病情较重，由于 95% 以上金葡菌均对青霉素耐药，故因首选耐酶半合成青霉素或头孢菌素，再加上氨基糖苷类抗生素静脉滴注，或给予复合酶抑制剂静滴。对于耐甲氧西林的金黄色葡萄球菌（MRSA）选用万古霉素、替考拉宁或利奈唑胺。金葡菌肺炎疗程不宜太短，一般无并发症者疗程 2 ~ 3 周，有并发症者延长为 6 ~ 8 周。

三、吸入性肺炎

吸入性肺炎（aspiration pneumonitis）指吸入口腔分泌物、食物或胃内容物及其他刺激性物质所致肺实质和间质性炎症。常见的致病菌为口咽部定植革兰阴性杆菌、厌氧菌和金黄色葡萄球菌等混合性感染。

【危险因素】

1. **脑血管疾病** 中枢神经系统疾病导致的意识障碍、反应迟钝、吞咽反射降低、吞咽障碍，容易使得口咽部的分泌物及食物倒流入气管，病人由于咳嗽反射减弱、呼吸道纤毛运动能力下降，不能及时有效清除呼吸道内的异物，导致吸入性肺炎的发生。

2. **胃食管反流性疾病** 由于食管下段括约肌松弛，防止反流的生理屏障作用减弱，易发生胃潴留、食物反流、呛咳而导致吸入性肺炎的发生。

3. **某些药物应用** 如麻醉药、镇静药、抗精神病药或抗焦虑药等可以使病人意识改变，导致误吸的发生。

4. **留置鼻饲管** 长期留置鼻饲管可以使食道上下括约肌失去完整性，使得括约肌开放；同时胃内细菌繁殖而导致吸入性肺炎。如果气管插管和鼻饲管同时存在，吸入性肺炎的发生率显著升高。

5. **口腔疾病** 牙周及口腔疾病是呼吸道感染的重要因素。

【临床分型】

1. Mendelson 综合征（**胃酸性肺炎**） 常见吸入胃酸之后引起化学性炎症导致的肺组织损伤，

病人可出现急性呼吸困难、发热及发绀等。动脉血气分析显示有低氧血症。胸部 X 线检查显示一侧或双侧肺下叶浸润影，胸部高分辨 CT 显示弥漫性毛玻璃影。

2. **细菌性肺炎** 吸入性肺炎的最常见类型，常见的病原菌是寄生于口咽部的厌氧菌。可出现咳嗽、脓性痰、发热和呼吸困难。肺部 X 线检查示沿着支气管分布的浸润影，与吸入时体位有关，侧卧位时易受吸入影响的肺段为下叶尖段或上叶后段；直立时则为两肺下叶，当有厌氧菌时，常见的后果为肺坏死形成空洞，或由于支气管胸膜瘘形成脓气胸，脓胸也常发生。阻塞性炎症和肺不张，通常由于吸入物阻塞引起，常合并细菌感染。

3. **间质性肺炎** 胃食管反流而致的误吸是导致间质性肺炎的重要原因。临床可表现为低热、活动后胸闷、咳嗽，抗感染治疗无效。胸部 HRCT 表现为双侧中下肺分布小叶中心性结节影、网状影，后期可形成蜂窝影。肺功能表现为限制性通气功能障碍伴弥散功能减低。

【诊断标准】

1. **异物吸入史** 如各种原因造成的气管、食管瘘，胃管、气管插管、脑中风病史及口咽部手术史等。

2. **临床表现** 刺激性喘鸣和剧咳，咳脓性痰、发热及呼吸困难。两下肺可闻及湿啰音或干性啰音；可有低氧血症或伴二氧化碳潴留。

3. **胸部影像学** 胸部 X 线出现两肺散在不规则片状影，边缘模糊，多见于中下肺野，或者出现肺水肿征象，心影大小正常。胸部高分辨 CT（HRCT）显示沿着支气管分布的斑片状实变影、小结节影；支气管壁增厚或扩张；双肺基底段分布的实变影。

4. **病原学检查** 由于咳痰时检查厌氧菌无意义，所以常用的方法为气管镜吸出物或灌洗液的定量培养及药敏。

【治疗】

1. **抗感染治疗** 吸入性肺炎常合并厌氧菌感染等混合性细菌感染，抗感染治疗通常要兼顾。常用药物为克林霉素，也可选择甲硝唑合用克林霉素。对于医院内吸入性肺炎，常见革兰阴性杆菌和金黄色葡萄球菌是混合性感染，可根据痰培养及药敏结果选择敏感抗生素。危重病人抗生素经验性使用为氨基糖苷类或环丙沙星联合下述药物中的一种：第三代头孢霉素，亚胺培南，抗假单孢的青霉素或 β- 内酰胺酶抑制剂。

2. **下气道机械性阻塞治疗** 气管高位阻塞或较远端的气道阻塞，治疗主要包括用支气管镜取出阻塞物。

3. 对于有明显误吸的病人，早期使用气管镜吸痰，通畅呼吸道是抢救成功的关键。

4. **激素** 对于以弥漫性肺损伤为主的化学性炎症的吸入性肺炎或误吸后导致的间质性肺炎，可考虑使用激素治疗。

5. **留置鼻饲管** 防止再次误吸。

（曹孟淑）

第五节　肺脓肿

肺脓肿（pulmonary abscess）是肺实质因各种病原菌引起的化脓性感染，组织坏死、液化形成。

病理改变为局部肺组织的液化坏死，可有空腔形成。

【病因】

肺脓肿按病因分为原发性和继发性两类。原发性为口咽部细菌侵入肺引起；继发性者为邻近器官或远隔部位感染，通过直接蔓延或血行播散而来，或肺内基础病继发感染造成。

【临床表现】

多数病例有吸入性肺部感染病史或其他部位化脓性感染病史。急性肺脓肿起病多急骤，但急性期与普通感染表现近似，无特异性。也有亚急性起病者。处理不及时，4～6周后进入慢性期。

1. **发热**　高热，伴有畏寒、寒战；也可为低热，伴有全身不适，体重减轻。

2. **咳嗽、咳痰**　典型病例咳大量黏稠脓性痰，50%病例痰液有恶臭味。

3. **伴随症状**　感染波及范围大者，有气促或呼吸困难；脓肿靠近胸膜者，可有胸痛；脓肿侵及血管时，伴有咯血。

4. **慢性肺脓肿**　症状反复出现，感染难以控制，常伴消瘦、贫血、营养不良。

5. 少数病例可出现脑、肝等器官转移性脓肿。

6. **体征**　患侧胸部叩诊浊音，听诊呼吸音减低，可闻及湿啰音、管状呼吸音。脓肿破溃可造成脓气胸表现，胸腔积气、积液、纵隔偏移等。

【辅助检查】

1. **实验室检查**　血常规检查可见白细胞增高，中性粒细胞比例增高。慢性病程者可有贫血、水电解质紊乱、血浆白蛋白降低。痰液涂片及细菌培养有助于病原学诊断。

2. **X线检查**　胸部X线平片可见大片状致密影，边缘不清。脓肿形成后胸片上可见圆形空洞，空洞中有液气平面。急性脓肿空洞壁薄而光整，慢性脓肿周围纤维组织增生，壁厚而欠光整。

3. **胸部CT检查**　表现为厚壁空洞，可出现液化坏死，部分伴有液平，周围可见渗出性病灶。单个或多个空洞病灶同时存在。

4. **气管镜检查**　了解有无支气管阻塞，对支气管肺内分泌物进行病原学检查。同时可吸除痰液，通畅引流。

【诊断和鉴别诊断】

根据既往感染病史，发热、咳脓痰等症状，结合胸部体征及X线、CT检查，典型病例不难诊断。痰液及支气管镜病原学检查多数可明确致病菌。应注意与特异性感染（空洞性肺结核、肺曲霉菌病）、其他空洞性病变（空洞性肺癌、外伤性肺血肿、肺梗死后空洞形成、结节病空洞）、其他肺疾病继发感染（肺包虫病、肺大泡、肺囊肿）、肺外疾病（包裹性脓胸、膈疝）等疾病鉴别。

【治疗】

1. **内科治疗**　急性肺脓肿一般经过内科治疗即可治愈：①根据细菌培养和药敏试验结果选用敏感抗生素；②如脓腔与支气管相通，进行体位引流，促进排痰；③支气管镜吸痰，如慢性脓肿与胸壁粘连，可采用经皮穿刺导管引流；④支持治疗。

2. **外科治疗**

（1）慢性肺脓肿大多需要手术治疗，通常选择肺叶切除术。

（2）手术适应证为：①积极内科治疗3个月以上效果不显著者；②不能排除肺癌形成肺脓肿者；③伴有大咯血者。

（3）围手术期应加强抗感染和营养支持治疗。麻醉和手术过程中严格防止污染胸腔和健肺。手术后保持呼吸道通畅，促进余肺复张，消除胸内残腔。

（侯生才）

第六节　肺结核

肺结核（pulmonary tuberculosis，TB）是结核分枝杆菌侵入机体后在一定条件下引起的肺部慢性感染性疾病。

【结核病在人群中的传播】

1. 传染源　主要是继发性肺结核的病人。

2. 传播途径　飞沫传播是最重要的传播途径。

3. 易感人群　婴幼儿、老年人、HIV 感染者、免疫抑制剂使用者、慢性疾病病人等免疫力低下，都是结核病的易感人群。

4. 影响传染性的因素　传染性的大小取决于病人排出结核分枝杆菌量的多少、空间含结核分枝杆菌微滴的密度及通风情况、接触的密切程度和时间长短以及个体免疫力的状况。

5. 化学治疗对结核病传染性的影响　结核病传染源中危害最严重的是那些未被发现和未给予治疗管理或治疗不合理的涂片阳性病人。

【临床表现】

各型肺结核的临床表现不尽相同，但有共同之处。咳嗽咳痰为最常见症状，若合并支气管结核，表现为刺激性咳嗽；约 1/3 ~ 1/2 的病人有咯血，少数为大咯血；结核累及胸膜时可胸痛，且随呼吸运动和咳嗽加重；干酪样肺炎和大量胸腔积液病人可出现呼吸困难。体征多寡不一，常取决于病变性质和范围。

【肺结核诊断】

1. 诊断方法

（1）病史和症状体征。

（2）影像学表现。

（3）痰结核分枝杆菌检查是确诊肺结核病的主要方法。

（4）纤维支气管镜。

（5）T 细胞、γ 干扰素测定。

2. 肺结核的诊断程序

（1）可疑症状病人的筛选。

（2）是否肺结核。

（3）有无活动性。

（4）是否排菌。

3. 肺结核分类标准和诊断要点

（1）结核病分类和诊断要点

1）原发性肺结核：含原发综合征及胸内淋巴结结核。多见于少年儿童，无症状或症状轻微，结核菌素试验多为强阳性，X 线胸片表现哑铃型阴影，即原发灶、引流淋巴管炎和肿大的肺门淋巴结，形成典型的原发综合征。

2）血行播散型肺结核：含急性血行播散型肺结核及亚急性、慢性血行播散型肺结核。急性血行播散型肺结核起病急，持续高热，中毒症状严重，约一半以上合并结核性脑膜炎。影像学表现由肺尖至肺底呈大小、密度和分布均匀的直径 2mm 左右粟粒状结节影。亚急性、慢性血行播散型肺结核起病较慢，症状较轻，X线胸片呈双上、中肺野为主的大小不等、密度不同和分布不均的粟粒状或结节状阴影，新鲜渗出与陈旧硬结和钙化病灶共存。

3）继发性肺结核：多发生在成人，影像学表现特点为多态性，好发在上叶尖后段和下叶背段。痰结核分枝杆菌检查常为阳性。继发性肺结核含浸润性肺结核、纤维空洞性肺结核和干酪样肺炎等。临床特点如下：

a. 浸润性肺结核：病变和纤维干酪样病变多发生在肺尖和锁骨下，影像学检查表现为小片状或斑点状阴影，可融合和形成空洞。渗出性病变易吸收，而纤维干酪增殖病变吸收很慢，可长期无改变。

b. 空洞性肺结核：空洞形态不一。多由于干酪渗出病变溶解形成洞壁不明显的、多个空腔的虫蚀样空洞；多有支气管播散病变，临床症状较多，发热、咳嗽、咳痰和咯血等。

c. 结核球：多由干酪样病变吸收和周边纤维膜包裹或干酪空洞阻塞性愈合而形成，直径在 2～4cm 之间，多小于 3cm。

d. 干酪样肺炎：多发生在机体免疫力和体质衰弱，又受到大量结核分枝杆菌感染的病人，或有淋巴结支气管瘘，淋巴结中的大量干酪样物质经支气管进入肺内而发生。大叶性干酪样肺炎呈大叶性密度均匀磨玻璃样状阴影，逐渐出现溶解区，呈虫蚀样空洞，可出现播散病灶，痰中能查出结核分枝杆菌。小叶性干酪样肺炎的症状和体征都比大叶性干酪样肺炎轻，呈小叶斑片播散病灶，多发生在双肺中下部。

e. 纤维空洞性肺结核：病程长，反复进展恶化，肺组织破坏重，肺功能严重受损，双侧或单侧出现纤维厚壁空洞和广泛的纤维增生，造成肺门太高和肺纹理呈垂柳样，患侧肺组织收缩，纵隔向患侧移位，常见胸膜粘连和代偿性肺气肿。

4）结核性胸膜炎：包括结核性干性胸膜炎、结核性渗出性胸膜炎、结核性脓胸。

5）其他肺外结核：按部位和脏器命名，如骨关节结核、肾结核、肠结核等。

6）菌阴肺结核：三次痰涂片及一次培养阴性的肺结核，其诊断标准为：①典型肺结核临床症状和胸部 X 线表现；②抗结核治疗有效；③排除其他肺结核性肺部疾患；④ PPD（5IU）强阳性，血清抗结核抗体阳性；⑤痰结核菌 PCR 和探针检测呈阳性；⑥肺外组织病理证实结核病变；⑦支气管肺泡灌洗液中检出抗酸分枝杆菌；⑧支气管或肺部组织病理证实结核病变。具备①～⑥中 3 项或⑦～⑧中任何一项可确诊。

（2）痰菌检查记录格式以涂（＋），涂（-），培（＋），培（-）表示。当病人无痰或未查痰时，则注明（无痰）或（未查）。

（3）治疗状况记录

1）初治：①未开始抗结核治疗的病人或②正进行标准化疗方案用药而未满疗程的病人或③不规则化疗未满 1 个月的病人。

2）复治：①初治失败的病人；②规则用药满疗程后痰菌又复阳的病人；③不规律化疗超过 1 个月的病人；④慢性排菌病人。

4. 肺结核的记录方式 按结核分类、病变部位、范围，痰菌情况、化疗史的顺序书写。并发症可在化疗史后按并发症、并存病、手术等顺序书写。

【鉴别诊断】

需与肺炎、慢性阻塞性肺疾病、支气管扩张、肺癌、肺脓肿、纵隔和肺门疾病等相鉴别。

【肺结核的化学治疗】

1. 化学治疗的原则 原则是早期、规律、全程、适量、联合。整个治疗方案分强化和巩固两个阶段。

2. 常用抗结核病药物

（1）异烟肼（H）：对巨噬细胞内外的结核分枝杆菌均具有杀菌作用。偶可发生药物性肝炎和周围神经炎。

（2）利福平（R）：对巨噬细胞内外的结核分枝杆菌均有快速杀菌作用，特别是对 C 菌群有独特的杀灭菌作用。

（3）吡嗪酰胺（Z）：主要杀灭巨噬细胞内酸性环境中的 B 菌群。常见不良反应为高尿酸血症、肝损害、食欲缺乏、关节痛和恶心。

（4）乙胺丁醇（E）：不良反应为视神经炎。

（5）链霉素（S）：对巨噬细胞外碱性环境中的结核分枝杆菌有杀菌作用。不良反应主要为耳毒性、前庭功能损害和肾毒性等。

3. 统一标准化学治疗方案

（1）初治涂阳肺结核治疗方案，含初治涂阴空洞形成或粟粒型肺结核。

1）每日用药方案：①强化期：异烟肼、利福平、吡嗪酰胺和乙胺丁醇，顿服，2 个月；②巩固期：异烟肼、利福平，顿服，4 个月。简写为：2HRZE/4HR。

2）间歇用药方案为：①强化期：异烟肼、利福平、吡嗪酰胺和乙胺丁醇，隔日一次或每周 3 次，2 个月。②巩固期：异烟肼、利福平，隔日一次或每周 3 次，4 个月。简写为：$2H_3R_3Z_3E_3/4H_3R_3$。

（2）复治涂阳肺结核治疗方案

1）每日用药方案：分为强化期和巩固期，具体方案简写为：2HRZSE/4-6HRE。

2）间歇用药方案：分为强化期和巩固期，具体方案简写为：$2H_3R_3Z_3S_3E_3/6H_3R_3E_3$。

（3）初治涂阴肺结核治疗方案

1）每日用药方案：分为强化期和巩固期，具体方案简写为：2HRZ/4HR。

2）间歇用药方案为：分为强化期和巩固期，具体方案简写为：$2H_3R_3Z_3/4H_3R_3$。

【其他治疗】

1. 对症治疗 咯血是肺结核的常见症状，咯血处置要注意镇静、止血，患侧卧位，预防和抢救因咯血所致的窒息并防止肺结核播散。内科治疗无效可采用支气管动脉栓塞法。

2. 糖皮质激素 仅用于结核毒性症状严重者，必须确保在有效抗结核药物治疗的情况下使用。

3. 肺结核外科手术治疗 经合理化学治疗后无效、多重耐药的厚壁空洞、大块干酪灶、结核性脓胸、支气管胸膜和大咯血保守治疗无效者。

（曹孟淑）

第七节　间质性肺疾病

间质性肺疾病（interstitial lung disease，ILD）是一组主要累及肺间质、肺泡和（或）细支气管的肺部弥漫性疾病。ILD 并不是一种独立的疾病，它包括 200 多个病种，表现为渐进性劳力性气促、限制性通气功能障碍伴弥散功能降低、低氧血症和影像学上的双肺弥漫性病变。病程多缓慢进展，多为肺间质、肺泡、肺小血管或末梢气道存在不同程度的炎症、损伤、修复，最终发展为弥漫性肺纤维化和蜂窝肺，导致呼吸功能衰竭而死亡。

目前国际上将 ILD 分为四类：①已知病因 ILD，如职业或环境有害物质诱发性（铍、石棉）、药物相关或结缔组织病相关等；②特发性间质性肺炎（idiopathic interstitial pneumonia，IIP），包括主要 IIP（慢性纤维化性 IP、吸烟相关性 IP、急性/亚急性 IP）；罕见 IIP（特发性肺纤维化、IPPF）；③肉芽肿性 ILD（结节病、外源性过敏性肺泡炎、Wegener 肉芽肿等）；④病因未明 ILD（肺淋巴管平滑肌瘤病、肺泡蛋白质沉积症、朗格汉斯细胞组织细胞增多症、特发性肺含铁血黄素沉着症等）。

临床诊断某一种 ILD 是一个动态的过程，需要临床、放射和病理科医生的密切合作，根据所获得的完整资料对先前的诊断进行验证或修订。在本章节我们主要介绍罕见 IIP 中的特发性肺纤维化。

特发性肺纤维化（idiopathic pulmonary fibrosis，IPF）是一种病因不明、慢性、进展性、纤维化性、间质性肺炎的特殊形式，病变局限于肺部，主要发生于老年人。组织学和（或）影像学表现为寻常型间质性肺炎（usual interstitial pneumonia，UIP）。IPF 是 IIP 中最常见的类型，发病率呈逐年上升的趋势。患病率随着年龄增加而增加，男性多于女性。

【病理】

IPF 的病理改变与病变的严重程度有关。主要特点是病变在肺内分布不均一，可以在同一低倍视野内看到正常、间质炎症、纤维增生和蜂窝肺的变化，以双下肺和胸膜下区域病变明显。肺泡壁间隔增宽，伴有胶原沉积、细胞外基质增加和灶性单核细胞浸润。炎症细胞不多，通常局限在胶原沉积区或蜂窝肺区。可以看到蜂窝肺气囊、纤维化和纤维增殖灶。继发的改变有肺容积减小、牵拉性支气管扩张和肺动脉高压等改变。

【临床表现】

通常为隐袭性起病，主要的症状是干咳和劳力性气促。随着肺纤维化的发展，发作性干咳和气促逐渐加重。进展的速度有明显的个体差异，经过数月至数年发展为呼吸衰竭和肺心病。IPF 诊断后中位生存期 2~3 年。通常无肺外表现，但可有一些伴随症状，如食欲减退、体重减轻、消瘦、无力等。

体检可发现呼吸浅快，超过 80% 的病例双肺底闻及吸气末期 Velcro 啰音，20%~50% 有杵状指（趾）。晚期出现发绀等呼吸衰竭和肺心病的表现。

【辅助检查】

1. **胸部 X 线片** 双肺弥漫的网格状或网格小结节状浸润影，以双下肺和外周（胸膜下）明显，随着病情的进展，可出现直径多在 3~15mm 大小的多发性囊状透光影，通常伴有肺容积减小。

2. **胸部 HRCT** 有利于发现早期病变，如胸膜下不规则线条网格样改变，伴蜂窝形成；小气道互相连接可形成胸膜下线；牵拉性支气管或细支气管扩张，肺体积下降等。

3. **肺功能** 表现为限制性通气功能障碍和弥散量减少。

4. **实验室检查** 非特异性变化，可以有血沉加快、血乳酸脱氢酶增高和免疫球蛋白增高；有 10%~26% 的病人类风湿因子和抗核抗体阳性。

5. **外科肺活检** IPF 的组织病理类型是 UIP。对于 HRCT 呈不典型 UIP 改变、诊断不清楚、没有手术禁忌证的病人应该考虑外科肺活检。

【诊断标准】

目前 IPF 的诊断主要参照 2011 年美国胸科协会/欧洲呼吸病学会提出的标准：①除外已知原因的 ILD（如家庭环境、职业环境暴露，结缔组织病，药物肺损害等）；②胸部 HRCT 表现为典型 UIP 型的病人不需要外科肺活检；③进行了外科活检的病人需要具体结合 HRCT 和外科肺活检病理组织学表现诊断。

【治疗】

目前 IPF 的治疗措施有限。

1. **药物治疗** 目前推荐吡非尼酮、尼达尼布和 N- 乙酰半胱氨酸，可以延缓肺功能下降、减少急性加重的风险。对于稳定期 IPF 病人已经不推荐使用激素或免疫抑制剂治疗。

2. **氧疗和肺康复治疗** 可以改善 IPF 病人的活动耐力和健康相关的生活质量，甚至有报道可以改善 IPF 病人肺功能。

3. **肺移植** 是终末期病人唯一可以治愈、并延长生存期的有效治疗措施。所以对于符合移植的病人，尽早在移植中心评估等待肺源。肺移植后肺功能的康复治疗也非常重要。

（曹孟淑）

第八节　肺血栓栓塞症

肺栓塞（pulmonary embolism，PE）是以各种栓子阻塞肺动脉系统为其发病原因的一组疾病或临床综合征的总称，包括肺血栓栓塞症（pulmonary thromboembolism，PTE）、脂肪栓塞综合征、羊水栓塞、空气栓塞等。肺血栓栓塞症为来自静脉系统或右心的血栓阻塞肺动脉或其分支所致的疾病，为肺栓塞中最常见的类型。栓塞后如肺组织产生严重的血供障碍，可发生坏死，即称为肺梗死（pulmonary infarction，PI）。引起肺血栓栓塞症的血栓主要来源于深静脉血栓形成（deep venous thrombosis，DVT），最常见于下肢静脉及盆腔静脉。深静脉血栓形成与肺血栓栓塞症实质上为一种疾病过程在不同部位、不同阶段的表现，两者合称为静脉血栓栓塞症（venous thromboembolism，VTE）。

【危险因素】

DVT 和 PTE 具有共同的危险因素，即 VTE 的危险因素。包括原发性和继发性两类。①原发性危险因素：由遗传变异引起，包括 V 因子突变、蛋白 C 缺乏、蛋白 S 缺乏和抗凝血酶缺乏等，常以反复静脉血栓形成和栓塞为主要临床表现。②继发性危险因素：指后天获得的易发生 DVT 和 PTE 的多种病理和病理生理改变。包括骨折、创伤、手术、恶性肿瘤和口服避孕药等。

【临床表现】

1. **症状** ①不明原因的呼吸困难及气促，尤以活动后明显，最多见；②胸痛，包括胸膜炎性胸痛或心绞痛样疼痛；③晕厥，可为 PTE 的唯一或首发症状；④烦躁不安、惊恐甚至濒死感；⑤咯血，常为小量咯血，大咯血少见；⑥咳嗽、心悸等。临床上有时出现所谓"三联征"，即同时出现呼吸困难、胸痛及咯血，仅见于约 20% 的病人。

2. **体征** 呼吸急促最常见，发绀，肺部有时可闻及哮鸣音和（或）细湿啰音。严重时可出现血压下降甚至休克；肺动脉瓣区第二心音（P_2）亢进或分裂，三尖瓣区收缩期杂音。可伴发热，多为低热。如同时存在 DVT，表现为下肢肿胀、周径增粗、疼痛或压痛、皮肤色素沉着，行走后患肢肿胀加重。

【诊断】

诊断程序一般包括疑诊、确诊、求因三个步骤。

1. **根据临床情况疑诊 PTE（疑诊）。**

（1）血浆 D- 二聚体：急性 PTE 时升高，若低于 500ug/L，有重要的排除诊断价值，其敏感性高而特异性差。

（2）血气分析：表现为低氧血症、低碳酸血症，部分病人可以正常。

（3）心电图：大多数表现为非特异性改变。典型病人可出现 $S_I Q_{III} T_{III}$ 征（即 I 导联 S 波加深，III 导联出现 Q 波及 T 波倒置）或完全或不完全性右束支传导阻滞、肺型 P 波、电轴右偏及顺钟向转位等。

（4）X 线胸片：①肺动脉阻塞征：区域性肺纹理变细、稀疏或消失；②肺动脉高压征：右下肺动脉干增宽或伴截断征；③肺组织继发改变：胸膜下尖端指向肺门的楔形阴影、肺不张及胸腔积液。

（5）超声心动图：可出现肺动脉高压、右心房、右心室、肺动脉近端的血栓。慢性血栓栓塞性肺动脉高压，可见右心室壁肥厚。

（6）下肢深静脉超声：诊断 DVT 最简便的方法，对 PTE 有重要提示意义。

2. 对疑诊病例进一步明确诊断（确诊） 以下 3 项，其中 1 项阳性即可确诊。

（1）CT 肺动脉造影（CTPA）：是确诊 PTE 的金标准。①直接征象：肺动脉内低密度充盈缺损，部分或完全包围在不透光的血流之间（轨道征），或者呈完全充盈缺损；②间接征象：肺野楔形密度增高影，条带状高密度区或盘状肺不张，中心肺动脉扩张及远端血管分支减少或消失。

（2）放射性核素肺通气 / 血流灌注扫描：典型征象是呈肺段分布的肺血流灌注缺损，并与通气显像不匹配。

（3）磁共振显像肺动脉造影：对段以上肺动脉内血栓的诊断敏感性和特异性均较高。

3. 寻找 PTE 的成因和危险因素（求因）。

（1）明确有无 DVT 对疑诊 PTE，行双下肢深静脉超声检查明确是否存在 DVT 及栓子来源。

（2）寻找发生 VTE 的诱发因素，如制动、创伤、肿瘤、长期口服避孕药等。必要时进行易栓症或隐匿性肿瘤筛查。

【PTE 的临床分型】

1. 急性肺血栓栓塞症

（1）大面积 PTE：临床上以休克和低血压为主要表现，收缩压 <90mmHg，或较基础值下降幅度 ≥ 40mmHg，持续 15 分钟以上的心律失常、低血容量或感染中毒症等其他原因所致的血压下降。

（2）非大面积 PTE：不符合以上大面积 PTE 的标准，即未出现休克和低血压。非大面积 PTE 中部分病例出现右心功能不全症状或超声心动图表现，属次大面积 PTE 亚型。

2. 慢性血栓栓塞性肺动脉高压（CTEPH） 病人往往有慢性肺动脉高压的相关临床表现，后期出现右心衰竭。CTPA 发现肺动脉呈多部位、广泛性阻塞，肺动脉内贴壁、环绕或偏心分布、有钙化倾向的团块状物等慢性栓塞征象。常可发现 DVT 的存在；右心导管检查示肺动脉平均压升高；超声心动图检查示右心室壁增厚等慢性肺源性心脏病表现。

【治疗方案及原则】

1. 一般处理与支持治疗 对高度疑诊或确诊病人，应进行严密监护，监测呼吸、心率、血压、静脉压、心电图及动脉血气的变化；卧床休息，以免促进深静脉血栓脱落；镇静及止痛等对症治疗。吸氧以纠正低氧血症。若血压下降，可使用血管活性药物。

2. 溶栓治疗 对于伴有低血压（即收缩压小于 90mmHg 持续 15 分钟）且无高出血风险的急性 PTE 病人行溶栓治疗。某些初始不合并低血压且出血风险低的急性 PTE 病人，如果开始抗凝后出现了进行性低血压的高风险，建议全身溶栓治疗。

溶栓的时间窗一般定为 14 天以内。溶栓治疗的主要并发症为出血，最严重的是颅内出血。常用的溶栓药物有尿激酶（UK）、链激酶（SK）和重组组织型纤溶酶原激活剂（rt-PA）。

3. 抗凝治疗

（1）普通肝素（UFH）：可以静脉或皮下给药，尽快使 APTT 达到并维持于正常值的 1.5 ~ 2.5 倍肝素使用过程中必须密切监测凝血功能和血小板。

（2）低分子肝素（LMWH）：根据体重给药，不需监测 APTT 和调整剂量。至少应用 5 天，直到临床情况平稳。

（3）华法林：维生素 K 拮抗剂（VKA），在肝素应用后第 1~3 天加用口服华法林。华法林需要与肝素需至少重叠 4~5 天，监测凝血功能，调整国际标准化比率（INR）达到 2.0~3.0。

（4）新型抗凝药物：达比加群、利伐沙班、阿哌沙班、依度沙班。对于不伴发肿瘤的 DVT 或 PE 病人，长期抗凝（前 3 个月）建议使用达比加群、利伐沙班、阿哌沙班、依度沙班，优于 VKA。使用过程不需要监测凝血功能，出血风险较小。

抗凝治疗的持续时间因血栓发生的原因而异。一般疗程至少为 3~6 个月，有的需要长期或终身抗凝。

4. CTEPH 的治疗 2016ACCP 推荐某些 CTEPH 病人，如经过经验丰富的血栓内膜剥脱术团队确认，建议施行肺动脉血栓内膜剥脱术。

5. 放置腔静脉滤器 对伴发 DVT 的肺栓塞病人，目前已不常规推荐下腔静脉滤器植入术。但有抗凝绝对禁忌证及接受足够强度抗凝治疗仍复发的肺栓塞病人，可选择静脉滤器植入术。

（曹孟淑）

第九节 慢性肺源性心脏病

慢性肺源性心脏病（chronic pulmonary heart disease）简称慢性肺心病（chronic corpulmonale），是由肺组织、肺血管或胸廓的慢性病变引起肺组织结构和（或）功能异常，产生肺血管阻力增加，肺动脉压力增高，使右心室扩张和（或）肥厚，伴或不伴右心功能衰竭的心脏病，并排除先天性心脏病和左心病变引起者。

【病因】

1. 支气管、肺疾病 以慢性阻塞性肺疾病（COPD）最为多见，约占 80%~90%，其次为支气管哮喘、支气管扩张、重症肺结核、尘肺、特发性肺间质纤维化和各种原因引起的肺间质纤维化、结节病、过敏性肺泡炎、嗜酸性肉芽肿、药物相关性肺疾病等。

2. 胸廓运动障碍性疾病 较少见，严重的脊椎后凸、侧凸、脊椎结核、类风湿关节炎、胸膜广泛粘连及胸廓成形术后造成的严重胸廓或脊椎畸形，以及神经肌肉疾患如脊髓灰质炎等。

3. 肺血管疾病 慢性血栓栓塞性肺动脉高压、肺小动脉炎、累及肺动脉的过敏性肉芽肿病，以及原因不明的特发性肺动脉高压。

4. 其他 原发性肺泡通气不足及先天性口咽畸形、睡眠呼吸暂停低通气综合征等。

【临床表现】

本病发展缓慢，除原有肺、胸疾病的各种症状和体征外，主要是逐步出现肺、心功能衰竭以及其他器官损害的征象。按其功能的代偿期与失代偿期进行分述。

1. 肺、心功能代偿期

（1）症状：咳嗽、咳痰、气促，活动后可有心悸、呼吸困难、乏力和劳动耐力下降。急性感染可使上述症状加重，少有胸痛或咯血。

（2）体征：可有不同程度的发绀和肺气肿体征。偶有干、湿性啰音，心音遥远，$P_2 > A_2$，三尖瓣区可出现收缩期杂音或剑突下心脏搏动增强，提示有右心室肥厚。部分病人因肺气肿使胸膜腔内压升高，阻碍腔静脉回流，可有颈静脉充盈。此期肝界下移是膈下降所至。

2. 肺、心功能失代偿期

（1）呼吸衰竭

1）症状：呼吸困难加重，夜间为甚，常有头痛、失眠、食欲下降，但白天嗜睡，甚至出现表情淡漠、神志恍惚、谵妄等肺性脑病的表现。

2）体征：明显发绀，球结膜充血、水肿，严重时可有视网膜血管扩张、视盘水肿等颅内压升高的表现。腱反射减弱或消失，出现病理反射。因高碳酸血症可出现周围血管扩张的表现，如皮肤潮红、多汗。

（2）右心衰竭

1）症状：气促更明显，心悸、食欲缺乏、腹胀、恶心等。

2）体征：发绀更明显，颈静脉怒张，心率增快，可出现心律失常，剑突下可闻及收缩期杂音，甚至出现舒张期杂音。肝大且有压痛，肝颈静脉回流征阳性，下肢水肿，重者可有腹水。少数病人可出现肺水肿及全心衰竭的体征。

常见并发症有肺性脑病、水电解质紊乱、酸碱平衡失调、上消化道出血、休克、肝肾功能不全、自发性气胸和弥散性血管内凝血等。

【实验室和其他检查】

1. X线检查　除肺、胸基础疾病及急性肺部感染的特征外，可有肺动脉高压征，如右下肺动脉干扩张，其横径 ≥ 15mm；其横径与气管横径比值 ≥ 1.07；肺动脉段明显突出或其高度 ≥ 3mm，中央动脉扩张，外周血管纤细，形成"残根"征；右心室增大征，皆为诊断慢性肺心病的主要依据。个别病人心力衰竭控制后可见心影有所缩小。

2. 心电图检查　主要表现右心室肥大的表现，可作为诊断慢性肺心病的参考条件。在 V_1、V_2 甚至延至 V_3，可出现酷似陈旧性心肌梗死图形的 QS 波，应注意鉴别。

3. 超声心动图检查　表现为右心房、右心室增大，右室壁增厚，右肺动脉内径或肺动脉干增宽，肺动脉收缩压增高。

4. 血气分析　慢性肺心病肺功能失代偿期可出现低氧血症或合并高碳酸血症，当 PaO_2 < 60mmHg、$PaCO_2$ > 50mmHg 时，表示有呼吸衰竭。

【诊断】

根据病人有慢性支气管炎、肺气肿、其他胸肺疾病或肺血管病变，并已引起肺动脉高压、右心室增大或右心功能不全，如 $P_2 > A_2$、颈静脉怒张、肝大压痛、肝颈静脉反流征阳性、下肢水肿及体静脉压升高等，心电图、X线胸片、超声心动图有右心增大肥厚的征象，可以作出诊断。

本病须与冠状动脉硬化性心脏病（冠心病）、风湿性心瓣膜病及原发性心肌病等相鉴别。

【治疗】

1. 急性加重期

（1）控制感染：根据痰菌培养及药敏试验选择抗生素。在没有培养结果前，根据感染的环境及痰涂片革兰染色选用抗生素。社区获得性感染以革兰染色阳性占多数；医院感染以革兰阴性菌为主；或选用两者兼顾的抗生素。常用的有青霉素类、氨基糖苷类、喹诺酮类及头孢菌素类抗感染药物，且必须注意可能继发真菌感染。

（2）氧疗：通畅呼吸道，纠正缺氧和二氧化碳潴留，可用鼻导管吸氧或面罩给氧，并发呼吸衰竭者参阅本篇第六章的治疗方案。

（3）控制心力衰竭：慢性肺心病心力衰竭的治疗与其他心脏病心力衰竭的治疗有其不同之处，一般在积极控制感染、改善呼吸功能后心力衰竭便能得到改善，病人尿量增多，水肿消退，肿大的肝脏缩小、压痛消失，不需加用利尿药。但对治疗后无效的较重病人，可适当选用利尿、正性肌力药或血管扩张药。

（4）控制心律失常：经治疗感染、缺氧后，心律失常仍然持续存在，可根据心律失常的类型选用药物，详见循环系统疾病相关章节。

（5）抗凝治疗：应用普通肝素或低分子肝素防止肺微小动脉原位血栓形成。

（6）加强护理：应严密观察病情变化，加强心肺功能的监护。翻身、拍背排出呼吸道分泌物，是改善通气功能的一项有效措施。

2. **缓解期** 原则上采用中西医结合的综合措施，目的是增强病人的免疫功能，去除诱发因素，减少或避免急性加重期的发生，使肺、心功能得到部分或全部恢复，如长期家庭氧疗、调整免疫功能、营养疗法等。

近年来缓解期肺康复治疗逐步开展，对于提高病人的运动耐力、延缓肺功能下降及预防急性加重有着非常重要的意义。

【预后】

慢性肺心病常反复急性加重，随肺功能的损害病情逐渐加重，多数预后不良，病死率约在10%～15%，但经积极治疗可以延长寿命，提高病人生活质量。

【预防】

防止支气管、肺和肺血管等基础疾病，如广泛宣传提倡戒烟，使全民吸烟率逐步下降，积极防止呼吸道感染，开展各种形式的体育活动和卫生宣教。

（曹孟淑）

第十节　脓胸

脓胸（empyema）指脓性渗出液积聚于胸膜腔内的化脓性感染。脓胸按病理过程和病期可分为急性（病期短于6周）和慢性（病期长于6周）；按致病菌可分为化脓性、结核性和特异病原性脓胸；按波及范围可分为全脓胸和局限性脓胸。

一、急性脓胸

急性脓胸是胸膜感染的急性渗出阶段，渗出液呈草黄色，稍稀薄，内含少量细胞和纤维素成分，此时若予正确治疗，排除胸内渗液，肺可完全复张。随着渗出液中有形成分的增加，病变将向慢性阶段转化。

【病因】

1. 肺部感染蔓延至胸膜腔，如肺炎、肺脓肿、肺结核等。

2. 胸部损伤所致，如胸部穿透伤、血气胸、食管破裂等。

3. 胸腔内手术后并发症，如支气管胸膜瘘、食管吻合口瘘等。

4. 邻近脏器病变所致，如纵隔脓肿、膈下脓肿、胸壁感染等。

5. 血源性胸膜腔内感染如脓毒血症或淋巴源性感染所致。

【临床表现】

1. 患侧胸部疼痛、沉重感。全身症状可有高热、脉快、呼吸急促、食欲缺乏、全身乏力等。积脓较多者尚有胸闷、咳嗽、咳痰症状。严重者可伴有发绀或休克。手术后并发脓胸者，常在手术吸收热基本消退后再次出现高热和胸部症状。

2. 体检可见呼吸急促，患侧胸廓稍饱满，呼吸运动减弱，语颤减弱，叩诊呈浊音，听诊呼吸音减弱或消失，纵隔向健侧移位。局限性脓胸者体征常不明显。

【实验室检查】

1. **血常规检查** 白细胞总数及中性粒细胞明显增高，核左移，胞浆有中毒颗粒；常有不同程度的贫血。

2. **胸部X线检查** 患侧显示胸腔积液致密阴影。积液量少者仅见肋膈角模糊或消失；量多者积液呈外高内低的弧形阴影；量大者，患侧呈现大片浓密阴影，肺受压伴纵隔向健侧移位；叶间积脓时肺组织内梭状阴影或肺内肿块影；伴有气胸时可见到液气平面。

3. **胸部CT检查** 可明确脓胸的范围及被积液包围的肺内病变。对包裹性脓胸CT更具有优势，可显示脏、壁层胸膜增厚程度，积液黏稠度。可正确鉴别支气管肺癌的胸膜侵犯或广泛转移，有助于对恶性胸腔积液的鉴别。

4. **胸部超声检查** 脓胸区呈现无回声区或内有点状回声，从而可以进行积脓区的定位和引导穿刺抽脓。

【诊断与鉴别诊断】

根据病史，临床表现，胸部影像学检查以及超声检查，诊断性胸腔穿刺抽得脓液并做细菌学检查可以明确诊断。脓胸常需与恶性胸腔积液、肺脓肿等鉴别。

【治疗】

治疗原则：控制感染，治疗原发病；排除脓液，消灭无效腔，使肺复张；全身支持治疗。

1. **控制感染** 根据脓液涂片镜检、细菌培养和药敏试验，选择有效抗生素。

2. **排除脓液** 治疗脓胸的中心环节。

（1）胸腔穿刺抽脓可同时向胸腔内注入抗生素，在病变早期及儿童脓胸时效果较好。

（2）胸腔闭式引流术脓液黏稠不易抽出，或经过治疗脓液不见减少，或发现有大量气体，疑伴有气管食管瘘或腐败性脓胸等，均宜及早实施胸腔闭式引流术。

（3）胸腔灌洗脓液较多且稠厚时可在胸腔闭式引流的同时，选用生理盐水或抗生素溶液间断或持续进行胸腔灌洗。

（4）胸腔镜治疗通过电视胸腔镜技术，直视下清除脓液和纤维膜，打通脓腔间隔，充分冲洗，准确的放置闭式引流。

3. **全身支持治疗** 改善营养状态，维持水、电解质平衡。

二、 慢性脓胸

急性脓胸病程超过6周，脓液中的纤维素等物质沉积在脏、壁层胸膜，并逐渐机化增厚，形成坚厚的纤维板，使肺不能扩张，脓腔不能缩小，从而形成慢性脓胸。随着时间的推移，增厚机化的纤维板层因瘢痕收缩可导致胸廓脊柱畸形、纵隔移位和呼吸功能障碍。

【临床表现】

慢性全身中毒症状，如低热、乏力、食欲减退、营养不良、贫血、低蛋白血症、消瘦以至恶液质等。有时尚有气促、咳嗽、咳脓痰等症状。

查体可见患侧胸廓塌陷、肋间隙变窄、呼吸运动减弱或消失、叩诊呈实音、纵隔向患侧移位、脊柱侧弯、杵状指（趾），有时可见引流口瘢痕或瘘管。

【实验室检查】

1. 血常规检查可见白细胞升高或降低，血红蛋白下降；生化检查可出现低蛋白血症，肝、肾功能异常。

2. 慢性脓胸的放射学检查可见胸膜广泛增厚、钙化或异物存留，肋间隙变窄，纵隔移位，膈肌抬高。有支气管胸膜瘘者则可显示气液平面；包裹性脓胸脓腔较小或有窦道存在，可注入造影剂显示脓腔大小和范围。

3. 胸部 CT 或 MRI 检查确定脓胸范围及与周围脏器的毗邻关系，并明确有无其他病变存在。

【诊断】

依据病史、临床表现、影像学征象、胸腔穿刺液检查，可以作出慢性脓胸的诊断，更重要的是明确慢性脓胸的病因和病理性质，以利彻底治疗。

【治疗】

1. 改善全身情况，加强营养支持，针对病原菌选用敏感抗生素。

2. 改进脓腔引流，通过充分引流，消灭胸内残腔。

3. 如脓腔迁延不愈，可以通过各种手术方法，包括胸膜剥脱术和胸廓改形术，消除脓腔，促进肺复张，恢复肺的功能。

（侯生才）

第十一节　气胸

气胸（pneumothorax）是由于各种原因导致胸膜腔内气体积聚促使肺萎陷，引起机体一系列病理生理改变。多数气胸病人症状轻微，但张力性气胸可引起明显的呼吸与循环恶化，出现低氧血症及休克，需要积极处理。

【分类】

1. **根据发病原因及临床表现**　气胸可分为自发性气胸、创伤性气胸和医源性气胸。自发性气胸又分为原发性与继发性两种。原发性气胸是指病人没有已知的肺部疾病，自发形成气胸。继发性气胸是指病人存在肺部基础疾病。

2. **根据脏层胸膜破裂口情况和胸膜腔内的压力变化**　分为 3 种类型：①闭合性（单纯性）气胸：胸膜破裂口较小，自行闭合。胸腔内压力可恢复负压；②开放性（交通性）气胸：胸膜破裂口较大，持续开启，胸腔内压力为 0cmH_2O 左右；③张力性（高压性）气胸：胸膜破裂口呈单向活瓣，胸膜腔内积气越来越多，影响病人的呼吸和循环功能，有生命危险。

【临床表现】

大部分病人表现为急性胸痛和 / 或呼吸困难，可有干咳。几小时后，胸痛症状常可减轻，更容易耐受。如果肺萎陷很少，体检可无阳性发现。但是当较大体积肺萎陷时，患侧呼吸运动减弱，叩诊呈过清音或鼓音。听诊呼吸音减弱或消失，有时可听到胸膜摩擦音。大部分病人有心动过速。左侧气胸的病人，心电轴可表现为电轴右偏，心前区 R 波低电压，QRS 波幅度降低，心前区 T 波倒置。大量气胸存在时，可以出现类似前壁心肌梗死的表现。

【实验室检查】

1. 胸部正位片　可以确诊气胸。

2. 胸部 CT　可以清楚的显示气胸的程度和范围，尤其对局限性气胸及合并纵隔气肿的病人，并可以鉴别肺大疱及局限性气胸。

【治疗】

自发性气胸的治疗目的与原则：使气体压迫而萎陷的肺组织复张，恢复肺功能并防止其复发。

1. 保守治疗　对于肺压缩面积 < 20%、首发发病的闭合性气胸可保守治疗。包括休息、吸氧、保持大便通畅及止咳对症治疗。

2. 排气治疗

（1）胸腔穿刺抽气：少量稳定型气胸可予以胸穿抽气。通常穿刺部位选择锁骨中线第 2 肋间。首次抽气一般不超过 600 ~ 800ml，以后每次不超过 1000ml。

（2）胸腔闭式引流：适于胸腔穿刺抽气效果不佳的开放性气胸、张力性气胸和部分心肺功能较差的闭合性气胸。插管部位通常在锁骨中线第 2 肋间或腋前线第 4 ~ 5 肋间，局限性气胸则根据气胸部位选择。

3. 手术治疗　外科治疗适应证主要包括：首次发作的气胸如果伴有持续 3 天以上的气、血胸；肺膨胀不良；双侧或张力性气胸，或者由于职业性原因可能再次发生气胸等。

（侯生才）

第十二节　睡眠呼吸暂停低通气综合征

睡眠呼吸暂停低通气综合征（sleep apnea hypopnea syndrome，SAHS）是指各种原因导致睡眠状态下反复出现呼吸暂停和（或）低通气，引起低氧血症、高碳酸血症、睡眠中断，从而使机体发生一系列病理生理改变的临床综合征。

【定义和分类】

1. SAHS 指每晚睡眠过程中呼吸暂停反复发作 30 次以上或睡眠呼吸暂停低通气指数（apnea-hypopnea index，AHI）≥ 5 次 / 小时，并伴有白天嗜睡等临床症状。呼吸暂停指睡眠过程中口鼻呼吸气流完全停止 10 秒以上；低通气指睡眠过程中呼吸气流强度（幅度）较基础水平降低 50% 以上，并伴有血氧饱和度较基础水平下降 ≥ 4% 以上；AHI 是指每小时睡眠时间内呼吸暂停加低通气的次数。

2. 根据呼吸暂停时胸腹呼吸运动的情况，分为中枢型、阻塞型、混合型。中枢型指呼吸暂停过程中呼吸动力消失；阻塞型指呼吸暂停过程中呼吸动力仍然存在；混合型指一次呼吸暂停过程中前半部分为中枢型特点，后半部分为阻塞型特点。三种类型中以阻塞型最常见，目前把阻塞型和混合型两种类型统称为阻塞型睡眠呼吸暂停低通气综合征（OSAHS）。

【临床表现】

本病男性及肥胖者多见，部分病人存在上气道解剖异常。

1. **白天症状** 嗜睡、头晕乏力、精神行为异常、晨起头痛、个性变化、性功能减退等。

2. **夜间症状** 打鼾、呼吸暂停、憋醒、多动不安、多汗、夜尿增多、睡眠行为异常。

3. **全身器官损害的表现** OSAHS病人常常出现高血压病、冠心病、各种类型的心律失常、肺心病和呼吸衰竭、脑血管病、精神异常及糖尿病。

【实验室和其他检查】

1. **血液检查** 血红细胞计数和血红蛋白可有不同程度的增加。动脉血气分析可有低氧血症、高碳酸血症和呼吸性酸中毒。

2. **心电图** 可出现心室肥厚，心肌缺血或心律失常等变化。

3. **肺功能检查** 以阻塞性通气功能障碍为主，部分表现为限制性通气功能障碍。

4. **多导睡眠图**（polysomnography，PSG） PSG监测是确诊OSAHS的金标准，并能确定其类型及病情轻重。其病情轻重的分级标准（表4-12-1）。

表4-12-1 睡眠呼吸暂停低通气综合征的病情程度分级

病情分度	AHI（次/小时）	夜间最低 SaO_2（%）
轻度	5 ~ 14	85 ~ 89
中度	15 ~ 30	80 ~ 84
重度	>30	<80

【诊断】

根据夜间打鼾、憋气和白天嗜睡等症状，可诊断SAHS，PSG检查可明确病情的严重程度和类型，耳鼻喉及口腔检查以了解上气道是否具有可手术校正因素。

【治疗】

1. **一般治疗** 包括：①减肥：包括饮食控制、药物或手术；②睡眠体位改变：侧位睡眠，抬高床头；③戒烟酒，避免服用镇静剂；④甲羟孕酮、缩血管药或非特异性抗炎药喷鼻减轻临床症状。

2. **无创正压通气**

（1）经鼻持续气道内正压通气（nasal continuous positive airway pressure，CPAP）：是治疗中重度OSAHS首选方法。适应证：① AHI>20次/小时的病人；② AHI<15次/小时，但白天嗜睡等症状明显的病人；③手术治疗失败或复发者；④不能耐受其他方法治疗者。

（2）双水平气道正压（bi-level positive airway pressure，BiPAP）治疗：适用于CPAP压力需求较高的病人，老年人有心、肺血管疾病人（如合并COPD）。

3. **手术治疗** 具体参见耳鼻喉科章节。

（曹孟淑）

第十三节 呼吸衰竭

呼吸衰竭（respiratory failure）是指各种原因引起的肺通气和（或）换气功能严重障碍以致在静息状态下亦不能维持足够的气体交换，导致低氧血症伴（或不伴）动脉血二氧化碳分压增高，而出现的一系列生理功能和代谢紊乱的临床综合征。是一种功能障碍状态而不是一种疾病，临床表现缺乏特异性，明确诊断有赖于动脉血气分析。

【分类】

1. 按照动脉血气分析

（1）I型呼吸衰竭即缺氧性呼吸衰竭，血气分析特点是 $PaO_2<60mmHg$，$PaCO_2$ 降低或正常。主要见于肺换气障碍导致通气/血流比例失调、弥散功能损害和肺动-静脉分流疾病，如严重肺部感染性疾病、间质性肺疾病、急性肺栓塞等。

（2）Ⅱ型呼吸衰竭即高碳酸性呼吸衰竭，血气分析特点是 $PaO_2<60mmHg$，同时伴有 $PaCO_2>50mmHg$。系肺泡通气不足所致，低氧血症和高碳酸血症的程度是平行的，若伴有换气功能障碍，则低氧血症更为严重，如 COPD 等疾病。

2. 按照发病急缓分类

（1）急性呼吸衰竭由于某些突发的致病因素，如严重呼吸系统感染、重度或危重哮喘持续状态、急性肺水肿、肺血管疾病、自发性气胸等，导致肺通气和（或）换气障碍；急性颅内感染、脑血管病变等直接或间接抑制呼吸中枢；脊髓灰质炎、重症肌无力、有机磷中毒等损伤神经-肌肉传导系统引起通气不足，使肺通气和（或）换气功能迅速出现严重障碍，在短时间内引起呼吸衰竭。

（2）慢性呼吸衰竭指一些慢性疾病，如 COPD、肺结核、间质性肺疾病、广泛胸膜增厚、胸廓畸形等，造成呼吸功能的损害逐渐加重，经过较长时间发展为呼吸衰竭，以 COPD 最常见。

3. 按照发病机制分类

（1）泵衰竭：由于驱动（呼吸运动中枢）或呼吸运动受限（周围神经麻痹，胸廓畸形等）引起的呼吸衰竭。主要通气功能障碍，表现为Ⅱ型呼吸衰竭。

（2）肺衰竭：由于气道阻塞、肺血管和肺血管病变造成的呼吸衰竭。称为肺衰竭。气道阻塞性疾病影响通气功能，造成Ⅱ型呼吸衰竭，肺组织和肺血管病变常引起换气功能障碍，表现为I型呼吸衰竭。

【临床表现】

急性呼吸衰竭的临床表现主要是低氧血症和（或）高碳酸血症所致的呼吸困难及多器官功能障碍。

1. 呼吸困难　呼吸衰竭最早出现的症状。急性呼吸衰竭较早表现为呼吸频率增快，病情加重时出现三凹征等；中枢性疾病或中枢神经抑制性药物所致的呼吸衰竭，表现为呼吸节律改变等；COPD 所致的慢性呼吸衰竭，病情较轻是表现为呼吸费力伴呼气延长，严重时发展成浅快呼吸；若并发 CO_2 潴留，$PaCO_2$ 升高过快或显著升高以致发生 CO_2 麻醉，病人可由呼吸过速转为浅慢呼吸或潮式呼吸。

2. 发绀　指动脉血氧饱和度低于 90% 时在口唇、指甲出现青紫现象，是缺氧的典型表现。

3. 精神神经症状　急性呼吸衰竭可出现精神错乱、躁狂、昏迷、抽搐等症状。慢性呼吸衰竭伴有 CO_2 潴留时，随 $PaCO_2$ 升高可表现为先兴奋后抑制现象。

4. 循环系统表现　多数病人有心动过速，严重低氧血症、酸中毒可引起心肌损害，亦可引起周围循环衰竭、血压下降、心律失常、心脏停搏。

5. 消化和泌尿系统表现　严重呼吸衰竭病人可出现丙氨酸氨基转移酶与血浆尿素氮升高；个别

病例可出现尿蛋白、红细胞和管型。因胃肠道黏膜充血水肿、糜烂或应激性溃疡，引起上消化道出血。

【诊断】

呼吸衰竭除原发疾病和低氧血症、二氧化碳潴留导致的临床表现外，诊断主要依靠血气分析，尤其是 PaO_2 和 $PaCO_2$ 的测定。

1. 动脉血气分析　呼吸衰竭的诊断标准是在海平面、标准大气压、静息状态、呼吸空气条件下，$PaO_2<60mmHg$ 伴或不伴 $PaCO_2>50mmHg$。当 $PaCO_2$ 升高、pH 正常时，称为代偿性呼吸性酸中毒；若 $Pa CO_2$ 升高、pH<7.35，则称为失代偿性呼吸性酸中毒。

2. 肺功能检测　有助于判断原发疾病的种类和严重程度，呼吸肌功能测试能够提示呼吸肌无力的原因和严重程度。

3. 胸部影像学检查　包括普通 X 线胸片、胸部 CT 和放射性核素肺通气/灌注扫描等，有助于分析引起呼吸衰竭的原因。

【治疗】

呼吸衰竭总的治疗原则是在保持呼吸道通畅的条件下，纠正缺氧、CO_2 潴留和酸碱失衡所致的代谢功能紊乱，从而为基础疾病和诱发因素的治疗争取时间和创造条件。主要包括下述几个方面：

1. 保持呼吸道通畅　最基本、最重要的治疗措施。方法主要有：①若病人昏迷应使其处于仰卧位，头后仰，托起下颌并将口打开；②清除气道内分泌物及异物；③若有支气管痉挛，积极使用支气管扩张药物；④以上方法均不能奏效时建立人工气道。

2. 氧疗　通过增加吸入氧浓度来纠正病人缺氧状态的治疗方法即为氧疗。确定吸氧浓度的原则是保证 PaO_2 迅速提高到 60mmHg 或脉搏容积血氧饱和度（SpO_2）达 90% 以上的前提下尽量减低吸氧浓度。

3. 增加通气量、改善 CO_2 潴留

（1）呼吸兴奋剂：主要适用于以中枢抑制为主、通气量不足引起的呼吸衰竭，常用的药物有尼可刹米、洛贝林和多沙普仑等。

（2）机械通气：即以人工辅助通气装置（呼吸机）来改善通气和（或）换气功能的一种通气方式，是危重病人及重伤员重要的生命支持设备。根据呼吸机与病人连接方式的不同分为有创与无创机械通气，临床上应根据病人病情具体选择。

4. 病因治疗　引起急性呼吸衰竭的原发疾病多种多样，针对不同病因采取适当的治疗措施是治疗呼吸衰竭的根本所在。

5. 加强支持治疗与病情监测。

（曹孟淑）

第十四节　呼吸系统常见肿瘤

一、原发性支气管肺癌

肺癌（lung cancer）是最常见的恶性肿瘤之一，大多数起源于支气管黏膜上皮，因此也称为支气

管肺癌（broncho-pulmonary carcinoma）。肺癌的发病率和死亡率逐年明显上升，其中男性肺癌死亡率位于恶性肿瘤的首位。男女之比约为 4∶1；发病年龄多在 40 岁以上。

【病因】

肺癌的病因复杂，至今不完全明确，可能与下列因素有关：

1. **吸烟**　长期大量吸烟是肺癌重要的致病因素，大量资料证明 80% 的肺癌与吸烟有关。吸烟者肺鳞癌和小细胞癌的发病率比不吸烟者高 4～10 倍。

2. **职业接触**　长期接触某些致癌物质如：石棉、氡、铬、镍、铜、锡、砷、放射性粉尘或气体等可诱发肺癌。

3. **大气污染**　城市居民肺癌的发病率比农村高，可能与大气污染中的致癌物质含量高有关。

4. **内在因素**　家族因素、遗传因素、免疫状态、内分泌、代谢活动等可能对肺癌的发病有影响。

【分类】

1. **解剖学分类**　起源于肺段支气管开口以上至主支气管者，位置靠近肺门称为中心型肺癌，以鳞状细胞癌和小细胞癌多见。起源于肺段支气管开口以下的支气管或肺泡，位置靠近肺周边称为周围型肺癌，以腺癌和大细胞癌多见。

2. **组织学分类**　根据肺癌的分化程度及形态特征分为非小细胞肺癌（non-small cell lung cancer，NSCLC）和小细胞肺癌（small cell lung cancer，SCLC）两大类。NSCLC 主要包括鳞状细胞癌、腺癌、大细胞癌等。

（1）鳞状细胞癌：约占肺癌的 50%，男性多于女性，由支气管黏膜上皮鳞状化生而来。多起源于较大的支气管，常为中心型肺癌，可造成支气管阻塞。肿瘤生长速度缓慢，病程较长，转移较慢，对放射和化学疗法不如小细胞癌敏感。

（2）腺癌：约占肺癌的 30%，女性多见。多起源于较小的支气管腺体或黏膜上皮或肺泡壁，多为周围型。早期一般无临床症状，胸部 X 线表现为圆形或椭圆形分叶状肿块。生长缓慢，但有时早期即可发生血行转移，血行播散和胸水较多见。

（3）大细胞肺癌：在肺癌中较少见，起源组织难以确定。分化程度低，生长快，恶性程度高，局部侵犯和远处转移均较严重。

（4）小细胞肺癌：约占肺癌的 10%，男性多见。起源于沿大支气管分布的神经内分泌细胞，大多为中心型。恶性程度高，生长快，早期即可发生血行转移，较早侵犯肺门及纵隔淋巴结，对放疗和化疗较为敏感。

3. **转移方式**　主要有直接播散、淋巴转移、血行转移三种方式。

4. **肺癌的 TNM 分期**　肺癌的分期对临床治疗方案的选择具有重要的指导意义。目前 NSCLC 的 TNM 分期采用国际抗癌联盟（UICC）第 8 版分期标准（具体可参见融合教材）。SCLC 的分期，对于接受非手术的病人采用局限期和广泛期分期方法，对于接受外科手术的病人采用新分期标准。

【临床表现】

早期肺癌特别是周围型肺癌可无任何症状。刺激性干咳或有少许白色泡沫样痰，痰中带血丝或间断的少量咯血和胸痛是肺癌的主要症状。肺部感染、肿瘤坏死组织吸收和肿瘤组织分泌致热源均可以引起发热。肿瘤造成较大的支气管不同程度的阻塞，发生阻塞性肺炎或肺不张时可出现胸闷、哮喘、气促。

肺癌晚期压迫、侵犯邻近组织和器官时可出现声音嘶哑、膈神经麻痹、Horner 综合征、吞咽困难、上腔静脉综合征，胸水等症状。

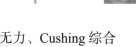

部分病人可有肺外非转移性的全身症状，常见有杵状指、骨关节病、重症肌无力、Cushing 综合征、男性乳腺增大等症状，手术切除肿瘤后这些症状多可以消失。肿瘤发生远处转移时按侵入脏器的不同可产生不同的症状。

【诊断】

40 岁以上的成人如出现刺激性干咳、血痰、胸痛时应做相应的检查。

1. 胸部影像学检查

（1）胸部 X 线片：包括胸部透视、正侧位胸片和断层片。

（2）胸部 CT：能发现胸片难以显示的小病灶；且无组织结构的影像重叠，利于发现心脏后方、纵隔旁、肋膈角的病变；能清楚的显示纵隔淋巴结肿大和大血管等受累；对胸腔积液、胸膜转移的辨析度较高。

2. 痰细胞学检查　是肺癌确诊的重要手段之一。中心型肺癌或弥漫性肿瘤阳性率较高，准确率在 80% 以上。

3. 支气管镜检查　是肺癌病人的常规检查手段，对中心型肺癌诊断率较高，可以在直视下观察到肿瘤，并取材活检；还可以确定病变与支气管开口及隆突的距离，以决定手术方式和范围。

4. 磁共振成像（MRI）　能清楚地显示心脏大血管的解剖影像，可以从多方位发现肿块的存在和位置，不需要血管造影即可了解病变与胸内大血管的关系。

5. B 型超声检查　主要用于发现腹部重要器官以及腹腔、腹膜后淋巴结有无转移，也用于双锁骨上窝淋巴结的检查；对于邻近胸壁的肺内病变或胸壁病变，可鉴别其囊、实性及进行超声引导下穿刺活检；超声还常用于胸水抽取定位。

6. 骨扫描检查　用于判断肺癌骨转移的常规检查。当骨扫描检查提示骨可疑转移时，可对可疑部位进行 MRI 检查验证。

7. PET-CT 检查　不推荐常规使用。在诊断肺癌纵隔淋巴结转移时较 CT 的敏感性、特异性高。

8. 血液免疫生化检查

（1）血液生化检查。

（2）血液肿瘤标志物检查：目前并无特异性肺癌标志物应用于临床诊断，但对于肿瘤复发或进展有一定的意义。癌胚抗原（CEA）：目前血清中 CEA 的检查主要用于判断肺癌预后以及对治疗过程的监测。神经特异性烯醇化酶（NSE）：是小细胞肺癌首选标志物，用于小细胞肺癌的诊断和治疗反应监测。细胞角蛋白片段 19（CYFRA21-1）：对肺鳞癌诊断的敏感性、特异性有一定参考意义。鳞状细胞癌抗原（SCC）：对肺鳞状细胞癌疗效监测和预后判断有一定价值。

9. 外科诊断　根据肿瘤具体情况可选择多种方法，包括经胸壁穿刺活组织检查、转移病灶活组织检查、纵隔镜检查、胸腔镜检查、开胸肺活检等。

【鉴别诊断】

1. 肺结核　结核球易与周围型肺癌混淆；粟粒型肺结核易与弥漫性细支气管肺泡癌混淆；肺门淋巴结结核易与中心型肺癌混淆。部分病人肺癌可与肺结核并存。肺结核多见于青年人，可有全身中毒症状，影像学检查及痰细胞学、支气管镜检查有助于鉴别诊断。

2. 肺部炎症　肺癌合并阻塞性肺炎易误诊为支气管肺炎而延误治疗。肺脓肿应与癌性空洞鉴别。当抗生素治疗效果不明显或病情反复时，应警惕肺癌可能，尽早进行痰检、肺穿刺、支气管镜等检查，寻找病理依据。

3. 胸部其他肿瘤　肺癌还应与肺部良性肿瘤、支气管腺瘤、纵隔肿瘤等鉴别。临床常难以明确诊断，常需要进行有创检查获取病理学证据，包括支气管镜、纵隔镜、胸腔镜等。

【治疗】

肺癌的治疗应采取以手术治疗为主，放射治疗、化学治疗、免疫治疗以及中医中药治疗为辅的多学科综合治疗原则。非小细胞肺癌首选手术治疗。小细胞肺癌首选化疗与放疗结合的综合治疗。根据病人的综合情况，包括病理类型、分期、全身状况、经济状况等综合因素来制定个体化方案较为适宜。

1. 手术治疗

（1）手术适应证

1）Ⅰ期、Ⅱ期、Ⅲa期非小细胞肺癌和部分小细胞肺癌。

2）经新辅助治疗（化疗或化疗加放疗）后有效的 N_2 期非小细胞肺癌。

3）部分Ⅲb期非小细胞肺癌（$T_4N_{0-1}M_0$）如能局部完全切除肿瘤者，包括侵犯上腔静脉、其他毗邻大血管、心房、隆凸等。

4）部分Ⅳ期非小细胞肺癌，有单发对侧肺转移，单发脑或肾上腺转移者。

5）临床高度怀疑肺癌的肺内结节，经各种检查无法定性诊断，可考虑手术探查。

（2）手术原则：彻底切除肺部原发肿瘤病灶和清除区域淋巴结；同时最大限度的保留健康肺组织。对于部分早期病人，微创手术方法值得推荐。

2. 化疗　用于小细胞肺癌、晚期非小细胞肺癌或不能耐受手术者的治疗；也可用于手术前后的辅助治疗，应制定个体化治疗方案。

3. 放疗　放疗对局限期 SCLC 有良好的疗效，对晚期不能手术的 NSCLC 病人只能取得姑息性效果。可以用于治疗局限性病灶和纵隔等部位淋巴结转移。也可以用于脑、骨等远处器官转移。

4. 靶向治疗　目前非小细胞肺癌的靶向治疗，特别是以表皮生长因子受体（EGFR）的酪氨酸激酶抑制剂（TKI）为代表，治疗肺腺癌合适人群，取得了卓越的效果。对于有相应基因突变（EGFR19\20\21）的晚期病人，已经作为一线用药进行治疗。其他的靶向药物相继研发并逐步应用于临床，这是未来发展的一个重要方向。

5. 其他治疗　包括免疫治疗、中医药治疗、康复支持治疗等。

二、气管肿瘤

【病因及分类】

气管肿瘤（trachea tumor）分为原发性肿瘤及继发性肿瘤。原发性气管肿瘤指起源于环状软骨至隆突平面的气管肿瘤。继发性肿瘤多来自邻近器官，如喉、甲状腺、食管、支气管和肺等部位肿瘤的直接侵犯。

按恶性程度可分为恶性、低度恶性及良性三种。

【诊断依据】

1. 临床表现　原发性气管肿瘤的早期症状不明显，缺乏特异性的症状和体征，常常被误诊为肺部感染、支气管哮喘等。

（1）咳嗽：气管肿瘤最常见的症状。多为刺激性干咳，可痰中带少许血丝。

（2）气急及喘息：气管肿瘤较典型的症状，通常气道堵塞 1/3 以上时才会出现。气管腔横径小于1cm 时，呼吸困难明显；小于 0.5cm 时，病人活动受限，出现明显的三凹征。

（3）呼吸困难：多为吸气性呼吸困难，这区别于哮喘或肺气肿，症状通常逐渐加重。

（4）其他表现：呼吸道梗阻及肺感染，声音嘶哑，下咽困难；晚期伴有食欲下降、消瘦、贫血、发热等。

2. 辅助检查

（1）影像学检查：螺旋 CT，气管三维重建有利于清晰准确地显示肿瘤位置、范围、浸润程度。

（2）纤维支气管镜：可以直接看到肿物，并可取活检确定性质及了解病变范围。

（3）由于气管与食管相邻，术前食管钡餐造影或食管镜应当提倡，尤其是气管膜部肿瘤，更应考虑到肿瘤侵犯食管的可能，该种情况应将食管检查列为常规。

（4）PET 的价值取决于肿瘤的类型和分级，鳞癌对示踪剂有不均一的高摄取，而腺样囊性癌和黏液表皮样癌的摄取则依赖于肿瘤的分化程度。

【病理分期】

目前，气管原发性恶性肿瘤的病理分期尚无明确定义。常用的分期为 TNM 分期。T_1：肿瘤直径 <2cm，局限于气管内；T_2：肿瘤直径 >2cm，局限于气管内；T_3：起源于气管但侵犯至气管外，但无其他器官受累；T_4：肿瘤侵犯周围器官。此外有淋巴结转移为 N_1，没有为 N_0。有远处转移为 M_1，否则为 M_0。

【治疗原则】

气管肿瘤的治疗是以外科手术为主的综合治疗。对于不宜手术治疗的原发性气管肿瘤，只要病人条件允许，都应进行根治性放疗。一般而言，气管腺样囊性癌对放射线比较敏感，鳞癌次之。

气管肿瘤无手术治疗适应证者，为了减轻气道阻塞和肿瘤出血，可行气管镜下 YAG 激光电灼治疗、冷冻治疗以及气管腔内支架置入等姑息治疗。

三、 纵隔肿瘤

纵隔肿瘤（mediastinal tumors）分原发性和继发性两类。源于纵隔组织、器官的为原发性纵隔肿瘤。

（一）胸内甲状腺肿（intrathoracic goitor）

胸内甲状腺肿最常见于前上纵隔，多见于女性，约占纵隔肿瘤的 5% ~ 7%。

【病因】

1. 颈部肿大的甲状腺部分或完全移行至前上纵隔，约占胸内甲状腺肿的 85%，多见于年龄较大的病人。

2. 胚胎期遗留于纵隔内的迷走甲状腺组织发展、形成胸内迷走或异位的甲状腺肿。可位于纵隔的任何部位，临床较少见。

【临床表现】

临床大多无明显症状。瘤体较大压迫周围器官，可出现刺激性咳嗽、气促、胸闷、胸背部痛或胸骨后疼痛，仰卧时胸部有压迫感。一般甲状腺功能正常，当合并甲亢时可有相应症状。上腔静脉压迫梗阻少见。出现剧烈的咳嗽、咯血、声音嘶哑时，应考虑到恶性甲状腺肿的可能。

体检时部分病人颈部可扪及肿大的甲状腺，更多见患侧甲状腺空虚感，仰卧位增加腹压时，于胸骨切迹处可扪及胸内甲状腺向上膨出。

【实验室检查】

1. 胸部 X 线平片。

2. 胸部 CT。

3. 放射性核素（^{131}I 或 ^{99m}Tc）：甲状腺显像检查。

4. 其他：基础代谢率的测定，可以判断甲状腺的功能，对合并甲亢者有一定价值。

【诊断】

根据临床表现，影像学和放射性核素检查可作出胸内甲状腺肿的诊断。但对胸内迷走甲状腺肿术前诊断较困难，需待术后病理检查确定。

【治疗】

胸内甲状腺肿一经诊断，即应手术切除，以解除对周围器官的压迫。

一般手术前无需特殊准备，合并甲亢者，术前则需药物准备。依据胸内甲状腺的位置、大小以及与邻近组织、结构的关系可选择颈部弧形切口和胸骨正中切口手术。术中注意处理好甲状腺的血管，避免损伤喉返神经。胸内甲状腺处理同甲状腺手术。

（二）胸腺瘤（thymoma）

胸腺是人体重要的免疫器官，位于前上纵隔，附于心包及心底部大血管之上。分左右两叶，中间以峡部相连，每一叶又分许多小叶，每个小叶由皮质和髓质组成。胸腺瘤是较常见的前纵隔肿瘤，约占纵隔肿瘤的 20% ~ 25%。

【病理】

胸腺瘤起源于胸腺上皮细胞或淋巴细胞，半数以上为良性。病理学上胸腺瘤可分为：A 型胸腺瘤：即髓质型或梭型细胞胸腺瘤。AB 型胸腺瘤：即混合型胸腺瘤。B 型胸腺瘤：被分为 3 个亚型；B_1 型胸腺瘤：即富含淋巴细胞的胸腺瘤、淋巴细胞型胸腺瘤、皮质为主型胸腺瘤或类器官胸腺瘤；B_2 型胸腺瘤：即皮质型胸腺瘤；B_3 型胸腺瘤：即上皮型、非典型、类鳞状上皮胸腺瘤或分化好的胸腺癌。C 型胸腺瘤：即胸腺癌，组织学上此型较其他类型的胸腺瘤更具有恶性特征。

【临床表现】

胸腺瘤的临床表现取决于肿瘤的大小、有无邻近脏器的压迫或侵犯以及有无合并疾病的存在。

1. 小的胸腺瘤常无症状，偶在 X 线检查时发现。

2. 肿瘤长到一定体积时，可出现胸部钝痛、胸闷、气短及咳嗽等症状。

3. 肿瘤进一步增大压迫无名静脉或上腔静脉会出现面部、颈部、上肢水肿，喘憋、胀痛等上腔静脉压迫综合征表现。

4. 恶性胸腺瘤短期内症状可迅速加重，出现剧烈胸痛，严重的刺激性咳嗽，上腔静脉压迫症状明显，喉返神经受侵出现声音嘶哑，膈神经受侵出现膈麻痹，胸腔积液致呼吸困难，心包积液引起心悸、气短等。

5. 胸腺瘤常伴有全身性综合征，如重症肌无力、纯红细胞再生障碍性贫血、库欣综合征、低免疫球蛋白血症、皮肌炎、系统性红斑狼疮等，其中重症肌无力最为常见。

【实验室检查与诊断】

1. 医学影像学检查是诊断胸腺瘤的主要依据。

2. 胸部平片正位像。

3. 胸部 CT 能准确地显示肿瘤的部位、大小、突向一侧还是双侧、肿瘤的边缘、有无周围浸润、与邻近脏器的关系，有助于外科可切除性的判断。

4. 一般不进行外科活检，必要时可针刺活检或纵隔镜、电视胸腔镜下活检，以获得病理，明确诊断。

5. 同时伴有重症肌无力，对胸腺瘤的诊断具有重要意义。

6. 年轻的纵隔肿瘤病人，可查血 AFP 和 β-HCG，以与恶性生殖细胞肿瘤相鉴别。

【鉴别诊断】

主要与畸胎瘤（teratoid tumors）、升主动脉瘤、纵隔淋巴类肿瘤等相鉴别。

【治疗】

1. **治疗原则** 胸腺瘤一经诊断即应外科手术切除。

2. **放射治疗** 胸腺瘤对于放疗较为敏感。

3. **化疗** 胸腺瘤病人的化疗主要用于肿瘤局部复发而又无法切除的病例和肿瘤发生远处转移的病例，一般选择以顺铂为主的化疗方案。

（三）纵隔神经源性肿瘤（neurogenic tumor）

神经源性肿瘤是纵隔内最常见的肿瘤之一，约占纵隔肿瘤的 15%～30%。神经源性肿瘤多数位于后纵隔脊柱旁沟内，少数可发生在前纵隔，而前纵隔内的神经源性肿瘤更多为恶性。

【病理】

一般分为四类：①神经鞘瘤、恶性神经鞘瘤；②神经纤维瘤、神经纤维肉瘤；③神经节细胞瘤、神经母细胞瘤、神经节母细胞瘤；④副交感神经节细胞瘤。其中神经鞘瘤和神经纤维瘤最多见。

【临床表现】

多数病人无临床症状和不适，在体检时胸部 X 线上发现肿瘤阴影。

常见症状有胸痛、背痛，神经系统症状如声音嘶哑、霍纳征、肋间神经痛或臂丛神经痛，大的肿瘤可出现呼吸道或食管受压症状。哑铃状肿瘤的椎管内部分，可压迫脊髓而产生症状。嗜铬细胞瘤常合并持续性或阵发性高血压。

【实验室检查与诊断】

1. **X 线胸片** 可见肿瘤位于单侧脊柱旁后纵隔，为圆形或椭圆形、边缘清晰、肿物上下缘与脊柱成钝角。

2. **胸部 CT 或 MRI 检查** 可以显示肿瘤的确切位置及其与周围脏器的关系，确定有无哑铃形肿物的存在，尤其应用对比增强时可清楚地与周围脏器结构相鉴别。

3. **食管吞钡造影检查** 用以与食管病变相鉴别。

4. 神经母细胞瘤和嗜铬细胞瘤病人中儿茶酚胺可能升高，但纵隔内神经母细胞瘤较腹内者增加较少。

5. 脊髓造影可以显示神经源性肿瘤有无侵入椎管内。

【鉴别诊断】

1. 神经鞘瘤和神经纤维瘤的胚胎来源相同，两者区别主要在病理检查。

2. 神经节细胞瘤良性，分化好；神经母细胞瘤是分化极差高度恶性的肿瘤；神经节母细胞瘤为恶性。

3. 副交感神经节细胞瘤分两类嗜铬细胞瘤和化学感受器瘤。

【治疗】

治疗原则是手术切除。

恶性肿瘤中神经母细胞瘤常常不能完全切除，一般要术后辅助放疗和化疗。

（侯生才）

第五章
循环系统疾病

第一节　心力衰竭

心力衰竭（heart failure，HF）是由于心脏结构和（或）功能异常，引起静息或负荷时心室充盈或射血能力受损，从而导致典型症状的一种临床综合征。主要表现为呼吸困难、体力活动受限和体液潴留。

按发病缓急分为急性心力衰竭和慢性心力衰竭；按累及部位分为左心衰竭、右心衰竭和全心衰竭；按左心室射血分数（left ventricular ejection fraction，LVEF）分为射血分数降低的心衰（LVEF ＜ 40%）、射血分数中间值的心衰（LVEF 40% ~ 49%）和射血分数保留的心衰（LVEF ≥ 50%），前两者为传统意义上的收缩性心力衰竭，后者也称为舒张性心力衰竭。心肌收缩力下降使心排血量不能满足机体代谢需要，器官、组织血液灌注不足，同时出现肺循环和（或）体循环淤血的表现为收缩性心力衰竭；心肌收缩力尚可使心排血量维持正常，但由于异常增高的左心室充盈压，使肺静脉回流受阻，而导致肺循环淤血，称为舒张性心力衰竭。

按照美国纽约心脏病学会（NYHA）1982 年提出的分级方案，根据病人自觉活动能力，将心功能分为四级：Ⅰ级：日常活动量不受限制，一般活动量不引起疲乏、心悸、呼吸困难。Ⅱ级：体力活动轻度受限，休息时无自觉症状，一般活动下可出现疲乏、心悸、呼吸困难等心衰症状。Ⅲ级：体力活动明显受限，小于平时一般活动即可引起心衰症状。Ⅳ级：不能从事任何体力活动，休息状态下也出现心衰症状，活动后加重。

一、慢性心力衰竭

慢性心力衰竭（chronic heart failure，CHF）是各种心血管疾病的最后阶段。起病隐匿，逐渐进展，预后差。临床上左心衰竭最为常见，单纯右心衰竭较少见。左心衰竭后继发右心衰竭，以及由于严重广泛心肌疾病同时波及左、右心而发生全心衰者临床上更为多见。

【临床表现】

1. 左心衰竭　左心衰竭指左心室收缩 / 舒张功能下降导致肺循环静脉淤血，同时存在心排血量降低表现：

（1）症状

1）程度不同的呼吸困难：①劳力性呼吸困难；②夜间阵发性呼吸困难：病人在入睡后突然因憋气而惊醒，被迫采取坐位；③端坐呼吸；④急性肺水肿：咯粉红色泡沫痰，呼吸深快，重者可有哮鸣音，称之为"心源性哮喘"，是左心衰呼吸困难最严重的形式。

2）咳嗽、咳痰、咯血。

3）组织器官灌注不足表现：乏力、疲倦、记忆力减退及肾功能损害等。

（2）体征

1）两肺底对称性的细湿啰音。

2）心脏体征除基础心脏病的固有体征外，还有心界扩大（单纯舒张性心衰除外）、舒张早期奔马律、心率增快、第一心音减弱及 P_2 亢进、心尖区收缩期杂音等。

2. 右心衰竭 以体循环静脉压增高、体循环静脉淤血表现为主。

（1）症状

1）消化道症状：胃肠道及肝脏淤血引起腹胀、食欲缺乏、恶心、呕吐等是右心衰最常见的症状。

2）肾脏淤血和灌注不足表现，如白天尿少，夜尿增多。

3）呼吸困难：多见于分流性先天性心脏病或肺部疾患所致的右心衰竭。

（2）体征

1）颈静脉征：颈静脉充盈是右心衰的主要体征，肝颈静脉回流征阳性则更具特征性。

2）水肿：首先出现于身体最低垂的部位。有时可出现胸腔积液。

3）肝大，持续慢性右心衰可致心源性肝硬化。

4）心脏体征：基础心脏病的相应体征之外，可有心率加快、三尖瓣区收缩期杂音。

3. 全心衰竭 右心衰继发于左心衰而形成的全心衰，当右心衰出现之后，右心排血量减少，呼吸困难等肺淤血症状反而有减轻。

【辅助检查】

可明确是否有基础心脏病、是否有心力衰竭、心力衰竭类型和程度，并可指导治疗方案的选择。常用检查有血脑钠肽水平、超声心动图、心电图、胸部 X 线检查，有条件的可进行有创性血流动力学检查，部分病人需要进行冠状动脉造影、心脏磁共振、同位素心室功能测定等。

【诊断和鉴别诊断】

心力衰竭的诊断是综合病因、病史、症状、体征及客观检查而作出的。病史、症状、体征是诊断心衰的重要依据，辅助检查可进一步明确诊断。

心力衰竭主要应与各种可能导致呼吸困难和下肢水肿的疾病相鉴别：如支气管哮喘、心包积液、缩窄性心包炎等。

【治疗】心力衰竭应给予综合治疗，包括病因治疗，调节心力衰竭的代偿机制，减少代偿机制带来的负面影响。治疗目的：①缓解症状，提高运动耐量，改善生活质量；②防止心肌损害进一步加重；③降低死亡率。

1. 病因治疗

（1）针对病因治疗，如控制高血压，改善冠心病心肌缺血，风湿性心瓣膜病进行换瓣手术，以及先天性心脏病手术治疗等。

（2）消除诱因，如积极抗感染，对心室率很快的心房颤动，应尽快复律或者控制心室率等。

2. 一般治疗

（1）休息，避免精神刺激，根据病情轻重限制体力活动。

（2）病人教育，监测体重、心率、血压，控制钠盐摄入，戒烟戒酒。

3. 药物治疗

（1）利尿剂：可消除水钠潴留，缓解静脉淤血症状，但无改善预后证据。常用药物有噻嗪类利尿剂（双氢克尿噻）、祥利尿剂（呋塞米）和保钾利尿剂（螺内酯）。

（2）血管紧张素转换酶抑制剂（ACEI）：能改善预后，无禁忌证病人均应常规足量使用。常见副作用有低血压、肾功能一过性恶化、高钾血症及干咳。因干咳不能耐受者可改用血管紧张素受体阻滞剂（ARB）。

（3）β受体阻滞剂：能改善预后，目前指南均建议在心力衰竭稳定后应积极使用该药。从小剂量开始，逐渐增加剂量至靶剂量或最大耐受量，并长期维持。

（4）醛固酮受体拮抗剂：从小剂量开始，逐渐加量，螺内酯不推荐用大剂量。

（5）洋地黄类药物：可缓解收缩性心衰病人临床症状，尤其是伴有快速房颤病人是最好适应证，对于舒张性心衰、病态窦房结综合征、房室传导阻滞以及急性心肌梗死24小时内的病人不主张用洋地黄。常用制剂为地高辛、洋地黄毒苷及毛花苷丙（西地兰）、毒毛花苷K等。发生洋地黄中毒后应立即停药。

（6）窦房结If电流抑制剂（伊伐布雷定）：适用于窦性心律的收缩性心力衰竭病人。使用ACEI或ARB、β受体阻滞剂、醛固酮受体拮抗剂，已达到推荐剂量或最大耐受剂量，心率仍然 ≥ 70次/min，并且持续有症状（NYHA Ⅱ - Ⅳ级），可加用伊伐布雷定；或不能耐受β受体阻滞剂，心率 ≥ 70次/min的有症状病人。

（7）非洋地黄类正性肌力药

1）肾上腺素能受体兴奋剂：如多巴胺及多巴酚丁胺。

2）磷酸二酯酶抑制剂：如氨力农和米力农。

4. 非药物治疗 心脏再同步化治疗（cardiac resynchronization therapy，CRT）指三腔起搏以纠正心脏收缩的不同步，通过恢复左心室收缩协调性达到改善心功能的作用。对猝死高危病人，可采用心脏在同步化治疗除颤器（CRT-D）治疗。

终末期CHF最有效的治疗措施是心脏移植，在等待移植前可予左室辅助装置治疗等。

5. 舒张性心力衰竭的治疗 对该类病人以治疗原发病，去除病因为主要治疗手段。目前主要治疗措施有：

（1）β受体阻滞剂改善心肌顺应性从而改善舒张功能。

（2）钙通道阻滞剂降低心肌细胞内钙浓度改善心肌主动舒张功能。

（3）ACEI有效控制高血压有利于改善舒张功能。

（4）尽量维持窦性心律保证心室舒张期充分的容量。

（5）对肺淤血症状较明显者可适量应用静脉扩张剂（硝酸盐制剂）或利尿剂降低前负荷，但不宜过度。

（6）在无收缩功能障碍的情况下，禁用正性肌力药物。

【心脏康复】

心脏科联合康复科对CHF稳定期病人，根据个体条件给出合适的运动及康复处方；对起搏器术后病人，可根据心脏康复治疗方案调整起搏器程控方案。在心脏康复的早期，植入起搏器的病人应该进行最大运动量平板或踏车运动试验，并分析起搏器对运动的应答情况等。

二、急性心力衰竭

急性心力衰竭（acute heart failure，AHF）指心力衰竭症状体征急性发作迅速进展，包括急性心脏病变导致的新发的急性心力衰竭和慢性心力衰竭急性发作。急性左心衰较为常见，以肺水肿为主要表现。

【临床表现】 突发严重呼吸困难，呼吸频率常达每分钟30 ~ 40次，强迫坐位、咳嗽，咳粉红色泡沫状痰；常伴烦躁、恐惧、濒死感，极重者可因脑缺氧而致神志模糊。体检可见面色灰白、发绀、大汗、皮肤湿冷，两肺满布湿性啰音和哮鸣音，心尖部第一心音减弱，频率快，可闻及奔马律，肺动脉瓣第二心音亢进。急性右心衰竭查体可见颈静脉怒张和肝大、触痛。另外还可有基础心脏病表现。

【诊断】

根据典型症状、体征、基础疾病病史、血脑钠肽水平显著增高、按 AHF 治疗有效即可诊断。待病情稳定后再进一步完善其他相关检查。

【治疗】

1. **病因和诱因治疗**　如控制心房颤动的心室率、急性心肌梗死再灌注治疗。

2. **体位**　病人取坐位，双腿下垂，以减少静脉回流，减少心脏前负荷。

3. **吸氧**　高流量吸氧。对病情严重者应采用面罩呼吸机持续加压给氧。

4. **吗啡**　作用是解除焦虑，减少躁动所带来的额外的心脏负担，降低中枢交感神经对小动静脉的收缩反应使得血管舒张。

5. **快速利尿**　静脉应用呋塞米，可缓解肺水肿症状。

6. **血管扩张剂**　以硝普钠、硝酸甘油或酚妥拉明静脉滴注。

7. **洋地黄类药物**　可考虑用毛花苷丙（西地兰）静脉给药，最适用于有心房颤动伴有快速心室率并已知有心室扩大伴左心室收缩功能不全者。

8. **氨茶碱**　可解除支气管痉挛，并有一定的正性肌力及扩血管利尿作用，可起辅助作用。

9. **器械治疗**　有机械辅助通气、主动脉内气囊反搏、血液净化治疗及机械辅助装置等。

（范慧敏）

第二节　心律失常

一、概述

心脏的正常起搏点位于窦房结，并按正常传导系统顺序激动心房和心室。如果心脏激动的起源异常和 / 或传导异常，称为心律失常（arrhythmia）。

【心律失常的诊断】

1. **病史询问**　常见症状包括心悸、晕厥、近乎晕厥、头晕、胸痛及心力衰竭的症状。注意引起症状的诱因、起止方式、频繁程度、持续时间及伴随症状等，还应询问病人的既往史、家族史及药物治疗情况等。

2. **体格检查**　全面体格检查有助于潜在心脏病的诊断。

3. **心电图**　最重要的无创性检查技术。应记录 12 导联心电图，并将能显示清楚 P 波的导联加长记录以便进行分析。

4. **长时间心电图记录**　动态心电图记录是证实和量化心律失常发作频度和复杂性、明确症状是否与心律失常有关及评价抗心律失常药物疗效的最有用的无创性检查。还可根据情况选择事件记录器。

5. **运动试验**　症状（晕厥，持续性心悸）疑为运动导致心律失常所引起者可行运动试验。运动试验可确定心律失常与运动的关系。

6. 食管心电图（esophageal ECG） 将食管电极插到食管腔内平心房水平，可记录心房电位，结合电刺激技术，对一些快速性心律失常的诊断可提供帮助。

7. 心腔内电生理检查 用于心律失常的诊断、治疗和预后判断。主要适应证：窦房结功能测定，房室传导阻滞及室内传导阻滞的确立，晕厥原因的确定。

二、 病态窦房结综合征

病态窦房结综合征（sick sinus syndrome，SSS）是由窦房结病变导致功能减退，产生多种心律失常的综合表现。

【临床表现】

心动过缓导致心输出量减少，导致心、脑等供血不足的表现：如疲劳、发作性头晕、近乎晕厥或晕厥；如有心动过速发作，可出现心悸、心绞痛、心力衰竭等症状。体征包括基础心脏病的体征、心脏节律和频率的异常。

【诊断】

窦房结功能障碍的症状；心电图证据：如窦性心动过缓、窦性停搏、窦房传导阻滞。必要时可行食管心电图结合电刺激技术或心腔内电生理检查有助于诊断。

【治疗】

需排除导致心动过缓的可逆原因。无心动过缓相关症状的病人不必治疗，定期随访观察。慢性症状性 SSS 应行永久性心脏起搏治疗。心动过缓 - 心动过速综合征病人安置起搏器治疗心动过缓，加用抗心律失常药物治疗快速性心律失常。

三、 房室传导阻滞

心脏传导阻滞可以发生于心脏各个部位，临床最常见和最有意义的是房室传导阻滞（atrioventricular block，AVB）。

【临床表现】

症状：一度 AVB 常无症状。二度 AVB 可引起心悸及漏搏感。三度 AVB 的症状取决于心室率的快慢及伴随疾病，可出现乏力、晕厥、心绞痛、心力衰竭等心、脑供血不足的症状。如心室率慢导致脑缺血，可出现暂时性意识障碍，甚至抽搐，称 Adams-Strokes 综合征，严重者可猝死。

体征：一度 AVB：S_1 减弱。二度 AVB：可有脉搏脱漏，Ⅰ型 S_1 逐渐减弱，Ⅱ型 S_1 强度恒定。三度 AVB：S_1 强度变化不定，可闻及大炮音（响亮的 S_1）。

【诊断】

主要依靠心电图：

一度 AVB：PR 间期延长，成人 PR 间期 > 0.20 秒。

二度Ⅰ型 AVB：①PR 间期进行性延长，但延长的增量逐次递减，导致 R-R 间期逐渐缩短；②心搏脱落的长间歇（R-R 间期）短于任何二个最短 R-R 间期之和；③通常以 P 波数与下传 P 波数的比例来表示房室传导阻滞的程度。

二度Ⅱ型 AVB：P 波周期性的突然不能下传而发生间断性的 P 波后 QRS 波群脱落，下传 P 波的 P-R 间期是恒定的，可正常或延长。含心室漏搏的长 R-R 间期恰好是短 R-R 间期的倍数。

三度 AVB：①P-P 间期和 R-R 间期各有各的节律性，P 与 QRS 之间始终没有任何固定关系，形成完全性房室分离；②心房率快于心室率；③心室律缓慢而匀齐，通常在 30～50 次/分，系阻滞区下方的次级起搏点控制形成的逸搏心律。

同时应：①明确房室阻滞的位置；②判断进展为完全性心脏传导阻滞的危险性；③阻滞部位远端次级起搏点在电学或血流动力学上的稳定性。

【治疗】

主要针对病因进行治疗。无可逆因素的二度Ⅱ型及三度 AVB 应起搏治疗。一度 AVB 及二度Ⅰ型 AVB 无明显症状者只需要病因治疗并密切随访。

四、阵发性室上性心动过速

多数阵发性室上性心动过速（paroxysmal supraventricular tachycardia，PSVT）由折返引起，折返可位于窦房结、心房、房室结，分别构成窦房结折返性心动过速、心房折返性心动过速、房室结折返性心动过速及房室折返性心动过速。

【临床表现】

1. 症状　发作性心悸，突发突止，发作时间长短不一。症状轻重取决于心动过速的频率、持续时间及是否伴器质性心脏病，可从心悸、焦虑、头晕等，到晕厥、低血压、心绞痛和心力衰竭等。

2. 体征　体检第一心音强度恒定，心律绝对规则。

【诊断】

心电图特征：①心动过速呈突发突止的特点，心室率一般在 160～250 次/分，节律规则；②QRS 形态一般正常，伴有束支阻滞或室内差异性传导时可呈宽 QRS 波。室上性心动过速可因差异传导、束支阻滞、旁路前传等原因表现为 QRS 波群宽大畸形，此时需与室性心动过速进行鉴别。

【治疗】

1. 终止发作

（1）兴奋迷走神经：颈动脉窦按摩、Valsalva 和 Mueller 动作、刺激咽部诱导恶心、将脸浸入冰水等方法。

（2）药物终止：可选用腺苷、维拉帕米、地尔硫䓬、洋地黄、β 受体阻滞剂、普罗帕酮等药物治疗。

（3）必要时可选择同步直流电复律或经食道心房调搏。

2. 射频消融治疗　目前为房室结折返性心动过速及房室折返性心动过速的首选治疗方法。

五、心房颤动

【临床表现】

1. 症状　包括基础心脏病的表现、心房颤动本身的表现和并发症的表现。心房颤动的症状取决于心室率的快慢、心功能状况和病人的敏感程度。部分病人无症状，部分病人心悸、乏力、运动耐量下降，当心室率过快，可致黑朦、晕厥、心衰或心绞痛。体循环栓塞为最主要的并发症。

2. 体征　心脏听诊心律绝对不齐，第一心音强弱不等，脉搏短绌。

【诊断】

根据病史、症状、体征可诊断，但确诊需要依据心电图或动态心电图：P 波消失而代之以颤动波

（f波）。f波大小、形态、间距均不一致，通常在下壁导联和 V₁ 导联比较清楚，f波的频率在 350 ~ 600 次 / 分，心室律绝对不规则；QRS 波群一般为正常形态，当伴有室内差异性传导时，QRS 波可增宽。

【治疗】

包括原发病和诱因治疗、节律控制、心室率控制及抗凝治疗预防血栓。

1. **病因治疗** 对部分房颤病人，病因及诱因治疗非常有效。如甲状腺功能亢进病人，甲状腺功能恢复正常后，心房颤动可能消失。

2. **节律控制** 即转复并维持窦性心律，方法包括药物转复、电转复、导管消融及外科消融。胺碘酮是目前常用的转复药物，药物复律无效时可改用电复律，导管消融及外科迷宫手术对房颤转复有一定的成功率。

3. **控制心室率** 可洋地黄、β受体阻滞剂或钙拮抗剂单独或联合用药。对无器质性心脏病病人，目标心室率 < 100 次 / 分。对房颤伴快速心室率药物治疗无效者，可行房室结阻断消融术并同时安置起搏器。对心室率较慢且症状显著者可植入心脏起搏器治疗。

4. **抗凝治疗** 持续性房颤病人或合并瓣膜病病人需长期抗凝；阵发性房颤病人需个体化评估血栓事件的风险，对于血栓栓塞危险性高的病人，亦应抗凝治疗。常用方法是口服华法林，定期监测凝血酶原时间国际标准比值（INR）维持在 2.0 ~ 3.0；亦可选择口服新型抗凝药，包括 Xa 因子抑制剂和直接凝血酶（Ⅱ因子）抑制剂；左心耳封堵术可显著降低脑卒中的风险。

六、 室性心律失常

室性心律失常包括室性期前收缩、室性心动过速、心室扑动及心室颤动，后三种是引起心源性猝死的主要原因。

【临床表现】

1. **室性期前收缩** 可引起心悸或颈部搏动，频发室性期前收缩或二联律者偶可引起晕厥或头晕。体格检查可发现早搏后较正常为长的代偿间期。期前收缩第一心音增强，周围脉搏（如桡动脉）搏动降低或消失，第二心音可有异常分裂。

2. **室性心动过速** 症状取决于心室率的频率、心动过速持续时间、基础心脏病的有无及其严重程度。持续性室速常导致血流动力学不稳定和（或）心肌缺血。在严重心功能不全或脑血管疾病病人，常导致低血压、晕厥。

【诊断】

主要依据心电图及动态心电图，必要时行心内电生理检查辅助诊断。病史、体检、超声心动图、磁共振等检查对于明确病因及判断预后有较大帮助。

室性期前收缩 ECG 特点：①提前出现的宽大畸形 QRS 波群，时间 ≥ 0.12 秒，其前无相关 P 波；②ST-T 呈继发性改变，即室早的 T 波与 QRS 波群主波方向相反；③绝大多数呈完全性代偿间歇。

室性心动过速 ECG 特点：①发作呈骤发骤停的特点，频率多在 140 ~ 200 次 / 分，节律可稍不齐；②QRS 波群宽大畸形，时限通常 > 0.12 秒；③房室分离，窦性 P 波隐约可见，与异位的 QRS 波群无固定的时间关系，是诊断室速的有利佐证；④偶见心房激动夺获心室或发生室性融合波，也支持室速诊断。

【治疗】

1. **室性期前收缩** 主要针对基础疾病及诱因进行治疗。对无器质性心脏病病人，主要是缓解症

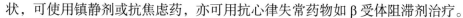

状，可使用镇静剂或抗焦虑药，亦可用抗心律失常药物如 β 受体阻滞剂治疗。

2. 室性心动过速　持续性室性心动过速发作时需迅速终止发作。发作时如血流动力学不稳定，或有心肌缺血、心力衰竭或中枢神经系统低灌注，应迅速电复律；如血流动力学稳定，可试用药物治疗，静脉注射利多卡因、胺碘酮。β 受体阻滞剂常可有效预防复发，胺碘酮显著减少心肌梗死后或心力衰竭病人的心律失常或猝死的发生率。射频消融治疗对某些类型的特发性室速非常有效。对心源性猝死存活者、持续性室速导致血流动力学不稳定的病人，LVEF 低于 35% 者应安置植入型心律转复除颤器。

（李国标）

第三节　原发性高血压

原发性高血压（primary hypertension）是以体循环动脉压力升高超过正常水平为主要表现的心血管综合征，通常简称高血压。

【血压分类和定义】

人群中血压呈连续性正态分布，高血压的标准是根据临床及流行病学资料人为界定的。我国 2010 高血压指南将收缩压 ≥ 140mmHg 和（或）舒张压 ≥ 90mmHg 定义为高血压，再根据血压增高的水平，分为 1、2、3 级高血压（表 5-3-1）。

表 5-3-1　血压水平的定义和分类

类别	收缩压（mmHg）		舒张压（mmHg）
正常血压	< 120	和	< 80
正常高值	120 ~ 139	和（或）	80 ~ 89
高血压	≥ 140	和（或）	≥ 90
1 级（轻度）	140 ~ 159	和（或）	90 ~ 99
2 级（中度）	160 ~ 179	和（或）	100 ~ 109
3 级（重度）	≥ 180	和（或）	≥ 110
单纯收缩期高血压	≥ 140	和	< 90

注：当收缩压和舒张压分属于不同等级时，以较高的级别作为标准

【临床表现】

1. 症状　大多起病隐袭、缓慢、无明显特殊临床表现，主要可有头昏、头痛、心悸，或有失眠、健忘、耳鸣、记忆力减退、注意力不集中、情绪波动、易怒等神经症状，可与血压升高程度不一致，症状多可自行缓解。

2. 体征　主要是血压升高和靶器官损害的表现。常见心界轻度扩大、主动脉瓣区第二心音亢进，可闻及收缩期杂音或收缩早期喀喇音，有的病人颈部或腹部可听到血管杂音。

3. 靶器官损害或并发症　多见。

（1）脑血管病：脑出血、脑血栓形成、腔隙性脑梗死、短暂性脑缺血发作等。

（2）心力衰竭。

（3）慢性肾衰竭。

（4）主动脉夹层：主动脉内血液经主动脉内膜裂口处渗入主动脉壁中层形成血肿，使中膜分裂，并延主动脉长轴延伸剥离而出现的严重的心血管并发症。病人突发剧烈疼痛，疼痛可位于胸、腹或背部。夹层如破裂入心包腔，引起急性心脏压塞。

【实验室和辅助检查】

1. 基本项目　包括血、尿常规，肾功能、血尿酸、血脂、血糖、血电解质等，心电图。

2. 推荐项目　24小时动态血压监测、超声心动图、颈动脉超声、餐后2小时血糖、血同型半胱氨酸、尿蛋白定量、尿白蛋白定量、眼底及X线胸片、脉搏波传导速度以及踝臂血压指数等。

【诊断】

高血压的诊断主要依据血压的测量值，一般需非同日测量三次血压值收缩压≥140 mmHg和（或）舒张压≥90mmHg可诊断高血压。也可参考家庭自测血压收缩压平均值≥135mmHg和（或）舒张压≥85mmHg和动态血压监测（ABPM）24小时平均血压≥130mmHg和（或）舒张压≥80mmHg，白昼均值≥135/85mmHg，夜间均值≥120/70mmHg均应考虑诊断高血压。

对高血压病人还需进行心血管危险分层，将高血压病人分为低危、中危、高危和很高危（表5-3-2）。

表5-3-2　高血压病人心血管危险分层标准

危险因素和病史	血压（mmHg）		
	1级	2级	3级
无	低危	中危	高危
1~2个危险因素	中危	中危	很高危
3个以上危险因素，或靶器官损害	高危	高危	很高危
有临床并发症或糖尿病	很高危	很高危	很高危

高血压诊断确立后，需与继发性高血压鉴别，如肾实质性高血压、肾动脉狭窄、嗜铬细胞瘤、原发性醛固酮增多症、库欣综合征、主动脉缩窄等。

【治疗】

1. 治疗目标　血压控制目标值为<140/90mmHg，有糖尿病或慢性肾病的高血压病人治疗要个体化，一般血压控制目标值是<130/80mmHg；老年高血压病人收缩压应控制在150mmHg以下，根据具体情况可进一步降低。

2. 治疗方法

（1）治疗性生活方式干预：适用于所有高血压病人（包括已经使用降压药物的病人），健康的生活方式对高血压的防治非常重要，是高血压治疗必不可少的部分。包括以下措施：①减轻体重：故应将BMI控制在25以下；②限制钠盐摄入：每天食盐的摄入量不应超过6g；③增加钾盐的摄入：食用含钾丰富的水果和蔬菜；④减少脂肪摄入：控制膳食中脂肪量低于总热量的25%，适量补充蛋白质；⑤戒烟限酒；⑥增加体育活动；⑦减轻精神压力，保持心态平衡；⑧必要时补充叶酸。

（2）药物治疗

1）用药原则：①起始采用较小的有效剂量，如效果不满意，逐步增加剂量以获得最佳疗效；②有效防止靶器官损害，要求每天24小时内血压稳定于目标范围内，最好使用一天一次给药而有持续24小时作用的药物；③为使降压效果增大而不增加不良反应，可采用两种或多种降压药联合治疗，2级以上高血压为达到目标血压常需降压药联合治疗；④个体化原则。

2）降压药物种类：主要有利尿剂、β受体阻滞剂、钙通道阻滞剂（CCB）、血管紧张素转化酶抑制剂（ACEI）和血管紧张素Ⅱ受体拮抗剂（ARB）。除上述常用药物外，固定配比复方剂型亦广泛用于降压治疗。

【高血压急症】

高血压急症是指短期内（数小时或数天）血压急剧升高（一般超过180/120mmHg），伴有进行性心、脑、肾等重要靶器官功能不全的表现。如高血压危象、高血压脑病、脑出血、蛛网膜下腔出血、缺血性脑梗死、急性左心衰竭、急性冠脉综合征、急性主动脉夹层以及急性肾衰竭等。需住院进行紧急处理。

1. 治疗原则

（1）迅速降压：采用静脉途径给药，严密持续测血压或进行无创性血压监测。

（2）控制性降压：血压骤降有可能导致重要脏器的血流灌注不良，因此在迅速降压的前提下仍应采取逐步控制血压的策略。

（3）合理选择降压药：选用起效快，维持作用时间短，停药后效应消失快，不良反应小的药物。

2. 降压药的选择与应用　必须充分了解药物的药理特性及药代动力学特点，了解其对心输出量、全身血管阻力、靶器官灌注等血流动力学的影响及可能出现的不良反应。高血压急症降压药物的选择，要求起效快，维持作用时间短，停药后效应消失快，不良反应小的药物。硝普钠、硝酸甘油、尼卡地平和地尔硫䓬注射液均为可选择的药物。

（李国标）

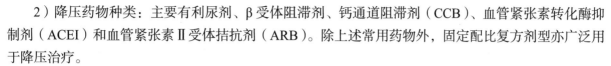

第四节　动脉粥样硬化和冠状动脉粥样硬化性心脏病

冠状动脉粥样硬化性心脏病（coronary atherosclerotic heart disease，CAD，CHD）指冠状动脉粥样硬化使血管腔狭窄或阻塞，和（或）因冠状动脉功能性改变（痉挛）导致心肌缺血、缺氧或坏死而引起的心脏病，简称冠心病，亦称缺血性心脏病（ischemic heart disease，IHD）。

【分型】

近年趋向于根据发病特点和治疗原则不同分为两大类：①慢性冠脉病（chronic coronary artery disease，CAD），也称慢性心肌缺血综合征（chronic ischemic syndrome，CIS）包括稳定型心绞痛、缺血性心肌病和隐匿性冠心病等；②急性冠状动脉综合征（acute coronary syndrome，ACS），包括不稳定性心绞痛（unstable angina，UA）、非ST段抬高型心肌梗死（non-ST-segment elevation myocardial infarction，NSTEMI）和ST段抬高型心肌梗死（ST-segment elevation myocardial infarction，STEMI），也有将冠心病猝死包括在内。

一、动脉粥样硬化

动脉粥样硬化（atherosclerosis）是最常见最重要的血管疾病，粥样硬化斑块中脂质及结缔组织含量决定斑块的稳定性以及是否易导致急性缺血事件的发生。

【实验室检查】

1. 实验室检查 血液检查有助于危险因素如脂质或糖代谢异常的检出。颈动脉、下肢动脉、肾动脉粥样硬化可经体表超声检测到。胸部平片检查可发现主动脉粥样硬化所导致的血管影增宽和钙化等表现。

2. 特殊检查 螺旋 CT 血管造影可判断动脉的粥样硬化程度。数字减影血管造影（DSA）目前为诊断的金标准，可显示动脉粥样硬化病变所累及的血管如冠状动脉、脑动脉、肾动脉、肠系膜动脉和四肢动脉的管腔狭窄或动脉瘤样病变，以及病变的所在部位、范围和程度。血管内超声显像（intravascular ultrasound，IVUS）和光学相干断层扫描（optical coherence tomography，OCT）是侵入性检查方法，可了解病变的性质和组成。

【诊断】

主要依靠动脉造影。冠状动脉粥样硬化引起的心绞痛和心肌梗死，需与其他原因引起的冠状动脉病变如冠状动脉炎、冠状动脉畸形、冠状动脉栓塞等相鉴别。

【防治和预后】

1. 一般预防措施 合理的膳食；适当的体力劳动和体育锻炼；合理安排工作和生活；不吸烟，适量饮酒；积极控制危险因素。预防措施应从婴儿期开始。

2. 药物治疗

（1）降血脂药物：经饮食调节和持续运动后血脂仍未正常者，可选择以下药物治疗：HMG-CoA 还原酶抑制剂（他汀类药物）、氯贝丁酯类、烟酸类、胆酸螯合树脂类及其他调节血脂药（如普罗布考；不饱和脂肪酸类；维生素类等）。

（2）抗血小板药物：抗血小板聚集和黏附的药物，可防止血栓形成。

二、 稳定型心绞痛

稳定型心绞痛（stable angina pectoris）是在冠状动脉狭窄的基础上，冠状动脉供血不足，由于心肌负荷的增加引起心肌急剧的、暂时的缺血与缺氧的临床综合征。可伴心功能障碍，但没有心肌坏死。

【临床表现】

1. 症状 心绞痛以发作性胸痛为主要临床表现，胸痛特点为：

（1）部位：主要位于胸骨后，可放射至左上肢尺侧面或颈与下颌部。

（2）性质：常为压迫、发闷或紧缩性，不尖锐。发作时，病人往往停止原来的活动，直至症状缓解。

（3）诱因：发作常由体力劳动或情绪激动（如愤怒、焦急、过度兴奋等）所激发。疼痛多发生于劳力或激动的当时，而不是在一天劳累之后。典型的稳定型心绞痛常在相似的条件下发生。

（4）持续时间：多持续 3~5 分钟后消失，可数天或数星期发作一次，亦可一日内多次发作。

（5）缓解方式：停止原来诱发症状的活动后即可缓解；舌下含用硝酸甘油也能在几分钟内缓解。

2. 体征 平时一般无异常体征。心绞痛发作时常见心率增快、血压升高、表情焦虑、皮肤冷或出汗。可有暂时性心尖部收缩期杂音，是乳头肌缺血以致功能失调引起二尖瓣关闭不全所致。

【辅助检查】

1. X 线检查 可无异常发现。

2. 心电图检查 是发现心肌缺血、诊断心绞痛最常用的检查方法。

（1）静息时心电图：约半数病人在正常范围，也可能有陈旧性心肌梗死的改变或非特异性 ST 段和 T 波异常。

（2）心绞痛发作时心电图：绝大多数病人可出现缺血性的 ST 段下移，发作缓解后恢复。常伴 T 波倒置，在平时有 T 波持续倒置的病人，发作时 T 波可变为直立（所谓"假性正常化"）。

（3）心电图负荷试验：常用运动负荷试验。运动中出现典型心绞痛，心电图改变主要以 ST 段水平型或下斜型压低 >0.1mV、持续 2 分钟为运动试验阳性标准。心肌梗死急性期、不稳定型心绞痛、明显心力衰竭、严重心律失常或急性疾病者禁做运动负荷试验。

（4）心电图连续监测：可有与病人活动和症状相对应的 ST-T 改变。

3. 放射性核素检查 如 ^{201}TI 心肌显像或兼做负荷试验和正电子发射断层心肌显像，可了解心肌的代谢情况。

4. 冠状动脉造影 是诊断冠心病的金标准。一般认为管腔直径减少 70%～75% 以上会严重影响血供，50%～70% 者也有一定意义。冠状动脉造影的主要指征为：①对药物治疗后心绞痛仍较重者，明确动脉病变情况以考虑介入性治疗或旁路移植手术；②胸痛似心绞痛而不能确诊者；③中老年病人心脏增大、心力衰竭、心律失常、疑有冠心病而无创性检查未能确诊者。冠状动脉造影未见异常而疑有冠状动脉痉挛的病人，可谨慎地进行麦角新碱试验。

【诊断和鉴别诊断】

1. 诊断 根据病人年龄和存在冠心病危险因素、典型的胸痛发作特点、心肌缺血证据，一般即可诊断。若诊断有困难者可考虑行选择性冠状动脉造影。

2. 鉴别诊断 需要与急性心肌梗死、其他引起心绞痛疾病（如严重的主动脉瓣狭窄或关闭不全、风湿性冠状动脉炎、梅毒性主动脉炎引起冠状动脉口狭窄或闭塞、肥厚型心肌病等）以及心脏神经症相鉴别。后者胸痛为持续时间短暂（几秒钟）的刺痛或持久（几小时）隐痛，症状多在疲劳之后而非当时出现，活动后反觉舒适，有时可耐受较重的体力活动，常伴有心悸、疲乏及其他神经衰弱的症状。

【治疗】

治疗目的是缓解症状（抗心肌缺血和冠脉血运重建）和改善预后（二级预防）。

1. 发作时的治疗

（1）一般治疗：立刻休息，有条件给予吸氧。

（2）药物治疗：可使用作用较快的硝酸酯制剂。

2. 缓解期的治疗 宜尽量避免各种诱发心绞痛的因素。调节饮食，特别是一次进食不应过饱；禁绝烟酒。调整日常生活与工作量；减轻精神负担；保持适当的体力活动，以不致发生疼痛症状为度；一般不需卧床休息。

（1）抗心肌缺血的药物治疗

1）硝酸酯类制剂：常用有硝酸异山梨酯、5- 单硝酸异山梨酯等。

2）β 受体阻滞剂：减慢心率、降低血压，缓解心绞痛的发作。

3）钙通道阻滞剂：扩张冠状动脉，解除冠状动脉痉挛，改善心内膜下心肌的供血；减轻心脏负荷。常用制剂有：地尔硫草等。

（2）冠脉血运重建治疗：经皮冠脉介入治疗（percutaneous coronary intervention，PCI）或在体外循环下施行主动脉 - 冠状动脉旁路移植术（coronary artery bypass grafting，CABG），以改善病变冠状动脉所供血心肌的血流供应。

（3）冠心病的二级预防：加强运动锻炼疗法，即个体化给出适宜的运动锻炼处方，有助于促进侧支循环的发展，提高体力活动的耐受量而改善症状。同时常规使用他汀类药物、抗血小板聚集治疗、β 受体阻滞剂、ACEI 或 ARB、治疗高血压、糖尿病及血脂异常等。

三、 不稳定型心绞痛和非 ST 段抬高型心肌梗死

指介于稳定型心绞痛和 AMI 之间的临床状态，包括除稳定型劳力性心绞痛以外的初发型、恶化型劳力性心绞痛和各型自发性心绞痛。它是 ACS 中的常见类型。若 UA 伴有血清心肌标志物明显升高，即可确立非 ST 段抬高型心肌梗死（NSTEMI）的诊断。

【临床表现】

UA 和 NSTEMI 胸部不适一般具有以下特征：静息时或夜间发生心绞痛，常持续 20 分钟以上；新近发生的心绞痛（病程在 2 个月内）且程度严重；近期心绞痛逐渐加重（包括发作的频度、持续时间、严重程度和疼痛放射到新的部位）。发作时可有出汗、恶心、呕吐、心悸或呼吸困难等表现。

【辅助检查】

1. **心电图** 有动态改变的 ST 段压低或偏移和（或）T 波倒置，个别表现为 U 波倒置；如 ECG 变化持续 12 小时以上，则提示发生 NSTEMI。NSTEMI 时一般不出现病理性 Q 波，但有持续性 ST 段压低 ≥ 0.1mV（aVR 导联有时还有 V_1 导联则 ST 段抬高）或伴对称性 T 波倒置，伴 R 波电压进行性降低。

2. **心肌标志物** UA 时，心肌标志物一般无异常增高，cTnT 及 cTnI 升高表明心肌损伤，若 cTnT 及 cTnI 超过正常值的 3 倍，可考虑 NSTEMI 的诊断。心肌标志物正常的病人，需要在间隔 6 小时后复查 1 次。

3. **冠状动脉造影和其他侵入性检查** 部分表现不典型的病人，需要冠状动脉造影明确诊断。血管内超声、血管镜或光学相干断层扫描技术可提高诊断率。

4. **其他** 超声心动图能了解心脏结构的变化，心室壁的运动和左心室功能，诊断室壁瘤和乳头肌功能失调等；放射性核素能显示心肌梗死的部位和范围；心脏 MRI 检查能了解心肌是否坏死、顿抑或者冬眠。

【诊断和鉴别诊断】

UA 与 NSTEMI 的鉴别主要参考 ECG 上 ST-T 改变的持续时间和血清心肌标志物检测结果。与其他疾病的鉴别诊断参见稳定型心绞痛和 STEMI 节。

【治疗】

尽早发现、尽早住院；连续心电监测，严密观察心电图变化和心律失常；多次测定血清心肌标志物。UA 或 NSTEMI 的治疗目标是稳定斑块、治疗残余心肌缺血和长期的二级预防。

1. **监护和一般治疗** 入住心内科监护病室，卧床休息，持续心电监护，监测血压和呼吸。除颤仪应随时处于备用状态。可应用小剂量镇静剂和抗焦虑药物，使病人得到充分休息和减轻心脏负担。病情稳定后，应鼓励早期活动，预防栓塞。保持大便通畅，便时避免用力，如便秘可给予缓泻剂。

2. **抗栓治疗** UA/NSTEMI 病人应给予积极地抗栓治疗而非溶栓治疗。抗栓治疗包括抗血小板治疗和抗凝治疗两部分。

（1）抗血小板治疗

1）环氧化酶抑制剂：阿司匹林，使用非肠溶制剂或嚼服肠溶制剂。

2）二磷酸腺苷（ADP）受体拮抗剂：常用氯吡格雷和替格瑞洛，阿司匹林和氯吡格雷/替格瑞洛联合应用为常规两联抗血小板治疗方案。

3）血小板膜糖蛋白Ⅱb/Ⅲa（GPⅡb/Ⅲa）受体拮抗剂：阿昔单抗为单克隆抗体。合成的该类药物还包括替罗非班（tirofiban）和依替巴肽（eptifibatide）。

4）环核苷酸磷酸二酯酶抑制剂：西洛他唑可替代阿司匹林与氯吡格雷联用。

（2）抗凝治疗：常规短期使用，有普通肝素、低分子肝素、磺达肝癸钠（fondaparinux sodium）和比伐卢定（bivalirudin）。

3. 抗心肌缺血治疗

（1）硝酸酯类药物：若收缩压不低于 90mmHg，可静脉应用硝酸甘油。

（2）镇痛剂：吗啡，盐酸哌替啶（杜冷丁），注意呼吸功能的抑制。

（3）β 受体阻滞剂：在起病早期如无禁忌证（如心动过缓、心脏传导阻滞、低血压、哮喘、急性心力衰竭），应尽早使用具有心脏选择性的 β 受体阻滞剂如阿替洛尔、美托洛尔和比索洛尔等，口服给药从小剂量开始逐渐增加剂量，剂量应个体化，可调整到病人安静时心率 50～60 次/分。可降低病死率。

（4）CCB：冠状动脉痉挛所致的变异型心绞痛，治疗首选非二氢吡啶类。对于心力衰竭的病人，应慎用 β 受体阻滞剂联合 CCB 治疗。

4. 其他药物治疗

（1）ACEI：长期应用能预防再发缺血事件，降低病死率。

（2）调脂药物：他汀类药物能调节血脂，能稳定斑块、改善内皮细胞功能。

5. 血运重建治疗

UA 病人采用强化药物治疗，若仍有心绞痛复发病人进行冠状动脉造影，而 NSTEMI 病人如无血运重建的禁忌证，在强化药物治疗的同时，可尽早作冠状动脉造影，根据造影结果，选用 PCI 或 CABG 的血运重建策略。

（1）PCI：强化药物治疗后仍发作心绞痛，并伴 ECG 上 ST 段压低（>0.2mV），心衰或进展性的血流的动力学不稳定，或危及生命的心律失常者，应紧急（120 分钟内）进行冠状动脉造影和血运重建术。对伴有低血压和心功能不全病人，可在主动脉内球囊反搏（intra-aortic balloon pump，IABP）辅助下施行 PCI。但对血流动力学稳定病人，不必须在 120 分钟内进行介入性检查。

（2）CABG：若冠脉造影术提示严重左主干病变者、多支血管病变且有左心室功能不全（LVEF< 50%）或伴有糖尿病者，建议行 CABG 术。

四、急性 ST 段抬高型心肌梗死

急性心肌梗死（acute myocardial infarction，AMI）是在冠状动脉病变的基础上，发生冠状动脉血供急剧减少或中断，使相应的心肌严重而持久地缺血所致的部分心肌急性坏死，包括 NSTEMI 和急性 ST 段抬高型心肌梗死（STEMI）。STEMI 更强调尽早开通血管。

【临床表现】

1. 症状

（1）疼痛：典型的表现为突发的持续的严重的胸闷胸痛，休息和含硝酸甘油不能缓解，常伴有烦躁不安、大汗、恐惧或有濒死感。老年人和糖尿病病人部分可无明显疼痛，一开始即表现为休克或气促；或疼痛位于上腹部，被误认为急腹症；或疼痛放射至下颌、背部上方，被误认为骨关节痛。

（2）全身症状：有发热，由坏死物质吸收所引起。

（3）胃肠道症状：可伴有恶心、呕吐和上腹胀痛。多见于下壁心肌梗死。

（4）心律失常：以发病 24 小时内最多见，起病 1～2 周内均可发生，可伴乏力、头晕、晕厥等症状。以室性心律失常最多，若出现短阵室速，或 RonT 现象需及时处理。房室传导阻滞和束支传导阻滞也较多见。完全性房室传导阻滞多见于下壁心肌梗死。前壁心肌梗死如发生房室传导阻滞表明梗死范围广泛，情况严重。

（5）休克表现见于心肌广泛坏死时，如疼痛缓解而收缩压低于80mmHg，有烦躁不安、面色苍白、皮肤湿冷、脉细而快、大汗淋漓、尿量减少（<20ml/h）、神志迟钝，甚至晕厥。

（6）心力衰竭：主要是急性左心衰，随后可发生颈静脉怒张、肝大、水肿等右心衰表现。AMI引起的心力衰竭称为泵衰竭，按Killip分级法可分为：Ⅰ级尚无明显心力衰竭；Ⅱ级有左心衰竭，肺部啰音<50%肺野；Ⅲ级有急性肺水肿，全肺干、湿啰音；Ⅳ级有心源性休克等不同程度或阶段的血流动力学变化。

2. 体征

（1）心脏体征：心率多增快，少数也可减慢；心尖区第一心音减弱；可出现第四心音（心房性）奔马律或第三心音（心室性）奔马律；心尖区可出现粗糙的收缩期杂音或伴收缩中晚期喀喇音，为二尖瓣乳头肌功能失调或断裂所致。

（2）血压：除极早期血压可增高外，几乎所有病人都有血压降低。起病前有高血压者，血压可降至正常；起病前无高血压者，血压可降至正常以下。

（3）其他：可有与心律失常、休克或心力衰竭有关的其他体征。

【并发症】

可分为机械性、缺血性、栓塞性和炎症性。主要的并发症包括：乳头肌功能失调或断裂、心室游离壁破裂、室间隔穿孔、心室壁瘤、栓塞及心肌梗死后综合征（post-infarction syndrome，Dressler综合征）。

【辅助检查】

1. ECG

（1）特征性改变：有Q波AMI者，在面向透壁心肌坏死区的导联上出现以下特征性改变：①宽而深的Q波（病理性Q波）；②ST段抬高呈弓背向上型；③T波倒置，往往宽而深，两肢对称。在背向梗死区的导联上则出现相反的改变，即R波增高、ST段压低、T波直立并增高。

（2）动态性改变：数小时内，可尚无异常或出现异常高大两支不对称的T波。数小时后，ST段明显抬高，弓背向上，与直立的T波连接，形成单相曲线。数小时至2日内出现病理性Q波，同时R波减低，是为急性期改变。Q波在3～4天内稳定不变，以后70%～80%永久存在。数周至数月后，T波呈V形倒置，两肢对称，波谷尖锐，是为慢性期改变。T波倒置可永久存在，也可在数月至数年内逐渐恢复。

2. 血清心肌标志物检查

（1）肌红蛋白，起病后2小时内升高，12小时内达高峰；24～48小时内恢复正常。

（2）肌钙蛋白I（cTnI）或T（cTnT）起病3～4小时后升高，cTnI于11～24小时达高峰，7～10天降至正常，cTnT于24～48小时达高峰，10～14天降至正常。cTnT或cTnI是最特异和敏感的心肌坏死的指标。

（3）肌酸激酶同工酶（CK-MB）在病后4小时内升高，16～24小时达高峰，3～4天恢复正常。

3. 放射性核素检查 可显示心肌梗死的部位和范围，观察心室壁的运动和左心室的射血分数，有助于判断心室功能。

4. 超声心动图 根据节段性室壁运动异常可对心肌缺血区域作出判断，可以帮助除外主动脉夹层。早期可评估心脏整体和局部功能、室壁瘤、乳头肌功能不全及室间隔穿孔的发生等。

5. 磁共振成像 可评价室壁厚度、左室整体和节段性室壁运动。梗死区域心肌表现为厚度变薄，收缩活动减弱至消失或出现矛盾运动。结合药物（多巴酚丁胺）负荷则可精确评估心肌收缩储备能力，利用延迟增强显像，还可评价心肌灌注缺损、微血管床堵塞以及心肌瘢痕或纤维化。磁共振成像有取代 PET 而成为评估心肌活力的标准方法的趋势。

6. 其他实验室检查　在起病 24～48 小时后，白细胞可增至（10～20）×10⁹/L，中性粒细胞增多，嗜酸性粒细胞减少或消失，血沉加快，均可持续 1～3 周。起病数小时至 2 日血中游离脂肪酸增高。CRP 增高与预后不良有关，BNP 或 NTpro-BNP 升高提示心室壁张力的升高，反映心功能不全。

7. 选择性冠状动脉造影　可明确冠状动脉闭塞的部位，用于考虑行介入治疗者。

【诊断和鉴别诊断】

WHO 的 AMI 诊断标准：依据典型的临床表现、特征性的 ECG 改变、血清心肌标志物水平动态改变。3 项中具备 2 项，特别是后 2 项即可确诊，一般并不困难。无症状的病人，诊断较困难。凡年老病人突然发生休克、严重心律失常、心衰、上腹胀痛或呕吐等表现而原因未明者，或原有高血压而血压突然降低且无原因可循者，都应想到 AMI 的可能。此外，有较重而持续较久的胸闷或胸痛者，即使 ECG 无特征性改变，也应考虑本病的可能，都宜先按 AMI 处理，并在短期内反复进行 ECG 观察和血清心肌标志物等测定，以确定诊断。当新出现的左束支传导阻滞图形时，应考虑 AMI 可能。

鉴别诊断要考虑以下疾病：

1. 心绞痛　见表 5-4-1。

表 5-4-1　心绞痛和急性心肌梗死的鉴别诊断要点

鉴别项目	心绞痛	急性心肌梗死
疼痛部位	胸骨上、中段之后	相同，但可在较低位置或上腹部
性质	压榨性或窒息性	相似，但程度更剧烈
诱因	劳力、情绪激动、受寒、饱食等	不常有
时限	短，1～5 分钟或 15 分钟以内	长，数小时或 1～2 天
频率	频繁发作	不频繁
硝酸甘油疗效	显著缓解	作用较差
气喘或肺水肿	极少	可有
血压	升高或无显著改变	可降低，甚至发生休克
坏死物质吸收的表现		
发热	无	常有
血白细胞增加	无	常有
血红细胞沉降率增快	无	常有
血清心肌坏死标记物	无	有
心电图变化	无变化或暂时性 ST 段和 T 波变化	有特征性和动态性变化

2. 急性心包炎　心包炎的疼痛与发热同时出现，呼吸和咳嗽时加重，早期即有心包摩擦音，后者和疼痛在心包腔出现渗液时均消失；全身症状一般不如 AMI 严重；ECG 除 aVR 外，其余导联均有 ST 段弓背向下的抬高，T 波倒置，无异常 Q 波出现。

3. 主动脉夹层　胸痛一开始即达高峰，呈刀割样，撕裂样，常放射到背、肋、腹、腰和下肢，两上肢的血压和脉搏可有明显差别，可有下肢暂时性瘫痪、偏瘫和主动脉瓣关闭不全的表现或有晕厥等可资鉴别。无血清心肌坏死标记物升高，二维超声心动图检查、经食管超声心动图检查、X 线、增强 CT 或磁共振成像有助于诊断。

4. 急性肺动脉栓塞　可发生胸痛、咯血、呼吸困难、低氧血症和休克。但有右心负荷急剧增加的表现如发绀、肺动脉瓣区第二心音亢进、颈静脉充盈、肝大、下肢水肿等。ECG 示 I 导联 S 波加深，Ⅲ导联 Q 波显著、T 波倒置，胸导联过渡区左移，右胸导联 T 波倒置等改变。超声心动图检查可发现肺动脉高压、右心扩大和右心负荷增加的表现。肺动脉 CTA 检查对较大分支肺动脉栓塞的诊断价值较大。D- 二聚体正常可除外。

5. **急腹症** 急性胰腺炎、消化性溃疡穿孔、急性胆囊炎、胆石症等，均有上腹部疼痛，可伴休克。

【治疗】

治疗原则是尽快恢复心肌的血液灌注以挽救濒死的心肌、防止梗死扩大或缩小心肌缺血范围，保护和维持心脏功能，及时处理严重心律失常、泵衰竭和各种并发症，防止猝死。

1. 监护和一般治疗

（1）休息：急性期卧床休息。

（2）监测：在冠心病监护室进行心电图、血压和呼吸的监测，除颤仪应随时处于备用状态。对于严重泵衰者还应监测肺毛细血管压和静脉压。

（3）吸氧：最初几日间断或持续通过鼻导管或面罩吸氧。

（4）吗啡：静脉或皮下注射，可缓解疼痛，减轻心肌耗氧量。

2. **抗凝和抗血小板治疗** 抗血小板药物常常联合阿司匹林和替格瑞洛 / 氯吡格雷，疗程建议超过 1 年；抗凝药物可选用普通肝素、依诺肝素、磺达肝癸钠和比伐卢定，除非合并心房颤动，多为短期抗凝。

3. **再灌注治疗** 起病 3 ~ 5 小时最多在 12 小时内，使闭塞的冠状动脉再通，心肌得到再灌注，濒临坏死的心肌可能得以存活或使坏死范围缩小，对梗死后心肌重塑有利。

（1）介入 PCI 治疗

1）直接 PCI 适应证为：①ST 段抬高和新出现左束支传导阻滞（影响 ST 段的分析）的心肌梗死；②ST 段抬高的心肌梗死并发心源性休克；③适合再灌注治疗而有溶栓治疗禁忌证者；④无 ST 段抬高的心肌梗死，但梗死相关动脉严重狭窄，血流 <TIMI Ⅱ级。同时应注意：①发病 12 小时以上不宜施行 PCI；②不宜对非梗死相关的动脉施行 PCI；③要由有经验者施术，以避免延误时机。

2）补救性 PCI：溶栓治疗后仍有明显胸痛，抬高的 ST 段无明显降低者，应尽快进行冠状动脉造影，如显示 TIMI 0- Ⅱ级血流，说明相关动脉未再通，宜立即施行补救性 PCI。

3）溶栓治疗再通者的 PCI：溶栓治疗成功的病人，如无缺血复发表现，可在 7 ~ 10 天后行冠状动脉造影，如残留的狭窄病变适宜于 PCI 可行 PCI 治疗。

（2）溶栓疗法：如不能在 120 分钟内转运至可行 PCI 术的单元，无禁忌证者应立即（接诊病人后 30 分钟内）行本法治疗。

1）适应证：①缺血性胸痛超过 30 分钟，不能被硝酸甘油缓解，两个或两个以上相邻导联 ST 段抬高（胸导联 >0.2mV，肢导联 >0.1mV），或病史提示急性心肌梗死伴左束支传导阻滞，起病时间 <12 小时，病人年龄 <75 岁；②ST 段显著抬高的心肌梗死病人年龄 >75 岁，经慎重权衡利弊仍可考虑；③ST 段抬高的心肌梗死，发病时间已达 12 ~ 24 小时。

2）禁忌证：①既往发生过出血性脑卒中，1 年内发生过缺血性脑卒中或脑血管事件；②颅内肿瘤；③近期（2 ~ 4 周）有活动性内脏出血；④可疑为主动脉夹层；⑤入院时严重且未控制的高血压（>180/110mmHg）或慢性严重高血压病史；⑥目前正在使用治疗剂量的抗凝药或已知有出血倾向；⑦近期（2 ~ 4 周）创伤史，包括头部外伤、创伤性心肺复苏或较长时间（>10 分钟）的心肺复苏；⑧近期（<3 周）外科大手术；⑨近期（<2 周）曾有在不能压迫部位的大血管行穿刺术。

3）溶栓药物：常用尿激酶、链激酶或重组组织型纤维蛋白溶酶原激活剂等。

溶栓是否成功根据冠状动脉造影直接判断。而间接根据有：①心电图抬高的 ST 段于 2 小时内回

降 >50%；②胸痛 2 小时内基本消失；③2 小时内出现再灌注性心律失常（一过性加速性室性自主心律最有特异性）；④血清 CK-MB 酶峰值提前出现（14 小时内）。其中四项中有两项成立提示溶栓成功（除去②③联合）。

（3）紧急 CABG 术：介入治疗失败或溶栓治疗无效有手术指征者，争取 6~8 小时内施行。

4. 积极消除心律失常

（1）发生心室颤动或持续多形室性心动过速时，尽快采用非同步或同步直流电除颤或复律。室性心动过速药物疗效不满意时也应及早用同步直流电复律。

（2）如室性心律失常反复者可用胺碘酮。

（3）对缓慢性心律失常可用阿托品，必要时临时起搏。

（4）房室传导阻滞发展到第二度或第三度，伴有血流动力学障碍者宜用临时心脏起搏器。

（5）室上性快速心律失常用维拉帕米、地尔硫䓬、美托洛尔、胺碘酮等药物治疗不能控制时，可考虑用同步直流电转复治疗。

5. 治疗心力衰竭

主要按左心衰处理，注意的是心肌梗死 24 小时内一般不使用洋地黄药物，右心衰慎用利尿剂。

6. 其他治疗

（1）β 受体阻滞剂：如无禁忌证应尽早使用美托洛尔等 β 受体阻滞剂，可能防止梗死范围的扩大，提高室颤阈值，改善急、慢性期的预后。

（2）ACEI 和 ARB：从低剂量开始，逐渐增加剂量，有助于改善恢复期心肌的重塑，降低心力衰竭的发生率，降低死亡率。

（3）不建议常规应用非二氢吡啶类 CCB。但非二氢吡啶类 CCB 可用于硝酸酯类和 β 受体阻滞剂之后仍有持续性心肌缺血或房颤伴心室率过快的病人。

（4）调脂药物：宜尽早应用可从中获益。

【预防】

以下预防措施亦适用于心绞痛病人。预防动脉粥样硬化和冠心病，属一级预防，已有冠心病及心肌梗死病史者还应预防再次梗死及其他心血管事件称之为二级预防。二级预防应全面综合考虑，为便于记忆可归纳为以 A、B、C、D、E 为符号的五个方面：

1. Aspirin 抗血小板聚集（或氯吡格雷，噻氯匹定）；ACE 抑制剂或 ARB；Anti-anginals 抗心绞痛，硝酸酯类制剂。

2. Beta-blocker 预防心律失常，减轻心脏负荷等；Blood pressure control 控制好血压。

3. Cholesterol lowing 控制血脂水平；Cigarettes quitting 戒烟。

4. Diet control 控制饮食；Diabetes treatment 治疗糖尿病。

5. Education 普及冠心病教育，包括病人及家属；Exercise 鼓励有计划的、适当的运动锻炼。

（范慧敏）

第五节　心脏瓣膜病

心脏瓣膜病（valvular heart disease）是由于炎症、黏液样变性、退行性改变、先天性畸形、缺血性坏死、创伤等原因引起的单个或多个瓣膜结构（包括瓣叶、瓣环、腱索或乳头肌）功能或结构异常，导致瓣口狭窄和（或）关闭不全。二尖瓣最常受累，其次为主动脉瓣。风湿性心脏病（rheumatic heart disease）简称风心病，仍是我国常见心脏病之一。瓣膜黏液样变性和老年瓣膜钙化在我国日渐增多。

一、 二尖瓣狭窄

二尖瓣狭窄（mitral stenosis）的最常见病因为风湿热。病人多为女性。罕见病因为先天性畸形或结缔组织病。正常人的二尖瓣口面积为 4~6cm^2，当瓣口面积减小一半即对跨瓣血流产生影响而定义为狭窄。瓣口面积 1.5cm^2 以上为轻度、1~1.5cm^2 为中度、小于 1cm^2 为重度狭窄。

【临床表现】

1. 症状 一般在二尖瓣中度狭窄（瓣口面积 <1.5cm^2）时方有明显症状。

（1）呼吸困难：为最常见的早期症状。多先有劳力性呼吸困难，随狭窄加重，出现静息时呼吸困难、端坐呼吸和阵发性夜间呼吸困难，甚至发生急性肺水肿。

（2）咯血：有以下几种情况：①突然咯大量鲜血，通常见于严重二尖瓣狭窄。支气管静脉同时回流入体循环静脉和肺静脉，当肺静脉压突然升高时，黏膜下淤血、扩张而壁薄的支气管静脉破裂引起大咯血。②阵发性夜间呼吸困难或咳嗽时的血痰或血丝痰。③急性肺水肿时咳大量粉红色泡沫状痰。④肺梗死伴咯血。

（3）咳嗽：常见，尤其在冬季明显，可能与支气管黏膜瘀血水肿易患支气管炎或左心房增大压迫左主支气管有关。

2. 体征

重度二尖瓣狭窄常有"二尖瓣面容"，双颧绀红。

（1）二尖瓣狭窄的心脏体征：①心尖区可闻第一心音亢进和开瓣音，提示前叶柔顺、活动度好，如瓣叶钙化僵硬，则第一心音减弱，开瓣音消失；②心尖区有隆隆样舒张中晚期杂音。常可触及舒张期震颤。

（2）肺动脉高压和右心室扩大的心脏体征：右心室扩大时可见心前区心尖搏动弥散，肺动脉高压时肺动脉瓣区第二心音亢进或伴分裂。当肺动脉扩张引起相对性肺动脉瓣关闭不全时，可在胸骨左缘第 2 肋间闻及舒张早期递减型高调叹气样杂音，称 Graham-Steel 杂音。

【辅助检查】

1. X 线检查 左心房增大、肺瘀血、间质肺水肿（如 Kerley B 线）等征象。

2. 心电图 电轴右偏，有"二尖瓣型 P 波"，P 波宽度 >0.12 秒，伴切迹，心房颤动常见。

3. 超声心动图 是诊断二尖瓣狭窄的可靠方法。M 型示二尖瓣城墙样改变（EF 斜率降低，A 峰消失）。二维超声心动图可显示狭窄瓣膜的形态和活动度，测绘二尖瓣口面积。超声心动图还可对房室大小、室壁厚度和运动、心室功能、肺动脉压、其他瓣膜异常和先天畸形等方面提供信息。

【诊断和鉴别诊断】

心尖区有隆隆样舒张期杂音伴 X 线或心电图示左心房增大，结合超声心动图可明确诊断。

心尖区舒张期隆隆样杂音尚见于如下情况：

1. 经二尖瓣口血流增加 严重二尖瓣反流、大量左至右分流的先天性心脏病（如室间隔缺损）和高动力循环（如贫血）时，心尖可有短促的隆隆样舒张中期杂音，为相对性二尖瓣狭窄。

2. 主动脉瓣关闭不全 严重主动脉瓣关闭不全时出现 Austin-Flint 杂音，一般不伴有第一心音亢进和舒张期震颤，系相对二尖瓣狭窄所致。

【并发症】

1. **心房颤动**　为早期的常见并发症，可能为病人就诊的首发症状，也可为首次呼吸困难发作的诱因和病人体力活动明显受限的开始。心房颤动的发生率随左房增大和年龄增长而增加。

2. **急性肺水肿**　为重度二尖瓣狭窄的严重并发症。病人突然出现重度呼吸困难和发绀，不能平卧，咳粉红色泡沫痰，双肺满布干湿性啰音。

3. **血栓栓塞**　20% 的病人发生体循环栓塞。血栓来源于左心耳或左心房。心房颤动、大左心房（直径 >55mm）、栓塞史或心排血量明显降低为发生体循环栓塞的危险因素。

4. **右心衰竭**　为晚期常见并发症。

5. **肺部感染**。

【治疗】

1. **一般治疗**　①预防风湿热复发。有风湿活动的病人应长期应用苄星青霉素 120 万 U，每月肌注一次；②无症状者避免剧烈体力活动，定期复查；③呼吸困难应减少体力活动，限制钠盐摄入，避免诱发急性肺水肿的因素。

2. **并发症的处理**

（1）急性肺水肿：处理原则与急性左心衰竭所致的肺水肿相似。但应注意：①避免使用以扩张小动脉为主、减轻心脏后负荷的血管扩张药物，应选用扩张静脉系统、减轻心脏前负荷为主的硝酸酯类药物；②正性肌力药物对二尖瓣狭窄的肺水肿无益，仅在心房颤动伴快速心室率时应用洋地黄类，以减慢心室率。

（2）心房颤动：见心律失常章节。

（3）右心衰竭：限制钠盐摄入，应用利尿剂和地高辛。

3. **介入和手术治疗**　二尖瓣口有效面积 <1.5cm^2，伴有症状，应介入或手术扩大瓣口面积减轻狭窄。如肺动脉高压明显，即使症状不重，也应及早干预。

二、二尖瓣关闭不全

收缩期二尖瓣关闭依赖二尖瓣装置（瓣叶、瓣环、腱索、乳头肌）和左心室的结构和功能的完整性，其中任何部分的异常均可致二尖瓣关闭不全（mitral incompetence）。二尖瓣关闭不全可分为急性和慢性两种类型，其中临床上以慢性多见，本章仅讨论慢性二尖瓣关闭不全。

【病因】

二尖瓣关闭不全最常见病因为风湿性损害，占二尖瓣关闭不全的 1/3，女性为多。也可见于二尖瓣环退行性变和瓣环钙化、二尖瓣脱垂、感染性心内膜炎（破坏二尖瓣瓣叶）、肥厚型心肌病（二尖瓣前叶向前运动导致二尖瓣关闭不全）、先天性心脏病（心内膜垫缺损常合并二尖瓣前叶裂导致关闭不全）、左心室增大（二尖瓣环扩大而导致二尖瓣相对关闭不全）、乳头肌功能不全或断裂等。

【临床表现】

（一）症状

轻度二尖瓣关闭不全可终身无症状。严重反流有心排血量减少，出现疲乏无力，活动后气促，肺瘀血的症状如呼吸困难出现较晚。急性肺水肿和咯血较二尖瓣狭窄少见。

（二）体征

1. **心尖搏动** 左心室增大时向左下移位。

2. **心音** 重度关闭不全时，第一心音减弱。由于左心室射血时间缩短，A_2 提前，第二心音分裂增宽。

3. **心脏杂音** 全收缩期吹风样高调一贯型杂音，在心尖区最响。杂音可向左腋下和左肩胛下区传导。后叶异常时，杂音则向胸骨左缘和心底部传导。

【辅助检查】

1. **X线检查** 重度反流常见左心房、左心室增大，左心室衰竭时可见肺瘀血和间质性肺水肿征。

2. **心电图** 二尖瓣关闭不全主要为左心房增大，部分有左心室肥厚和非特异性 ST-T 改变，少数有右心室肥厚征。

3. **超声心动图** 彩色多普勒血流显像可于二尖瓣心房侧和左心房内探及收缩期反流束，诊断二尖瓣关闭不全的敏感性几乎达到 100%，且可半定量反流程度。超声心动图还可提供心腔大小、心功能和合并其他瓣膜损害的资料。

【诊断和鉴别诊断】

心尖区有典型杂音伴左心房室增大，诊断可以成立，确诊有赖超声心动图。

由于心尖区杂音可向胸骨左缘传导，应注意与以下情况鉴别：

1. **三尖瓣关闭不全** 为全收缩期杂音，在胸骨左缘第 4、5 肋间最清楚，右心室显著扩大时可传导至心尖区，但不向左腋下传导。杂音在吸气时增强，常伴颈静脉收缩期搏动和肝收缩搏动。

2. **室间隔缺损** 为全收缩期杂音，在胸骨左缘第 4 肋间最清楚，不向腋下传导，常伴胸骨旁收缩期震颤。

【并发症】

心房颤动可见于 3/4 的慢性重度二尖瓣关闭不全病人；感染性心内膜炎较二尖瓣狭窄常见；体循环栓塞见于左心房扩大、慢性心房颤动的病人，较二尖瓣狭窄少见；心力衰竭晚期发生。

【治疗】

1. **内科治疗**

（1）预防感染性心内膜炎；风心病者需预防风湿活动。

（2）无症状、心功能正常者无需特殊治疗，但应定期随访。

（3）心房颤动的处理见心律失常章节。

（4）心力衰竭者，应限制钠盐摄入，使用利尿剂、血管紧张素转换酶抑制剂和洋地黄。

2. **外科治疗** 为恢复瓣膜关闭完整性的根本措施。应在发生不可逆的左心室功能不全之前施行，否则术后预后不佳。慢性二尖瓣关闭不全的手术适应证：①重度二尖瓣关闭不全伴心功能 NYHA Ⅲ 或 Ⅳ 级；②心功能 NYHA Ⅱ 级伴心脏大，左室收缩末期容量指数（LVESVI）$>30ml/m^2$；③重度二尖瓣关闭不全，LVEF 减低，左室收缩及舒张末期内径增大，LVESVI 高达 $60ml/m^2$，虽无症状也应考虑手术治疗。手术方法有瓣膜修补术和人工瓣膜置换术二种。

三、 主动脉瓣狭窄

主动脉瓣狭窄（aortic stenosis）可见于风湿性损害、先天性畸形（如二叶式主动脉瓣）及退行性老年性瓣膜钙化。其中风湿性主动脉瓣狭窄，大多伴有关闭不全和二尖瓣损害。成人主动脉瓣口

$>3.0cm^2$。当瓣口面积减少一半时，收缩期仍无明显跨瓣压差。瓣口 $<1.0cm^2$ 时，左心室收缩压明显升高，跨瓣压差显著。

【临床表现】

1. **症状** 呼吸困难、心绞痛和晕厥为典型主动脉瓣狭窄的三联征。

（1）呼吸困难：主动脉瓣狭窄晚期肺瘀血，出现劳力性呼吸困难，进而可发生阵发性夜间呼吸困难、端坐呼吸和急性肺水肿。

（2）心绞痛：见于 60% 的有症状病人。主要由心肌缺血所致。

（3）晕厥或接近晕厥：见于 1/3 的有症状病人。多发生于直立、运动中或运动后即刻，由脑缺血引起。

2. **体征**

（1）心音：第一心音正常。由于左心室射血时间延长，第二心音常为单一性，严重狭窄者呈第二心音逆分裂。

（2）收缩期喷射性杂音为吹风样、粗糙、递增 - 递减型，在胸骨右缘第 2 或左缘第 3 肋间最响，主要向颈动脉传导，常伴震颤。

【辅助检查】

1. **X 线检查** 心影正常或左心室轻度增大，左心房可能轻度增大，升主动脉根部常见狭窄后扩张。晚期可有肺瘀血征象。

2. **心电图** 重度狭窄者有左心室肥厚伴 ST-T 继发性改变和左心房大。可有室内阻滞、心房颤动或室性心律失常。

3. **超声心动图** 可明确诊断和判定狭窄程度，有助于确定狭窄的病因。用连续波多普勒测定可计算出平均和峰跨膜压差以及瓣口面积。超声心动图还提供心腔大小、左室肥厚及功能等多种信息。

【诊断和鉴别诊断】

具有典型主动脉狭窄杂音时，较易诊断。如合并主动脉瓣关闭不全或二尖瓣损害，多为风心病。确诊有赖超声心动图。

主动脉瓣狭窄与左心室流出道梗阻疾病的鉴别：梗阻性肥厚型心肌病有收缩期二尖瓣前叶前移，致左心室流出道梗阻，产生收缩中或晚期喷射性杂音，胸骨左缘最响，不向颈部传导，有快速上升的重搏脉。超声心动图可鉴别。

【并发症】

心律失常，可发生心房颤动、房室传导阻滞及室性心律失常；心脏性猝死可见于 1%～3% 的病人；感染性心内膜炎不常见；体循环栓塞少见；发生左心衰后，自然病程则明显缩短。

【治疗】

1. **内科治疗** 包括：①预防感染性心内膜炎，如为风心病，应预防风湿热。②无症状的轻度狭窄病人每 2 年复查一次，包括超声心动图定量测定瓣口面积等。中和重度狭窄的病人应避免剧烈体力活动，每 6～12 个月复查一次。③预防及治疗心房颤动。④心绞痛可试用硝酸酯类药物。⑤心力衰竭者应限制钠盐摄入，不可过度利尿，不可使用作用于小动脉的血管扩张剂，以防血压过低。

2. **外科治疗** 人工瓣膜置换术为治疗成人主动脉瓣狭窄的主要方法。无症状的轻、中度狭窄病人暂不需手术治疗。重度狭窄（平均跨瓣压差 >50mmHg）伴心绞痛、晕厥或心力衰竭症状为手术的适应证；或虽无症状，但伴有进行性心脏增大和（或）明显左心室功能不全，也应考虑手术。儿童和青少年的非钙化性先天性主动脉瓣严重狭窄，甚至包括无症状者，可在直视下行瓣膜交界处分离术。

3. **经皮球囊主动脉瓣成形或瓣膜置换术** 适用于高龄、有心力衰竭和高手术危险的病人，严重主动脉瓣狭窄的心源性休克者以及不适于手术治疗的严重钙化性主动脉瓣狭窄病人。

四、 主动脉瓣关闭不全

主动脉瓣关闭不全（aortic incompetence）由于主动脉瓣和（或）主动脉根部疾病所致。可分为急性和慢性两种类型，本章仅讨论临床多见的慢性主动脉瓣关闭不全。主动脉瓣疾病：风心病最常见，也可见于感染性心内膜炎、先天性畸形（如二叶式主动脉瓣）、主动脉瓣黏液样变性等。主动脉根部扩张：梅毒性主动脉炎致主动脉根部扩张、Marfan综合征、强直性脊柱炎升主动脉弥漫性扩张、升主动脉瘤等。

【临床表现】

1. **症状** 早期有心悸、心前区不适、头部强烈搏动感等与心搏量增多有关的症状。晚期出现左心室衰竭表现。心绞痛较主动脉瓣狭窄时少见。常有体位性头晕，晕厥罕见。

2. **体征**

（1）血管收缩压升高，舒张压降低，脉压增大。周围血管征常见，包括随心脏搏动的点头征、颈动脉和桡动脉扪及水冲脉，股动脉枪击音、听诊器轻压股动脉闻及双期杂音和毛细血管搏动征等。

（2）心尖搏动向左下移位，呈心尖抬举性搏动。

（3）第二心音主动脉瓣成分减弱或缺如。主动脉瓣听诊区听到与第二心音同时开始的高调叹气样递减型舒张早期杂音，坐位、前倾、深呼吸时易听到。重度反流者，常在心尖区听到舒张中晚期隆隆样杂音（Austin-Flint杂音）。

【辅助检查】

1. **X线检查** 左心室增大，可有左心房增大。升主动脉继发性扩张仍比主动脉瓣狭窄时明显，并可累及整个主动脉弓。左心衰竭时有肺瘀血征。

2. **心电图** 常见左心室肥厚劳损。

3. **超声心动图** 脉冲式多普勒和彩色多普勒血流显像在主动脉瓣的心室侧可探及全舒张期反流束，为最敏感的确定主动脉瓣反流的方法，通过计算反流血量与搏出血量的比例，可判断病变的严重程度。

【诊断和鉴别诊断】

主动脉瓣关闭不全的诊断主要依据是主动脉瓣典型关闭不全的舒张期杂音伴周围血管征。超声心动图可确诊。

【并发症】

感染性心内膜炎较常见；可发生室性心律失常但心脏性猝死少见；心力衰竭在慢性者于晚期始出现。

【治疗】

1. **内科治疗** ①预防感染性心内膜炎，如为风心病应预防风湿热；②无症状的轻或中度反流者，应限制体力活动，并每1~2年随访一次，应包括超声心动图检查；③出现心力衰竭时应用ACE抑制剂和利尿剂，必要时可加用洋地黄类药物；④心绞痛可用硝酸酯类药物；⑤积极纠正心房颤动和治疗心律失常。

2. **外科治疗** 人工瓣膜置换术为严重主动脉瓣关闭不全的主要治疗方法，应在不可逆的左心室功能不全发生之前进行。无症状（呼吸困难或心绞痛）和左心室功能正常的严重反流不需手术，但需密切随访。感染性心内膜炎所致的主动脉关闭不全，宜尽早手术。此外，下列情况的严重关闭不全应手术治疗：①有症状和左心室功能不全者；②无症状伴左心室功能低下者，经系列无创检查（超声心动图）显示持续或进行性左心室收缩末容量增加或静息射血分数降低者；③有症状而左心室功能正常者，先试用内科治疗，如无改善，不宜拖延手术时间。手术的禁忌证为 LVEF<15%～20%，LVEDD>80mm 或 LVEDVl>300ml/m^2。

（范慧敏）

第六节　心肌疾病

心肌病是一组异质性心肌疾病，由不同病因引起的心肌病变导致心肌机械和（或）心电功能障碍，常表现为心室肥厚或扩张。该病可局限于心脏本身，亦可为系统性疾病的部分表现，最终导致心脏性死亡或进行性心力衰竭。心肌病的分类具体如下。

遗传性心肌病：肥厚型心肌病、右心室发育不良心肌病、左心室致密化不全、糖原贮积症、先天性传导阻滞、线粒体肌病、离子通道病（如长 QT 综合征、Brugada 综合征、短 QT 综合征、儿茶酚胺敏感室速等）。

混合性心肌病：扩张型心肌病、限制型心肌病。

获得性心肌病：感染性心肌病、心动过速心肌病、心脏气球样变、围生期心肌病。

一、扩张型心肌病

扩张型心肌病（dilated cardiomyopathy，DCM）是一类以不明原因的心脏扩大伴收缩功能障碍为特征的心肌病。该病常见，病因多样，可能病因包括感染、非感染的炎症、中毒、内分泌和代谢紊乱、遗传、精神创伤等。

【临床表现】

主要为左心衰竭、全心衰竭、心律失常、栓塞等各种并发症的表现，如不同程度的呼吸困难、运动耐量下降、腹胀、水肿、心悸、头晕等。发生栓塞时可表现为相应脏器受累的表现。

心脏扩大最常见，听诊可发现心尖部第一心音减弱、奔马律或心律失常，心尖常可闻及收缩期杂音。颈静脉怒张、肝大及外周水肿等亦较常见。

【诊断】

对于有慢性心力衰竭临床表现，超声心动图检查有心腔扩大与心脏收缩功能减低，即应考虑扩张型心肌病。

应除外引起心脏扩大、收缩功能减低的其他继发原因，包括心脏瓣膜病、高血压性心脏病、冠心病、先天性心脏病等。可通过病史、体格检查、超声心动图、心肌核素扫描、心脏磁共振、冠状动脉 CT 等检查，必要时做心内膜心肌活检。

【治疗】

积极寻找病因，给予相应的治疗，如控制感染、戒酒、治疗相应的内分泌疾病或自身免疫病，纠正电解质代谢紊乱，改善营养失衡等。

在疾病早期，应积极进行药物干预，使用 β 受体阻滞剂、ACEI 或 ARB，可减轻心室重构及心肌进一步损伤，延缓病变发展。当出现心力衰竭的症状时，按照慢性心力衰竭治疗指南进行治疗（详见心力衰竭章节）。

二、 肥厚型心肌病

肥厚型心肌病（hypertrophic cardiomyopathy，HCM）是以心肌肥厚为特征，通常表现为室间隔非对称性肥厚。根据左心室流出道有无梗阻可分为梗阻性和非梗阻性肥厚型心肌病。为青少年猝死最常见的原因之一。为常染色体显性遗传。

【临床表现】

常无症状，也可以晕厥或猝死为首发症状。常见症状包括心悸、呼吸困难、心绞痛、乏力、运动性晕厥等。

常见体征有心尖搏动增强、心脏扩大、第四心音，在胸骨左下缘或心尖内侧粗糙吹风性收缩中晚期杂音。凡增强心肌收缩力或降低动脉阻力的因素，均可使杂音增强，凡能降低心肌收缩力或增加动脉阻力的因素，均可使杂音减弱。回心血量增多时杂音减弱，回心血量减少时杂音增强。

【诊断】

青中年病人在胸骨左下缘听到粗糙吹风性收缩期杂音，有家族史者，应想到本病的可能，心电图、X线、超声心动图检查可提供重要诊断依据。超声心动图可见室间隔非对称性肥厚，厚度超过15mm，室间隔与左室后壁厚度比值超过 1.3 ~ 1.5，但也可以为均匀肥厚及心尖肥厚。心导管检查发现左心室与流出道间有压力阶差，心脏磁共振检查有助于诊断，基因检查有助于明确遗传学异常。

【治疗】

HCM 治疗旨在改善症状、减少并发症和预防猝死。其方法是通过减轻流出道梗阻、改善心室顺应性、防治血栓栓塞事件、识别高危猝死病人。

1. 药物治疗　应用 β 受体阻滞剂或非二氢吡啶类钙通道阻滞剂减轻流出道梗阻。对于疾病后期出现的心力衰竭按慢性心力衰竭治疗。对于合并房颤病人可使用胺碘酮复律或 β 受体阻滞剂控制心室率，同时考虑口服抗凝药物治疗。

2. 非药物治疗　对于药物治疗无效有手术适应证的病人考虑行室间隔切除术，亦可行酒精室间隔消融术。双腔起搏器置入有助于减轻左心室流出道梗阻。

3. 猝死的风险评估和 ICD 预防　HCM 是青年和运动员猝死的最常见病因，对于存在高危风险的 HCM 病人，ICD 能有效预防猝死的发生。

三、 限制型心肌病

限制型心肌病（restrictive cardiomyopathy，RCM）：心室壁僵硬增加、舒张功能降低、心室充盈受限而产生临床右心衰为特征的一类心肌病。本病病因不明，预后较差。

【临床表现】

青壮年常见，初期可无症状，部分有头昏、乏力，心悸。以后出现呼吸困难、腹胀、肝大、腹水、下肢水肿等心力衰竭表现，酷似缩窄性心包炎。

【诊断】

根据运动耐量下降、水肿病史及右心衰的检查结果，如果心电图肢导联低电压、超声心动图见双房大、室壁不厚或增厚、左心室不扩大而充盈受限，应考虑 RCM。本病应与肝硬化、缩窄性心包炎、心内膜弹力纤维增生症相鉴别。

【治疗】

1. 避免劳累，防止感染，有心力衰竭者可用强心、利尿、血管扩张剂，但疗效不佳，预后不良。

2. **外科手术治疗** 采用心内膜剥离术加瓣膜置换术，效果良好。

四、致心律失常性右室心肌病

致心律失常性右室心肌病（arrhythmogenic right ventricular cardiomyopathy，ARVC），是一种以右室心肌，特别是右室游离壁心肌逐渐被脂肪及纤维组织替代为特征，许多同时存在遗传背景，多发生心律失常、心力衰竭及心源性猝死。

【临床表现】

早期无临床症状体征，甚至辅助检查均无异常，但可以发生心律失常性猝死。典型的症状包括心悸、晕厥、乏力、水肿等，部分病人以心源性猝死为首发表现。查体可见心脏扩大、心率快、心律不齐、心音低钝等。晚期可以出现右心衰竭甚至全心衰竭。

【辅助检查】

1. **心电图** 有特征性的心室除极复极异常，表现为：①心电图可以出 epsilon 波，是由部分右室纤维延迟激活形成；②无右束支传导阻滞病人，右胸导联 QRS 波增宽，大于 110 毫秒；③右胸导联 R 波降低；④右胸导联出现倒置的 T 波；⑤存在室性心律失常，晚电位通常异常。

2. **超声心动图** 可见右心室扩大，右室收缩功能下降、右心室节段性运动异常，右心室室壁不均匀变薄，局限性室壁瘤形成等。

3. **磁共振** 可见右心室扩大、室壁变薄、纤维脂肪组织浸润等。

4. **心内电生理检查** 可发现起源于右心室的折返性室性心动过速，标测可发现部分区域室壁心室波低电压（"瘢痕区"）及右心室总激动时间延长。

【诊断】

根据特征性心室除极复极异常、起源于右心室的折返性室性心动过速、右心室扩大、室壁不均匀变薄等，多数比较容易诊断。家族史、不明原因晕厥等病史等有助于诊断。但应与引起室性心动过速及心力衰竭其他疾病相鉴别。

【治疗】

ARVC 无特异性治疗，主要是防治心律失常和降低猝死的风险。发生过心脏骤停、血流动力学不稳定的持续性单形性室性心动过速、不明原因晕厥、猝死家族史者，应积极安置 ICD 预防猝死。频繁室性期前收缩、非持续性室速、血流动力学稳定的持续性室速，猝死的风险亦增加，可选择经验性使用抗心律失常药物、导管消融或必要时行 ICD 安置术。有心力衰竭和其他并发症者，积极对症治疗，可行心脏移植术。

五、心肌炎

心肌炎（myocarditis）是多种原因造成的心肌的炎症性病变，病变范围及程度有较大差别，轻者可无临床症状，严重可致猝死，诊断及时并经适当治疗者，可完全治愈，迁延不愈者，可形成慢性心肌炎或演变为心肌病。

常见病因是感染，病毒、细菌、立克次体、真菌、原虫均可致心肌炎，其中以病毒性心肌炎最常见。此外，免疫反应及理化因素亦能导致心肌炎。本节重点介绍病毒性心肌炎。

【临床表现】

1. **病史** 病人在 1～3 周内有上呼吸道感染、腹泻等病毒感染表现，如发热、咽痛、咳嗽、呕吐、腹泻、肌肉酸痛等，之后出现不能用一般原因解释的重度乏力、心悸、胸痛、呼吸困难、水肿、晕厥、猝死。

2. **体征** 常见窦性心动过速，心率与体温不平行。也可有窦性心动过缓及各种心律失常，心界扩大者占 1/3～1/2，见于重症心肌炎。出现心力衰竭者，第一心音减弱，可闻及舒张期奔马律，肺部啰音等体征。合并心包炎者可闻及心包摩擦音。重症病人可出现血压降低、四肢湿冷等心源性休克体征。

【诊断】

病毒性心肌炎的诊断主要为临床诊断。根据典型的前驱感染史、相应的临床症状及体征、心电图、心肌酶学检查或超声心动图、磁共振显示的心肌损伤证据，应考虑诊断，确诊有赖于心内膜心肌活检。

【治疗】

目前病毒性心肌炎尚无特效的治疗方法，应该以针对左心衰的治疗为主。病人应避免劳累，适当休息。出现心力衰竭时酌情使用利尿剂、血管扩张剂、ACEI 等。出现心律失常时可采用抗心律失常药物。高度房室传导阻滞或窦房结功能损害而出现晕厥或明显低血压可考虑使用临时心脏起搏器。

糖皮质激素不主张常规使用。此外，临床上还可应用促进心肌代谢的药物如三磷酸腺苷、辅酶 Q_{10}、辅酶 A、曲美他嗪等。

暴发性心肌炎或重症心肌炎进展快、死亡率高，应在药物治疗基础上保证心肺支持。

（李国标）

第七节　周围血管疾病

周围血管疾病包括周围动脉疾病（损伤、先天性动静脉瘘、后天性动静脉瘘、血栓闭塞性脉管炎、动脉硬化闭塞症、急性动脉栓塞、周围动脉瘤、雷诺综合征等）、周围静脉疾病（单纯性下肢浅静脉曲张、原发性深静脉瓣膜功能不全、血栓性浅静脉炎、急性深静脉血栓形成等）。

一、动脉硬化闭塞症

动脉硬化闭塞症（arteriosclerosis obliterans，ASO）是一种全身性的血管退行性病变，但以下肢多见，常侵犯股浅动脉。故本节仅介绍下肢动脉硬化闭塞症。

【临床表现】

下肢动脉硬化闭塞症症状的有无和严重程度，与病变进展的速度、动脉狭窄程度及侧支循环形成的进度相关。症状一般由轻至重逐渐发展，但在动脉硬化狭窄基础上继发急性血栓形成时，可导致症状突然加重。

早期可无明显症状，或仅有轻微不适，如病变肢体畏寒、发凉、苍白。之后逐渐出现行走一段距离后，患肢疲劳、酸痛，被迫休息，休息一段时间后症状可完全缓解，再次行走后症状复现，这种现象被称为间歇性跛行。病变进一步发展，则出现静息痛，即在休息时就发生患肢疼痛。体格检查早期可见患肢远端皮肤苍白、皮肤温度较低、足背动脉搏动减弱，后期可见患肢远端皮肤发绀、皮肤温度

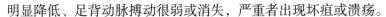

明显降低、足背动脉搏动很弱或消失，严重者出现坏疽或溃疡。

【辅助检查】

1. **节段性动脉收缩压测定** 测量下肢动脉不同平面的压力水平并双侧对比，可初步确定动脉有无病变及其部位。

2. **踝肱指数（ABI）** 应用多普勒血流仪与压力计，测算下肢踝部动脉收缩压与上肢肱动脉收缩压之比，可提示是否存在缺血及程度。

3. **经皮氧分压测定** 通过测定局部组织的氧分压，可间接了解局部组织的血流灌注情况，评价缺血程度。

4. **彩色多普勒超声** 为常用影像检查项目，可见动脉硬化斑块、管腔狭窄、闭塞等。

5. **CT 血管成像（CTA）** 已成为下肢动脉硬化闭塞症的首选检查方法，可清楚显示动脉病变的部位、范围、程度，有助于明确诊断，并为治疗方案的确定提供帮助。

6. **磁共振血管成像（MRA）** 可清楚显示动脉病变的部位、范围、程度，但对钙化的分辨能力差。

7. **数字减影血管造影（DSA）** 能确切显示病变部位、范围、程度、侧支循环情况，延迟现象可评价远端流出道情况。

8. **实验室检查** 血糖、血脂检测值高于正常。

【诊断】

1. 有本病的临床表现，尤其是 50 岁以上男性、糖尿病、高脂血症、高血压、吸烟、肥胖者。

2. 有相应的血流动力学检查、实验室检查和影像学检查阳性结果。

3. 排除其他动脉闭塞性疾病。

【治疗】

1. **一般治疗** 包括控制血压、血糖、血脂，严格戒烟等，并积极诊治可能伴发的心脑血管疾病。注意足部护理，避免皮肤破损、烫伤等。药物治疗主要用于早、中期病人，常用药物有抗血小板聚集药、血管扩张剂等。

2. **手术治疗**

（1）动脉旁路术：应用人工血管或自体大隐静脉，于闭塞血管近、远端正常血管之间建立旁路。

（2）动脉内膜剥脱术：适用于短段腹主动脉、髂动脉狭窄或闭塞的病人，目前已较少应用。

（3）经皮腔内血管成形术 / 支架植入术：为微创治疗方法，经动脉穿刺，输送球囊导管至动脉狭窄或闭塞的部位，扩张、重建动脉管腔，结合血管腔内支架的使用，可获得较好的治疗效果。

二、 血栓闭塞性脉管炎

血栓闭塞性脉管炎（thromboangiitis obliterans，TAO）是一种以肢体中小动脉为主、常累及静脉的炎症性闭塞性疾病，绝大多数发生于下肢，偶见于内脏血管。好发于 20～45 岁男性吸烟者，多无高血压和冠心病史。

【临床表现】

根据肢体缺血程度，对本病进行临床分期，各期临床表现不同。国外多采用 Fontaine 四期分类，我国多采用三期分类法，其中第三期又分为三级。

Ⅰ期（局部缺血期）：肢体末梢畏寒、发凉、麻木，气温低时感觉更明显。病人行走一定距离后，足底或小腿肌肉酸胀疼痛而被迫止步，休息片刻后疼痛消失，称为间歇性跛行。

Ⅱ期（营养障碍期）：跛行加重，行走距离缩短，静息时有足底和小腿疼痛，称为静息痛。体格检查可见皮肤变薄、皮下脂肪减少、汗毛稀疏、肌肤萎缩，肢端动脉搏动明显减弱或消失。

Ⅲ期（组织坏死期）：从足趾开始皮肤颜色变黑，逐渐向近端扩展。无感染时呈干性坏疽，继发感染时呈湿性坏疽。病人剧痛难忍。根据坏疽平面分为三级，一级坏疽局限于足趾，二级坏疽超过跖趾关节，三级坏疽达踝关节。

本病的病变活动有周期性，分为病变活动期和病情稳定期。发病前或发病过程中可出现反复发作的下肢游走性浅静脉炎。

病变活动期：肢体缺血表现突然或进行性加重，坏疽或溃疡范围扩大，伴有游走性静脉炎表现（静脉疼痛、条索样硬化和皮肤色素沉着）。血管无创检查可发现肢体血流减少或高位闭塞，血液高凝，免疫学检查阳性率高。

病情稳定期：肢体缺血表现明显或逐渐减轻，疼痛缓解或消失，皮温升高，皮肤颜色趋于正常。血管无创检查可发现肢体血流增加，免疫学检查结果呈阴性。

【辅助检查】

1. **实验室检查** 病变活动期凝血时间、凝血酶时间缩短，D- 二聚体增高，IgG、IgA 和循环免疫复合物明显高于正常。

2. **血流动力学检查** 多普勒血管超声检查、节段性动脉测压和测定踝 / 肱指数，可判定动脉闭塞的平面和组织缺血程度。

3. **影像学检查** MRI、CT 和动脉造影可显示病变动脉节段性闭塞，闭塞段之间基本正常。

【诊断】

1. 有本病的临床表现，尤其是 20 ~ 45 岁男性、吸烟、常发生下肢游走性浅静脉炎者。

2. 有相应的实验室检查、血流动力学检查和影像学检查阳性结果。

3. 排除其他动脉闭塞性疾病。

【鉴别诊断】

1. **下肢动脉硬化性闭塞症（ASO）** 可有间歇性跛行，多发生于 50 岁以上，有高血压、高血脂和糖尿病史。

2. **雷诺综合征** 多发于青年女性，常见临床表现为因寒冷或情绪变化引起的手指色泽改变和指端麻木疼痛，很少发生于下肢。

3. **大动脉炎** 多发于青年女性，主要病变为主动脉及其分支部的狭窄或闭塞，常伴有颈动脉、锁骨下动脉和肾动脉狭窄，少数发生于主 - 髂 - 股动脉病变者可引起下肢缺血。根据发病特点和影像学检查结果可进行鉴别。

【治疗】

1. **病人行为管理** 戒烟、防寒保暖、避免血管损伤和坚持治疗。

2. **药物治疗** 病变活动期可给予糖皮质激素、抗凝溶栓药物、扩张血管药物和中药；病情稳定期可给予扩张血管药物和祛聚药物。

3. **手术治疗** 方法有交感神经节切除术、血管重建术和干细胞移植等，需严格掌握手术适应证。

三、 单纯性下肢浅静脉曲张

单纯性下肢浅静脉曲张指病变仅局限于下肢浅静脉者，其病变范围包括大隐静脉、小隐静脉及其分支，绝大多数病人都发生在大隐静脉，临床习惯诊断为大隐静脉曲张。遗传因素、长期站立、肥胖等因素，可引起浅静脉瓣膜关闭不全、静脉壁顺应性减弱、静脉内压力升高，导致浅静脉血流反流。

【临床表现】

发病早期，多为下肢酸胀不适及钝痛感，同时有肢体沉重感、乏力。多在久站后上述感觉加重，通过平卧、肢体抬高则可缓解。病变中后期，静脉壁受损，静脉隆起、扩张、迂曲，呈蚯蚓样外观，以小腿内侧大隐静脉走行区明显。病程长者，肢体皮肤则出现营养性改变，如脱屑、瘙痒、色素沉着等，甚至形成湿疹及溃疡。随着病情的演变，可以伴随血管走行的疼痛、下肢肿胀、淤积性皮炎和浅静脉血栓等症状。

【辅助检查】

1. 多普勒超声检查　可显示浅、深静脉口径、血流速度、方向、有无反流及血栓等，为常规检查项目。

2. 下肢静脉造影　可了解浅、深静脉病变的性质、范围和程度。

【诊断与鉴别诊断】

1. 根据典型的临床表现和体征，即可以诊断下肢浅静脉曲张，但必须通过其他相关检查如多普勒超声及静脉造影，鉴别下肢浅静脉曲张是否由深静脉瓣功能不全引起。

2. 如下肢浅静脉曲张需要手术治疗，则应做深静脉通畅试验、大隐静脉瓣膜功能试验和交通静脉瓣膜功能试验。

【治疗】

症状与体征较轻者，可通过日常自我管理、穿专用弹力袜控制病情发展。症状与体征较重者，应手术治疗。

1. 日常自我管理　日常生活和工作中避免久坐久立，静坐、站立一段时间后，应慢步行走或做下肢屈伸活动以促进静脉回流。睡觉时可在小腿远端垫一枕头，使下肢远端抬高。平时可穿循序减压的医用弹力袜（裤）。

2. 手术治疗　常用的术式为大隐静脉高位结扎 - 曲张静脉剥脱术。

3. 其他　有硬化剂注射疗法、激光治疗、电凝治疗和冷冻治疗等。

四、血栓性浅静脉炎

血栓性静脉炎是指静脉的急性无菌性炎症，根据病变部位不同，静脉炎可分为浅静脉炎和深静脉炎。本节仅介绍血栓性浅静脉炎。

【临床表现】

1. 四肢血栓性浅静脉炎　四肢血栓性浅静脉炎表现为患肢局部红肿，疼痛，可触及索状硬条或串珠样结节，有触痛，周围皮肤呈现充血性红斑。若累及深静脉，出现患肢凹陷性肿胀，皮肤呈暗红色，有广泛的静脉曲张以及毛细血管扩张；后期出现局部营养障碍性改变，伴有瘀积性皮炎、色素沉着或浅表性溃疡。

2. 胸腹壁血栓性浅静脉炎　胸腹壁血栓性浅静脉炎，亦称 Mondor 病。易发生在肥胖、缺乏锻炼的中老年女性。主要表现为胸壁或腹壁受牵拉时病变静脉区域感觉剧烈疼痛，体格检查可见病变处线条状的轻度红肿，可触及变硬的条索状静脉，有触痛，胸壁或腹壁皮肤绷紧时可见病变区皮肤凹陷如浅沟。

【辅助检查】

1. 实验室检验

（1）血常规：根据白细胞和中性粒细胞的增高程度判断是否合并细菌感染。

（2）凝血：可有 D- 二聚体升高等血栓形成表现。

2. 影像学检查

（1）多普勒超声：探测局部血流的变化，当有血栓性静脉炎时可表现为局部血流信号消失或部分缺失，加压后管腔不能压扁。

（2）放射性核素检查：原理为放射性标记的人体纤维蛋白原能被正在形成的血栓摄取。可通过观察某一部位放射量的增减，判断血栓形成及演变过程。对小腿静脉丛内血栓形成检出率较高。

（3）电阻抗体积描记：静脉血栓形成时，电阻容积波幅变动小。对于主干静脉阻塞的诊断效果较好。

（4）静脉造影：静脉注入造影剂，通过有无充盈缺损，判断有无血栓形成，同时可明确血栓的位置、范围、形态和侧支循环情况。为诊断的金标准。

（5）静脉压测定：患肢静脉压升高，提示测压处近心端静脉有阻塞。

【诊断】

根据病史、局部表现、相关血液学阳性指标及准确的影像学结果可诊断本病。

【治疗】

1. 一般治疗　去除病因，如静脉导管等。如合并细菌感染，可酌情予以抗生素。下肢病变在急性期需抬高患肢，避免久站、久坐等，同时可加用医用弹力袜，促进静脉血液回流。局部可采用热敷、物理治疗等促进炎症吸收，止痛。

2. 药物治疗　外用类肝素软膏、抗炎药物软膏，内服促进静脉回流等活血化瘀药物。对于位于大腿根部及膝关节周围的病变，需要采用低分子肝素或普通肝素抗凝治疗。对合并细菌感染者，需根据感染细菌类型对应使用抗生素。

3. 手术治疗　局部血栓性静脉炎可在炎症期消退后，如仍有条索状硬物伴疼痛，可考虑手术切除。如下肢静脉曲张合并血栓形成浅静脉炎，可于炎症消退后行手术治疗。

五、深静脉血栓形成

深静脉血栓形成是指深静脉血管内血栓形成，造成管腔完全或不完全阻塞，导致静脉回流障碍，引起一系列临床症状。多见于下肢静脉和肠系膜静脉。

【临床表现】

1. 肢体肿胀　根据血管栓塞的部位和范围，可表现为手部、前臂、肩部、前胸壁肿胀，或小腿、大腿、全下肢肿胀。

2. 肢体疼痛　病变部位肢体疼痛、压痛。

3. 股青肿　为髂 - 股静脉血栓形成导致下肢静脉严重回流障碍并伴有动脉痉挛的临床表现。起病急骤，患肢明显肿胀伴疼痛，呈青紫色，全身反应明显，可出现休克，晚期发生湿性坏疽。

4. 受累动脉痉挛，致足背动脉搏动消失，皮肤温度明显降低并呈青紫色。

5. 可伴有浅静脉曲张，小腿远端皮肤色素沉着，溃疡。

6. 肠系膜脉血栓形成　可表现为腹痛、腹胀、血便。

【辅助检查】

1. 彩色多普勒超声检查　可显示血管栓塞部位、范围，但对小静脉血栓形成难以诊断。

2. 放射性核素检查　静脉注射 ^{125}I 纤维蛋白原，能检查出早期的血栓形成。

3. 静脉造影　能显示下肢深浅静脉及侧支循环情况和血栓的位置、范围。

【诊断】

依据病史、体格检查和彩色多普勒超声检查、静脉造影检查结果可明确诊断。

【治疗】

1. 非手术疗法

（1）一般处理：卧床休息，抬高患肢，下床活动时应穿弹力袜或用弹力绷带包扎患肢。如有动脉痉挛，可作腰交感神经阻滞或用血管扩张剂。

（2）溶栓疗法：方法有药物溶栓和机械性溶栓，药物溶栓又分为系统溶栓和导管介入溶栓。溶栓药物有尿激酶（UK）、重组链激酶、巴曲酶和组织纤维蛋白溶酶原激活物等。在无禁忌证情况下，尿激酶可用于发病 10 天以内者，重组链激酶最好用于发病 36 小时以内者。

（3）抗凝疗法：用于溶栓疗法结束后或发病 10 天以上的病例。一般先用肝素，可经肌肉或静脉给药 5～7 天，用药期间测定活化部分凝血活酶时间（APTT）超过正常值 2 倍为标准。停用肝素前 2 日开始口服华法林并维持 2～3 个月，期间监测凝血酶原时间（PT）。

（4）祛聚疗法：适当应用低分子右旋糖酐、肠溶阿司匹林、潘生丁和丹参等，能降低血黏稠度，防止血小板聚集。

2. 手术疗法 手术治疗用于下肢深静脉血栓形成相对较多，用于上肢深静脉血栓形成较少。下肢深静脉血栓形成的主要手术方法有 Fogarty 导管取栓术、原位大隐静脉转流术、髂静脉 - 大隐静脉搭桥术等。

（班润武）

第八节　淋巴系统疾病

淋巴系统疾病包括淋巴结与淋巴管炎、淋巴水肿、淋巴囊肿和淋巴瘤等，本节仅介绍淋巴水肿。

淋巴水肿是由于先天或后天因素导致淋巴液回流受阻或淋巴液反流，引起肢体或其他部位软组织内组织液积聚，临床表现为患病部位肿胀的病理状态。

【病因】

1. 原发性淋巴水肿 是由淋巴系统先天发育异常或后天发育过程中系统内部病变引起的淋巴水肿。根据发病年龄不同分为先天性、早发性和迟发性三种类型。

2. 继发性淋巴水肿

（1）感染性：寄生虫、细菌、真菌等感染引起淋巴回流受阻。

（2）损伤性：手术、放疗、灼伤等导致淋巴管损伤引起淋巴回流受阻。

（3）恶性肿瘤性：原发性肿瘤、继发性肿瘤等压迫或侵犯淋巴管损伤引起淋巴回流受阻。

（4）其他：某些全身性疾病、妊娠等也可引起淋巴水肿。

【临床表现】

淋巴水肿多发生于肢体，表现为单侧或双侧肢体持续性、进行性肿胀。其特点为自肢体远端开始向近端发展的无痛性水肿，可累及生殖器及内脏。早期淋巴水肿有压凹征，将肢体抬高后可消失。继续发展为肢体抬高后水肿不能消失，但仍有压凹征。晚期由于水肿部位大量结缔组织增生而无压凹征，皮肤渐进性增厚，可有苔藓样或橘皮样改变，称"象皮腿"或"象皮肿"。

病程中可由于细菌感染继发急性蜂窝织炎或淋巴管炎，出现局部红肿热痛及全身感染症状。此外，患病部位皮肤轻度受损后可能引起难以愈合的溃疡。

【辅助检查】

1. 淋巴造影　将造影剂直接或间接注入淋巴管，然后进行 X 线摄影，观察显影的淋巴管和淋巴结，分别称之为直接淋巴造影和间接淋巴造影。若发现淋巴管发育不良、淋巴管增生（数目增加、扩张、迂曲）、淋巴管中断等征象可作为淋巴水肿诊断及鉴别诊断依据。

2. 淋巴核素扫描显像　将放射性核素如 ^{99}Tc、^{198}Au、^{131}I 标记的人血清白蛋白注入皮下，利用 γ 相机追踪拍摄淋巴显像，若发现放射性核素积聚在注射部位、淋巴管与淋巴结显影缓慢或不显影、淋巴管扩张等征象可作为淋巴水肿诊断及鉴别诊断依据。

3. CT、MRI　能清晰显示患病部位皮下组织及肌肉的厚度，对判断淋巴水肿程度有较大参考价值。

【诊断】

综合病史、家族史、体格检查和淋巴造影、淋巴核素扫描显像结果进行诊断。

【治疗】

1. 非手术疗法

（1）自我护理：抬高患肢，穿循序减压的医用弹力袜（裤），自患肢远端向近端轻柔推压皮肤及皮下组织，促进淋巴回流。注意避免皮肤破损及感染。

（2）气体加压治疗：利用套筒式气体加压装置包裹患肢，自患肢远端向近端次序加压，促进淋巴回流。

（3）烘绑疗法：包括烘疗患肢（用远红外或微波烘料机）、弹力绷带包扎加压及皮肤护理。

2. 手术治疗　有病变组织切除植皮术、淋巴管（结）-静脉吻合术、带蒂组织移植术等术式。

（班润武）

第六章
消化系统疾病

第一节　胃食管反流病

胃食管反流病（gastroesophageal reflux disease，GERD）：是一种由胃、十二指肠内容物反流入食管引起的严重影响病人生活质量的反流相关症状和/或并发症的一组疾病。胃食管反流病依据有无内镜下可见的食管黏膜损伤，分为非糜烂性胃食管反流病（non-erosive reflux disease，NERD）和反流性食管炎（reflux esophagitis，RE）。相当部分的胃食管反流病病人属于 NERD。

【临床表现】

GERD 的临床表现包括典型反流综合征、食管并发症和食管外症状。

1. **典型反流综合征**　指因反流引起的胃灼热（烧心），反流和胸痛。胃灼热是指胸骨后向颈部放射的烧灼感；反流是指胃内容物反流到咽部或口腔。

2. **食管并发症**　包括食管炎、食管溃疡、食管狭窄、短食管、Barrett 食管。Barrett 食管为食管腺癌的癌前病变。

3. **食管外症状**　已确定与 GERD 相关的有反流性咳嗽综合征、反流性喉炎综合征、反流性哮喘综合征、反流性牙侵蚀症；可能相关的症状有咽炎、鼻窦炎、特发性肺纤维化、复发性中耳炎。

【诊断】

胃食管反流病的诊断应基于：

1. 有明显的反流症状。

2. 内镜下有反流性食管炎的表现。

3. 食管过度酸暴露的证据。

内镜检查及 24 小时食管 pH 检测仍为胃食管反流病主要检测手段。内镜检查是诊断反流性食管炎最准确的方法，并能判断反流性食管炎的严重程度和有无并发症，结合活检可与其他原因引起的食管炎和食管病变作鉴别。24 小时食管 pH 检测已被公认为诊断胃食管反流病的重要诊断方法，可提供食管是否存在过度酸暴露的客观证据，确定症状与反流的关系。食管阻抗联合 24 小时食管 pH 检测可发现弱酸反流和非酸反流。

如病人有典型的胃灼热反流症状，临床可初步诊断为胃食管反流病。内镜检查发现反流性食管炎并能排除其他原因引起的食管病变，本病诊断可成立。对有典型症状而内镜检查阴性者，行 24 小时食管 pH 检测，如能证实有食管过度酸暴露，诊断成立，如无条件行 24 小时食管 pH 检测，可用质子泵抑制剂（proton pump inhibitor，PPI）作试验性治疗（标准剂量 PPI，每天 2 次，连用 7 天），如有明显效果，本病诊断一般可成立。对症状不典型者，常需结合内镜检查、24 小时食管 pH 检测和试验性治疗进行综合分析来诊断。

【治疗原则】

胃食管反流病的治疗目的是控制症状、愈合食管炎、减少复发和防止并发症、改善病人生活质量。

1. **一般治疗** 改变生活方式与饮食习惯。包括减重、戒烟酒、抬高床头、避免辛辣和高脂食物、避免餐后三小时内平卧、避免可以加重胃食管反流症状或者引起药源性食管炎的药物。

2. **药物治疗** 抗酸剂是治疗胃食管反流病的一线用药。疗程8到12周。因胃食管反流病有慢性复发可能，为减少症状复发，防止食管炎复发引起的并发症，需考虑给予维持治疗。

3. **抗反流手术治疗** 有不同术式的胃底折叠术。抗反流手术治疗指征为：对PPI有应答，但病人不能长期耐受服药；进行反复内镜下扩张治疗后仍反复发作的食管狭窄；确证有反流引起的严重呼吸道疾病。

（许军英）

第二节　慢性胃炎

慢性胃炎（chronic gastritis）主要是由幽门螺旋杆菌（*H.pylori*）感染所引起的胃黏膜慢性炎症。胃体萎缩为主的慢性胃炎发生在自身免疫基础上，又称自身免疫性胃炎。十二指肠液反流和胃黏膜损伤因素如酗酒、长期服用非甾体抗炎药等药物都是导致慢性胃炎的原因。慢性胃炎临床上十分常见，患病率随年龄增加而升高。

【临床表现】

1. **分类** 我国慢性胃炎共识将胃炎分为非萎缩性、萎缩性和特殊类型三大类。主要以组织学诊断引入直观模拟评分，对炎症、活动性、萎缩、肠化生和幽门螺杆菌感染程度分级。

2. **症状** 约70%~80%病人可无任何症状。有症状者主要表现为非特异性消化不良症状，如食欲缺乏、嗳气、反酸、上腹部不适、饱胀、钝痛及烧灼痛等。体征多不明显，有时可有上腹部轻压痛。自身免疫性胃炎病人可有恶性贫血、舌炎和腹泻等。

【诊断】

确诊主要依据胃镜检查和胃黏膜组织学检查。*H.pylori*检查有助于病因诊断，怀疑自身免疫性胃炎者应检测血清胃泌素和相关的自身抗体等。

1. **内镜及病理组织学检查** 浅表性胃炎内镜下可见胃黏膜充血、水肿，呈花斑状红白相间的改变，可有局限性出血点；萎缩性胃炎可见胃黏膜呈颗粒状，黏膜血管显露，色泽灰暗，皱襞细小。除以上改变外还可同时存在平坦糜烂、隆起糜烂、胆汁反流。慢性胃炎组织学上表现为炎症、萎缩和化生。化生包括肠化生和假幽门腺化生。异型增生又称不典型增生，形态学上出现细胞异型性和腺体结构的紊乱，是胃癌的癌前病变。

2. **H.pylori检查** 分侵入性和非侵入性两类检查方法。前者需胃黏膜活检取组织，包括组织学检查、尿素酶快速试验和*H.pylori*培养；后者包括^{13}C或^{14}C尿素呼气试验、血清抗*H.pylori*抗体检测及粪便*H.pylori*抗原检测。

【治疗原则】

1. **根除H.pylori** 根除*H.pylori*适用于下列*H.pylori*相关慢性胃炎病人：有明显异常（指胃黏膜

糜烂、萎缩、肠化或不典型增生）的慢性胃炎；有胃癌家族史者；伴有糜烂性十二指肠炎者；症状明显，常规治疗疗效差者。根除治疗经典方案为一种 PPI 加两种抗生素加铋剂，疗程 10 ~ 14 天。

2. 对症治疗 抑酸和抗酸治疗；胃黏膜保护剂和促动力药物。

【预后】

慢性胃炎可持续存在，少部分慢性非萎缩性胃炎可发展为慢性多灶萎缩性胃炎，后者常合并肠化，少数可合并异型增生。极少数中、重度萎缩性胃炎经历长期的演变可发展为胃癌。

（许军英）

第三节 消化性溃疡

消化性溃疡（peptic ulcer，PU）是一种常见病，多发病，是指多种因素引起的胃和十二指肠的慢性溃疡。消化性溃疡亦可发生于食管下段、胃肠吻合术后吻合口、空肠及具有异位胃黏膜的梅克尔憩室。这些溃疡的发生与胃酸和胃蛋白酶的消化作用有关，故称消化性溃疡。溃疡不同于糜烂，其黏膜缺损超过黏膜肌层。*H.pylori* 感染和非甾体类抗炎药摄入，特别是前者，是消化性溃疡最主要的病因。消化性溃疡可见于任何年龄。临床上十二指肠溃疡（DU）较胃溃疡（GU）多见。

【临床表现】

本病的临床表现不一，腹痛为主要症状，部分病人可无症状，或以出血、穿孔等并发症为首发症状。

1. 症状和体征

（1）疼痛：上腹部疼痛是本病的主要症状，可表现为隐痛、钝痛、胀痛、烧灼痛或饥饿痛。多位于上腹中部、偏右或偏左，胃和十二指肠后壁的溃疡，特别是穿透性溃疡，疼痛可放射至背部。节律性疼痛是消化性溃疡的特征性之一，DU 表现为空腹痛或午夜痛，腹痛多能在进食或服用抗酸药后缓解；GU 疼痛的发生较不规则，常在餐后 1 小时内发生，经 1 ~ 2 小时后逐渐缓解，直至下餐进食后再重复出现上述节律。消化性溃疡一年四季均可复发，但以秋冬和冬春之交较冷的季节更为常见。

（2）其他症状：可有反酸、嗳气、恶心、呕吐、上腹饱胀、胃灼热、食欲减退等消化不良症状。这些症状均缺乏特异性。

（3）体征：缺乏特异性体征。在溃疡活动期，多数病人上腹部可有局限性轻压痛。少数病人可因慢性失血或营养不良而又贫血。

2. 并发症

（1）上消化道出血：出血是消化性溃疡最常见并发症。DU 多于 GU，而其中又以球后溃疡更为多见。有 10% ~ 15% 的病人以大量出血为消化性溃疡的首发症状。溃疡出血的临床表现取决于出血的部位、速度和出血量，少量出血可表现为黑便，出血较多时可见呕血和周围循环衰竭表现。临床上应争取尽早进行急诊内镜检查。内镜检查确诊率高，不仅能观察到出血部位，而且能见到出血的状态。此外还可在内镜下采用激光、微波、止血夹钳夹等方法进行内镜下止血。

（2）穿孔：溃疡穿透浆膜层而达游离腹腔即导致急性穿孔，导致急性弥漫性腹膜炎，周围血白细胞总数和中性粒细胞增多，腹部 X 线透视可见膈下游离气体；如溃疡穿透浆膜层与邻近器官、组织粘连，则称为穿透性溃疡或溃疡慢性穿孔。

（3）幽门梗阻：大多由 DU 引起，但也可见于幽门及幽门管溃疡。呕吐发酵宿食是其特征性症状。空腹时上腹部振水音和胃蠕动波是幽门梗阻的特征性体征。

（4）癌变：长期 GU 病史，年龄在 45 岁以上，症状顽固而经严格内科治疗症状无好转，且粪便隐血持续阳性者均应警惕 GU 癌变的可能，DU 一般不引起癌变。

3. 特殊类型的消化性溃疡

（1）无症状性溃疡：约 15%～35% 消化性溃疡病人临床上无任何症状，因其他疾病作胃镜或 X 线钡餐检查时被发现，或当发生出血或穿孔等并发症时被发现。

（2）老年人消化性溃疡：老年人消化性溃疡临床表现多不典型，无症状或症状不明显者比率较高，疼痛多无规律。老年人 GU 的发病率等于或高于 DU。位于胃体中上部甚至胃底的高位溃疡及胃巨大溃疡多见，需与胃癌鉴别。

（3）幽门管溃疡：幽门管位于胃远端与十二指肠交接处，长约 2cm。幽门管溃疡较为少见，其临床特点：①餐后立即出现中上腹疼痛。其程度较为剧烈而无节律性，对抗酸药物反应不佳，并可使病人畏食。②好发呕吐，呕吐后疼痛随即缓解。其内科治疗效果较差。③容易发生幽门梗阻、出血或穿孔并发症。

（4）十二指肠球后溃疡：溃疡多发生在十二指肠乳头的近端，多具有 DU 的临床特点，但夜间腹痛和背部放射性疼痛更为多见，并发大量出血者亦多见，内科治疗效果较差。

（5）复合性溃疡：胃与十二指肠同时存在溃疡。

（6）难治性溃疡：目前难治性溃疡的诊断还没有统一的诊断标准。一般是指经正规疗程的内科治疗后经内镜检查确定溃疡未愈合和（或）愈合缓慢、复发频繁的溃疡。随着强抑酸剂 PPI 的问世及消化性溃疡病因新认识带来的防治策略的改变，真正的难治性溃疡已极为少见。

【诊断】

病史是诊断消化性溃疡的主要依据，依据症状特点，可初步诊断。但有溃疡症状者不一定患有消化性溃疡，而部分消化性溃疡病人的上腹痛症状并不典型，更有部分病人可无疼痛症状。因而单纯依据病史难以作出可靠的诊断，确诊需要依靠内镜检查和 X 线钡餐检查。*H.pylori* 是消化性溃疡的主要病因，故 *H.pylori* 感染的诊断已成为消化性溃疡的常规检测项目。

1. 胃镜检查 对消化性溃疡有确诊价值。不仅可对胃十二指肠黏膜直接观察诊断溃疡，还可在直视下活检做病理检查确定溃疡的性质。内镜下看似良性的 GU 中，约 5% 是恶性溃疡，反之少部分看似恶性的溃疡活检病理证实是良性的。因而内镜对消化性溃疡的诊断和对良、恶性溃疡鉴别诊断的准确性高于钡餐检查。内镜下溃疡可分为活动期（A 期）、治愈期（H 期）、瘢痕期（S 期）三个病期，其中每个病期又可分为 1 和 2 两个阶段。

2. X 线钡餐检查 溃疡的 X 线征象有直接和间接两种：龛影系直接征象；胃大弯侧痉挛性切迹、十二指肠球部激惹及球部畸形等为间接征象。

3. *H.pylori* 检测 见"慢性胃炎"章节。

【治疗原则】

消除病因，缓解症状，溃疡愈合，防止复发，避免并发症。对内镜或 X 线确诊的消化性溃疡，首先要区分有无 *H.pylori* 感染。

1. 一般治疗 注意饮食规律，戒烟、酒，避免咖啡、浓茶、过度紧张和精神紧张，尽可能停用或慎用非甾体类抗炎药。

2. 药物治疗 抑制胃酸是治疗消化性溃疡的主要手段，常用药物有制酸药物，H_2 受体拮抗剂（H_2-receptor antagonist，H_2-RA）和 PPI。根除 *H.pylori* 可使大多数 *H.pylori* 相关性溃疡病人完全达到

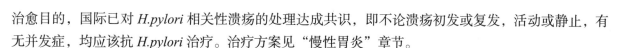

治愈目的，国际已对 *H.pylori* 相关性溃疡的处理达成共识，即不论溃疡初发或复发，活动或静止，有无并发症，均应该抗 *H.pylori* 治疗。治疗方案见"慢性胃炎"章节。

3. 外科治疗 手术适应证：①大量出血经内科治疗无效；②急性穿孔；③瘢痕性幽门梗阻；④顽固性或难治性溃疡，如幽门管溃疡、球后溃疡属此类；⑤GU 疑有恶变。

总之，对内镜或 X 线确诊的消化性溃疡，首先要区分有无 *H.pylori* 感染。*H.pylori* 阳性者应首先抗 *H.pylori* 治疗，必要时在抗 *H.pylori* 治疗结束后再给予 2～4 周抗酸分泌治疗。对 *H.pylori* 阴性的溃疡，给予抗酸分泌治疗，DU 疗程 4～6 周，GU 为 6～8 周。有手术适应证的溃疡考虑外科治疗。

（许军英）

第四节 肝硬化

肝硬化（hepatic cirrhosis，HC）是一种由不同病因引起的慢性、进行性、弥漫性肝病，是在肝细胞广泛变性坏死的基础上出现肝纤维结缔组织弥漫性增生，形成再生结节和假小叶，导致肝小叶正常结构和血管解剖的破坏。肝硬化的常见病因有病毒性肝炎（乙型、丙型和丁型肝炎）、慢性酒精中毒、非酒精性脂肪肝、胆汁淤积、药物和毒物、循环障碍性疾病、遗传和代谢性疾病（血色病、肝豆状核变性等）、自身免疫性肝炎、血吸虫病。5%～10% 的肝硬化病因不明，称为隐源性肝硬化。我国肝硬化是消化系统常见病，其预后不佳，晚期肝硬化死亡率高。

【临床表现】

肝硬化的临床表现和演进过程，因个体和病因不同差异甚大。起病常隐匿，早期可无特异性症状和体征。根据是否出现黄疸、腹腔积液等临床表现和门脉高压等并发症，可将肝硬化分为代偿期和失代偿期，但有时两期的界限并不分明。

1. 代偿期肝硬化 症状无特异性。可有乏力、食欲减退、腹胀不适等非特异症状。常在肝活检和手术中发现。临床表现同慢性肝炎，鉴别常需依赖肝脏病理。

2. 失代偿期肝硬化 症状明显，除有消化系统症状外，常有明显的全身症状。

（1）肝功能减退的临床表现：①全身症状，如疲倦、乏力、精神不振及消瘦（尤以面部、锁骨上窝附近脂肪减少明显）、低热、口角炎、夜盲、眼干燥症及多发性神经根炎等；②消化道症状，如食欲缺乏、厌食、餐后上腹饱胀、恶心、呕吐及进油腻食物易腹泻等；③出血倾向，如鼻出血、牙龈出血、皮肤紫癜、胃肠黏膜弥漫性出血及女性月经过多等；④贫血；⑤内分泌失调，如男性性欲下降、睾丸萎缩、毛发脱落、乳房发育，女性月经失调、闭经及不育等。

（2）门静脉高压症的三大临床表现：①脾功能亢进：可引起血液白细胞、血小板和红细胞数量减少；②侧支循环的建立和开放：重要的三组侧支循环是食管下段和胃底静脉、腹壁静脉及痔静脉，侧支静脉曲张可引起上消化道出血、脐周静脉异常曲张及便血等；③腹水：是肝硬化失代偿期最突出的临床表现。

（3）体征：病人常呈慢性病容，面色黝暗无光泽（肝病面容）。皮肤常见蜘蛛痣和毛细血管扩张、肝掌及黄疸，可见男性乳房发育，胸、腹壁皮下静脉显露和曲张，甚至在脐周静脉突起形成水母头状，静脉上可闻及静脉杂音。晚期病人可出现胸、腹腔积液和下肢水肿。肝脏在早期肿大，晚期缩小坚硬、肋下常不易触及。35%～50% 病人有中到重度脾肿大。

3. 并发症

（1）上消化道出血：为肝硬化最常见和严重的并发症，急性出现死亡率高。主要表现为突然呕血及黑粪，大量出血常导致失血性休克。出血的病因多为食管胃底静脉曲张破裂出血，部分为并发门脉高压性胃病、消化性溃疡或急性胃黏膜病变出血。

（2）感染：肝硬化病人免疫力低下，常可并发呼吸道、消化道和泌尿系等部位的感染。有腹水者常并发自发性细菌性腹膜炎，表现为腹痛、腹胀、腹水迅速增长。

（3）肝性脑病：是本病最严重的并发症和最常见的死亡原因，主要表现为行为失常、意识障碍和昏迷。

（4）肝肾综合征：是一种继发于急、慢性肝病而肾脏无明显器质性变化的肾衰竭，表现为少尿、无尿、氮质血症、稀释性低钠血症。常见于肝硬化、原发性肝癌和急性重型肝炎的末期。

（5）原发性肝癌：如果肝硬化病人出现肝脏进行性增大、持续性肝区痛、血性腹水或不明原因发热时应警惕并发肝癌的可能性。

（6）门静脉血栓形成：发生率 10%，如血栓缓慢形成，可无明显临床症状。如突发急性完全阻塞，可表现为剧烈腹痛、腹胀、便血及休克。脾脏迅速增大伴腹腔积液迅速增加。

（7）肝肺综合征：由严重肝病、肺血管扩张和低氧血症组成的三联征。表现为呼吸困难及低氧血症，特殊检查可显示肺血管扩张。吸氧可改善症状但不能逆转病程。

【诊断】

主要诊断依据为病史、临床表现、体征及辅助检查。完整的肝硬化的诊断应包括病因、病理、功能和并发症四个部分。明确肝硬化病因对于估计病人预后及进行治疗密切相关；肝脏储备功能可用 Child-Pugh 分级来评定。

常用辅助检查：

1. **血常规**　失代偿期可有贫血表现。脾功能亢进时有白细胞和血小板减少。

2. **尿常规**　黄疸病人可出现尿胆原和尿胆红素阳性。

3. **粪常规**　消化道出血时粪隐血试验阳性。

4. **肝功能**　肝硬化失代偿时，血清胆红素浓度、丙氨酸氨基转移酶（ALT）、天门冬氨酸氨基转移酶（AST）可升高，血清白蛋白明显降低，伴有球蛋白尤其是 γ- 球蛋白明显增高，白 / 球蛋白比值（A/G）降低，甚至倒置，凝血酶原时间不同程度的延长，注射维生素 K 不能纠正，谷氨酰转肽酶（GGT 或 γ-GT）增高，以酒精性肝硬化升高最明显；血清总胆汁酸浓度增高；血清总胆固醇和胆固醇酯降低。

5. **肝纤维化标志**　用于诊断肝纤维化的血清标志有：赖氨酰氧化酶和脯氨酸羟化酶；透明质酸（HA）、IV 和 VI 型胶原或层黏蛋白；血清 III 型前胶原肽（P III P）、IV 型胶原前肽等。

6. **腹水检查**　肝硬化腹水一般为漏出液；并发腹膜炎时则可为渗出液，细菌培养可呈阳性，腹水呈血性时应高度怀疑癌变可能。另外腹水癌胚抗原（CEA）、甲胎蛋白（AFP）、乳酸脱氢酶（LDH）、甘油三酯及胆固醇等的检测对于腹水病因的诊断也有重要的参考价值。

7. **免疫学检查**　原发性胆汁性肝硬化病人自身抗体如抗核抗体、抗平滑肌抗体及抗线粒体抗体可呈阳性；肝硬化病人是原发性肝癌的高危人群，定期监测肝硬化病人血 AFP，是早期发现肝硬化并发肝癌的措施之一。

8. **影像学检查**　B 超、CT 和 MRI 检查不仅有助于肝硬化的诊断，并可发现脾大、腹水，还可检出原发性肝癌，对肝硬化诊断价值较高；食管吞钡 X 线检查可发现食管胃底静脉曲张。

9. **内镜检查**　胃镜检查可直接观察食管和胃底静脉曲张的程度和范围。急诊胃镜可判明上消化道出血的部位；腹腔镜检查可直接观察肝表面情况和硬度，也可对病变局部进行活检，对鉴别肝硬化、慢性肝炎、原发性肝癌，以及明确肝硬化的病因极有帮助。

10. 肝穿刺活组织检查 对疑难病例必要时可作经皮肝穿刺活组织检查，肝病理组织切片检查发现假小叶形成可确诊肝硬化。

【治疗原则】

肝硬化治疗是综合性的，首先针对病因进行治疗，晚期主要针对并发症治疗。

1. 一般治疗 肝功能代偿期病人适当减少活动，劳逸结合；失代偿期尤其出现并发症病人应卧床休息。以高热量、高蛋白和维生素丰富而易消化的食物为宜。肝功能严重损害或有肝性脑病先兆时，应限制或禁食动物蛋白质，可给予少量植物蛋白质；有腹水者应限盐饮食；禁酒、避免进食粗糙或坚硬食物。

2. 病因治疗 针对各种病因采用具体方法，如对病毒复制活跃的病毒性肝炎肝硬化可给予抗病毒治疗；酒精性肝硬化予以戒酒；免疫性肝硬化予以免疫抑制剂等。

3. 药物治疗 目前尚无有效的逆转肝硬化的药物，早期肝硬化抗纤维化治疗有一定的疗效。可根据病情给予保护肝细胞和促进肝细胞再生的药物。

4. 腹腔积液的治疗 限盐和利尿剂为腹水的一线治疗措施。放腹水加补充血清白蛋白疗法、腹水浓缩静脉回输术、经颈静脉肝内门体分流术及外科治疗（腹腔 - 颈内静脉分流术、胸导管颈内静脉吻合术）等为二线治疗措施。

5. 并发症的治疗

（1）上消化道出血：采取急救措施，包括禁食、静卧、加强监护、迅速补充有效血容量及采取有效的止血措施，并注意预防肝性脑病等。对食管胃底静脉曲张破裂出血的止血措施包括药物（生长抑素、特利加压素、PPI 等）、气囊压迫、内镜治疗、介入治疗和急症手术治疗。

（2）感染：并发自发性腹膜炎或败血症，常迅速加重肝脏的损害，应强调早期、足量联合应用抗菌药治疗，一般选用针对革兰阴性杆菌兼顾革兰阳性球菌的抗菌药，用药时间不少于 2 周；其后根据治疗反应和药敏试验结果，调整抗菌药物。

（3）肝性脑病：肝硬化病人出现行为性格改变，特别是有肝性脑病诱因存在时，应及时诊断并采取治疗措施。

（4）肝肾综合征：在积极改善肝功能的前提下，迅速去除上消化道出血、感染等诱发因素；严格控制输液量，量出为入，纠正水、电解质紊乱和酸碱失衡；避免强烈利尿、单纯大量放腹水及应用损害肾功能的药物；静脉输注右旋糖酐、血浆、清蛋白或自体浓缩腹水等，提高血容量，改善肾血流量，并加用利尿剂；血管活性药物如血管加压素、多巴胺可改善肾血流量，增加肾小球滤过率。

6. 肝移植 晚期肝硬化治疗的最佳选择。

7. 中医中药治疗 常用活血化瘀为主的方剂结合辨证施治。

（许军英）

第五节 炎症性肠病

炎症性肠病（inflammatory bowel disease，IBD）专指病因未明的炎症性肠病，包括溃疡性结肠炎和克罗恩病。

一、溃疡性结肠炎

溃疡性结肠炎（ulcerative colitis，UC）是一种病因尚不十分清楚的直肠和结肠慢性非特异性炎症性疾病。病变主要限于大肠黏膜与黏膜下层。可发生于任何年龄，多见于 20～40 岁。

【临床表现】

起病多数缓慢，少数急性起病，偶见急性爆发起病。慢性病程，表现为发作期与缓解期交替，少数症状持续并逐渐加重。临床表现与病变范围、临床分型及病期有关。

1. 消化系统症状

（1）腹泻：见于绝大多数病人。黏液脓血便是 UC 活动期的重要表现。轻者每日排便 2～4 次；重者每日 10 次以上，甚至大量便血。粪质亦与病情轻重有关，多为糊状，重者稀水样。

（2）腹痛：轻型病人可无腹痛或仅有腹部不适。一般有轻至中度腹痛，有疼痛 - 便意 - 便后缓解的规律，常有里急后重。若并发中毒性巨结肠或炎症波及腹膜时，可有持续性剧烈腹痛。

（3）其他症状：可有腹胀，严重者有食欲缺乏、恶心及呕吐。

2. 全身症状 一般出现在中、重型病人。重症病人活动期常有低至中度发热，高热多提示并发症或见于急性爆发型。重症或疾病持续活动可出现乏力、消瘦、贫血、低蛋白血症及水电解质平衡紊乱等表现。

3. 肠外表现 本病可伴有多种肠外表现，包括皮肤、眼、关节及肝脏等。如结节性红斑、坏疽性脓皮病、口腔复发性溃疡、巩膜炎、结膜炎、强直性脊柱炎及原发性硬化性胆管炎等。

4. 体征 轻、中型病人仅有左下腹轻压痛。重型和爆发型病人常有明显压痛和鼓肠，若有腹肌紧张、反跳痛、肠鸣音减弱应警惕中毒性巨结肠、肠穿孔等并发症。直肠指检可有触痛或指套带血。

5. 临床分型 按本病的病程、程度、范围及病期进行综合分型。

（1）临床类型：①初发型：指无既往史的首次发作；②慢性复发性：临床最多见，发作期与缓解期交替；③慢性持续型：症状持续，间以症状加重的急性发作；④急性暴发型：少见，起病急，全身毒血症状明显，可伴中毒性巨结肠、肠穿孔及败血症等并发症。上述各型可相互转化。

（2）病情严重程度分为：轻型：腹泻每日 4 次以下，便血轻或无，无发热、脉速，贫血无或轻，血沉正常；重型：腹泻频繁（每日 6 次或更多）并有明显血便，有发热、脉速等全身症状，血沉加快、血红蛋白下降；中型：介于轻型与重型之间。

（3）病变范围：可分为直肠炎、直肠乙状结肠炎、左半结肠炎（结肠脾曲以下）、右半结肠炎、区域性结肠炎及全结肠炎。

（4）病情分期：分为活动期和缓解期。

6. 并发症

（1）中毒性巨结肠：多发生在暴发型或重症 UC 病人。常因低钾、钡剂灌肠、使用抗胆碱能药物或阿片类制剂而诱发。临床表现为病情急剧恶化，毒血症明显，有脱水和电解质平衡紊乱。出现结肠大量充气致腹部膨隆伴压痛，肠鸣音消失。血常规白细胞计数显著升高。X 线腹部平片可见结肠扩大，结肠袋消失。其预后很差，极易引起急性肠穿孔。

（2）癌变：多见于广泛性结肠病变、幼年起病而病程漫长者。

（3）其他：结肠大量出血。肠穿孔多与中毒性巨结肠有关。肠梗阻少见。

【诊断】

本病并无特异性改变，各种病因均可引起类似的肠道炎症改变，故只有在认真排除各种可能有关的病因后才能作出本病的诊断。

具有持续或反复发作腹泻和黏液脓血便、腹痛、里急后重，不同程度的全身症状的病人，在排除感染性肠炎及克罗恩病、缺血性肠病、放射性肠炎等基础上，结肠镜检查发现有以下重要改变中至少1项：①黏膜粗糙呈细颗粒状，弥漫性充血，水肿，血管纹理模糊，质脆易出血，可附有脓性分泌物；②病变明显处见弥漫性糜烂或多发性浅溃疡；③慢性病变可见假息肉及桥状黏膜，结肠袋变钝或消失及结肠镜下黏膜活检组织学见弥漫性炎症细胞浸润，活动期表现为表面糜烂、溃疡、隐窝炎及隐窝囊肿；缓解期为隐窝结构紊乱、杯状细胞减少。可以诊断本病。如临床表现不典型而有典型的结肠镜检查表现及黏膜活检组织学表现者也可诊断本病。一个完整的诊断应包括其临床类型、病情程度、病变范围、病情分期及并发症。

【治疗原则】

目的是控制病情活动，维持缓解及防治并发症。

1. 一般治疗　强调休息、饮食、营养及对症治疗。重症和爆发型病人应住院治疗，及时纠正水电解质平衡紊乱，加强营养支持治疗。病情严重时应禁食，并予完全胃肠外营养治疗。对腹痛、腹泻对症治疗，要权衡利弊，使用抗胆碱能药物或止泻药应慎重，特别是在重症病人中有诱发中毒性巨结肠的危险。对重症有继发感染者，应积极抗生素治疗，予以广谱抗生素，静脉给药，合用甲硝唑对厌氧菌感染有效。

2. 药物治疗　①氨基水杨酸制剂：可用于诱导缓解和维持治疗，适用于轻、中型病人或重型经糖皮质激素治疗已有缓解者；②糖皮质激素：对急性发作期有较好疗效，适用于对氨基水杨酸制剂疗效不佳的轻、中型病人，特别适用于重型活动期及急性暴发型病人；③免疫抑制剂：用于对激素治疗效果不佳或激素依赖的慢性持续型病例，加用这类药物后可逐渐减少激素用量甚至停用。

3. 手术治疗　紧急手术指征为：并发大出血、肠穿孔、重症病人特别是合并中毒性巨结肠经积极的内科治疗无效且伴严重毒血症状者。择期手术指征为：①并发结肠癌变；②慢性持续型病例内科治疗效果不理想而严重影响生活质量，或虽然使用糖皮质激素可控制病情但因其不良反应不能耐受者。

4. 维持治疗　缓解期必须予以氨基水杨酸制剂维持治疗，推荐以活动期有效剂量的半量维持治疗1~2年；对于病情重，复发频繁的病人维持治疗的剂量宜大，疗程宜长。对慢性持续性用免疫抑制剂能获得缓解者则用原剂量免疫抑制剂作维持治疗。

二、克罗恩病

克罗恩病（Crohn disease，CD）是一种病因尚不清楚的胃肠道慢性炎性肉芽肿性疾病。病变多见于末端回肠或邻近结肠，但从口腔至肛门各段消化道均可受累，呈节段分布。本病有终身复发倾向，重症病人迁延不愈，预后不良。

【临床表现】

起病大多隐匿，从发病至确诊往往数月或至数年，病程呈慢性，长短不等的活动期和缓解期交替。少数急性起病，可表现为高热、毒血症或急腹症表现。

1. 消化系统表现

（1）腹痛：为常见症状。多位于右下腹或脐周。常于餐后加重，排便或肛门排气后缓解。出现持续性的腹痛和明显压痛，提示炎症波及腹膜或腹腔内脓肿形成。全腹剧痛和腹肌紧张，可能系病变肠段急性穿孔所致。腹痛亦可由不完全或完全性肠梗阻引起，并伴有肠梗阻症状。

（2）腹泻：亦为 CD 常见症状之一。腹泻先是间歇发作，病程后期可转为持续性。多数每日大便 2～6 次，粪便多为糊状，一般无肉眼脓血和黏液。病变涉及下段结肠或肛门直肠者，可有黏液脓血便及里急后重。

（3）腹部包块：约见于 10%～20% 病人。多见于右下腹与脐周，肿块边缘不很清楚，质地中度，有压痛。固定的腹块提示有粘连，多已有内瘘形成。

（4）瘘管形成：是 CD 的临床特征之一。因透壁性炎症性病变穿透肠壁全层至肠外组织或器官而成。分内瘘和外瘘，前者可通向其他肠段、肠系膜、膀胱、输尿管、阴道及腹膜后等处，后者通向腹壁及肛周皮肤。

（5）肛门周围病变：包括肛门直肠周围瘘管、脓肿形成及肛裂等病变。

2. 全身表现

（1）发热：为常见的全身表现之一，与肠道活动及继发感染有关。间歇性低热或中度热常见，少数呈弛张热伴毒血症。少数病人以发热为主要症状，甚至较长时间不明原因发热之后才出现消化道症状。

（2）营养障碍：表现为消瘦、贫血、低蛋白血症和维生素缺乏等。青春期前病人常出现生长发育迟滞。

（3）肠外表现：本病可有全身多个系统损害，表现包括关节炎、结节性红斑、坏疽性脓皮病、口腔黏膜溃疡、虹膜睫状体炎、葡萄膜炎、小胆管周围炎、硬化性胆管炎及慢性活动性肝炎等，淀粉样变性或血栓栓塞性疾病亦偶有所见。

3. 并发症 肠梗阻最常见，其次是腹腔内脓肿，偶可并发急性穿孔或大量便血。直肠或结肠黏膜受累者可发生癌变。肠外并发症有胆石症、尿路结石及脂肪肝等。

【诊断】

对中青年病人有慢性反复发作性腹痛、腹泻、腹部包块及发热等表现，结肠镜和（或）X 线检查发现肠道炎性病变主要在回肠末段与邻近结肠且呈节段性分布者，应考虑 CD 的诊断。本病的诊断，主要根据临床表现、X 线或结肠镜检查进行综合分析，表现典型者可作出临床诊断，但必须排除各种感染性或非感染性炎症疾病和肠道肿瘤。

CD 结肠镜检查表现为病变呈节段性分布，见纵行溃疡，溃疡周边黏膜正常或增生呈鹅卵石样，病变之间黏膜外观正常，可见肠腔狭窄、炎性息肉。病变部位活检有时可在黏膜固有层发现非干酪坏死性肉芽肿或大量淋巴细胞聚集。

X 线检查可见黏膜皱襞紊乱、纵行性溃疡或裂沟、鹅卵石征、假息肉、多发性狭窄及瘘管形成等征象，病变呈节段性分布。由于病变肠段激惹及痉挛，故钡剂很快通过而不停留该处，称为跳跃征；钡剂通过迅速而遗留一细线条状影，称为线样征，亦可能由肠腔严重狭窄所致。由于肠壁深层水肿，可见填充钡剂的肠袢分离。

【治疗原则】

目的是控制病情活动、维持缓解及防治并发症。

1. 一般治疗 支持疗法和对症治疗十分重要。强调饮食调理和营养补充，采用要素饮食（完全胃肠内营养）或完全胃肠外营养，适当给予叶酸、维生素 B_{12} 等多种维生素及微量元素。

2. 药物治疗 与 UC 治疗相似，但氨基水杨酸制剂仅适用于病变局限于结肠者，美沙拉嗪能在回肠及结肠定位释放，故适用于病变在回肠末端及结肠者。这类药物一般用于控制轻型病人的活动

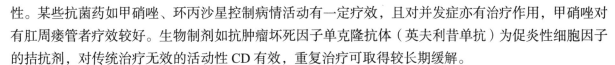

性。某些抗菌药如甲硝唑、环丙沙星控制病情活动有一定疗效，且对并发症亦有治疗作用，甲硝唑对有肛周瘘管者疗效较好。生物制剂如抗肿瘤坏死因子单克隆抗体（英夫利昔单抗）为促炎性细胞因子的拮抗剂，对传统治疗无效的活动性 CD 有效，重复治疗可取得较长期缓解。

3. **手术治疗** 手术治疗不能治愈 CD，而且术后复发率高。手术治疗适应证为内科治疗无效及并发症，后者包括完全性肠梗阻、瘘、脓肿形成、急性穿孔或不能控制的大出血。

（许军英）

第六节　功能性胃肠病

功能性胃肠病（functional gastrointestinal disorder，FGIDs），又称肠-脑互动异常，是一组根据胃肠道症状分类的疾病。其症状产生与以下因素有关：动力紊乱；内脏高敏感；黏膜和免疫功能的改变；肠道菌群的改变和中枢神经系统处理功能异常。按器官区域对 FGIDs 进行分类，即食管、胃十二指肠、肠道、胆道、肛门直肠疾病。最常见的是胃十二指肠疾病和肠道疾病。

一、胃十二指肠疾病

指因胃十二指肠功能紊乱导致的慢性临床症状。这些症状包括上腹痛、上腹烧灼感、餐后饱胀和早饱。来源于胃十二指肠区域的慢性症状可分为功能性消化不良、嗳气症、恶心和呕吐症以及反刍综合征。消化不良是为胃十二指肠疾病最常见最具有代表性的症状。

（一）功能性消化不良

功能性消化不良（functional dyspepsia，FD）定义为起源于胃十二指肠区域的症状，而且排除可以解释这些症状的任何器质性、全身性或代谢性疾病。症状可持续或反复发作。

【临床表现】

上腹痛、上腹烧灼感、餐后饱胀和早饱是 FD 的主要临床症状。在病程中症状也可发生变化。起病多缓慢，病程经年累月，呈持续性或反复发作，不少病人有饮食、精神等诱发因素。

上腹痛为常见症状之一，伴或不伴有其他上腹部症状。上腹痛多无规律性，部分病人表现为溃疡样疼痛。

早饱、腹胀亦为常见症状，可单独或以一组症状出现，伴或不伴有腹痛。早饱是指有饥饿感但进食后不久即有饱感，致摄入食物明显减少。上腹胀多发生于餐后，或呈持续性餐后加重。

【诊断】

FD 诊断标准包括：具有上述一项或多项症状，除外可以解释这些症状的器质性疾病，诊断之前至少 6 个月出现症状，近 3 个月符合以上诊断标准。

FD 分为两个亚型：餐后不适综合征（postprandial distress syndrome，PDS）和上腹痛综合征（epigastric pain syndrome，EPS）。PDS 诊断标准必须包括以下 1 项或 2 项，至少每周 3 日有症状：①餐后饱胀不适，以致影响日常活动；②早饱不适感，以致不能完成平常餐量的进食。EPS 诊断标准必须包括以下 1 项或 2 项，至少每周 1 日有症状：①中上腹疼痛，以致影响日常活动；②中上腹烧灼不适以致影响日常活动。

【治疗原则】

主要是对症治疗，遵循综合治疗和个体化治疗的原则。

1. **一般治疗** 建立良好的生活习惯，避免诱发症状的食物和药物。注意根据病人的不同特点进行心理治疗。失眠、焦虑者可适当予以镇静药。

2. **药物治疗** 无特效药，多为对症处理，主要是经验治疗。EPS 病人可选择抑酸剂或制酸剂。PDS 病人可选择促胃肠动力药。对疗效不佳者，抑制胃酸分泌药和促胃肠动力药可换用或合用。根除 HP 治疗对小部分有 HP 感染的 FD 病人可能有效，对于症状严重者可试用。上述治疗疗效欠佳而伴随精神症状明显者可试用抗焦虑和抗抑郁药物。

（二）嗳气症

嗳气是一种常见症状，是指间断地出现气体从食管或胃内逸出，并在咽部发出声音。这种现象一般与病理情况无关。当过多嗳气令人不适时应考虑为病态。根据反流气体发生的起始部位，将嗳气分为两种类型：胃嗳气和胃上嗳气。

【诊断】

令人不适的嗳气，以致影响日常生活，源于食管或胃，症状超过每周 3 日。诊断前症状出现至少 6 个月，近 3 个月符合以上诊断标准。

【治疗原则】

胃上嗳气目前尚无理想的治疗方案。推荐饮食调整（避免咀嚼口香糖，进食时细嚼慢咽，避免碳酸饮料等）。语言治疗师通过演讲训练、膈肌呼吸训练对于部分病人可能有效。当怀疑嗳气症状继发于精神疾病时，应将病人转至精神科治疗。

胃嗳气除了以上治疗外，减少下食管括约肌一过性松弛的药物和阻止肠道气体生成的药物有一定的疗效。

二、肠道疾病

功能性肠病（functional bowel disorders，FBDs）是指症状源于中、下消化道的一组慢性肠道疾病，主要症状或体征包括腹痛、腹胀、腹部膨隆和排便习惯异常。排便习惯异常包括便秘、腹泻或腹泻便秘交替。FBDs 分为 5 种类型：肠易激综合征；功能性腹泻；功能性便秘；功能性腹胀和非特异性功能性肠病。

（一）肠易激综合征

肠易激综合征（irritable bowel syndrome，IBS）是一种以腹痛或腹部不适伴排便习惯改变为特征的功能性肠病，须经检查排除可引起这些症状的器质性疾病。本病是最常见的一种功能性肠道疾病，病人以中青年居多。胃肠动力学异常、内脏感觉异常、肠道感染、食物不耐受和精神心理障碍是 IBS 发病的重要因素。

【临床表现】

起病隐匿，症状反复发作或慢性迁徙，病程可长达数年至数十年，但全身健康状况却不受影响。精神、饮食等因素常可诱使症状复发或加重。最主要的临床表现是腹痛与排便习惯和粪便性状的改变。

1. **腹痛**　几乎所有 IBS 病人都有不同程度的腹痛。部位不定，以下腹和左下腹多见。多于排便或排气后缓解。睡眠中痛醒者极少。

2. **腹泻**　一般每日 3~5 次左右，少数严重发作期可达十数次，大便多呈稀糊状，也可为成形软便或稀水样。多带有黏液，部分病人粪质少而黏液量很多，但绝无脓血。排便不干扰睡眠。部分病人腹泻与便秘交替发生。

3. **便秘**　排便困难，粪便干结、量少，呈羊粪状或细杆状，表面可附黏液。

4. **其他消化道症状**　多伴腹胀感，可有排便不净感、排便窘迫感。部分病人同时有消化不良症状。

5. **全身症状**　相当部分病人可有失眠、焦虑、抑郁、头昏、头痛等精神症状。

6. **体征**　无明显体征，可在相应部位有轻压痛，部分病人可触及腊肠样肠管，直肠指检可感到肛门痉挛、张力较高，可有触痛。

【诊断】

采用罗马Ⅳ诊断标准：反复发作的腹痛，近 3 个月平均每周发作至少 1 日，伴有以下两项或两项以上：①与排便相关；②伴有排便频率的改变；③伴有粪便性状（外观）改变。诊断前症状出现至少 6 个月，近 3 个月符合以上诊断标准。根据排便习惯改变的主要表现分为 IBS 腹泻型、IBS 便秘型和 IBS 混合型。

【治疗原则】

积极寻找并去除促发因素和对症治疗，强调综合治疗和个体化治疗原则。

1. **一般治疗**　饮食和生活方式的调整，饮食上避免诱发症状的食物，一般宜避免产气的食物如乳制品、大豆等。去麦胶和低 FODMAP 饮食（一组在肠道难以吸收的短链碳水化合物）已作为主要的或辅助治疗 IBS 的措施。

2. **针对主要症状的药物治疗**　常用药物有胃肠解痉药、止泻剂、缓泻剂、5-HT$_3$ 受体拮抗剂、促动力剂、微生态和免疫调节剂和抗抑郁药物。依据病人不同的症状类型给予相应的药物治疗。

3. **心理和行为疗法**　症状严重而顽固，经一般治疗和药物治疗无效者应考虑予以心理行为治疗，包括心理治疗、认知治疗、催眠疗法和生物反馈疗法等。

（二）功能性便秘

功能性便秘（functional constipation，FC）属功能性肠病的一种，主要表现为排便困难、排便次数减少或排便不尽感，且不符合 IBS 的诊断标准，尽管病人可能存在腹痛和（或）腹胀症状，但这些不是主要症状。

【诊断】

FC 的诊断需要依据临床病史、体格检查、实验室检查、结肠镜和特殊的检查如结肠传输时间和直肠肛门压力检测来明确诊断及其病理生理机制。

FC 的诊断标准：

1. 必须包括以下两项或两项以上：① 25% 以上的排便感到费力；② 25% 以上的排便为干球粪或硬粪；③ 25% 以上的排便有不尽感；④ 25% 以上的排便有肛门直肠梗阻 / 堵塞感；⑤ 25% 以上的排便需要手法辅助；⑥每周自发排便少于 3 次。

2. 不用泻剂时很少出现稀粪。

3. 不符合 IBS 的诊断标准。诊断前症状出现至少 6 个月，近 3 个月符合以上诊断标准。排除机械性梗阻、药物和系统性疾病引起的继发性便秘。

【治疗原则】

1. **一般治疗** 提出让病人放心的诊断，同时提供健康教育、解除顾虑，是治疗 FC 的基石。定时排便、选择如厕条件、增加饮水量有益于排便。避免引起便秘的药物。

2. **药物治疗** 对一般治疗无效的病人，应进行详细的病理生理检查以指导选择最佳的治疗方案。对结肠传输延缓的病人可选择缓泻剂，严重者可选择刺激性泻剂。5-HT$_4$ 受体激动剂可刺激肠蠕动和加快胃肠道传输。对不协调性排便的 FC 病人，最合适的治疗方法是肛门直肠生物反馈治疗。

3. **手术治疗** 对极少数便秘症状严重、对药物治疗无效的结肠无力病人，次全结肠切除术并回肠 - 结肠吻合术是一种治疗选择。

（三）功能性腹泻

功能性腹泻（functional diarrhea，FDr）是以反复糊状便或水样便为表现的一种功能性肠病。尽管病人可能存在腹痛和（或）腹胀症状，但这些不是主要症状，且不符合 IBS 的诊断标准。

【诊断】

功能性腹泻的诊断应该基于以下 3 个重要方面：临床病史、体格检查、诊断性检查。罗马Ⅳ诊断标准：25% 以上的排便为松散便或水样便，且不伴有明显的腹痛或腹胀不适，诊断前症状出现至少 6 个月，近 3 个月符合以上诊断标准，排除符合腹泻型 IBS 病人，排除器质性疾病和系统性疾病。

【治疗原则】

1. **一般治疗** 积极识别并去除潜在的诱发腹泻的食物。

2. **药物治疗** 可能改善症状的药物有：阿片类药物、胆汁酸螯合剂、5-HT$_3$ 受体拮抗剂、微生态与免疫调节剂、抗抑郁药物。

（许军英）

第七节 急腹症

一、肠梗阻

肠内容物不能正常运行和顺利通过肠道，称为肠梗阻（intestinal obstruction），是外科常见急腹症之一。按原因可分为机械性肠梗阻、动力性肠梗阻和血运性肠梗阻。按有无肠管血运障碍分为单纯性肠梗阻和绞窄性肠梗阻。按肠梗阻发生的部位分为高位和低位肠梗阻。按梗阻的程度分为完全性和不完全性肠梗阻。按梗阻发展过程的急缓分为急性和慢性肠梗阻。若一段肠管两端完全阻塞，称为闭襻性肠梗阻。

【临床表现】

1. **症状** 主要症状是腹痛、腹胀、呕吐、肛门停止排气排便。

（1）腹痛：机械性肠梗阻表现为阵发性绞痛，常伴有"气窜感"。如腹痛间歇缩短，呈剧烈的持续性腹痛，应考虑是绞窄性肠梗阻的表现。麻痹性肠梗阻一般为全腹胀痛。

（2）呕吐：肠梗阻的早期，呕吐呈反射性，呕吐物为食物或胃液。梗阻部位越高，呕吐越早、越频繁；低位肠梗阻时，呕吐出现迟而少，呕吐物可呈粪样；结肠梗阻晚期才发生呕吐。呕吐物呈棕褐色或血性，是肠管发生血运障碍的表现。

（3）腹胀：高位肠梗阻腹胀不明显，低位及麻痹性肠梗阻腹胀明显。肠扭转等闭襻性肠梗阻腹部呈不对称隆起。

（4）停止排气排便：完全性肠梗阻时，肛门停止排气排便。但在梗阻的早期或高位梗阻时，仍可有少量排气排便。排出血性黏液样便，应考虑为绞窄性肠梗阻。

2. 体征

（1）全身情况：单纯性肠梗阻早期全身情况无明显改变，晚期或绞窄性肠梗阻，可有明显的脱水征和不同程度的休克征象。

（2）腹部体征：视诊可见腹部膨隆，机械性肠梗阻可见肠型、蠕动波，肠扭转时可见不对称隆起；触诊有轻压痛，绞窄性肠梗阻有固定压痛和腹膜刺激征，蛔虫性肠梗阻可在中腹部触及条索状团块，叩诊为鼓音或移动性浊音，听诊肠鸣音亢进，有气过水声或金属音，麻痹性肠梗阻时，肠鸣音减弱或消失。直肠指检若触及肿块，应考虑肿瘤、肠套叠。

【诊断】

根据症状、体征和辅助检查，一般可作出肠梗阻的诊断，但需进一步分析和明确：①是机械性还是动力性梗阻；②是完全性还是不完全性梗阻；③是高位还是低位梗阻；④是什么原因引起梗阻；⑤是单纯性还是绞窄性梗阻，这是要重点判断的。

1. 实验室检查 单纯性肠梗阻早期变化不明显。随着病情进展，出现血红蛋白和血细胞比容升高，白细胞计数和中性粒细胞明显增加，水、电解质和酸碱失衡表现。

2. 影像学检查 立位腹部 X 线平片是临床重要的检查，立位平片可见多个气液平面，空肠梗阻可显示空肠黏膜环状皱襞呈"鱼骨刺"状。结肠梗阻时侧卧位透视或拍片胀气在腹部周边，可显示结肠袋影。麻痹性肠梗阻小肠、结肠全部胀气。如疑为肠套叠、结肠肿瘤、乙状结肠扭转，可作钡剂灌肠有助诊断。

3. 内镜检查 纤维结肠镜检查可了解结肠肿瘤所致的梗阻。

对有下列表现者，应考虑绞窄性肠梗阻的可能：①腹痛发作急骤，起始即为持续性剧烈腹痛，呕吐出现早，且频繁；②病情发展迅速，早期发生休克，抗休克治疗改善不明显；③有明显的腹膜刺激征，体温、脉搏、白细胞计数增高；④腹胀不对称，触及肿块并有压痛，肛诊指套有血迹；⑤呕吐物、肛门排出物为血性，腹腔穿刺抽出血性液体；⑥腹部 X 线检查，见孤立、突出、胀大的肠襻，不因时间而改变位置，肠间隙明显增宽；⑦经积极非手术治疗而症状体征无明显改善。

【治疗原则】

治疗的原则是矫正因肠梗阻所引起的全身功能紊乱和解除梗阻。

1. 基础治疗

（1）胃肠减压：吸出胃肠内的气体和液体，可以降低胃肠内的压力，有利于改善肠壁血循环，改善全身中毒症状和呼吸循环功能。

（2）纠正水电解质紊乱和酸碱失衡。

（3）防治感染和毒血症：有针对性地应用抗肠道菌抗生素，包括广谱抗生素和抗真菌药物。

（4）对症药物：应用镇静剂、解痉药等。

（5）抗休克：如出现休克表现，应积极抗休克治疗。

2. 非手术治疗 主要适用于：①单纯、粘连性不完全性肠梗阻；②麻痹性或痉挛性肠梗阻；③蛔虫或粪块堵塞引起的肠梗阻；④炎症引起的不完全性肠梗阻，如肠结核等；⑤肠套叠早期。在非手术治疗期间，应严密观察病情，如症状、体征无改善甚至加重，应及时手术治疗。

非手术治疗方法除前述基础治疗外，还可采用中医中药治疗（如复方大承气汤等），口服或胃肠道灌注植物油，针刺疗法，低压空气或钡灌肠，腹部按摩等。

3. 手术治疗 手术治疗的适应证为：①各种类型的绞窄性肠梗阻；②肿瘤引起的肠梗阻；③先天性肠道畸形引起的肠梗阻；④非手术治疗无效者。

手术的原则是：在最短的时间内，以最简单的方法解除梗阻或恢复肠腔的通畅。手术方法和内容包括：①消除梗阻原因：如松解粘连、肠套叠或肠扭转复位、肠切开取除异物等；②切除坏死、肿瘤或狭窄病变的肠管；③短路手术：晚期癌肿已浸润固定、肠粘连成团不能切除时，可作梗阻近端与远端肠袢的短路吻合术；④肠造瘘或肠外置术：结肠梗阻，如病人情况极差或局部病变所限，不能或不宜行一期切除术，可作近端肠造瘘（盲肠或横结肠），或切除坏死的肠段后将两断端外置造口，待以后再行二期手术。

二、急性胆囊炎

急性胆囊炎是胆囊发生的急性化学性和（或）细菌性炎症。约 95% 以上的病人合并有胆囊结石，称结石性胆囊炎；5% 的病人未合并胆囊结石，称非结石性胆囊炎。急性结石性胆囊炎的主要致病原因为：①胆囊管梗阻：结石嵌顿于胆囊颈或胆囊管，胆汁潴留于胆囊使胆汁浓缩，高浓度的胆盐和胆囊高压导致胆囊黏膜屏障受损；②细菌感染：致病菌主要为革兰阴性杆菌，以大肠埃希菌最常见，其他有克雷伯菌、粪肠球菌、铜绿假单胞菌和厌氧菌等。非结石性胆囊炎的病因尚不完全清楚，易发生于严重创伤、烧伤、大手术后或其他危重症，可能与上述情况下胆囊低血流灌注、胆囊黏膜缺血缺氧导致黏膜受损和细菌入侵有关。

急性胆囊炎的病理分型主要包括：

1. 急性单纯性胆囊炎 胆囊增大，胆囊充血、水肿，胆囊内胆汁淤积但未化脓。

2. 急性化脓性胆囊炎 胆囊壁附有脓苔和（或）胆囊内脓汁积聚。

3. 急性坏疽性胆囊炎 胆囊壁因缺血和炎症导致变性坏死，可出现破溃穿孔。

【临床表现】

主要表现为剑突下右上腹阵发性绞痛，常在饱餐、进食油腻食物后发作，疼痛可放射至右肩背部，伴有恶心呕吐、厌食等消化道症状。如发生胆管炎、胆囊积脓、穿孔等，可有寒战高热、黄疸等表现。体格检查：右上腹肌紧张、压痛、反跳痛，Murphy 征阳性，有时可触及肿大的胆囊。

【诊断】

急性结石性胆囊炎根据典型临床表现、结合实验室和影像学检查，诊断一般无困难。

1. 实验室检查 白细胞计数升高，血清转氨酶及碱性磷酸酶升高，血清胆红素、血清淀粉酶可轻度升高。

2. 影像学检查 B 超可显示肿大的胆囊、囊壁增厚甚至有"双边"征，以及胆囊内结石光团。CT、MR 检查均能协助诊断。

【治疗原则】

急性胆囊炎应行手术治疗，未能确诊或病情较轻者，应在严密观察下行积极的非手术治疗，待病情好转后再行手术治疗。非手术治疗可缓解症状，也可作为术前诊断。

1. 非手术治疗 禁食，胃肠减压，纠正水、电解质及酸碱失衡，使用有效抗生素、解痉镇痛药物等。

2. 手术治疗

（1）急诊手术：急诊手术适用于：①发病在 48~72 小时以内者；②发生胆囊穿孔、弥漫性腹膜炎、急性化脓性胆管炎、急性坏死性胰腺炎并发症者；③非手术治疗无好转且病情恶化者。

如病人一般情况较好、胆囊局部及周围组织的病理改变允许，可行胆囊切除术。如高危病人，或局部炎症水肿及粘连严重，解剖不清者，可行胆囊造瘘术以减压引流，待 3 个月病情稳定后再行胆囊切除术。

（2）择期手术：若病人经非手术方法治疗后病情缓解，建议在炎症控制后行胆囊切除术。腹腔镜胆囊切除术是常用的手术方式。

三、急性梗阻性化脓性胆管炎

急性梗阻性化脓性胆管炎（acute obstructive suppurative cholangitis，AOSC）是急性胆管炎的严重阶段，也称急性重症胆管炎（acute cholangitis of severe type，ACST）。

本病的发病基础是胆道梗阻和细菌感染。引起胆道梗阻的原因众多，其中肝内外胆管结石是我国最常见的病因，其他还包括胆道寄生虫、胆道狭窄、恶性肿瘤等。

【临床表现】

本病临床表现除有急性胆管炎的 Charcot 三联征，即腹痛、寒战高热和黄疸，还有休克、神经中枢系统受抑制表现，合称为 Reynolds 五联征。

1. 腹痛 多为持续性疼痛或绞痛，阵发性加剧，常发生在剑突下及右上腹部，可向右肩背部放射，伴有恶心呕吐等消化道症状。

2. 发热 胆道梗阻合并感染后，细菌沿胆管逆行扩散入肝，引起全身性感染，病人可出现寒战高热，体温高达 39~40℃，呈弛张热。

3. 黄疸 胆管梗阻可出现黄疸，部分梗阻时黄疸程度较轻且呈波动性，完全梗阻合并感染时黄疸呈进行性加深、尿色变黄、大便颜色变浅或呈陶土色，可有皮肤瘙痒。

4. 休克 脉搏快而弱，血压降低。

5. 神经系统症状 主要表现为神情淡漠、嗜睡、神志不清，甚至昏迷。

体格检查于剑突下和右上腹有压痛，有时可扪及肿大的胆囊，Murphy 征阳性，肝区有叩击痛。如有胆汁外渗，可出现腹膜刺激征。

【诊断】

有典型临床表现者诊断多不难。对症状不典型者，结合影像学检查可明确诊断。

1. 实验室检查 白细胞计数升高，可超过 20×10^9/L，中性粒细胞比例升高。肝功能有不同程度的损害，凝血酶原时间延长。动脉血气分析可有 PaO_2 下降，氧饱和度降低。常见代谢性酸中毒及缺水、低钠血症等电解质紊乱。

2. 影像学检查 超声检查能简单及时地了解胆道梗阻部位、肝内外胆管扩张情况及病变性质，对诊断很有帮助。如病情稳定可行 CT、MRCP、ERCP 等检查。

【治疗原则】

治疗原则是立即解除胆道梗阻并引流。

1. 非手术治疗 ①维持有效的输液通道，尽快恢复血容量；②联合应用足量抗生素；③纠正水、电解质紊乱和酸碱平衡；④对症支持治疗；⑤如经短时间治疗后病人病情仍不好转，应考虑应用血管活性药物及抑制炎症反应药物，同时吸氧纠正低氧状态；⑥经以上治疗病情仍未改善者，应在抗休克的同时紧急行胆道引流治疗。

2. 紧急胆管减压引流 ①胆总管切开减压、T 管引流；②内镜下鼻胆管引流（endoscopic nasobiliary biliary drainage，ENBD）；③经皮经肝穿刺胆道外引流术（percutaneous transhepatic biliary drainage，PTCD）。

紧急胆管减压引流一般不能完全去除病因。当病人一般情况改善，宜在 1～3 个月后根据病因选择彻底的手术治疗。

四、急性阑尾炎

急性阑尾炎是外科最常见的急腹症，多见于青壮年。阑尾炎的临床表现虽有一定规律性，但有时变化多端，尤其是老年和小儿的诊断相当困难。

阑尾腔狭窄梗阻并发感染是急性阑尾炎的基本病因，粪石、食物残渣、寄生虫、淋巴组织增生等是阑尾腔梗阻的常见原因。急性阑尾炎是包括革兰阴性杆菌和厌氧菌的多种细菌混合感染。

急性阑尾炎的病理可分为以下四种类型：

1. 急性单纯性阑尾炎 阑尾轻度肿胀、浆膜面充血且有少量纤维素渗出物，阑尾壁各层有水肿及中性粒细胞浸润，阑尾腔内有渗出物。

2. 急性化脓性阑尾炎 亦称急性蜂窝织炎性阑尾炎，阑尾明显肿胀、充血，表面有脓性渗出物，腔内积脓，腹腔内有少量稀薄混浊渗出液。

3. 急性坏疽性阑尾炎（或阑尾穿孔） 阑尾管壁坏死或部分坏死，呈暗红或黑色，或溃破穿孔，腹腔有较多脓液。

4. 阑尾周围脓肿 阑尾化脓坏疽或穿孔后，被大网膜或周围脏器粘连包裹，形成炎性包块或脓肿。

如感染严重扩散，细菌侵入门静脉系统，引起急性化脓性门静脉炎，可发生脓毒血症，常危及生命。

【临床表现】

1. 症状

（1）腹痛：转移性右下腹痛是急性阑尾炎症状的特点。开始是上腹或脐周围持续性疼痛，可阵发性加重，或全腹痛，一般经 6～8 小时后，转移至右下腹固定部位疼痛。这种转移性腹痛的特点具有诊断意义。

（2）胃肠道症状：多有恶心、呕吐，但程度较轻。部分病人可有便秘或腹泻。

（3）全身症状：发病初期，可有低热，当炎症加重发生化脓或坏疽穿孔时，出现高热或寒战。发热多在腹痛后出现。

2. 体征

（1）体位：阑尾炎病人喜取屈腹姿势及右侧卧位，以减轻腹痛。

（2）右下腹压痛：固定的右下腹压痛是阑尾炎最常见的重要体征。压痛最明显处多位于麦氏点（McBurney 点），即脐至右髂前上棘连线中、外 1/3 交界处。随着炎症进展及穿孔出现，压痛范围逐渐扩大，但明显处仍在麦氏点处。

（3）腹肌紧张和反跳痛：是腹膜受刺激的表现，肌紧张的程度与炎症严重程度一致。老人、小儿、肥胖或肌肉萎缩的衰弱者，肌紧张可不明显。亦可有腹胀、肠鸣音减弱或消失。腹膜炎性渗出液多时，可有移动性浊音。

（4）右下腹包块：右下腹触及边缘不清、压痛明显的包块，表示有阑尾周围脓肿形成。

（5）直肠指检：用于诊断可疑病例的检查，尤其是当阑尾位置低或于盆腔位时，指检可发现直肠右侧壁有触痛。若盆腔积脓或有炎性肿块时，有明显的压痛性包块或波动感。

【诊断】

1. **血细胞计数** 白细胞计数升高，多在（10～20）×10^9/L 之间，中性粒细胞百分率也相应增加。白细胞计数升高幅度与阑尾病变的严重程度无正相关，部分病人白细胞可无明显升高，多见于单纯性阑尾炎或老年病人。

2. **B超和X线腹部平片** 主要用于鉴别诊断。

根据转移性右下腹痛病史，结合腹部体检及血细胞计数，急性阑尾炎诊断可确定。急性阑尾炎需与以下疾病进行鉴别诊断：胃十二指肠溃疡穿孔、右侧输尿管结石、急性胆囊炎、右侧输卵管妊娠破裂、卵巢滤泡或黄体破裂出血、卵巢囊肿蒂扭转、急性输卵管炎、右侧胸膜炎、肺炎、急性胃肠炎、急性肠系膜淋巴结炎等。

【治疗原则】

诊断明确后，如无手术禁忌证，原则上应尽早行阑尾切除术。非手术治疗仅适用于急性单纯性阑尾炎、阑尾周围脓肿早期而炎症无进展趋势者，以及伴有其他严重疾病不宜手术者。

对阑尾周围脓肿手术时，不应强行分离寻找或切除阑尾，可只作脓肿引流，待伤口愈合后 3 个月或阑尾炎复发时，再行手术。如术中发现阑尾正常，应认真地进行系统探查，寻找病因。

五、 急性腹膜炎

脏腹膜和（或）壁腹膜因各种原因受到刺激或损害而发生急性炎症反应称为急性腹膜炎。根据发病原因，分为原发性腹膜炎和继发性腹膜炎；根据是否存在细菌感染，分为细菌性腹膜炎和非细菌性腹膜炎；根据炎症波及范围，分为局限性腹膜炎和弥漫性腹膜炎。

急性腹膜炎根据病因可分为以下两种类型：

1. **继发性腹膜炎（secondary peritonitis）** 临床多见。常见的原因有：①腹腔空腔脏器穿孔或破裂；②腹腔内器官炎症扩展，如急性阑尾炎、急性胰腺炎等；③手术中污染或术后出血、渗漏等；④实质脏器破裂，如肝破裂。

2. **原发性腹膜炎** 又称自发性腹膜炎。腹腔内无明显的原发病灶，为来自血液、淋巴、肠内、输卵管的细菌所引起，病原菌多为肺炎双球菌、溶血性链球菌或大肠埃希菌，常发生于机体抵抗力降低者，如肾病综合征、肝硬化腹水、系统性红斑狼疮、免疫功能低下等。

【临床表现】

1. **腹痛** 是最主要的症状，常起于原发病变部位，以后逐渐扩展。一般腹痛较剧烈，呈持续性，深呼吸、咳嗽、变动体位时疼痛加重，病人常取弯曲或蜷曲卧位。

2. **恶心呕吐** 为早期出现的症状，开始为反射性呕吐，呕吐物以胃内容物为主；有麻痹性肠梗阻后，呈回逆性呕吐，呕吐物为肠内容物，且伴有腹胀。

3. **体温、脉搏** 其变化与炎症轻重有关。开始正常，随炎症进展而体温升高、脉搏加快。

4. **感染中毒症状** 畏寒发热、口渴、尿少、血压下降等。

5. **典型体征** 为腹膜刺激征，表现为腹肌紧张、压痛和反跳痛，随炎症的扩散可累及全腹，但仍以原发病变处压痛较明显。

【诊断】

1. **实验室检查** 白细胞计数升高，中性粒细胞百分率增高。

2. 影像学检查 B 型超声检查可见腹腔积液以及胆囊、胰腺等器官的原发疾病表现。X 线检查可见消化道穿孔、肠梗阻等特异性表现。

3. 腹腔穿刺 可抽吸出腹腔积液。

诊断依据：病史、症状及体征；实验室检查及影像学检查相应表现；腹腔穿刺抽出腹腔积液。

【治疗原则】

1. 一般治疗 禁食、胃肠减压，维持体液及电解质平衡，应用抗生素。

2. 手术治疗 根据具体病情决定是否手术，手术要点为祛除原发病灶、彻底清除腹腔内积液（包括脓液、脓苔等）和放置腹腔引流管。

六、 腹外疝

腹外疝是指腹腔内的脏器或组织连同腹膜壁层，经腹壁薄弱点或孔隙，向体表突出而致。根据疝突出的部位，可以分为腹股沟疝、股疝、脐疝、切口疝等，其中腹股沟斜疝是最多见的腹外疝，其发病率约占 75% ~ 90%，本节也将重点介绍腹股沟斜疝。

腹股沟斜疝是指腹腔内脏器或组织自腹股沟管内环突出至腹股沟管内，或穿出外环而进入阴囊。斜疝常见于男性，右侧多于左侧，儿童及青壮年多见。腹股沟管区腹壁薄弱及腹内压力升高是腹股沟斜疝形成的主要原因。

【临床表现】

腹股沟区出现椭圆形或梨形可复性包块，可经皮下环进入阴囊或大阴唇。站立或腹部用力时可出现，平卧或用手推挤后可消失，若成为难复性疝时常不能完全消失。

体格检查见包块位于腹股沟韧带上方，让病人平卧或用手推挤后包块可消失。检查者用手指压紧内环口（腹股沟中点上方 2cm 处），让病人站立或增加腹压，包块不再出现。手指松开后，包块可重新出现。发生嵌顿时，包块张力大、质地硬、压痛明显。

【诊断】

主要依据病史和体格检查。辅助检查包块透光试验阴性，需注意婴幼儿肠管壁较薄，若疝内容物为肠管且肠内有稀薄液体时，透光试验可为阳性。肠管嵌顿时，腹部 X 线透视或平片可见气液平面。

腹股沟斜疝需与腹股沟直疝、股疝、交通性鞘膜积液、精索鞘膜积液及睾丸鞘膜积液等疾病进行鉴别。

【治疗原则】

1. 非手术治疗

（1）疝带压迫治疗：适用于一岁以内婴儿、年老体弱或伴有其他疾病不能耐受手术者。

（2）手法复位：非绞窄性嵌顿疝因上述原因不宜手术者，可试行手法复位。复位前先注射止痛剂或镇静剂，取头低足高位，术者右手托起阴囊，缓慢轻柔地将疝块推压至腹腔，左手同时轻揉疝处，协助疝块回纳。复位后，严密观察腹部情况 24 小时。

2. 手术治疗 绝大多数腹股沟斜疝需要手术治疗，如病人有慢性咳嗽、严重便秘、排尿困难、腹水、妊娠等腹内压增高的情况，应纠正后方可手术。

传统手术方式有疝囊高位结扎、疝修补术。在传统方法基础上改进的方法有无张力疝修补术和经腹腔镜疝修补术。

（汪 勇）

第八节　胰腺炎

一、急性胰腺炎

急性胰腺炎（acute pancreatitis）是指胰腺及其周围组织被胰腺自身分泌的消化酶消化而引起的急性化学性炎症。临床特征为急性腹痛、发热、恶心呕吐及血尿淀粉酶升高。按临床表现的严重程度分为轻型和重型。

急性胰腺炎的病因主要包括：

1. 梗阻和反流

（1）胆道疾病：约半数急性胰腺炎由胆道疾病引起，其中以胆石症最常见。

（2）胰管阻塞：胰管结石、狭窄及肿瘤等可使胰液排泄受阻，进而使胰管内压增高，导致胰腺腺泡破裂，胰腺消化酶溢入间质。

（3）十二指肠乳头邻近部位病变：十二指肠憩室炎、输入肠袢综合征及肠系膜上动脉综合征等可引起十二指肠内压增高和 Oddi 括约肌功能障碍，使十二指肠液反流入胰管引起胰腺炎。

2. 大量饮酒和暴饮暴食　在西方国家中，酒精中毒是引起急性胰腺炎的重要原因之一。

3. 其他因素　腹部手术或外伤、内镜下逆行胆管造影、高钙血症、遗传性高脂血症、某些急性传染病或药物等均可引起急性胰腺炎。此外，尚有少部分急性胰腺炎原因不明。

【临床表现】

1. 症状

（1）腹痛：常在胆石症发作不久或暴饮暴食后突然发生，腹痛多居中上腹，常放射至腰、背及左肩，但很少至脐以下。腹痛剧烈而持续，可呈胀痛、绞痛、钻痛或刀割样痛。

（2）恶心、呕吐及腹胀：多数起病即有恶心、呕吐，呕吐剧烈者可呕吐出胆汁。恶心、呕吐可能属反射性，呕吐后腹痛无减轻，且常伴有腹胀，可能与胃肠胀气、胰源性腹水或麻痹性肠梗阻有关。

（3）发热：轻型急性胰腺炎常有中等度发热，一般数天内自退。重症急性胰腺炎多为持续高热，尤其在胰腺或腹腔继发感染时，常呈弛张热。胆道感染引起的急性胰腺炎可伴有高热、寒战。

（4）低血压或休克：见于重症急性胰腺炎。临床表现为烦躁不安、皮肤苍白、湿冷、心悸、少尿，主要与频繁呕吐、腹腔大量渗液及缓激肽类物质扩张周围血管，导致有效循环血容量不足有关。

2. 体征　轻型急性胰腺炎可有上腹部轻度或中度压痛，局限性轻度肌紧张、反跳痛；重症急性胰腺炎腹部压痛明显，肠鸣音减弱或消失。当出现腹膜炎时，全腹有明显压痛、反跳痛及肌紧张。当胰液、坏死组织和出血沿腹膜间隙和肌层渗入腹壁下，可致两侧胁腹部皮肤呈暗灰蓝色，称为 Grey-Turner 征，若致脐周皮肤出现青紫色则称 Cullen 征。当胆总管或壶腹嵌顿性结石、胰头水肿压迫胆总管，则可导致黄疸。

3. 临床分型

（1）轻型急性胰腺炎：仅有轻微的脏器功能紊乱，无明显腹膜炎体征及严重代谢紊乱，临床体征及实验室检查迅速恢复正常。

（2）重症急性胰腺炎：有明显的腹部体征，包括压痛、反跳痛、肌紧张、腹胀、肠鸣音减弱或消失。可有腹部包块，偶见 Grey-Turner 征或 Cullen 征。可并发一个或多个脏器功能障碍，也可伴有严重代谢紊乱或局部并发症。

4. 并发症

（1）局部并发症：胰腺脓肿多发生于重症急性胰腺炎起病2～3周后，表现为持续腹痛、高热、腹部包块。假性囊肿常在起病后3～4周形成，囊肿小者常无体征，大者可引起压迫症状，体检时常可扪及肿块并有压痛，囊肿破裂可造成慢性胰源性腹水，其淀粉酶和脂肪酶指标明显增高。

（2）全身并发症：重症急性胰腺炎在起病后数天内可出现多种并发症，如急性肾衰竭、急性呼吸窘迫综合征（ARDS）、急性心功能衰竭、消化道出血、败血症、肺炎、胰性脑病、弥散性血管内凝血甚至多脏器功能衰竭等。

【诊断】

1. 淀粉酶测定　血清淀粉酶超过正常值3倍可确诊为急性胰腺炎。多数病人在起病6～12小时后血清淀粉酶开始升高，一般持续3～5天，重症病人持续时间较长。然而，血清淀粉酶增高程度与病情严重程度并不一致。尿淀粉酶稍迟于血淀粉酶升高，持续时间较长。

2. 血清脂肪酶　常在起病24～72小时后开始上升，持续7～10天，虽无助于本病的早期诊断，但对晚期病例仍有诊断价值。

3. 其他实验室检查　白细胞计数常升高，血糖升高，C反应蛋白升高，血钙降低，胆红素升高。

4. X线　重症急性胰腺炎常有肺部并发症，胸片能发现肺不张、肺水肿、胸腔积液及休克肺等。腹部平片可见麻痹性肠梗阻征象。

5. 腹部B超和CT检查　①腹部B超被视为急性胰腺炎的常规初筛检查。早期可见胰腺弥漫性增大，轮廓模糊不清，坏死区呈低回声，另还可见胆结石、胆囊炎；后期对胰腺脓肿及假性囊肿的诊断有参考价值。②CT检查应作为急性胰腺炎的常规确诊检查。轻症可见胰腺弥漫性肿大，边缘模糊；重症可见胰腺边界消失，胰腺内见散在或局限性的低密度影，肾筋膜模糊或腹腔积液。增强CT是诊断胰腺坏死、脓肿或囊肿的最佳方法。

急性胰腺炎的诊断主要根据临床表现和实验室检查。突发性上腹部疼痛、恶心、呕吐及发热，上腹部压痛，同时血清淀粉酶显著增高，可作为诊断轻型急性胰腺炎的依据。如持续剧烈腹痛、高热及血清淀粉酶增高，出现休克、胰源性腹水、低血钙、低氧血症、高血糖及氮质血症者可诊断为重症急性胰腺炎。

急性胰腺炎需与消化性溃疡急性穿孔、胆石症和急性胆囊炎、急性肠梗阻、急性心肌梗死、肠系膜血管栓塞、急性胃肠炎等疾病进行鉴别。

【治疗原则】

急性胰腺炎的治疗包括内科综合治疗、内镜治疗和手术治疗。

1. 内科治疗

（1）密切监护：注意腹痛程度及腹部体征变化，每天检测血、尿淀粉酶、血常规及电解质；对疑为重症急性胰腺炎者，应监测体温、脉搏、呼吸、血压、尿量、血气分析等。

（2）一般治疗：禁食、胃肠减压及维持水电解质及酸碱平衡。腹痛消失后可逐渐进水、低脂流质、半流质饮食。

（3）营养支持治疗：尤其适用于重症急性胰腺炎，补充白蛋白或新鲜冰冻血浆，维持有效循环血容量及血流动力学稳定；早期给予全胃肠外营养，待病情稳定且无肠梗阻时，可逐渐过渡为肠内营养。

（4）止痛治疗：腹痛剧烈者可用哌替啶肌内注射。

（5）抑酸治疗：通过抑制胃酸而抑制胰液分泌，兼有预防应激性溃疡作用，可选用PPI或H_2受体拮抗剂。

（6）抑制胰液和胰酶分泌：可选用生长抑素或生长抑素类似物（奥曲肽）治疗。

（7）抑制胰酶活性：理论上讲，抑肽酶可抑制胰酶活性，是治疗急性胰腺炎的理想药物，但实际效果不十分理想。

（8）抗菌药物：适用于胆道疾病引起的急性胰腺炎或重症急性胰腺炎，根据病情可选用针对革兰阴性杆菌兼顾革兰阳性球菌的广谱抗菌药，可联合应用抗厌氧菌药物。

（9）并发症治疗：急性呼吸窘迫综合征者应使用呼吸机，并给予肾上腺糖皮质激素及利尿剂治疗；并发糖尿病者，可用胰岛素治疗；急性肾衰竭者可用透析治疗。

（10）中医药治疗：对急性胰腺炎有一定的疗效，如大承气汤、菌承汤等。

2. 内镜治疗　适合于胆源性急性胰腺炎，尤其是胆总管下段梗阻或合并感染者。

3. 手术治疗　手术适应证：①诊断不明且疑有腹腔脏器穿孔或肠坏死；②黄疸加深需解除胆道或壶腹梗阻者；③腹膜炎经抗菌药治疗无效者；④并发胰腺脓肿或假性囊肿者。

二、慢性胰腺炎

慢性胰腺炎（chronic pancreatitis）是指由各种不同原因所致的胰腺局部、节段性或弥漫性的慢性进展性炎症，导致胰腺组织结构和（或）胰腺功能不可逆的损害。临床表现为反复发作性或持续性上腹痛、消瘦、黄疸、脂肪泻、腹部包块和糖尿病等。

慢性胰腺炎的病因包括：

1. 胆道系统疾病　是我国慢性胰腺炎的主要病因，如胆道感染、结石或胆道蛔虫症反复发作等。

2. 慢性酒精中毒　慢性酒精中毒是西方国家慢性胰腺炎的主要病因。

3. 其他因素　如急性胰腺炎反复发作、胰腺外伤、先天性胰腺分离畸形、高钙血症、高脂血症、遗传因素、免疫疾病及热带地区重度营养不良等。此外，尚有少部分慢性胰腺炎原因不明。

【诊断】

1. 胰腺外分泌功能试验

（1）直接刺激试验：静脉注射胰泌素（1U/kg）后收集十二指肠内容物，测定胰液分泌量及碳酸氢钠浓度。慢性胰腺炎病人 80 分钟内胰液分泌 < 2ml/kg（正常 > 2ml/kg），碳酸氢钠浓度 < 90mmol/L（正常 > 90mmol/L）。

（2）间接刺激试验：① Lundh 试验：餐后十二指肠液中胰蛋白酶浓度 < 6U/L 为胰腺功能不全；②胰功肽试验（粪弹力蛋白）：由于弹力蛋白在肠道不被破坏，其粪中的浓度高于其在胰液中的浓度，采用免疫法检测，当粪中弹力蛋白 < 200μg/g 时为异常；③粪脂肪检查：正常人每天进食 80g 脂肪食物后，72 小时粪便的脂肪排泄量应 < 6g/d，若 24 小时粪的脂肪排泄量大于 7g/d 为脂肪泻。

2. 胰腺内分泌测定

（1）血糖及胰岛素：病人可有血糖升高或糖耐量试验异常：空腹血浆胰岛素大多正常，口服葡萄糖、甲苯磺丁脲（D_{860}）或静注胰升糖素后血浆胰岛素未见上升者，反映胰腺内胰岛素储备减少。

（2）血浆胰多肽：主要由胰腺 PP 细胞分泌，空腹血浓度为 8 ~ 313pmol/L，餐后迅速升高，而慢性胰腺炎病人血浆胰多肽多明显下降。

（3）血清胆囊收缩素（cholecystokinin，CCK）：正常为 30 ~ 300pg/ml，慢性胰腺炎可高达 8000pg/ml，与胰外分泌减少，对 CCK 的反馈抑制作用减弱有关。

3. 影像学检查

（1）X线检查：腹部平片位于第1~3腰椎左侧胰腺区钙化或结石，对诊断有价值。

（2）B超显像和CT检查：可见胰腺增大或缩小、边缘不清、密度异常、钙化斑、结石及囊肿等改变。

（3）经十二指肠镜逆行胰胆管造影（endoscopic retrograde cholangiopancreatography，ERCP）：对诊断慢性胰腺炎有重要价值。可见主胰管口径增大而不规则，有时呈串珠状、胰管扭曲变形及胰管不规则狭窄或胰管中断，胰管小分支囊性扩张。同时可显示胆管系统病变。

（4）超声内镜：敏感性和特异性较腹部超声检查高，主要表现为主胰管及胰管分支的不规则扩张或同时伴局限性狭窄，胰腺实质回声不均匀，边缘不规则等，如发现胰管结石则更有助于确诊。

（5）磁共振胰胆管成像（magnetic resonance cholangiopancreatography，MRCP）：可显示胰胆管系统，与ERCP效果相当，且无创伤，也无需造影剂。

4. 病理学和细胞学检查 可经超声引导或手术探查进行细针穿刺活检，或经ERCP收集胰管分泌液进行细胞学染色检查，对慢性胰腺炎及胰腺癌的鉴别具有重要价值。

有典型慢性胰腺炎的症状和体征，并符合下列条件之一者可诊断为慢性胰腺炎：①胰组织学诊断明确；②X线检查发现胰腺有钙化；③胰腺外分泌功能显著降低；④ERCP、MRCP或超声内镜显示胰腺实质及胰管有特征性损害，除外胰腺癌者。

在慢性胰腺炎与其他疾病的鉴别诊断中，最重要也是最困难的是与胰腺癌鉴别。两者的临床表现、胰腺功能及影像学检查可以十分相似。但胰腺癌呈进行性变化，胰腺组织穿刺检查，胰液细胞学检查，可提供重要的鉴别信息。

【治疗原则】

目的是缓解症状，保护胰腺功能，防止疾病进展和并发症发生。

1. 内科治疗

（1）病因治疗：包括去除病因，如戒烟，积极治疗胆道疾病、高脂血症及高钙血症等；消除诱因，包括低脂、高蛋白饮食，避免饱食，预防急性发作。

（2）对症治疗：①胰腺外分泌功能不全症状：可用足量的胰酶制剂替代治疗；为防止胃酸影响胰酶活性，可用抗酸药或H_2受体拮抗剂抑制胃酸分泌；②腹痛：先予口服胰酶和抗酸药，如无效，则可用镇痛剂，但应先用小剂量非成瘾镇痛药，对顽固性疼痛可考虑腹腔神经丛阻滞或内脏神经切除术；③合并糖尿病：胰岛素治疗；④合并营养不良：补充营养、脂溶性维生素、维生素B_{12}、叶酸、铁剂和多种微量元素等，严重吸收不良应考虑要素饮食或全胃肠外营养。

2. 内镜治疗 适用于胆总管下段或胰管近端有蛋白栓子或结石，导致胰液引流不畅者。

3. 手术治疗 旨在减轻疼痛，畅通胰液引流。适应证为：①内科治疗不能缓解腹痛，有营养不良者；②合并胰腺脓肿或胰腺假性囊肿者；③不能排除胰腺癌者；④瘘管形成者；⑤胰腺肿大压迫胆总管引起阻塞性黄疸者；⑥有脾静脉血栓形成和门静脉高压引起出血者。

（汪 勇）

第九节　肛管疾病

一、肛裂

肛裂（anal fissure）是指齿状线下肛管皮肤裂伤后形成的小溃疡。方向与肛管纵轴平行，多呈梭形或椭圆形，常可引起肛周剧痛。绝大多数肛裂位于肛管后正中线上，也可在前正中线上，位于侧方者极少。

肛裂形成的直接原因多为长期便秘、粪便干结所引起排便时的机械性创伤，其中又以后正中线处最易损伤。慢性肛裂裂口上端的肛门瓣和肛乳头水肿，形成肥大乳头，下端皮肤因炎症、水肿及静脉、淋巴回流受阻，形成袋状皮垂向下突出于肛门外，称为前哨痔。肛裂、前哨痔、肛乳头肥大常同时存在，称为肛裂"三联症"。

【临床表现】

1. **疼痛**　多为剧烈疼痛，伴有典型的周期性，排便时疼痛，便后数分钟可缓解，随后因肛门括约肌收缩痉挛，再次发作剧痛，可持续半到数小时。

2. **便秘**　因疼痛而不愿排便，从而导致便秘，而便秘又会加重肛裂。

3. **出血**　排便时常在粪便表面或便纸上见到少量血迹，或滴鲜血，大量出血少见。

【诊断】

依据典型的临床病史、肛门检查时发现的肛裂"三联症"，不难作出诊断。但需与克罗恩病、溃疡性结肠炎、结核、梅毒、肛门肿瘤等其他疾病所致的肛管溃疡相鉴别，必要时可取活组织作病理检查明确诊断。

【治疗原则】

1. **非手术治疗**　原则是解除括约肌痉挛，止痛，帮助排便，中断恶性循环，促使局部愈合。具体措施包括：坐浴、润便、扩肛。

2. 经久不愈、非手术治疗无效者可采用手术方法，包括肛裂切除术、肛管内括约肌切断术。

二、痔

痔（hemorrhoids）是一种常见疾病，是肛垫发生病理性肥大、移位，以及肛周皮下血管丛血流淤滞形成的团块。

痔的病因目前仍无定论，得到较多认同的有肛垫下移学说和静脉曲张学说。

1. **肛垫下移学说**　正常情况下肛垫疏松地附着在直肠平滑肌壁上，排便后借其自身纤维的收缩作用缩回肛管内。在直肠压力增高、腹泻、便秘、直肠肛管感染、生化因素及年龄的影响下，肛垫发生增厚、脱垂而形成痔。

2. **静脉曲张学说**　慢性便秘、咳嗽、前列腺肥大及妊娠等情况下导致长期腹压增高，使痔静脉丛淤血、扩张、迂曲而形成内痔。

痔根据其所在部位不同分为三类：

1. **内痔**　位于齿状线上方，由肛垫肥大下移形成，表面由黏膜覆盖。

2. **外痔** 位于齿状线下方,表面为皮肤所覆盖。常见的有血栓性外痔、结缔组织外痔、单纯性外痔和炎性外痔。

3. **混合痔** 位于齿状线上、下,由黏膜和皮肤共同覆盖。由痔内、外静脉丛曲张并相互吻合形成。

【临床表现】

1. **内痔** 分为四度。

Ⅰ度:便时带血、滴血或喷射状出血,便后出血可自行停止,痔块不脱出于肛门外。

Ⅱ度:间歇性排便带血,痔块脱出于肛门外,便后可自行还纳。

Ⅲ度:排便时出血量减少,痔块脱出于肛门外,便后不能自行还纳,在卧床、腹压减低时方可自行还纳。

Ⅳ度:痔块长期脱出在肛门外,不能还纳,或还纳后立即脱出。

2. **外痔** 常有疼痛、异物感和肛门瘙痒不适。

3. **混合痔** 兼有Ⅲ度和Ⅳ度内痔和外痔的临床表现。

【诊断】

根据病史及肛门视诊,痔多不难诊断。直肠指检虽对痔的诊断意义不大,但可了解直肠内有无其他病变,如直肠癌、直肠息肉等。肛门镜检查可直接发现痔的类型和严重程度。

【治疗原则】

1. **一般治疗** 在痔的早期或无症状静止期,可调理饮食,软化粪便,排便后坐浴,应用痔疮膏或栓剂等,不需手术治疗。

2. **注射疗法** 治疗Ⅰ度、Ⅱ度出血性内痔效果较好。肛周局麻后在肛门镜窥视下,将硬化剂注射于痔上方黏膜下层内,使黏膜下层周围纤维化,痔块萎缩。

3. **胶圈套扎疗法** 适用于Ⅰ度、Ⅱ度、Ⅲ度内痔。将特制的胶圈套入到内痔的根部,阻断痔的血运,使痔缺血、坏死、脱落而治愈。需注意痔核脱落时有出血的可能。

4. **手术疗法** 包括单纯痔切除术、血栓外痔剥离术和痔上黏膜环切术,其中单纯痔切除术适用于Ⅱ度、Ⅲ度内痔和混合痔,嵌顿痔也可用此法急诊切除,但一次切除不宜超过3个。

三、 肛瘘

肛瘘(anal fistula)是指肛管周围的肉芽肿性管道,由内口、瘘管、外口三部分组成。内口常位于肛窦,多为一个;外口在肛周皮肤上,可为一个或多个。经久不愈或间歇性反复发作是其临床特点,多见于青壮年男性。

大部分肛瘘由直肠肛管周围脓肿引起,脓肿自行破溃或切开引流处形成外口,位于肛周皮肤。由于外口生长较快,脓肿常假性愈合,导致脓肿反复发作破溃或切开,形成多个瘘口和外口,使单纯性肛瘘成为复杂性肛瘘。

肛瘘的分类方法很多,较常见的包括:

1. **按瘘管位置高低分类** ①低位肛瘘:瘘管位于外括约肌深部以下;②高位肛瘘:瘘管位于外括约肌深部以上。

2. **按瘘管与括约肌的关系分类** ①肛管括约肌间型:多因肛管周围脓肿引起,约占肛瘘半成以上,属于低位肛瘘;②经肛管括约肌型:多因坐骨肛管间隙脓肿引起,可为低位或高位肛瘘;③肛管括约肌上型:属于高位肛瘘,较少见;④肛管括约肌外型:多为骨盆直肠间隙脓肿合并坐骨肛管间隙脓肿的结果,最少见。

【临床表现】

瘘外口流出少量脓性、血性、黏液性分泌物为主要症状。较大的高位肛瘘，因瘘管位于括约肌外，不受括约肌控制，常有粪便及气体排出。由于分泌物的刺激，使肛门部潮湿、瘙痒，有时形成湿疹。当外口愈合，瘘管中有脓肿形成时，可感到明显疼痛，同时可伴有发热、寒战、乏力等全身感染症状。脓肿穿破或切开引流后，症状缓解。上述症状的反复发作是肛瘘的临床特点。

【诊断】

检查时在肛周皮肤上可见到单个或多个外口，挤压外口有脓液或脓血性分泌物排出。外口的数目及肛门的位置关系对诊断肛瘘很有帮助。根据 Goodsall 规律，在肛门中间划一横线，若外口在线后方，瘘管常是弯形，且内口常在肛管后正中处；若外口在线前方，瘘管常是直线，内口常在附近的肛窦上。确定内口位置对明确肛瘘诊断非常重要。肛门指诊时在内口处有轻度压痛，有时可扪到硬结样内口及条索样瘘管。临床常规检查方法还包括碘油瘘管造影、MRI 等检查。对于复杂、多次手术的、原因不明的肛瘘病人，应作钡剂灌肠或结肠镜检查，以排除 Crohn 病、溃疡性结肠炎等疾病的存在。

【治疗原则】

肛瘘极少自愈，不治疗会反复发作并形成直肠肛管周围脓肿。治疗方法主要有两种。

1. **堵塞法** 可用生物蛋白胶自外口注入，但该治疗方法治愈率较低。

2. **手术治疗** 原则是将瘘管切开或切除，形成敞开的创面，促使愈合。手术的关键在于尽量减少肛门括约肌的损伤，防止肛门失禁，同时避免瘘的复发。具体手术方式包括瘘管切开术、挂线疗法、肛瘘切除术。

（汪 勇）

第十节 消化系统常见肿瘤

一、食道癌

食道癌是发生于食管上皮组织的恶性肿瘤，占所有恶性肿瘤的 2%。我国是食道癌高发区，因食道癌死亡者仅次于胃癌居第二位，发病年龄多在 40 岁以上，男性多于女性，但近年来 40 岁以下发病者有增长趋势。食道癌的发生与亚硝胺慢性刺激、炎症与创伤，遗传因素以及饮水、粮食和蔬菜中的微量元素含量有关。

【临床表现】

1. **症状** 早期症状常不明显，但在吞咽粗硬食物时可能有不同程度的不适感觉，包括咽下食物哽噎感，胸部胀闷、紧缩感，胸骨后烧灼样、针刺样或牵拉摩擦样疼痛。食物通过缓慢，并有停滞感或异物感。哽噎停滞感常通过吞咽水后缓解消失。症状间断发生，时轻时重，进展缓慢。中晚期食管癌典型的症状为进行性咽下困难，以固体食物尤甚，常吐黏液样痰，为下咽的唾液和食管的分泌物。当癌肿梗阻所引起的炎症水肿暂时消退，或部分癌肿脱落后，梗阻症状可暂时减轻，常误认为病情好转。持续胸痛或背痛提示肿瘤已经外侵，引起食管周围炎、纵隔炎。若癌肿侵犯喉返神经，可出现声音嘶哑；若压迫颈交感神经节，可产生 Horner 综合征。若侵入气管、支气管，可形成食管、气管或支气管瘘，出现吞咽水或食物时剧烈呛咳，并发生呼吸系统感染。若形成溃疡侵犯血管可出现呕血或黑便。病人逐渐消瘦、脱水、无力，最后出现恶病质状态。若有肝、脑等脏器转移，可出现黄疸、腹腔积液、昏迷等状态。

2. **体征**　早期体征缺如。晚期可出现消瘦、贫血、失水或恶病质等体征。当癌肿转移时，可触及肿大而坚硬的浅表淋巴结，或肿大而有结节的肝脏。还可出现黄疸、腹水等。其他少见的体征尚有皮肤、腹白线处结节，腹股沟淋巴结肿大。

【诊断】

依据病史，临床表现和体征，结合辅助检查，常可确诊。

辅助检查包括：

1. **影像学诊断**　X线钡餐检查是诊断食管及贲门部肿瘤的重要手段之一，食管癌X线钡餐检查不但要确定病灶部位、长度及梗阻程度，还需判断食管病灶有无外侵及外侵范围。CT扫描可以清晰显示食管与邻近纵隔器官的关系，但难以发现早期食管癌。将CT与X线检查相结合、有助于食管癌的诊断和分期水平的提高。

2. **内镜检查**　内镜检查可以直接观察肿瘤大小、形态和部位，同时也可在病变部位做活检或镜刷检查。染色内镜和放大内镜是诊断早期食管癌理想的诊断方法。超声内镜可以判断病变浸润深度和局部淋巴结有无转移。

3. **食管脱落细胞学检查**　食管脱落细胞学检查方法简便，操作安全，病人痛苦小，准确率在90%以上，是食管癌大规模普查的重要方法。

食管癌的早期发现和早期诊断十分重要。凡年龄在45岁以上（高发区在35岁以上）出现进食后胸骨后停滞感或咽下困难者应及时做有关检查，以明确诊断并及早发现早期食管癌。

【治疗原则】

食管癌早期治疗应该采用手术、放化疗、中医药治疗相结合的综合治疗方式，中晚期采用中医保守治疗。

1. **手术治疗**　外科手术是治疗早期食管癌的首选方法。食管癌病人一经确诊，身体条件允许即应采取手术治疗。根治性手术根据病变部位和病人具体情况而定。原则上应切除食管大部分，食管切除范围至少应距肿瘤5cm以上。

手术的禁忌证：①临床X线等检查证实食管病变广泛并累及邻近器官，如气管、肺、纵隔、主动脉等。②有严重心肺或肝肾功能不全或恶病质不能耐受手术者。

2. **放射治疗**　放疗是食管癌的主要治疗手段之一，既可以单独应用作为根治性治疗手段，也可以与手术联合应用。适应证：①病人一般情况在中等以上；②病变长度不超过8cm为宜；③无锁骨上淋巴结转移，无声带麻痹，无远处转移；④可进半流食或普食；⑤无穿孔前征象，无显著胸背痛；⑥应有细胞学或病理学诊断，特别是表浅型食管癌。禁忌证为食管穿孔形成食管瘘，远处转移，明显恶液质，严重的心、肺、肝等疾病。

3. **化学治疗**　主要应用于晚期食管癌，也可以与手术、放疗联合应用，作为综合治疗的一个重要组成部分。

4. **内镜治疗**　对伴有进食困难无手术指征的晚期食管癌的病人，可行内镜下食管支架置入。

二、胃癌

胃癌是最常见的恶性肿瘤之一，在我国消化道恶性肿瘤中居第一位，好发于50岁以上人群中，男女发病率之比约 2.3∶1。

【临床表现】

早期胃癌多无明显症状，可出现上腹部不适，进食后饱胀、恶心等非特异性上消化道症状，随着病情进展，病人可出现上腹部疼痛加重、食欲下降、乏力、消瘦等。对于贲门胃底癌病人可出现胸骨后疼痛和进食梗阻感，幽门附近的胃癌进展到一定程度后可出现幽门部分或完全性梗阻，出现呕吐症状，呕吐物多为隔夜宿食和胃液，肿瘤破溃或侵犯胃周血管后可出现呕血、黑便等消化道出血症状。

早期胃癌病人多无明显体征，晚期病人可触及上腹部质硬、固定肿物，锁骨上可触及肿大淋巴结，另可有贫血、腹水、恶病质等表现。

【诊断】

1. **病史**　早期胃癌的治疗效果明显好于进展期胃癌，早期胃癌术后 5 年生存率可达 90% 以上，因此，早期诊断是提高治愈率的关键。为提高早期胃癌诊出率，应对以下人群进行定期体检：① 40 岁以上，既往无胃病病史而出现上消化道症状者，或已有溃疡病史但症状和疼痛规律明显改变者；②有胃癌家族史者；③有胃癌前期病变者，如慢性萎缩性胃炎、胃腺瘤、胃溃疡等；④有原因不明的消化道慢性失血或短期内体重明显减轻者。

2. **辅助检查**

（1）胃镜检查：能够直接观察胃黏膜病变的部位和范围，并可对可疑病灶钳取小块组织做病理学检查，病理诊断是胃癌诊断的金标准。

（2）X 线钡餐检查：胃低张双重对比造影可以发现黏膜病变，了解病变范围，显示胃肠道运动情况，结合胃镜检查对发现早期胃癌具有很大的应用价值。

（3）螺旋 CT 检查：CT 检查可评估胃癌病变范围、局部淋巴结转移和远处转移情况，可用于胃癌术前的临床分期，指导治疗方案的制订。

（4）其他检查：肿瘤标志物检测，如 CEA、CA19-9、CA50、CA724 等。对胃癌的诊断有参考价值。血液检查常有不同程度的贫血，血沉增快。

【治疗原则】

1. **手术治疗**　外科手术是胃癌的主要治疗手段，也是目前能治愈胃癌的唯一方法。分为根治性手术和姑息性手术。根治性手术的原则是彻底切除胃癌原发灶，同时按照临床分期标准清扫区域淋巴结，重建消化道。姑息性手术是指原发灶无法切除，针对由于胃癌导致的梗阻、穿孔、出血等并发症症状而进行的手术，如胃空肠吻合术、空肠造口、穿孔修补等。

2. **胃癌的化疗**　胃癌的化疗可用于根治性手术的术前、术中和术后，以延长生存期。早期胃癌根治术后原则上不必辅助化疗，但对于癌肿面积大于 5cm² 、病理组织分化差、淋巴结转移、多发癌灶、年龄低于 40 岁者，建议术后辅助化疗。进展期胃癌根治术后无论有无淋巴结转移均需辅助化疗。对于姑息性手术、不能手术或术后复发等晚期胃癌病人采用适量化疗可减缓肿瘤的发展速度，改善症状。

3. **胃癌的其他治疗**　胃癌的其他治疗包括放疗、免疫治疗、靶向治疗、中医中药等。

三、原发性肝癌

原发性肝癌（primary carcinoma of the liver）是指原发于肝细胞或肝内胆管细胞的恶性肿瘤，分为肝细胞肝癌（hepatocellular carcinoma，HCC）、肝内胆管细胞癌、混合型肝癌，其中肝细胞癌占 91.5%。原发性肝癌病人中约 80% 有慢性肝炎病史，除乙型肝炎外，丙型病毒性肝炎亦与肝癌的发病密切相关；原发性肝癌合并肝硬化者占 70%~90%，多为乙肝后肝硬化和丙肝后肝硬化；黄曲霉菌污染产生的霉玉米和霉花生可能是某些地区肝癌高发的因素；酒精中毒、亚硝胺、农药、华支睾吸虫感染及遗传因素都与原发性肝癌有一定关系。

【临床表现】

原发性肝癌起病隐匿，早期缺乏典型症状。出现症状多已中晚期，最常见症状为肝区疼痛、食欲减退症状，其主要特征如下：

1. **肝区疼痛** 是肝癌最常见的临床表现，常为首发症状，因肿瘤增长快速，肝包膜被牵拉所引起。如病变侵犯膈肌，疼痛可牵涉右肩背部。若癌肿破裂出血，可出现腹膜刺激征等急腹症表现。

2. **消化系统症状** 腹胀、食欲缺乏、恶心、呕吐等非特异症状。

3. **肝硬化表现**。

4. **黄疸** 可因肝功能异常引起肝细胞性黄疸，亦可因肿瘤压迫胆道引起梗阻性黄疸。

5. **恶性肿瘤的全身性表现** 进行性消瘦、发热、食欲缺乏、乏力、营养不良和恶病质等。少数肝癌病人由于癌本身代谢异常，进而影响宿主机体而致内分泌或代谢异常，可有特殊的全身表现，称为伴癌综合征，有时可先于肝癌本身的症状。

6. **转移灶症状** 有时成为发现肝癌初现症状。如发生肺、骨、胸腔等处转移，可产生相应症状。转移至肺可引起咳嗽咯血，胸腔转移以右侧多见，可有胸痛和血性胸水。骨髓或脊柱转移，可有局部压痛或神经受压症状，或病理性骨折，颅内转移癌可有神经定位体征。

【诊断】

依据典型症状诊断并不困难，但往往已发展至中晚期。因而对肝炎史 5 年以上，乙型或丙型肝炎病毒标记物阳性，年龄大于 35 岁要进行肝癌普查，其检出率是自然人群普查的 34.3 倍。尤其对有肝硬化和（或）肝癌家族史的高危人群，应定期筛检 AFP 和超声影像检查。每 6 个月筛选一次比每年筛查一次更有利于发现小肝癌。

辅助检查包括：

1. **血液化验**

（1）甲胎蛋白（AFP）：临床应用最普遍的早期诊断肝癌和评价治疗效果的肿瘤标记物。肝细胞癌 AFP 阳性率为 70%~90%。在生殖腺胚胎癌、少数转移性肿瘤如胃癌以及孕妇、肝炎、肝硬化，AFP 亦可升高，但排除上述情况后 AFP 升高时需警惕本病。AFP 常较低或测不出。在排除妊娠、肝炎和生殖腺胚胎瘤的基础上，AFP 检查诊断肝细胞癌的标准为：① AFP 大于 200μg/L 持续 4 周；② AFP 由低浓度逐渐升高不降；③ AFP 在 200μg/L 以上的中等水平持续 8 周。AFP 仍是当前特异性最强的标记物和诊断肝癌的主要指标。

（2）AFP 异质体（AFP-L3）：不同组织细胞合成 AFP 的糖链结构有所不同，此种糖链结构不同的 AFP 称为 AFP 异质体。在多种异质体中，AFP-L3 对 HCC 有较高的特异性，临床采用小扁豆凝集素结合型 AFP 比值对其进行定量。

（3）谷氨酰转移酶（GGT）：用聚丙烯酰胺凝胶梯度电泳可将血清谷氨酰转移酶分出同工酶 12 条带，其中 GGT 在原发性和转移性肝癌的阳性率可提高到 90%，特异性达 97.1%。GGT 与 AFP 无关，在低浓度 AFP 肝癌及假阴性肝癌中，也有较高的阳性率。AFP 阴性者此酶阳性率为 72.7%。在小肝癌中 GGT 阳性率为 78.6%。

2. **影像学**

（1）超声：超声显像结合 AFP 检测，已广泛用于肝癌的普查，有利于早期发现、早期诊断。有经验的超声医生可发现直径 1cm 的肿瘤，对早期定位诊断有较大价值。同时超声显像还可显示血供、门脉癌栓、肿块与大血管的解剖关系等，诊断符合率可达90%，超声造影可增加检出率。

（2）增强CT：是补充超声显像估计病变范围的首选非侵入性诊断方法。肝癌阳性率在90%以上。肝细胞肝癌在增强CT扫描时可见典型"快进快出"表现。结合肝动脉造影（CTA）或注射碘油的肝动脉造影（lipiodol-CTA），对1cm以下肿瘤的检出率可达80%以上。经动脉门静脉成像CT（CT-arterial-portography，CTAP）是经肝动脉注入造影剂后门静脉显影时所作的CT扫描，可发现仅0.3cm的小肝癌。

（3）MRI：与CT相比，MRI检查无电离辐射，无需造影剂三维成像。分辨率明显高于CT，应用肝特异性对比剂可增加肝癌检出率。

（4）选择性肝动脉造影：肝癌90%血供来自肝动脉，肝动脉造影准确率达95%，检查有一定的创伤性，一般在超声显像，CT或MRI检查不满意时进行。优点是检查同时可进行血管栓塞或经肝动脉化疗等治疗。

3. 穿刺活检　在超声或CT引导下细针穿刺活检可获得病理诊断，但因存在肿瘤破裂、出血、针道转移、假阴性等风险，临床不主张进行穿刺，仅在诊断困难时考虑。

【治疗原则】

早期诊断、早期手术治疗是改善肝癌预后的最主要因素。

1. 手术治疗　现在仍以开腹手术为主，若条件允许也可选择性采取腹腔镜肝切除术。手术指征：一般情况较好，无心、肺、肾等重要脏器病变；肝功能A级或B级短期保肝治疗后可达到A级；无广泛肝外转移。

根治性切除指征：①单发微小肝癌或小肝癌；②单发外生性生长的大肝癌或巨大肝癌，受肿瘤破坏的肝组织小于30%，包膜完整，周围界限清楚；③多发肿瘤，结节少于3个，局限在一段或一叶内。

姑息性切除指征：①3~5个多发肿瘤，局限于相邻2~3个肝段或半肝内，影像学提示无瘤肝组织代偿性增大达50%以上，若肿瘤分散可分别作局限肝切除；②左半或右半大肝癌或巨大肝癌，第一、第二肝门未受累，影像学提示无瘤肝组织代偿性增大达50%以上；③肝中央区的大肝癌，影像学提示无瘤肝组织代偿性增大达50%以上；④Ⅰ或Ⅷ段大肝癌或巨大肝癌；⑤肝门淋巴结肿大者应同时行肝门淋巴结清扫，若清扫困难可行术后放疗；⑥周围脏器受侵若原发肿瘤可切除应行联合脏器切除术，远处单发转移瘤（如肺转移）可行转移瘤切除术，合并胆管癌栓、门脉癌栓、腔静脉癌栓时，预后较差，若癌栓形成不长可积极手术治疗，目前无统一手术方式，单纯取栓术后复发率较高。

2. 肝移植　由于同时切除肿瘤和硬化肝脏，可获得相对较好的远期效果。但由于肝源匮乏、费用昂贵，原则上推荐肝功能C级小肝癌病例进行肝移植。国际上多采用米兰标准：单发肿瘤<5cm；2~3个肿瘤直径均<3cm；无血管侵犯或肝外转移。

3. 消融治疗　主要包括射频、氩氦刀、激光、微波凝固、高功率超声聚焦、电化学疗法、经皮乙醇瘤体注射等。可选择经皮或术中进行，主要适用于不宜手术或不需要手术的肝癌病人。创伤较小，恢复快，在部分病人中可获得较好疗效。

4. 介入治疗　主要用于不可手术或潜在可切除的病人，治疗后部分病人肿瘤缩小可获得手术机会。

5. 其他治疗　全身化疗、靶向药物治疗（如Sorafenib）、放射治疗、中医药治疗（如槐耳颗粒）等。

四、胰腺癌

胰腺癌是一种发病隐匿，进展迅速，治疗效果及预后极差的消化道恶性肿瘤，发病率有明显增高的趋势。其死亡人数占肿瘤死亡人数第6位。

【临床表现】

以上腹部疼痛、饱胀不适、黄疸、食欲降低和消瘦最为多见。

1. 上腹部不适　最常见的首发症状。早期因肿块压痛胰管，使胰管不同程度的梗阻、扩张、扭曲及压力增高，出现上腹部不适，或隐痛、钝痛、胀痛。少数病人可无疼痛。通常因对早期症状的忽视，而延误诊断。中晚期时肿瘤侵犯腹膜后神经丛，可出现后背疼痛，向腰背放射。

2. 黄疸　是胰头癌最主要的临床表现，多数是由于胰头癌压迫或浸润胆总管所致，呈进行性加重。黄疸出现的早晚和肿瘤的位置密切相关，癌肿距胆总管越近，黄疸出现越早，胆道梗阻越深。多数病人出现黄疸时已属中晚期。伴皮肤瘙痒，久之可有出血倾向。小便深黄，大便陶土色。

3. 消化道症状　如食欲缺乏、腹胀、消化不良、腹泻等。部分可有恶心、呕吐。晚期癌肿侵及十二指肠可出现上消化道梗阻或消化道出血。

4. 消瘦和乏力　病人因进食差、肿瘤消耗造成消瘦、乏力及体重下降，晚期可出现恶病质。

5. 其他　胰头癌致胆道梗阻一般无胆道感染，若合并胆道感染易与胆石症相混淆。少数病人有轻度糖尿病表现。晚期可触及腹部肿物，癌性腹水。

【诊断】

对老年、男性、慢性胰腺炎、长期吸烟或饮酒、糖尿病、城市居民、高脂饮食及致癌物接触的职业等病史，伴有慢性上腹痛、黄疸、食欲减退及体重下降等症状的病人，应首选无创性检查手段进行筛查，如血清学肿瘤标记物、超声、胰腺CT或MRI等。肿瘤标记物联合检测并与影像学检查结果相结合，可提高阳性率，有助于胰腺癌的诊断和鉴别诊断。

辅助检查包括：

（1）肿瘤相关抗原：CA19-9可异常，表达于多种肝胆胰疾病及恶性肿瘤病人，虽非为肿瘤特异性，但血清CA19-9的上升水平仍有助于胰腺癌与其他良性疾病的鉴别。作为肿瘤标记物，CA19-9诊断胰腺癌的敏感性为79%～81%，特异性为82%～90%。CA19-9水平的监测亦是判断术后肿瘤复发、评估放化疗效果的重要手段。约3%～7%的胰腺癌病人为Lewis抗原阴性血型结构，不表达CA19-9，故此类胰腺癌病人检测不到CA19-9水平的异常。某些良性疾患所致的胆道梗阻及胆管炎，亦可导致病人CA19-9水平的升高，故在黄疸缓解后检测CA19-9更有意义，以其作为基线值也更为准确。其他肿瘤标记物包括CEA、CA50及CA242等，联合应用有助于提高诊断的敏感性及特异性。

（2）腹部超声：作为筛查手段，其可对梗阻部位、病变性质等做出初步评估。但敏感性及特异性不高，诊断价值有限。

（3）CT：是疑有胰腺肿瘤病人的首选影像学检查。针对胰腺肿瘤应设置特别扫描参数，对全腹部行对比剂加强扫描。以准确描述肿瘤大小、部位及有无淋巴结转移特别是与周围血管的结构关系等。

（4）MRI：与CT同等重要。在排除及检测肝转移病灶方面，敏感性及特异性优于CT。

（5）ERCP：可显示胆管和胰管近壶腹侧影像或肿瘤以远的胆、胰管扩张的影像。但此种检查可引起急性胰腺炎或胆道感染。

（6）磁共振胰胆管成像（MRCP）：是无创性、无需造影剂即可显示胰胆系统的检查手段。显示主胰管与胆总管病变的效果基本与ERCP相同。缺点是无法了解壶腹等病变，亦不能放置胆道内支架引流减轻黄疸为手术做准备。

（7）内镜超声（EUS）：为 CT 及 MRI 的重要补充，可准确描述病灶有无累及周围血管及淋巴结转移，在诊断门静脉或肠系膜上静脉是否受累方面，敏感性及特异性优于对肠系膜上动脉的检测。EUS 的准确性受操作者技术及经验水平的影响较大。

（8）PET/CT：不可替代胰腺 CT 或 MRI，作为补充，在排除及检测远处转移方面具有优势。对于原发病灶较大、疑有区域淋巴结转移及 CA19-9 显著升高的病人，推荐应用。

（9）腹腔镜探查：不建议常规应用。对于瘤体较大、疑有腹腔种植或远处转移的病人，可行腹腔镜探查，以避免不必要的开腹探查。

【治疗原则】

手术切除是胰头癌最有效的治疗方法。未发生转移的胰头癌应争取手术切除。常用的手术方式包括胰十二指肠切除术（Whipple 手术）、保留幽门的胰十二指肠切除术（PPPD 手术）和姑息性手术。

对无手术指征或术后合并高危复发因素的病人可采用全身化疗，以氟尿嘧啶和丝裂霉素为主的化疗用于预防肿瘤复发。对于无法手术切除的病人，也可采用放射治疗为主的综合治疗。

五、大肠癌

大肠癌（colorectal carcinoma）为结肠癌和直肠癌的总称，是大肠黏膜上皮起源的恶性肿瘤，是最常见的消化道恶性肿瘤之一。大肠癌的发病年龄以中、老年为主，但呈明显提前趋势，我国病人中位发病年龄已提前到了 45 岁。病因尚不完全清楚，和饮食习惯、遗传因素、溃疡性结肠炎、大肠息肉病、大肠腺瘤、Crohn 病、血吸虫病有关，遗传性大肠癌约占 6% 左右，应详细询问病人家族病史。好发部位以直肠及直肠乙状结肠交界处最多，占 60%。常见的组织学类型有腺癌、黏液腺癌、印戒细胞癌等，以腺癌最多见。

【临床表现】

大肠癌在早期常无特异表现，随着病情的进展，癌灶不断扩大，可出现下述各种表现，并逐渐加重：

1. **排便习惯改变和便血** 常有排便次数增多和排便不尽感，腹泻与便秘交替出现，为癌肿坏死形成溃疡及继发感染的结果，因毒素刺激结肠产生排便习惯改变。当肿瘤生长在肛管、直肠时，可随肿瘤增大致肠腔狭窄，使大便形状发生改变，如大便变细、变形等。另一容易被忽视的表现是血便，80%～90% 的直肠癌病人可有血便，位置越近肛门，颜色越鲜红，出血量与癌肿的大小不成正比关系。

2. **腹胀和腹痛** 可表现为病灶部位隐痛、食欲缺乏、腹胀等，一般在右半结肠癌为右侧腹痛牵涉至脐上部，左半结肠癌疼痛牵涉至脐下部，直肠癌疼牵涉至肛门会阴部。当出现肠梗阻或肠穿孔时，则腹痛加重。当晚期病人由于肿瘤向腹腔进一步转移扩散后，可出现腹胀。腹胀亦可由急慢性肠梗阻、肿瘤所致肠道功能失调等引起。

3. **腹部包块和肠梗阻** 当癌肿生长到一定大小时，可于腹部触及肿块，约 20%～30% 在确诊时可触及腹部包块，一般肿块的形状不规则、质硬、逐渐长大，当继发感染或与周围组织粘连后，则肿块多固定不动，有压痛，有时由于肿瘤引起肠套叠可表现为时隐时现的腹部包块。由于癌肿的生长，可阻塞肠腔，或因肿块的压迫，导致肠管狭窄，引起完全性或不完全性肠梗阻。有时，印戒细胞癌等高度恶性大肠癌浸润肠管整周的肠壁肌层，肌层破坏失去蠕动能力，此时虽肠腔尚未被肿瘤堵塞，但由于肿瘤段肠管失去蠕动功能而"麻痹"，临床也可出现梗阻症状。

4. 贫血和恶病质 长期慢性失血超过机体造血的代偿功能时，毒素吸收及营养不良而出现贫血、消瘦、无力（乏力）及体重减轻。肿瘤坏死或继发感染时，病人常有发热。晚期病人有水肿、肝大、腹水、低蛋白血症、恶病质等现象。

5. 不同部位肿瘤的特殊表现

（1）右半结肠癌：常表现出腹部肿块、贫血、腹痛、全身乏力与消瘦等症状。腹部包块是最常见的症状之一。腹痛、贫血是右半结肠癌较常见的症状，如未侵犯回盲瓣，一般很少出现肠梗阻。

（2）左半结肠癌：便血是左半结肠癌最常见的症状。常表现为粪便表面带有暗红色血，易被病人发现而引起重视。也可出现黏液便或黏液脓血便。肿瘤多属浸润型，容易导致肠腔狭窄出现肠梗阻症状。

（3）直肠癌：直肠癌主要的临床表现为便血及排便习惯的改变。便血是直肠癌病人常见的症状，多呈鲜血或暗红色血液，与大便相混淆，大量出血者罕见。有时便血中含有血块和脱落的坏死组织。排便习惯改变亦是直肠癌病人的主要临床症状之一。主要表现为大便次数的增多，每日数次至十数次，每次仅排少量的血液及黏液便，多伴持续性肛门坠胀感及排便不尽感。大便常变细、变形，甚至有排便困难及便秘。

（4）肛管癌：出血和疼痛是肛管癌的主要表现。

【诊断】

有大肠癌家族史、结肠息肉、溃疡性结肠炎病史，出现排便习惯与粪便性状改变，腹痛、贫血等，应考虑本病。

辅助检查包括：

（1）直肠肛门指检：凡疑似结直肠癌者必须常规行直肠指检。了解直肠肿瘤大小、质地、占肠壁周径的范围、基底部活动度、距肛缘的距离、肿瘤向肠外浸润状况、与周围脏器的关系、有无盆底种植等。

（2）内镜检查：对有前述症状，而经直肠指检又未发现肿瘤的病人，应推荐进行结肠镜检查，可直接看到病灶症状，并能取标本作出病理学诊断，是确诊大肠癌的依据。

（3）实验室检查：大便潜血试验可早期发现病变，是可用于初筛的指标。目前在实验室检查方面，虽然尚无特异性的用于明确诊断用的肿瘤标志物，但有些检查项目，对病人的疗效判断和预后，以及及早发现复发有很大帮助。结直肠癌病人在诊断、治疗前、评价疗效、随访时必须检测 CEA、CA19-9；有肝转移者建议检测 AFP；疑有卵巢转移病人建议检测 CA125。

（4）X 线检查：气钡灌肠双重对比造影检查，对较早期癌肿的发现率较高，但疑有肠梗阻病人应谨慎选择。

（5）CT 和 MR 检查：用于提供分期信息，发现复发，评价治疗反应，明确性质、来源及与周围脏器关系，并可判断肿瘤位置。其中对于直肠癌推荐常规 MR 检查。

（6）基因检测：确定为复发或转移性结直肠癌时，推荐检测肿瘤组织 *Ras* 基因及其他相关基因，如 BRAF 等，以指导下一步治疗。

【治疗原则】

1. 手术治疗 外科手术治疗是大肠癌主要治疗措施。根据分期的不同，治疗方式包括内镜下切除、局部切除以及合并区域淋巴结清扫的根治性切除，腹腔镜手术是可选择的手术方式。

2. 放射治疗 放射治疗主要应用于直肠癌。术前或术后放疗可以明显减少局部复发，但是否能提高远期生存结论仍不一致。术前放疗能够缩小肿瘤体积，减少淋巴结受侵率及环周切缘阳性率且不增加手术并发症发生率，目前应用越来越广泛。

3. **化学治疗**　近年来大肠癌的化疗取得了长足的进步，对于无法手术切除的晚期肿瘤病人，化疗是最主要的治疗方式，能够显著延长病人的生存，中位生存期可达 30 个月以上。对于可切除的病人，辅助化疗可以降低复发和转移几率，延长总生存时间。

4. **靶向治疗**　主要与化疗联合使用，治疗晚期大肠癌。主要包括抗血管生成药物和抗表皮生长因子（EGFR）单克隆抗体（应用于 *Ras* 基因野生型大肠癌病人）。

（毕新宇）

第七章
泌尿系统与男性生殖系统疾病

泌尿系统主管机体尿液的生成和排泄功能，排泄体内代谢废物，对维持机体内环境的稳定起重要作用。由肾脏、输尿管、膀胱、尿道及相关的血管和神经等组成。同时，肾脏也是一个内分泌器官，可产生调节血压、红细胞生成和骨骼生长等的激素。

第一节 泌尿系统感染

泌尿系统感染（urinary tract infection，UTI）是泌尿系统各个部位感染的总称。女性发病率高于男性，尤其是育龄妇女，发生率高达 5%。女性和男性的比例大概是 10：1。细菌、结核分枝杆菌、病毒、支原体、衣原体、真菌和原虫等都可引起尿路感染，最常见的致病菌为革兰阴性杆菌（占 95% 以上），其中又以大肠埃希菌为主，占 80%～90%。按感染的部位可分为上尿路感染和下尿路感染。尿感的定位对指导临床治疗和判断病人预后有重要价值。常见的易感因素有：①尿路梗阻，有尿路梗阻者，应在条件允许的情况下尽快去除梗阻；②膀胱输尿管反流或其他尿路结构异常；③尿路的器械使用；④代谢性因素，如糖尿病；⑤妊娠；⑥不良生活习惯或行为，如性生活频繁、憋尿等；⑦其他因素，如肾移植等。感染途径：①上行尿路感染；②血行感染；③淋巴途径感染。

尿细菌学检查是诊断泌尿系统感染的关键手段。如果有尿感症状，并且取经尿道排出的清洁中段尿培养，菌落计数高于 10^5 CFU/ml 称为真性细菌尿，如果没有症状，则要求连续培养两次，两次菌种相同，而且菌落计数均高于 10^5 CFU/ml。发现真性细菌尿可以确诊尿感。其他实验室检查方法有：①尿常规检查；②尿生化检查。影像学检查包括：①泌尿系统超声（首选）；②尿路平片（KUB）和静脉尿路造影（IVU）；③膀胱或肾盂造影，但急性尿路感染的病人，不宜行逆行尿路造影；④ CT或磁共振水成像（MRU）。

一、上尿路感染

（一）急性肾盂肾炎

急性肾盂肾炎（acute pyelonephritis）是肾盂和肾实质的急性细菌性炎症，常发生于育龄妇女。致病菌主要为大肠埃希菌，多由尿道上行至膀胱、输尿管及肾脏，或因血行感染播散至肾脏。尿路梗阻或尿潴留可致继发性肾盂肾炎。

【临床表现】

1. **膀胱刺激症状**　尿急、尿频、尿痛和（或）伴有血尿。

2. 全身症状 可出现寒战、高热、头痛，体温可超过 39℃。可能伴有全身疼痛、恶心、呕吐、食欲下降等症状。

3. 局部症状 腰痛和（或）下腹部疼痛，肾区和脊肋角有压痛和叩痛。

【诊断】

1. **典型的临床表现。**

2. **实验室检查** 尿常规可发现白细胞（脓尿）、红细胞和（或）管型，尿细菌培养菌落计数大于或等于 105CFU/ml。血白细胞总数和中性粒细胞升高，血沉加快。

3. **泌尿系统影像学** 进一步检查有无尿路梗阻 / 解剖异常等，便于进一步的治疗。

【治疗原则】

1. **一般治疗** 急性期应卧床休息，多饮水多排尿，必要时可给予补液。

2. **抗菌药物治疗** 选择血浓度高并对致病微生物敏感的抗生素，先静脉用药控制败血症和症状，然后口服用药维持疗效和预防复发，总疗程一般 2 周。

3. **对症治疗** 可应用碳酸氢钠碱化尿液，以缓解膀胱刺激症状。

（二）肾周围炎

肾周围炎（perinephritis）是指肾周围组织的化脓性炎症，若形成脓肿称肾周围脓肿。致病菌以大肠埃希菌多见，金黄色葡萄球菌次之。病变位于肾深筋膜之间。感染途径主要有：肾内感染蔓延至肾周围间隙、血行性感染、经腹膜后淋巴系统侵入、来自肾临近组织的感染。易蔓延形成脓肿，并可穿破横膈形成脓胸或脓液流入髂腰间隙，形成腰大肌脓肿。

【临床表现】

主要由畏寒、发热、腰部疼痛和肌紧张，局部有压痛等全身症状。若脓肿破溃，沿腰大肌扩展，刺激腰大肌使髋关节屈曲不能伸展，脊柱弯向患侧。患侧腰部肌肉紧张和皮下水肿。

【诊断】

血液白细胞及中性粒细胞升高。胸透可见同侧膈抬高，活动受限。腹部平片可见脊柱向患侧弯曲，腰大肌阴影消失。静脉尿路造影肾位置异常，呼吸时移动范围减小，甚至不随呼吸移动。B 超和 CT 可显示肾周围脓肿。

【治疗原则】

脓肿未形成之前，治疗首选敏感、广谱的抗生素和局部热敷，加强全身支持疗法。如有脓肿形成，应于超声引导下作穿刺抽吸脓液引流或行切开引流术。

二、 下尿路感染

（一）急性细菌性膀胱炎

急性细菌性膀胱炎（acute bacterial cystitis）多见于成年女性。致病菌多数为大肠埃希菌，部分为凝固酶阴性葡萄球菌，偶有变形杆菌、克雷伯菌等。

【临床表现】

主要表现为尿频、尿急、尿痛和耻骨上区不适。部分病人可出现排尿困难，尿液浑浊，有异味，少数病人可出现血尿。一般无全身症状，少数病人可出现腰痛、低热（不超过 38℃）。

【诊断】

除根据病史和体征外，尿液检查有白细胞和红细胞，尿细菌培养、菌落计数和药物敏感实验为阳性。急性膀胱炎病人可有耻骨上区压痛。

【治疗原则】

根据致病菌选用敏感的抗菌药物。多饮水、多排尿。同时可用碱化尿液的药物，以缓解膀胱刺激症状，或用解痉药物以缓解膀胱痉挛和刺激症状。

（二）慢性细菌性膀胱炎

慢性细菌性膀胱炎（chronic bacterial cystitis）常是上尿路感染的迁延或慢性感染所致，或继发于一些下尿路疾病。当炎症累及肌层使逼尿肌纤维化，膀胱容量可缩小。

【临床表现】

反复发作或持续存在的轻度膀胱刺激症状，并有耻骨上膀胱区不适，膀胱充盈时疼痛较明显。常有尿液浑浊。

【诊断】

根据病史和临床表现即可诊断，但必须考虑反复发作或持续存在的原因。尿沉渣检查有少量白细胞，也可有红细胞。尿细菌培养可阳性，如多次中段尿细菌培养阴性，应考虑与泌尿系统结核相鉴别。B超、CT、静脉尿路造影等能帮助了解有无尿路畸形、结石或肿瘤。膀胱镜检查及活体组织病理检查有助于诊断。

【治疗原则】

应用抗菌药物，保持排尿畅通。针对感染病灶或引起感染的病因实施相应的外科治疗。病程较长，抵抗能力弱，应全身支持，增进营养。中医中药或针灸治疗，可以减少膀胱炎的复发。

（三）尿道炎

尿道炎（urethritis）有两类：一类是通过性接触传播途径，由淋病奈瑟菌或非淋病奈瑟菌的病原体所致的急、慢性尿道炎，属性传播疾病。另一类尿道炎的致病菌主要是大肠埃希菌属、链球菌和葡萄球菌等。前者详见第二十章相关内容。后者的诊断与治疗可参考细菌性膀胱炎。

（四）前列腺炎

前列腺炎（prostatitis）是成年男性常见病之一，可分为4型：Ⅰ型，急性细菌性前列腺炎；Ⅱ型，慢性细菌性前列腺炎；Ⅲ型，慢性细菌性前列腺炎/慢性骨盆疼痛综合征；Ⅳ型，无症状性前列腺炎。临床上以Ⅰ型和Ⅱ型多见。

【临床表现】

1. **急性细菌性前列腺炎** 主要由上行感染和血行感染所致。也可由细菌感染的尿液经前列腺管逆流引起。致病菌多为革兰阴性杆菌或假单胞菌，其次为葡萄球菌、链球菌、淋病奈瑟菌及衣原体、支原体等。其临床表现为：

（1）急性疼痛：发病突然，会阴部及耻骨上区疼痛伴随外生殖器不适或疼痛。

（2）排尿刺激症状：尿频、尿急、尿痛。

（3）梗阻症状：排尿犹豫、尿线中断，甚至出现急性尿潴留。

（4）全身症状：寒战和高热、恶心、呕吐，甚至败血症。

2. **慢性细菌性前列腺炎** 大多数病人无急性过程。致病菌有大肠埃希菌、变形杆菌、克雷伯菌、葡萄球菌、链球菌、淋病奈瑟菌等。主要经尿道逆行感染。

（1）排尿症状及尿道分泌物：尿频、尿急、尿痛，排尿时有尿道不适或灼热感。排尿后和便后尿道口有白色分泌物溢出。合并精囊炎时，可有血精。

（2）疼痛症状：会阴部、下腹部、腰骶部、腹股沟区可有隐痛不适或酸胀感。

（3）性功能障碍：勃起功能障碍、早泄、遗精、射精痛等。

（4）神经精神症状：头昏、头胀、乏力、疲惫、失眠、情绪低落、焦虑等。

（5）变态反应：虹膜炎、关节炎、神经炎、肌炎、不育等。

【诊断】

1. 急性细菌性前列腺炎

（1）典型的临床表现和急性感染史。

（2）直肠指诊：前列腺肿胀、压痛、局部温度升高，表面光滑，形成脓肿有饱满或波动感。

（3）实验室检查：尿沉渣检查白细胞增多，血清或尿液的细菌培养阳性。

（4）禁忌行前列腺按摩或穿刺。

2. 慢性细菌性前列腺炎

（1）反复发作的尿路感染。

（2）直肠指诊：前列腺饱满、增大、质软、轻度压痛。病程长者其前列腺缩小、变硬、不均匀。

（3）实验室检查：前列腺液中白细胞 >10 个 / 高倍视野，卵磷脂小体减少，可诊断为前列腺炎。

（4）影像学检查：B 超显示前列腺组织结构界限不清，混乱。膀胱镜检查可见后尿道、精阜充血、肿胀。

【治疗原则】

1. 急性细菌性前列腺炎　①选用有效的抗菌药物；②对症治疗，如卧床休息、大量饮水、解痉、止痛、退热等；③出现急性尿潴留时，禁行经尿道导尿，可行耻骨上膀胱穿刺造瘘。

2. 慢性细菌性前列腺炎　①选用易通过前列腺腺上皮类脂质膜的抗菌药物；②综合治疗，如温水坐浴、理疗、前列腺按摩、忌酒及辛辣食物、有规律的性生活、体育锻炼等；③中医中药治疗，活血化瘀和清热解毒。

（彭　晖）

第二节　肾小球疾病

肾小球毛细血管形态和（或）功能性的损伤即肾小球疾病，它不是单一的疾病，而是由多种病因和多种发病机制引起的，病理类型各异，临床表现又常有重叠的一组疾病。本节主要讲述急性肾小球肾炎、急进性肾小球肾炎、慢性肾小球肾炎和无症状性血尿和（或）蛋白尿。

一、急性肾小球肾炎

急性肾小球肾炎（acute glomerulonephritis，AGN）简称急性肾炎，是以急性肾炎综合征为主要临床表现的一组疾病。其特点为病人急性起病，病程一般在 3 个月以内，可有血尿、蛋白尿、水肿和高血压，并可能出现一过性肾功能不全，该病多见于链球菌感染后，而其他病原微生物感染亦可引起。

【临床表现】

多见于儿童，男性多于女性，成年人特别是老年人病情较重。通常于前驱感染（咽部或皮肤）后7～20天开始出现临床症状。本病起病较急，病情轻重不一，80%病人呈亚临床型（仅有尿常规及血清抗链球菌溶血素"O"滴度升高），典型者呈急性肾炎综合征表现，重症者可发生急性肾衰竭。本病大多预后良好，常可在数月内临床自愈，但是部分病人也可遗留慢性肾脏病。

1. 尿液异常 几乎所有病人均有血尿，多数为镜下血尿，约40%出现肉眼血尿（洗肉水样尿或酱油样深棕色），常为起病首发症状和病人就诊原因。可伴有轻至中度蛋白尿，少数（<20%）可呈大量蛋白尿（24小时尿蛋白定量大于3.5g），多为成年病人。大部分病人尿蛋白于数天至两周内消失，而血尿可持续数月，大多于一年内痊愈。尿沉渣检查早期还可发现白细胞和上皮细胞轻度增多，以及红细胞管型。

2. 水肿 70%～90%的病人出现水肿，常为起病的初发表现，轻的表现为晨起眼睑水肿和（或）双侧下肢对称性轻度可凹陷性水肿，严重的病人水肿可波及全身。大部分病人于2周内自行利尿消肿。

3. 高血压 约80%病人出现一过性轻、中度高血压，老年病人更多见，常与水、钠潴留有关，与水肿程度平行，利尿后血压可逐渐恢复正常。少数病人可出现严重高血压，甚至高血压脑病。

4. 肾功能异常 大部分病人起病时尿量<500ml/d，肾功能可一过性受损，表现为血尿素氮和肌酐轻度升高，多于1～2周后尿量渐增，肾功能数天可逐渐恢复正常。仅少数表现为急性肾衰竭。

5. 充血性心力衰竭 多见于老年人，严重的水钠潴留和高血压为重要的诱发因素，常需紧急透析处理。

【诊断】

咽部或者皮肤感染后1～3周出现血尿、蛋白尿、少尿、水肿和高血压等临床表现，甚至出现肾功能不全等，即可临床诊断为急性肾炎综合征。病人常伴血清补体C_3下降（8周内恢复），病情在发病8周内逐渐减轻到完全恢复正常，若肾功能进行性下降或病情于8周尚未见好转者应及时做肾病理活检，以明确诊断和进一步治疗。肾活检病理主要表现为毛细血管内增生性肾小球肾炎。

【治疗原则】

本病为自限性疾病，急性期必须卧床休息，直至各种临床表现恢复，并给予利尿、消肿、降压等对症治疗。出现急性充血性心力衰竭保守治疗无效者可予透析治疗。不宜使用糖皮质激素及细胞毒性药物治疗。本病预后好，临床与病理完全恢复见于90%以上的儿童和60%的成人。

二、急进性肾小球肾炎

急进性肾小球肾炎（rapidly progressive glomerulonephritis，RPGN）指在表现为肾炎综合征（蛋白尿、血尿、水肿和高血压）的基础上短期内出现肾功能急剧恶化，常在早期出现少尿或无尿，病理类型为新月体性肾小球肾炎的一组疾病。

RPGN根据肾脏免疫病理可分为3型：①Ⅰ型：又称抗肾小球基底膜（GBM）型肾小球肾炎，由于抗GBM抗体与GBM抗原相结合激活补体而致病；②Ⅱ型：又称免疫复合物型，因循环免疫复合物在肾小球内沉积或小球内原位免疫复合物形成，并激活补体而致病；③Ⅲ型：少免疫复合物型，肾小球内无或仅微量免疫球蛋白沉积，多数为原发性小血管炎肾损伤，常有抗中性粒细胞胞浆抗体（ANCA）阳性。

【临床表现】

我国以Ⅱ型（免疫复合物型）略为多见，Ⅰ型好发于中青年，有抗肾小球基底膜抗体（抗 GBM 抗体）阳性，Ⅱ型及Ⅲ型常见于中老年，男性略多。约半数病人有呼吸道感染的前驱病史，多为病毒感染，或者有化学溶剂或碳氢化合物等接触史，遗传因素也可能有关。起病较急，病情可急骤进展，以急性肾炎综合征（血尿、蛋白尿、水肿和高血压）起病，短期内出现少尿或无尿，肾功能迅速恶化，数周或数月内发展成尿毒症。部分病人（Ⅰ型和Ⅲ型）可出现肺出血而诊断为 Goodpasture 综合征。病人常伴有中度贫血，贫血程度往往与肾损害不平行。Ⅱ型病人约半数可伴肾病综合征，Ⅲ型病人多数 ANCA 阳性，常有不明原因的发热、乏力、关节痛或咯血等肾外器官受累的系统性血管炎的表现。

【诊断】

凡病人出现急性肾炎综合征，并伴有肾功能急剧恶化，均应怀疑本病并尽快进行肾病理活检。若病理证实为新月体性肾小球肾炎，根据临床和实验室检查能除外系统性疾病，诊断可成立。抗 GBM 抗体是诊断Ⅰ型的必要条件。诊断一旦成立，应立即开始治疗尽可能挽救肾脏。

【治疗原则】

本病进展迅速，预后凶险，尤其是Ⅰ型。如未及时治疗，病人多数进展至终末期肾衰竭，几无自发性缓解。目前认为在疾病早期应进行强化治疗，可能有一定疗效。

1. 强化疗法

（1）强化血浆置换疗法：常用于Ⅰ型和合并肺出血的Ⅲ型病人。应用血浆置换器分离弃去病人的血浆，换以等量正常人的血浆（或血浆白蛋白）重新输入体内。通常每天或隔天 1 次，每次置换血浆 2～4L，直到抗 GBM 或 ANCA 抗体降低或转阴。

（2）甲泼尼龙冲击联合环磷酰胺治疗：用于强化血浆置换之后、Ⅱ型及无肺出血的Ⅲ型病人。甲泼尼龙 0.5～1.0g 溶于 5% 葡萄糖液中静脉点滴，每天一次，连续 3 次为一个疗程。必要时间隔 3～5 天可进行下一疗程，一般为 1～3 个疗程。之后改为足量泼尼松 1mg/（kg·d）口服，辅以环磷酰胺常规口服或静脉冲击治疗。

2. 替代治疗　凡肾衰竭达到透析指征者应及时透析。肾功能已无法逆转者，则需要长期维持透析。临床出现少尿或无尿、血肌酐大于 600μmol/L 及肾活检中 85% 的肾小球有大新月体形成是该病预后不好的指标。肾移植应在病情静止半年后，特别是Ⅰ型病人血清抗 GBM 抗体需转阴后半年进行，以防复发。

三、 慢性肾小球肾炎

慢性肾小球肾炎（chronic glomerulonephritis）简称慢性肾炎，系指以肾炎综合征（蛋白尿、血尿、高血压、水肿）为基本临床表现，进展缓慢迁延，伴有不同程度的肾功能减退，最终将发展为慢性肾衰竭的一组肾小球疾病。

【临床表现】

以中青年为主，男性多见，可发生于任何年龄。多数起病隐袭，临床表现多种多样，蛋白尿、血尿、高血压和（或）水肿为其基本临床表现，可有不同程度肾功能减退，病情时轻时重，进展缓慢，迁延渐进性发展为慢性肾衰竭。

病人早期可无任何症状，常体检时发现，也可有乏力、疲倦、腰部隐痛和食欲缺乏；水肿可有可无，一般不严重；血压可正常或升高；肾功能正常或受损，这种情况可持续数年，甚至数十年，肾功能呈现慢性渐进性恶化，并出现相应的临床表现（如贫血、高血压、继发性甲状旁腺亢进等），最后进入终末期肾衰竭。有的病人除上述慢性肾炎的一般表现外，血压（特别是舒张压）持续性中等以上程度升高，严重者可出现高血压等眼底改变，如出血、渗出，甚至视盘水肿。如血压控制欠佳，肾功能恶化较快，预后较差。慢性肾炎临床表现多样，个体间差异较大，故要特别注意因某一表现突出而易造成误诊。

【诊断】

凡尿液异常（蛋白尿、血尿），伴或不伴水肿及高血压病史达 3 个月以上均应考虑此病。在除外继发性肾小球肾炎及遗传性肾小球肾炎后，临床上可诊断为慢性肾炎。

【治疗原则】

慢性肾炎的治疗应以改善或缓解临床症状、延缓肾功能进行性恶化、预防心脑血管并发症为主要目的，而不应以消除尿红细胞或轻度尿蛋白为目标。

1. 积极控制高血压和减少尿蛋白　如病人没有蛋白尿，高血压的治疗目标为 <140/90mmHg，如合并有蛋白尿，血压等目标值则为 <130/80mmHg。尿蛋白尽量减少至 <1g/d。

2. 限制食物中高蛋白及磷的入量　优质低蛋白 [<0.6g/（kg·d）] 低磷饮食可以通过减轻肾脏的高滤过高灌注来延缓肾病的进展。

3. 一般不主张积极应用糖皮质激素和细胞毒药物。

4. 避免加重肾脏损害的因素　如避免感染、劳累、妊娠、造影剂及肾毒性药物（如氨基糖苷类抗生素）等。

四、无症状性血尿和（或）蛋白尿

无症状性血尿和（或）蛋白尿（asymptomatic hematuria and/or proteinuria）也被称为隐匿性肾小球肾炎（latent glomerulonephritis），系指无明显临床症状和体征，而单纯表现为肾小球源性血尿和（或）蛋白尿的一组肾小球疾病。

【临床表现】

以持续或间断镜下血尿或肉眼血尿为主，而无其他异常，称为单纯性血尿（仅有血尿而无蛋白尿）。也可以是无症状蛋白尿，或血尿伴蛋白尿。

【诊断】

单纯性血尿病人：仅有肾小球源性血尿时，应考虑此病。尿液需做相差显微镜行尿红细胞形态检查和（或）尿红细胞容积分布曲线测定，以鉴别血尿来源是肾小球源性或非肾小球源性。反复发作的单纯性血尿病人多为 IgA 肾病。

无症状蛋白尿病人：肾小球性蛋白尿，无其他异常时，考虑本病诊断。尿液需做尿蛋白定量、尿蛋白肌酐比、尿微量白蛋白肌酐比和尿蛋白成分分析以区分蛋白尿性质，必要时做尿本周蛋白检查或尿蛋白免疫固定电泳。还必须排除功能性蛋白尿（仅发生于剧烈运动、发热或寒冷时）、体位性蛋白尿（见于青少年，直立时脊柱前凸所致，卧床后蛋白尿消失）等生理性蛋白尿。同时也需排除其他原发性或继发性肾小球疾病（如糖尿病肾病、肾淀粉样病变等）的早期或恢复期，必要时需做肾活检确诊。

尿蛋白定量 <1.0g/d，以白蛋白为主，而无血尿者，称为单纯性蛋白尿，一般预后良好。但有小部分尿蛋白在 0.5 ~ 1.0g/d 的病人，肾活检病理改变并不轻微，应引起重视。

【治疗原则】

1. **定期复检**　病人应定期（至少每 3 ~ 6 个月 1 次）复查，检测尿沉渣、尿蛋白、肾功能和血压的变化，女性病人在妊娠前及其过程中更需加强监测。

2. 避免感染、休克、心衰、造影剂和肾毒性药物等肾损伤的因素。

3. **扁桃体摘除术** 对反复发作的慢性扁桃体炎与血尿、蛋白尿发作密切相关者，可待急性期过后行扁桃体摘除术，部分病人有效。

五、IgA 肾病

IgA 肾病（IgA nephropathy，IgAN）是指肾活检免疫病理显示肾小球系膜区以 IgA 沉积为主的原发性肾小球疾病，是肾小球源性血尿的常见病因，可伴有不同程度的蛋白尿、高血压和肾功能损伤。在亚太地区，IgA 肾病是最常见的原发性肾小球疾病之一，目前是我国第二常见的肾小球疾病，已成为终末期肾病（end-stage renal disease，ESRD）的重要病因之一。该病可发生于任何年龄，16～35 岁的病人占 80%，男性多见。起病隐匿，IgA1 分子的糖基化异常可能是发病的始动因素，还与遗传因素和环境因素有重要关系。

【临床表现】

临床表现多样，常表现为发作性肉眼血尿、无症状性血尿和（或）蛋白尿。

部分病人起病前有前驱感染，常在上呼吸道感染后（24～72 小时，偶可更短）出现突发性肉眼血尿，持续数小时至数天。肉眼血尿发作后，尿红细胞可消失，肉眼血尿可反复发作，也可转为镜下血尿。发作时可伴有肾炎综合征的表现，或轻微的全身症状。

无症状性血尿和（或）蛋白尿约占 IgA 肾病的 30%～40%，多体检时发现。该部分病人可能处于疾病的早期，有条件地区应当及早肾活检诊断。

肾病综合征表现者国内报道显著高于国外，约为 10%～24%，大量蛋白尿和水肿为主要表现。临床表现较重，但是肾脏病理表现有轻重不一。

IgA 肾病高血压的发生率为 20%，随着病程延长高血压发病率增加，部分 IgA 肾病病人可呈恶性高血压，多为青壮年男性，为继发性肾实质性恶性高血压的最常见病因之一，可能伴有肾衰竭和（或）心力衰竭。部分病人伴有高尿酸血症。

【诊断】

IgA 肾病尚缺乏特异性的血清学或实验室诊断性检查。目前依据肾活检免疫病理学检查诊断，即肾小球系膜区或伴毛细血管壁 IgA 为主的免疫球蛋白呈颗粒样或团块样沉积。诊断原发性 IgA 肾病时，必须排除肝硬化、过敏性紫癜等继发性 IgA 沉积的疾病。

【治疗原则】

IgA 肾病病因不清，临床表现、病理改变和预后变异甚大，目前尚缺乏统一的治疗方案。其治疗应根据临床表现、病理损伤程度等综合给予治疗。

1. **单纯镜下血尿** 积极治疗与血尿相关的口咽部等部位的感染，可能可减少肉眼血尿的反复发作。避免劳累和避免使用肾毒性药物。此类病人一般预后较好，肾功能可较长期地维持在正常范围内。

2. **蛋白尿** 建议采用 ACEI 或 ARB 治疗，并逐渐增加至可耐受的剂量，使尿蛋白 <1g/d，以延缓肾功能进展。经过 3～6 个月优化支持治疗（包括服 ACEI/ARB 和控制血压）后，如尿蛋白仍持续 > 1g/d 的病人，可使用糖皮质激素治疗，但是不建议加用免疫抑制剂治疗。大量蛋白尿长期得不到控制者，常进展至慢性肾衰竭，预后较差。

3. **肾病综合征** IgA 肾病表现肾病综合征的不多，有些病人可能同时合并微小病变，具体治疗参见肾病综合征的治疗。

4. 急性肾衰竭 IgA 肾病表现为急性肾衰竭，主要为新月体性肾炎或伴毛细血管袢坏死以及肉眼血尿红细胞管型阻塞所致的急性肾小管坏死。前者可按照急进性肾炎治疗，后者给予支持治疗，必要时开始透析治疗。

5. 慢性肾炎综合征 可参照一般慢性肾炎治疗原则，以延缓肾功能恶化为主要治疗目的。合并高血压者（包括恶性高血压），应积极控制血压达标（无蛋白尿 <140/90mmHg，有蛋白尿 <130/80mmHg）。

六、肾病综合征

肾病综合征（nephrotic syndrome，NS）是多种肾脏病理损伤所致的严重蛋白尿以及引起的一组临床表现，其最基本的特征是大量蛋白尿（≥ 3.5g/d）或 3.5g/（1.73m^2·24h），常伴有低蛋白血症（≤ 30g/L）、水肿和高脂血症，前两项是肾病综合征诊断的必要条件。可分为原发性及继发性两大类，可由多种不同病理类型的肾小球疾病所引起（表 7-2-1）。

表 7-2-1　肾病综合征的分类和常见病因

分类	儿童	青少年	中老年
原发性	微小病变型肾病	系膜增生性肾小球肾炎 微小病变型肾病 局灶节段性肾小球硬化 系膜毛细血管性肾小球炎	膜性肾病
继发性	过敏性紫癜肾炎 乙型肝炎病毒相关性肾炎 狼疮性肾炎	狼疮性肾炎 过敏性紫癜肾炎 乙型肝炎病毒相关性肾炎	糖尿病肾 肾淀粉样变性 骨髓瘤相关肾病 肿瘤相关肾病

【临床表现】

1. 微小病变型肾病 病理表现为光镜下大致正常，电镜下足细胞足突广泛融合为特征。男性多于女性，儿童高发，但 60 岁后又略有上升。典型的临床表现为肾病综合征，水肿明显，仅 15% 左右病人伴有镜下血尿。

2. 局灶节段性肾小球硬化 病理特征为肾小球局灶（部分小球）节段性（部分毛细血管襻）硬化。多为隐匿起病，可发生于任何年龄，部分病人可由微小病变型肾病转变而来。大量蛋白尿及肾病综合征为其主要临床特点，约 3/4 病人伴有血尿。本病确诊时约半数病人有高血压，约 30% 有肾功能异常。

3. 膜性肾病 目前我国最常见的原发性肾小球疾病，病理表现以肾小球基底膜（GBM）上皮下免疫复合物沉积伴 GBM 明显增厚为特征，大部分病人有抗磷脂酶 A$_2$ 受体（PLA2R）抗体阳性。男性多于女性，好发于中老年。通常诱因不明，约 80% 表现为肾病综合征，约 30% 可伴有镜下血尿。部分病人在发病 5～10 年后逐渐出现肾功能损害。本病极易发生血栓栓塞并发症，发生率可达 10%～60%。

4. 系膜增生性肾小球肾炎 可分为 IgA 肾病和非 IgA 肾病，后者占原发性肾病综合征的比例达 24%～30%，显著高于西方国家。好发于青少年，男性多于女性。约 50% 病人有前驱感染，于感染后急性起病，主要表现为肾炎综合征，有血尿、蛋白尿、高血压等。

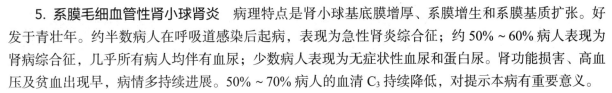

5. 系膜毛细血管性肾小球肾炎 病理特点是肾小球基底膜增厚、系膜增生和系膜基质扩张。好发于青壮年。约半数病人在呼吸道感染后起病，表现为急性肾炎综合征；约 50%～60% 病人表现为肾病综合征，几乎所有病人均伴有血尿；少数病人表现为无症状性血尿和蛋白尿。肾功能损害、高血压及贫血出现早，病情多持续进展。50%～70% 病人的血清 C_3 持续降低，对提示本病有重要意义。

【诊断】

肾病综合征的诊断应包括 3 个方面：①明确是否为肾病综合征；②确认病因：必须除外继发性病因和遗传性疾病，才能诊断为原发性肾病综合征；③判定有无并发症。常见的并发症包括感染、血栓栓塞性并发症、急性肾损伤和营养不良。最好能进行肾活检作出病理诊断。

【治疗原则】

1. **一般治疗** 凡有严重水肿、低蛋白血症者需卧床休息。水肿消失、一般情况好转后，可起床活动。给予正常量 0.8～1.0g/（kg·d）的优质蛋白饮食，热量保证充分，每天每千克体重不应少于 126～147kJ（30～35kcal）。水肿时应低盐（<3g/d）饮食。

2. **对症治疗**

（1）利尿消肿：一般给予袢利尿剂或噻嗪类利尿剂消肿，血清白蛋白太低时可给予低分子右旋糖酐或白蛋白等静脉输注适当增加胶体渗透压提升利尿效果。

（2）减少尿蛋白：ACEI 或 ARB 有一定作用。

（3）降脂治疗：存在高脂血症的病人应给予降脂药物治疗。

3. **抑制免疫与炎症反应**

（1）糖皮质激素：通过抑制免疫炎症反应、抑制醛固酮和抗利尿激素分泌，影响肾小球基底膜通透性等综合作用而发挥其消除尿蛋白的疗效。

（2）细胞毒药物：根据不同病理类型时使用方案不同，常与激素联合使用，激素有禁忌时也可以单独用药。常用药物有环磷酰胺、苯丁酸氮芥等。

（3）其他免疫抑制剂：钙调磷酸酶抑制剂（环孢素和他克莫司）、霉酚酸酯、来氟米特等，已作为二线药物，用于治疗激素及细胞毒药物无效的难治性肾病综合征。

（4）中药制剂：雷公藤多苷也被证实有免疫调节、免疫抑制作用，可配合激素应用。

4. **防治并发症**

（1）感染：一旦发现，应及时选用对致病菌敏感、强效且无肾毒性的抗生素积极治疗。

（2）血栓及栓塞：当血浆白蛋白低于 20g/L 时，提示存在高凝状态，即应开始预防性抗凝治疗。可给予低分子肝素或抗血小板药物。对已发生血栓、栓塞者应尽早（6 小时内效果最佳，但 3 天内仍可望有效）给予尿激酶或链激酶全身或局部溶栓，同时配合抗凝治疗。

（3）急性肾损伤：并发急性肾损伤时可采取以下措施：袢利尿剂、原发病治疗、碱化尿液、必要时血液透析。

（4）蛋白质及脂肪代谢紊乱：肾病综合征缓解前常难以完全纠正，可通过调整饮食中蛋白和脂肪的量和构成，力争将代谢紊乱的影响减少到最低限度。

（彭　晖）

第三节 间质性肾炎和肾小管性酸中毒

一、急性间质性肾炎

急性间质性肾炎（acute interstitial nephritis，AIN）是一组临床表现为急性肾衰竭、以肾间质炎性细胞浸润及肾小管变性为主要病理表现的临床综合征，是急性肾衰竭的常见病因。常见原因有药物、感染、自身免疫性疾病、恶性肿瘤、代谢性疾病等。下文仅讨论药物过敏性 AIN。

【临床表现】

1. **全身过敏表现** 药物过敏性 AIN 常在使用致病药物数天或数周后出现尿检异常，常伴有全身过敏症状，如药物性皮疹、药物热（用药后 3 ~ 5 天出现）及外周血嗜酸性粒细胞增多，有时还可见关节痛、肝损害或淋巴结肿大。由非甾体类抗炎药引起者全身过敏表现常不明显。

2. **尿液异常** 常出现无菌性白细胞尿（可伴白细胞管型，早期还可发现嗜酸性粒细胞尿）、血尿及蛋白尿。蛋白尿多为轻度。非甾体类抗炎药引起肾小球微小病变时，可出现大量尿蛋白（>3.5g/d），呈肾病综合征表现。

3. **肾功能损害** 大多在致病药物使用 2 ~ 3 周后出现，常表现为迅速的少尿或非少尿性急性肾衰竭，伴有腰疼，以及肾小管间质受损的表现，如肾性糖尿、低比重及低渗透压尿。一般无高血压和水肿。B 超多发现双肾大小正常或者肿大。

【诊断】

诊断该病应有近期用药史、药物过敏表现、尿检异常、短期内出现进行性肾功能受损的表现，而 B 超是双肾大小正常或增大。典型病人一般认为有上述表现中前 2 条，再加上后 2 条中任何 1 条，即可临床诊断本病。非典型病人必须依靠肾活检病理检查确诊。

【治疗原则】

1. **停用致敏药物** 去除过敏原后，多数轻症病人即可自行缓解。

2. **免疫抑制治疗** 药物过敏导致的 AIN 重症病人可使用糖皮质激素。自身免疫性疾病、药物变态反应等免疫因素介导的间质性肾炎，可给予激素及免疫抑制剂治疗。

3. **透析治疗** 血肌酐明显升高或合并高血钾、心力衰竭、肺水肿等可给予血液净化治疗。

二、慢性间质性肾炎

慢性间质性肾炎（chronic interstitial nephritis，CIN）又称慢性肾小管 - 间质性肾炎，是一组以肾小管功能异常、肾间质炎症细胞浸润、纤维化及肾小管萎缩为主要表现的临床病理综合征。

CIN 病因多种多样，常见病因有：含马兜铃酸中草药（如关木通、广防己、青木香等）、非甾体类抗炎药、环孢素 A、重金属（如铅、镉、砷等），放射线等。CIN 的发病机制也非单一性，毒性反应可能为更常见因素。

【临床表现】

本病的出现和进展多缓慢隐袭，肾小管功能损害最为多见。远端肾小管浓缩功能障碍时出现夜尿多、低比重及低渗透压尿；近端肾小管重吸收功能障碍时可出现肾性糖尿、氨基酸尿等。而后，肾小

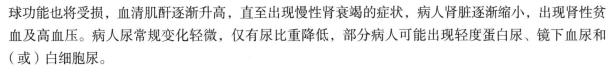

球功能也将受损，血清肌酐逐渐升高，直至出现慢性肾衰竭的症状，病人肾脏逐渐缩小，出现肾性贫血及高血压。病人尿常规变化轻微，仅有尿比重降低，部分病人可能出现轻度蛋白尿、镜下血尿和（或）白细胞尿。

【诊断】

据临床表现可高度疑诊，确诊仍需病理检查。慢性间质性肾炎需要根据病史和临床病理特征进一步明确病因。

【治疗原则】

对早期 CIN 病人，应积极去除病因、控制感染，及时停用致敏药物并处理原发病。如出现慢性肾衰竭，应予非透析保守治疗，以延缓肾损害进展。若已进入终末期则应进行肾脏替代治疗。

三、肾小管性酸中毒

肾小管性酸中毒（renal tubular acidosis，RTA）是肾小管碳酸氢根重吸收障碍或氢离子分泌障碍或两者同时存在，导致肾脏酸化功能障碍而产生的一种临床综合征，主要表现是：正常阴离子间隙性（anion gap，AG）的高氯性代谢性酸中毒，可伴有其他电解质紊乱、骨病和尿路症状。多数病人无肾小球异常。按病变部位和机制分为 I 型，远端肾小管泌 H^+ 障碍；II 型，近端小管 HCO_3^- 重吸收障碍；III 型，混合型，兼有 I 型和 II 型 RTA 的特点；IV 型，远端小管排泌 H^+、K^+ 作用减弱。本节主要讨论 I 型和 II 型 RTA。

（一）远端肾小管酸中毒

此型 RTA 最常见，又称为 I 型 RTA，由远端肾小管酸化功能障碍引起，主要表现为管腔与管周液间无法形成高 H^+ 梯度，在全身酸血症的刺激下仍不能最大限度降低尿 pH（<5.5）。此型 RTA 儿童病人常由先天遗传性肾小管功能缺陷引起，成人则常为后天获得性肾小管 - 间质疾病所致，常见于慢性间质性肾炎。

【临床表现】

1. **高血氯性代谢性酸中毒**　尿液 pH 通常 >6.0，血 pH 下降，称为反常性碱性尿。血清氯离子（Cl^-）高，但是 AG 正常，此与其他代谢性酸中毒不同。

2. **低钾血症**　由于皮质集合管 H^+-K^+ 泵功能减退致低血钾，重症可引起低钾性麻痹、心律失常及低钾性肾病（呈现多尿及尿浓缩功能障碍）。

3. **钙磷代谢障碍**　酸中毒抑制肾小管对钙的重吸收，因此病人出现高尿钙、低血钙，从而引起继发性甲状旁腺亢进，导致高尿磷、低血磷。严重的钙磷代谢紊乱常引起骨病（骨痛、骨质疏松及骨畸形）、肾结石及肾钙化。

【诊断】

当出现 AG 正常的高血氯性代谢性酸中毒、低钾血症、尿液中可滴定酸及 NH_4^+ 减少，尿 pH 始终 >6.0，远端 RTA 诊断即成立。如出现低血钙、低血磷、骨病、肾结石或肾钙化，则更支持诊断。

【治疗原则】

病因明确的继发性远端 RTA 应设法去除病因。针对 RTA 应予对症治疗。

1. **纠正酸中毒**　应补充碱剂，常用枸橼酸钾剂和碳酸氢钠。

2. **补充钾盐**　可口服枸橼酸钾，也可用枸橼酸合剂。不可用氯化钾，以免加重高氯酸中毒。

3. **防治肾结石、肾钙化及骨病**　充分服用枸橼酸合剂后，可预防肾结石及钙化。对已发生骨病而无肾钙化的病人，可小心应用钙剂及骨化三醇治疗。

（二）近端肾小管酸中毒

此型 RTA 又称 II 型 RTA，系由近端肾小管重吸收碳酸氢根功能障碍引起，而远端酸化功能则完好。病因复杂，也可由先天遗传性肾小管功能缺陷及各种后天获得性肾小管 - 间质疾病引起。

【临床表现】

与远端 RTA 比较，此型 RTA 有如下特点：①虽均为 AG 正常的高血氯性代谢性酸中毒，但是尿液可滴定酸及 NH_4^+ 正常，HCO_3^- 增多。酸中毒加重时尿液 pH 可在 5.5 以下。②低钾血症较明显。③该型 RTA 病人尿路结石及肾钙化发生率远比远端 RTA 轻，主要为骨软化症或骨质疏松。

【诊断】

出现 AG 正常的高血氯性代谢性酸中毒、低钾血症、尿液 HCO_3^- 增多，近端 RTA 诊断即成立。对疑诊病人可做碳酸氢盐重吸收实验，病人口服或静脉滴注碳酸氢钠后，HCO_3^- 排泄分数 >15% 即可诊断。

【治疗原则】

首先应予病因治疗。其他治疗原则同远端 RTA，但是碳酸氢钠用量要大（6～12g/d），推荐枸橼酸钾或合剂。重症病人可配合服用小剂量氢氯噻嗪。

（彭　晖）

第四节　肾衰竭

一、急性肾损伤

急性肾损伤（acute kidney injury，AKI）以往称为急性肾衰竭（acute renal failure，ARF），是指由多种病因引起的肾小球滤过率快速下降为特征的临床综合征。可发生于既往无肾脏病者，也可发生在原有慢性肾脏病的基础上。AKI 的发病呈现上升趋势，目前强调对这一综合征的早期诊断、早期治疗。

AKI 病因多样，可分为三大类：肾前性、肾性和肾后性。肾前性 AKI 的常见原因包括血容量减少、有效动脉血容量减少和肾内血流动力学改变。肾性 AKI 有肾实质损伤的各种疾病。肾后性主要见于各种原因引起的尿路梗阻。肾性 AKI 的常见病因有肾缺血或肾毒性物质损伤肾小管上皮，引起急性肾小管坏死（acute tubular necrosis，ATN）。

【临床表现】

典型 AKI 临床病程可分为三期。

1. 起始期　此期病人常受低血压、缺血、脓毒血症等因素影响，血 BUN 和肌酐轻度升高，尿量减少，但尚未发生显性的肾实质损伤，在此阶段 ATN 是可预防的。但随着肾小管上皮细胞发生明显损伤，则进入维持期。

2. 维持期　又称少尿期。该期一般持续 7～14 天，但也可长至 4～6 周。许多病人可出现少尿（<400ml/d）和无尿（<100ml/d）。有些病人尿量在 400ml/d 以上，称为非少尿型 AKI，其病情大多较

轻，预后较好。然而，不论尿量是否减少，随着肾功能减退，可出现一系列临床表现。

（1）AKI的全身症状：①消化系统：食欲减退、恶心、呕吐、腹胀等，严重者可发生消化道出血；②呼吸系统：除感染外，可因为容量负荷过多导致急性肺水肿，表现为呼吸困难、憋气等症状；③循环系统：因体液潴留可出现高血压及心力衰竭表现；因毒素蓄积、电解质紊乱、贫血及酸中毒引起各种心律失常及心肌病变；④神经系统：出现意识障碍、躁动、谵妄、抽搐、昏迷等尿毒症脑病症状；⑤血液系统：可有出血倾向及轻度贫血表现。在AKI同时或在疾病发展过程中还可合并多个脏器衰竭，死亡率很高。

（2）水、电解质和酸碱平衡紊乱：①代谢性酸中毒：肾排酸能力减低，同时合并高分解代谢状态，使酸性产物明显增多；②高钾血症：除肾排泄钾减少外，酸中毒、组织分解过快也是原因之一；③低钠血症：主要由水潴留引起的稀释性低钠。还可有低钙、高磷血症，但不如慢性肾衰竭时明显。

3. 恢复期 从肾小管细胞再生、修复，直至肾小管完整性恢复称为恢复期。少尿型病人可有多尿表现，每天尿量可达3000～5000ml，或更多。通常持续1～3周，继而逐渐恢复。

【诊断】

AKI诊断标准为：肾功能48小时内血清肌酐绝对值升高≥0.3mg/dl（26.5μmol/L），或7天内血清肌酐增至≥1.5倍基础值，或尿量<0.5ml/（kg·h）持续时间>6小时。

【治疗原则】

AKI的治疗应尽早识别并纠正可逆病因，并维持内环境稳定，给予营养支持，防治并发症，必要时给予肾脏替代治疗。早期诊断，及时干预能最大限度地减轻肾损伤，促进肾功能恢复。

1. 尽早纠正可逆病因 AKI治疗首先要纠正可逆的病因。对于各种严重外伤、心力衰竭、急性失血等都应进行相关治疗，包括输血、等渗盐水扩容、处理血容量不足、休克和感染等。停用影响肾灌注或肾毒性的药物。存在尿路梗阻时，应及时采取措施去除梗阻。

2. 维持体液平衡 每天补液量应为显性失液量加上非显性失液量再减去内生水量。每天大致的进液量，可按前一天尿量加500ml计算。发热病人只要体重不增加即可增加进液量。

3. 饮食和营养 AKI病人每天所需能量应为1.3倍基础能耗量，即147kJ/（kg·d），主要由碳水化合物和脂肪供应；蛋白质摄入量应限制为0.8g/（kg·d），对于有高分解代谢或营养不良以及接受透析的病人蛋白质摄入量可放宽。

4. 高钾血症 血钾超过6.5mmol/L，心电图表现为QRS波增宽，心动过缓等明显的变化时，应予以紧急处理。包括：静脉给予钙剂、碳酸氢钠静滴、50%葡萄糖液加胰岛素静脉滴注、口服聚磺苯乙烯。以上措施无效，或为高分解代谢型AKI的高钾血症病人，予以透析治疗。

5. 代谢性酸中毒 可选用5%碳酸氢钠100～250ml静滴。对于严重酸中毒病人，应立即予以透析治疗。

6. 感染 常见并发症，也是死亡主要原因之一。应尽早使用抗生素，但不提倡预防使用抗生素。

7. 肾脏替代疗法 严重高钾血症（>6.5mmol/L）、代谢性酸中毒（pH<7.15）、容量负荷过重对利尿剂治疗无效、心包炎和严重脑病等都是透析治疗指征。

8. 多尿期的治疗 多尿开始时，治疗仍应以维持水、电解质和酸碱平衡，控制氮质血症和预防各种并发症为主。

9. 恢复期治疗 一般无需特殊处理，定期随访肾功能，避免使用肾毒性药物。

二、 慢性肾衰竭

慢性肾衰竭（chronic renal failure，CRF）是各种慢性肾脏病持续进展的共同结局，是以代谢产物潴留，水、电解质及酸碱代谢失衡和全身各系统症状为表现的一种临床综合征。

各种原因引起的肾脏结构和功能障碍超过3个月，包括肾小球滤过率（glomerular filtration rate，GFR）正常和不正常的病理损伤、血液或尿液成分异常，及影像学检查异常或不明原因的GFR下降（<60ml/min）超过3个月，称为慢性肾脏病（chronic kidney disease，CKD）。目前国际公认的慢性肾脏病分期依据美国肾脏基金会制定的指南分为1~5期（表7-4-1）。

表7-4-1 慢性肾脏病分期及建议

分期	特征	eGFR ml/（min·1.73 m²）	防治目标和措施
1	GFR 正常或升高	≥ 90	CKD 诊治，缓解症状，保护肾功能
2	GFR 轻度降低	60 ~ 89	评估、延缓 CKD 进展
3a	GFR 轻到中度降低	45 ~ 59	降低 CVD（心血管风险）
3b	GFR 中到重度降低	30 ~ 44	延缓 CKD 进展；评估、治疗并发症
4	GFR 重度降低	15 ~ 29	综合治疗；透析前准备
5	ESRD	<15 或透析	如出现尿毒症，需及时肾脏替代治疗

慢性肾脏病囊括了疾病的整个过程，即CKD1期至CKD5期。部分慢性肾脏病在疾病进展过程中GFR可逐渐下降，进展至慢性肾衰竭。慢性肾衰竭则代表慢性肾脏病中GFR下降至失代偿期的那一部分群体，主要为CKD4~CKD5期。

慢性肾脏病的病因主要有糖尿病肾病、高血压肾小动脉硬化、原发性与继发性肾小球肾炎、肾小管间质疾病、肾血管疾病、遗传性肾病等。

【临床表现】

在慢性肾脏病的不同阶段，其临床表现各异。CKD1~CKD3期病人可以无任何症状，或仅有乏力、腰酸、夜尿增多等轻度不适；少数病人可有食欲减退、代谢性酸中毒及轻度贫血。进入CKD4期以后，上述症状更趋明显。到CKD5期时，可出现急性左心衰竭、严重高钾血症、消化道出血、中枢神经系统障碍等，甚至有生命危险。

1. 水、电解质代谢紊乱　慢性肾衰竭时常出现各种电解质代谢紊乱和酸碱平衡失调，其中以代谢性酸中毒和水、钠平衡紊乱最为常见。

（1）代谢性酸中毒：如动脉血气 HCO_3^- <15mmol/L，病人可有较明显症状，如食欲缺乏、呕吐、虚弱无力、呼吸深长等，与酸中毒时体内多种酶活性受抑制有关。

（2）水、钠代谢紊乱：主要为水钠潴留，表现为不同程度的皮下水肿和（或）体腔积液，此时易出现血压升高、左心衰竭和脑水肿。少数病人由于长期低钠饮食、食欲缺乏、呕吐等，可出现低钠血症和低血容量。

（3）钾代谢紊乱：当GFR降至20~25ml/min以下时，肾脏排钾能力受损，易出现高钾血症；尤其当钾摄入过多、酸中毒、感染、创伤、溶血等情况发生时，更易出现高钾血症。

（4）钙磷代谢紊乱：主要表现为低钙血症和高磷血症。钙缺乏主要与活性维生素 D 缺乏、高磷血症、代谢性酸中毒等因素有关。

（5）镁代谢紊乱：当 GFR<20ml/min 时，由于肾脏排镁减少，常有轻度高镁血症。

2. 蛋白质、糖类、脂类和维生素代谢紊乱 慢性肾衰竭病人蛋白质代谢紊乱一般表现为蛋白质代谢产物蓄积（氮质血症），也可有白蛋白、必需氨基酸水平下降等。上述代谢紊乱主要与蛋白质分解增多和（或）合成减少、肾脏排出障碍等因素有关。

糖代谢异常主要表现为糖耐量减低和低血糖症两种情况，前者多见。糖耐量减低主要与胰高血糖素水平升高、胰岛素受体障碍等因素有关，可表现为空腹血糖水平或餐后血糖水平升高，但一般较少出现自觉症状。

慢性肾衰竭病人常出现高脂血症，多数表现为轻到中度高甘油三酯血症，少数病人表现为轻度高胆固醇血症，或两者兼有。

维生素代谢紊乱在慢性肾衰竭中也很常见，如血清维生素 B_6 及叶酸缺乏等，常与饮食摄入不足、某些酶活性下降有关。

3. 心血管系统表现 心血管病变是慢性肾衰竭病人的常见并发症和主要死因，尤其是进入终末期肾病阶段，心血管疾病和事件的发生比普通人群升高约 15 ~ 20 倍，占尿毒症死因的 45% ~ 60%。

（1）高血压和左心室肥厚：大部分病人存在不同程度的高血压，多由于水、钠潴留、肾素 - 血管紧张素增高和（或）某些舒张血管的因子产生不足所致。

（2）心力衰竭：是尿毒症病人最常见死因。随着肾功能的恶化，心力衰竭患病率明显增加，至尿毒症期可达 65% ~ 70%。发生急性左心衰竭时可出现呼吸困难、不能平卧、肺水肿等症状。

（3）尿毒症性心肌病：可能与代谢废物的潴留及贫血等因素有关，部分病人可伴有冠状动脉粥样硬化性心脏病，会有各种心律失常的出现。

（4）心包病变：心包积液在慢性肾衰竭病人中常见，其原因多与尿毒症毒素蓄积、低蛋白血症、心力衰竭等有关。轻者可无症状，重者可有心包填塞。

（5）血管钙化和动脉粥样硬化：除冠状动脉外，脑动脉和全身周围动脉亦可发生动脉粥样硬化和钙化。

4. 呼吸系统症状 体液过多或酸中毒时均可出现气短、气促，严重酸中毒可至呼吸深长，有时可出现肺水肿或胸腔积液。由尿毒症毒素诱发的肺泡毛细血管渗透性增加、肺充血，可引起"尿毒症相关肺水肿"。

5. 胃肠道症状 主要表现有食欲缺乏、恶心、呕吐、口腔有异味。消化道出血发生率比正常人明显增高，多是由于胃黏膜糜烂或消化性溃疡所致。

6. 血液系统表现 主要为肾性贫血和出血倾向。多是病人有轻、中度正细胞正色素性贫血，主要由于肾组织分泌促红细胞生成素减少所致，故称为肾性贫血；同样伴有缺铁、营养不良、出血等因素，可加重贫血程度。晚期慢性肾衰竭病人有出血倾向，多与血小板功能降低有关，部分病人也可有凝血因子Ⅷ缺乏。有轻度出血倾向者可出现皮下或黏膜出血点、瘀斑，重者则可发生胃肠道出血、脑出血等。

7. 神经肌肉系统症状 早期可有疲乏、失眠、注意力不集中，其后会出现性格改变、抑郁、记忆力减退、判断力降低。尿毒症时常有反应淡漠、谵妄、惊厥、幻觉、昏迷、精神异常等表现。周围神经病变也很常见，以感觉神经障碍为著，最常见的是肢端袜套样分布的感觉丧失，也可有肢体麻木、烧灼感或疼痛感、深反射迟钝或消失，并可有神经肌肉兴奋性增加（如肌肉震颤、痉挛等），以及肌萎缩、肌无力等。

8. 内分泌功能紊乱

（1）肾脏本身内分泌功能紊乱如活性维生素 D_3 和促红细胞生成素不足，肾内肾素 - 血管紧张素 Ⅱ 分泌过多。

（2）糖耐量异常和胰岛素抵抗：与骨骼肌及外周器官糖吸收能力下降、酸中毒、肾脏降解小分子物质能力下降有关。

（3）下丘脑 - 垂体内分泌功能紊乱：泌乳素、促黄体生成激素、促卵泡激素、促肾上腺皮质激素等水平增高。

（4）外周内分泌腺功能紊乱：大多数病人均有继发性甲状旁腺激素亢进，部分病人有轻度甲状腺素水平降低；其他如性腺功能减退等。

9. 骨骼病变
慢性肾脏病病人存在钙、磷等矿物质代谢及内分泌功能紊乱，导致矿物质异常、骨病、血管钙化等临床综合征，称之为慢性肾脏病 - 矿物质和骨异常（CKD-mineral and bone disorder，CKD-MBD）。慢性肾衰竭出现的骨矿化和代谢异常称为肾性骨营养不良。

【诊断】

慢性肾衰竭诊断并不困难，主要依据病史、肾功能检查及相关临床表现。但其临床表现复杂，各系统表现均可成为首发症状。对既往病史不明，或存在近期急性加重诱因的病人，需与急性肾损伤鉴别，是否存在贫血、低钙血症、高磷血症、血甲状旁腺激素升高、肾脏缩小等有助于本病与急性肾损伤鉴别。如有条件，可行肾活检以尽量明确导致慢性肾衰竭的基础肾病。

【治疗原则】

1. 早期防治措施 早期诊断、有效治疗原发疾病和去除导致肾功能恶化的因素，是慢性肾衰竭防治的基础、也是延缓慢性肾脏病进展的关键。

（1）控制高血压：24 小时持续有效地控制高血压，对保护靶器官有重要作用。目前认为 CKD 病人血压控制目标需在 140/90mmHg 以下。ACEI 和 ARB 具有良好降压作用，减少肾小球高滤过、减轻蛋白尿。此外，还能减少心肌重塑，降低心血管事件的发生率。

（2）严格控制血糖：糖尿病病人空腹血糖控制在 5.0 ~ 7.2mmol/L（睡前 6.1 ~ 8.3mmol/L），糖化血红蛋白（HbA1c）<7%，可延缓慢性肾脏病进展。

（3）控制蛋白尿：将蛋白尿控制在 <0.5g/24h，或明显减轻蛋白尿，均可延缓病程进展和提高生存率。

（4）其他：积极纠正贫血、应用他汀类药物、戒烟等，可能对肾功能有一定保护作用。

2. 营养治疗 限制蛋白饮食是治疗的重要环节，能够减少含氮代谢产物产生，减轻症状及相关并发症，甚至延缓病情进展。在低蛋白饮食中，约 50% 的蛋白质应为优质蛋白，如蛋、瘦肉、牛奶等。无论应用何种饮食治疗方案，都必须摄入足量热量，补充维生素及叶酸等营养素以及控制钾、磷等的摄入。

3. 慢性肾衰竭的药物治疗

（1）纠正酸中毒和水、电解质紊乱：①纠正代谢性中毒：主要为口服碳酸氢钠，必要时可静脉输入。②水、钠潴留的防治：需适当限制钠摄入量，一般氯化钠摄入量不应超过 6 ~ 8g/d。有明显水肿、高血压者，钠摄入量限制在 2 ~ 3g/d（氯化钠摄入量 5 ~ 7g/d）。也可根据需要应用袢利尿剂。出现严重肺水肿、左心衰竭病人，需及时给予透析治疗，以免延误治疗时机。③高钾血症的防治：首先应积极预防高钾血症的发生。GFR<25ml/min 时，应适当限制钾摄入，当 GFR<10ml/min 或血清钾水平 >5.5mmol/L 时，则应更严格的限制钾摄入。在限制钾摄入的同时，还应注意及时纠正酸中毒，并适当应用利尿剂和 / 或促进肠道排钾药物，增加尿钾排出。对已有高钾血症病人，还应采取：①钙剂（10%

葡萄糖酸钙 10～20ml）稀释后静脉缓慢注射；②5% 碳酸氢钠 100～200ml 静滴，以纠正酸中毒并促进钾离子再分布；③50% 葡糖糖溶液 100ml 加胰岛素 12U 静脉滴注，可促进钾离子向细胞内移动；④口服离子交换（降钾）树脂（15～30g，每天 3 次）。以上措施无效时，血液透析是最有效的治疗。

（2）高血压的治疗：对高血压进行及时、合理的治疗，不仅是为了控制高血压的症状，也是为了保护心、脑、肾等靶器官。ACEI、ARB、CCB、祥利尿剂、β受体阻滞剂、血管扩张剂等均可应用，以 ACEI、ARB、CCB 应用较为广泛。一般病人血压不超过 140/90mmHg。

（3）贫血的治疗：如排除失血、造血原料缺乏等因素，血红蛋白（Hb）<100g/L 可考虑开始应用重组人促红细胞生成素（rHUEPO）治疗。Hb 上升至 110～120g/L 即达标，不建议维持 Hb>130g/L。

（4）CKD-MBD 的治疗：高磷血症除限制磷摄入外，可应用磷结合剂口服，如碳酸钙、醋酸钙、碳酸镧、司维拉姆等。继发性甲状旁腺激素亢进时的 PTH 升高，可以使用活性维生素 D_3、维生素 D 受体激动剂或拟钙剂治疗。

（5）防止感染：平时应注意预防各种病原体感染。抗生素的选择和应用原则，与一般感染相同，但剂量需要根据 GFR 水平调整。应选用肾毒性最小的药物。

（6）高脂血症的治疗：所有慢性肾衰竭的病人都是心血管疾病的高危人群，应积极治疗高脂血症。但对维持透析病人，高脂血症的标准宜放宽。

（7）口服吸附疗法和导泻疗法：口服氧化淀粉、活性炭制剂或大黄制剂等，均是通过胃肠道增加尿毒症毒素的排出。这些疗法主要应用于透析前病人，同时需注意并发营养不良，加重电解质紊乱、酸碱平衡紊乱的可能。

4. 肾脏替代治疗 当 GFR<10ml/min 并有明显尿毒症表现，则应进行肾脏替代治疗。对糖尿病肾病病人，可适当提前至 GFR10～15ml/min 时安排替代疗法。肾脏替代治疗包括血液透析、腹膜透析和肾脏移植。

（彭　晖）

第五节　泌尿系统梗阻

尿液引流排出部分即自肾小盏至尿道外口的尿液排泄通道，常称为尿路。临床上将从肾盏、肾盂、输尿管至输尿管膀胱开口的尿路，称为上尿路；从膀胱颈部的尿道内口至尿道外口称为下尿路。

尿路梗阻是泌尿系最常见的疾病，尿路任何部位的任何疾病都可能并发梗阻，且多继发或并发其他泌尿外科疾病，如感染或结石。梗阻、感染、结石三者可互为因果关系，相互影响。

一、肾积水

尿液从肾盂排出受阻，蓄积后肾盂内压力增高，肾盂肾盏扩张，肾实质萎缩，功能减退，称为肾积水（hydronephrosis）。当肾积水容量超过 1000ml，或在小儿超过 24 小时尿量时，称为肾巨大积水。

【临床表现】

长时间梗阻所引起的肾积水，最终将导致肾功能减退和丧失。双侧或孤立肾急性完全梗阻时可发生无尿，导致急性肾衰竭，出现贫血、乏力、衰弱、食欲下降、恶心、呕吐等尿毒症症状。

肾积水并发感染时，可表现全身中毒症状，如寒战、高热等。梗阻不解除，感染很难治愈，或可发展成为脓肾，病人有低热、消瘦，可能在腹部扪及肿块。

【诊断】

主要依靠各种影像学检查方法，但不应只满足于了解肾积水的形态学改变，还要注意肾功能方面的检查，以及肾积水的病因、病变部位和梗阻程度等。

影像学检查包括 B 超、CT、放射性核素肾图、排泄性尿路造影、磁共振和内镜检查等。对可疑动力性梗阻的病例，可行尿流动力学检查。B 超检查为尿路梗阻的首选方法，可清楚地显示肾实质、肾盂及输尿管的状态，还可对病因作出初步诊断，例如结石、肿瘤、某些先天畸形等。腹部 X 线平片，可观察积水肾脏轮廓大小以及尿路结石影。CT 及磁共振对形成尿路梗阻的病因学诊断有帮助，CT 能够清楚地显示肾脏的大小、轮廓及积水程度，不仅能辨认尿路外（特别是腹后壁或盆腔）的病变，还能发现引起尿路梗阻的病变。内镜检查（输尿管镜及膀胱镜等）可发现尿路内能引起的梗阻的病变，如结石、肿瘤、狭窄等，除外还可同时进行治疗，如肿瘤电切、腔内碎石及腔内置管等。

肾功能的初步检查包括血尿素氮（BUN）与血肌酐（Cr）。放射性核素检查可进一步显示肾损害程度及分侧肾功能。

【治疗】

目的是祛除病因，保护肾功能。根据病因、程度和肾功能情况确定治疗方法。

1. **病因治疗** 如各种先天畸形的成形术、尿路结石的体外碎石术或内镜取石术等。在梗阻尚未引起严重肾功能损害时，祛除病因可获得良好的治疗效果。

2. **肾造瘘术** 若肾积水合并感染，肾功能损害较严重，病因暂时不能处理，应在梗阻以上部位进行引流，待感染控制肾功能恢复后，再实施祛除病因的手术。

3. **肾切除术** 肾积水严重，剩余的肾实质过少，或伴有严重感染肾积脓者，在确保健侧肾功能正常的情况下，可切除患肾。

二、良性前列腺增生

良性前列腺增生（benign prostatic hyperplasia）是泌尿外科最常见的疾病之一，多发生在 50 岁以后的中老年男性，是引起中老年男性排尿障碍最为常见的一种良性疾病。

【临床表现】

一般在 50 岁以后出现症状。症状与梗阻程度、病变发展速度以及是否存在感染、结石、肾功能损害等有关。主要表现为储尿期症状、排尿期症状、排尿后症状及相关并发症。当膀胱内有充血、炎症、结石时可出现尿急、尿痛、尿流中断现象。可有血尿，出血量不等，多为间歇性。当膀胱出现收缩能力下降时可发生尿潴留，并出现充溢性尿失禁。

【诊断】

根据症状、体格检查，尤其是直肠指诊、影像学检查及一些特殊检查等综合判断。凡 50 岁以上的男性有夜尿增多、尿频、进行性排尿困难、尿不尽等症状应考虑有前列腺增生症。直肠指诊是简单而有效的诊断方法，可触到增大的前列腺表面光滑、质韧，中央沟变浅或消失。特殊检查有经直肠前列腺 B 超（transrectal ultrasound，TRUS）、尿流动力学检查和膀胱镜检查。

【治疗】

病变早期可以观察，不予治疗，但要密切随诊。如症状加重，应进行治疗。

1. **药物治疗** 适应于有下尿路症状的病人，主要包括 5α- 还原酶抑制剂、α- 肾上腺素受体阻滞剂、植物类药物、激素类药物等。

2. **手术治疗** 尿流动力学有明显梗阻改变或残余尿经常在 60ml 以上；虽然尿流动力学改变不明显，但症状严重影响工作和生活；已引起上尿路积水和肾功能损害；反复发生急性尿潴留、尿路感染、肉眼血尿和并发膀胱结石者，可手术治疗，如经尿道前列腺切除术（transurethral resection of prostate，TURP）以及开放性前列腺摘除术。

3. **其他疗法** 不能耐受手术者可选射频、微波、高能聚焦超声和球囊扩张术。

三、急性尿潴留

急性尿潴留（acute retention of urine）是泌尿外科最常见的急症之一，发病急，病人痛苦，需紧急诊断和处理。

【病因】

1. **机械性梗阻** 膀胱颈和尿道的任何梗阻性病变。

2. **动力性梗阻** 膀胱、尿道并无器质性梗阻，尿潴留系排尿功能障碍所引起。

急性尿潴留也常见于高热、昏迷的病人，在小儿与老人尤为多见。个别病人因不习惯于卧床排尿而发生尿潴留。

【治疗】

治疗原则是解除病因，尽快恢复正常排尿。病因不明或一时难以解除，可先作尿液引流，以后再处理病因。

1. **解除病因** 如尿道结石或尿道异物，祛除病因，解除梗阻，恢复排尿。

2. **导尿** 是解除尿潴留最直接和最有效的方法。导尿管留置期间应每日清洗尿道外口，引流系统应每日更换。

3. **膀胱造瘘** 因尿道水肿、狭窄不能插入导尿管时，可在无菌操作下行耻骨上膀胱穿刺造瘘。

（胡志全）

第六节　尿石症

尿石症（urolithiasis）是多种病理因素相互作用引起的泌尿系统内任何部位的结石，包括肾结石、输尿管结石、膀胱结石和尿道结石。尿石症是泌尿外科常见病。

【病因】

病因复杂，大致分为个体因素和环境因素两大类：①代谢异常：高钙尿症、高草酸尿症、高尿酸尿症和低枸橼酸尿症引起草酸钙结石；肾酸化功能的减弱引起磷酸钙结石；尿酸产生过量或排泄过多所致高尿酸尿症易形成尿酸结石；胱氨酸尿症导致胱氨酸结石；②局部因素：尿路感染、梗阻以及尿路异物是诱发结石形成的主要局部因素；③药物相关因素；④环境因素：包括气候、饮食和药物可以直接或间接诱发结石形成。

【病理生理】

尿路结石可引起泌尿系统直接损伤、梗阻、感染和恶性变。结石本身的直接刺激可致尿路黏膜充血、水肿、甚至糜烂或脱落。一些体积较大或嵌顿在管腔内的结石可在局部引起溃疡、肉芽肿或瘢痕性狭窄，偶尔可并发恶变。

一、肾结石

肾结石（renal calculi）按其所在的具体部位可分为肾盂结石和肾上、中、下盏结石。充满肾盂和肾盏的分枝状结石因其形似鹿角，被称之为鹿角结石。

【临床表现】

1. 疼痛　肾结石引起的疼痛可分为钝痛和绞痛。疼痛程度取决于结石的大小和位置。大结石在肾盂或肾盏内移动度小，痛感较轻，表现为钝痛或隐痛，亦可无痛；小结石在肾内移动度大，有时会突然造成肾盏颈部或肾盂输尿管连接处梗阻而致肾绞痛。肾绞痛是一种突发性严重刀割样疼痛，多在深夜至凌晨发作，先从腰部或肋部开始，常沿输尿管向下放射至下腹部、腹股沟、膀胱甚至睾丸。肾绞痛发作时，病人呈急性病容，蜷曲在床，双手紧压腹部或腰部，甚至在床上翻滚、呻吟。发作常持续数小时，但亦可数分钟即行缓解。

2. 血尿　多发生在腰痛或腹痛后，有时是唯一的症状。血尿一般轻微，常表现为镜下血尿，少数为肉眼血尿。体力活动后血尿可加重。很少的病人，因输尿管完全阻塞而无镜下血尿。

3. 排石　少数病人尿中自行排出细小结石，俗称尿砂，特别在疼痛和血尿发作时可能发现。

4. 感染　少数尿结石可能并发尿路感染或本身就是感染石。

体格检查时，患侧肾区有轻度叩击痛。结石并发重度积水时可触及增大肾脏。

【诊断】

完整的结石诊断应涉及三个方面：结石本身的诊断，包括其部位、体积、数目、形状和成分；结石并发症的诊断，包括尿路感染、梗阻程度和肾功能损害等；结石病因的评估。

1. 病史和体检　仔细询问病史常可获得很有价值的资料，例如疼痛的性质（包括疼痛起始、特点、位置、放射的部位）、有无恶心呕吐、腹痛后尿化验有无红细胞等。病人是否有各种代谢性疾病的病史（如痛风、胱氨酸尿等）。腰痛与血尿相继出现时应首先考虑肾结石。疼痛静息期，可有患侧肋脊角叩击痛。

2. 实验室检查

（1）尿液检查：尿中红细胞常见，是诊断结石的重要证据；少量白细胞出现常提示炎症，结晶多见于肾绞痛发作期，尿 pH 常因结石成分不同而异。

（2）血液检查：血生化检查是代谢评估的重要指标；血尿酸升高可见于痛风并发尿酸结石，尿素氮和肌酐是临床上评估肾功能的常用指标。

（3）结石分析：结石成分分析是确诊结石性质的方法，也是制定结石预防措施和选择溶石药物的重要依据。

（4）24 小时尿定量分析：主要用于评估复发危险较高的结石。

3. 影像学检查　是确诊肾结石的主要方法。

（1）B 超：是肾结石的筛选和随诊检查手段。能检验出尿酸类的 X 线透光结石，也可了解肾积水的程度和皮质的厚度，客观性不如 X 线检查。

（2）泌尿系平片（KUB）：是诊断肾结石必要的检查方法。90% 以上的结石属于 X 线不透光结石，在 KUB 中大多数表现为高密度影。但若结石厚度 <2mm，X 线将无法分辨。有时由于肠道内容物的遮盖，也可造成结石漏诊。不同成分的肾结石按其显影的满意程度依次排列为草酸钙、磷酸钙和

磷酸镁铵、胱氨酸、含钙尿酸盐。尿酸结石具有 X 线透光性，应结合 B 超和 CT 检查进行诊断。

（3）排泄性尿路造影（intravenous pyelography，IVP）：是确诊肾结石和制定其治疗方案的重要依据。它可确认结石是否位于尿路之中，还可全面了解肾功能状态、肾积水的程度以及其他各种潜在的泌尿系异常。

（4）CT：能分辨出 0.5mm 的微小结石，并且能够显示任何成分的结石，包括 X 线透光结石。螺旋 CT 能够对获得图像进行三维重建，可以清楚地显示包括阴性结石在内的结石的形态和大小。更准确地估计出结石体积，术前准确判断结石负荷（stone burden），从而对治疗方法的选择提供重要的参考价值。此外，还可以通过结石的 CT 值来初步判断结石的成分。

【治疗】

目的：一是清除结石，保护肾功能；二是祛除病因，防止结石复发。

1. 药物治疗　肾绞痛是泌尿外科的常见急症，需紧急处理，应用药物前注意与其他急腹症仔细鉴别。目前缓解肾绞痛的药物较多，常用有非甾体类抗炎药物（如双氯芬酸钠、吲哚美辛等）、阿片类镇痛药物（如哌替啶、曲马多等）、解痉药（如 M 受体阻滞剂、黄体酮、钙离子阻滞剂和 α 受体阻滞剂等）。

2. 外科治疗　肾结石的外科治疗方法有体外冲击波碎石（extracorporeal shockwave lithotripsy，ESWL）、经皮肾镜碎石术、开放手术等，大都是针对结石本身的治疗，只有少数针对结石病因的治疗。

3. 保守治疗　针对结石成分分析可能的病因预防性治疗，旨在控制结石复发；少部分是直接溶石治疗，包括水化疗法、食物疗法和药物疗法及对症治疗。

二、 输尿管结石

输尿管结石（ureteral calculi）约占上尿路结石的 65%。输尿管分为上、中、下三段，输尿管内有三个结石易停留的狭窄部位，分别是输尿管肾盂连接处、输尿管跨越髂血管处和输尿管膀胱连接处（图 7-6-1）。

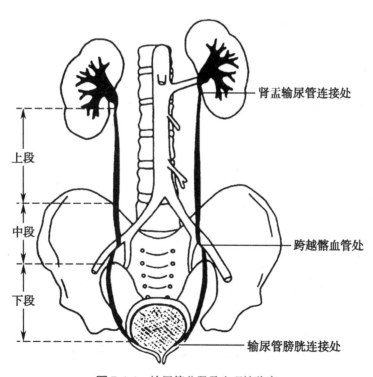

图 7-6-1　输尿管分段及生理性狭窄

【临床表现】

1. 疼痛　典型的临床表现是输尿管绞痛，是结石在输尿管内移动所致。

2. 血尿　腹部绞痛伴血尿是输尿管结石的特征性表现。90%的病人有血尿，其中10%为肉眼血尿。

体检时，在绞痛发作期腹部体征与症状不成正比。

【诊断】

出现典型输尿管肾绞痛并且伴有血尿时应首先考虑输尿管结石。实验室检查与肾结石相同。B超是输尿管结石的筛选手段，KUB是诊断输尿管结石的基本方法。输尿管结石一般应行IVP检查；逆行造影是对IVP的一种补充性形态学检查方法；螺旋CT可进行连续的无漏层扫描，尤其适用于输尿管绞痛发作时普通影像学检查未能确诊的结石。

【治疗】

治疗原则是最大限度的去除结石，恢复输尿管尿液引流的通畅性，缓解肾绞痛，控制尿路感染，保护肾功能。输尿管结石的保守疗法与肾结石基本相同，外科治疗取决于结石的大小、部位和滞留时间。

1. 体外冲击波碎石（ESWL）　是外科治疗的首选方法。不同部位输尿管结石处理的效果不同。

2. 输尿管镜取石术（ureteroscope lithotripsy，URL）　主要适用于：中段和下段输尿管结石、ESWL失败后的输尿管上段结石、ESWL后的"石街"、结石并发可疑的尿路上皮肿瘤、X线阴性的输尿管结石、停留时间长的嵌顿性结石而ESWL困难者。

3. 输尿管切开取石术　只适用于：ESWL和输尿管镜治疗失败、结石合并远端输尿管梗阻（狭窄、瓣膜和息肉）等。

4. 双侧上尿路结石的处理原则　双侧输尿管结石，先处理梗阻严重侧；一侧输尿管结石、对侧肾结石，先处理输尿管结石；双侧肾结石，先处理容易取出、安全侧；一般情况差者可先行经皮肾造瘘；双侧上尿路结石或孤独肾上尿路结石引起急性完全性梗阻无尿，条件许可应及时手术，否则先行输尿管插管或经皮肾造瘘。

三、膀胱结石

膀胱结石（vesical calculi）仅占尿路结石的5%以下。原发性膀胱结石很少见，多数是继发性膀胱结石，病因主要是尿道狭窄、前列腺增生、神经源性膀胱或膀胱挛缩，其次是膀胱内异物和感染。

【临床表现】

常见症状是下腹部疼痛、刺激性排尿症状、尿流中断、尿路感染和血尿。疼痛在排尿时尤为明显，并向会阴部和阴茎头部放射，常伴有终末血尿。体检时，下腹部有轻度压痛，结石较大和腹壁较薄弱时，在膀胱区偶可触及结石。

【诊断】

检查时不应满足于膀胱结石的诊断，应从治疗角度出发，对结石的病因做出完整评估。

（1）实验室检查：尿液分析可见红细胞。如并发感染，可见白细胞。

（2）B超检查：结石在膀胱内呈高回声，可随体位而改变。

（3）X线检查：只要KUB与B超的检查结果一致，就可确诊。

（4）膀胱镜检查：是最可靠的诊断方法，可以直接观察结石的大小数目和形状，同时也可观察有无其他病变。

【治疗】

不仅要取出结石，更要对其病因进行治疗，包括解除梗阻、控制感染、纠正代谢异常等。方法有经尿道取石术、经尿道膀胱碎石取石术和膀胱切开取石术。

（胡志全）

第七节　泌尿系统损伤

最常见的是尿道损伤，肾和膀胱损伤次之，输尿管损伤较少见。泌尿系统损伤时常合并其他脏器的损伤。当胸、腹、腰部和盆骨受到严重暴力打击、挤压或穿通性损伤时常伴有泌尿系损伤。在处理泌尿系统损伤时，应详细询问病史，尽可能直接询问受伤者。对于损伤严重而无意识的病人，应获取受伤的间接证据。在处理损伤前，进行积极的复苏处理至关重要。

一、肾损伤

肾质地脆弱，包膜薄，周围有骨质结构，一旦受暴力打击，易发生破裂，造成肾损伤（renal trauma）。肾脏在脂肪囊内有一定活动度，被暴力推移时会牵拉肾蒂，造成损伤。当肾脏存在积水、结石、囊肿、肿瘤等病理改变时，损伤可能性更大。

【损伤分类】

按肾损伤所致的病理改变，肾损伤可分为轻度肾损伤和重度肾损伤。

1. **轻度肾损伤**　包括浅表肾实质裂伤、小的包膜下血肿、肾挫伤。肾挫伤可伴有肾包膜下局部淤血或血肿形成。轻度肾损伤一般不产生肾之外的血肿，无尿外渗。大多数病人属此类损伤，常不需要手术。

2. **重度肾损伤**　包括①肾实质深度裂伤：裂伤达肾皮髓质结合部和集尿系统；②肾血管蒂损伤：包括肾动、静脉主干或分支血管撕裂或断离及血管内膜破裂、血栓形成；③肾粉碎伤：特点是肾实质有多处裂伤，使肾实质破碎成多块。

【临床表现】

1. **休克**　严重肾损伤、肾蒂裂伤或合并其他器官损伤时，因创伤和失血常发生休克，甚至危及生命。一些病人可在伤后数日甚至数周后出现休克，多为继发性大出血或并发严重感染所致。

2. **血尿**　肾损伤的主要症状。肾挫伤时出现轻度血尿，严重肾裂伤则出现大量肉眼血尿，并可有血块引起尿路梗阻。当肾脏发生严重损伤时，血液流积于腹膜后间隙、肾蒂伤或并发输尿管完全离断、血凝块阻塞输尿管或伤员已处于休克无尿状态，可不出现血尿。因此血尿与损伤程度可能不一致。

3. **疼痛**　肾包膜下血肿、肾周围软组织损伤、出血和尿外渗均可引起患侧腰腹部疼痛，严重时可出现全腹疼痛和腹膜刺激症状。血块通过输尿管时可发生肾绞痛。

4. **腰腹部肿块**　血液、尿液渗入肾周围组织可引起局部肿胀，形成肿块，有明显触痛和肌强直。

5. **发热**　由于血肿、尿外渗易继发感染，甚至导致肾周脓肿或化脓性腹膜炎，并伴有全身中毒症状。

【诊断】

1. **病史及体检** 任何腰腹部外伤、下胸部外伤或受对冲力损伤的病人，无论是否有腰腹部疼痛、肿块、血尿等，均应想到肾损伤的可能。肾损伤的严重程度与症状有时不一致。值得注意的是严重的胸腹部外伤时，容易忽视泌尿系统的损伤，应采取相应检查，以免贻误诊断。

2. **尿液检查** 血尿为诊断肾损伤的重要依据之一。肾组织损伤可释放大量乳酸脱氢酶，尿中含量可增高。

3. **B超** 可作为伤后最初筛选检查，特别是彩超的检查对肾血管损伤的诊断有一定帮助，亦可了解有无肾皮质的裂伤、肾周血肿、尿外渗，有无肝脾损伤等。

4. **CT** 增强扫描是肾损伤影像学检查的"金标准"。能迅速精确的估计肾实质伤情，可显示肾实质有无裂伤，显示无活力肾组织，尿外渗，肾周血肿范围以及血管损伤情况，亦可同时了解其他脏器（如肝，脾等）有无合并损伤。

5. **X线** ①排泄性尿路造影（IVP）：条件许可时应尽快做排泄性尿路造影，用大剂量造影剂作静脉推注造影，肾有损伤时可发现造影剂排泄减少，造影剂外渗等；②肾动脉造影（renal arteriography）：排泄性尿路造影未能充分了解肾脏功能时，尤其是肾脏不显影时，可做腹主动脉造影，以了解动脉和肾实质损伤情况。若伤侧肾动脉完全不显影，表示有外伤性血栓形成，宜紧急手术。有持续性血尿者，可了解有无动静脉瘘或创伤性动脉瘤。

6. **MRI** 诊断肾损伤的作用与CT类似，但对血肿的显示比CT更具特征性。

【并发症】

1. **早期并发症** 肾脏撕裂早期引起的尿外渗的表现为腹膜后逐渐增大的包块（尿性囊肿）。尿性囊肿易形成脓肿而导致脓血症。腹膜后血肿的吸收可引起轻度发热。体温过高常提示感染。肾周脓肿可引起腰痛和腹痛。

2. **后期并发症** 包括肾积水、高血压、动-静脉瘘、结石形成。肾损伤后持久性尿外渗可形成尿性囊肿。血肿和尿外渗引起组织纤维化，压迫肾盂输尿管交界处可引起肾积水，部分肾实质缺血或肾蒂周围纤维化压迫肾动脉可引起肾血管性高血压，肾蒂血管损伤可形成肾动静脉瘘或假性肾动脉瘤。

【治疗】

1. **紧急处理** 及时抗休克治疗。对于已有休克的病人，在休克已得到初步纠正后再行必要的检查，同时作好手术探查的准备，并确定是否伴有其他脏器损伤。

2. **非手术治疗** 绝对卧床休息2～4周；密切观察生命体征的变化（如血压、脉搏、呼吸及体温等）；注意腰腹部肿块范围有无增大；建议留置导尿管，方便观察尿液颜色变化，定期检查血红蛋白、血细胞比容；补充血容量，维持水电解质平衡，保持足够尿量。严重失血者输注浓缩红细胞，纤维蛋白原 <1.5g/L 则输注新鲜冷冻血浆；适当使用广谱抗生素预防感染；使用止痛、镇静，止血药物；恢复后2～3个月内避免从事重体力劳动和剧烈体育活动。

3. **手术治疗** 开放性肾损伤、肾粉碎伤、肾破裂、肾蒂损伤需要尽快手术探查。若在保守治疗期间出现下列指征时也行手术探查：经积极抗休克治疗后，生命体征仍未见好转；经证实为肾粉碎伤、肾盂破裂等；血尿逐渐加重，血红蛋白和血细胞比容继续下降；腰腹部肿块增大，局部症状明显；疑有腹腔内脏器损伤。

4. **并发症及处理** 肾损伤后的近期并发症有腹膜后尿性囊肿、残余血肿或肾周脓肿，应实行手术治疗。远期并发症有高血压及肾积水。恶性高血压需施行血管修复或肾切除手术，肾积水需施行成形术或肾切除术。持久性血尿经肾动脉造影证实为局限性肾裂伤，可行损伤部位选择性肾动脉栓塞术。

二、 输尿管损伤

输尿管全长隐蔽在腹膜后间隙内，受到脊柱、椎旁肌肉、腰部肌肉、腹前壁及腹腔脏器等保护，再加上输尿管本身有一定的活动度，因此，受外界暴力（除贯穿性外）不易使其受到创伤。但是，临床上由于腹部手术、盆腔手术、妇科及泌尿外科腔道镜检查或手术而造成的输尿管各种损伤却时有发生。其病因有医源性损伤和外伤性损伤。

【临床表现】

1. **尿瘘或尿外渗**　外伤性或医源性原因导致输尿管损伤，或损害输尿管血供而致管壁缺血、坏死及穿孔、裂伤、离断等情况，均可能导致尿外渗或尿瘘。多见于术后即刻或数天内出现。

2. **血尿**　血尿的严重程度与输尿管损伤程度可能不一致。例如，出现输尿管结扎、完全离断等严重损伤的病人，病人可不出现血尿或仅表现为轻度血尿。

3. **感染**　输尿管损伤后局部组织发炎、坏死、尿外渗或尿瘘可形成脓肿或腹膜炎。表现为发热、腰痛、腹膜刺激征等。感染严重时，可出现寒战、高热甚至休克等全身症状。

4. **梗阻**　非完全性梗阻病人可出现腰部胀痛及发热等症状。而完全性梗阻病人表现为患侧肾盂、肾盏积水、梗阻上段输尿管扩张以及患侧肾功能严重受损。对于孤立肾或双侧输尿管完全梗阻病人，则可表现为无尿、肾衰竭等症状。

【诊断】

输尿管损伤的早期诊断十分重要。处理外伤或行腹部、盆腔手术时，术中如出现淡红色水样液不断渗出、上端输尿管突然充盈扩张，则应怀疑输尿管损伤。如术中未能及时发现，术后出现手术一侧腰腹部持续性疼痛、伤口尿液渗出等症状，应高度怀疑。诊断延迟会出现胁腹疼痛、尿外渗、尿瘘、血尿、发热、尿毒症或尿性囊肿等症状。常用诊断方法有泌尿增强 CT 及排泄性尿路造影（IVP）。

【治疗】

输尿管创伤情况复杂，不同损伤发生的原因、部位、性质、程度及合并伤各不相同，处理方式也不同。治疗原则应先纠正全身情况及优先处理重要器官创伤，后处理输尿管损伤。输尿管修复的目的：彻底清创，无张力严密缝合、放置输尿管架，以及留置引流管。

三、 膀胱损伤

成人膀胱为腹膜外器官，空虚时位于骨盆深处，受骨盆、盆底筋膜和肌肉保护，一般不易发生膀胱损伤（bladder trauma）。但当骨盆骨折，或膀胱充盈伸展超出耻骨联合至下腹部时，则易遭受损伤。儿童的骨盆浅，膀胱稍有充盈即可突出至下腹部，故较易受到损伤。

【临床表现】

膀胱壁轻度挫伤可仅有下腹部疼痛，少量终末血尿，有时因膀胱黏膜受刺激而出现尿频，短期内可自行消失。膀胱壁全层破裂时症状明显，根据破裂类型不同，临床症状亦不同。

1. **休克**　可由实质脏器损伤或骨盆骨折等所致疼痛、大出血所致。膀胱破裂致尿外渗引起腹膜炎，继发感染，可引起中毒性休克。

2. **腹痛**　腹膜外破裂时，尿外渗及血肿引起下腹部疼痛、压痛及肌紧张，直肠指检可触及肿物和触痛。腹膜内破裂时尿液进入腹腔，引起急性腹膜炎症状。

3. **血尿和排尿困难**　膀胱损伤主要症状可表现为肉眼血尿。当尿液由破损处流出至膀胱周围或腹腔内时,病人可有尿意,但不能排尿或仅排出少量血尿。

4. **尿瘘** 开放性膀胱损伤,可发生尿瘘,如腹壁瘘,直肠瘘,阴道瘘等。闭合性膀胱损伤在尿外渗感染后破溃,也可形成尿瘘。

5. **局部肿胀、皮肤瘀斑** 闭合性损伤时多见。

6. **氮质血症** 腹膜内膀胱破裂时,大量尿液进入腹腔内,因腹膜具有半透膜作用,将尿素氮吸收到血液中而产生氮质血症。

【诊断】

1. **病史与体检** 下腹部和盆腔受暴力损伤后出现排尿困难,腹痛。体检发现耻骨上压痛。直肠指检前壁有饱满感,提示腹膜外膀胱破裂。有全腹压痛、腹肌紧张,移动性浊音,提示腹膜内膀胱破裂。

2. **导尿及测漏试验** 导尿管插入膀胱后,如引流出 300ml 以上的清亮尿液,基本上排除膀胱破裂;如顺利插入膀胱但不能导出尿液或仅导出少量血尿,则膀胱破裂的可能性大。导尿试验(测漏试验):插入导尿管后,向导尿管内注入无菌生理盐水 200~300ml,片刻后吸出,若液体进出量差异很大,提示膀胱破裂。

3. **X线** 腹部平片可发现骨盆骨折或其他骨折,膀胱造影可发现有无膀胱破裂。

4. **CT** 可发现膀胱周围血肿,增强后延迟扫描也可发现造影剂外渗现象。

5. **膀胱镜检查** 检查时需充分扩张膀胱,可清晰显示破裂部位并判断其与三角区、输尿管口的位置关系。膀胱镜检中出现膀胱扩张能力丧失提示大穿孔。

【治疗】

应根据损伤的类型和程度进行相应处理。

1. **膀胱破裂的处理原则** 完全尿流改道;膀胱周围及其他尿外渗部位充分引流;闭合膀胱壁裂口。

2. **紧急处理** 抗休克治疗:输液、成分输血、止痛、镇静。尽早使用抗生素预防感染。

3. **非手术治疗** 病人的症状轻,膀胱造影显示少量的尿外渗,可持续导尿,保持导尿管通畅,适当使用抗生素,密切观察。

4. **手术治疗** 膀胱破裂伴有出血和尿外渗,病情严重需尽早施行手术治疗。清除外渗尿液,修补膀胱穿孔,并做耻骨上膀胱造瘘(suprapubic cystostomy)。使用足量抗生素防治感染。

5. **并发症的处理** 盆腔血肿宜尽量避免切开,以免发生难以控制的大出血及感染。一旦发生难以控制的出血,可用纱布填塞止血或选择行盆腔动脉栓塞术。

四、尿道损伤

尿道损伤(urethral injuries)是泌尿系统最常见的损伤,多发生于男性青壮年。损伤可分为开放性、闭合性和医源性三类。外来暴力引起的闭合伤最为常见。男性尿道在解剖上由三角韧带(尿生殖膈)分为两部分:前尿道:包括尿道阴茎部和尿道球部,位于会阴部。后尿道:包括尿道前列腺部和尿道膜部,为盆腔内器官。由于前后尿道解剖位置的差异,其致伤原因、病理变化、临床表现和治疗方法不尽相同。

（一）前尿道损伤（injury of anterior urethra）

【病因】

男性前尿道损伤多发生于球部，该段尿道固定在会阴部，当发生骑跨伤时，会阴部跨压在硬物上，将尿道挤向耻骨联合下方引起尿道球部挫伤，裂伤，或完全断裂。

【临床表现】

1. **尿道出血** 外伤后尿道外口滴血，尿液可能为血尿。
2. **疼痛** 局部有疼痛及压痛，排尿时剧痛。
3. **排尿困难** 排尿时因疼痛致括约肌痉挛，出现排尿困难。尿道完全断裂可出现尿潴留。
4. **局部血肿** 会阴部常有血肿。
5. **尿外渗** 尿道断裂后用力排尿时，尿液渗入周围组织，形成尿外渗，可继发感染。如开放性损伤，可致尿瘘。

【诊断】

1. **病史及体检** 病人有骑跨伤史，或尿道器械检查史。
2. **诊断性导尿** 导尿可以检查尿道是否连续完整。如一次试插成功，提示尿道损伤不严重，可保留导尿管引流尿液并支撑尿道，应注意固定好导尿管，避免导尿管滑脱和二次插管；如一次插入困难，说明可能有尿道破裂或断裂伤。
3. **X线** 必要时进行尿道造影，可显示造影剂外渗及尿道损伤部位及程度。

【治疗】

1. **紧急处理** 尿道海绵体严重出血可致休克，应立即压迫会阴部止血，采取抗休克治疗，尽快施行手术治疗。
2. **尿道挫伤及轻度裂伤** 症状较轻，尿道造影无尿外渗，不需特殊治疗。必要时置导尿管引流1周。
3. **尿道撕裂伤** 置导尿管引流2周，不能插入导尿管者，应行经会阴尿道修补术，并留置导尿管2~3周。病情严重者应做膀胱造瘘术。
4. **尿道断裂** 球部远端和阴茎部的尿道完全性断裂，会阴、阴茎、阴囊形成大血肿，应即时经会阴部切口，清除血肿，直接行尿道端端吻合，留置导尿管2~3周。
5. **并发症处理**

（1）外渗：尽早行尿外渗部位多处切开引流，必要时作耻骨上膀胱造瘘，三个月后再修补尿道。

（2）尿道狭窄：可根据狭窄程度及部位不同选择相应的治疗。

（3）尿瘘：多半因引流不畅或感染引起，应在解除梗阻同时切除或清理瘘管。

（二）后尿道损伤（injury of posterior urethra）

【病因】

膜部尿道穿过尿生殖膈，是后尿道最易损伤的部位。当挤压伤引起骨盆骨折时，导致骨盆环前后径增大，左右径变小，或前后径变小，左右径增大，耻骨前列腺韧带受到急剧的牵拉而被撕裂，或连同前列腺突然移位，致使尿道前列腺部与尿道膜部交接处撕裂或断裂。

【临床表现】

1. **休克** 骨盆骨折所致后尿道损伤，一般病情较重，常合并大出血，引起或轻或重的创伤、出血性休克的症状。

2. **疼痛** 腹部痛，局部肌紧张，并有压痛。随着病情发展，可出现腹胀、肠鸣音减弱等。

3. **排尿困难** 伤后不能排尿，可发生急性尿潴留。

4. **尿道出血** 尿道口有少量血液流出，或无血流出。

5. **尿外渗及血肿** 尿生殖膈撕裂时可出现会阴、阴囊部血肿及尿外渗。

【诊断】

1. **病史及体检** 骨盆挤压伤的病人出现尿潴留，应考虑后尿道损伤。直肠指检可发现前方有柔软的血肿，压痛，有时可触到浮动的前列腺尖部。若指套染有血液，应考虑合并有直肠损伤。

2. **X线检查** 骨盆平片显示骨盆骨折、耻骨联合是否移位或耻骨支断裂情况。对疑有后尿道损伤的病人，可行逆行造影。

【治疗】

1. **紧急处理** 骨盆骨折病人需平卧，勿随意搬动，以免加重损伤，常需抗休克治疗。一般不宜插入导尿管，以免加重局部损伤，导致血肿感染。若导尿管插入血肿内，引流出大量血液，会加重休克。膀胱充盈而未能及时手术者可做耻骨上穿刺抽出尿液。

2. **手术治疗**

（1）早期处理：病人一般情况稳定后，可在局麻下做耻骨上高位膀胱造瘘，勿打开血肿。尿道不全撕裂，一般于2～3周内愈合，待拔管时行排尿期尿道造影。尿道断裂病人需留置膀胱造瘘管3个月，若发生尿道狭窄或闭锁，则行二期尿道狭窄手术。

（2）尿道会师复位术：主要目的是恢复尿道的连续性，避免尿道断端远离而形成瘢痕假道。休克严重者不宜作此手术，只宜作膀胱造瘘。

（3）并发症处理：后尿道损伤常并发尿道狭窄，需定期施行尿道扩张，严重狭窄者，经尿道内切开或切除狭窄部的瘢痕组织，或于受伤3月后施行瘢痕组织切除，作尿道端端吻合术。后尿道损伤合并直肠损伤，早期可立即修补，并作暂时性乙状结肠造口。后尿道损伤并发尿道直肠瘘，应于3～6个月后再行修补手术。

（胡志全）

第八节 泌尿系统结核

泌尿系统结核（urologic tuberculosis）均原发于肾，输尿管和膀胱结核是肾结核的继发性病变。

【感染途径】

有血行感染、接触感染、淋巴感染和直接蔓延四种，其中血行感染最为常见。

【病理】

肾结核的发生是一个缓慢的进行性过程，多经血行感染，最初是双肾同时受累，结核杆菌进入肾皮质层肾小球的血管丛中，形成多个粟粒状结节。临床上常不出现症状，尿路造影亦正常，故早期亦称为病理型肾结核。如果全身或局部抵抗力降低，结核杆菌可经肾小球过滤到达肾小管，在肾髓质层的肾小管袢处停留；病变经肾小管、淋巴管或直接蔓延到肾乳头，穿破肾乳头到达肾盏、肾盂，发生结核性肾盂肾炎，引起症状便称为临床型肾结核。

输尿管结核表现为黏膜结核结节和溃疡，呈多发性。病变修复愈合后，管壁纤维化，可使输尿管增粗变厚，成为僵硬的条索。管腔呈节段性狭窄，引起输尿管上段和肾盂积水，进一步加重肾的破坏，使肾功能逐渐丧失。输尿管狭窄多发生于输尿管膀胱连接部的膀胱壁间段或肾盂输尿管连接处。少数病人输尿管完全闭塞，全肾广泛钙化，混有干酪样物质的结核杆菌不能随尿液流入膀胱，膀胱的继发结核病变反见好转和愈合，症状消失，称之为"肾自截"。

膀胱结核常继发于肾结核，好发于膀胱三角区，尤以输尿管开口周围最常见。最初表现是膀胱黏膜充血、水肿、结核结节形成，然后发生溃疡、肉芽肿、纤维化。有时病变深达肌层，发生严重纤维组织增生和瘢痕收缩，使膀胱容量减少。由于膀胱壁的病变可使健侧输尿管口发生狭窄，或破坏其活瓣作用，导致尿液反流，进而引起对侧肾积水。膀胱挛缩和对侧肾积水都是肾结核的晚期并发症。此外，膀胱壁的溃疡偶有向邻近器官穿通形成窦道者，如结核性膀胱结肠瘘或膀胱阴道瘘。

尿道结核病变主要也是溃疡、纤维化，形成狭窄。后尿道的病变有时可来自前列腺和精囊结核。

【临床表现】

早期肾结核无任何临床症状。病变发展至临床型结核后大约20%的病人仍无症状，70%以下的病人表现为泌尿系统症状。

1. 尿频、尿急　无痛性尿频是泌尿系统结核最为突出的症状，出现最早，持续时间最长。初期表现为夜尿增多，频率逐渐增多，排尿时可伴有灼热感和尿急。普通抗生素治疗无效。尿频最初是由于含有脓细胞及结核杆菌的尿液刺激膀胱所引起，之后则由于结核菌感染膀胱黏膜，引起结核性膀胱炎。若出现"肾自截"，上述症状可好转甚至消失。

2. 血尿　病理型肾结核即有镜下血尿。可有肉眼血尿。程度时轻时重，来源为肾和膀胱，以后者居多。

3. 脓尿　几乎所有的病人都有脓尿。表现为尿液有不同程度的混浊，严重者呈洗米水状，并含有碎屑或絮状物，是病肾不断排出干酪样坏死物质所引起。在显微镜下可见大量脓细胞。

4. 腰痛　不常见。在结核病变影响到肾包膜和继发感染时，输尿管被血块、干酪样物堵塞，或合并对侧肾积水时可伴有腰痛。

5. 全身症状　晚期病人或合并其他脏器活动性结核病灶，可出现消瘦、发热、盗汗、贫血、乏力、食欲减退等症状。双侧肾结核或单侧肾结核伴有对侧肾积水时，可出现慢性肾功能不全症状，如水肿、贫血、恶心、呕吐、少尿或无尿等。

6. 局部体征　少数病人可触及肿大的肾。若肾动脉或其分支发生破坏改变时，有时可在肾区闻及血管性杂音。有时可发现输精管增粗呈结节样改变，附睾或前列腺肿大变硬。这些体征是提示泌尿系统结核的有力佐证。

【诊断】

1. 结合病史和临床表现如遇下列情况，应想到泌尿系结核的可能：

（1）有慢性膀胱刺激症状，经抗菌药物治疗无明显效果者。

（2）尿呈酸性，有脓细胞，而普通培养无细菌生长者。

（3）有肺结核史或其他肾外结核病灶，尿液出现少量蛋白，尿液镜检有红细胞者。

（4）附睾、输精管、前列腺或精囊发现硬结，阴囊有慢性窦道者。

2. 尿细菌学检查　除尿常规和普通细菌培养外，尚需作24小时尿沉淀物找抗酸杆菌，连查三次，必要时重复检查，其阳性率约为50%～70%，但需注意假阳性。尿结核分枝杆菌培养准确可靠，阳性率达 80% ~ 90%。

膀胱镜检查见膀胱黏膜充血、水肿、结核结节、结核性溃疡、结核性肉芽肿及瘢痕形成等病变，膀胱三角区和输尿管开口附近病变尤为明显，必要时取组织活检。有时因输尿管瘢痕收缩、向上牵拉，膀胱镜下可见输尿管口扩大、内陷，由正常裂隙状变为洞穴状，称为"高尔夫洞"征。膀胱挛缩容量小于 50ml 或有急性膀胱炎发作时，禁作膀胱镜检查。

3. 影像学检查 肾结核的 X 线检查主要有排泄性或逆行性肾盂造影，可了解双侧肾功能、病变程度和范围。早期表现为肾盏边缘不整齐，如虫蛀样改变，以后肾盏呈不规则地扩大或模糊变形，或因肾盏闭塞使一个或几个肾盏消失，有时可见与肾盏连接的空洞。病变严重者肾功能丧失，肾盏肾盂完全不显影。输尿管呈僵硬、狭窄和节段的边缘不整。CT 检查可以作为临床诊断"金标准"。CT 扫描能清楚显示整个肾脏及输尿管的解剖结构，且有很高的密度分辨率。CT 还能直接显示与肾结核病理反应密切相关的影像改变。如肾自截、尿路钙化、输尿管积水、增厚的肾盂壁、输尿管壁和膀胱壁等。增厚的肾盂壁和输尿管壁是肾结核的一个病理特点。

【治疗】

1. 抗结核化疗 化疗药物治疗原则：早期、联用、适量、规律、全程使用敏感药物。适用于早期肾结核，肾盂造影显示病变较轻或范围较局限者。泌尿系统结核的标准化疗方案是 6 个月的短程疗法。常用抗结核药物：异烟肼（H）300mg，日服，每日 1 次。利福平（R）600mg，口服，每日 1 次。吡嗪酰胺（Z）1.5g，口服，每日 1 次。链霉素（S）750mg，口服，每日 1 次。乙胺丁醇（E）750mg，口服，每日 1 次。在治疗过程中，不单独用一种药物，可将 2 ~ 3 种药物有计划地交替轮换和联合使用。推荐的标准短程化疗方案是：2HRZE/4HR 或 HRE，前 2 个月为强化阶段，后 4 个月为巩固阶段。复发结核巩固阶段为 6 个月。化疗过程中还应定期检查肝、肾功能。

2. 手术治疗 只有在肾破坏严重或泌尿系有严重并发症（如输尿管狭窄、膀胱挛缩）时，才需要施行手术治疗，包括肾切除术、肾部分切除术、病灶清除术以及膀胱扩大术和尿流改道术。在药物治疗至少 2 ~ 4 周，血沉、病情稳定后手术治疗，手术后继续药物治疗。

（胡志全）

第九节 泌尿、男性生殖系统肿瘤

是泌尿外科的常见病，可发生于泌尿及男性生殖任何部位。在我国，最常见的泌尿系统肿瘤是膀胱癌，其次为肾癌、肾盂癌。前列腺癌近年来发病率在我国已明显上升。我国过去常见的泌尿系统肿瘤阴茎癌已明显减少。

一、肾癌

肾癌亦称肾细胞癌，是最常见的肾实质恶性肿瘤。肾癌的高发年龄为 50 ~ 60 岁；男：女为 2 : 1。

【病因】

病因尚不清楚。其发病与遗传、吸烟、肥胖、高血压及抗高血压治疗等有关。肾癌有家族发病倾

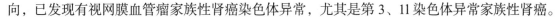

向，已发现有视网膜血管瘤家族性肾癌染色体异常，尤其是第 3、11 染色体异常家族性肾癌。

【病理】

肾癌常为单侧，约有 1%～2% 同时或先后发生双肾癌。肾癌有透明细胞癌、嗜色细胞癌和嫌色细胞癌。以透明细胞癌最为常见。肿瘤细胞穿透假包膜后可经血液和淋巴转移。肿瘤可破坏全部肾，并可侵犯邻近脂肪、肌组织、血管、淋巴等。肾癌容易向静脉内扩散形成瘤栓，延伸进入肾静脉、下腔静脉甚至右心房。远处转移常见部位为肺、脑、骨、肝等。淋巴转移最先到肾蒂淋巴结。

【临床表现】

临床表现很不一致，常误诊为其他疾病。无痛性肉眼血尿和镜下血尿最常见，表明肿瘤已穿入肾盏、肾盂。腰痛为腰部钝痛或隐痛，原因为包膜张力增加；当血块通过输尿管时也可发生肾绞痛。肿瘤较大时可出现肿块。出现血尿、肿块、疼痛典型"三联征"者仅占 10% 左右，而这些病人中一半以上都有肿瘤转移。除以上症状外，尚可出现如下全身症状：低热、血沉快、高血压、红细胞增多症、高血钙、肾功能异常、肝功能异常、血小板计数不正常、恶病质等晚期病状，转移可出现相关的并发症。

【诊断】

肾癌的临床诊断主要依靠影像学检查，确诊则需依靠病理学检查。血尿、疼痛、肿块，仍然是肾癌的主要症状。典型三大症状都出现时已是晚期。任何一个症状出现即应引起重视。间歇无痛肉眼血尿应想到肾癌的可能性。

1. B 超　是简单无创伤的影像学方法，能查出肾内直径 1cm 以上的肿瘤，因此大多数无症状的肾癌可由 B 超发现。

2. X 线检查　平片可见肾外形增大、不规则，偶有点状、絮状或不完整的壳状钙化。分泌造影可见肾盏、肾盂受肿瘤挤压不规则变形、狭窄、拉长或充盈缺损。肿瘤大、破坏严重时病肾在排泄性尿路造影时不显影，可以行逆行肾盂造影。

3. CT 检查　是目前诊断肾癌最重要的方法，可以发现肾内 0.5cm 以上的病变可以清楚了解肾癌与周围组织和器官的关系，对肿瘤分期具有重要作用。有助于鉴别其他肾实质内疾病如肾血管平滑肌脂肪瘤和肾囊肿。

4. MRI　发现血管内癌栓优于 CT。能了解肾癌侵犯范围，明确肾静脉、下腔静脉内瘤栓和淋巴结转移等。

【治疗】

以手术切除为主，可采取开放性手术或腹腔镜手术行肾癌根治术。如双侧肾癌或孤立肾肾癌可作保留肾组织的肾癌手术。免疫治疗如白介素 -2 和干扰素对晚期肾癌均有一定疗效。肾细胞癌对放、化疗不敏感，但也可作为术前和术后辅助治疗和转移性非透明细胞癌病人的基本治疗。分子靶向药物更能显著提高转移性肾癌病人的客观反应率，延长中位无进展生存期（PFS）和总生存期（OS）。

二、肾盂和输尿管上皮性肿瘤

上尿路上皮性肿瘤包括肾盂和输尿管肿瘤。肾盂肿瘤约占尿路上皮肿瘤的 5%，而输尿管肿瘤则更少见，约为肾盂肿瘤的 1/4。肾盂、输尿管肿瘤发病年龄的高峰为 50～70 岁，平均发病年龄 55 岁，男：女约 2∶1。

【病因】

重要的致病因素是吸烟。此外长期摄入过多非甾体抗炎药物、咖啡、应用环磷酰胺治疗，以及慢性感染、结石等都可能是致病因素。

【病理】

上尿路上皮性肿瘤90%以上为移行细胞癌，0.7%~7%为鳞状细胞癌，腺癌极为少见。转移可通过上皮、淋巴或血管等途径。肿瘤有单发，亦有多发，移行细胞乳头状肿瘤为多中心性起源。鳞状细胞癌和腺癌多与长期尿石梗阻和感染等刺激有关。

【临床表现和诊断】

75%以上的病人有间歇性无痛肉眼血尿，几乎所有的病人都有镜下血尿。部分病人可有腰痛。腰痛可因血块或肿瘤碎片引起输尿管梗阻，或因肿瘤自身引起肾盂和输尿管梗阻，或是肿瘤局部浸润的结果。肿块少见。部分病人还可出现肾积水、食欲减退、体重减轻、嗜睡、排尿刺激症状等。尿细胞学检查容易发现癌细胞，膀胱镜检查可见输尿管口喷出血性尿液。必要时可行输尿管肾镜。尿路造影片肾盂内充盈缺损、变形。超声检查有助于鉴别上皮性肿瘤和透X线结石。CT、MRI对诊断肾盂癌有重要价值，尤其在肿瘤分期诊断有帮助。

【治疗】

手术切除肾及全部输尿管，包括输尿管开口部位的膀胱黏膜。孤立肾的肾盂输尿管癌可行保留肾的肾输尿管手术。恶性度高的肾盂、输尿管肿瘤，手术后可行膀胱内化疗药物、生物制剂等灌注预防膀胱肿瘤发生。肾盂肿瘤手术5年生存率30%~60%。在随诊中应注意其余尿路上皮器官发生肿瘤的可能性。

三、膀胱肿瘤

膀胱肿瘤（tumor of urinary bladder）是泌尿系统最常见的肿瘤，膀胱肿瘤高发年龄50~70岁。男：女为3.3：1。

【病因】

膀胱癌的发生是复杂、多因素、多步骤的病理变化过程，既有内在的遗传因素，又有外在的环境因素。吸烟和长期接触化学工业产品是膀胱癌的两大致病危险因素。吸烟是目前最为肯定的致病危险因素。

【病理】

1. 组织学类型　膀胱癌包括尿路上皮细胞癌、鳞状细胞癌和腺细胞癌，其次还有较少见的小细胞癌、混合型癌、癌肉瘤及转移性癌等。其中上皮性肿瘤占95%以上，且绝大多数为移行细胞乳头状肿瘤，鳞癌和腺癌各占2%~3%。

2. 组织学分级　膀胱癌的分级与膀胱癌的复发和侵袭行为密切相关。恶性程度以分级表示，目前采用WHO2004分级法分为低度恶性倾向尿路上皮乳头状肿瘤（papillary urothelial neoplasms of low malignant potential，PUNLMP）、低分级和高分级尿路上皮癌。

3. 生长方式　分为原位癌、乳头状癌和浸润性癌。原位癌局限在黏膜内，无乳头亦无浸润。移行细胞癌多为乳头状癌，鳞癌和腺癌常有浸润，不同生长方式可单独或同时存在。

4. 肿瘤分期　WHO膀胱肿瘤组织学分类建议采用TNM分期。T为膀胱壁浸润的深度，分为：Tx原发肿瘤无法评估；Tis原位癌；Ta无浸润的乳头状癌；T_1肿瘤侵犯黏膜固有层；T_2肿瘤侵犯肌层，分为T_{2a}肿瘤侵犯浅肌层（内1/2），T_{2b}肿瘤侵犯深肌层（外1/2）；T_3肿瘤侵犯膀胱周围组织，分为T_{3a}显微镜下发现肿瘤侵犯膀胱周围组织，T_{3b}肉眼可见肿瘤侵犯膀胱周围组织（膀胱外肿块）；T_4肿瘤侵犯前列腺、子宫、阴道及盆壁等邻近器官，分为T_{4a}肿瘤侵犯前列腺、精囊、子宫或阴道，

T_4b 肿瘤侵犯盆壁或腹壁；N 为盆腔或淋巴结浸润程度；M 为其他器官转移情况。

细胞分化程度和浸润深度多为一致，但亦有例外。部分分化较好的膀胱乳头状瘤和正常移行上皮形态无区别。

5. 转移 肿瘤的扩散主要向深部浸润，直至膀胱外组织。淋巴转移常见，浸润浅肌层者约 50% 淋巴管内有癌细胞，浸润深肌层者几乎全部淋巴管内有癌细胞。膀胱癌浸润至膀胱周围组织时，多数已有远处淋巴结转移。血行转移多在晚期，主要转移至肝、肺、骨和皮肤等处。

【临床表现】

1. **血尿** 绝大多数以无痛肉眼血尿就医。一般表现为间歇性无痛性全程血尿，终末加重，血尿间歇出现，可自行停止或减轻。出血量和肿瘤大小、数目、恶性程度并不一致。

2. **尿路刺激征** 偶有以尿频、尿急、尿痛等症状就诊。膀胱刺激症状常因肿瘤坏死，溃疡和合并感染所致。此类症状常与弥漫性原位癌或浸润性膀胱癌有关。

3. **排尿困难、尿潴留和下腹肿块** 部分病人肿瘤大或堵塞膀胱出口时，可发生排尿困难、尿潴留。小儿横纹肌肉瘤常以排尿困难为主要症状。

4. 膀胱癌晚期尚可见到下腹部浸润性肿块、严重贫血、水肿等。盆腔广泛浸润时腰骶部疼痛、下肢水肿。

【诊断】

40 岁以上成年人，出现无痛血尿时都应想到泌尿系肿瘤的可能，而其中膀胱肿瘤尤为多见。血尿伴有膀胱刺激征时，则易误诊为膀胱炎。膀胱炎的膀胱刺激症状常较重，且骤然发病，血尿在膀胱刺激症状以后出现。

【辅助检查】

1. **脱落细胞检查** 膀胱肿瘤病人的尿中容易找到脱落的肿瘤细胞，方法简便，可作为血尿病人的初步筛选。

2. **尿荧光原位杂交技术（fluorescence in situ hybridization，FISH）** 是一种利用非放射性的荧光信号对原位杂交样本进行检测的技术。FISH 采用荧光标记的核酸探针检测染色体上的着丝点，以确定染色体有无与膀胱癌相关的变异，对于检测膀胱癌具有较高的敏感性和特异性。

3. **B超** 超声检查可通过三种途径（经腹、经直肠、经尿道）进行。可发现 0.5cm 以上膀胱肿瘤，如应用经尿道超声扫描，能比较准确地了解肿瘤浸润的范围和分期。

4. **X线** 排泄性尿路造影可了解肾盂、输尿管有无肿瘤，以及肿瘤对肾功能的影响；肾积水或显影不良常提示肿瘤浸润输尿管口。膀胱造影时可见充盈缺损，浸润膀胱壁时膀胱壁僵硬不整齐。

5. **膀胱镜检查** 除观察肿瘤部位、大小、数目、形态、蒂部情况和基底部浸润程度外，膀胱镜检查时还要注意肿瘤与输尿管口和膀胱颈的关系，并应同时作肿瘤活组织检查。近年特别重视膀胱黏膜病变，随机活检，如在肉眼正常的黏膜发现原位癌、非典型增生，提示预后不良。

6. **CT、MRI** CT 在诊断膀胱肿瘤和评估膀胱癌浸润范围（特别是显示膀胱外肿瘤浸润）方面有一定价值。MRI 有助于肿瘤分期。

7. **诊断性经尿道电切术（transurethral resection，TUR）** 如果影像学检查发现膀胱内有肿瘤样病变，可以直接行诊断性 TUR，这样可以达到两个目的，一是切除肿瘤，二是明确肿瘤的病理诊断和分级、分期，为进一步治疗以及判断预后提供依据。

【治疗】

膀胱癌以手术治疗为主，化疗、放射治疗和免疫治疗为辅。原则上 Ta，T_1 的非肌层浸润性膀胱肿瘤和局限的 T_2 期肿瘤，可采用保留膀胱的手术。术后需辅助治疗，24 小时内行膀胱灌注化疗和维持膀胱灌注化疗。常用的膀胱灌注药物有卡介苗（BCG）、丝裂霉素、表柔霉素、羟基喜树碱等。任何保留膀胱的手术后病人都应有严密的随访，每3个月作膀胱镜检查一次，一年无复发者酌情延长复查时间。这种复查应看作治疗的一部分。较大的多发、反复复发的 T_2 期及 T_3、T_4 期肿瘤，应行膀胱全切术。转移性膀胱癌应常规行全身系统化疗，尤其是无法切除、弥漫性转移、可测量的转移病灶。

放疗分为根治性放疗、辅助性放疗和姑息放疗。根治性放疗是包括常规外照射、三维适形放疗及调强适形放疗在内的膀胱外照射；与放疗类似，辅助性放疗也包括术前新辅助放疗和术后辅助放疗；姑息性放疗可减轻膀胱肿瘤巨大造成无法控制的症状，如血尿、尿急、尿痛等。

【预防及预后】

膀胱肿瘤目前尚缺乏有效的预防方法，但对密切接触致癌物质加强劳动保护，可能防止或减少肿瘤发生。保留膀胱的手术后病人膀胱灌注 BCG 等抗癌药，可以预防或推迟肿瘤复发。预后决定于肿瘤病理、分期及病人本身的免疫能力。

四、前列腺癌

发病率有明显的地理差异，在欧美国家为最常见的男性恶性肿瘤，近年来随着我国人均寿命的延长，饮食结构的改变和诊断技术的提高，发病率显著升高。

【病因】

前列腺癌多发生于50岁以上的男性，随年龄增加而发病率增加。发病的危险因素有年龄、种族、遗传性、长期接触镉等化学物质。

【病理】

腺癌最为多见，占98%，常从腺体外周带发生，很少单纯发生于中心区域。前列腺腺癌的显微镜下诊断是以组织学及细胞学特点结合为基础的。

1. **前列腺癌的分级** 前列腺癌的分级方法较多，Gleason 分级是目前最为广泛应用的分级系统，将肿瘤分为主要类型和次要类型，每个类型分为五级计5分，最后分级的评分为两者之和。

2. **前列腺癌的分期** 最常采用的为 TNM 分期，即 T_0 期没有原发瘤的证据；T_1 期为不能被触及和影像学难以发现的临床隐匿肿瘤；T_2 期肿瘤限于前列腺内；T_3 期肿瘤穿透前列腺包膜；T_4 期肿瘤固定或侵犯精囊以外的组织。N、M 代表有无淋巴结转移或远处转移。

【临床表现】

其症状与前列腺增生相似，早期常无症状，常在直肠指诊、B 超检查或前列腺增生手术标本中偶然发现。当前列腺癌增大阻塞尿道时，可引起尿流中断、排尿不尽、排尿困难等，但血尿并不常见。晚期直肠受累者可表现排便困难或肠梗阻；骨转移时时常有骨痛、病理性骨折、贫血、截瘫等。

【诊断】

直肠指诊、经直肠 B 超检查和血清前列腺特异性抗原测定是临床诊断前列腺癌的基本方法。直肠指诊应注意前列腺大小、外形、硬度、有无结节、腺体活动度及精囊情况。触到硬结节者应疑为癌，但也应与前列腺结石和前列腺结核鉴别。实验室检查最为常见的免疫学指标为前列腺特异性抗原（PSA）。血清 PSA 正常范围小于 4ng/ml，前列腺癌常伴有血清 PSA 升高，极度升高者多数有转移病灶。经直肠 B 超可发现前列腺外周区有低回声病变，少数为高回声、等回声或混合回声。MRI 可帮助了解肿瘤有无扩展至包膜外及精囊，有无盆腔淋巴结转移，对前列腺癌的诊断和分期有重要价值。放射性核素骨扫描，能早期发现前列腺癌的骨转移，但应与老年骨质增生相鉴别。经直肠 B 超引导下前列腺穿刺活检诊断前列腺癌准确率高。

【治疗】

前列腺癌一般发展缓慢，局限性肿瘤很少在 10 年内引起死亡。对于 $T_1 \sim T_2c$ 期肿瘤推荐行前列腺癌根治性切除术；转移前列腺癌应以内分泌治疗为主，可行睾丸切除术或药物去势，必要时配合抗雄激素制剂治疗。前列腺癌引起膀胱口梗阻时，可行 TUR 治疗以缓解梗阻症状，但无治愈作用。放射性粒子内照射和外照射治疗都明显提高了晚期前列腺癌的生存率。

（胡志全）

第八章
血液造血系统疾病

血液系统由血液和造血器官组成。血液由血浆及其中的血细胞（红细胞、白细胞及血小板）组成。出生后的造血器官包括骨髓、胸腺、脾脏和淋巴结。血液系统疾病是指原发（如白血病）或主要累及血液和造血器官的疾病（如缺铁性贫血），包括红细胞疾病、白细胞疾病和出血性及血栓性疾病等。

第一节　红细胞疾病

红细胞疾病是指主要以红细胞数量明显增减，和（或）红细胞质量异常为突出血液学表现的一类疾病。可分为贫血、红细胞增多和红细胞功能异常三大类。本节主要讨论贫血。

在我国海平面地区，成年男性 Hb < 120g/L，成年女性（非妊娠）Hb < 110g/L，孕妇 Hb < 100g/L 就是贫血。贫血是一种由不同原因，通过不同机制引起的一组常见症状，也是一种综合征。临床常见的贫血有缺铁性贫血、再生障碍性贫血、溶血性贫血等。

一、缺铁性贫血

缺铁性贫血（iron deficient anemia，IDA）：是多种原因引起体内储存铁耗尽，继之出现缺铁性红细胞生成，最终导致血红蛋白合成减少的一种小细胞低色素性贫血，是最常见的贫血。

【病因】

1. **摄入不足**　见于生理性需铁量增加的婴幼儿、青少年、经期妇女、孕妇等经食物摄入的铁不足。

2. **慢性失血**　如消化道的溃疡、肿瘤、糜烂、憩室、钩虫病、痔疮失血，妇女月经过多，慢性溶血性疾病以及多次献血等。

3. **吸收障碍**　食物铁主要吸收部位在十二指肠和空肠段，胃大部切除术后、慢性腹泻等致铁吸收减少。

【临床表现】

1. **贫血表现**　疲乏无力，头晕、眼花，活动后心悸、气促，食欲缺乏，面色苍白，下肢水肿，症状与贫血的严重程度相关。

2. **组织缺铁表现**　舌炎、口角炎、缺铁性吞咽困难；皮肤干燥、毛发无光易断；指（趾）甲缺乏光泽、脆薄易裂、变平，甚至出现匙状甲；精神行为异常，如易怒、烦躁、注意力不集中、异食癖；儿童生长发育迟缓、智力低下。

3. **引起 IDA 的原发病表现**　如黑便、月经量多等。

【实验室检查】

1. **血象**　呈小细胞低色素性。平均红细胞体积（MCV）< 80fl，红细胞平均血红蛋白量（MCH）< 27pg，红细胞平均血红蛋白浓度（MCHC）< 0.32。成熟红细胞体积小，中心淡染区扩大。红细胞体积分布宽度（RDW-CV）> 0.15。

2. **骨髓象**　有核红细胞增生活跃，以中、晚幼红细胞为主，幼红细胞体积偏小、核染色质致密、胞浆偏蓝、边缘不整齐。骨髓铁染色细胞外铁缺乏是诊断铁缺乏及 IDA 的可靠指标，铁粒幼红细胞 < 15%。

3. **铁代谢**　血清铁（SI）< 8.95μmol/L，总铁结合力（TIBC）> 64.4μmol/L，运铁蛋白饱和度 < 0.15，血清铁蛋白（SF）< 12μg/L，血清可溶性运铁蛋白受体（sTfR）是迄今反映缺铁性红细胞生成的最佳指标，sTfR 浓度 > 26.5nmol/L（2.25mg/L）可诊断缺铁。

4. **红细胞内卟啉代谢**　红细胞内游离原卟啉（FEP）> 0.9μmol/L，或锌原卟啉（ZPP）> 0.96μmol/L。

5. **其他**　如粪隐血试验，粪虫卵检。胃肠道 X 线，内镜检查。

【诊断与鉴别诊断】

诊断标准：①小细胞低色素性贫血；②有明确的缺铁病因和临床表现；③ SF < 12μg/L；④骨髓铁染色显示细胞外铁缺乏，铁粒幼红细胞 < 15%；⑤运铁蛋白饱和度 < 0.15；⑥ FEP > 0.9μmol/L，或 ZPP > 0.96μmol/L，或 FEP / Hb > 45μg/gHb；⑦ SI < 8.95μmol/L，TIBC > 64.4μmol/L；⑧ sTfR 升高，TFR-F 指数 > 1.8；⑨铁剂治疗有效。符合①和②～⑨条中两条以上者可诊断 IDA。

需与地中海贫血、慢性疾病性贫血及铁粒幼细胞性贫血等相鉴别。

【治疗】

1. **病因治疗**　IDA 诊断后一定要寻找并可能去除病因，要警惕消化道肿瘤。摄入不足者改善饮食，钩虫病应驱钩虫治疗，月经过多者就诊妇科。

2. **补充铁剂**　口服铁剂为主要治疗方法，常用的有硫酸亚铁、琥珀酸亚铁、右旋糖酐铁等。当血红蛋白恢复正常后，应继续口服铁剂 3～6 个月以补足储存铁。如治疗 3 周未显示疗效，应检查诊断是否准确，是否按医嘱服药，有无活动性出血，是否存在干扰铁利用的因素（如慢性感染、炎症、肿瘤）。对口服铁剂不能耐受或消化道吸收障碍者（如胃大部切除术），可选用注射铁剂，警惕过敏反应，有肝、肾损害的病人慎用。

3. **红细胞输注**　孕妇临近分娩前或需要外科手术伴严重 IDA，可分次输注适量红细胞，使 Hb > 80g/L 较妥。高龄、心肌损害、肝肾功能不全伴严重的 IDA 者可输注红细胞使 Hb > 65g/L，滴注宜缓慢。

二、再生障碍性贫血

再生障碍性贫血（aplastic anemia，AA）简称再障，是一种以骨髓造血功能衰竭、全血细胞减少为特征和以贫血、出血、感染为主要临床表现的综合征。根据病因可分先天性（遗传性）和后天性（获得性）两种，本节主要讨论获得性 AA。

【病因】

病因不明，可能与病毒感染、化学因素及物理因素（如各种放射线）有关。

【发病机制】

传统学说认为，AA 发病可能有三种机制：①造血干 / 祖细胞（"种子"）缺陷；②造血微环境

（"土壤"）异常；③免疫（"虫子"）异常。目前认为免疫异常是获得性 AA 发病的主要机制，功能亢进的 T 细胞通过直接或间接的机制引起造血干细胞过度凋亡和（或）造血微环境损伤，最终造血功能衰竭。

【临床表现】

主要表现为贫血、出血及感染，一般不伴有肝、脾、淋巴结肿大。①重型者贫血症状多呈进行性加重；常并发感染，体温多在 39℃ 以上，难以控制的感染是 AA 病人死亡的主要原因之一；均有程度不同的皮肤黏膜及内脏出血，颅内出血常危及生命；②非重型者呈慢性过程；高热少见，感染相对易于控制；出血倾向较轻，以皮肤黏膜出血为主，内脏出血少见。

【实验室检查】

1. 血常规　表现为三系、两系或一系血细胞减少，淋巴细胞比例增多，网织红细胞减少。外周血涂片一般无病态造血表现。

2. 骨髓检查　多部位骨髓增生减低或重度减低，粒、红系减少，淋巴细胞及网状细胞、浆细胞比例增高，巨核细胞缺乏，铁染色示储存铁增多。骨髓病理显示造血组织减少。

3. 其他检查　$CD4^+/CD8^+$ 细胞比值降低，Thl/Th2 细胞比值升高，排除克隆性疾患。骨髓细胞染色体核型正常，溶血检查阴性，抗核抗体及抗 DNA 抗体阴性。

【诊断】

1. 再障的诊断标准　①全血细胞减少，网织红细胞绝对值降低，淋巴细胞比例增高；②一般无肝、脾大；③多部位骨髓增生减低或重度减低，造血组织减少，非造血组织增加；④除外引起全血细胞减少的其他疾病。

2. 再障分型诊断标准　重型再障，起病急，贫血进行性加重，常伴严重感染和出血。血象具备下述三项中的两项：①网织红细胞绝对值 $< 15 \times 10^9$/L；②中性粒细胞 $< 0.5 \times 10^9$/L；③血小板 $< 20 \times 10^9$/L。骨髓增生广泛重度减低，非造血细胞增多。未达上述标准者为非重型再障。

【鉴别诊断】

与阵发性睡眠性血红蛋白尿、骨髓增生异常综合征及先天性（遗传性）AA 鉴别。先天性 AA 是一组先天性异质性疾病，如 Fanconi 贫血、先天性角化不良、Shwachman Diamond 综合征及 Diamond-Blackfan 综合征等，表现为一系／两系或全血细胞减少，伴发育异常或躯体畸形，恶性肿瘤发生率高，染色体及基因检查有助于鉴别。

【治疗】

1. 对症支持治疗

（1）保护措施：重型再障病人实行保护性隔离；防止外伤及剧烈活动以避免出血；杜绝接触有骨髓毒性的理化因素和药物。

（2）输血支持：血红蛋白低于 60g/L 时输注红细胞，老年、并发心肺疾患、感染、发热、出血等情况时，输血阈值为血红蛋白低于 80g/L。病情稳定者血小板低于 10×10^9/L 时，预防性输注血小板；有血小板消耗因素者（如感染、出血、抗胸腺细胞球蛋白／抗淋巴细胞球蛋白治疗）或重型再障血小板低于 20×10^9/L 时，输注血小板；若有严重出血，应即刻输注血小板。

（3）控制感染：中性粒细胞减少伴有发热时，尽可能作病原学检查和药敏试验，并应用广谱抗生素治疗；待细菌培养和药敏试验结果报告后更换敏感抗生素。若无病原学结果、广谱高效抗生素治疗无效者，可考虑应用抗真菌药物。

2. 促造血治疗　雄激素可以刺激造血，常用有司坦唑醇、十一酸睾酮、达那唑、丙酸睾酮等，肝功能损害、男性化为常见副作用。造血生长因子如粒系集落刺激因子（G-CSF）或粒单系集落刺激因子（GM-CSF）适用于所有 AA，尤其是重型 AA。

3. 主要治疗

（1）环孢素 A：适用于所有 AA，疗程一年以上。

（2）抗淋巴 / 胸腺细胞球蛋白（ALG/ATG）：主要用于重型 AA，通常与环孢素 A 联用。

（3）造血干细胞移植：年龄小于 40 岁、有合适供体的重型再障，首选造血干细胞移植。

三、溶血性贫血

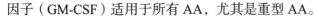

溶血性贫血（hemolytic anemia，HA）是由于红细胞寿命缩短、破坏增加、骨髓造血功能不能代偿红细胞破坏而发生的一组贫血。

【病因】

1. 红细胞内在缺陷

（1）遗传性缺陷：①红细胞膜的异常，如遗传性球形细胞增多症、遗传性椭圆形细胞增多症等；②红细胞内酶的异常，如有关无氧糖酵解、磷酸戊糖旁路中酶（丙酮酸激酶缺乏，己糖激酶、葡萄糖 -6- 磷酸脱氢酶（G-6-PD）等）缺陷；③珠蛋白合成异常，如海洋性贫血，不稳定血红蛋白病等。

（2）获得性缺陷：如阵发性睡眠性血红蛋白尿（PNH）。

2. 红细胞外在因素

（1）免疫性因素：如自身免疫性溶血性贫血（AIHA）、新生儿溶血症及血型不合的输血反应等。

（2）物理和机械损伤：如微血管病性溶血性贫血。

（3）化学药物和生物因素：如服用磺胺类药物、疟原虫及溶血性链球菌感染、毒蛇咬伤等。

【发病机制】

不同病因的溶血，红细胞破坏的机制也不一样。

1. 血管内溶血 血型不合的输血、PNH、疟原虫感染等，红细胞在血管中以溶破的方式被破坏，称为血管内溶血（多急性起病）。血红蛋白直接释放入血，与血液中的结合珠蛋白结合，经肝细胞摄取后在肝内进行胆红素代谢，形成结合胆红素，最后以粪胆原和尿胆原的形式排出体外；溶血程度超过肝脏处理胆红素的能力时，会发生溶血性黄疸；未被结合的游离血红蛋白从肾小球滤出，形成血红蛋白尿；部分血红蛋白被肾小管重吸收并分解为卟啉、珠蛋白和铁，反复血管内溶血时，铁以铁蛋白或含铁血黄素的形式沉积在上皮细胞内并可随尿排出，形成含铁血黄素尿。

2. 血管外溶血 自身免疫性溶血、红细胞有遗传性缺陷者，红细胞容易被单核 - 巨噬细胞系统（主要在脾脏）所识别、吞噬，称为血管外溶血（多为慢性过程）。血红蛋白被分解为珠蛋白、卟啉和铁，卟啉进一步被分解为游离胆红素经肝细胞摄取后进行胆红素代谢。

红细胞破坏后，刺激骨髓红系细胞代偿性增生，若骨髓红系增生不足以代偿外周血红细胞破坏时，血红蛋白下降，出现溶血性贫血。

【临床表现】

急性 HA 多为血管内溶血，起病急骤，表现为严重的腰背、四肢酸痛，伴头痛、呕吐、胸闷、气促、寒战、高热，出现面色苍白、酱油色小便、黄疸，严重者有周围循环衰竭、急性肾衰竭。慢性 HA 多为血管外溶血，有贫血、黄疸、肝脾大等表现。

【实验室检查】

1. 提示红细胞破坏增多的检查 ①红细胞计数和血红蛋白下降；②血清总胆红素增高，以间接胆红素增高为主；③尿胆原排泄增加，尿胆红素阴性；④血清结合珠蛋白减少；⑤血管内溶血的实验室证据：血浆游离血红蛋白增加，血红蛋白尿，含铁血黄素尿（Rous 试验阳性），微血管内溶血时血片可见红细胞碎片。

2. 提示骨髓代偿性增生的检查 ①网织红细胞增多；②外周血出现幼红细胞；③外周血涂片发现红细胞大小不等、红细胞多染性、豪 - 焦小体等；④骨髓幼红细胞增生；⑤血清转铁蛋白受体增多。

3. 确定溶血的类型和病因的检查

（1）AIHA：分温抗体型和冷抗体型。温抗体型者 Coombs 试验阳性，冷抗体型者冷凝集素试验阳性。

（2）PNH：Ham 试验阳性，尿 Rous 试验阳性，细胞膜表面 CD_{55} 及 CD_{59} 缺乏。

（3）G-6-PD 缺乏症：G-6-PD 活性降低，另外高铁血红蛋白还原试验和变性珠蛋白小体（Heinz 小体）生成试验有助于诊断。

【诊断与鉴别诊断】

根据病史和临床表现，实验室有贫血、红细胞破坏过多和代偿增生的依据，首先确定是否为 HA，再进一步确定溶血的类型和病因。

与失血性 / 缺铁性或巨幼细胞贫血、家族性非溶血性黄疸、白血病、MDS 或骨髓纤维化相鉴别。

【治疗】

1. 去除病因和诱因 治疗原发病，预防呼吸道感染，慎用某些药物（如磺胺类、非甾体抗炎药等）。

2. 糖皮质激素 主要用于治疗 AIHA，也可用于 PNH。常用药物有泼尼松、氢化可的松和甲泼尼龙等。

3. 免疫抑制剂 适用于糖皮质激素治疗无效、糖皮质激素依赖或脾切除有禁忌的 AIHA。常用药物有环磷酰胺、硫唑嘌呤和环孢素 A 等。

4. 脾切除 为二线治疗方法，适用于异常红细胞主要在脾脏破坏者，如遗传性球形细胞增多症、难治性 AIHA 以及某些血红蛋白病。

5. 成分输血 应从严掌握指征，贫血严重者可输注红细胞改善症状。对于 AIHA 及 PNH 病人，贫血症状重者应输注洗涤红细胞。

6. 免疫球蛋白 大剂量静脉注射免疫球蛋白对于部分 AIHA 有效，但作用不持久。

（邓　兰）

第二节　白细胞疾病

白细胞包括中性粒细胞、淋巴细胞、单核细胞、嗜酸性粒细胞和嗜碱性粒细胞，是机体的重要防御系统。这些细胞的数量的增减和功能的变化，都会引起相应的疾病。本节主要讨论的急慢性白血病是白细胞的恶性肿瘤性疾病。

一、概述

白血病（leukemia）是一类起源于造血干、祖细胞的恶性克隆性疾病，其克隆中的白血病细胞增殖失控、分化障碍、凋亡受阻而停滞在细胞发育的某个阶段，取代了正常的造血，并侵犯其他器官、系统，出现贫血、出血、感染和浸润的临床表现，最终导致死亡。我国白血病的发病率约（3～4）/10 万，在恶性肿瘤所致死亡率中居第 6 位（男性）和第 8 位（女性），但在儿童和 35 岁以下成人中则居第 1 位。

【病因】

人类白血病的确切病因至今未明，可能与下列因素有关。

1. **生物因素** 如人类 T 淋巴细胞病毒 I 型、EB 病毒、HIV 感染可能与某些淋巴系统肿瘤有关。

2. **理化因素** 电离辐射（如 X 射线、γ 射线等），化学毒物或药物（如苯、乙双吗啉及烷化剂等）可能与白血病的发病有关。

3. **遗传因素** 部分病人为家族性白血病；基因突变、染色体的断裂和易位可以引起抑癌基因的失活，原癌基因的激活，导致白血病细胞的恶性增殖。

【发病机制】

白血病的发生可能是多步骤的，目前认为至少有两类分子事件共同参与发病，即所谓的"二次打击"学说。首先，各种因素（如理化因素）先引起造血细胞内某些决定性基因突变（如 *ras*、*myc* 家族基因突变），激活某种信号通路，导致克隆性异常造血细胞生成，此类细胞获得增殖和（或）生存优势、凋亡受阻；然后，一些遗传学改变（如 *PML/RARA* 等融合基因）可能涉及某些转录因子，导致细胞出现分化障碍或分化紊乱。

【疾病分类】

根据白血病细胞的分化成熟程度和自然病程，白血病可分为急性和慢性两大类。根据白血病细胞的系列，将急性白血病分急性髓系白血病（acute myelogenous leukemia，AML）和急性淋巴细胞白血病（acute lymphoblastic leukemia，ALL）两大类，将慢性白血病分慢性髓系白血病（chronic myelocytic leukemia，CML）和慢性淋巴细胞白血病（chronic lymphoblastic leukemia，CLL）。另外还有一些少见类型白血病，如毛细胞白血病等。

二、急性白血病

急性白血病肿瘤细胞分化停滞在较早阶段，多为原始及较早期幼稚细胞。其大量增殖，并广泛浸润、抑制正常造血，病情进展迅速，自然病程仅有数月。

我国 AML 发病率约 1.62/10 万，ALL 发病率约 0.69/10 万，各年龄段均有发病，男性略多于女性。

【临床表现】

1. **发热** 常见症状，低热多见，高热常为继发感染所致。

2. **出血** 可发生在皮肤、黏膜，也可出现内脏或颅内出血。多为血小板减少、凝血障碍、血管受侵犯所致。急性早幼粒细胞白血病常并发弥散性血管内凝血（DIC）。

3. **贫血** 进行性加重的贫血。为骨髓红系受抑，出血及溶血所致。

4. **白血病细胞浸润表现** 肝、脾、淋巴结大，髓外出现绿色瘤，骨骼及关节疼痛等。若中枢神经系统浸润可出现颅内压增高及颅神经损害表现。

【实验室检查】

1. **血象** 多数病人白细胞增多，少数病人白细胞计数正常或减少，常有贫血及血小板减少。外周血涂片发现原始、幼稚细胞，提示白血病。

2. **骨髓象** 诊断急性白血病的主要依据，是必做检查。有核细胞增生明显活跃或极度活跃，少数增生活跃或增生减低，增生的细胞主要是原始细胞和早期幼稚细胞。

3. **细胞化学染色** 白血病的原始细胞在形态学难以区分时，可借细胞化学染色作出鉴别。过氧化物酶染色在急性粒细胞性白血病是阳性，ALL 是阴性，在急性单核细胞白血病是弱阳性。糖原染色在 ALL 是阳性，而在急性粒细胞性白血病和急性单核细胞白血病是阴性。非特异性脂酶染色在急性单核细胞白血病是阳性，但能被氟化钠所抑制，而在 ALL 是阴性，急性粒细胞性白血病是弱阳性。

4. **染色体及基因检查** 某些白血病具有特异性的染色体易位，形成特异的融合基因，可以用常规染色体核型分析、聚合酶链反应（PCR）及荧光原位杂交（FISH）等方法进行检测。

5. **免疫学检查** 根据白血病细胞表达的系列相关抗原，确定其系列来源如髓系白血病表达 CD_{13}、CD_{14}、CD_{33}、MPO（髓过氧化物酶）。淋巴细胞白血病表达 CD_3、CD_5、CD_7、CD_{10}、CD_{19} 等，可以用流式细胞术和免疫组织化学等方法进行分析。

6. **其他** 如尿酸、乳酸脱氢酶可以增高；凝血功能异常。

【诊断标准】

根据临床表现、血象和骨髓象特点，诊断白血病一般不难。急性白血病的分型及诊断标准，目前临床并行使用 1976 年的法美英（FAB）分型和世界卫生组织（WHO）分型。FAB 是结合形态学和细胞化学进行分类分型的，将 AML 和 ALL 分型如下。

1. **AML 的 FAB 分型** M_0（急性髓细胞白血病微分化型）：骨髓原始细胞 >30%，无嗜天青颗粒及 Auer 小体，MPO 及苏丹黑 B 阳性 <3%，电镜 MPO 阳性，CD_{33} 或 CD_{13} 等髓系标志可阳性，淋巴抗原常阴性，血小板抗原阴性。

M_1（急性粒细胞白血病未分化型）：原粒细胞占骨髓非红系有核细胞（NEC）的 90% 以上，至少 3% 细胞 MPO 阳性。

M_2（急性粒细胞白血病部分分化型）：原粒细胞占骨髓 NEC 的 30% ~ 89%，单核细胞 <20%，其他粒细胞 >10%。

M_3（急性早幼粒细胞白血病）：骨髓中以多颗粒的早幼粒细胞为主，此类细胞占 NEC>30%。

M_4（急性粒 - 单核细胞白血病）：骨髓中原始细胞占 NEC 的 30% 以上，各阶段粒细胞占 30% ~ 80%，各阶段单核细胞 >20%。M_4Eo，除 M_4 各特点外，嗜酸性粒细胞在 NEC 中 ≥ 5%。

M_5（急性单核细胞白血病）：骨髓 NEC 中原单核、幼单核 ≥ 30%，且各阶段单核细胞 ≥ 80%。如果原单核细胞 >80% 为 M_{5a}，<80% 为 M_{5b}。

M_6（急性红白血病）：骨髓中幼红细胞 ≥ 50%，NEC 中原始细胞 ≥ 30%。

M_7（急性巨核细胞白血病）：骨髓中原始巨核细胞 ≥ 30%。血小板抗原阳性，血小板 MPO 阳性。

2. **ALL 的 FAB 分型** 原始和幼稚淋巴细胞占骨髓细胞的 30% 以上。按淋巴细胞形态分为三型。

L_1 型：原始和幼稚淋巴细胞以小细胞为主。

L_2 型：原始和幼稚淋巴细胞以大细胞，细胞大小不一。

L_3 型：原始和幼稚淋巴细胞以大细胞为主，大小一致，核型规则，细胞有空泡。

WHO 诊断标准结合形态学（morphology）、免疫学（immunology）、细胞遗传学（cytogenetics）和分子生物学（molecular biology）（MICM）等分析，将急性白血病分到了血液淋巴肿瘤不同的亚类中。2008 年 WHO 关于原始细胞比例定义为占全部骨髓有核细胞的比例（M_6 除外）；血或骨髓原始粒（或单核）细胞 ≥ 20% 诊断 AML；骨髓中幼稚淋巴细胞 > 25% 时诊断淋巴母细胞性白血病。2016 年 WHO 将以往的急性红白血病（M_6）重新分类，原始细胞比例也定义为占骨髓有核细胞的比例，其中骨髓中幼红细胞比例 > 80%，原始红细胞 ≥ 30%，原始粒细胞 < 20%，诊断为纯红白血病。

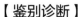

【鉴别诊断】

1. **MDS** 该病中的难治性贫血伴原始细胞增多型，外周血中有原始和幼稚细胞，全血细胞减少和染色体异常，但骨髓中原始细胞 < 20%。

2. **类白血病反应** 机体对某些疾病（如严重感染、恶性肿瘤、大量失血等）反应异常，致使白细胞总数异常增高，常大于 30×10^9/L，以粒细胞增高多见，并可见数量不等的幼稚细胞，易误诊为白血病。但粒细胞碱性磷酸酶积分常明显增高，Ph 染色体阴性，幼稚粒细胞中无 Auer 小体，流式细胞学缺乏克隆性依据，病因去除后血象可恢复正常。

【治疗】

1. **支持治疗**

（1）成分输血：输注红细胞纠正贫血，输血小板改善血小板减少，输注新鲜冰冻血浆或纤维蛋白原纠正凝血功能紊乱。

（2）防治感染：注意消毒隔离，发热时使用抗菌药物治疗。

（3）防治高尿酸血症：高白细胞血症和化疗时均可能出现尿酸升高，引起高尿酸血症肾病，要即时应用别嘌醇等降尿酸，同时水化、碱化、利尿和纠正电解质平衡。

（4）维持营养：注意营养与热量供给，高热量易消化饮食，必要时静脉营养。

（5）高白细胞血症处理：外周血白细胞计数 > 100×10^9/L 时，易出现白细胞淤滞，表现为呼吸困难、反应迟钝、阴茎异常勃起，重者呼吸窘迫、颅内出血，需要紧急使用血细胞分离机行白细胞单采，同时使用羟基脲或地塞米松等行化疗前预处理。

2. **化疗** 分为诱导缓解和缓解后治疗两个阶段。诱导缓解治疗的目的是尽快杀灭白血病细胞，达到完全缓解（CR）；缓解后治疗是进一步清除残存白血病细胞，防止复发，延长缓解期。所谓 CR 是指满足下面三项：①白血病的症状和体征消失；②外周血中性粒细胞 ≥ 1.5×10^9/L，血小板 ≥ 100×10^9/L，白细胞分类中无白血病细胞；③骨髓中原始粒细胞（原单 + 幼单或原淋 + 幼淋）≤ 5%，M_3 型原粒 + 早幼粒 ≤ 5%，无 Auer 小体，红细胞和巨核细胞系正常。

（1）诱导缓解：ALL 目前常采用 VDLP 方案诱导，Ph 染色体阳性 ALL，可加用酪氨酸激酶抑制剂。AML 常采用 DA 方案诱导，对于 AML-M_3 型采用全反式维 A 酸 + 蒽环类或全反式维 A 酸 + 砷剂治疗。

（2）缓解后治疗：一般分为强化巩固和维持治疗两个阶段，强化巩固治疗主要有化疗和造血干细胞移植（HSCT）两种方式。化疗多采用含大剂量氨甲蝶呤（MTX）或阿糖胞苷（Ara-C）方案。ALL 病人若不能进行 HSCT，在强化巩固后需要维持治疗 2～3 年，常用 6- 巯嘌呤、MTX。AML-M_3 型在获得分子学缓解后采用化疗、全反式维 A 酸及砷剂等药物交替维持治疗近 2 年。

（3）"庇护所"白血病的防治：ALL、AML-M_5 或高白细胞性白血病常规需要防治中枢神经系统白血病，包括全中枢照射、鞘内注射化疗药物和（或）高剂量的全身化疗（如 MTX、Ara-C）。睾丸白血病需要进行双侧照射和全身化疗。

3. **造血干细胞移植** 对于中高危及难治、复发病人，可行造血干细胞移植治疗。根据病人和供者情况可选择异基因造血干细胞移植或自体造血干细胞移植。

【预后】

急性白血病若不经治疗，平均生存期 3 个月左右。正规治疗情况下，部分儿童 ALL、急性早幼粒细胞白血病多可治愈；50%～60% 成人 ALL-L_3 经治疗可长期生存。老年、高白细胞血症及一些特殊的染色体或分子学异常的病人往往预后不良。造血干细胞移植技术的不断完善、成熟，使部分中高危急性白血病的预后大为改观，生存时间延长，生存率提高。

三、慢性粒细胞白血病

慢性粒细胞白血病（chronic myelogenous leukemia，CML）是一种起源于早期造血干细胞的恶性骨髓增殖性疾病，以外周血粒细胞显著增多和脾大为特征，在受累细胞中存在 Ph 染色体和（或）*BCR-ABL* 融合基因。我国发病率约为（0.39~0.99）/10万，病程进展缓慢，可分慢性期、加速期和急变期。

【病因与发病机制】

病因仍未明确。其发病与 Ph 染色体 t（9；22）（q34.1；q11.21）有关，9号染色体上的原癌基因 *c-ABL* 易位至22号染色体上的断裂点集中区（BCR），形成 *BCR-ABL* 融合基因，其编码蛋白主要为 P210，该蛋白具有酪氨酸激酶活性，可以促进细胞增殖，抑制细胞凋亡，在 CML 发病中起重要作用。

【临床表现】

早期可无症状，因常规体检发现白细胞数、血小板数增高或脾大而诊断。之后可以出现乏力、多汗、低热、脾区不适、腹胀、消瘦等表现。急性变后，病情迅速恶化，出现骨痛、出血以及髓外肿物等浸润表现。

脾大为最突出的体征，常为巨脾，质硬，可延至盆腔。可有轻到中度肝脏大，部分病人有胸骨压痛，白细胞淤滞时可出阴茎异常勃起。

【实验室检查】

1. **血象** 白细胞总数显著增高，以中性晚幼粒、中幼粒及杆状核为主。中性粒细胞碱性磷酸酶活性显著降低，嗜碱及嗜酸性粒细胞比例增高。早期血小板及血红蛋白正常或增高，晚期降低。

2. **骨髓象** 骨髓细胞增生明显活跃或极度活跃，粒红比明显增高，分类计数与血象相近，晚期骨髓病理可有纤维组织增多。急变时达到急性白血病标准。

3. **染色体及融合基因** 90% 以上 CML 病人存在 Ph 染色体和 *BCR-ABL* 融合基因。加速期和急变期可出现其他染色体异常。

4. **生化检查** 乳酸脱氢酶升高；可出现高尿酸血症。

【诊断及鉴别诊断】

依据临床表现、血象、骨髓象及 Ph 染色体和（或）*BCR-ABL* 融合基因可作出诊断。需与类白血病反应、骨髓纤维化、其他脾大性疾病（如黑热病、晚期肝硬化）鉴别。

【治疗】

CML 的治疗重点在于慢性期，避免疾病进展，力争细胞遗传学和分子生物学水平的缓解，一旦进入加速期或急变期则预后不良。

1. **高白细胞血症的处理** 同急性白血病的高白细胞血症处理。

2. **酪氨酸激酶抑制剂（Tyrosine Kinase Inhibitors，TKI）** 慢性期病人首选伊马替尼，若治疗失败换用二代 TKI，如尼罗替尼、达沙替尼。

3. **异基因造血干细胞移植** 是目前唯一可治愈 CML 的方法。适应证有：新诊断的 CML 儿童和青年病人、具有高危因素，且有 HLA 相合供者的慢性期病人、标准伊马替尼治疗失败的慢性期病人、在伊马替尼治疗中出 *BCR-ABL* 基因 T315I 突变者、对第二代 TKI 治疗反应欠佳、失败或不耐受者、加速期或急变期的病人。

4. **其他治疗** 对于 TKI 耐药、不耐受且不适合异基因造血干细胞移植的慢性期病人；或是由于

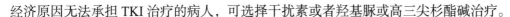

经济原因无法承担 TKI 治疗的病人，可选择干扰素或者羟基脲或高三尖杉酯碱治疗。

【预后】

TKI 问世以前，慢性期 CML 病人的中位生存期约 39～47 个月。干扰素的治疗使部分病人生存获益。TKI 应用以后生存期更加延长。异基因造血干细胞移植可使慢性期病人治愈，联合 TKI 可以改善加速期和急变期病人的生存状况。

四、慢性淋巴细胞白血病

慢性淋巴细胞白血病（chronic lymphocytic leukemia，CLL）是一种以单克隆、成熟小淋巴细胞在外周血、骨髓和淋巴组织不断蓄积为特征，最终导致正常造血功能受抑并产生相应临床症状的一种慢性 B 淋巴细胞增殖性疾病。本病欧美多见，在我国较少见，发病率约 0.05/10 万。

【临床表现】

多发于 50 岁以上的病人，男女比例为 2∶1，起病缓慢，早期常无症状，可在体检时发现血象异常或淋巴结、肝脾肿大而诊断。随着病情的发展，可以出现乏力、消瘦、低热、盗汗等症状。浸润表现明显，如淋巴结肿大，肝脾大等。免疫功能低下，常并发感染。晚期可出现贫血、血小板减少和粒细胞减少，易并发感染。常伴自身免疫现象。

【实验室检查】

1. **血象** 外周血淋巴细胞持续增高 $\geqslant 5 \times 10^9/L$。部分病人有贫血和（或）血小板减少。

2. **骨髓象** 有核细胞增生明显活跃或极度活跃，淋巴细胞 $\geqslant 40\%$，成熟淋巴细胞为主。红系、粒系、巨核系减少。

3. **免疫表型** 单克隆性的淋巴细胞，免疫表型为 CD_5、CD_{19}、$CD_{79\alpha}$、CD_{23} 阳性，smIg、CD_{20}、CD_{22}、CD_{11c} 弱阳性，FMC_7、$CD_{79\beta}$ 阴性或弱阳性，CD_{10}、$cyclinD_1$ 阴性。

4. **遗传学检查** 大约 80% 的 CLL 病人存在染色体异常，常见核型有 t（11；14），t（11q；v），+12，del（11q），del（13q），del（17p）等。免疫球蛋白可变区基因（IgVH）可存在突变。

5. **其他** 部分病人直接 Coombs 试验可阳性，可存在单克隆免疫球蛋白。

【诊断与鉴别诊断】

相关临床表现、外周血淋巴细胞 $\geqslant 5 \times 10^9/L$，结合免疫学表型可诊断 CLL。需与病毒感染引起的淋巴细胞增多及其他淋巴肿瘤（如幼淋巴细胞白血病，毛细胞白血病等）鉴别。

【治疗】

因疾病进展缓慢，部分病人可采用"观察与等待"策略。但下列情况需进行治疗：①体重减轻 $\geqslant$ 10%、极度疲劳、发热（38℃以上）> 2 周、盗汗；②进行性脾肿大或脾区疼痛；③淋巴结进行性肿大或直径 > 10cm；④进行性外周血淋巴细胞增多，2 个月内增加 > 50%，或倍增时间 < 6 个月；⑤出现自身免疫性血细胞减少，糖皮质激素治疗无效；⑥骨髓进行性衰竭；贫血和（或）血小板减少进行性加重。

常用方案有：苯丁酸氮芥 ± 泼尼松；苯达莫司汀 + 利妥昔单抗；环磷酰胺 + 泼尼松 ± 利妥昔单抗；氟达拉滨 ± 环磷酰胺 ± 利妥昔单抗等。需根据病人年龄，身体条件和遗传学改变，进行分层治疗。预后较差的年轻病人可选择自体／异基因造血干细胞移植。

【预后】

CLL 是一种异质性疾病，病程长短不一，有的长达 10 余年，有的不足 2 年，多死于骨髓衰竭导致的贫血、出血或感染。

五、淋巴瘤

淋巴瘤（lymphoma）：是起源于淋巴结和淋巴组织的免疫系统恶性肿瘤，其发生大多与免疫应答过程中淋巴细胞增殖分化产生的某种免疫细胞恶变有关，以无痛性进行性淋巴结肿大或肿块为特征。根据其组织学特点可分霍奇金淋巴瘤（Hodgkin lymphoma，HL）和非霍奇金淋巴瘤（non-Hodgkin lymphoma，NHL）两类。我国淋巴瘤的总发病率男性为 1.39/10 万，女性为 0.84/10 万。

【病因和发病机制】

尚未完全阐明。可能与下列因素有关：①生物因素，如 EB 病毒、人类 T 淋巴细胞病毒 I 型和 II 型、幽门螺杆菌感染等；②机体因素，如免疫功能缺陷，染色体畸变等。

【临床表现】

1. HL　青年多见，常表现为无痛性淋巴结肿大，可融合成块，触诊有软骨样感，受累部位以颈部、锁骨上、腋下淋巴结多见，深部淋巴结少见，可产生压迫症状。部分病人以原因不明地持续或周期性发热为主要症状，还可出现疲乏、消瘦、盗汗、皮肤瘙痒等症状。HL 通常由原发部位向邻近淋巴结依次转移，越过临近淋巴结向远处扩散较少见。

2. NHL　常以高热和各系统症状发病，以无痛性颈和锁骨上淋巴结肿大为首见表现者较 HL 少，但结外侵犯倾向明显，且往往呈跳跃性播散，越过邻近淋巴结向远处转移。除惰性者外，一般进展迅速。有多中心起源倾向，某些病人在初诊时，肿瘤已播散全身。

【辅助检查】

1. **病理学检查**　淋巴结活检病理学检查是诊断淋巴瘤的主要依据。病理学检查发现 R-S 细胞是霍奇金淋巴瘤的特点，R-S 细胞大小不一，形态不规则，胞浆嗜双色，核不规则，可呈镜影状，R-S 细胞对于 HL 的诊断具有重要价值，但 R-S 细胞也可见于传染性单核细胞增多症等疾病，因此单独见到 R-S 细胞不是确诊 HL 的依据。非霍奇金淋巴瘤其淋巴结结构破坏，淋巴滤泡和淋巴窦可消失，淋巴瘤细胞成分单一，排列紧密。结合免疫组化，荧光原位杂交（FISH），及 IgH、TCR 基因重排的 PCR 检测，可以作出更准确的诊断。

2. **影像学检查**　彩色多普勒、CT、MRI、胃肠镜、消化道造影、电子发射计算机体层显像 CT（PET-CT）等可以帮助明确病变范围，对于淋巴瘤的诊断及分期、疗效的评价有重要的价值。

3. **血液和骨髓检查**　血常规可见嗜酸性粒细胞增多，血红蛋白降低。血沉增快。生化可见血乳酸脱氢酶、β_2- 微球蛋白升高。有骨髓侵犯时，骨髓涂片特别是骨髓病理可见淋巴瘤细胞。

【诊断】

有相应临床表现者均应行局部组织或淋巴结活检，组织病理学检查是淋巴瘤确诊依据。根据组织病理学结果，结合免疫组化、遗传学、分子学特征及临床特点可以做出淋巴瘤确切的分类分型诊断。在 2008 年 WHO 的淋巴瘤分类中，HL 分为结节性淋巴细胞为主型和经典型霍奇金淋巴瘤两类，其中经典型 HL 又分为结节硬化型、富于淋巴细胞型、混合细胞型和淋巴细胞消减型；NHL 分前体淋巴组织肿瘤、成熟 B 细胞淋巴瘤和成熟 T/NK 细胞淋巴瘤，每类下面又分若干亚类，其中以弥漫大 B 细胞性淋巴瘤、滤泡性淋巴瘤和套细胞淋巴瘤最为多见。

明确淋巴瘤的分类分型诊断后，按 Ann Arbor 分期法分为 4 期：

Ⅰ期　病变仅限于一个淋巴结区（Ⅰ）或淋巴结外单一器官（ⅠE）；

Ⅱ期　病变累及横膈同一侧两个或更多淋巴结区（Ⅱ），或病变局限侵犯淋巴结以外器官及横膈同侧一个以上淋巴结区（ⅡE）；

Ⅲ期　膈上下都有淋巴结病变（Ⅲ），可以同时伴有脾累及（ⅢS）或淋巴结以外某一器官受累（ⅢE）或两者都有（ⅢE＋S）；

Ⅳ期　弥漫性（多灶性）单个或多个结外器官受侵犯，伴或不伴相关淋巴结肿大，或孤立性结外器官受侵犯伴远处（非区域性）淋巴结肿大。如肝或骨髓受累，即使局限也属Ⅳ期。

有全身症状，如发热（达 38℃以上连续 3 天）、盗汗及体重减轻（6 个内体重减轻 1/10 或以上）者 B 组，无全身症状者 A 组。

【鉴别诊断】

主要与淋巴结反应性增生、淋巴结结核、结节病、坏死性淋巴结炎、结缔组织病、转移癌等鉴别。若临床诊断困难，而又高度怀疑淋巴瘤时，可换部位多次活检、必要时脾脏切除或剖腹探查。

【治疗】

1. **霍奇金淋巴瘤**　临床分期ⅠA 或ⅡA 的 HL 选用扩大照射；ⅠB 和ⅡB 以上以化疗为主，联合局部放疗，常用 ABVD 或 MOPP 方案。完全缓解后再化疗 2 疗程，总疗程不少于 6 疗程。若以上方案化疗失败，可选用大剂量化疗或自体造血干细胞移植。

2. **非霍奇金淋巴瘤**　治疗原则是以化疗为主结合局部放疗。不同类型淋巴瘤是彼此独立的疾病，应采取不同方案，化疗方案的选择应根据组织病理学类型及临床分期等情况而定，常用方案为 CHOP、Hyper-CVAD/HD-MA 等。部分Ⅰ期或Ⅱ期的惰性淋巴瘤，可观察和等待，若病情进展再行化疗。

【预后】

HL 是化疗可治愈的肿瘤之一。Ⅰ期或Ⅱ期的 HL5 年生存率在 90% 以上，Ⅳ期为 31.9%；有全身症状者较无全身症状者预后差；儿童及老年人预后比中青年差；女性治疗的预后较男性好。NHL 按照国际预后指数分为低危、低中危、高中危、高危，四者 5 年生存率依次分别为 73%、50%、43%、26%。

（邓　兰）

第三节　出血性疾病

出血性疾病按病因和发病机制可分为几种类型：血管壁异常、血小板异常、凝血异常、抗凝及纤维蛋白溶解异常和复合性止血机制异常。本节主要讨论临床最常见的两种出血性疾病：免疫性血小板减少症、弥散性血管内凝血。

一、原发性免疫性血小板减少症

原发性免疫性血小减少症（immune thrombocytopenia，ITP）是一种获得性的自身免疫性出血性疾病，以血小板免疫性破坏，出血倾向，骨髓巨核细胞成熟障碍，存在血小板自身抗体为特征。成人发病率约为（5～10）/10 万，育龄妇女发病高于同龄男性。

【病因及发病机制】

本病病因迄今未明，发病机制可能如下：

1. 体液免疫和细胞免疫介导的血小板过度破坏。

2. 体液免疫和细胞免疫介导巨核细胞数量和质量异常导致血小板生成不足。

【临床表现】

成人 ITP 一般起病隐匿。表现为不同程度的出血倾向，多数较轻而局限，但常反复发生。可表现为皮肤、黏膜自发性出血或外伤后出血不止；鼻出血、牙龈出血、月经过多常见；严重的内脏出血少见，颅内出血常危及生命。病人病情可因感染及其他病情骤然加重。部分病人通过偶然的血常规检查发现血小板减少，无出血症状。乏力也是 ITP 的临床症状之一。长期月经过多可出现失血性贫血。

【实验室检查】

1. 血常规　血小板数目减少，血小板平均体积偏大；可能有小细胞低色素性贫血；白细胞数目多正常，若用糖皮质激素治疗，白细胞总数可增加，以中性粒细胞为主。

2. 骨髓象　①骨髓巨核细胞数量正常或增加；②巨核细胞发育成熟障碍；③产血小板的巨核细胞显著减少（ < 30% ）；④红系、粒系及单核系正常。

3. 免疫学检查　血小板相关抗体和相关补体阳性，而抗核抗体、抗双链 DNA 抗体阴性。少数病人 Coombs 试验阳性（Evans 综合征）。

4. 其他　血小板寿命缩短；出血时间延长；血块收缩不良；血小板功能一般正常。

【诊断】

诊断标准：①至少 2 次检查血小板减少；②脾脏一般不增大；③骨髓检查巨核细胞数正常或增多，成熟障碍；④排除继发性血小板减少症。

【鉴别诊断】

ITP 的确诊需要排除继发性血小板减少的其他疾病，如再生障碍性贫血、脾功能亢进、MDS、白血病、系统性红斑狼疮、药物性免疫性血小板减少等。

【治疗】

成人 ITP 病人 PLT $\geqslant 30 \times 10^9$/L，无出血表现，且不从事增加出血危险的工作或活动，出血风险较小者，可予观察和随访。若 PLT $< 30 \times 10^9$/L，或有出血表现，应积极治疗。

1. 一般处理　急性发作时应卧床休息，应用普通止血药物。去除诱因，如治疗感染灶。

2. 糖皮质激素　可以减少自身抗体生成及减轻抗原抗体反应；抑制单核-巨噬细胞系统对血小板的破坏；改善毛细血管通透性；刺激骨髓造血及血小板的释放。是初诊 ITP 病人的一线治疗。常用药物有泼尼松、地塞米松、甲泼尼龙等。若泼尼松治疗 4 周无效，应迅速减量至停用。

3. 注射用免疫球蛋白　适用于 ITP 的紧急治疗；糖皮质激素不能耐受或者脾切除术的术前准备；合并妊娠或分娩前；部分慢作用药物（如达那唑或硫唑嘌呤）发挥疗效之前。

4. 脾切除　适用于①正规糖皮质激素治疗，病程迁延 6 个月以上；②糖皮质激素维持剂量大于 30mg/d；③有糖皮质激素使用禁忌证。

5. 免疫抑制剂　糖皮质激素治疗及脾切除仍疗效不佳或不宜采用这两种治疗方法时可使用免疫抑制剂治疗，如环磷酰胺、硫唑嘌呤、环孢素、长春新碱、抗 CD20 单抗等。这些药物可能出现骨髓抑制，免疫功能降低，易于感染等并发症。

6. 其他药物　如达那唑，可通过免疫调节抗雌激素作用提升血小板。对于难治性病人可用血小板生成素（TPO）或 TPO 受体激动剂治疗。

7. 紧急治疗　在血小板 $< 20 \times 10^9$/L，伴活动性出血或需要急诊手术时，应输注单采血小板制剂，还可静脉输注免疫球蛋白和（或）甲泼尼龙冲击治疗。应用止血药物（如氨甲环酸、6-氨基己酸）等，如效果不佳，可考虑使用重组人活化因子Ⅶa。

8. 侵袭性操作的处理　根据损伤的大小提升血小板至不同水平，以减少出血风险。如：口腔科检查：$\geq 20 \times 10^9/L$；拔牙或补牙：$\geq 30 \times 10^9/L$；小手术：$\geq 50 \times 10^9/L$；大手术：$\geq 80 \times 10^9/L$；自然分娩 $\geq 50 \times 10^9/L$；剖宫产：$\geq 80 \times 10^9/L$。

二、 弥散性血管内凝血

弥散性血管内凝血（disseminated intravascular coagulation，DIC）是各种致病因素激活凝血和纤溶系统，引起全身微血栓形成，消耗凝血因子及血小板并继发纤溶亢进，导致全身出血及微循环衰竭的一组临床综合征，是很多疾病发病过程中的一个中间环节和病理过程。

【病因】

引起 DIC 的病因甚多，最常见的是感染，约占总发病数的 31%～43%，其中革兰阴性杆菌败血症占首位，其次是恶性肿瘤，此外病理产科、手术创伤、体外循环等也是 DIC 的常见病因。

【发病机制】

各种致病因素造成血管内皮损伤和组织损伤，激活因子Ⅻ启动内源性凝血途径，使组织因子表达并释放，激活外源凝血途径，并激活血小板及纤溶系统，导致凝血酶生成、纤维蛋白沉积，形成广泛的微血栓，继而出现消耗性低凝状态并继发纤溶亢进以及多器官功能障碍。

【临床表现】

1. **出血** DIC 最突出的症状，广泛、自发地多部位出血，见于皮肤、黏膜、伤口，重者内脏、颅内出血。

2. **休克或微循环障碍** 病人出现一过性或持续性血压下降、休克，早期即出现肾、肺、大脑等器官功能不全。常伴出血、栓塞表现，休克与出血多少不一致。早期即可出现多器官功能障碍。

3. **微血管栓塞** 常见于肺、脑、肝、肾等部位，出现相应器官受损的表现，如急性肾衰竭、呼吸衰竭，皮肤黏膜发绀等。

4. **微血管病性溶血** 表现为进行性贫血，贫血与出血不成比例，黄疸偶见。

【实验室检查】

1. 血小板计数 $< 100 \times 10^9/L$（白血病、肝病 $< 50 \times 10^9/L$）或呈进行性下降。

2. 血浆纤维蛋白原含量 $< 1.5g/L$（肝病 $< 1.0g/L$，白血病 $< 1.8g/L$）或 $> 4.0g/L$ 或进行性下降。

3. 3P 试验阳性，或血浆 FDP $> 20mg/L$（肝病 $> 60mg/L$）或血浆 D- 二聚体水平升高。

4. PT 延长或缩短 3 秒以上（肝病 > 5 秒），APTT 延长或缩短 10 秒以上。

【诊断标准】

1. 存在引起 DIC 的基础疾病。

2. 有下列两项以上临床表现：①多发性出血倾向；②不易用原发病解释的微循环衰竭或休克；③多发性微血管栓塞的表现；④抗凝治疗有效。

3. 上述实验室指标有三项以上异常。

【鉴别诊断】

需与重症肝炎、血栓性血小板减少性紫癜及原发性纤溶亢进症相鉴别。

【治疗】

1. **一般治疗** 治疗原发病、消除诱因。

2. **肝素治疗** 一般在 DIC 高凝期、微血栓表现明显、病因不能及时祛除、在补充凝血因子的情况下使用。以使 APTT 延长 60%～100% 为宜，过量可用鱼精蛋白中和。但在有出血倾向（如大咯血或消化道出血），手术及外伤创面渗血，DIC 晚期以消耗性低凝及纤溶亢进为主，蛇毒所致的 DIC 等情况下不宜使用。

3. 其他抗凝抗血小板药物 如复方丹参、右旋糖酐和双嘧达莫等。

4. 补充凝血因子及血小板

（1）纤维蛋白原、新鲜冰冻血浆或冷沉淀物：可补充纤维蛋白原及各种凝血因子。

（2）血小板悬液：用于血小板计数 $< 20 \times 10^9/L$，疑颅内出血或严重而广泛的内脏出血者，需输注血小板。

（3）抗凝血酶：若含量显著降低，应予补充，可增强肝素疗效。

5. 纤溶抑制剂 如 6- 氨基己酸、氨甲苯酸和氨甲环酸等，仅在当继发性纤溶亢进成为出血的主要原因，血管内凝血已停止时才小心应用。

（邓 兰）

第九章
内分泌与代谢性疾病

第一节　糖尿病

　　糖尿病（diabetes mellitus，DM）是一组多病因引起的以慢性高血糖为特征的代谢性疾病，由于胰岛素分泌和（或）作用缺陷所引起。2010年中国国家疾病控制中心和中华医学会内分泌学分会调查了中国18岁以上人群糖尿病的患病情况，应用世界卫生组织（World Health Organization，WHO）1999年的诊断标准显示糖尿病患病率为9.7%，若同时以糖化血红蛋白（hemoglobin A1c，HbA1c）≥6.5%作为糖尿病诊断标准，患病率为11.6%。

　　【临床表现】

　　1. **定义与分类**　糖尿病是一组以血糖升高为特征的代谢性疾病。根据WHO糖尿病专家委员会提出的分型标准（1999）可将糖尿病分为1型糖尿病（type 1 diabetes mellitus，T1DM）、2型糖尿病（type 2 diabetes mellitus，T2DM）、其他特殊类型糖尿病及妊娠糖尿病（gestational diabetes mellitus，GDM）（表9-1-1）。糖尿病病人中T2DM最多见，约占90%~95%。T1DM在亚洲较少见，我国T1DM占糖尿病的比例小于5%。

表 9-1-1　糖尿病病因学分类（WHO，1999）

（一）1型糖尿病（胰岛β细胞破坏，常导致胰岛素缺乏）
A. 免疫介导性
B. 特发性
（二）2型糖尿病（胰岛素抵抗为主伴胰岛素相对不足或胰岛素分泌不足伴胰岛素抵抗）
（三）其他特殊类型糖尿病
包括胰岛β细胞功能基因异常、胰岛素作用的基因突变、胰腺外分泌疾病、内分泌疾病、药物或化学物质所致、病毒感染、少见类型的免疫介导性糖尿病及其他伴糖尿病先天性（遗传）综合征
（四）妊娠糖尿病

　　2. **症状及体征**　由于病因和机制不同，其胰岛β细胞受损伤程度不同，临床表现明显差异。典型的糖尿病症状以多尿、多饮、多食及体重减轻等"三多一少"为典型表现。"三多一少"症状在1型糖尿病常见，2型糖尿病起病常隐匿，病人多因慢性并发症出现时才被就诊。血糖水平不能区分1、2型糖尿病，即使被发现1型糖尿病典型特征的糖尿病酮症酸中毒，有时在2型糖尿病也会出现。1、2型糖尿病的临床鉴别要点见下表9-1-2。

表 9-1-2　1、2 型糖尿病鉴别要点

临床特征和实验室检查	1 型糖尿病	2 型糖尿病
起病及高峰年龄	多 < 30 岁	多 > 40 岁
起病方式	迅速，LADA 多呈缓慢进展	隐匿
起病前体重	多正常或消瘦	多数超重或肥胖
三多一少症状	中度到重度	较轻
酮症或者酮症酸中毒	多见	少见
血清胰岛素及 C 肽水平	明显降低或者缺如	早期峰值延迟，晚期低下
胰岛自身免疫相关抗体	70% ~ 80% 阳性	大多阴性
治疗	胰岛素	生活方式、口服降糖药或胰岛素
相关自身免疫性疾病	并存概率高	并存概率低

注：LADA：latent autoimmune diabetes in adults 成人隐匿性自身免疫性糖尿病

【诊断】

糖尿病诊断以血糖异常升高作为依据。单纯检查空腹血糖糖尿病漏诊率高，应加验餐后血糖，必要时进行葡萄糖耐量试验（oral glucose tolerance test，OGTT）。

1. 实验室诊断指标及其他检查

（1）尿糖测定：尿糖阳性是诊断糖尿病的重要线索。但尿糖阳性只是提示血糖值超过肾糖阈（大约 10mmol/L），因而尿糖阴性不能排除糖尿病可能。

（2）血糖测定和 OGTT：血糖升高是诊断糖尿病的主要依据，又是判断糖尿病病情和控制情况的主要指标。当血糖高于正常范围而又未达到诊断糖尿病标准时，须进行 OGTT。

（3）糖化血红蛋白（HbA1c）和糖化血清蛋白测定：HbA1c 是葡萄糖与血红蛋白的氨基发生非酶催化反应的产物，其量与血糖浓度呈正相关。正常人 HBA1c 占血红蛋白总量的 3% ~ 6%，血糖控制不良者 HbA1c 升高，并与血糖升高的程度和持续时间相关。由于红细胞在血循环中的寿命约为 120 天，因此 HbA1c 反映病人近 8 ~ 12 周平均血糖水平。

（4）75gOGTT- 胰岛素及 C 肽释放试验：可以了解胰岛 β 细胞的功能。正常人空腹基础血浆胰岛素约为 35 ~ 145pmol/L，口服 75g 无水葡萄糖后，血浆胰岛素在 30 ~ 60 分钟上升至高峰，峰值为基础值的 5 ~ 10 倍，3 ~ 4 小时恢复到基础水平；正常人空腹基础 C 肽值不小于 400pmol/L，高峰时间同上，峰值为基础值的 5 ~ 6 倍。上述实验均反映基础和葡萄糖介导的胰岛素释放功能。

（5）蛋白质组分和尿白蛋白排泄率测定：2 型糖尿病常伴随脂质代谢紊乱，表现为总胆固醇（total cholesterol，TC）、低密度脂蛋白胆固醇（low density lipoprotein-cholesterol，LDL-C）和甘油三酯（triacylglycerol，TG）的升高，应定期检查；尿白蛋白排泄率（urinary albumin excretion rate，UAER）是糖尿病肾病（diabetic nephropathy，DN）的早期指标，也应列为常规检查。

（6）自身免疫抗体测定：抗谷氨酸脱羧酶抗体（glutamic acid decarboxylase antibody，GADA）、胰岛细胞抗体（islet cell antibody，ICA）、胰岛素抗体（insulin autoantibody，IAA）、蛋白酪氨酸磷酸酶抗体（protein tyrosine phosphatase antibody，IA-2A）等在 1 型糖尿病早期阳性率高，对诊断有帮助。

（7）其他：糖尿病相关并发症特别是眼底、周围神经及动脉硬化性大血管病变和相应伴发病的检查等。

2. 诊断标准　糖尿病诊断是基于空腹血糖值（fasting plasma glucose，FPG）、任意时间或 OGTT 中 2 小时血糖值（2-hour postprandial blood glucose，2hPG）。糖尿病症状指多尿、烦渴多饮和难于解

释的体重减轻。我国目前采用 WHO 糖尿病专家委员会（1999）提出的诊断和分类标准（表 9-1-3，表 9-1-4）。

表 9-1-3　糖尿病诊断标准（WHO，1999）

诊断标准	静脉血浆葡萄糖水平（mmol/L）
（1）典型糖尿病症状加随机血糖	≥ 11.1
或	
（2）空腹血糖	≥ 7.0
或	
（3）OGTT 2 小时血糖	≥ 11.1
无糖尿病症状者，需改天重复检查	

注：随机血糖指不考虑上次用餐时间，一天中任意时间的血糖，不能用来诊断 IFG 或 IGT

表 9-1-4　糖代谢状态分类（WHO，1999）

糖代谢分类	静脉血浆葡萄糖（mmol/L）	
	空腹血糖	糖负荷后 2 小时血糖
正常血糖（NGR）	< 6.1	< 7.8
空腹血糖受损（IFG）	6.1 ~ 7.0	< 7.8
糖耐量减低（IGT）	< 7.0	7.8 ~ 11.1
糖尿病（DM）	≥ 7.0	≥ 11.1

注：NGR，normal glucose regulation；IFG，impaired fasting glucose；IGT impaired glucose tolerance

【主要并发症】

1. **急性并发症**　包括糖尿病酮症酸中毒（diabetic ketoacidosis，DKA）和高血糖高渗状态（hyperglycemic hyperosmolar status，HHS）。急性并发症如果救治不及时可短时间之内危及病人的生命。DKA 是指糖尿病时由于严重胰岛素作用不足导致脂肪、糖、蛋白质代谢严重紊乱的综合征，出现水、电解质和酸碱平衡失调，临床以高血糖、高血酮和代谢性酸中毒为主要表现；高血糖高渗状态临床以严重高血糖而无明显酮症酸中毒、血浆渗透压显著升高、失水和意识障碍为特征。两种状态不及时处理会危及病人的生命。感染因素是糖尿病病人诱发 DKA 和 HHS 的常见原因，最常见的感染是肺炎和尿路感染，停用胰岛素或胰岛素使用不当也是常见原因之一，其他原因有心理应激、药物、创伤、肺栓塞、心肌梗死等。DKA 病人呼吸深大，呼吸气味呈烂苹果味，出现脱水体征，而 HHS 病人常表现为意识淡漠，意识丧失甚至出现定位体征，如偏瘫、偏盲，有时以抽搐为主要症状入院。

2. **慢性并发症**　常于糖尿病发病若干年之后发生。

（1）微血管并发症：微血管是指血管内径在 100μm 以下的毛细血管和微动脉血管网。糖尿病微血管病变主要累及视网膜、肾、神经和心肌组织，其中以糖尿病肾病和糖尿病视网膜病变尤为重要。

（2）糖尿病大血管病变：常累及主动脉、冠状动脉、大脑动脉、肾动脉和肢体外周动脉，在临床上表现为冠心病、脑卒中（缺血性和出血性）、高血压及外周动脉闭塞症。

（3）糖尿病神经系统病变：包括中枢神经，周围神经病变及自主神经病变。

（4）糖尿病足：指与下肢远端神经异常和不同程度周围血管病变相关的足部溃疡、感染和深部组织破坏。是糖尿病最严重和治疗费用最多的慢性并发症之一。

【治疗原则】

1. **治疗目标** 糖尿病治疗的近期目标是通过控制高血糖和相关代谢紊乱以消除糖尿病症状和防止出现急性严重代谢紊乱，远期目标是通过良好的代谢控制达到预防和（或）延缓糖尿病慢性并发症的发生和发展。糖尿病管理须遵循早期和长期、积极而理性、综合治疗和全面达标、治疗措施个体化等原则（表9-1-5）。国际糖尿病联盟（International Diabetes Federation，IDF）提出糖尿病综合管理5个要点：糖尿病教育、医学营养治疗、运动治疗、血糖监测和药物治疗。

表 9-1-5 糖尿病综合控制目标（2013 年中国 2 型糖尿病防治指南）

指标	目标值
血糖（mmol/L）	空腹 4.4 ~ 7.0，非空腹 ≤ 10.0
HbAlc（%）	< 7.0
血压（mmHg）	< 140/80
总胆固醇（mmol/L）	< 4.5
高密度脂蛋白（mmol/L）	男性 > 1.0，女性 > 1.3
甘油三酯（mmol/L）	< 1.7
低密度脂蛋白（mmol/L）	未合并冠心病 < 2.6，合并冠心病 < 1.8
体重指数（kg/m^2）	< 24.0
尿白蛋白 / 肌酐比值 [mg/mmol（mg/g）]	男性 < 2.5（22.0），女性 < 3.5（31.0）
或：尿白蛋白排泄率 [μg/min（mg/d）]	< 20.0（30.0）
主动有氧活动（分钟 / 周）	≥ 150

2. **一般治疗** 包括糖尿病教育、饮食治疗、运动治疗和血糖监测等。①每位糖尿病病人均应接受全面糖尿病教育，充分认识糖尿病并掌握自我管理技能。②饮食治疗是糖尿病的基础，在 2 型糖尿病早期单纯饮食控制就可能实现血糖的良好控制。1 型糖尿病主要是维持恒定的饮食规律，配合胰岛素治疗，在保证营养需求的基础上使饮食和胰岛素注射剂量和时序相配合，不发生较大的血糖波动，避免低血糖的发生。总的原则是控制总热量、合理搭配、避免高脂肪、纯糖食物。主食是粗细搭配、以粗为主；副食荤素搭配、以素为主，多食青菜、选择低升糖指数的水果。③运动治疗在糖尿病的管理中占重要地位，尤其对肥胖的 T2DM 病人，运动可增加胰岛素敏感性，有助于控制血糖和体重。适当体力活动还可增加肌肉体积、防止肌肉萎缩。体育锻炼应掌握有度，锻炼强度因人而异。一般来讲血糖 >16.7mmol/L 者、血糖波动较大者、伴糖尿病高危视网膜病变者、严重的心脑血管疾病者应当避免剧烈运动，可采用轻度体育锻炼。④病情监测包括血糖监测、其他心血管疾病（cardiovascular disease，CVD）危险因素和并发症的监测。

3. **药物治疗及选择原则** 包括口服降糖药物、胰岛素及胰高血糖素样肽（glucagon-like peptide，GLP-1）受体激动剂。

（1）口服降糖药物：主要用于 T2DM 治疗，分为主要以促进胰岛素分泌为主的药物（磺脲类、格列奈类、二肽基肽酶 4（dipeptidyl peptidase-4，DDP-4）抑制剂）和通过其他机制降低血糖的药物（双胍类、噻唑烷二酮类、α 葡萄糖苷酶抑制剂）。①磺脲类和格列奈类主要适用于经饮食治疗和体育锻炼仍不能实现血糖达标的 2 型糖尿病病人，或单独使用或与其他类口服降糖药物和胰岛素联合应用，不适用于 1 型糖尿病病人、妊娠糖尿病及哺乳期妇女、酮症倾向的 2 型糖尿病病人、2 型糖尿病合并急性并发症时或肝、肾功能不全者。磺脲类作用吸收较慢、作用时间相对较长，而格列奈类主要以起效快速、半衰期短为特点，更有利于餐后血糖的控制。胰岛素促泌剂主要不良作用是可导致低血糖。其他不良反应较少见，有消化道症状、肝功损害、骨髓造血功能抑制、皮肤变态反应等。一旦发生，及时停药，大都可完全恢复。②DDP-4抑制剂通过减少体内GLP-1的分解而增加GLP-1浓度进而促进β细胞分泌胰岛素。③双胍类降糖药主要作用机制是增强胰岛素抑制肝糖异生和糖原分解的作用、减少肝糖输出。适用于2型糖尿病病人，或单独使用，或与其他类型降糖药和胰岛素联合应用。该药禁忌用于线粒体糖尿病、2型糖尿病合并急性并发症时，或有严重缺氧、心衰、肝、肾功能不全时。不适合应用于妊娠、哺乳期妇女手术、造影检查前。双胍类降糖药的常见不良反应是胃肠道反应，表现为口苦、金属异味、恶心、呕吐、腹痛、腹泻。开始使用时小剂量、饭中饭后马上服用，可减轻上述不良反应。偶有过敏反应和肝功损伤。最严重的不良反应是乳酸酸中毒，以苯乙双胍较为常见。目前临床上主要应用的是二甲双胍。④噻唑烷二酮类为罗格列酮和吡格列酮，其主要的不良反应是服药后体重增加，个别病人出现水钠潴留，水肿，严重者可导致充血性心力衰竭，尤其是合用胰岛素和促胰岛素分泌的病人更易发生。其他不良反应有头痛、头晕、恶心、腹泻、贫血。⑤α葡萄糖苷酶抑制剂临床常用的是阿卡波糖和伏格列波糖。其作用机制是抑制食物淀粉在肠道内向葡萄糖水解的过程，减少葡萄糖的吸收。适用于1、2型糖尿病病人。对2型糖尿病可单独使用或与其他作用机制的口服降糖药或胰岛素联合应用，对1型糖尿病必须应用胰岛素的基础上加用。对α葡萄糖苷酶抑制剂过敏者、肠道疾病、严重肝肾功能不全者、妊娠、哺乳期妇女、合并严重感染、创伤、酮症酸中毒时禁忌使用。

（2）胰岛素：目前临床上猪胰岛素逐渐被重组人胰岛素替代。①胰岛素使用的适应证为：T1DM、各种严重的糖尿病急性或慢性并发症、手术、妊娠和分娩、新发病且与T1DM鉴别困难的消瘦糖尿病病人、新诊断的T2DM伴有明显高血糖、或在糖尿病病程中无明显诱因出现体重显著下降者、T2DM合并β细胞功能明显减退者及某些特殊类型糖尿病。②胰岛素的治疗方式包括替代治疗和补充治疗。补充治疗是在继续使用促胰岛素分泌剂情况加用胰岛素，替代治疗是在没用或完全停用促胰岛素分泌情况下使用胰岛素。T1DM只能进行替代治疗，T2DM可采用补充治疗和替代治疗。③注射次数：T1DM常选用多次胰岛素注射法（multiple daily injections of insulin，MDI），即三餐前皮下注射短效胰岛素，晚睡前和（或）早餐前皮下注射中效或长效胰岛素（中性鱼精蛋白锌胰岛素、甘精胰岛素或地特胰岛素），原则上不采用预混胰岛素。T2DM胰岛素注射的次数选择较多，可选择单次睡前注射（中效或长效）胰岛素或者早、晚餐前注射预混胰岛素或三餐前预混合胰岛素方式，或者选择MDI方法。④胰岛素剂量制定、分配和调整：制定起始胰岛素剂量应参照病人体重、胰岛素类型和空腹血糖。1型糖尿病一般按0.2~0.4U/kg计算，2型糖尿病以0.4~0.6U/kg（或按体重的1/10或按空腹血糖的摩尔数）计算。基础胰岛素占全天总剂量的40%~50%，采用30R早、晚餐前注射时一般情况是早餐前占总剂量的2/3左右，50R或预混超速效胰岛素类似物两次剂量大致相等。参照三餐前后、睡前血糖，可分次调整不同时间点胰岛素的剂量，每2~3天调整一次，直至血糖和HbA1c达标。⑤胰岛素最常见的不良反应是低血糖，其他不良反应有注射部位过敏、脂肪萎缩或增生、硬结。个别病人使用胰岛素初期可导致水钠潴留，甚至可发生多浆膜腔积液、全心衰。血糖迅速下降者，可引发痛性神经病变或颅神经迟缓性瘫痪。⑥使用胰岛素者当空腹血糖不达标时有如下可能：黎明现象（晚睡前血糖达标）、晚餐前或睡前胰岛素剂量不足（晚餐前和睡前血糖不达标）和Somogyi现象（晚睡前、凌晨低血糖后出现反跳性高血糖）。

（3）GLP-1受体激动剂：GLP-1受体激动剂以葡萄糖浓度依赖的方式增强胰岛素分泌、抑制胰高糖素分泌，并能延缓胃排空，通过中枢性的食量抑制来减少食量，目前国内上市的GLP-1受体激动剂为艾塞那肽和利拉鲁肽，均需要皮下注射，单独使用GLP-1受体激动剂不明显增加低血糖发生的风险，可以单独使用或与其他口服降糖药物联合使用，常见的副作用为胃肠道症状（如恶心、呕吐等），主要见于初始治疗期，副作用随着治疗时间逐渐减轻。

4. 其他治疗 ①减重手术可明显改善肥胖 T2DM 病人的血糖，甚至可使部分糖尿病病人"缓解"，术后 2～5 年的 T2DM 缓解率可达 60%～80%。故近年 IDF 和美国糖尿病协会（American Diabetes Association，ADA）已将减重手术（代谢手术）推荐为肥胖 T2DM 可选择的治疗方法之一。②单独胰腺移植或胰、肾联合移植可解除对胰岛素的依赖，改善生活质量。治疗对象主要为 T1DM 病人，目前尚局限于伴终末期肾病的 T1DM 病人；或经胰岛素强化治疗仍难达到控制目标，且反复发生严重代谢紊乱者。

5. 糖尿病并发症的治疗

（1）急性并发症如 DKA 和 HHS 的治疗虽略有不同，但总的治疗原则相似。治疗目标包括以下几个方面：①改善血液循环和组织灌注；②降低血糖和渗透压；③纠正酸碱失衡和离子紊乱；④寻找病因并治疗并发症和诱因；⑤密切监视血糖、离子和重要组织器官的功能。治疗原则包括补液（先快后慢，先盐后糖）、小剂量胰岛素应用 [0.1U/（kg·h）胰岛素加入 0.9% 生理盐水中静脉滴注，当血糖 <13.9mmol/L 时，改用 5% 葡萄糖加胰岛素]、纠正离子紊乱和酸碱失衡及防治并发症。

（2）对于糖尿病慢性并发症，糖尿病病程 ≥ 5 年者及所有 T2DM 病人确诊后应每年进行慢性并发症筛查。应早期、积极、全面控制 CVD 及其他并发症的危险因素。

（吴　静）

第二节　甲状腺功能亢进症

甲状腺功能亢进症（hyperthyroidism）简称甲亢，系指由多种病因导致体内甲状腺激素（thyroid hormone，TH）分泌增多，引起以神经、循环、消化等系统兴奋性增高和代谢亢进为主要表现的一组疾病的总称，又称高代谢综合征、甲状腺毒症等。其病因包括弥漫性毒性甲状腺肿（graves disease，GD）、结节性毒性甲状腺肿和甲状腺自主高功能腺瘤等。甲亢的病人中 80% 以上是由 GD 引起，该病发病以青年女性为主，女性发病率是男性的 1～6 倍。在老年和小孩甲状腺毒症可不明显或不典型。本章重点介绍 GD。

【临床表现】

1. 定义与分类 是在遗传的基础上、受不明原因诱发的原发于甲状腺的自身免疫性炎症过程，产生作用类似于促甲状腺激素（thyroid stimulating hormone，TSH）的自身抗体，导致甲状腺滤泡细胞增生、甲状腺激素合成、分泌增加，表现为甲状腺毒症（高代谢综合征）、伴有或不伴甲状腺肿大、伴有或不伴突眼。

2. 症状 甲状腺毒症，主要由于甲状腺激素过多引起。表现为易激动、烦躁不安、失眠、多梦、怕热、多汗、心悸、多食、易饿、大便次数增加或者腹泻、消瘦、手颤、乏力、女性月经过少或停经、男性性功能减退等症状。可伴发周期性瘫痪和近端肌肉无力、肌萎缩，有 1% 伴发重症肌无力。

3. 体征 甲状腺肿为弥漫性，质地中等，无压痛。甲状腺上、下极可以触及震颤，闻及血管杂音。心血管系统表现有心率增快、心脏扩大、心律失常、心房颤动、脉压增大等。少数病人下肢胫骨前皮肤可见黏液性水肿。突眼分为单纯性突眼和浸润性突眼。单纯性突眼与甲状腺毒症所致的交感神经兴奋性增高有关，表现为眼球轻度突出、瞬目减少、眼裂增宽、抬头纹消失、上睑迟落等。浸润性突眼即 Graves 眼病，病因与眶后组织的炎症反应有关。表现为眼睑水肿、眼球明显突出，超过眼球突度参考值上限的 3mm 以上，少数病人仅有单侧突眼。常伴随复视，严重者表现为眼胀、怕光、流泪、结膜充血、视力受损、角膜溃疡等。

4. 特殊的临床表现和类型

（1）甲状腺危象：是甲状腺毒症急性加重的一个综合征，多发生于病情严重的甲亢未予治疗或治疗不充分的病人。常见诱因有感染、创伤、手术、精神刺激等。临床表现有：高热、大汗、心动过速（大于 140 次/分）、烦躁、恶心、呕吐、腹泻，严重病人可有意识障碍、心衰、休克等。甲亢危象的诊断主要依靠临床表现综合判断。

（2）甲状腺功能亢进性心脏病：简称甲亢性心脏病，甲亢诊断明确，病人表现为心脏增大、严重心律（率）失常或心力衰竭等、甲亢纠正后症状得以纠正。

（3）甲状腺功能亢进性周期性瘫痪：表现为近端肌群瘫痪、乏力，多呈自限性、休息或补钾后缓解，甲亢控制后发病明显减少，但也有甲亢控制后发病或病情加重者。

（4）淡漠性甲亢：常见于老年人、表现为神智淡漠、乏力、反应迟钝、明显消瘦或消化道症状、心脏症状，高代谢综合征、眼征、甲状腺肿不明显。

【诊断】

1. 功能诊断，即甲亢的诊断。指标主要有：促甲状腺激素（TSH）、血清总甲状腺素（total serum thyroxine，TT_4）、血清总三碘甲腺原氨酸（total serum triiodothyronine，TT_3）、血清游离甲状腺素（free thyroxine，FT_4）、游离三碘甲腺原氨酸（free triiodothyronine，FT_3）。血清 TSH 浓度的变化是反映甲状腺功能最敏感的指标，超敏 TSH（hsTSH），已成为甲亢筛查的第一线指标。TT_4 是诊断甲亢的主要指标之一，T_4 全部由甲状腺产生，TT_3 20% 由甲状腺产生，80% 在外周组织由 T_4 转换而来，大多数甲亢时血清 TT_3 与 TT_4 同时升高。FT_4、FT_3 是实现该激素生物效应的主要部分，是诊断临床甲亢的重要指标。

甲亢的诊断包括高代谢症状和体征、甲状腺肿大、血清 TT_4、FT_4 增高及 TSH 减低。应注意的是，淡漠型甲亢的高代谢症状不明显，仅表现为明显消瘦或心房颤动，尤其在老年病人；少数病人无甲状腺肿大；T_3 型甲亢仅有血清 TT_3 增高。

2. 病因诊断，主要指标有 TSH 受体抗体（TSH receptor antibody，TRAb）、TSH 受体刺激抗体（TSH receptor stimulation antibody，TSAb）、影像学检查和甲状腺核素扫描等。TRAb 是诊断 GD 的重要指标之一，新诊断的 GD 病人 75%~96% 有 TRAb 阳性。TSAb 不仅能与 TSH 受体结合，而且还可产生对甲状腺细胞的刺激作用，85%~100% 新诊断的 GD 病人 TSAb 阳性。

GD 的诊断如下：①甲亢诊断确立；②甲状腺弥漫性肿大，少数病人可以无甲状腺肿大；③眼球突出和其他浸润性眼征；④胫前黏液性水肿；⑤ TRAb、TSAb、甲状腺过氧化物酶抗体（thyroid peroxidase antibody，TPOAb）阳性。以上标准中，①②项为诊断必备条件，③④⑤项为诊断辅助条件。

【治疗原则】

1. **一般治疗**　适当休息，注意补充足够热量和营养，包括碳水化合物、蛋白质和 B 族维生素。限制碘的摄入，烦躁不安或者失眠者，可以予以镇静剂。

2. **GD 治疗**　包括抗甲状腺药物治疗、^{131}I 治疗和手术治疗，本章重点介绍抗甲状腺药物的治疗。

（1）抗甲状腺药物治疗：是甲亢的基础治疗，但疗程长、治愈率仅为 40%~60%。此外，药物治疗也用于手术和 ^{131}I 治疗前的准备阶段。常用药物有甲巯咪唑（methimazole，MMI）和丙硫氧嘧啶（propylthiouracil，PTU），其作用机制主要是抑制甲状腺激素的合成，适用于下列情况：①轻中度病情；②甲状腺轻中度肿大；③孕妇、高龄或由于其他严重疾病不能手术者；④手术前和 ^{131}I 治疗前准备；⑤手术后复发且不宜 ^{131}I 治疗者。药物剂量初治期 MMI 10~20mg/d，每天 1 次口服；或 PTU 50~150mg，每天 2~3 次口服。每 4 周复查一次甲状腺功能。当甲状腺激素降至正常参考范围后，逐渐减少药物剂量，直至维持量 MMI 2.5~10mg/d，PTU 50~150mg/d。总疗程常需维持治疗 12~18 个月。抗甲状腺药物的常见不良反应为粒细胞缺乏、皮疹、中毒性肝病和血管炎。

（2）^{131}I 治疗：目的是破坏甲状腺组织，减少甲状腺激素产生，该方法简单、经济，治愈率高达 85% 以上，无致畸、致癌的报告。常用于存在抗甲状腺药物治疗禁忌证、甲亢心脏病、甲亢合并肝肾功能损伤、甲亢病情长期药物治疗不缓解或缓解后复发者，但禁用于妊娠甲亢和哺乳期妇女。并发症主要是放射性甲状腺炎、甲状腺功能减退等。

（3）手术治疗：适用于甲状腺显著肿大并有压迫症状、胸骨后甲状腺肿、甲状腺怀疑恶变、甲亢长期服药无效或不能坚持服药者、药物治疗无效或过敏的妊娠病人，手术要在妊娠 4~6 个月实施。

（4）其他药物治疗：β 受体阻断剂可降低儿茶酚胺的作用、减轻甲状腺毒症症状、抑制外周组织 T_4 向 T_3 转化，适用于甲亢症状控制前、高动力性甲亢性心衰及甲状腺危象治疗。碘剂仅适用于甲状腺危象和甲亢甲状腺手术术前准备。

（吴 静）

第三节 甲状腺功能减退

甲状腺机能减退症（hypothyroidism）简称甲减，系甲状腺激素合成与分泌不足，或甲状腺激素生理效应不好而致的全身性疾病。若功能减退始于胎儿或新生儿期，称为克汀病；始于性发育前儿童称幼年型甲减；始于成人称成年型甲减。女性甲减较男性多见，且随年龄增加，其患病率见上升。新生儿甲减发生率约为 1/7000，青春期甲减发病率见降低，成年期后则见上升，甲减的病因以慢性淋巴细胞性甲状腺炎为多。

【临床表现】

1. **分类** 根据病变发生的部位分为原发性甲减、中枢性甲减及甲状腺激素不敏感综合征。根据病变的原因分为自身免疫损伤（最常见的是自身免疫性甲状腺炎）、甲状腺破坏（甲状腺手术后、^{131}I 治疗后等）、抗甲状腺药物过量及碘过量等。根据甲状腺功能减低的程度分为临床甲减和亚临床甲减。

2. **症状** 本病发病隐匿，症状主要表现以代谢率减低和交感神经兴奋性下降为主，病情轻的早期病人可没有特异症状。典型病人畏寒、乏力、手足肿胀感，嗜睡、记忆力减退、反应迟钝、头晕、头痛、耳鸣。肌肉软弱无力、关节疼痛、少汗、体重增加、厌食、腹胀、便秘、女性月经紊乱，或者月经过多、不孕。男性阳痿，性欲减退。

3. **体征** 典型病人可有黏液性水肿面容，表情呆滞、颜面和（或）眼睑水肿、反应迟钝、声音嘶哑、听力障碍、面色苍白或呈姜黄色、唇厚舌大、常有齿痕、皮肤干燥、粗糙、脱皮屑、皮肤温度低、水肿、手脚掌皮肤可呈姜黄色、毛发稀疏干燥、肌肉与关节腱反射迟钝、跟腱反射松弛期时间延长、心动过缓、血压低、心音低钝。本病累及心脏可以出现心包积液和心力衰竭。重症病人可发生黏液性水肿昏迷。

【诊断】

具有甲减的症状和体征，再根据实验室检查结果即可以诊断。实验室检查血清 TSH 增高，FT_4

减低，原发性甲减即可以成立。应进一步寻找甲减的病因，如果甲状腺过氧化物酶抗体（TPOAb）阳性，可考虑甲减的病因为自身免疫性甲状腺炎。实验室检查血清 TSH 减低或者正常，TT_4、FT_4 减低，考虑中枢性甲减。亚临床甲减仅有 TSH 增高，TT_4 和 FT_4 正常。

【治疗原则】

1. 治疗目标　临床甲减症状和体征消失，维持血清 TSH 和甲状腺激素水平在正常范围内。

2. 一般治疗　有贫血者可补充铁剂、维生素 B_{12}、叶酸等，胃酸不足者应补充稀盐酸，但必须与甲状腺激素合用才能取得疗效。

3. 药物治疗原则

（1）甲状腺制剂终身替代治疗，早期轻型病例以口服甲状腺片或左甲状腺素为主，每 4～6 周测定激素指标，根据检查结果调整 $L-T_4$ 剂量，直到达到治疗的目标。达标后每 6～12 个月复查 1 次激素指标，维持甲状腺激素、TSH 在正常值范围。

（2）对症治疗，中、晚期重型病例除口服甲状腺片或左甲状腺素外，需对症治疗如给氧、输液、控制感染、控制心力衰竭等。

（吴　静）

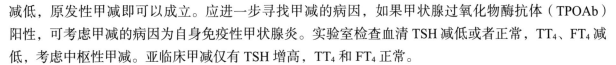

第四节　库欣综合征

　　库欣综合征（Cushing sydrome）又称为皮质醇增多症，是由于多种原因使肾上腺皮质分泌过多的糖皮质激素所致。其中最常见类型为垂体促肾上腺皮质激素（adreno-cortico-tropic-hormone，ACTH）分泌亢进所引起，称为库欣病（Cushing disease）。皮质醇增多症可在任何年龄发病，但多发于20～45 岁，女性多于男性。

【临床表现】

1. 定义与分类　库欣综合征是因下丘脑 - 垂体 - 肾上腺轴调控失常，肾上腺分泌过量糖皮质激素而导致的以向心性肥胖、满月脸、多血质外貌、皮肤紫纹、痤疮、高血压、骨质疏松等症状为表现的临床综合征。分为 ACTH 依赖和非 ACTH 依赖性两大类：

（1）依赖 ACTH 的库欣综合征：①库欣病：指垂体 ACTH 分泌过多，伴肾上腺皮质增生。垂体多有微腺瘤，少数为大腺瘤，也有未能发现肿瘤者。②异位 ACTH 综合征：系垂体以外肿瘤分泌大量 ACTH，伴肾上腺皮质增生。

（2）不依赖 ACTH 的综合征：①肾上腺皮质腺瘤；②肾上腺皮质癌；③不依赖 ACTH 的双侧肾上腺小结节性增生；④不依赖 ACTH 的双侧肾上腺大结节性增生。

2. 症状　全身肌肉及神经系统肌无力。常有不同程度的精神、情绪变化。易发生动静脉血栓，对感染抵抗力减弱，表现为痤疮感染、真菌感染、伤口迁延不愈。偶有骨折、腰背痛；女性出现月经减少、不规则或停经；男性病人性欲可减退。可有糖耐量异常甚至糖尿病、高甘油三酯血症。肾上腺皮质癌和异位 ACTH 综合征常见明显的低血钾性碱中毒。巨大垂体瘤可导致头痛、颅内占位症。

3. 体征　向心性肥胖、水牛背、满月脸、多血质外貌、四肢相对瘦小。高血压常见，可有水肿。皮肤菲薄，微血管脆性增加，常见瘀斑，紫纹常出现于下腹两侧、大腿外侧，痤疮常见。

【诊断】

主要根据典型的临床体征及糖皮质激素分泌异常进行诊断。有典型症状体征者，从外观即可作出诊断，但早期及不典型病人特征性症状不明显。库欣综合征的诊断流程是首先确定功能诊断，然后是病因诊断。

1. **功能诊断** 各型库欣综合征皮质醇分泌增多，无昼夜分泌节律，且不能被小剂量地塞米松抑制：①病人血皮质醇浓度早晨高于正常，晚上不明显低于清晨；②尿游离皮质醇排泄量高于正常；③初筛实验可行 1mg 午夜地塞米松抑制实验，血皮质醇不能被抑制到 5μg/dl 以下可以考虑库欣综合征，确诊依赖于小剂量地塞米松抑制试验，试验第 2 天血皮质醇不能被抑制到 140nmol/L（5μg/dl）或尿游离皮质醇不能抑制在 25nmol/24h（10μg/24h）以下即可以确诊。

2. **病因诊断** 在明确功能诊断的基础上，首先检测血 ACTH 水平。血 ACTH 水平增高或仍处于正常范围提示为 ACTH 依赖型，如明显降低则为非 ACTH 依赖型。大剂量地塞米松抑制试验可协助鉴别库欣病和异位 ACTH 综合征。大剂量地塞米松抑制试验 ACTH 降低 50% 以上，提示垂体性，无变化提示异位 ACTH 综合征。此外，低钾血症、代谢性碱中毒也提示异位 ACTH 的分泌。最后通过 B 超、计算机断层扫描（CT）、磁共振成像（MRI）对明确诊断有一定价值等影像学检查可对库欣综合征作出定位诊断。

【治疗】

1. **治疗目标** 根据病因确定治疗目标。总体是切除或者毁坏病变组织，纠正肾上腺皮质的高分泌状态。

2. **手术治疗** 明确垂体瘤的库欣病首选经蝶窦腺瘤切除术，不能手术或者手术失败可行垂体放疗、双侧肾上腺切除或者药物治疗。原发性肾上腺增生、腺瘤或腺癌则首选肾上腺病变切除，不能切除者予以药物治疗。异位 ACTH 综合征首选手术切除原发肿瘤，未能定位且激素过多症状严重者也可以姑息性切除双侧或单侧肾上腺。

3. **药物治疗** 库欣综合征的药物治疗可通过控制下丘脑 - 垂体的 ACTH 合成和分泌、阻断肾上腺的异常受体、抑制肾上腺糖皮质激素的合成和分泌，以及阻断外周糖皮质激素的效应等发挥作用。常用的药物有赛庚啶、溴隐亭及生长抑素受体类似物、美替拉酮、氨鲁米特、米托坦、酮康唑等。

（吴　静）

第五节　痛风及高尿酸血症

痛风（gout）及高尿酸血症（hyperuricemia）是由于嘌呤代谢障碍和（或）因尿酸排泄不良导致血尿酸增加而引起组织损伤的一组代谢性疾病。本病发病年龄多在 40 岁以上，患病率随年龄而增加，男性占95%，女性病人多为绝经后妇女，常在春、秋季节发病。常见诱因为暴食、酗酒、感染、外伤、手术和情绪激动等。常有家族遗传史。

【临床表现】

1. **定义与分类** 痛风是单钠尿酸盐（monosodium urate，MSU）沉积于骨关节、肾脏和皮下等部分，引发的急、慢性炎症和组织损伤，与嘌呤代谢紊乱及尿酸排泄减少所致的高尿酸血症直接相关。临床上分为原发性和继发性两大类，前者多由先天性嘌呤代谢异常所致，常与肥胖、糖脂代谢紊乱、高血压、动脉硬化和冠心病等聚集发生，后者则由某些系统性疾病或者药物引起。高尿酸血症是嘌呤代谢障碍引起的代谢性疾病。少数病人可以发展为痛风，出现急性关节炎、痛风肾和痛风石等临床症状和阳性体征。

2. 症状及体征

（1）无症状期：仅有波动性或持续性高尿酸血症，从血尿酸增高至症状出现的时间可长达数年至数十年，有些可终身不出现症状，但随年龄增长，痛风的患病率增加，并与高尿酸血症的水平和持续时间有关。

（2）急性痛风关节炎期：发病前没有任何先兆，受寒、劳累、外伤、暴食高嘌呤食物或过度饮酒、手术、情绪紧张、感染均可诱发痛风急性发作。多在午夜或清晨突然起病，关节剧痛，呈撕裂样、刀割样或咬噬样，难以忍受，并进行性加重；数小时内出现受累关节的红、肿、热、痛和功能障碍；单侧第1跖趾关节累及最常见，其他趾、踝、膝、腕、指、肘关节等也是常见发病部位。发作常呈自限性，受累关节局部皮肤脱屑和瘙痒，可有发热。

（3）痛风结节：典型部位在耳郭，也常见于反复发作的关节周围，以及鹰嘴、髌骨滑囊、跟腱等处，呈大小不一的隆起赘生物，表皮菲薄，可引起皮肤破溃，排出白色的尿酸盐结晶后经久不愈，但较少发生感染。

（4）肾脏病变：①痛风性肾病：慢性经过，早期仅有间歇性蛋白尿和镜下血尿；随病情进展，可出现夜尿增多、高血压和持续性蛋白尿；晚期可发展为肾衰竭，出现尿毒症。②尿路结石：部分痛风病人有尿酸性尿路结石，可出现肾绞痛、血尿和尿路感染症状。③急性肾衰竭：常见于骨髓增生性疾病化疗或者放疗时，大量尿酸结晶析出，阻塞肾小管，出现少尿、无尿及急性肾衰竭。

【诊断】

男性及绝经后女性血尿酸 > 420μmol/l，绝经前女性血尿酸 > 350μmol/l 可诊断为高尿酸血症。如出现特征性关节炎，尿路结石或者肾绞痛发作，同时伴有高尿酸血症应考虑痛风。关节液穿刺证实滑膜液中有特异性尿酸盐结晶或者痛风石经化学方法或偏振光显微镜检查，证实含有尿酸盐结晶可作出诊断。受累关节后期行 X 线检查可见在骨软骨缘邻近关节的骨质呈圆形或不整齐穿凿样透亮缺损改变，CT 或 MRI 对明确诊断有一定价值。对于部分病人急性发作时血尿酸水平正常者，秋水仙碱试验性治疗有诊断意义。

【治疗原则】

1. 治疗目标　①控制高尿酸血症，预防尿酸盐沉积；②迅速控制急性关节炎发作；③防止尿酸结石形成和肾功能损害。

2. 一般治疗　低嘌呤饮食、忌酒；鼓励多饮水，增加尿酸排泄；慎用抑制尿酸排泄药物；避免诱发因素和积极治疗相关疾病；严密监测化疗或放疗病人尿酸水平。急性痛风性关节炎期绝对卧床，抬高患肢，避免负重。

3. 药物治疗　主要分为降低尿酸药物和急性期缓解症状药物。

（1）降低尿酸药物：①抑制尿酸合成药物：包括别嘌醇和非布司他，适用于尿酸生成过多或不适合使用排尿酸药物者，用于间歇期和慢性期的治疗，常见的副作用是胃肠道反应和皮疹。别嘌醇 50 ~ 100mg/d 开始，最大剂量 600mg/d。非布司他疗效优于别嘌醇，可用于轻中度肾功能不全者，20 ~ 40mg/d，最大剂量 80mg/d。②促进尿酸排泄药物：主要为苯溴马隆和丙磺舒，通过增强肾对尿酸的排泄而降低血清尿酸浓度，适用于间歇期和慢性期、肾功能正常的病人。苯溴马隆初始剂量 25mg/d，最大剂量 100mg/d。③碱性药物：碳酸氢钠可以碱化尿液，使尿酸不易在尿液中积聚形成结晶。

（2）急性期缓解症状药物：包括秋水仙碱、非甾体类抗炎药（nonsteroidal antiinflammatory drugs, NSAIDs）和糖皮质激素，是急性痛风性关节炎的一线治疗药物，应及早、足量使用，见效后逐渐减停。①秋水仙碱是急性痛风性关节炎的传统药物，首次 1mg，然后每 1～2 小时 0.5mg，最大剂量不超过 6mg/d。② NSAIDs 可以有效缓解急性痛风性关节炎症状，常用药物有吲哚美辛、双氯芬酸、依托考昔等，可选用一种以改善关节炎症状。常见的不良反应是胃肠道溃疡及出血，心血管系统毒性反应。活动性消化性溃疡禁用，伴肾功能不全慎用。③糖皮质激素对于急性痛风性关节炎有明显效果，可以口服或者关节腔注射，仅用于上述药物治疗无效或有禁忌、肾功能不全者，不宜长期服用。

（3）药物选用原则：急性发作期应尽早使用缓解症状的药物，见效后逐渐减停，不进行降尿酸治疗，但已服用降尿酸药物者不需停用，以免引起血尿酸波动，导致发作时间延长或再次发作。对于间歇期和慢性痛风性关节炎，应采用降尿酸治疗，目标是血尿酸浓度低于 6mg/dl，以减少或清除体内沉积的尿酸盐结晶。使用降尿酸药物的指征是：急性痛风复发、多关节受累、出现痛风石、慢性痛风石性关节炎、受累关节出现影像学改变以及并发尿酸性肾石病等。应在急性痛风发作缓解两周后小剂量开始，逐渐加量，根据血尿酸的目标水平调整至最小有效剂量并长期甚至终生服用。

（吴　静）

第六节　肥胖症

肥胖症（obesity）指体内脂肪堆积过多和（或）分布异常、体重增加，是遗传因素、环境因素等多种因素相互作用所引起的慢性代谢性疾病。近二十年来，我国超重/肥胖的患病率逐年增长，呈流行态势。中国健康营养调查的数据显示，从 1993 年至 2009 年的 17 年间，成年人超重/肥胖的患病率从 13.4% 增加至 26.4%；成年人腹型肥胖的患病率从 18.6% 增长至 37.4%，平均年增长 1.1%，显著高于超重/肥胖的增长速度。肥胖症作为代谢综合征的主要组分之一，与多种疾病如 2 型糖尿病、血脂异常、高血压、冠心病、卒中、肿瘤等密切相关。肥胖症及其相关疾病可损害病人身心健康，使生活质量下降，预期寿命缩短。按照发病原因，分为单纯性肥胖和继发性肥胖，本章主要介绍单纯性肥胖。

【临床表现】

1. **症状**　肥胖症可见于任何年龄，多有进食过多和（或）运动不足病史。轻中度肥胖症多无症状，重度肥胖症可出现体力活动减少、气促、打鼾、关节痛、肌肉酸痛以及焦虑等。临床上肥胖症常伴有高血脂、高血压、脂肪肝、冠心病、高尿酸血症和痛风、糖耐量异常或糖尿病、睡眠呼吸暂停综合征及多囊卵巢综合征等疾病，此外，某些癌肿如女性乳腺癌、子宫内膜癌，男性前列腺癌、结肠和直肠癌等的发病率也明显增高。

2. **体征**　胸圆，乳腺外形因皮下脂肪厚而增大，腹部前凸于胸部平面，脐孔深凹。手指和足趾粗短，手背因脂肪增厚而使掌指关节突出不明显，严重肥胖者的臀部、腋部和大腿内侧皮肤增厚而多皱褶且有色素沉着，形如黑棘皮。

【诊断】

（一）肥胖的判断指标

肥胖症的评估包括测量身体肥胖程度、体脂总量和脂肪分布。常用测量方法：①体重指数（body mass index，BMI）：BMI（kg/m²）＝体重（kg）/[身长（m）]²。BMI 是诊断肥胖症最重要的指标。②理想体重（ideal body weight，IBW）：IBW（kg）＝身高（cm）－105 或 IBW（kg）＝[身高（cm）－100]×0.9（男性）或 0.85（女性）。③腰围或腰/臀比（waist/hip ratio，WHR）：反映脂肪分布。腰围测量髂前上棘和第 12 肋下缘连线的中点水平，臀围测量环绕臀部的骨盆最突出点的周径。腰围是诊断腹型肥胖最重要的临床指标。④体脂测量：生物电阻抗测定法、双能 X 线（dual energy X-ray absorptiometry，DEXA）吸收法、CT 或 MRI 等，CT 或 MRI 是评估体内脂肪分布最准确的方法，但不作为常规检查。

对肥胖症的并发症及伴随病也须进行相应检查，如糖尿病或糖耐量异常、血脂异常、高血压、冠心病、痛风、胆石症、睡眠呼吸暂停以及代谢综合征等应予以诊断，以便给予相应治疗。

（二）诊断标准

目前我国成人正常体重范围为 $18.5 \leqslant BMI < 24\ kg/m^2$，超重和肥胖的判断标准为：$24 \leqslant BMI < 28 kg/m^2$ 为超重，$BMI \geqslant 28\ kg/m^2$ 为肥胖；腹型肥胖的判断标准是：男性腰围 $\geqslant 90cm$，女性腰围 $\geqslant 85cm$。

【治疗】

1. **治疗目标** 主要是减少热量摄入和增加热量消耗，肥胖病人体重减轻 5%～10%，同时要防止体重反弹，防止并发症的发生或改善并发症的病情。

2. **基础治疗** 包括行为认知治疗、医学营养治疗和运动治疗。①行为认知治疗是通过调整超重和肥胖病人的生活环境及心理状态，帮助病人理解和认识体重管理、肥胖及其危害，从而做出行为改变。②医学营养治疗是控制总进食量，采用低热卡、低脂肪饮食。碳水化合物、蛋白质和脂肪提供的能量分别占总热量的分别为 55%～65%、15%～20% 和 20%～25% 左右，碳水化合物以淀粉类复杂碳水化合物为主，严格限制简单糖（单糖、双糖）食物或饮料的摄入。适当增加富含 n-3 多不饱和脂肪酸（n-3 polyunsaturated fatty acids，n-3PUFA）的食物或补充鱼油制剂，提倡优质蛋白，增加蔬菜、水果、燕麦等富含膳食纤维的食物，适量维生素和微量元素。③运动治疗目标要减少久坐的行为方式（如长时间看电视或者使用计算机），增加每天的运动量，建议病人每天保持至少 30 分钟中等强度的体力活动，每周减轻体重 0.5～1kg 为宜。

3. **药物治疗** 建议中国人药物减重的适应证：$BMI \geqslant 28kg/m^2$ 或者 $BMI \geqslant 24kg/m^2$ 伴有并发症，经过 3～6 个月的饮食及运动治疗体重不能减少 5%，甚至体重仍有上升趋势者，可考虑用药物辅助治疗。目前国内获批的减肥药为奥利司他，为胃肠道脂肪酶抑制剂，使脂肪水解与吸收减少约 30%，但不抑制食欲，推荐剂量为 120mg，每天 3 次，餐前服。利拉鲁肽为胰高血糖素样肽 1（GLP-1）类似物，为葡萄糖依赖性的降糖药物，同时也可以抑制食欲并减少能量摄入、延缓胃排空，常用剂量为 3.0mg，每天一次。此外，降糖药物如二甲双胍、阿卡波糖有一定的减重作用，主要作为肥胖 2 型糖尿病的治疗，不能单独作为减肥药物。

4. **手术治疗** 近年来，减重代谢外科历经几十年发展出现了多种术式，目前普遍被接受的标准术式有 4 种：腹腔镜 Roux-en-Y 胃旁路术、腹腔镜胃袖状切除术、腹腔镜可调节胃绑带术、胆胰分流并十二指肠转位术。由于腹腔镜微创手术在术后早期的病死率及并发症发生率方面明显低于开腹手术，故强烈推荐腹腔镜手术。目前中国外科指南推荐的手术适应证为：

（1）T2DM 病程 ≤ 15 年，且胰岛仍然有一定的胰岛素分泌功能，空腹血清 C 肽 ≥ 正常值下限的 1/2。

（2）如 BMI ≥ 32.5kg/m² 积极推荐手术，BMI27.5 ~ 32.5kg/m² 可考虑手术。BMI 在 25 ~ 27.5，慎重开展手术。

（3）男性腰围 ≥ 90 cm、女性腰围 ≥ 85 cm 时，可酌情提高手术推荐等级。

（4）建议年龄为 16 ~ 65 岁。对于肥胖 T2DM 病人，减重外科的部分手术方式对其治疗效果优于药物强化治疗。在血糖不能得到有效控制的情况下，减重手术可作为治疗 T2DM 的选择。手术治疗 T2DM 的前提是病人尚具备足够的胰岛功能储备，加强围手术期的管理，严格选择病人及适合的手术方式，充分进行术前评估和准备，加强术后随访和营养、运动指导。

（吴　静）

第十章
风湿性疾病

第一节 类风湿关节炎

类风湿关节炎（rheumatoid arthritis，RA）是一种以慢性、侵蚀性多关节炎为主要表现的自身免疫病。以对称性、破坏性多关节炎为主要临床表现。患病率为 0.18%～1.07% 之间，发病高峰在 30～50 岁，女性多于男性，男女之比 1∶3。

【临床表现】

多为慢性隐匿性起病，以双手、腕、膝、踝、足等多关节对称性肿痛为首发表现，可伴有乏力、低热、肌肉酸痛等关节外症状。少数病人起病较急，在几天内出现关节炎症状。

1. 关节表现

（1）关节疼痛及压痛：是本病最早症状，最常见部位是近端指间关节、掌指关节、腕关节，也可累及踝、肘、膝、足、肩及颞颌关节等，其特点为对称性、持续性。

（2）关节肿胀：由于关节腔积液、滑膜增生及组织水肿而致。以双手近端指间关节、掌指关节、腕关节、膝关节最常受累，也可发生于其他关节。

（3）晨僵：指病变关节在长期静止不动后出现关节部位的僵硬和胶着感，晨起时明显，活动后减轻。晨僵可见于多种关节炎，但以 RA 最突出，持续时间常超过 1 小时。

（4）畸形：手足小关节易发，常见关节畸形有腕、肘关节强直、掌指关节半脱位、尺侧偏斜、"天鹅颈"（图 10-1-1）及"纽扣花"（图 10-1-2）样畸形。

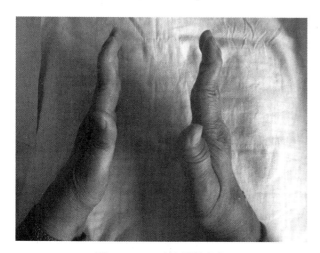

图 10-1-1　天鹅颈样改变

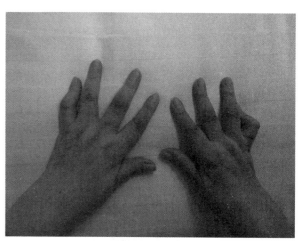

图 10-1-2　纽扣花样改变

（5）功能障碍：分为四级：Ⅰ级：能进行日常生活和各项工作。Ⅱ级：可进行一般日常生活和某些职业工作，但其他项目活动受限。Ⅲ级：可进行一般日常生活，但某些职业工作或其他项目活动受限。Ⅳ级：生活不能自理或卧床。

（6）骨质疏松：本病常见，且随病程迁延其发病率上升。

2. 关节外表现

（1）类风湿结节：是本病较特异的表现，多位于关节隆突及受压部位的皮下。其大小不一，结节直径由数毫米至数厘米、质硬、无压痛、对称性分布。类风湿结节对 RA 有诊断意义，亦与病情活动相关。

（2）血管炎：多见于类风湿因子阳性及重症 RA 者。临床上可出现指（趾）坏疽、梗死、皮肤溃疡、紫癜、网状青斑、巩膜炎、角膜炎、视网膜血管炎、肝脾淋巴结大。

（3）各系统表现：还可有呼吸、循环、消化、肾脏、神经、血液等脏器损害。

【诊断】

目前，国际上通常采用美国风湿病协会（ACR）1987 年的 RA 分类标准：

1. 晨僵持续至少 1 小时（每天），病程至少 6 周。

2. 有 3 个或 3 个以上的关节炎，至少 6 周。

3. 手关节炎，腕、掌指、近端指间关节中，至少有一个关节肿胀，至少 6 周。

4. 对称性关节炎，至少 6 周。

5. 皮下结节。

6. 手 X 线片显示有骨质疏松或骨质破坏。

7. 类风湿因子阳性。

凡符合上述 7 项条件中至少 4 项者可诊断 RA。

2010 年 ACR 和欧洲抗风湿病联盟（EULAR）提出新的 RA 分类标准和评分系统（表 10-1-1），该标准包括关节受累情况、血清学指标、滑膜炎持续时间和急性时相反应物 4 部分，总分 6 分以上可确诊 RA。

表 10-1-1　2010 年 RA 新的分类诊断标准及评分系统

关节受累情况		得分（0~5分）
受累关节数	受累关节情况	
1	中大关节	0
2~10	中大关节	1
1~3	小关节	2
4~10	小关节	3
>10	至少 1 个为小关节	5
血清学		得分（0~3分）
RF 或抗 CCP 抗体均为阴性		0
RF 或抗 CCP 抗体至少 1 项低滴度阳性		2
RF 或抗 CCP 抗体至少 1 项高滴度（超过正常值 3 倍以上）阳性		3
滑膜炎持续时间		得分（0~1分）
<6 周		0
>6 周		1

续表

急性时相反应物	得分（0～1分）
ESR 或 CRP 均正常	0
ESR 或 CRP 增高	1

注：1. 远端指间关节、第一腕掌关节和第一趾跖关节不在受累关节之列；

2. 小关节定义：近端指间关节、掌指关节、第二至第五跖趾关节、拇指的指间关节和腕关节

【治疗原则】

1. **治疗目标** 最大限度地缓解症状和体征，提高生活质量，避免远期关节畸形。

2. **一般治疗** 适当休息、理疗、体疗、外用药、正确的关节活动和肌肉锻炼对缓解症状、改善关节功能有重要作用。

3. **药物治疗**

（1）非甾体抗炎药（non-steroid anti-inflammatory drugs，NSAIDs）：是临床常用的 RA 治疗药物，其主要不良反应包括胃肠道、肝肾功能损害，及可能增加心血管不良事件。

（2）改善病情抗风湿药（disease-modifying anti-rheumatic drugs，DMARDs）：是治疗 RA 的基础药物，可延缓或控制病情进展，包括甲氨蝶呤（methotrexate，MTX）、来氟米特（leflunomide，LEF）、抗疟药、柳氮磺胺吡啶（sulfasalazine，SASP）、硫唑嘌呤（azathioprine，AZA）、环磷酰胺（cyclophosphamide，CTX）、环孢素 A（cyclosporine A，CsA）等，RA 一旦确诊应尽早应用 DMARDs，其中 MTX 为 RA 的首选用药，且为联合治疗的基本药物。

（3）糖皮质激素：简称激素，可快速缓解关节肿痛及全身症状，治疗 RA 原则是小剂量、短疗程。

（4）植物药：如雷公藤、白芍总苷等。

（5）生物制剂：包括 TNF-α 拮抗剂、IL-1 拮抗剂、IL-6 拮抗剂、抗 CD20 单抗及 T 细胞共刺激信号抑制剂等。

4. **外科手术** 经正规内科治疗无效及严重关节功能障碍者，可考虑手术。

（孔晓丹）

第二节 强直性脊柱炎

强直性脊柱炎（ankylosing spondylitis，AS）是一种以中轴关节受累为主，可伴发关节外表现，严重者可发生脊柱畸形和关节强直的自身炎症性疾病，是脊柱关节炎（spondyloarthritis，SpA）的一种常见临床类型。男性较多见，且一般病情较重。发病年龄多在 20～30 岁。16 岁以前发病者称幼年型 AS，晚发型 AS 常指 40 岁以后发病者，且临床表现常不典型。我国患病率 0.25% 左右。临床上约 90% 的病人 HLA-B27 阳性，提示本病与 HLA-B27 高度相关。20% 左右病人有家族聚集患病现象。

【临床表现】

1. **症状** 多数起病缓慢而隐匿。80% 的病人早期首发症状为下腰背痛伴晨僵。典型的表现为炎性腰背痛，可表现为单侧、双侧或交替性臀部、腹股沟向下肢放射的酸痛。症状在夜间休息或久坐时较重，活动后可以减轻。对非甾体抗炎药反应良好。一般持续大于 3 个月。晚期可有腰椎各方向活动

受限和胸廓活动度减少。随着病情进展，整个脊柱常自下而上发生强直。晚期病例常伴有骨密度下降甚至严重骨质疏松，易发生骨折。部分病人首发症状可以是下肢大关节如髋、膝或踝关节痛，常为非对称性、反复发作与缓解，较少伴发骨关节破坏。幼年起病者尤为常见，可伴或不伴有下腰背痛。附着点炎多见于足跟。关节外症状：25%~30% 的病人可出现反复的葡萄膜炎或虹膜炎。1%~33% 的病人可出现升主动脉炎、主动脉瓣关闭不全、心脏传导系统异常、心脏扩大及心包炎。少见的有肺上叶纤维化、肾功能异常、下肢麻木、感觉异常及肌肉萎缩和淀粉样变。

2. **体征**　常见体征为骶髂关节压痛，脊柱活动受限，胸廓活动度减低，枕墙距大于 0cm 等。

【诊断】

多用 1984 年修订的 AS 纽约标准。对一些暂时不符合上述标准者，可参考有关 SpA 的诊断标准。

1. **1984 年修订的 AS 纽约标准**

（1）下腰背痛持续至少 3 个月，疼痛随活动改善，但休息不减轻。

（2）腰椎在前后和侧屈方向活动受限。

（3）胸廓扩展范围小于同年龄和性别的正常值。

（4）双侧骶髂关节炎 Ⅱ~Ⅳ 级，或单侧骶髂关节炎 Ⅲ~Ⅳ 级。如病人具备（4）并分别附加（1）~（3）中的任何 1 条可确诊为 AS。

2. **2009 年 ASAS 推荐的中轴型 SpA 分类标准**　起病年龄 < 45 岁和腰背痛 ≥ 3 个月的病人，加上符合下述中 1 种标准：

（1）影像学提示骶髂关节炎加上 ≥ 1 个 SpA 特征。

（2）HLA-B$_{27}$ 阳性加上 ≥ 2 个其他的 SpA 特征。

影像学提示骶髂关节炎指的是：① MRI 提示骶髂关节活动性（急性）炎症，高度提示与 SpA 相关的骶髂关节炎或②明确的骶髂关节炎影像学改变（根据 1984 年修订的纽约标准）。

SpA 特征包括：①炎性背痛；②关节炎；③起止点炎；④眼葡萄膜炎；⑤指/趾炎；⑥银屑病；⑦克罗恩病/溃疡性结肠炎；⑧对非甾体抗炎药反应良好；⑨ SpA 家族史；⑩ HLA-B$_{27}$ 阳性；⑪ CRP 升高。

【治疗原则】

1. **治疗目标**　最大限度地恢复病人身体功能，缓解症状和体征，提高生活质量，避免远期关节畸形。

2. **一般治疗**　包括病人教育，规律的锻炼及物理治疗，锻炼尤其针对脊柱、胸廓、髋关节活动等锻炼更为有效。注意立、坐、卧正确姿势；睡硬板床、低枕，避免过度负重和剧烈运动；戒烟。

3. **药物治疗**

（1）NSAIDs：有疼痛和晨僵症状的 AS 病人一线用药；对于有持续活动性症状的病人倾向于长期维持治疗。

（2）DMARDs：如 SASP、MTX 等，外周关节炎病人可考虑应用 SASP。

（3）抗 TNF-α 拮抗剂：对于持续高疾病活动度的病人，无论是否应用传统治疗，都应该给予抗 TNF-α 拮抗剂治疗；应用之前需排除有无活动性感染如乙肝、结核等以及肿瘤。

（4）糖皮质激素：对有眼急性葡萄膜炎的病人需全身应用糖皮质激素，对全身用药效果不好的顽固性外周关节炎积液可行关节腔内注射糖皮质激素治疗。

（5）其他：部分男性难治性病例也使用沙利度胺、帕米膦酸钠等药物治疗。

（孔晓丹）

第三节　系统性红斑狼疮

系统性红斑狼疮（systemic lupus erythematosus，SLE）是一种由自身免疫介导的，系统性、炎症性、自身免疫性疾病，以血清中出现多种致病性自身抗体及多系统损害为主要临床表现。好发于生育年龄女性，多见于 15～45 岁，女：男约为 7～9：1。我国流行病学调查显示 SLE 患病率为 70/10 万人，妇女中则高达 113/10 万人。

【临床表现】

SLE 临床表现复杂多样，多数为缓慢隐匿起病，表现为轻度关节炎、皮疹、发热及乏力等，部分病人可逐渐出现多系统损害；也可以多系统损害起病，少数病人可急性起病，表现为狼疮危象，危及生命。

1. **全身表现**　约 90% 病人在病程中可出现发热、乏力、疲倦、体重下降。

2. **皮肤与黏膜**　约有 80% 病人可有皮疹表现，包括颊部蝶形红斑（图 10-3-1 / 见文末彩图 10-3-1）、盘状红斑、指掌部及甲周红斑等，以颊部蝶形红斑为特征性皮疹。多数病人急性期可出现口腔溃疡，也可有脱发及雷诺现象。

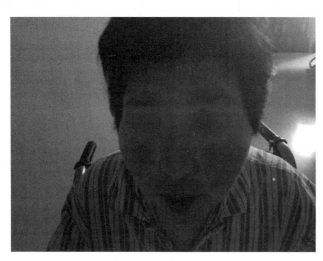

图 10-3-1　颊部蝶形红斑

3. **关节与肌肉**　病人常出现对称性多关节疼痛、肿胀，通常不引起骨质破坏，部分病人可有肌痛、肌力下降及肌酶升高。

4. **肾脏**　是 SLE 最常受累的脏器，几乎所有 SLE 肾活检均有病理改变，50%～70% 会出现临床肾脏损害，又称为狼疮性肾炎（lupus nephritis，LN），初期可有蛋白尿、血尿、脓尿及管型尿，病情逐渐进展可出现氮质血症、肾性高血压等慢性肾炎及肾病综合征等表现，晚期可发展至肾衰竭，也有病人以急进性肾炎为首发表现。肾脏损害是 SLE 主要死亡原因之一。

5. **神经系统**　轻者仅有偏头痛、性格改变及记忆力减退、周围神经炎等，重者可出现脑血管意外、昏迷、癫痫持续状态等，又称为神经精神狼疮（neuropsychiatric SLE，NPSLE）。

6. **血液系统**　病人常出现贫血、白细胞减少和血小板减少，贫血多为慢性病贫血或肾性贫血，短期内重度贫血常为自身免疫性溶血，部分病人也可有脾大及淋巴结肿大。

7. **呼吸系统** 胸膜炎常见，可合并胸腔积液；肺实质及肺间质均可受累；肺动脉高压是 SLE 预后不良因素之一；极少数病人可合并弥漫性肺泡出血，病情凶险。

8. **心血管系统** 除心包炎外，SLE 也可有心肌炎、心律失常、冠状动脉受累等，疣状心内膜炎也并不少见。

9. **消化系统** 可出现恶心、呕吐、腹痛、腹泻及便秘等，以腹泻较常见；活动期 SLE 可出现肠系膜血管炎，类似急腹症表现。

10. **其他** SLE 可出现眼部受累，包括结膜炎、葡萄膜炎、眼底改变及视神经病变；亦可继发干燥综合征及抗磷脂综合征（antiphospholipid antibody syndrome，APS）。

【诊断】

采用 ACR1997 年推荐的 SLE 分类标准（表 10-3-1）。符合 SLE 分类标准中 4 项或以上者，可诊断为 SLE。

表 10-3-1　1997 年 ACR 的 SLE 分类标准

1. 颊部红斑	扁平或高起，在两颧突出部位固定红斑
2. 盘状红斑	片状高起皮肤的红斑，黏附有角质脱屑和毛囊栓；陈旧性病变可发生萎缩性瘢痕
3. 光过敏	对日光有明显的反应，引起皮疹，从病史中得知或医生观察到
4. 口腔溃疡	经医生观察到的口腔或鼻咽部溃疡，一般为无痛性
5. 关节炎	非侵蚀性关节炎，累及 2 个或更多的外周关节，有压痛，肿胀或积液
6. 浆膜炎	胸膜炎或心包炎
7. 肾脏病变	尿蛋白 >0.5g/24h 或 +++，或管型
8. 神经病变	癫痫发作或精神病，除外药物或已知的代谢紊乱
9. 血液学病变	溶血性贫血或白细胞减少，或淋巴细胞减少，或血小板减少
10. 免疫学异常	抗 dsDNA 抗体阳性，或抗 Sm 抗体阳性，或抗磷脂抗体阳性（包括抗心磷脂脂抗体，或 β_2- 糖蛋白 I 抗体，或至少持续 6 个月的梅毒血清试验假阳性三者）中具备一项阳性
11. 抗核抗体	在任何时间和未用药物诱发"药物性狼疮"的情况下，抗核抗体异常

【治疗原则】

1. **治疗目标** 目前无根治方法，尽量使病人达到病情完全缓解，避免活动及复发。

2. **一般治疗** 病人宣教尤为重要，应引导病人正确认识疾病，消除恐惧心理，明确规律用药及长期随访的重要性，生活中避免过多紫外线暴露及过度疲劳、精神紧张等诱发因素。

3. **药物选择原则** SLE 临床表现多样，系统损害不一，应根据病情，制定具体药物方案。

（1）轻型 SLE：虽有活动，但症状轻微，仅表现为光过敏、皮疹、关节炎等，无明显内脏损害。主要治疗药物为 NSAIDs 及抗疟药物，皮疹局部可应用糖皮质激素或口服小剂量糖皮质激素，必要时加用 AZA、MTX 等免疫抑制剂。

（2）重型 SLE：有重要脏器受累并影响其功能，治疗上分为诱导缓解和巩固治疗；一线的治疗药物为糖皮质激素，同时应用 CTX 或 AZA、MTX、CsA 及霉酚酸酯等免疫抑制剂；待达到病情缓解后逐渐减少激素及免疫抑制剂剂量，应用最少的剂量，达到疾病维持缓解。

（3）狼疮危象：急性可危及生命的 SLE，包括急进性狼疮性肾炎、严重的中枢神经系统损害、严重的溶血性贫血及血小板减少性紫癜、粒细胞缺乏症、严重心脏损害、严重血管炎等；治疗目的在于挽救生命，保护受累脏器，通常需要大剂量糖皮质激素冲击治疗，以及相应的对症支持治疗等。

（4）妊娠生育：过去妊娠生育曾被认为是 SLE 的禁忌证，而今大多数 SLE 病人在疾病控制后，可安全的妊娠生育，但一定要在病情稳定一年或以上，无重要脏器损害，细胞毒免疫抑制剂停药半年，糖皮质激素仅需小剂量时考虑妊娠，否则会有流产、早产、死胎及诱发母体狼疮恶化的风险。

（孔晓丹）

第四节　多发性肌炎和皮肌炎

特发性炎症性肌病（idiopathic inflammatory myositis，IIM）是一组以四肢近端肌无力为主要表现的骨骼肌非化脓性炎症性疾病。包括多发性肌炎（polymyositis，PM）、皮肌炎（dermatomyositis，DM）等。

【临床表现】

多数 PM/DM 病人呈亚急性或隐匿性发病，在数周至数月内出现对称性的四肢近端肌肉无力，PM 指皮肤无损害者，如伴特征性皮疹者称 DM。少数病人（尤其是 DM）可急性起病，常伴有全身症状，如乏力、厌食、体重卜降和发热等。

1. **骨骼肌受累**　以近端肌群无力为主要表现，常呈对称性损害，早期可有肌肉肿胀、压痛，晚期出现肌萎缩，多数无远端肌受累。颈屈肌严重受累可致平卧抬头困难，喉部肌肉无力造成发音困难，声哑等，咽、食管上端横纹肌受累可引起吞咽困难，饮水呛咳，胸肌和膈肌受累出现呼吸表浅、呼吸困难，并引起急性呼吸功能不全。

2. **皮肤表现**　皮疹与肌肉受累程度常不平行。多为微暗的红斑，稍高出皮面，表面光滑或有鳞屑。皮肤钙化多在儿童中出现。典型皮疹包括上眼睑或眶周水肿性紫红色斑，光照加重；位于肘、掌指、近端指间关节伸面，也可以出现在膝与内踝皮肤，表现为有鳞屑的红斑，皮肤萎缩、色素减退，称 Gottron 征；颈前和上胸部 "V" 字形红色皮疹；肩颈后皮疹（披肩征）；部分病人双手外侧掌面皮肤出现角化、裂纹，皮肤粗糙脱屑，如同技术工人的手，称 "技工手"。

3. **其他**　非对称性关节痛和关节炎见于约 20% 的病人。10%~30% 病人出现吞咽困难，食物反流。约 30% 病人有肺间质改变，是本病死亡的重要原因之一。仅 1/3 病人病程中有心肌受累，出现心律失常、充血性心力衰竭，亦可出现心包炎。肾脏病变很少见，可出现蛋白尿、血尿、肾衰竭等。PM/DM 可伴发恶性肿瘤，以 DM 为多。约 20% 病人可伴有其他结缔组织病。

【诊断】

目前临床常用 Peter 和 Bohan 于 1975 年提出的分类标准：①典型的对称性、进行性四肢近端肌无力表现；②肌酶谱升高；③肌电图示肌源性改变；④肌活检异常；⑤皮肤特征性表现。判定标准：符合前 4 项为 PM，同时伴第 5 项表现，确诊为 DM。在诊断前应排除肌营养不良、肉芽肿性肌炎、感染、横纹肌溶解、代谢性疾病、内分泌疾病、重症肌无力、药物和毒物诱导的肌病症状等。

【治疗原则】

遵循个体化原则，治疗开始前应对病人的临床表现进行全面评估。急性期应卧床休息，高蛋白、高热量饮食，积极防治感染。合并恶性肿瘤病人应及时治疗恶性肿瘤。药物治疗首选糖皮质激素，强调大剂量起始，足疗程，缓慢减量原则。对糖皮质激素反应不佳者可加用 MTX 每周口服、肌注或静注，可控制肌肉炎症，改善皮肤症状；或加用 AZA，重症病人以上两药可以联合应用；CTX 有一定疗效。皮肤损害者可加用羟氯喹，对危重者可用大剂量免疫球蛋白静脉冲击治疗。

早期进行被动运动和功能训练，随着肌炎好转，应逐渐增加运动量，以促进肌力恢复。有心脏、肺受累者预后较差，应给以相应的治疗。

（孔晓丹）

第五节　骨质疏松症

骨质疏松症（osteoporosis，OP）是一种以骨量减少，骨质量受损和骨强度降低，从而导致骨脆性增加，易发生骨折的全身性骨病。本病可发生于不同性别和任何年龄，按病因分为原发性和继发性两大类，原发性 OP 多见于绝经后妇女（Ⅰ型）和老年男性（Ⅱ型），继发性 OP 常由内分泌代谢疾病（如性腺功能减退症、甲状腺功能亢进症、库欣综合征、Ⅰ型糖尿病等）引起。

【临床表现】

1. **疼痛**　轻者常无明显的症状，仅在 X 线或骨密度检查时才发现有骨质疏松。较重者可有腰背疼痛、乏力或周身骨骼疼痛，负荷增加时疼痛加重或活动受限，严重时翻身、起坐及行走有困难。骨痛通常为弥漫性，无固定部位，检查不能发现压痛区（点）。

2. **骨折**　OP 病人常因轻微活动、创伤、弯腰、负重、挤压或摔倒后发生骨折。好发部位为脊柱、髋部和前臂。腰椎骨折其突出表现为腰疼、卧床取被动体位、身材缩短、驼背、脊柱畸形和伸展受限。胸椎压缩性骨折会导致胸廓畸形，使病人出现胸闷、气短、呼吸困难等临床表现。髋部骨折可能会改变腹部解剖结构，引起便秘、腹痛、腹胀、食欲减低和过早饱胀感等。

【诊断】

OP 诊断一般以骨量减少、骨密度下降和（或）发生脆性骨折等为依据，发生脆性骨折即可诊断为 OP。骨密度检查结果对于人群的早期诊断比较重要。

双能 X 线吸收法（dualenergy X-rayabsorptiometry，DXA）是检测骨密度的金标准。正常：骨密度（bone mineral density，BMD）在正常青年人峰值骨密度平均值的 1 个标准差以内；骨量减少：BMD 低于正常青年人峰值骨密度平均值的 1～2.5 个标准差；骨质疏松：BMD 低于正常青年人峰值骨密度平均值的 2.5 个标准差；严重骨质疏松：骨质疏松并伴有骨折。其他评估方法如定量超声测定法及 X 线摄片法，但只有当骨量下降 30% 才可以在 X 线摄片中显现出来，故对早期诊断意义不大。

【治疗原则】

1. **治疗目标**　旨在减轻症状、改善预后、降低骨质疏松性骨折风险，强调综合治疗、早期治疗和个体化治疗。

2. **一般治疗**　OP 的预防比治疗更现实和重要。注意饮食，补充足够富含钙、低盐和适量蛋白质的食物，但伴有肾衰竭者要选用优质蛋白饮食，并适当限制其的摄入量。调整生活方式，适当户外活动和日照，有助于骨健康的有氧运动、负重锻炼和康复治疗，避免嗜烟、酗酒，慎用影响骨代谢的药物。加强自身和环境的保护措施，注意是否有增加跌倒的疾病和药物，注意室内环境的安全性，采取防止跌倒的各种措施。治疗其他引起 OP 的疾病。另外特别强调钙剂和维生素 D 的摄入，两者为 OP 药物治疗的基本补充剂。对疼痛明显的病人可给予适量的非甾体抗炎药物抗炎、止痛治疗。

3. **药物治疗**

（1）双膦酸盐类主要包括：阿仑膦酸盐、利塞膦酸、伊班膦酸和唑来膦酸盐。

（2）降钙素类：目前临床上应用的主要有两种降钙素制剂：鲑鱼降钙素和鳗鱼降钙素。

（3）雌激素类：有促进骨质致密的作用，可预防 OP。

（4）选择性雌激素受体调节剂（selective estrogen receptor modulators，SERM）：主要适用于预防和治疗 OP，向者如卧床和久坐期间禁用。

（5）甲状旁腺激素（parathyroid hormone，PTH）：可促使绝经后 OP 妇女骨小梁密度和连接性显著增加。

（6）其他类：锶盐等。

【预防】

加强宣教，早期发现 OP 易感人群。戒烟限酒，均衡膳食，保持适度体重，适当户外活动，增加日照，以提高骨量。采取防止跌倒的各种措施，降低骨折风险。妇女围绝经期和绝经后 5 年内是防治骨质疏松的关键时段。

（孔晓丹）

第十一章 传染性疾病

第一节 概述

传染病（communicable diseases）是由病原体感染人体后引起的具有传染性的疾病。常见的病原体有病毒、细菌、寄生虫、真菌、衣原体、立克次体、螺旋体等。传染病属于感染性疾病。新中国建立以来，实行"预防为主"的卫生工作方针，许多传染病得到控制或被消灭。然而，仍有许多传染病，如病毒性肝炎、感染性腹泻等广泛存在；一些已被控制的传染病正在死灰复燃，如性传播疾病；血吸虫病等地方性传染病的防治面临新的挑战；新发传染病，如埃博拉出血热、军团病、出血性大肠埃希菌 O157：H7 等对人类健康和公共卫生已经或正在形成新的威胁。随着一些医疗新技术的临床应用，如器官移植后免疫抑制剂的应用、血液透析、介入诊疗操作的开展等，医院感染发生率明显增加。传染病的防治工作仍然任重道远。

一、传染病的基本特征和临床特点

（一）基本特征

1. **病原体（pathogen）** 每种传染病都由某种特定的病原体引起。

2. **传染性（infectivity）** 是传染病与其他感染性疾病的主要区别。病原体能排出体外污染环境，通过一定的传播途径感染易感者。传染病人有传染性的时期称为传染期，传染期在每一种传染病中都相对固定，可作为病人隔离期的依据之一。

3. **流行病学特征（epidemiologic feature）** 有外来性和地方性之分，也有散发、流行、大流行和暴发流行之分。传染病发病率在时间上（季节分布）、空间上（地区分布）、不同人群（年龄、性别、职业）中的分布，也是流行病学特征。

4. **感染后免疫（postinfection immunity）** 人体感染病原体后，都能产生针对病原体及其产物（如毒素）的特异性免疫。感染后免疫属于主动免疫，通过抗体转移而获得的免疫属于被动免疫。感染后免疫的持续时间在不同传染病中有很大差异。

（二）临床特点

1. **病程发展的阶段性** 急性传染病的发生、发展和转归，通常分为潜伏期、前驱期、症状明显期（极期）和恢复期 4 个阶段。有些传染病病人进入恢复期后，已稳定退热一段时间，由于潜伏于组织内的病原体再度繁殖，使初发病的症状再度出现，称为复发（relapse），见于伤寒、疟疾、菌痢等。有些病人在恢复期，体温未稳定下降至正常，再次出现发热时，称为再燃（recrudescence）。

2. **临床类型** 根据传染病临床过程的长短、轻重及临床特征，可分为急性、亚急性、慢性；轻型、中型、重型、暴发型等；典型及非典型等。典型相当于中型或普通型，有典型临床表现。非典型则可轻可重，临床表现不典型。

二、传染病的诊断

早期、正确的诊断是及时隔离和采取有效治疗的基础。传染病的诊断要综合分析下列三个方面的资料。

（一）临床资料

包括详尽的病史及全面的体格检查。

（二）流行病学资料

包括发病地区、发病季节、既往传染病情况、接触史、预防接种史，还包括年龄、籍贯、职业、流行地区旅居史等。

（三）实验室检查及其他辅助检查

实验室检查对传染病的诊断具有特殊的意义，尤其是实验室内病原体的检出可直接确定诊断，而免疫学检查也可以提供重要根据。对许多传染病来说，一般实验室检查对早期诊断也有很大帮助。

1. **一般实验室检查** 包括血常规、尿常规、粪常规和生化检查。
2. **病原体检查** 包括病原体直接检出、病原体分离培养。
3. **免疫学检查** 包括特异性抗体检测、特异性抗原检测和细胞免疫功能检查。
4. **分子生物学检测** 利用同位素 P_{32} 或生物素标记的分子探针可以检出病原体特异性核酸序列。
5. **其他检查** 包括内镜检查、影像学检查和活体组织检查。

三、传染病的治疗

（一）治疗原则

1. **治疗与预防相结合** 传染病一经确诊就应早期彻底治疗，防止转为慢性，以控制传染病的流行。在治疗病人的同时，必须做好隔离、消毒、疫情报告、接触者检疫与流行病学调查。
2. **病原治疗与支持、对症治疗相结合** 针对病原体的治疗，具有清除病原体，达到根治和控制传染源的目的。支持与对症治疗帮助病人渡过危险期，有助于提高治愈率、促使病人早日恢复。

（二）治疗方法

1. **一般治疗** 隔离、护理、饮食和心理治疗。
2. **病原或特效治疗** 常用药物有抗生素、化学治疗制剂和血清免疫制剂等。
3. **对症疗法** 通过调整病人各系统的功能，达到减少机体消耗，保护重要器官，使损伤减至最低限度。
4. **康复疗法** 对于一定程度的后遗症，需要采取针灸、理疗等疗法促进康复。

5. 中医中药疗法 可调整病人各系统功能,某些中药如黄连、鱼腥草、板蓝根等还有一定的抗微生物作用。

四、传染病的预防

做好传染病的预防工作,对减少传染病的发生及流行,最终达到控制和消灭传染病有重要意义。预防工作应针对传染病流行过程的三个环节 - 传染源,传播途径和易感人群(传染病流行必不可少的三个基本条件)进行,根据不同传染病的特点采取相应的预防措施。

(一)管理传染源

依法执行传染病报告制度。《中华人民共和国传染病防治法》将法定传染病分为甲、乙、丙三类。对病原携带者进行管理与必要的治疗。对传染病接触者,须采取临床观察等检疫措施,必要时进行预防接种或药物预防。对动物传染源,有经济价值的野生动物及家畜,应隔离治疗,必要时予以捕杀焚毁。

(二)切断传播途径

根据传染病的不同传播途径,采取不同防疫措施。

(三)保护易感人群

提高人群抵抗力,有重点、有计划地预防接种,提高人群特异性免疫力。

(刘 凡)

第二节 病毒感染

一、病毒性肝炎

病毒性肝炎(viral hepatitis)是由具有嗜肝特性的肝炎病毒引起的,以肝脏损害为主的一组全身性传染病。按病原学分类,目前已确定的有甲型肝炎、乙型肝炎、丙型肝炎、丁型肝炎和戊型肝炎。此外尚有庚型(GBV)病毒性肝炎和输血传播病毒性肝炎,较少见。甲型和戊型肝炎经粪 - 口途径传播,乙型、丙型、丁型肝炎主要经血液、体液等途径传播。临床上甲型和戊型肝炎表现为急性感染;乙型、丙型、丁型肝炎大多数呈慢性感染并可发展为肝炎后肝硬化或肝细胞癌。

【临床表现】

潜伏期:甲型肝炎 5~45 天,平均 30 天;乙型肝炎 30~180 天,平均 70 天;丙型肝炎 15~150 天,平均 50 天;丁型肝炎 28~140 天;戊型肝炎 10~70 天,平均 40 天。

甲型和戊型肝炎主要表现为急性肝炎。乙、丙、丁型肝炎除了表现为急性肝炎外,慢性肝炎更常见。五种肝炎病毒之间可出现重叠感染或协同感染,导致病情加重。

1. **急性肝炎**　急性肝炎分为两型：急性黄疸型肝炎和急性无黄疸型肝炎。

（1）急性黄疸型肝炎：典型临床表现分为三个阶段：

1）黄疸前期：平均 5～7 天。表现为：①病毒血症：畏寒、发热、疲乏及全身不适等。甲型及戊型肝炎起病较急，发热多在 38℃ 以上。乙型肝炎起病较缓慢，多无发热或发热不明显。②消化道症状：食欲减退、厌油、恶心、呕吐、腹胀、腹痛等。③其他症状：部分乙型肝炎病例可出现荨麻疹、斑丘疹、血管神经性水肿和关节痛等。

2）黄疸期：可持续 2～6 周。尿色加深如浓茶样，巩膜和皮肤黄染，此时黄疸前期的症状可减轻，但黄疸逐渐加深，约 2 周达到高峰。部分病人可有短暂粪便颜色变浅、皮肤瘙痒、心动过缓等肝内阻塞性黄疸的表现。体检常见肝大，质地软，有轻度压痛及叩击痛。部分病人有轻度脾大。

3）恢复期：平均持续 4 周。上述症状消失，黄疸逐渐消退，肝脾回缩，肝功能逐渐恢复正常。

（2）急性无黄疸型肝炎：较黄疸型肝炎多见。主要表现为消化道症状而无显性黄疸，多较黄疸型肝炎轻。因不易被发现而成为重要传染源。

2. **慢性肝炎**　病程超过半年者，称为慢性肝炎。仅见于乙、丙、丁型肝炎。通常无发热，消化道症状类似急性肝炎。体检见慢性肝病体征：面色晦暗、蜘蛛痣、肝掌和肝脾大。实验室检查血清丙氨酸氨基转移酶（ALT）反复或持续升高，白蛋白（A）降低，球蛋白（G）增高，A/G 比值异常；血清胆红素升高。根据病情轻重叮分为轻、中、重度。乙型肝炎又可根据 HBeAg 阳性与否，分为 HBeAg 阳性及 HBeAg 阴性慢性乙型肝炎。

3. **重型肝炎**　是病毒性肝炎中最严重的一种临床类型，占全部病例 0.2%～0.5%，病死率高达 50%～70%。

重型肝炎临床上主要表现为肝衰竭综合征：①黄疸迅速加深，血清胆红素高于 171μmol/L；②肝脏进行性缩小，出现肝臭；③出血倾向，凝血酶原活动度（prothrombin time activity，PTA）低于 40%；④迅速出现腹水、中毒性鼓肠；⑤精神神经症状（肝性脑病）；⑥肝肾综合征。重型肝炎分为三种临床类型：

（1）急性重型肝炎：指起病 4 周内出现肝衰竭综合征临床表现者。尤其是病后 2 周内出现Ⅱ度以上肝性脑病、肝脏明显缩小、肝臭等。

（2）亚急性重型肝炎：指急性黄疸型肝炎起病 4 周～6 个月出现肝衰竭综合征临床表现者。肝性脑病多出现在疾病的后期，腹水往往较明显。此型病程长，易发展成为坏死后性肝硬化。

（3）慢性重型肝炎：在慢性肝炎或肝炎后肝硬化的基础上发生的重型肝炎。此型以同时具有慢性肝病的症状、体征和实验室检查以及肝衰竭综合征临床表现为特点。

重型肝炎发生的诱因：①病后未适当休息；②并发各种感染，常见胆系感染、原发性腹膜炎等；③长期酗酒或在病后嗜酒；④服用对肝脏有损害的药物，如异烟肼、利福平等；⑤合并妊娠。

4. **淤胆型肝炎**　以肝内胆汁淤积为主要表现的一种临床类型，又称毛细胆管炎型肝炎。其病程较长，可达 2～4 个月或更长时间。临床表现类似急性黄疸型肝炎，但自觉症状较轻、黄疸较深且具有以下特点：①黄疸深，但消化道症状轻；ALT 升高不明显，PTA 下降不明显；②"梗阻性"特点：在黄疸加深的同时，伴全身皮肤瘙痒；粪便颜色变浅或灰白色；血清碱性磷酸酶（ALP）、谷氨酰转肽酶（γ-GT）和胆固醇显著升高；尿胆红素增加，尿胆原明显减少或消失。本型应注意与肝外阻塞性黄疸相鉴别。

5. **肝炎后肝硬化**　在肝炎基础上进展为肝硬化，表现为肝功能异常及门静脉高压。分为：①活动性肝硬化：肝硬化伴明显炎症，假小叶边界不清；②静止性肝硬化：肝硬化结节内炎症轻，假小叶边界清楚。

【诊断】

1. **甲型肝炎** 发病初期即有 ALT 升高，起病后达到高峰，血清总胆红素大多超过 17.1μmol/L，尿胆红素及尿胆原测定均呈阳性。白细胞总数正常或略低，分类淋巴细胞增高。血清抗体 HAV-IgM 阳性可确诊本病。

2. **乙型肝炎** 乙肝病毒标志测定对确诊本病有重要价值，HBsAg 阳性见于 HBV 现症感染者，但 HBsAg 阴性并不能完全排除 HBV 的现症感染。HBsAb 阳性主要见于预防接种乙型肝炎疫苗后或过去感染 HBV 并产生免疫力的恢复者。HBeAg 阳性提示 HBV 复制活跃，传染性较强。HBeAb 阳性有两种可能性：①HBV 复制的减少或停止；②HBV 前 C 区基因发生变异，此时 HBV 仍然复制活跃。HBV-DNA 则是反映 HBV 感染最直接、最特异和最灵敏的指标。

3. **丙型肝炎** 血清抗 HCV、HCV-RNA 阳性或肝内 HCV-RNA 阳性可确诊本病。

4. **丁型肝炎** 急性肝炎病人，除急性 HBV 感染标志阳性外，血清抗 HDV-IgM 阳性，抗 HDV-IgG 阴性或血清和（或）肝内 HDV-Ag、HDV-RNA 阳性。慢性病人，血清 HDV-IgG 持续高滴度，HDV-RNA 持续阳性，肝内 HDV-RNA 和（或）HDV-Ag 阳性。

5. **戊型肝炎** 急性期血清抗 HEV-IgM 阳性，抗 HEV-IgG 同时阳性可直接确诊戊肝。血清或粪便也可通过聚合酶链式反应检测 HEV-RNA。

【鉴别诊断】

1. **其他原因引起的黄疸**

（1）溶血性黄疸：常有药物或感染等诱因，表现为贫血、腰痛、发热、血红蛋白尿、网织红细胞升高，黄疸大多较轻，主要为间接胆红素升高。

（2）肝外梗阻性黄疸：常见病因有胆囊炎、胆石症、胰头癌、壶腹周围癌、肝癌、胆管癌和阿米巴脓肿等。有原发病症状、体征，肝功能损害轻，以直接胆红素升高为主。肝内外胆管扩张。

2. **其他原因引起的肝炎**

（1）其他病毒所致的肝炎：巨细胞病毒感染、EB 病毒等均可引起肝脏炎症损害。可根据原发病的临床特点和病原学、血清学检查结果进行鉴别。

（2）感染中毒性肝炎：如流行性出血热、恙虫病、伤寒、钩端螺旋体病、阿米巴肝病、急性血吸虫病、华支睾吸虫病等。主要根据原发病的临床特点和实验室检查加以鉴别。

（3）药物性肝损害：有使用肝损害药物的历史，停药后肝功能可逐渐恢复。如为中毒性药物，肝损害与药物剂量或使用时间相关；如为变态反应性药物，可伴有发热、皮疹、关节疼痛等表现。

（4）酒精性肝病：有长期大量饮酒的历史，可根据个人史和血清学检查综合判断。

（5）自身免疫性肝炎：主要有原发性胆汁性肝硬化（PBC）和自身免疫性肝病。鉴别诊断主要依靠自身抗体的检测和病理组织检查。

（6）肝豆状核变性（Wilson 病）：先天性铜代谢障碍性疾病。血清铜及铜蓝蛋白降低，眼角膜边缘可发现 K-F 环（Kayser-Fleischer ring）。

【治疗】

病毒性肝炎的治疗应根据不同病原、不同临床类型以及肝组织学损害区别对待。各型肝炎的治疗原则均以休息、营养为主；辅以适当药物；避免饮酒、过劳和损害肝脏的药物。

1. **一般治疗原则** 合理饮食，适当休息及控制劳累；以支持、对症治疗为基础，辅以改善肝脏生化功能的药物进行综合治疗。急性丙型肝炎应尽早使用抗病毒药物，以防慢性化。慢性乙型肝炎的总体治疗目标是最大限度地长期抑制或消除病毒，减轻肝细胞炎症坏死及肝纤维化，延缓和阻止疾病进展，减少和防止肝功能失代偿、肝硬化、HCC 及其并发症的发生，从而改善生活质量和延长存活时间。慢性乙型肝炎治疗主要包括抗病毒、免疫调节、抗炎和抗氧化、抗纤维化和对症治疗，其中抗病毒治疗是关键，只要有适应证，且条件允许，就应进行规范的抗病毒治疗。

（1）急性自限性肝炎：如甲型肝炎、戊型肝炎，可视病情轻重，适当进行支持治疗和对症处理，辅以改善肝脏生化功能的药物。

（2）慢性肝炎：综合治疗基础上，只要有适应证，就应考虑抗病毒药物与免疫调节剂治疗。抗肝纤维化治疗正在受到越来越多的重视。

（3）重型肝炎、肝功能衰竭或肝炎肝硬化肝功能失代偿：综合治疗极为重要，加强护理监护，密切观察病情，注意维持水与电解质平衡，补充新鲜血浆或白蛋白等血制品。可应用含高支链氨基酸的多种氨基酸和抑制炎症坏死及促进肝细胞再生的药物。改善肾微循环，降低内毒素血症。应特别注意各种严重并发症（如肝性脑病、脑水肿、出血、感染、肾功能不全、电解质紊乱、大量腹水等）的预防和积极处理。合适的病例，可考虑人工肝或肝移植治疗。

（4）慢性乙型肝炎病毒携带者：可照常工作，但应定期复查，随访观察，并动员作肝穿刺活检，以便进一步考虑诊治措施。

2. 常用的肝炎治疗药物

（1）抗病毒治疗药物：是慢性乙型肝炎和急、慢性丙型肝炎最重要的治疗。乙型肝炎可用 α- 干扰素（或长效干扰素）或核苷类似物（拉米夫定、阿德福韦酯、恩替卡韦或替比夫定）。丙型肝炎推荐联合应用 α- 干扰素和三氮唑核苷（利巴韦林）。建议慢性肝炎的抗病毒治疗应在专科医师的指导下进行。

（2）免疫调节药物：胸腺肽，胸腺素，IL-2，转移因子，香菇多糖等。

（3）护肝药物：包括维生素类（B 族维生素、维生素 C、维生素 E 等），葡醛内酯（肝泰乐），还原型谷胱甘肽，氨基酸，肌苷，辅酶 A，磷脂酰胆碱等。

（4）降酶药物：主要有 3 类药物。①五味子类：复方五味子片等以五味子为主要成分的中成药，联苯双脂滴丸以及以联苯双酯为主要成分的复合胶囊；②甘草酸类：甘草甜素，甘草酸苷，甘草酸二胺等；③苦参素类：苦参素胶囊、注射液，山豆根制剂等。此外尚有双环醇（百赛诺），水飞蓟素，垂盆草，齐墩果酸等。

（5）退黄药物：包括丹参，茵栀黄，门冬氨酸钾镁，前列腺素 E_1，低分子右旋糖酐，山莨菪碱，腺苷蛋氨酸，熊去氧胆酸等。作用机制分别为改善肝内微循环，舒张、疏通肝内小胆管，促进胆红素的代谢转化和胆汁的排泌。可根据病情选用。

【流行与预防】

肝炎病人和病毒携带者是本病的传染源，人群普遍易感。甲型、乙型、戊型肝炎各有特异性预防措施。

病毒性肝炎急性病人应隔离治疗至病毒消失。慢性病人和携带者可根据病毒复制指标评估传染性大小，复制活跃者尽可能给予抗病毒治疗。凡现症感染者不能从事食品加工、饮食服务、托幼保育等工作。对献血员进行严格筛选，不合格者不得献血。

针对甲型和戊型肝炎，搞好环境卫生和个人卫生，加强粪便、水源和食物管理，做好食具消毒等工作，防止"病从口入"。

针对乙、丙、丁型肝炎，提倡使用一次性注射用具，各种医疗器械及用具实行一对一消毒措施。对带血或体液的污染物应严格消毒处理。加强血制品管理。采取主动和被动免疫阻断母婴传播。理发、美容、洗浴等用具应按规定进行消毒处理。

甲型肝炎的预防有：IgG 型抗 HAV 阴性者可接种甲型肝炎减毒活疫苗以获得主动免疫，主要用于幼儿、学龄前儿童及其他高危人群。接种后免疫期至少5年。对近期有与甲型肝炎病人密切接触的易感者，可用人免疫球蛋白注射以获得被动免疫，时间越早越好，保护期2~3个月。

乙型肝炎的预防有：①乙型肝炎疫苗：易感者均可接种，新生儿应按计划免疫方案进行普种；高危人群包括与HBV感染者密切接触者、医务工作者、同性恋者、药瘾者，以及从事托幼保育、食品加工、饮食服务等职业的人群是主要的接种对象；②乙型肝炎免疫球蛋白：属于被动免疫。主要用于新生儿及暴露HBV后的紧急预防，宜及早注射。

戊型肝炎的预防有：我国自主开发的重组戊型肝炎疫苗保护率达到100%。

目前对丙、丁型肝炎尚缺乏特异性免疫预防措施。

二、 流行性乙型脑炎

流行性乙型脑炎（epidemic encephalitis B）简称乙脑，又称日本脑炎（Japanese encephalitis），是由乙型脑炎病毒引起的以脑实质炎症为主要病变的中枢神经系统急性传染病。经蚊虫传播，多在夏秋季流行。临床上以高热、意识障碍、抽搐、病理反射及脑膜刺激征为特征。重型病人常有中枢性呼吸衰竭，病死率高达20%~50%，可有后遗症及并发症。

【临床表现】

潜伏期4~21天，一般为10~14天。

1. **初期** 为病初的3天。起病急，体温在1~2天内升至39~40℃，伴头痛、恶心和呕吐及嗜睡。可有颈部强直和神志淡漠。

2. **极期** 病程4~10天，初期症状加重，突出表现为脑实质受损的症状，包括：

（1）高热：体温高达40℃以上，通常持续7~10天。发热越高，热程越长，病情越重。

（2）意识障碍：可有程度不等的意识障碍，如嗜睡、谵妄、昏迷或定向力障碍等。常持续1周，重者可长达4周以上。

（3）惊厥或抽搐：可有局部小抽搐、肢体阵挛性抽搐、全身抽搐或强直性痉挛，持续数分钟至数十分钟，均伴有意识障碍。频繁抽搐可加重缺氧和脑实质损伤，导致呼吸衰竭。

（4）呼吸衰竭：多发生在重症病例。由于脑实质炎症、脑水肿、脑疝、颅内高压和低血钠脑病所致，其中以脑实质病变为主要原因。主要表现为中枢性呼吸衰竭，也可因并发肺炎或脊髓受侵犯而出现周围性呼吸衰竭。

高热、惊厥及呼吸衰竭是乙脑极期的严重症状，三者相互影响，其中呼吸衰竭常为致死的主要原因。

（5）颅内高压症：表现为剧烈头痛、呕吐、血压升高和脉搏变慢。婴幼儿常有前囟隆起，重者发展为脑疝，出现呼吸突然停止，常见有小脑幕切迹疝（主要压迫中脑）及枕骨大孔疝（压迫延脑）。

（6）神经系统症状和体征：神经系统症状多在病程10天内出现，是乙脑病人最危险的时期，第2周后出现新的神经症状者少见。主要表现为：①浅反射减弱、消失；深反射先亢进后消失；②肢体强直性瘫痪、肌张力增强、Babinski征阳性等大脑锥体束受损表现；③不同程度的脑膜刺激征；④根据其病变损害部位不同，可出现相应的神经症状，如失语、听觉障碍，自主神经受累可有膀胱和直肠麻痹而导致大小便失禁或尿潴留。

3. **恢复期** 体温逐渐下降，症状逐日好转，一般于2周左右可完全恢复。重症病人的神志迟钝、痴呆、四肢强直性瘫痪等，多于半年内不同程度恢复。

4. **后遗症期** 少数重症病人半年后仍有精神神经症状，主要有意识障碍、痴呆、失语及肢体瘫痪、癫痫等。经积极治疗可有不同程度的恢复。癫痫后遗症或可持续终生。

临床上根据发热、意识障碍、抽搐程度、病程长短、有无后遗症等病情轻重不同，将乙脑分为轻型、普通型、重型及极重型。

5. **并发症** 发生率约 10%，以支气管肺炎最常见，多因昏迷使呼吸道分泌物不易咳出或应用人工呼吸器后引起。其次为肺不张、败血症、尿路感染、褥疮等。重型病人可因应激性溃疡而发生上消化道大出血。

【诊断】

临床表现为急起高热、头痛、呕吐、意识障碍、抽搐、呼吸衰竭、病理反射及脑膜刺激征阳性等；实验室检查血白细胞计数及中性粒细胞比例均增高，脑脊液呈无菌性脑膜炎改变可作出临床诊断；血清学检查，尤其是乙脑 IgM 抗体阳性可助确诊；病原分离。

【鉴别诊断】

1. **中毒性菌痢** 起病较乙脑更急，常于发病 24 小时内出现高热、抽搐、昏迷和感染性休克甚至呼吸衰竭，此时临床上尚未出现腹泻及脓血便等肠道症状，易与乙脑相混淆。一般无脑膜刺激征，脑脊液正常。作肛拭或生理盐水灌肠镜检粪便，可见大量脓、白细胞，或细菌培养阳性可确诊。

2. **化脓性脑膜炎** 中枢神经系统表现与乙脑相似，但多以脑膜炎表现为主，脑实质病变表现不突出，脑脊液呈细菌性脑膜炎改变，涂片和培养可找到细菌。其中流脑多见于冬春季，大多有皮肤、黏膜瘀点，其他细菌所致者多有原发病灶。

3. **结核性脑膜炎** 无季节性。多有结核病史或结核病接触史，起病较缓，病程较长，脑膜刺激征较显著，而脑实质病变表现较轻、出现较晚。脑脊液外观呈毛玻璃样，白细胞分类以淋巴细胞为主，氯化物下降较明显，糖降低，蛋白增高，薄膜涂片或培养可检出结核杆菌。必要时可行 X 线胸片和眼底检查以助鉴别。

4. **其他病毒性脑炎** 可由肠道病毒、单纯疱疹病毒、腮腺炎病毒等引起，确诊有赖于血清学检查和病毒分离。

【治疗】

目前尚无特效抗病毒药物。重点是把好"三关"，即高热、抽搐和呼吸衰竭的积极防治。

1. **一般治疗** 住院隔离，病室应有防蚊和降温设备。供给足够液体、能量和维生素，注意维持水、电解质平衡。昏迷病人应鼻饲。注意口腔、皮肤和眼睛的护理，防止褥疮和呼吸道、泌尿道的继发感染。

2. **对症治疗**

（1）高热：以物理降温为主，辅以药物降温。

（2）惊厥或抽搐：吸氧、镇静和止痉，寻找诱发原因积极对因处理。

（3）呼吸衰竭：去除病因及使用血管活性剂、呼吸兴奋剂。①脑水肿：甘露醇、速尿等脱水；②呼吸道痰阻：吸痰、给氧、必要时气管切开加压呼吸；③中枢性呼衰：东莨菪碱、山梗菜碱，必要时气管切开、插管及呼吸机辅助呼吸。可选用白虎汤或清瘟败毒饮，加安宫牛黄丸，口服或鼻饲。可用理疗、针灸、按摩、体疗及高压氧治疗等，以助语言、智力和肢体运动功能的恢复。

【流行与预防】

乙脑是人兽共患的自然疫源性疾病。三带喙库蚊是主要的传播媒介。人群普遍易感。夏秋季高发，10 岁以下的儿童多见。

因主要传染源是未经过流行季节的幼猪，应搞好饲养场所的环境卫生，人畜分开。应用疫苗免疫幼猪，减少猪群病毒血症。防蚊、灭蚊是预防本病的重要措施。通过疫苗的预防注射提高人群的特异性免疫力。

三、艾滋病

艾滋病即获得性免疫缺陷综合征（acquired immunodeficiency syndrome，AIDS）是由人免疫缺陷病毒（human immunodeficiency virus，HIV）所引起的慢性传染病，主要通过性接触、血液和母婴传播。病毒主要侵犯和破坏辅助性 T 淋巴细胞（CD4⁺T 淋巴细胞），造成机体细胞免疫功能受损，最后并发各种严重的机会性感染和机会性肿瘤。

【临床表现】

1. **分期**　潜伏期平均 9 年，或长达 15 年。临床表现十分复杂。早期可有急性感染表现，然后在相当长的时间内（可长达 10 年）无任何症状，或仅有全身淋巴结肿大。根据我国有关的诊疗标准和指南，分为急性期、无症状期和艾滋病期。

（1）急性期：感染 HIV 后 2～4 周，部分病人出现病毒血症和免疫系统急性损伤所产生的临床症状，包括轻微发热、全身不适、头痛，厌食、肌肉关节疼痛以及淋巴结肿大等。此期可检出 HIVRNA 及 P₂₄ 抗原，血小板减少、CD4⁺T 淋巴细胞升高。HIV 抗体在感染后数周才出现。此期症状常较轻微，持续约 3～14 天后自然消失，易被忽略。

（2）无症状期：由原发感染或急性感染症状消失后延伸而来，无任何症状。一般持续 7～10 年，但血清学检查可检出 HIV RNA、HIV 核心及包膜蛋白的抗体。此期具有传染性。

（3）艾滋病期：是 HIV 感染的最终阶段。临床表现复杂，因免疫功能严重缺陷，易同时发生多种机会性感染及恶性肿瘤，累及全身各个系统及器官，出现各种严重的综合病征：①全身症状：发热、乏力不适、盗汗、体重下降、厌食、肝脾肿大等；②神经系统症状：头痛、癫痫、下肢瘫痪、进行性痴呆等；③机会性感染：原虫、真菌、结核杆菌或病毒感染；④继发性肿瘤：卡波西肉瘤、非霍奇金淋巴瘤等；⑤并发其他疾病：慢性淋巴性间质性肺炎等。

2. **各系统临床表现**

（1）肺部：以肺孢子菌肺炎最为常见，是本病机会性感染死亡的主要原因，表现为间质性肺炎。念珠菌、隐球菌、巨细胞病毒、结核杆菌、卡波济肉瘤均可侵犯肺部。

（2）消化系统：口腔和食管炎症或溃疡最为常见，表现为吞咽疼痛和胸骨后烧灼感。胃肠黏膜常受到疱疹病毒、隐孢子虫和卡波济肉瘤的侵犯，引起腹泻和体重减轻。鸟分枝杆菌、巨细胞病毒感染肝脏，可出现肝大及肝功能异常。偶可有胆囊机会性感染和肿瘤。

（3）神经系统：①机会性感染：脑弓形虫病、隐球菌脑膜炎、梅毒等；②机会性肿瘤：原发性脑淋巴瘤和转移性淋巴瘤等；③原发 HIV 直接感染：艾滋病痴呆综合征、无菌性脑炎、脊髓病等；④败血症相关性脑病等，表现为头痛、癫痫、进行性痴呆、脑神经炎等。

（4）皮肤黏膜：肿瘤性病变，如卡波济肉瘤可引起紫红色或深蓝色浸润或结节；机会性感染，如白色念珠菌或疱疹病毒所致感染等；尖锐湿疣亦较常见。

（5）眼部：常见有巨细胞病毒、弓形虫引起的视网膜炎，眼部卡波济肉瘤等。

（6）口腔：常见有复发性口腔溃疡、鹅口疮、牙龈炎等。

【诊断】

HIV 感染 /AIDS 的诊断需结合流行病学史（不安全性生活史、静脉药瘾史、输入未经抗 HIV 抗体检测的血液或血液制品、HIV 抗体阳性者所生子女、职业暴露史等）、临床表现和实验室检查进行综合分析，慎重作出诊断。

急性感染期可根据高危因素及血清病样表现作出诊断。慢性感染期结合高危人群、严重机会性感染或机会性肿瘤、CD4/CD8 倒置应考虑本病，并进一步作抗 HIV 检查和确证实验。高危人群伴有以下两项或两项以上者为疑似病例：①近期体重下降 10% 以上；②慢性咳嗽或腹泻 1 个月以上；③间歇或持续发热 1 个月以上；④全身淋巴结肿大；⑤反复出现带状疱疹或慢性播散性单纯疱疹；⑥口咽念珠菌感染。

HIV 抗体和确证实验以及 HIV RNA 检测有助于明确诊断。

【鉴别诊断】

本病急性期应与传染性单核细胞增多症及流感、结核、脑膜炎等感染性疾病相鉴别；全身淋巴结肿大应与血液系统疾病相鉴别，注意与良性性病性淋巴结病综合征相鉴别；免疫缺陷性改变须与先天性或继发性免疫缺陷病相鉴别。病原体相关检测是主要鉴别手段。

【治疗】

抗病毒治疗是关键。早期抗病毒治疗可明显缓解病情，同时结合机会性感染和肿瘤的对症支持治疗、并发症治疗及预防性治疗等措施，能显著改善生活质量及预后，延长生存期，但不能完全抑制或清除 HIV 和彻底治愈 AIDS。

仅用一种抗病毒治疗的药物容易诱发病原体变异产生耐药性。高效抗逆转录病毒治疗（highly active antiretroviral therapy，HAART）俗称鸡尾酒疗法，既可抑制病毒复制，又可促使机体免疫重建。免疫重建治疗是指使受损的免疫细胞数量及其功能得以恢复或接近正常。目前基因重组 IL-2、IL-7、胸腺素、病人 T 细胞体外扩增后回输等措施有助于免疫重建。

【流行与预防】

无症状病毒携带者和病人是传染源；性接触、血液、体液是主要传播途径；人群普遍易感。病人及无症状病毒携带者应注意隔离。病人的血、排泄物和分泌物应进行消毒。加强国境检疫、宣传教育，避免性乱交。严禁注射毒品，严格检查血液制品，推广一次性注射器的使用。医疗单位对病人使用过的物品或医疗器械应严格消毒。

目前研制了许多 HIV 疫苗，包括合成多肽疫苗、亚单位疫苗、基因重组疫苗和核酸疫苗等，多处于临床前试验阶段，有些已进入临床试验。

医务人员被污染针头意外刺伤时，应尽早（尽可能在 2 小时内，最好不超过 24 小时）开始三联预防治疗（ZDV+3TC+IDV），疗程 4 周。

（刘　凡）

第三节　细菌感染

一、流行性脑脊髓膜炎

流行性脑脊髓膜炎（meningococcal meningitis）简称流脑，是由脑膜炎奈瑟菌（*Neisseria meningitis*）引起的急性化脓性脑膜炎。临床主要表现为突发高热，剧烈头痛，频繁呕吐，皮肤黏膜瘀点瘀斑及脑膜刺激征，脑脊液呈化脓性改变。严重者可有败血症休克及脑实质损害，常可危及生命，部分病人暴发起病，迅速致死。

人是该细菌唯一的天然宿主，带菌者和流脑病人是传染源。病原菌主要经咳嗽、打喷嚏借飞沫由呼吸道直接传播。多见于冬春季节，儿童发病率高，人感染后产生持久免疫力。

【临床表现】

潜伏期 2～3 日。按病情轻重分为轻型、普通型、慢性型和暴发型。普通型流脑最常见，占全部病例的 90% 以上，临床上可分为四期：

1. **前驱期（上呼吸道感染期）** 表现为低热、咽痛、咳嗽及鼻炎等上呼吸道感染症状，持续 1～2 日。

2. **败血症期** 起病急、高热寒战，体温迅速高达 40℃ 及以上，伴明显全身中毒症状，头痛及全身痛，精神萎靡等。70% 以上病人有皮肤黏膜瘀点或瘀斑，病情严重者瘀斑迅速扩大，中央可呈紫黑色坏死或大疱，常见于四肢、软腭、眼结膜及臀部等。少数病人脾肿大。持续 1～2 日。

3. **脑膜炎期** 多与败血症期高热及中毒症状同时出现，表现为剧烈头痛、喷射性呕吐、烦躁不安，颈项强直、克氏征及布氏征等脑膜刺激征阳性。重者谵妄、意识障碍及抽搐。通常在 2～5 日进入恢复期。

4. **恢复期** 热退，皮肤瘀点、瘀斑消失，症状逐渐好转，神经系统检查正常。约 10% 的病人可出现口唇疱疹。一般在 1～3 周内可痊愈。

【诊断】

有流脑流行病学史，冬春季节高发病，1 周内有流脑病人密切接触史，当地有发生或流行，既往未接种过流脑菌疫苗。临床体征及脑脊液检查符合化脓性脑膜炎的表现，伴有皮肤黏膜瘀点、瘀斑。细菌学或流脑特异性血清免疫学检查呈阳性。

【鉴别诊断】

需与其他细菌引起的化脓性脑膜炎、结核性脑膜炎、隐球菌性脑膜炎及中毒型细菌性痢疾等鉴别，确诊有赖于细菌学检查。

【治疗】

强调早期诊断，就地住院隔离治疗。密切监护，及时发现病情变化。做好护理，预防并发症。保证足够液体量及电解质。尽早足量应用细菌敏感并能透过血脑屏障的抗菌药物。近年来脑膜炎球菌已出现耐药情况，应引起注意。目前常用药物有：青霉素 G、氯霉素、头孢菌素和复方磺胺甲噁唑（SMZco）。高热时可用物理降温及应用退热药物；如有颅压升高，可用 20% 甘露醇 1～2g/kg 脱水，每隔 4～6 小时一次，静脉快速滴注。

【流行与预防】

病原菌主要经飞沫直接从空气中传播，属呼吸道传播，人群普遍易感，婴幼儿和儿童发病率最高。早期发现病人，就地隔离治疗，接触者应医学观察 7 天。流行期间应避免大型集会或集体活动，不要带婴幼儿到公共场所，外出应戴口罩。常规可皮下注射脑膜炎球菌 A 群多糖疫苗进行预防。对密切接触者或有可疑症状者，除医学观察外，口服复方磺胺甲噁唑或利福平连续 3 天均可预防。

二、 猩红热

猩红热（scarlet fever）是 A 组 β 型溶血性链球菌引起的急性呼吸道传染病。临床特征为发热、咽峡炎、全身弥漫性鲜红色皮疹和疹后明显脱屑，以及草莓舌。少数病人病后可出现变态反应性心、肾、关节损害。

A 组 β 型溶血性链球菌引起的咽峡炎病人，排菌量大且不易被重视，是重要的传染源。主要经空气飞沫传播，也可经皮肤创伤处引起"外科型猩红热"或经产妇产道引起"产科型猩红热"。多见儿童发病，人群普遍易感，抗菌免疫主要来自抗 M 蛋白的抗体，具有特异性，可抵抗同型菌的再感染，但对不同型的链球菌感染无保护作用。本病多见于温带，热带和寒带少见。

【临床表现】

猩红热的临床表现主要有化脓性、中毒性和变态反应性病变综合而成，并引起相应的病理改变。潜伏期 1～7 天，一般为 2～3 天。主要分为四种类型：

1. **普通型** 流行期大多数病人属于此型。起病多急骤，以发热、咽峡炎和皮疹为主要临床表现。①发热：可达 39℃左右，多为持续性，伴有头痛、食欲缺乏和全身不适等全身中毒症状。热度的高低和持续时间与皮疹的轻重及变化一致。②咽峡炎：表现为咽痛、吞咽痛、局部充血并可有脓性渗出液，颌下及颈部淋巴结呈非化脓性炎症改变。③皮疹：发热后 24 小时内开始发疹，始于耳后、颈部和上胸部等处，迅速蔓及全身；典型的皮疹为在皮肤上出现均匀分布的弥漫充血性针尖大小的丘疹，压之褪色，伴有痒感。部分病人可见带黄白色脓头且不易破溃的"粟粒疹"，严重的病人有出血性皮疹。在皮肤褶皱，皮疹密集或由于摩擦出血呈紫红色线状，称为"线状疹"（或帕氏线，Pastia line）。颜面部位仅有充血而无皮疹，口鼻周围充血不明显，相比显发白，称为"口周苍白圈"，腭部可见有充血或出血性黏膜内疹。病程初期舌覆白苔，舌乳头红肿，凸出于白苔，称为"草莓舌"。2～3 天后白苔脱落，舌面光滑呈肉红色，舌乳头仍凸起，称"杨梅舌"。多数病人，皮疹于 48 小时达高峰，后按出疹顺序消退，2～3 天内退尽，重者可持续一周。疹退后皮肤按出疹顺序脱屑，脱屑程度与皮疹轻重一致，轻者糠屑状，重者片状脱皮。近年来轻症病人较多，常仅有低热、轻度咽痛等症状；皮疹稀少，消退较快，脱屑较轻，但仍可引起变态反应并发症。

2. **脓毒型** 主要表现为咽部严重的化脓性炎症、坏死及溃疡，渗出物多时形成脓性假膜。常可波及邻近组织，形成化脓性中耳炎、鼻窦炎、乳突炎及颈部淋巴结炎。亦可侵入血流引起败血症或迁徙性化脓性病灶。

3. **中毒型** 主要表现为明显的毒血症，高热、头痛、剧烈呕吐，甚至神志不清、中毒性心肌炎及感染性休克。咽峡炎不重但皮疹明显，可为出血性。本型病死率高，目前少见。

4. **外科型** 包括产科型，病原菌从伤口或产道侵入而致病，故无咽峡炎。皮疹首先出现在伤口周围，向全身蔓延。一般症状较轻，预后较好。可从伤口分泌物中培养出病原菌。

【诊断】

与猩红热或咽峡炎病人有接触史者，临床表现为急性发热、咽峡炎、猩红热样皮疹、疹退后有脱屑。实验室检查白细胞数高达（10～20）×10^9/L，中性粒细胞占 80% 以上。咽拭子、脓液培养获得 A 组链球菌为确诊依据。

【鉴别诊断】

1. **其他咽峡炎** 在出疹前咽峡炎与一般急性咽峡炎较难鉴别。白喉病人的咽峡炎比猩红热病人轻，假膜坚韧不易抹掉。猩红热可与白喉合并存在，细菌学检查有助于诊断。

2. **其他发疹性疾病** 猩红热皮疹应注意与麻疹、风疹、药疹以及金黄色葡萄球菌感染等发疹性疾病鉴别。

【治疗】

急性期卧床休息，呼吸道隔离。

目前多数 A 组链球菌对青霉素仍较敏感，首选青霉素治疗。脓毒性或中毒型病人应较普通型病人增大剂量。对青霉素过敏者，可用红霉素，亦可用林可霉素或头孢菌素。若发生感染中毒性休克，要积极补充血容量，纠正酸中毒，给予血管活性药物等。对已化脓病灶，必要时切开引流或手术治疗。

【流行与预防】

对病人及接触者应进行呼吸道隔离。住院或家庭隔离至咽拭子培养3次阴性，且无化脓性并发症出现，可解除隔离（自治疗日起不少于7天）。收治病人时应按入院先后进行隔离。咽拭子培养持续阳性者延长隔离。对可疑猩红热、咽峡炎病人及带菌者，都应隔离治疗。流行期间，儿童应避免到公共场所活动。

（刘　凡）

第四节　立克次体感染

立克次体（*Rickettsia*）是一类球状或杆状的，呈革兰阴性反应的，专性寄生于真核细胞内、介于细菌与病毒之间、而接近于细菌的原核生物。我国的立克次体病主要有恙虫病、流行性斑疹伤寒、地方性斑疹伤寒和Q热。此处着重介绍恙虫病。

恙虫病（tsutsugamushi disease）又称丛林斑疹伤寒，是由立克次体科的恙虫病东方体（*Orientia tsutsugamushi*）引起的急性自然疫源性传染病。鼠类是主要传染源，通过恙螨幼虫叮咬传播。临床上以叮咬部位焦痂（eschar）或溃疡、发热、淋巴结肿大、白细胞计数减少及皮疹为特征。

【临床表现】

潜伏期为4~21天，一般为10~14天。恙虫病具有一些特征性体征，对诊断有重要价值。

1. **焦痂与溃疡**　是恙虫病特有的体征，可见于70%~100%的病人。恙螨幼虫叮咬后，局部首先出现粉红色小丘疹，继成水疱，破裂后中心部位发生坏死和出血，形成褐色或黑色焦痂，焦痂呈圆形或椭圆形，大小不等，其边缘稍隆起，周围有红晕，如无继发感染，无痛痒感无渗液。痂皮脱落后中央凹陷形成小溃疡，偶有继发性化脓现象。多数病人仅有1个焦痂，偶有2~3个及10个以上。焦痂或溃疡可全身分布，但多见于腋窝、腹股沟、肛门、外生殖器等人体湿润、气味较浓的隐蔽部位。

2. **淋巴结肿大**　全身浅表淋巴结肿大（焦痂附近的局部淋巴结尤为明显）是恙虫病的常见体征之一。一般发热前能触到，有压痛，孤立无粘连，可移动，多如黄豆大小，也有鸽蛋或核桃大小者。常见部位是颈部、腋窝、腹股沟和耳后等处，消退较慢。

3. **皮疹**　发生率有较大差异，可能与病原体的型别不同、病情轻重、就诊早晚等因素有关。多出现于病程的第2~8天，少数病例可于发病时即出现皮疹或迟至第14天才出现皮疹。常为暗红色充血性斑丘疹，少数呈出血性。形态大小不一，无痒感，不脱屑，或有色素沉着。散在性分布，以胸、背和腹部较多，向四肢发展，面部很少，手掌脚底部极少。有些病人于病程第7~10天可在口腔软、硬腭及颊部黏膜上发现黏膜疹或出血点。

4. **肝脾肿大**　肝大占10%~30%，脾大占30%~50%，质软，表面平滑，偶有触压痛。

5. **并发症**　较常见的有中毒性肝炎、支气管肺炎、心肌炎、脑膜脑炎、消化道出血和急性肾衰竭等。

【诊断】

1. **流行病学资料**　流行季节，发病前3周内到过恙虫病流行区，有户外活动经历等。

2. **临床表现**　起病急、高热、焦痂或溃疡、皮疹、浅表或局部淋巴结肿大、肝脾肿大。尤以发现焦痂或特异性溃疡最具临床诊断价值。对疑似病人应仔细寻找焦痂或溃疡，多位于肿大、压痛的淋巴结附近。

3. **实验室检查** 血常规示白细胞减少或正常（重型病人或有并发症时可增多），血小板可有减少。外斐反应（Weil-Felix reaction）血清效价 $OX_k \geqslant 1 : 160$ 有重要参考价值。间接免疫荧光试验双份血清 IgG 抗体滴度 4 倍及以上升高、核酸检测阳性或分离到病原体可确诊。

【鉴别诊断】

本病主要与钩端螺旋体病、斑疹伤寒、伤寒进行鉴别，其他如流行性感冒、疟疾、败血症、登革热和肾病综合征出血热等均应注意鉴别。

【治疗】

1. **一般治疗** 卧床休息，半流质饮食，加强营养和护理，注意口腔卫生，多饮水，保持水、电解质、酸碱和能量平衡；必要时可予物理降温、非甾体类抗炎药。出现重症或并发心肌炎、脑膜炎者，在使用抗生素的情况下，可适当使用激素。

2. **病原治疗** 常用抗生素有多西环素、大环内酯类、喹诺酮类和氯霉素，疗程均为 7 ~ 10 天，疗程短于 7 天者，可出现复发。复发者用相同的抗生素治疗同样有效，疗程宜适当延长 3 ~ 4 天。青霉素、头孢菌素类和氨基糖苷类抗生素对本病无治疗作用。

【流行与预防】

主要灭鼠，采用各种灭鼠器与药物灭鼠相结合的综合措施。病人不必隔离。

关键是避免恙螨幼虫叮咬。在户外活动时，必须扎紧衣袖口和裤脚口，涂上防虫剂，如邻苯二甲酸二苯酯或苯甲酸苄酯。此外，应改善环境卫生，消除恙螨滋生地，或喷洒杀虫剂消灭恙螨。

做好个人防护是预防本病的有效措施。目前尚无临床可用的恙虫病疫苗。

（刘 凡）

第五节 螺旋体感染

螺旋体（*Spirochaeta*）是一种外形细长、柔软、弯曲呈螺旋状、介于细菌与原虫之间、而接近于细菌的单细胞原核生物。我国的螺旋体病主要有梅毒、钩端螺旋体病、莱姆病和回归热。此处着重介绍梅毒。

梅毒（syphilis）是由苍白螺旋体（*Treponema Pallidum*，又称梅毒螺旋体）引起的一种全身慢性传染病，主要通过性接触和母婴垂直传播。感染者的组织液、分泌物和血液中含大量苍白螺旋体。临床表现复杂，早期主要侵犯皮肤黏膜，晚期可侵犯血管、中枢神经系统及全身各器官造成多脏器损害。

【临床表现】

根据传播途径不同可分为获得型（后天）梅毒和胎传（先天）梅毒；根据病程不同可分为早期梅毒和晚期梅毒。潜伏期一般为 9 ~ 90 天，此时临床血清反应呈阳性，但无明显症状。临床主要症状有：

1. **潜伏梅毒** 感染梅毒后经过一定的活动期，由于机体免疫力增强或不规则治疗的影响，症状暂时消退且脑脊液检查正常，但未完全治愈，梅毒血清反应仍呈阳性，此阶段称为潜伏梅毒。感染两年以内称为早期潜伏梅毒，感染两年以上称为晚期潜伏梅毒。

2. **一期梅毒** 早期梅毒具有较强的传染性，主要表现为硬下疳（见第二十章第三节 性传播疾病）。

3. **二期梅毒** 苍白螺旋体从由硬下疳附近淋巴结进入血液，在体内播散后出现全身性症状，感染后 6 ~ 10 周，出现低热、头痛、肌肉关节疼痛，或伴有肝脾肿大及全身淋巴结肿大。常见症状为梅毒疹、复发性梅毒疹、黏膜损害、梅毒性脱发、骨关节损害、眼梅毒、神经梅毒等。此期传染性最强。

4. 三期梅毒　此期发病率高，恶性度强，出现树胶样肿或闭塞性动脉内膜炎和小血管周围炎。常见症状为结节性梅毒疹、皮肤黏膜损害、近关节结节、心血管梅毒和神经梅毒。

5. 先天性梅毒　母体内的苍白螺旋体由血液通过胎盘传入胎儿。多发在妊娠 4 个月后，发病年龄小于 2 岁称早期先天梅毒，大于 2 岁者称晚期先天梅毒。不发生硬下疳，常有严重的内脏损害，对患儿健康影响大，病死率高。其中胎传潜伏梅毒，未经治疗，无临床症状，但血清反应呈阳性。

【诊断】

1. 病史　包括有无不洁性交史，性伴侣有无梅毒。已婚妇女有无早产、流产、死产史，直系亲属有无性病。

2. 全面体格检查　对感染时间较短的病人应注意检查皮肤、黏膜、外生殖器、肛门、口腔等处；对感染时间较长的病人应注意检查心血管、神经系统、眼、骨骼等处。

3. 早期梅毒皮肤黏膜损害可查到苍白螺旋体，同时若非螺旋体抗原试验呈阳性，结合病史及体格检查符合，即可确定诊断。

【鉴别诊断】

1. 注意梅毒硬下疳同软下疳的鉴别。

2. 硬下疳与固定性药疹的差异为：后者多有服用磺胺类等药物过敏史，既往可能有生殖器部位局限性溃疡史。

3. 硬下疳与生殖器疱疹并发局部感染的差异为：后者为局部出现红斑，伴感觉异常，继之形成水疱，数天后破溃，并发细菌感染者溃疡有脓性分泌物，多有既往发病史。

【治疗】

早期诊断，早期治疗，疗程规则，剂量足够。青霉素为首选药物。对青霉素过敏者可选四环素、红霉素等。部分病人青霉素治疗之初可能发生赫氏反应，可由小剂量开始加以防止。早期梅毒、晚期梅毒、心血管梅毒、神经梅毒、妊娠梅毒和先天梅毒的治疗方案各有不同，按期选择。

【流行环节与预防措施】

杜绝不洁性行为。若有可疑梅毒接触史，及时进行梅毒血清试验；对可疑病人均应进行预防性检查和梅毒血清试验；发现梅毒病人必须强迫隔离治疗；对可疑患梅毒的孕妇，应及时给予预防性治疗，防止感染胎儿。

（刘　凡）

第六节　寄生虫感染

一、阿米巴病

由溶组织内阿米巴（*Entamoeba histolytica*）感染所致疾病统称为阿米巴病（amoebiasis），是一种高发病率、高致病性的人畜共患寄生虫病，按病变部位和临床表现的不同，可分为肠阿米巴病和肠外阿米巴病。阿米巴原虫在人体内最常侵犯的部位是结肠黏膜，在此处形成溃疡而引起阿米巴痢疾，且易迁延愈合发展为慢性，有复发倾向。肠外阿米巴病可发生在肝、肺或脑，表现为各脏器的脓肿。

常与宿主黏膜防御功能受损、免疫功能抑制或减弱有关。

【临床表现】

1. **肠阿米巴病**　潜伏期一般为 3 周，亦可短至数天或长达年余。分为三型：

（1）无症状型（包囊携带者）：临床常不出现症状，多次粪检时发现阿米巴包囊。当被感染者的免疫力低下时此型可转变为急性阿米巴痢疾。

（2）急性阿米巴痢疾

1）轻型：临床症状较轻，表现为腹痛、腹泻，粪便中有溶组织内阿米巴滋养体和包囊。肠道病变轻微，有特异性抗体形成。当机体抵抗力下降时，可发生痢疾症状。

2）普通型：起病缓慢，全身症状轻，无发热或低热、腹部不适、腹泻。典型表现为黏液血便、呈果酱样，每天 3～10 余次，便量中等，粪质较多，腥臭，伴有腹胀或轻中度腹痛，以右下腹为主，伴有轻度压痛。粪便镜检可发现滋养体。典型急性表现，历时数天或几周后自发缓解，未经治疗或治疗不彻底者易复发或转为慢性。症状轻重与病变程度有关。溃疡明显时表现为典型阿米巴痢疾。若直肠受累明显时，可出现里急后重。

3）重型：此型少见，多发生在感染严重、体弱、营养不良、孕妇或接受激素治疗者。起病急、中毒症状高、高热、剧烈肠绞痛，血水样粪便，伴有呕吐、失水，甚至虚脱或肠出血、肠穿孔或腹膜炎。如不积极抢救，可于 1～2 周内因毒血症或并发症死亡。

（3）慢性阿米巴痢疾：急性阿米巴痢疾病人的临床表现若持续存在达 2 个月以上，则转为慢性。慢性病人常表现为食欲缺乏、贫血、乏力、腹胀、腹泻；肠鸣音亢进、右下腹压痛较常见。腹泻反复发作，或与便秘交替出现。症状可持续存在或有间歇，期间无任何症状，间歇期长短不一。

其他型阿米巴病可见于泌尿道、生殖系统、皮肤等处感染，但较少见；亦可以并发症起病，容易误诊。

2. **肠外阿米巴病**　以阿米巴肝脓肿最为常见。

阿米巴肝脓肿临床表现的轻重与脓肿的位置、大小及有否继发细菌感染等有关。起病大多缓慢，体温逐渐升高，常伴有食欲减退、恶心、呕吐、腹胀、腹泻及体重下降等。肝区疼痛为本病重要症状，疼痛的性质和程度轻重不一。

脓肿穿破与病程长、脓肿靠近肝脏边缘、脓肿较大、穿刺抽脓次数较多及腹压增高等因素有关。继发性细菌感染是阿米巴肝脓肿的重要并发症，此时寒战、高热、中毒症状明显，血白细胞总数及中性粒细胞均显著增多。

【诊断】

1. **肠阿米巴病**

（1）流行病学资料：病人居留地区阿米巴病流行情况，卫生条件，询问发病前是否有进食不洁食物史或慢性腹泻病人密切接触史。

（2）临床表现：起病缓慢，主要表现为腹痛、腹泻，腥臭味大便；病人无发热或仅有低热，肠鸣音亢进。

（3）实验室检查：粪便及肠壁活检组织中发现溶组织内阿米巴滋养体和包囊可确诊。可在血清检出抗溶组织内阿米巴滋养体抗体。粪便可检出溶组织内阿米巴抗原与特异性 DNA。

（4）乙状结肠镜：可见大小不等的散在潜行型溃疡，自溃疡面刮取标本镜检，发现病原体机会较多。

2. **肠外阿米巴**　若病人体温升高，伴寒战及出汗，血象升高，肝区疼痛，出现肝脏肿大和压痛，粪便找到溶组织内阿米巴，表示形成阿米巴肝脓肿。对于肠外阿米巴诊断有困难时，可行 B 超检查、X线检查；对于发现肝脏液性病灶及右膈抬高、右肺底云雾状阴影、胸腔积液等征象，可在超声引导下行穿刺术，如引流出典型脓液，及找到滋养体亦可确诊，同时宜做细菌培养，以明确有无继发感染。还可采用免疫学诊断法以资辅助诊断。

【鉴别诊断】

本病主要与细菌性痢疾、细菌性食物中毒进行鉴别，其他如血吸虫病、肠结核、结直肠癌和慢性非特异性溃疡性结肠炎等注意鉴别。

【治疗】

卧床休息，给予高蛋白高热量饮食，急性腹泻病人予流质或少渣饮食，腹泻严重时注意补液、纠正水电解质紊乱。慢性病人加强营养，补充维生素，饮食宜清淡。重症病人给予输液、输血等支持。

抗阿米巴治疗应选用抗溶组织内阿米巴药，辅以肠腔内抗阿米巴药。主要的药物有：甲硝唑、替硝唑、二氯尼特、巴龙霉素、喹诺酮类以及氯喹等。对有继发性细菌感染者应选用对病原菌敏感的抗菌药物。

肝脓肿穿破引起化脓性腹膜炎者、内科治疗疗效欠佳者，可行外科手术切除。

【流行环节与预防措施】

溶组织内阿米巴常隐伏于肠腺窝和绒毛间隙中，肠腔和组织内药物不易根治，对排包囊者及慢性病人应彻底治疗；对于无症状阿米巴携带者亦需彻底治疗，消灭肠道寄生的病原体。

加强水源管理，扑灭蟑螂及苍蝇等媒介，不吃生冷蔬菜和生水，食具消毒，饭前便后洗手，对粪便进行无害化处理，杀灭包囊等。

目前尚无有效疫苗可供预防使用。

二、血吸虫病

血吸虫病（schistosomiasis）是由血吸虫寄生于门静脉系统所引起的疾病，由接触含尾蚴的疫水而感染。在我国流行的主要是日本血吸虫（*Schistosoma jAponicum*），其主要病变是虫卵沉积于肝脏或肠道等组织而引起的虫卵肉芽肿。也可有血吸虫异位损害。

【临床表现】

从尾蚴侵入到出现临床症状的潜伏期为30～60天，平均40天。临床表现复杂多样，根据病人感染的程度、时间、免疫状态、治疗是否及时等因素，血吸虫病可分为急性、慢性、晚期及异位损害。

1. **急性血吸虫病**　多发生于夏秋季，男性青壮年与儿童居多。病人常有明确的疫水接触史，常为初次重度感染，慢性病人大量感染后亦可出现急性症状。约半数病人在尾蚴侵入部位出现蚤咬样红色皮损，即尾蚴性皮炎。急性期病人有发热、腹痛、腹泻或脓血便、肝大与压痛等，嗜酸性粒细胞显著增多等。急性病程一般不超过6个月，经杀虫治疗，病人可迅速痊愈。如不治疗，则可发展为慢性甚或晚期血吸虫病。

2. **慢性血吸虫病**　此型在流行区占绝大多数。在急性症状消退而未经治疗或疫区反复轻度感染而获得部分免疫力者，病程经过半年以上，都为慢性血吸虫病。病程可长达10～20年甚至更长。慢性期病人以肝脾大或慢性腹泻为主。轻度感染者大多无症状，但粪便中可检出虫卵。

3. **晚期血吸虫病**　反复或大量感染血吸虫尾蚴后，未经及时抗病原体治疗，虫卵损害肝较重，发展为肝硬化，出现门静脉高压，脾显著增大和临床并发症，儿童常有生长发育障碍。晚期主要临床表现分为四型：巨脾型、腹水型、结肠肉芽肿型和侏儒型。

4. **异位血吸虫病**　于门脉系统以外的器官或组织的血吸虫虫卵肉芽肿成为异位损害，常见的在肺和脑。肺型多见于急性病人，表现为咳嗽、痰少、体征不明显、X线胸片检查可见点状或云雾状浸润。脑型急性症状表现为似脑膜脑炎，慢性症状表现为局限性癫痫。机体其他部位也可发生血吸虫病，出现相应症状。

【诊断】

疫区血吸虫疫水接触史是诊断的必要条件。疫区病人呈发热、皮炎、荨麻疹、腹痛腹泻、肝脾大等。结合寄生虫学与免疫学检查指标进行诊断。粪便检出活卵或孵出毛蚴即可确诊。一般采用血象检查、粪便检查、肝功能检查、免疫学检查、直肠黏膜活检和肝影像学检查等辅助诊断。

【鉴别诊断】

急性血吸虫病可误诊为伤寒、阿米巴肝脓肿、粟粒性结核等，嗜酸性粒细胞显著增多有重要鉴别价值。慢性血吸虫病肝脾大型与无黄疸型病毒性肝炎鉴别，后者食欲减退、乏力、肝区疼痛与肝功损害较明显。血吸虫病病人有腹泻、便血、粪便孵化阳性，而且毛蚴较多，易与阿米巴痢疾、慢性菌痢鉴别。晚期血吸虫病与门脉型及坏死后肝硬化的鉴别，前者常有慢性腹泻、便血史、巨脾等，需要病原学检查与免疫学检查才能鉴别。

【治疗】

吡喹酮可用于各期各型血吸虫病病人。对急性期病人应补液、保证水电解质平衡，加强营养及全身支持治疗。对慢性期和晚期病人应加强营养、改善体质。巨脾、门脉高压和消化道出血病人应考虑手术治疗。

【流行与预防】

流行区病人、病畜每年进行普查普治。消灭钉螺是预防本病的关键。严禁接触疫水，接触疫水时应穿着防护衣裤、使用防尾蚴剂。保护水源。重疫区特定人群，如防洪、抢险人员预防性服用蒿甲醚和青蒿琥酯能有效预防血吸虫感染。

（刘　凡）

第七节　医院感染

医院感染（nosocomial infection）是指住院病人在医院内发生的感染，包括住院期间发生的感染和在医院内获得而于出院后发生的感染，但不包括入院前已开始或入院时已存在的感染。医院工作人员在医院内获得的感染也属医院感染。

导致医院感染的致病原90%为条件致病微生物，少数为致病微生物。病原菌常呈现多重耐药且随抗生素应用或病人免疫功能缺损程度而有变迁。

根据病人在医院中获得病原体的来源不同，可分为外源性感染和内源性感染。外源性感染亦称交叉感染或获得性感染，是指携带病原微生物的医院内病人、工作人员或陪护探视者，以及医院环境中病原微生物引起的医院感染，可散发也可暴发。内源性感染也称自源性感染，是指病人自身皮肤或腔道等处定植的条件致病菌，或从外界获得的定植菌由于数量或定植部位的改变而引起的感染，呈散发性。

医院感染虽不是传染病，但与传染病同属于感染病范畴，不仅对病人自身造成伤害，而且可能在医院内形成流行。随着各种慢性病、肿瘤、免疫缺陷病的增加，免疫抑制剂、抗生素、放疗、侵袭性医疗措施应用更加广泛，加上医院环境特殊、病种繁多、病原体耐药性高等，应加以高度重视。

【临床表现】

对于没有明确潜伏期的感染，规定入院 48 小时后发生的感染为医院感染；对于有明确潜伏期的感染，自入院时起超过平均潜伏期后发生的感染为医院感染。医院感染虽与各类感染类似，但更复杂且往往临床表现不典型，易为病人的原发病和基础病所掩盖。为复数菌和混合菌感染，且抗生素应用可出现二重感染，因为临床表现较为复杂，常见部位的感染及临床表现如下：

1. **肺部感染**　也称医院肺炎，是最常见的医院感染，病死率位于医院感染首位。常发生于外科手术病人及肿瘤、白血病、慢性阻塞性肺炎、长期卧床或行气管切开术、安置气管导管等重危病人，ICU 病人感染率更高。主要临床表现有发热、咳嗽、痰液黏稠、呼吸增快；肺部有湿啰音，可有发绀等。确诊须经 X 线胸片检查与痰标本检出相应的病原体。病原体种类较多，以革兰阴性菌为主，常见的有铜绿假单胞菌、不动杆菌素、克雷伯菌属和肠杆菌属等。革兰阳性菌以金黄色葡萄球菌较为常见，其他尚有肺炎链球菌、嗜肺军团菌及真菌等。

2. **尿路感染**　也是常见的医院感染，在我国占医院感染第二位。常发生于尿路器械诊疗的病人，少数为血源性或其他不明原因所致。临床可分为有症状尿道感染、无症状菌尿症和其他尿路感染。病原体主要入侵途径是逆行入侵，尿道口病原体或污染的导尿管、膀胱镜以及尿路冲洗液等均可成为传染源。病原菌主要为大肠埃希菌，其次为肠球菌、变形杆菌、铜绿假单胞菌、肺炎链球菌、沙雷菌和念珠菌等。

3. **消化道感染**　主要有抗菌药物相关性腹泻（假膜性肠炎）和胃肠炎。假膜性肠炎常发生于大手术或应用广谱抗生素后，是抗生素相关性肠炎中最常见的一种，主要致病菌是难辨梭菌，临床表现为发热、腹痛、腹泻、腹胀、甚至毒血症和休克。胃肠炎主要由沙门菌属等十多种致病菌引起，临床表现因病原菌不同而异。

4. **全身感染**　原发性败血症约占其中半数，其他来源于原发局部炎症或感染病灶。全身感染无特征性临床表现，不同病原体和年龄有较大差别，常表现为不规则寒战、高热、弛张热型、中毒症状显著，白细胞显著上升，血培养有病原菌生长。系统炎症反应低下者，白细胞常不升高。确诊依靠血培养，最好多次行血培养，可提高阳性率并确定病原菌及敏感药物。常见病原菌为凝固酶阴性葡萄球菌、粪肠球菌、大肠埃希菌、克雷伯菌属、念珠菌属等。

5. **包括清洁伤口、污染 - 清洁伤口和污染伤口**　主要为各器官或组织手术后的感染。传染源包括医务人员携带的细菌、病人自身携带的细菌以及正常菌群、污染的手术器械、敷料和环境等，主要通过直接接触途径传播。规范的消毒盒灭菌可以减少感染概率。

器官移植相关的感染主要与免疫抑制有关。

【诊断】

医院感染的诊断主要依靠临床资料、物理或生化检查、病原学检查等。需要了解病原菌的种类及其特点，病原菌对抗菌药物的敏感性，病原菌分离的部位，原发感染或继发感染，主要病原体和次要病原体，菌群动态变化情况，感染部位，病人基本情况，医疗诊治措施及其影响等。

有下列情况之一者可诊断为医院感染：

1. 病人在入院时不存在、也不处于潜伏期，而在医院内发生的感染，包括在医院内感染而在出院后发病者。

2. 有明显潜伏期的，自入院时起超过平均潜伏期后发生的感染。

3. 无明显潜伏期的，入院 48 小时后发生的感染。

4. 病人发生的感染直接与上次住院有关。

5. 医务人员在医院工作期间获得的感染。

6. 在原感染已知病原体的基础上，分离出新病原体，或出现新的不同部位的感染（除外脓毒血症迁徙灶）。

7. 新生儿在分娩过程中和产后获得的感染。

8. 由于诊疗措施激活的潜在性感染，如疱疹病毒、结核分枝杆菌等的感染。

【鉴别诊断】

下列情况不属于医院感染：

1. 皮肤黏膜开放性创口只有细菌定植而无炎症表现。

2. 由物理性或化学性，而非生物性因子刺激产生的炎症反应。

3. 新生儿经胎盘获得的感染。

4. 病人原有的慢性感染在医院内急性发作。

5. 全身感染的迁徙性病灶或原有慢性感染复发，不能证明系医院内获得者。

【治疗】

根据病原菌特性、病人病情的特点、抗菌药物的作用机制、副作用等合理选用抗菌药。首先根据临床诊断估计病原菌，经验治疗，同时进行病原菌培养和药敏试验，随后根据培养出的病原菌与药敏试验结果调整用药，以后再根据疗效、不良反应酌情调整。尽量减少联合用药。根据病情轻重选择合理的抗菌药物给药方式。防止不良反应、过敏反应及毒性反应，特别是老年人和有基础疾病的病人较容易发生，注意询问过敏史。根据病人病情针对基础病进行相应治疗，维持水电解质平衡，补充必要热量和营养，维护重要的生理功能，对有脓肿或炎性积液及时进行有效引流等。

【流行与预防】

医院感染不可能完全避免，但有效的预防措施可以减少医院感染的发生。必须建立和健全医院感染管理组织，建立医院感染的监测制度系统，建立和健全有关的规章制度，培训与提高医护、检验与有关人员水平，医院内合理应用抗菌药物，加强消毒与灭菌工作，对医院感染病人及时诊断与合理治疗。

医院感染隔离应用的技术现有 7 种，主要是根据病原体传播途径制定，按国际标准以不同颜色的卡片分别表示 7 种不同的隔离技术，安置在护理办公室和病人床头：黄色——严格隔离，橙色——接触隔离，蓝色——呼吸隔离，灰色——结核病隔离，棕色——肠道隔离，绿色——引流／分泌物隔离，粉红色——血液／体液隔离。

（刘　凡）

第十二章 神经系统疾病

第一节　颅内压和脑积水

一、颅内压增高症

颅内压（intracranial pressure，ICP）是颅腔内容物（脑组织、血液、脑脊液）对密闭的颅腔产生的压力，常以侧卧位腰段脊髓蛛网膜下腔穿刺所测得的脑脊液压为代表。正常为 80～180mmH$_2$O，儿童为 50～100mmH$_2$O。当颅内压持续超过 200mmH$_2$O 时，称为颅内压增高症（intracranial hypertension）。颅内压增高是多数神经科疾病的终末表现，为急症之一，若诊断和治疗不及时，会致危及生命的脑疝。

【病因】

颅腔内容物增加或颅腔容积减小，超过自身代偿能力时就会导致颅内压增高。

1. 颅腔内容物增加

（1）脑体积增加：最常见的原因是脑水肿（cerebral edema）。脑水肿发病机制复杂，主要与血 - 脑脊液屏障破坏和脑细胞代谢障碍有关。前者导致的称为血管源性脑水肿，后者为细胞毒性脑水肿。

（2）血容量增加：呼吸道梗阻或呼吸中枢衰竭等疾病导致的高碳酸血症，或下丘脑、脑干自主神经中枢和血管运动中枢受刺激，均可导致脑血管扩张，使脑血容量急剧增加，导致颅内压增高。

（3）脑脊液增加：常见原因：①分泌过多：多见于脉络丛肿瘤；②吸收障碍：多见于蛛网膜下腔出血或颅内炎症导致的蛛网膜颗粒堵塞；脑脊液蛋白含量增高；静脉窦血栓；③脑脊液循环通路阻塞：多见于肿瘤或出血压迫脑脊液循环通路；先天性导水管狭窄或闭锁；炎症导致脑底池粘连等。

（4）占位性病变：为颅内容物额外增加。如肿瘤、血肿、脓肿、寄生虫。除本身占据一定体积外，还导致周围脑水肿、脑脊液循环受阻等。

2. 颅腔容积缩小　狭颅症患儿，由于颅缝早闭，导致颅腔狭小，限制脑的发育，也可引起颅内压升高。患儿多有明显的头外形异常或智能低下。

【病理生理】

1. 脑脊液的调节　颅内病变早期，当颅内容物增加时，机体可通过减少颅内血容量和脑脊液来代偿。由于脑组织需要保持一定的血流量以维持其正常功能，所以以脑脊液减少为主，主要是通过减少脑脊液的分泌和加快脑脊液的吸收实现的。

2. 脑血流量的调节　脑血流量（cerebral blood flow，CBF）是指一定时间内一定重量的脑组织中所通过的血液量。脑血流量主要取决于脑血管阻力（CVR）和脑灌注压（CPP）：

脑血流量（CBF）=脑灌注压（CPP）/脑血管阻力（CVR）=[平均动脉压（MAP）- 颅内压

（ICP）] / 脑血管阻力（CVR）

在颅内压增高的情况下，脑灌注压下降，脑血流量减少，脑缺氧。为了改善脑缺氧，机体通过全身血管张力的调节，及血管自动调节和全身血管加压反应两种方式进行脑血流调节。

（1）脑血管自动调节：颅内压增高时，脑灌注压降低。当颅内压不超过 35mmHg，灌注压不低于 40~50mmHg，脑血管就能根据血液内的化学因素（主要是二氧化碳分压）来扩张或收缩脑血管，使脑血流量相对稳定。当 $PaCO_2$ 在 30~50mmHg 范围内，脑血管自动调节功能良好，$PaCO_2$ 升高，脑血管扩张；$PaCO_2$ 下降，脑血管收缩。

（2）全身血管加压反应：当颅内压升高至 35mmHg 以上，脑灌注压在 40mmHg 以下，脑血流减少到正常的 1/2 或更少，脑处于严重缺氧状态，$PaCO_2$ 多超过 50mmHg，脑血管调节功能丧失，处于麻痹状态。为了保持必需的脑血流量，机体通过自主神经系统的反射作用，使全身周围血管收缩，血压升高，心搏出量增加，以提高脑灌注压。与此同时呼吸减慢加深，使肺泡内气体获得充分交换，血氧饱和度提高。这种血压升高，伴心率减慢，心搏出量增加和呼吸深慢的三联反应，被称为 Cushing 反应。多见于急性颅内压增高的病例，慢性者不明显。

【分期和临床表现】

1. **代偿期**　颅腔内容物虽有增加，但并未超过代偿容积，颅内压仍可保持正常，不会出现明显颅内压增高症状。代偿期的长短，取决于病变性质、部位和发展速度等。

2. **早期**　病变继续发展，颅内容物超过代偿体积，逐渐出现颅内压增高表现，如头痛，呕吐等。此期颅内压波动在 15~35mmHg 范围内，脑组织轻度缺氧，但由于脑血管自动调节功能良好，仍能保持足够的脑血流量，因此如能及时解除病因，脑功能容易恢复，预后良好。

3. **高峰期**　病变进一步发展，脑组织有较严重的缺血缺氧。病人出现明显的颅内压增高"三联症"——头痛、呕吐和视乳头水肿。头痛是颅内压增高最常见的症状，多出现于晚间和晨起，当咳嗽、低头、用力时加重，部位常在额部或双颞，也可位于枕下或眶部。头痛剧烈常伴恶心、呕吐，呈喷射状，虽与进食无关，但似较易发生于饭后。较长时间的颅内压增高可引起视神经乳头水肿，表现为视乳头充血，边缘模糊，中央凹陷消失，静脉怒张，严重者可见出血。若颅内压增高长期不缓解，视神经萎缩，视力减退，甚至失明。除此以外，病人出现不同程度的意识障碍。病情急剧发展时，出现血压升高，脉搏缓慢有力，呼吸深慢等 Cushing 反应。此时，如不及时采取治疗措施，往往很快出现脑干衰竭。

4. **衰竭期**　病情已至晚期，病人深度昏迷，一切反应和生理反射消失，瞳孔散大，颈强直，生命体征紊乱，血压下降，心率快，呼吸不规律甚至停止。脑细胞活动停止，脑电图呈直线，即使抢救，预后也很差。

【诊断】

颅内压增高大多首先表现为头痛。头痛的原因很多，大多并非颅内压增高所致。但它毕竟又是颅内压增高的病人的主要症状，因此，对有神经科基础疾病且有头痛主诉者，应想到颅内压增高的可能。头痛伴有呕吐者，则应高度警惕颅内压增高的存在。出现头痛、呕吐、视神经乳头水肿，颅内压增高的诊断即可成立。如果需要，且病情允许，可做下列辅助检查：

1. **头颅 CT 和 MRI**　头颅 CT、MRI 可对颅内压增高症的诊断有帮助，且往往提示颅内压增高症的病因，现已普遍使用。其中头颅 CT 目前临床应用最为广泛，是当前诊断颅内病变、尤其是急性病变的首选检查手段。

2. **腰椎穿刺**　可以直接测量压力，同时获得脑脊液做化验。但对颅内压明显增高的病人腰椎穿刺有促成脑疝形成的危险，应尽量避免。

3. **颅内压监测**　是将导管或微型压力传感器探头置于颅内，导管或传感器的一端与颅内压监护仪连接，将颅内压力变化转化为电信号，显示数字仪或显示屏上，并用记录器描记，可随时了解颅内压。多用于神经外科 ICU 监护病房。

引起颅内压增高的病因很多，对一个具体病人而言，不仅要判断有无颅内压增高症的存在，还要鉴别颅内压增高的原因（病因诊断），以及确定病变部位（定位诊断）。为达此目的，应该仔细追寻分析病史，认真查体，并做必要的影像学检查。

【治疗】

1. **病因治疗**　病因治疗是最根本和最有效的治疗方法，如切除肿瘤、清除血肿，穿刺引流或切除脑脓肿、控制颅内感染等。病因一旦解除，颅内压多数可恢复正常。

2. **对症治疗**　降低颅内压，可用甘露醇、呋塞米、糖皮质激素等药物治疗。

二、脑疝

颅内病变所致的颅内压增高达到一定程度时，可以使一部分脑组织移位，通过一些空隙，被挤向压力较低的部位，即为脑疝（brain hernia）。脑疝是颅脑损伤、出血等脑疾病发展过程中一种紧急而严重的情况，疝出的脑组织压迫脑的重要结构或生命中枢，如不及时抢救，往往导致严重的后果，甚至死亡。

根据脑疝发生的部位和疝出的脑组织不同（图 12-1-1），可以分为小脑幕切迹疝（颞叶沟回疝）、枕骨大孔疝（小脑扁桃体疝）、大脑镰下疝（扣带回疝）和小脑幕切迹上疝（小脑蚓疝）等。这几种疝可单独发生，也可同时或相继出现。由于小脑幕切迹疝和枕骨大孔疝比较典型和常见，在这里分别加以阐述。

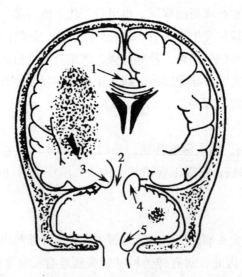

图 12-1-1　脑疝形成模式图

1. 大脑镰下疝；2. 中心疝；3. 小脑幕切迹疝；4. 小脑幕切迹上疝；5. 枕骨大孔疝

（一）小脑幕切迹疝

当小脑幕上一侧占位性病变不断恶化引起颅内压增高时，导致同侧大脑半球和脑干向对侧移位。半球上部由于大脑镰限制，移位较轻；而半球底部近中线结构如颞叶的沟回则移位较明显，疝入脚间池（为中脑双侧大脑脚之间），形成小脑幕切迹疝（transtentorial herniation），患侧动眼神经、脑干、后交通动脉和大脑后动脉受到挤压和牵拉，产生一系列的临床表现。

【临床表现】

1. **意识障碍** 由嗜睡、朦胧到浅昏迷、昏迷，对外界刺激反应由迟钝到消失，系脑干受压，脑干网状上行激活系统受累逐渐加重的结果。

2. **瞳孔变化** 最初因动眼神经轻度受压，出现神经受刺激的症状：可有短暂的患侧瞳孔缩小。随后动眼神经受压加重，出现神经被破坏的症状，瞳孔逐渐散大，对光反应迟钝、消失。晚期双侧瞳孔散大，对光反应消失，眼球固定，为中脑动眼神经核受压的表现。

3. **锥体束征** 由于大脑脚受压（皮质脊髓束下行于同侧大脑脚，后在延髓形成椎体交叉至对侧，该神经传导束即为锥体束，受压出现的症状称锥体束征），出现对侧肢体肌力减弱或瘫痪，肌张力增高，腱反射亢进，病理征阳性。

4. **生命体征改变** 表现为血压升高，脉搏有力，呼吸深慢，体温上升。晚期，生命中枢衰竭，出现潮式或叹息样呼吸，脉搏弱，血压、体温下降，最后呼吸停止，继而心跳停止。

【诊断】

重在及时发现、早期诊断、早期处理，严格、反复的神经系统查体、生命体征监测尤其重要。

【治疗原则】

1. **基础生命支持** 吸氧、维持呼吸道通畅，必要时气管插管。

2. **药物治疗** 立即静脉滴注 20% 甘露醇 250～500ml。

3. **手术治疗** 病因明确者，立即手术切除病变；尚不明确者，尽快检查确诊后手术或做姑息性减压术（颞肌下减压、部分脑叶切除减压术、脑室引流术）。

（二）枕骨大孔下疝

颅内压增高时，小脑扁桃体经枕骨大孔疝出到颈椎椎管内，称为枕骨大孔下疝（transforamen magna herniation）。多发生在后颅窝占位性病变，也可见于其他各种慢性颅内压增高者（后颅窝良性、慢性生长的占位性病变），症状较隐匿；急性疝多突然发生，如小脑出血，或在慢性疝的基础上由于用力或腰穿等诱因而形成，延髓生命中枢受压而衰竭，患者常迅速死亡。

【病理生理】

后颅窝容积小，代偿空间小，较小的占位性病变即可形成枕骨大孔下疝，下疝的小脑扁桃体可造成以下病理变化：压迫延髓和上段颈髓，造成延髓循环和呼吸中枢功能障碍，可导致呼吸心搏骤停。阻塞第 4 脑室正中孔和小脑延髓池，导致脑脊液向下和向上循环障碍，使颅内压进一步升高。疝出的脑组织发生充血、水肿和出血，使延髓和颈髓受压加重。

【临床表现】

1. **枕下疼痛、颈强直或强迫头位** 为避免延髓受压加重，机体发生保护性或反射性颈肌痉挛，病人头部保持于特定位置。

2. **颅内压增高症状** 头痛、恶心、呕吐，慢性者多有视神经乳头水肿。

3. **后组颅神经受累** 脑干下移，后组颅神经受牵拉，出现眩晕，听力障碍、饮水呛咳、声音嘶哑等。

4. **生命体征改变** 慢性者生命体征变化不明显。急性者生命体征改变显著，迅速发生呼吸和循环衰竭。

与小脑幕切迹疝相比，枕骨大孔下疝的特点是生命体征变化出现较早，瞳孔和意识障碍较晚。

【治疗】 治疗原则和小脑幕切迹疝相同。

三、脑积水

由于各种原因引起的脑脊液分泌过多、循环受阻或吸收障碍而导致脑脊液在脑室系统和（或）蛛网膜下腔积聚，使脑室扩大、脑实质相应减少，称为脑积水（hydrocephalus）。临床上常伴有颅内压升高。

【病因及分类】

导致脑积水的原因有很多，总体上可归纳为脑脊液分泌过多、吸收障碍、循环受阻或三者兼有。病变性质可以有先天性发育异常、炎症、出血、肿瘤、外伤等，一般婴幼儿以先天发育异常多见，成人以继发性病变多见。临床上常以病因为依据进行分类，具体如下：

1. **交通性脑积水** 以脑脊液分泌过多和吸收障碍为主要原因。

（1）脑脊液吸收功能障碍：常因感染、外伤、出血等，引起蛛网膜粘连，使蛛网膜下腔、蛛网膜颗粒发生阻塞。

（2）蛛网膜颗粒发育不良、脑池发育不良和静脉窦闭塞。

（3）脑脊液成分改变或浓缩：如脑脊液蛋白含量升高，导致黏度增加，影响吸收。

（4）脑脊液分泌过多：如脑室脉络丛肿瘤或增生。

2. **阻塞性脑积水** 以脑脊液循环通路受阻为主要原因。

（1）先天性畸形

1）中脑水管狭窄或闭塞。

2）Dandy-Walker 综合征：表现为脑积水、小脑蚓发育不全或缺失，第四脑室出口闭塞。

3）小脑扁桃体下疝畸形（Arnold-Chiari 畸形）、颅底凹陷等。

（2）炎症或出血：导致室间孔、导水管或四脑室出口粘连或阻塞。

（3）脑脊液循环通路周围占位性病变。

另外，还可根据发病时间分为先天性和后天性；按病程长短分为急性（数天）、亚急性（数周）和慢性（数月至数年）；按症状有无分为症状性和无症状性。

【临床表现】

1. **头颅外形异常** 婴幼儿表现为头颅快速增大，明显大于正常；前囟扩大、隆起；颅缝分开、头形变圆、颅骨变薄变软；头发稀疏、头皮薄而亮；脑颅大而面颅小，严重时因眶顶受压，眼球下移，巩膜外露，形成所谓的"落日征"。

2. **神经功能障碍** 反应迟钝、记忆力变差、智能低下；易激惹；意识水平下降和意识内容错乱；小便失禁；步态异常等。扩大的侧脑室枕角压迫视觉皮层，或扩大的三脑室压迫视交叉，可出现视力视野异常；中脑顶盖受压，可引起分离性斜视及上视困难等。

3. **颅内压增高的表现** 头痛、恶心呕吐、视神经乳头水肿。高压性脑积水行颅内压测量（多用腰穿测压）可发现颅内压升高。

【辅助检查】

1. 头围的动态测量。

2. **头颅X线平片** 在婴儿可见头颅增大、颅骨变薄。目前因 CT 和 MRI 的普及临床已少用。

3. **头颅 CT 和 MRI** 是诊断脑积水的主要方法，有助于明确病因、分类、严重程度，且可观察分流术后脑室变化以追踪治疗效果。在 CT 和 MRI 上均表现为病变部位以上的脑室和脑池扩大，以侧脑室颞角、额角变钝、变圆最为典型。可以显示扩大的侧脑室旁脑白质间质性水肿，尤其以 MRI

最为敏感（图 12-1-2）。

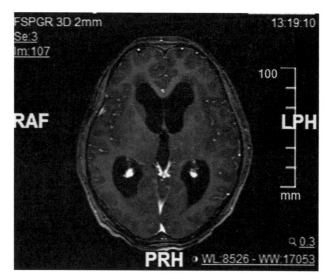

图 12-1-2　脑积水 MRI 表现

【诊断】

根据相关病史（如出血、外伤、炎症、占位等）、临床表现及辅助检查可明确脑积水诊断。注意应进一步明确脑积水的病因、种类、阻塞部位、严重程度。

【治疗】

治疗包括药物治疗和手术治疗。药物治疗主要是减少脑脊液分泌和增加机体水分排出，常用的药物有呋塞米、乙酰唑胺、氨苯蝶啶等，以乙酰唑胺抑制脑脊液分泌的作用最强，主要用于轻症病人或作为术前的临时用药。

本病以手术治疗为主。包括以下几种方法：

1. **解除脑脊液循环梗阻的治疗**　如脑室镜第三脑室造瘘术，中脑水管成形术或扩张术、第四脑室正中孔切开术或成形术、枕骨大孔先天畸形矫正术等，以及颅内占位切除术。

2. **脑脊液分流术（建立脑脊液循环旁路）**　脑室 - 腹腔分流术最为常用，此外还有脑室 - 心房分流、脑室 - 颈内静脉分流、腰大池 - 腹腔分流等。

（王　嵘）

第二节　脑、脊髓血管疾病

一、脑血管病概述

脑血管疾病（cerebrovascular diseases，CVD）是由各种血管性病因引起的脑功能障碍疾病的总称，主要包括颅内动脉瘤、血管畸形等出血性疾病，以及动脉狭窄 / 闭塞等缺血性脑血管疾病。脑血管病是现代社会威胁人类生命健康的最主要疾病之一，具有发病率高，致残率高的特点。脑血管疾病按其性质通常分为缺血性脑病和出血性脑病两类。

1. **缺血性脑病** 短暂性脑缺血发作（transient ischemic attack TIA）、脑梗死、颈动脉狭窄、颅内动脉闭塞与烟雾病等。

2. **出血性脑病** 高血压脑出血、蛛网膜下腔出血、颅内动脉瘤、脑、脊髓动静脉畸形等。

二、 短暂性脑缺血发作

短暂性脑缺血发作（transient ischemia attacks，TIA）是局灶性脑缺血导致突发、短暂性、可逆性神经功能障碍，发作持续数分钟，通常在 30 分钟内完全恢复，超过 2 小时常遗留轻微神经功能缺损表现，是缺血性脑卒中最重要的独立危险因素。

【临床表现】

多发于 50~70 岁，男多于女，起病突然，历时短暂，可反复发作。常为某种神经功能的突然缺失，持续数分钟至十余分钟缓解，无后遗症。

1. **颈动脉系统 TIA** 常见症状为对侧单肢和面部的发作性轻瘫，特征性症状为：

（1）眼动脉交叉瘫（病变侧一过性黑矇、对侧偏瘫及感觉障碍）。

（2）优势半球受累出现失语症，同时可能出现对侧偏身感觉障碍及同向偏盲。

2. **椎基底动脉系统 TIA** 常见症状为眩晕伴恶心、呕吐，一般无明显耳鸣。其特有症状为：

（1）突发的四肢无力而跌倒，一般不伴有意识丧失。

（2）短暂性全面遗忘：发作性短暂记忆丧失。

（3）双眼视力障碍。

病人还可能出现构音障碍，吞咽困难，共济失调及交叉瘫。

【诊断要点】

1. 突发的、短暂的局灶性神经功能缺失。

2. 常有反复发作史，临床症状常刻板出现。

3. 发作间歇期无神经系统体征。

【治疗】

病因治疗：针对病因和诱发因素进行治疗，控制卒中危险因素。

1. **药物治疗** 包括抗凝治疗、抗血小板药、血管扩张药和钙离子通道阻滞剂。

2. **手术治疗** 根据相应指征，可行颈动脉内膜剥脱术、血管内支架植入术、颅内外血管搭桥术等。

三、 脑梗死

脑梗死即缺血性脑卒中（ischemic stroke），对人类生命和健康危害极大，其发病率及死亡率一直是我国疾病谱中的前三位，约占脑卒中总数的 60% 左右，在空间分布上有北方高南方低的趋势，与高血压患病率的空间分布几乎一致。

【临床表现】

TIA 是完全性脑卒中的重要危险因素之一，未经治疗的 TIA 病人约有 1/3 会发展为脑梗死，TIA 发作频率高者脑梗死发病率更高。进展性脑卒中即指发病后神经功能缺失症状在 48 小时内逐渐进展或呈阶梯式加重。

根据梗死的部位和范围，其临床表现多样，常见的有偏瘫、偏盲、半身麻木、失语、头晕、行走站立不稳等，严重的可出现意识障碍、癫痫、生命体征紊乱，最终甚至危及生命。

【诊断】

1. 病人就诊后，根据病人的自述及旁述进行必要的病史采集。同时进行一般内科评估、神经系统评估和脑血管类型评估。NIHSS 卒中量表是评估病人脑梗死程度的重要量表。

2. 影像学检查

（1）CT 扫描：在脑梗死后 24～48 小时后 CT 上显示闭塞血管供血区一致的低密度梗死灶，如梗死灶体积较大可有占位效应（图 12-2-1）。

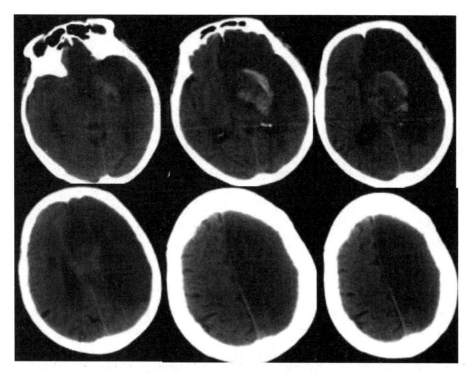

图 12-2-1　头颅 CT 示脑梗

头部 CT 示左侧大脑半球大脑中动脉供血区大面积脑梗，梗死部位出血性转化，中线移位，脑疝征象

（2）磁共振扫描：MR 的高空间分辨率能客观反映脑的解剖、生理和代谢情况，是诊断脑梗死的最佳成像方法。在 MR 上脑梗死数小时内，病灶区即有 MR 信号改变，呈长 T_1、长 T_2 信号。MR 能早期显示病灶、早期发现大面积脑梗死、清晰显示小病灶及后颅窝的梗死灶，病灶检出率为 95% 以上。

（3）脑血管造影（DSA）：DSA 可反映梗死区域供血动脉的具体情况，如腔内血栓、血管闭塞等，是明确梗死原因的金标准。

【治疗】

1. **药物治疗**　抗血小板药物，如阿司匹林、氯吡格雷等，可单独或联合强化治疗；他汀类药物。

2. **急性期溶栓治疗**　组织型纤溶酶原激活剂（tPA）可促使纤溶酶原转化为纤溶酶，溶栓治疗是脑梗死的首选治疗方法，但其治疗有严格的时间窗。

3. 急性期血管内机械拉栓。

4. **手术治疗**

（1）颈动脉内膜剥脱术（CEA）和血管内支架成形术（CAS），可解除颈动脉狭窄，去除斑块，改善患侧大脑半球供血，降低栓塞风险。

（2）颅内外动脉搭桥手术。

（3）如出现大面积脑梗死，则可考虑开颅大骨瓣减压术，降低颅内压，降低病死率。

四、 高血压脑出血

高血压脑出血（hypertensive intracerebral hemorrhage，HICH）是指源于高血压性粥样硬化小动脉破裂出血的一类疾病，属于脑实质内血管的非创伤性自发性出血，出血可扩展至脑室或蛛网膜下腔。高血压脑出血是高发病率、高患病率、高致残率、高复发率、高死亡率的"五高"疾病。

【流行病学】

我国出血性脑卒中占全部脑卒中病人的 21%～48%，死亡率和致残率居各类卒中首位，发病后 1个月内病死率高达 30%～50%，存活病人中超过 30% 遗留神经功能障碍。55 岁后成人高血压脑出血的发病率显著增长，每增加 10 岁发病率约增加 1 倍，当年龄大于 80 岁时，发病率是 70 岁的 25 倍。

【临床表现】

1. 与血肿部位相对应的局灶性神经功能缺失。神经系统症状可在发病后迅速达到高峰，也可缓慢进展。

2. 颅内压增高，出现头痛、恶心、呕吐及意识水平变化。

3. 发病时血压明显升高。

【诊断】

疑似高血压脑出血的病人，首选头部 CT 检查。急性出血的高密度影在 CT 上显示很清晰（图 12-2-2）。出血部位以基底节区内囊、外囊部位最常见，也可破入脑室，或者表现为蛛网膜下腔出血。

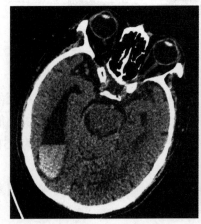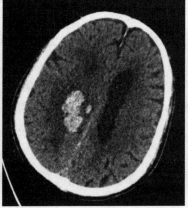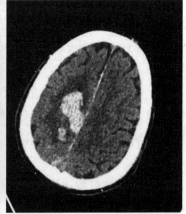

图 12-2-2　高血压脑出血 CT

右基底节区高密度影，周围水肿暗带

而对于 45 岁以下无高血压病史的脑出血病人，应结合临床病史进行其他检查，包括脑血管造影和（或）MRI 检查，以除外动脉瘤、脑血管畸形、烟雾病等。

【治疗】

1. **生命体征和神经功能监测**　监测病人呼吸、血压、心率、体温等，有心脏病和（或）心律失常病史或血压不稳定等病人应连续监测心电图。伴有脑疝征象急剧恶化者需要行气管插管和机械辅助通气。

2. **并发症及合并症的对症治疗**　高血压脑出血病人常出现非中枢性并发症包括深静脉血栓形成、肺栓塞和肺炎等，应给予早期对症治疗。吞咽困难或昏迷病人，建议鼻饲，保持营养。纠正凝血异常，纠正血小板减少。

3. **血压管理**　对于高血压病史病人，由于血压过高会导致进一步出血，而为维持足够的脑灌注，又需要维持血压不可过低，因此建议将血压控制至发病前水平；如无法获知发病前血压，将血压降低约20%。

4. **其他治疗**　包括心脏功能保护、葡萄糖代谢和电解质管理、脑室穿刺引流治疗急性脑积水、预防或控制已经发生的癫痫等。

5. **手术治疗**　手术目的不是彻底清除血肿，而是在降低创伤的前提下清除大部分血肿而迅速降低颅内压、减轻局部灌注障碍，从而防止脑水肿发展，以利神经功能恢复。手术方式包括传统骨瓣开颅血肿清除术、微骨窗入路血肿清除术、钻孔血肿碎吸引流术、神经内镜辅助下血肿清除术等。

五、自发性蛛网膜下腔出血

自发性蛛网膜下腔出血（spontaneous subarachnoid hemorrhage，SSAH）年发病率约为（5~28）/100 000，女性多见，动脉瘤破裂占75%~80%，动静脉畸形破裂占4%~5%。蛛网膜下腔出血病人发病急、症状严重、预后不佳，约50%的病人死亡、1/3存活病人生活不能自理。一般春、秋季发病较高。

【临床表现】

1. 动脉瘤性SAH发生高峰为55~60岁，约20%为15~45岁发病。30%动脉瘤性SAH发生在睡眠中。10%~50%病人在SAH前2~8周可出现不典型头痛或颈部僵硬等先兆症状，称为警示性出血或警示性头痛。

2. 突发剧烈头痛是SAH最常见症状，高达97%，头痛可持续几小时或数天，有时很短暂。

3. SAH可引起脑膜刺激征，包括恶心、呕吐、晕厥、颈部疼痛及畏光等。

4. 严重的病人出现意识障碍、嗜睡直到深昏迷，甚至猝死。

5. 20%以上病人在发生SAH后24小时内出现癫痫发作。

6. SAH病人可出现脑神经麻痹、偏瘫或视野缺损。局限性神经功能缺失有助于判断病变的部位，如动脉瘤压迫动眼神经麻痹，造成复视和上睑下垂。大脑中动脉瘤破裂出血可造成病人偏瘫，前动脉瘤压迫视神经病人可出现视力视野障碍。

【诊断】

头颅CT扫描是确诊SAH以及出血原因的主要手段。不论是否伴有神经功能缺失，突发严重头痛的病人，应首先行头部CT检查以确定有无SAH。CT检查应该在发病后尽快进行，越早检查敏感性越高。出血表现为蛛网膜下腔的高密度信号，同时CT还可了解脑室大小，是否有急性脑积水；是否有颅内血肿；是否有脑缺血或脑梗死。计算机断层扫描血管造影（CT angiography，CTA）是一种快速、方便的检查手段，创伤小，对于较大体积的动脉瘤，其敏感性已接近DSA，在一定程度上代替DSA（图12-2-3）。

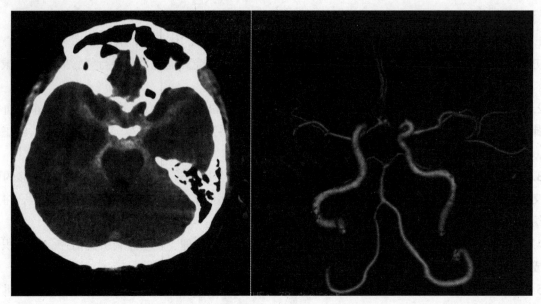

图 12-2-3　蛛网膜下腔出血 CT 及 CTA

CT：双侧额叶及胼胝体团片状高密度影，周围水肿带环绕。脑沟裂池及脑室系统内可见弥漫高密度影；

CTA：前交通动脉右侧起始部窄基底瘤样突起，最大截面积为 2.5mm×3.5mm

当出血量较少时，CT 检查可为阴性，临床高度怀疑 SAH 者应及时行腰椎穿刺检查。

目前评价 SAH 的分级标准临床上应用较广泛的为 Hunt-Hess 分级（表 12-2-1）。

表 12-2-1　Hunt-Hess 分级

评分	描述
0	动脉瘤未破裂
I	无症状，或轻度头痛，轻度颈项强直 或无急性脑膜／脑反应，但有固定的神经功能缺失
II	中等至重度头痛，颈项强直，或颅脑神经瘫痪
III	嗜睡或混乱，轻度定向障碍
IV	昏迷，中等至重度偏瘫
V	深昏迷，去脑强直，垂死表现

【治疗】

治疗原则是控制继续出血，防止继发性脑血管痉挛，去除出血原因和预防复发。

1. 对症治疗，卧床 4～6 周，避免引起血压或颅内压增高的原因如头痛、烦躁等，给予镇静镇痛药物。

2. 早期使用钙离子拮抗剂尼莫地平，防止继发性脑血管痉挛。

3. 降低颅内压，可使用甘露醇、呋塞米等。

4. 腰椎穿刺缓慢放出血性脑脊液对缓解头痛有一定效果，但在动脉瘤夹闭前应慎做。

5. 血管内栓塞或者手术夹闭动脉瘤，清除血肿，去除再出血病因。

六、颅内动脉瘤

颅内动脉瘤（intracranial aneurysm）为颅内动脉壁瘤样突起，尸检发生率为 0.2% ~ 7.9%，因动脉瘤破裂所致 SAH 约占 75% ~ 80%，患病率在 1% ~ 5% 之间不等，年发生率为（6 ~ 35.3）/10 万。脑血管意外中动脉瘤破裂出血发病率仅次于脑血栓和高血压脑出血。动脉瘤破裂 SAH 病人 10% ~ 15% 在就诊以前死亡，高达一半的病人在 SAH 后 2 周内死亡。颅内动脉瘤高发年龄为 55 ~ 60 岁，成人中未破裂动脉瘤老年女性常见；儿童动脉瘤约占 2%，男性常见，且以后循环动脉瘤较多。

【临床表现】

1. **出血症状**　大部分动脉瘤破裂出血为蛛网膜下腔出血，也可伴脑出血、脑室出血或硬膜下出血。动脉瘤急性出血造成头痛，呈"霹雳样"。

2. **占位效应**　巨大动脉瘤有时容易与颅内肿瘤混淆，可压迫脑干导致偏瘫，压迫颅神经导致占位效应，动眼神经最常受累，其次为外展和视神经，偶尔也有滑车、三叉和面神经受累。

3. **癫痫发作**　SAH 相邻区域脑软化，部分病人会出现抽搐，常为全身性强直 - 阵挛发作。

4. **迟发性脑缺血**（delayed ischemic deficits，DID）　发生率为 35%，致死率为 10% ~ 15%。DID 多出现于发病后第 3 ~ 6 日，7 ~ 10 日为高峰，表现为意识由清醒转为嗜睡或昏迷，可伴有局灶性神经功能障碍。

5. **脑积水**　动脉瘤破裂出血后凝血块阻塞室间孔或大脑导水管，引起急性脑积水，导致意识障碍，合并急性脑积水者占 15%。

【影像学检查】

1. **CT**　是诊断 SAH 的首选方法，可确定蛛网膜下腔出血、血肿部位大小、脑积水和脑梗死。CTA 技术对于较大动脉瘤其敏感性已接近 DSA。

2. **MR**　MR 上动脉瘤内可见留空影，MRA 常用于颅内动脉瘤筛查，有助于从不同角度了解动脉瘤与载瘤动脉关系。

3. **数字减影血管造影**（DSA）　尤其是三维血管造影，是确诊颅内动脉瘤的金标准，可判断动脉瘤的位置、数目、形态、内径、瘤蒂宽窄、有无血管痉挛、痉挛范围及程度和确定手术方案（图 12-2-4）。

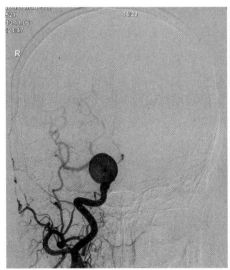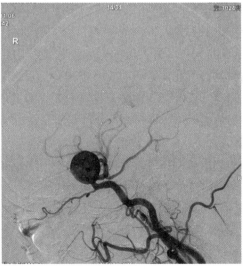

图 12-2-4　三维 DSA 显示动脉瘤

【治疗】

1. 非手术治疗

（1）绝对卧床休息 14 ~ 21 天，适当抬高头部，镇静、抗癫痫治疗。

（2）预防和治疗脑动脉痉挛，早期可用钙离子拮抗剂改善微循环。

（3）根据病情退热、预防感染、加强营养、维持水电解质平衡、心电监测、严密观察生命体征及神经功能变化。

（4）降血压减少出血，但不可降低过多，导致因动脉痉挛引起的脑供血减少加重。

（5）降低颅内压能增加脑血流量、减少血脑屏障的损害、减轻脑水肿，还能加强脑保护。

2. 外科治疗 开颅夹闭动脉瘤仍是首选方法。目前动脉瘤显微手术总死亡率已降至 2% 以下，再出血是保守治疗病人主要致死致残原因。在第一次出血后 2 周内再出血风险为 15% ~ 20%，而早期手术的目的是降低再出血风险。开颅术包括动脉瘤颈夹闭术、动脉瘤孤立术、颅内外搭桥术等。

3. 介入治疗 介入栓塞术在近十年获得了很大发展，从球囊闭塞载瘤动脉发展为直接栓塞动脉瘤腔，近年还出现了支架辅助栓塞、血流导向支架等。介入治疗的并发症包括脑缺血、术中动脉瘤破裂、脑血管痉挛等。

七、 脑、脊髓血管畸形

中枢神经系统血管畸形分为脑血管畸形和脊髓血管畸形，属于先天性中枢神经系统血管发育异常。脑、脊髓血管畸形包括①动静脉畸形；②海绵状血管畸形；③毛细血管扩张；④静脉畸形。其中以动静脉畸形最常见。另外动静脉瘘属于直接血管瘘，由单一或多发扩张动脉直接和静脉连接，没有畸形血管团，包括 Galen 畸形、硬脑膜（硬脊膜）动静脉畸形、颈内动脉 - 海绵窦瘘。

（一）脑动静脉畸形

脑动静脉畸形（arteriovenous malformation，AVMs）是结构变异的脑动脉和静脉交集聚集在一起的血管团块，其内部动脉与静脉之间存在一个甚至数个瘘管而无毛细血管，血液由脑动脉通过血管团内直接进入脑静脉，再汇聚到静脉窦。动静脉畸形可发生于脑任何部位，其中以小脑幕以上多见。脑AVMs 由三部分组成，供血动脉、畸形团和引流静脉。血流动力学的紊乱是脑 AVMs 发病的根本原因。其发病过程中会产生颅内血流动力学改变、脑出血、脑内盗血、脑过度灌注以及颅内压的增高。

【临床表现】

1. 出血 脑 AVMs 最严重的临床症状是颅内出血，多见于青年人，好发年龄为 20 ~ 40 岁。病人一般发病突然，可在体力活动或情绪激动、紧张时起病。表现为剧烈头痛、伴恶心呕吐，可有不同程度的意识障碍。重者可昏迷数天或数十天。病人可出现急性颅内压增高、偏瘫、失语等严重症状。出血是对病人健康、生存质量和生命的最大危害。

2. 癫痫 脑 AVMs 病人约有 70% 出现癫痫大发作或局限性发作，约 30% 病人以此为首发症状。癫痫发作多为脑盗血所致，也有可能是在出血或脑积水时伴发。

3. 其他症状 7% ~ 48% 的病人有头痛病史，发作时类似偏头痛。如有后循环动脉和脑膜动脉参与供血的 AVMs，头痛的发生率较高；出血也会导致剧烈头痛。有些病人还可以表现为进行性神经功能障碍。

【诊断】

自发性 SAH 或脑内血肿的年轻病人应首先考虑脑 AVMs，对伴有癫痫发作病史或头痛病史但无颅内压增高的病人更要高度怀疑。与其他脑血管疾病相似，脑 AVMs 的诊断在病人病史基础上，需要依赖影像学辅助检查确诊。其中 DSA 造影是诊断脑 AVM 的金标准（图 12-2-5），CT、MRI 及其血管相也可辅助诊断脑 AVMs。

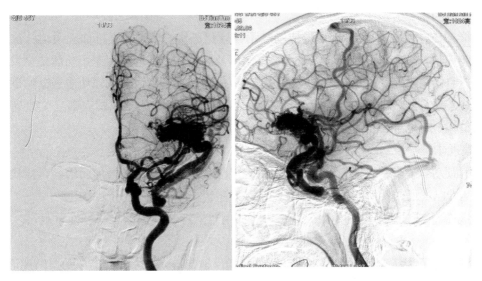

图 12-2-5　左侧额颞叶动静脉畸形

【治疗】

脑 AVMs 治疗主要包括手术 AVMs 病灶切除、血管内介入栓塞以及立体定向放射治疗。有些病例因各种原因采取了保守治疗，但目前仍然认为，显微外科手术切除术 AVMs 是最合理的治疗手段。

（二）海绵状血管畸形

海绵状血管畸形（cavernous malformation，CM）也称为海绵状血管瘤，占中枢神经系统血管畸形的 5%～13%，多位于幕上脑内，10%～23% 在后颅窝，常见于脑桥。CM 有一定遗传性，多发者占 18.7%，有家族史者常见。61% 的病人在 20～40 岁发病，男女比例相差不大。病人以癫痫为首发症状者占 31%～55%，其次为反复脑内出血，表现为头痛、呕吐、进行性神经功能障碍。部分病人为偶然发现，注射对比剂后 CT 可见脑内高密度病变。MR 典型表现为 T_2 相周边低信号，内为混合信号，血管造影不能显示病变，典型的病例不需要行 DSA。

对于 CM 病人，伴有癫痫者应行脑电图确定 CM 与癫痫发作的关系。造成癫痫、神经功能缺损、反复出血的病人应考虑手术切除病灶，尤其是儿童和脑干内 CM。

（三）脊髓动静脉畸形

脊髓动静脉畸形为少见病，致残率高。脊髓动静脉畸形的血管构筑学特征与脑动静脉畸形类似，由供血动脉、畸形血管团和引流静脉三部分组成。供血动脉来源于脊髓前动脉或脊髓后动脉，或两者均参与供血，可以是单支供血，也可为多支供血。发病年龄多为 40 岁以下，平均年龄 20 岁，男女比例相同，病变常位于颈段、上胸段和胸腰段。主要表现为出血和进行性脊髓神经功能障碍。出血后病人可出现不同程度的脊髓神经功能障碍，而畸形团本身血流动力学改变发生"盗血"效应导致正常脊髓组织缺血也可发生脊髓神经功能障碍。另外畸形团的扩张压迫也会加重以上症状。其诊断有赖于临床表现和影像学检查。影像学检查主要为 MR 和脊髓血管造影。脊髓 DSA 能对治疗提供畸形的形态、体积、流速、立体延伸情况、供血动脉、引流静脉、有无动脉瘤、是否静脉瘤样扩张等信息。其治疗主要为血管内介入治疗和手术切除以及联合治疗。

八、颈动脉狭窄

普通人群在 20 岁左右颈动脉即可形成动脉粥样硬化斑块。多种因素可加剧颈动脉狭窄以及其导致的神经功能症状，高血压、糖尿病、抽烟、饮酒以及胆固醇水平均为加速颈动脉狭窄发展的危险因素。颈动脉狭窄不稳定斑块以及斑块破裂均为脑组织中隐匿性卒中以及认知功能衰退的危险因素。在西方国家，颈动脉狭窄导致 20% ~ 30% 的脑梗死，而脑梗死已成为工业国家第三位致死原因，造成巨大的经济负担。

【临床表现】

无症状的颈动脉狭窄常表现为颈动脉杂音，且无症状杂音随着年龄增加而增加。症状性颈动脉狭窄可能表现为 TIA、可逆性神经功能障碍或任何以下症状／体征：

1. **视网膜缺损或梗死** 同侧单眼失明。可为暂时性：一过性黑矇、一过性单眼盲。可能为永久性失明。

2. **大脑中动脉症状** 对侧运动或感觉 TIA，伴随反射亢进，如为优势半球受损出现语言缺失。

【诊断】

1. **颈动脉超声** 是颈动脉狭窄筛查的首选方法，其与 DSA 的诊断符合率高达 90%，判定斑块组织特异性的准确率达 88.2%。

2. **CTA** 重建三维立体图像可从不同方向、不同层面不同角度对狭窄动脉进行观察，避免结构重叠，即可单独显示血管也可叠加骨性标志，更逼真显示血管结构。

3. **DSA** 是诊断评价此病的"金标准"，但 DSA 是有创检查，且不能像超声、CTA/MRA 提供斑块厚度等信息（图 12-2-6）。

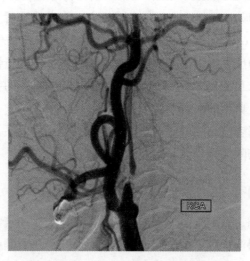

图 12-2-6 右颈内动脉狭窄 DSA 征象

病人阵发性言语不利及右侧肢体肌力下降 8 年。DSA 示右侧颈内动脉起始段狭窄

【治疗】

颈动脉狭窄治疗包括药物治疗、颈动脉内膜剥脱术以及血管内介入治疗。

1. 药物治疗 目前颈动脉狭窄的药物治疗并无最佳治疗效果，治疗的推荐药物也随着研究进展而不断变化，包括：

（1）抗血小板治疗：如阿司匹林、氯吡格雷等。

（2）降低血压至适宜水平。

（3）如有糖尿病须进行控制。

（4）如病人有无症状房颤，应进行抗凝治疗。

（5）他汀类降脂治疗。

2. 颈动脉内膜切除术 是治疗此疾病的首选方法，仅不适于斑块位置较高、有较大心梗风险的病人。

3. 介入治疗 可行支架植入或球囊扩张以解除狭窄。

九、 烟雾病

烟雾病（moyamoya disease，MMD）又称为脑底异常血管网症，是一种慢性进展性脑血管病，有一定的遗传倾向，是颈内动脉末端和（或）大脑中动脉起始端、和（或）大脑前动脉起始端狭窄或闭塞，在颅底或狭窄闭塞血管周围分布异常血管网，在脑血管造影中呈现烟雾样而得名，是由日本学者在 1957 年首次报道。

【流行病学】

烟雾病是一种亚洲人群高发的疾病，主要发病国家为日本、中国、韩国等亚洲国家。烟雾病发病年龄呈两个发病高峰，分别在 10 岁和 40 岁左右，家族性烟雾病约占总数的 10% 左右。

【临床表现】

从大体发病症状看，烟雾病分为两类：缺血性烟雾病及出血性烟雾病。儿童烟雾病病人常表现为脑缺血，脑出血症状更常见于成年烟雾病病人。

缺血性烟雾病主要表现为：①一侧发病的肢体无力，肢体麻木，严重者可有双侧肢体麻木无力，但多为一侧较重；②运动性或混合性失语，这种症状多为一过性发作，以运动性失语为主，少数病人也可表现为失写和失认；③当大脑皮层广泛缺血时，病人可表现为非特异性的认知功能障碍，如智力下降、记忆力减退、反应迟缓、学习力和注意力降低等。

出血性烟雾病典型表现为侧脑室出血，可反复发作，多数表现为突发性头痛、恶心、呕吐，严重者可出现意识朦胧甚至昏迷。单纯侧脑室出血一般不伴有肢体无力、失语等局灶体征。脑内出血大约占出血性烟雾病例的 1/10，出血部位以基底节区和丘脑为主，临床上容易误诊为高血压脑出血。单纯的脑内出血和 SAH 都比较少见。

烟雾病病人还可表现为其他症状：头疼、头晕、癫痫及不自主动作等。

【诊断】

烟雾病诊断主要基于临床症状和影像学检查，数字减影血管造影（DSA）是烟雾病以及其他颅内动脉闭塞性脑病诊断主要标准（图 12-2-7）。

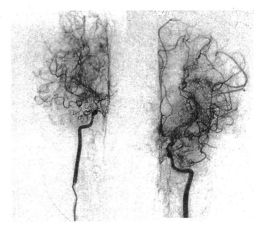

图 12-2-7 烟雾病 DSA 征象

双侧颈内动脉自 C_4 段上部闭塞，周围可见异常血管网形成，双侧大脑前动脉、大脑中动脉近段未显影，远端可见异常血管网供血诊断烟雾病 DSA 应符合以下特点：

1. 颈内动脉远端或大脑前动脉 / 大脑中动脉起始端狭窄或闭塞。

2. 狭窄或闭塞血管位置周围于造影动脉期出现异常血管网。

【治疗】

该病以外科治疗为主。出血性烟雾病，颅内血肿占位可行急诊减压，但血管重建术推荐在病人情况稳定、无紧急情况下进行。对于烟雾病等颅内动脉闭塞性脑病，外科干预以低流量颅内外血运重建术为主。按照血运重建的方式可以分为直接血运重建术和间接血运重建术。两种术式均各有利弊，对于不同的病人，根据其具体情况选择不同的手术方法。

（王 嵘）

第三节 癫痫

癫痫（epilepsy）是多种原因导致的脑部神经元高度同步化异常放电的临床综合征，具有发作性、短暂性、重复性和刻板性的特点。异常放电的部位不同及异常放电波及范围的差异，导致病人发作形式不一，临床上可表现为运动、感觉、意识、精神、行为和自主神经等不同程度的障碍。根据病因可分为症状性或继发性癫痫、特发性癫痫及隐源性癫痫。

【临床表现】

癫痫发作的共同特征：①发作性，即症状突然发生，持续一段时间后迅速消失，间歇期正常；②短暂性，即症状持续时间很短，通常为数秒或数分钟，很少超过半小时（癫痫持续状态除外）；③重复性，即第 1 次发作后，间隔不同的时间会有第 2 次或更多次的发作；④刻板性，即每次发作的临床表现几乎一致。

不同类型癫痫发作又具有各自的特征性：

1. 部分性发作 是指源于大脑半球局部神经元的异常放电。包括单纯部分性发作、复杂部分性发作、部分性发作继发全面性发作三类，前者为局限性发放，无意识障碍，后两者放电从局部扩展至双侧脑部，出现意识障碍。

（1）单纯部分性发作：发作时程短，一般不超过 1 分钟，发作起始与结束均较突然，无意识障碍。

1）部分性运动性发作：表现为身体局部的不自主抽动。多见于一侧面部或一个肢体远端，常见的发作形式有① Jackson 发作：表现为抽搐自手指 - 腕部 - 前臂 - 肘 - 肩 - 口角 - 面部逐渐发展，严重者发作后遗留暂时性（数分钟至数天）肢体瘫痪，称为 Todd 麻痹；②旋转性发作：表现为双眼突然向一侧偏斜，继之头部不自主同向转动，伴有身体的扭转，但很少超 180°，部分病人过度扭转可引起跌倒，出现继发性全身性发作；③姿势性发作：发作性一侧上肢外展，肘部屈曲，头向同侧扭转，眼睛注视着同侧；④发音性发作：不自主重复发作前的单音或单词，偶可有语言抑制。

2）感觉性发作：表现为一侧面部、肢体或躯干的麻木感和针刺感；眩晕性发作表现为坠落感、漂动感或水平 / 垂直运动感；偶尔可表现本体感觉或空间知觉障碍性发作，出现虚幻的肢体运动感。特殊感觉性发作则出现味、嗅、听及视幻觉。

3）自主神经性发作：表现为上腹部不适、恶心、呕吐、面色苍白、出汗、竖毛、瞳孔散大等。

4）精神症状性发作：可表现为各种类型的遗忘症（如似曾相识、似不相识、强迫思维、快速回忆往事）、情感异常（恐惧、忧郁、欣快、愤怒）、错觉（视物变形、变大、变小，声音变强或变弱）、复杂幻觉等。

（2）复杂部分性发作：主要特征是意识障碍。占成人癫痫发作的50%以上，也称为精神运动性发作，病灶多在颞叶，故又称为颞叶癫痫，也可见于额叶、嗅皮质等区域。由于起源、扩散途径及速度不同，临床表现有较大差异。

1）仅有意识障碍，此时需与失神发作鉴别。

2）表现为意识障碍和自动症：经典的复杂部分性发作可从先兆开始，先兆是痫性发作出现意识丧失前的部分，病人对此保留意识，以上腹部异常感觉最常见，也出现情感（恐惧）、认知（似曾相识）和感觉性（嗅幻觉）症状，随后出现意识障碍、呆视和动作停止。发作通常持续1～3分钟。自动症是指在意识模糊状态的基础上发生的具有一定适应性和协调性的无意识活动。自动症均在意识障碍的基础上发生，伴有遗忘。自动症可表现为反复咂嘴、噘嘴、咀嚼、舔舌、磨牙或吞咽（口、消化道自动症）或反复搓手、拂面，不断地穿衣、脱衣、解衣扣、摸索衣裳（手足自动症），也可表现为游走、奔跑、无目的的开门、关门、乘车上船；还可出现自言自语、叫喊、唱歌（语言性自动症）或机械重复原来的动作。意识障碍的严重程度、持续时间和脑低级功能的相对完整等满足了自动行为出现的条件，并非复杂部分性发作所特有，但最常见于复杂部分性发作。

3）先有单纯部分性发作，继之出现意识障碍。

（3）部分性发作继发全面性发作：先出现上述部分性发作，随之出现全面性发作。

2. 全面性发作　最初的症状学和脑电图提示发作起源于双侧脑部，多在发作初期就有意识丧失。

（1）全面性强直-阵挛发作：为最常见的发作类型之一，主要临床特征是意识丧失和双侧强直后出现阵挛。早期出现意识丧失、跌倒，随后的发作分为3期：

1）强直期：表现为全身骨骼肌强直性收缩。眼肌收缩出现眼睑上牵、眼球上翻或凝视；咀嚼肌收缩出现张口，随后猛烈咬合，可咬伤舌尖；喉肌和呼吸肌强直性收缩致病人尖叫一声，呼吸停止；颈部和躯干先屈曲，后反张，上肢由上举后旋转为内收前旋，下肢先屈曲后强烈伸直，持续10～20秒后进入阵挛期。

2）阵挛期：肌肉交替性收缩与松弛，呈一张一弛交替性抽动，阵挛频率逐渐变慢，间歇期延长，在一次剧烈阵挛后，发作停止，进入发作后期。以上两期均伴有呼吸停止、血压升高、瞳孔扩大、唾液和其他分泌物增多。

3）发作后期：此期尚有短暂阵挛，可引起牙关紧闭和大小便失禁。呼吸首先恢复，随后瞳孔、血压渐至正常。肌张力松弛，意识逐渐恢复从发作到意识恢复历时5～15分钟。醒后病人感头痛、全身酸痛、嗜睡，部分病人有意识模糊。

（2）强直发作：表现为与强直-阵挛发作中强直期相似的全身骨骼肌强直性收缩，常伴有明显自主神经症状，如面色苍白等。

（3）阵挛发作：类似全身强直-阵挛性发作中阵挛期的表现。

（4）失神发作：特征是突然发生和突然终止的意识丧失。①典型失神发作：表现为活动突然停止、发呆、呼之不应、手中物体落地。每次发作持续数秒钟，每天可发作数十次，甚至上百次。发作后立即清醒，无明显不适，可继续先前的活动。醒后不能回忆，甚至不知道刚才发了病。②不典型失神发作：其发生和终止均较典型失神发作缓慢，常伴肌张力降低。

（5）肌阵挛发作：表现为快速、短暂、触电样肌肉收缩，可遍及全身，也可局限于某个肌群，常成簇发生。

（6）失张力发作：表现为肌张力突然丧失，可导致头或肢体下垂及跌倒。

3. 癫痫持续状态 癫痫部分或全身性发作在短时间内频繁发生，全身性发作在 2 次发作之间意识不清楚，全身或部分性发作持续 30 分钟以上称为持续状态。

【诊断】

诊断需要遵循 3 步原则：①首先确定是否是癫痫；②明确癫痫发作的类型或癫痫综合征；③确定癫痫的病因。

1. 病史 病人年龄、发作的详细过程、发作诱因和频率等。

2. 症状和体征 根据病人发作史，特别是目击者提供发作过程的详细描述等。

3. 辅助检查

（1）脑电图（EEG）：典型的 EEG 表现是棘波、尖波、棘 - 慢或尖 - 慢复合波。不同类型的癫痫，其 EEG 有不同的表现：

1）全面性强直 - 阵挛发作典型 EEG 改变是，强直期开始逐渐增强的 10 Hz 棘波样节律，然后频率不断降低，波幅不断增高，阵挛期弥漫性慢波伴间歇期棘波，痉挛后期呈明显脑电抑制，发作时间越长，抑制越明显。

2）强直性发作时的 EEG 为暴发性棘波。

3）典型失神发作时 EEG 呈双侧对称 3 Hz 棘 - 慢综合波；不典型失神发作时 EEG 显示 2.0 ~ 2.5 Hz 棘 - 慢波或尖 - 慢波，背景活动异常。

4）肌阵挛性发作典型 EEG 改变为多棘 - 慢波。

5）失张力发作 EEG 示多棘 - 慢波或低电位活动。

（2）神经影像学检查：包括 CT 和 MRI，可发现颅内肿瘤、灰质异位等病因。

【治疗原则】

有明确病因者应首先行病因治疗。无明确病因，或虽有明确病因但不能根除病因者，需考虑药物治疗。对药物治疗无效的难治性癫痫，可考虑手术治疗。

药物治疗的一般原则：

1. 确定是否用药 一般半年内发作 2 次以上者，诊断明确后，应使用抗癫痫药。

2. 正确选择药物 根据癫痫发作类型、癫痫及癫痫综合征类型、副作用大小、价格等选择用药。

3. 药物的用法 用药方法取决于药物代谢特点、作用原理及不良反应出现的规律等。小剂量开始，缓慢增量至能最大限度地控制癫痫发作而无不良反应或不良反应很轻。

4. 严密观察药物不良反应 定期监测血、尿常规和肝、肾功能。

5. 尽可能单药治疗。

6. 合理的联合用药。

7. 适时把握终止治疗时机。

（刘献增）

第四节　头痛

头痛是临床常见的症状，通常局限于头颅上半部，包括眉弓、耳轮上缘和枕外隆凸连线以上部位的疼痛。引起头痛的病因众多，大致可分为原发性和继发性两大类。本章主要介绍最常见的原发性头痛。

一、偏头痛

偏头痛（migraine）是临床常见的原发性头痛，主要表现为一侧或双侧头部反复发作的搏动性头痛，常伴恶心、呕吐，少数病例可有视觉、感觉和运动障碍等先兆，可有家族史。偏头痛人群的患病率约为10%，仅次于紧张型头痛。多在儿童或青年10~30岁发病，女性多于男性。

【临床分类及表现】

1. **有先兆的偏头痛** 约10%，多有家族史，视觉先兆最常见，常为双眼同向症状，多为闪光、暗点、黑矇，部分为单眼盲或双眼的一侧视野偏盲，其他先兆有嗜睡、烦躁、偏侧肢体感觉或运动障碍，先兆症状持续5~60分钟，在先兆症状出现之前、同时或先兆发生后60分钟内出现单侧或双侧搏动性头痛，部位在眶上、眶后、额颞部、顶部或枕部，常伴有恶心、呕吐、畏光、出汗等症状，持续数小时或1~2天缓解，每周、每月或数月发作1次，偶有1日发作数次。

2. **没有先兆的偏头痛** 最常见。常有家族史，典型表现是局限于单侧或双侧的中重度搏动性头痛，可因日常躯体活动而加重，伴恶心、怕声和畏光，无先兆，持续4~72小时不等。

3. **儿童周期性综合征** 包括周期性呕吐、腹型偏头痛、儿童良性阵发性眩晕。分别表现为反复发作的呕吐、腹部中线附近的中重度疼痛和眩晕，发作时无头痛，可在成年后出现偏头痛。

4. **视网膜性偏头痛** 为反复发作的完全可逆的单眼视觉障碍（闪光、暗点或失明）伴偏头痛，发作间期眼科检查正常。

5. **偏头痛的并发症** 包括慢性偏头痛、偏头痛持续状态、无梗死的持续先兆、偏头痛性梗死、偏头痛诱发的痫性发作。

（1）慢性偏头痛：指偏头痛每月发作超过15天，连续3个月或3个月以上，并排除其他疾病所致的头痛。

（2）偏头痛持续状态：指持续时间超过72小时以上不缓解的重度偏头痛，期间可有因睡眠或药物应用获得的短暂缓解期。

（3）无梗死的持续先兆：指有先兆的偏头痛病人在一次发作中出现一种先兆或多种先兆症状持续1周以上，多为双侧性。需影像学除外脑梗死病灶。

（4）偏头痛性梗死：极少数情况下，在偏头痛先兆症状后出现颅内相应供血区域的缺血性梗死，此先兆持续60分钟以上，而且缺血性梗死病灶为神经影像学所证实，称为偏头痛性梗死。

（5）眼肌麻痹性偏头痛：临床表现为反复发作的偏头痛样头痛，头痛发作同时或4天内出现头痛侧眼肌麻痹，动眼神经最常受累，常有上睑下垂和瞳孔扩大，部分病例可同时累及滑车神经及展神经。

6. **可能的偏头痛。**

【诊断】

主要根据家族史、典型的临床表现，并且通过辅助检查排除其他疾病，目前普遍采用的是2004年国际头痛协会的偏头痛诊断标准。

（一）没有先兆偏头痛诊断标准

1. 符合2~4项标准，发作至少5次。

2. 头痛发作持续时间 4～72 小时（未经治疗或治疗无效者）。

3. 头痛至少具有下列特点中的两项：局限于单侧。

（1）搏动性。

（2）程度为中度或重度。

（3）因上楼梯或步行等日常活动加重头痛，或头痛时主动避免此类活动。

4. 头痛期至少具有下列中的一项：

（1）恶心和（或）呕吐。

（2）畏光和畏声。

5. 不是由其他疾病所致。

（二）有先兆偏头痛诊断标准

1. 符合 2～4 特征，至少 2 次发作。

2. 先兆至少有下列中的 1 种表现，但没有无力症。

（1）完全可逆的视觉症状。

（2）完全可逆的感觉异常，包括阳性症状（如针刺感）和（或）阴性症状（如麻木）。

（3）完全可逆的言语障碍。

3. 至少满足以下 2 项

（1）同向视觉症状和（或）单侧感觉症状。

（2）至少 1 个先兆症状逐渐进展的时间 ≥ 5 分钟，和（或）不同的先兆接连发生，过程 ≥ 5 分钟。

（3）每个先兆症状持续 5～60 分钟。

4. 头痛发生在先兆之后，间隔时间少于 60 分钟（头痛可以在先兆之前或与先兆症状同时发生）。头痛符合无先兆偏头痛诊断标准中的 2～4 项。

5. 不是由其他疾病所致。

【治疗】

1. 预防性治疗　主要适用于发作频繁、或严重影响日常生活、治疗性用药无效或有禁忌证、治疗性用药使用过度、特殊类型的发作或有可能导致永久性神经功能缺损的偏头痛发作等情况，普萘洛尔、阿米替林、氟桂利嗪和丙戊酸钠是首选用药。

2. 发作期治疗　轻 - 中度头痛首选非甾体类抗炎药如对乙酰氨基酚、布洛芬等，如无效再用偏头痛特异性治疗药物，如曲普坦类药物；中 - 重度头痛可直接选用特异性治疗药物。

二、丛集性头痛

丛集性头痛（cluster headache）是一种原发性神经血管性头痛，表现为一侧眼眶周围发作性剧烈疼痛，有反复密集发作的特点，伴有同侧眼结膜充血、流泪、瞳孔缩小、眼睑下垂以及头面部出汗等自主神经症状，常在一天内固定时间发作，可持续数周至数月。

【临床表现】

平均发病年龄较偏头痛晚，约为 25 岁，部分病人可有家族史。以男性多见，约为女性的 3～4 倍。发作时无先兆，几乎于每日同一时间，常在晚间发作，使病人从睡眠中痛醒。头痛位于一侧眶周、眶上、眼球后和（或）颞部，呈尖锐、爆炸、非搏动样剧痛。大部分病人发作时病侧出现 Horner 征及同侧结膜充血、流泪、流涕等症状。头痛时病人十分痛苦，坐卧不宁，一般持续 15～180 分钟，发作频度不一，从一日 8 次到隔日 1 次。丛集性发作可持续数周乃至数月后缓解，在此期间病人头痛呈一次又一次地成串发作，故名丛集性头痛。有的病人发病有明显季节性，以春秋季多见。缓解期可持续数月至数年，本病 60 岁以上病人少见，提示其病程有自行缓解倾向。

【诊断】

1. 中青年男性出现单侧眶周、眶上和（或）颞部严重或极度严重的疼痛，可一天内发作数次，连续发作数天至数月后中止。间隔数周、数月或数年后又以原有形式复发。

2. 头痛突发突止，发作时间较恒定，1 次发作持续数 15 分钟至 3 小时。

3. 发作时常伴有同侧 Horner 征，眼部充血、流泪、鼻阻、流涕，少数可有恶心、呕吐。

【治疗】

1. **急性期治疗** 吸氧疗法为头痛发作时首选的治疗措施，给予吸入纯氧，流速 7～10L/min，10～20 分钟，可有效阻断头痛发作，约 70% 病人有效吸氧疗法无禁忌证，安全无不良反应。5-HT 受体激动剂舒马曲普坦皮下注射，麦角类制剂二氢麦角胺静脉注射，可迅速缓解头痛。

2. **预防性治疗** 丛集性头痛发作历时短、但疼痛程度剧烈，因此预防性治疗对丛集性头痛尤为重要。预防性药物包括维拉帕米、锂制剂和糖皮质激素。

三、紧张性头痛

紧张性头痛（tension headache）：是双侧枕部或全头部紧缩性或压迫性头痛。约占头痛病人的 40%，是临床最常见的慢性头痛。

【病因】

紧张性头痛是由于头部与颈部肌肉持久的收缩所致，而引起这种收缩的原因有：①作为焦虑或抑郁伴随精神紧张的结果；②作为其他原因的头痛或身体其他部位疼痛的一种继发症状；③由于头、颈、肩胛带姿势不良所引起。

【临床表现】

本病多见于青、中年，儿童也可患病，男、女无差别，病初症状较轻，以后渐渐明显加重，紧张性头痛的临床特征是头部呈钝痛，无搏动性，头痛位于顶、颞、额及枕部，有时上述几个部位均有疼痛，头痛程度属轻度或中度，不因体力活动而加重，常诉头顶重压发紧或头部束带样箍紧感，另在枕颈部发紧僵硬，转颈时尤为明显，无畏光或畏声，少数病人伴有轻度烦躁或情绪低落，查体包括神经系统检查无阳性体征，颅周肌肉如颈枕部肌肉，头顶部及肩上部肌肉常有压痛，有时轻轻按揉，病人感到轻松舒适，脑部 CT 或 MRI 应无异常，不伴有高血压及明显的五官科等疾病。

【治疗】

1. **药物治疗** 由于紧张性头痛的发病机制并不清楚，所以在药物选择上多采用温和的非麻醉性止痛药借以减轻症状，其中主要是非甾体抗炎药物（NSAID）。其他药物包括适量的肌松弛药和轻型的镇静药，抗抑郁药也常根据病情应用。一般多以口服方式给药，并且短期应用，以免引起药物的毒副作用。

2. **非药物治疗** 物理疗法可使紧张性头痛得到改善。

【预后】

与偏头痛类似，常可反复发作持续多年，一般预后良好。

（刘献增）

第五节　中枢神经系统感染性疾病

中枢神经系统（central nervous system，CNS）感染是指各种生物性病原体侵犯 CNS 实质、被膜及血管等引起的急性或慢性 CNS 炎症性疾病。CNS 感染途径主要有①血行感染：病原体通过呼吸道或昆虫叮咬、动物咬伤损伤皮肤黏膜后进入血液，或使用不洁注射器、输血等直接进入血流，并随血进入 CNS；面部感染时病原体可经静脉逆行进入颅内；孕妇感染的病原体可经胎盘传给胎儿；②直接感染：病原体通过穿通性颅脑外伤或邻近组织感染直接向颅内蔓延；③逆行感染：嗜神经病毒如狂犬病毒、单纯疱疹病毒等先感染皮肤、呼吸道或消化道黏膜，然后经神经轴突、淋巴管或神经纤维间的组织间隙逆行进入颅内。

一、病毒性脑膜炎

病毒性脑膜炎（viral meningitis）是一组由各种病毒引起的急性、自限性脑膜弥漫性炎症。柯萨奇病毒、埃可病毒和肠道病毒 71 是病毒性脑膜炎最常见的病原体。其次为流行性腮腺炎病毒、单纯疱疹病毒及腺病毒。

【临床表现】

本病多在夏秋季节高发，儿童多见。多为急性起病，出现病毒感染的全身中毒症状如发热、头痛、畏光、恶心、呕吐、食欲减退、腹泻、肌痛及全身乏力等，并可有脑膜刺激征，病程在儿童常超过 1 周，成人可持续 2 周或 2 周以上。

【诊断】

1. **病史**　病人年龄、起病方式等。

2. **症状和体征**　典型病毒感染症状、脑膜刺激征等。

3. **辅助检查**

（1）CSF 检查：CSF 无色透明，压力正常或增高，白细胞一般在（100~1000）×10⁶/L，早期可有多形核中性粒细胞，8~48 小时后以淋巴细胞为主。蛋白可轻度增高，糖和氯化物含量正常。

（2）病原学检查：免疫荧光技术或放射免疫技术可测定 CSF 或血清中病毒抗体（IgG 或 IgM）或病毒抗原。聚合酶链反应（PCR）技术可检测出病毒抗原片段。

【治疗原则】

本病是一种自限性疾病，一般于病后数天内开始恢复，并且于数周内痊愈，不需特殊抗病毒药物治疗。但对已明确病原体的脑膜炎，可应用抗病毒药物治疗，可明显缩短病程和缓解症状。临床主要是对症、支持治疗和防治并发症。

二、单纯疱疹病毒性脑炎

单纯疱疹病毒性脑炎（herpes simplex virus encephalitis，HSE）是单纯疱疹病毒（herpes simplex virus，HSV）引起的急性 CNS 感染，亦称急性坏死性脑炎、急性包涵体脑炎，是 CNS 最常见的病毒感染性疾病。该病可见于任何年龄，且发病无季节性。

【临床表现】

HSE 多为急性起病，少数表现为亚急性、慢性或复发性。任何年龄均可患病，约 2/3 的病人发生于 40 岁以上的成人。前驱期可有发热、全身不适、头痛、腹痛、腹泻、肌痛、嗜睡等症状。病程长短不一，严重者可因颅内压增高，在数天内因脑疝而死亡，常见症状包括：①病后体温可高达 38℃，一般持续 1 周左右；②多有一般神经系统症状，如头痛、头晕、恶心、呕吐、脑膜刺激征等；③精神症状常较突出，可表现为人格改变、注意力涣散、反应迟钝、言语减少、情感淡漠、表情呆滞、行为懒散，甚至生活不能自理，或表现木僵、缄默；④部分病人出现不同形式的癫痫发作；⑤多数病人发生不同程度的意识障碍；⑥可出现局灶症状，如偏瘫、失语、脑神经征、锥体外系及脑干症状等，常两侧明显不对称；⑦约 1/4 的病人有口唇、皮肤黏膜疱疹史。

【诊断】

1. **病史** 病人年龄、起病方式，口唇、皮肤黏膜疱疹史等。

2. **症状和体征** 脑实质损害表现以意识障碍、精神症状和癫痫为主等。

3. **辅助检查**

（1）实验室检查：①血液学：白细胞及中性粒细胞增高，血沉加快；② CSF 检查：压力正常或轻至中度增高；白细胞轻度或中度增加，一般在（50～500）×10^6/L，最多可达 1000×10^6/L，以淋巴细胞或单核细胞为主；可有红细胞数增多，有时 CSF 黄变，除外腰椎穿刺损伤则是脑实质出血、坏死的表现，提示出血性坏死性脑炎；蛋内质呈轻、中度增高，糖和氯化物多数正常；③病原学检查：HSV 特异性 IgM、IgG 抗体：CSF 抗体有增高的趋势，滴度在 1∶80 以上，双份 CSF 抗体有 4 倍以上增高，血与 CSF 的抗体比值 <40。

（2）EEG：早期即出现脑电图异常，常表现为弥漫性高波幅慢波，以单侧或双侧颞、额区异常更明显，单侧可出现颞区的尖波与棘波。

（3）神经影像学检查：头颅 CT 多数病人可见颞叶及额叶的边界不清的低密度区，其中常可见不规则的高密度点、片状出血影。头颅 MRI 的 T_2 加权像上显示颞叶、额叶眶面或岛回清晰的高信号区。

【治疗原则】

1. **抗病毒治疗** 即病因治疗，应用抗病毒药物，能抑制病毒 DNA 的合成。首选药物为阿昔洛韦，其他常用抗病毒药物有更昔洛韦、泛昔洛韦等。

2. **免疫治疗** 应用干扰素、转移因子等。干扰素是细胞受病毒感染后产生的一种高活性糖蛋白，具有广谱的抗病毒活性。转移因子可使正常淋巴细胞致敏而转化为免疫淋巴细胞。

3. **抑制炎症** 应用肾上腺糖皮质激素，可控制 HSE 炎症反应和减轻水肿。

4. **对症支持治疗** 对重症及昏迷的病人尤为重要，注意保持呼吸道通畅，维持营养及水、电解质的平衡。必要时可输人血丙种球蛋白或给予静脉高营养；对于严重脑水肿及颅内压增高者及时脱水降颅内压治疗；有高热、抽搐、精神症状者，分别予降温、抗惊厥及镇静等处理。

（刘献增）

第六节　神经系统变性疾病

一、运动神经元病

运动神经元病（motor neuron disease，MND）是一组病因不明、选择性累及脊髓前角细胞、脑干后组运动神经核以及大脑皮质锥体细胞、锥体束的慢性进行性神经变性疾病，临床表现为上、下运动神经元损害的不同组合，特征表现为肌无力、肌萎缩、延髓麻痹和锥体束征，感觉和括约肌功能一般不受影响。多中年发病，病程为 2～6 年，男性多于女性。

【病因和发病机制】

MND 的病因和发病机制尚不清楚，共识是在遗传背景基础上，氧化损害和兴奋性毒性作用共同损害运动神经元，主要影响线粒体和细胞骨架的结构和功能。

【临床表现】

通常起病隐匿，进展缓慢。运动神经元病由于累及上和（或）下运动神经元的不同，出现不同的临床类型。下运动神经元受累有两型，进行性脊肌萎缩（progressive spinal muscular atrophy）和进行性延髓麻痹（progressive bulbar palsy）。上运动神经元受累仅一型：原发性侧索硬化（primary lateral sclerosis，PLS）；上下运动神经元均受累，为肌萎缩侧索硬化（amyotrophic lateral sclerosis，ALS）。

1. **肌萎缩侧索硬化（ALS）**　为最常见的类型，本病多在 40～60 岁间发病，约 5%～10% 有家族史，病程进展快慢不一，生存期短至数月，长者 10 余年，平均病程 3～5 年。通常以手肌无力、萎缩为首发症状，逐渐延及前臂、上臂和肩胛带肌群，再扩展至躯干和颈部，最后累及面部及咽喉肌，一般从一侧开始以后再波及对侧，随病程发展出现上、下运动神经元混合损害症状。受累部位常有明显肌束颤动，是最常见的症状之一。通常表现为双上肢肌萎缩、肌张力不高，但腱反射亢进，双下肢痉挛性瘫痪，肌张力增高，腱反射活跃，病理反射阳性。少数病例从双下肢起病，再累及双上肢。延髓麻痹一般发生在本病的晚期，少数病例可为首发症状，舌肌常先受累，表现为伸舌无力、舌肌萎缩，震颤明显，随后出现构音障碍、吞咽困难、咀嚼无力，下颌反射亢进，吸吮反射阳性，眼外肌通常不受累。可伴有假性延髓性麻痹，如强哭强笑等。括约肌通常不受累，无客观感觉障碍，可有肢体主观感觉异常，如麻木、疼痛等，可能与周围神经嵌压有关。病程晚期，全身肌肉消瘦萎缩、呼吸困难、卧床不起。

2. **进行性脊肌萎缩**　多于 30 岁左右发病。临床常见病变始于下颈段和上胸段的前角神经细胞。通常以手部小肌肉无力和肌肉逐渐萎缩起病，可波及一侧或双侧，或从一侧开始以后再波及对侧，并且由远端向近端发展。肌力减弱，肌张力降低，腱反射减弱或消失。肌束颤动常见，可局限于某些肌群或广泛存在，用手拍打较易诱现。

3. **进行性延髓麻痹**　少见，舌肌常先受累，出现伸舌无力，舌肌萎缩，伴有颤动，以后腭、咽、喉肌、咀嚼肌等亦逐渐萎缩无力，致病人构音不清、吞咽困难、饮水呛咳、咀嚼无力等。有时双侧皮质脑干同时受累，出现强哭强笑、下颌反射亢进等假性延髓性麻痹症状。本病进展较快，多于 1～3 年死于呼吸肌麻痹和肺部感染。

4. **原发性侧索硬化**　极罕见，多在成年后起病，一般进展甚为缓慢。因病变常先累及下胸髓的皮质脊髓束，故症状先从双下肢开始，以后波及双上肢。肢体力弱，肌张力增高，腱反射亢进，病理反射阳性，一般无肌萎缩和肌束颤动，感觉和括约肌功能通常不受累。若病变累及双侧皮质脑干，则出现假性延髓性麻痹症状。

【辅助检查】

1. **神经电生理检查**　肌电图检查需同时检测延髓、颈、胸和腰骶不同节段神经支配的肌肉，呈典型失神经支配改变，如纤颤电位、束颤电位、运动单位数目减少，病情发展过程中，失神经和神经再支配现象同时存在，神经再支配改变为小力收缩时运动单位电位时限增宽、波幅增大、多相电位增加，大力收缩呈单纯相电位。运动神经传导速度正常或下降，但不低于正常值的70%，感觉神经传导速度正常。

2. **肌肉活检**　目前肌肉活检很少作为本病的诊断依据。

【诊断】

根据中年以后隐袭起病，慢性进行性病程，表现肌无力、肌萎缩、肌束颤动，伴腱反射亢进、Babinski 征等上、下运动神经元受累征象，无感觉障碍，肌电图呈典型神经源性改变，周围神经传导速度正常，通常可作出临床诊断。

【治疗】

1. **病因治疗**　利鲁唑（riluzole）具有抑制谷氨酸释放的作用，它可以增强肌力，推迟病人发生呼吸障碍时间及延长存活期，但不能改善症状和根治本病。适用于轻中症病人，但价格昂贵。

2. **支持及对症治疗**　吞咽困难者，以鼻饲维持营养和水分的摄入。呼吸肌麻痹者，以呼吸机辅助呼吸。防治肺部感染。针对肌肉痉挛可给予地西泮、巴氯芬等。病人神志始终清楚，因此心理治疗是本病治疗的重要部分。

二、多系统萎缩

多系统萎缩（multiple system atrophy，MSA）是一组病因不明、累及锥体外系、锥体系、小脑和自主神经等多部位的神经系统变性疾病，临床表现为小脑性共济失调、自主神经功能不全和帕金森综合征等症状，由于起病时累及各个系统的先后不同，出现不同的临床表现而分为不同临床亚型，包括3个亚型，以帕金森综合征为主要表现的 MSA-P 型、以小脑症状为主要表现的 MSA-C 型、以自主神经功能不全为主要表现的 MSA-A 型（表 12-6-1）。

表 12-6-1　多系统萎缩亚型

传统名称	MSA 临床亚型
纹状体黑质变性 （striatonigral degeneration，SND）	帕金森综合征（MSA-P 型） （parkinsonism）
橄榄脑桥小脑萎缩 （olivopontocerebellar atrophy，OPCA）	小脑性共济失调（MSA-C 型） （cerebellar ataxia）
Shy-Drager 综合征 （Shy-Drager syndrome，SDS）	自主神经功能不全（MSA-A 型） （autonomic dysfunction）

【临床表现】

本病多为中年起病，平均发病年龄为50岁左右，男性略多于女性，隐匿起病，缓慢进展，出现运动症状后平均生存时间为6年。

1. **早期症状**　男性病人最先出现的症状通常是勃起功能障碍，男女病人早期均出现膀胱功能障碍,如尿频、尿急、排尿不尽。其他早期症状还包括肢体僵硬、动作缓慢、行动困难、站立时头晕、眩晕等,部分病人出现反应迟钝、步态不稳。约 90% 的病人早期可有快速眼动期睡眠障碍。

2. 自主神经功能不全 是 MSA-A 亚型的首发和突出症状,也是其他亚型最常见的症状之一,约 74% 的病人有不同程度的自主神经功能障碍,有时甚至是 MSA 唯一的临床表现,常见的临床表现有体位性低血压、夜尿增多、尿频、尿急、尿失禁、勃起功能障碍、便秘、汗少和对热不能耐受、瞳孔大小不等、Horner 征、呼吸暂停和呼吸困难等,严重者需气管切开。

3. 帕金森综合征 是 MSA-P 亚型的首发和突出症状,也是其他亚型的常见症状之一,主要表现为铅管样或齿轮样肌张力增高、运动减少、活动变慢、姿势步态异常,静止性震颤少见,症状多不对称,抗胆碱能药物可缓解部分症状,但大部分病人对左旋多巴治疗反应不佳,且易出现异动症等不良反应。

4. 小脑性共济失调 是 MSA-C 亚型的首发和突出症状,也是其他亚型的常见症状之一,主要表现为进行性步态和肢体共济失调、意向性震颤、吟诗样语言等,当合并皮质脊髓束和锥体外系症状时常掩盖小脑症状。

5. 其他 包括轻度认知功能障碍、吞咽困难、发声障碍、腭阵挛和肌阵挛、肌张力障碍等,手和面部刺激敏感的肌阵挛是 MSA 特征性表现。部分病人出现肌肉萎缩,后期出现肌张力增高、腱反射亢进和 Babinski 征。

【辅助检查】

1. 卧立位血压检测 分别测量平卧位及由卧位站起后血压,站立 2~3 分钟内血压下降大于 30/15 mmHg,心率无变化者为阳性。

2. 影像学检查 有助于多系统萎缩诊断。MRI 可发现脑桥、小脑萎缩,脑桥小脑角池、第四脑室扩大,MRI T_2 相脑桥十字形高信号影(十字征),多见于 MSA-C 型晚期,MRI T_2 相在壳核外侧缘可见一缝隙样高信号,多见于 MSA-P 型晚期。此外 PET 可见纹状体、黑质、橄榄、脑桥和小脑等多处代谢减低。

【诊断】

目前采用 2004 年改良的 Gilman 多系统萎缩诊断标准(表 12-6-2)。多系统萎缩有四组临床特征,包括:

(1)自主神经功能不全:体位性低血压(收缩压下降 30 mmHg 或舒张压下降 15 mmHg)和(或)小便失禁(持续的不自觉部分或全部膀胱排空,伴男性勃起功能障碍)。

(2)帕金森综合征:运动缓慢,加上肌强直、姿势不稳、震颤 3 项中至少 1 项。

(3)小脑性共济失调:小脑性共济失调步态,加上共济失调性构音障碍、肢体性共济失调、侧视诱发的持续眼震 3 项中至少 1 项。

(4)锥体束功能障碍:腱反射亢进、病理反射阳性,不作为 MSA 定义标准。

依据以上四组临床特征,MSA 诊断标准如下:

表 12-6-2　MSA 的改良 Gilman 诊断标准(2004)

诊断分级	
可疑	1 项定义标准,附加两个不同系统的疾病特征
可能(P 型)	自主神经定义标准,附加帕金森综合征对左旋多巴治疗反应不良
可能(C 型)	自主神经定义标准,附加小脑功能障碍标准
确诊	病理学证实

确诊 MSA:病理组织学证实存在广泛分布的少突胶质细胞包涵体,并有神经元丧失和胶质细胞增生等病理改变

【治疗】

因病因不明，尚无有效治疗方法，主要为对症治疗。

1. **体位性低血压的治疗**　可用血管收缩药物 α_1- 受体激动剂盐酸米多君增加外周血管阻力和提高血压。

2. **帕金森综合征的治疗**　可给予多巴胺替代治疗、单胺氧化酶 -B 抑制剂或多巴胺受体激动剂，但大多数病人反应不佳，或疗效仅能维持短暂时间。

三、 阿尔茨海默病

阿尔茨海默病（Alzheimer disease，AD）是一种病因不明、发生于老年和老年前期、以认知功能减退和神经精神症状为主要临床表现的中枢神经系统变性疾病，是老年期痴呆最常见的类型。65 岁以上的老年人约有 5% 患有 AD，随着年龄增长，患病率逐渐上升，85 岁以上老年人约 20%～50% 患有 AD。

【临床表现】

AD 通常隐匿起病，持续进展，病程通常为 5～10 年，临床表现为记忆障碍、失语、失用、失认、视空间能力损害、抽象思维和计算力损害、人格和行为改变等，病程演变大致可分为轻、中、重三个阶段：

1. **轻度**　在疾病早期，病人主要表现为记忆障碍，以近记忆力减退为首发症状，影响病人日常生活引起重视，如忘记电话号码或关煤气，找不到东西，有些病人重复某个行为，如反复买同一种东西。随着病情进展出现远期记忆力减退，忘记很久以前发生的事和不认识熟人。同时病人出现焦虑、消极情绪，还会出现人格障碍，如不修边幅、暴躁、自私等。

2. **中度**　在疾病中期，除记忆障碍进一步加重外，病人出现思维和判断力障碍、定向力障碍、计算力下降、性格改变和情感障碍，临床表现为掌握新知识、社交能力下降，特别是原已掌握的知识和技巧出现明显的衰退，逻辑思维、综合分析能力下降，在不熟悉的环境中迷路，严重时在家中也不能顺利到达想去的地点，还可出现失语、失用、失认等局灶性脑部症状。病人不能维持日常生活需家人照料。性格改变表现为原本内向性格的病人变得易激惹、兴奋、言语增多，原本外向性格的病人变得沉默寡言，对任何事物提不起兴趣。有时出现精神症状，如幻觉和错觉。

3. **重度**　在疾病晚期，病人上述症状进一步加重，进而出现判断力、认知力完全丧失，行为变得古怪，情感淡漠或哭笑无常，不能完成日常简单的生活事项如穿衣、吃饭等，最终终日无语、卧床，与外界逐渐丧失接触能力，四肢出现强直或屈曲瘫痪，括约肌功能障碍。常因并发症如肺部感染、褥疮、全身衰竭而死亡。

轻中度 AD 病人没有明显的神经系统体征，部分病人有 Babinski 征。重度晚期病人逐渐出现锥体系和锥体外系体征。如出现小脑、周围神经、动眼神经损害等体征，则应考虑其他疾病。

【辅助检查】

1. **影像学**　头 CT 和 MRI 检查可见脑萎缩，特别是双侧颞叶、海马萎缩为 AD 的诊断提供强有力的依据。此外，PET 和 SPECT 检查可见顶叶、颞叶、额叶，尤其是双侧海马区代谢和血流降低。

2. **EEG**　早期通常是正常的。逐渐出现 α 节律减慢和波幅降低，少数病人表现为 α 波丧失，晚期可见弥漫性慢波。

3. **神经心理学检查**　对 AD 的认知评估包括定向力、记忆力、注意力、言语功能、应用能力、知觉（视、听、感知）和执行功能七个领域，临床常用量表包括简易精神状况检查量表（MMSE）、阿尔茨海默病认知功能评价量表（ADAS-cog）、长谷川痴呆量表（HDS）、临床痴呆评定量表（CDR）、汉密尔顿抑郁量表（HAMD）等，结合临床表现及其他辅助检查结果选择和分析测验。

4. CSF 检查 AD 病人 CSF 中 Aβ42 和 Tau 蛋白定量主要用于科研领域。

5. 基因检查 有明确家族史的病人可进行 *APP*、*PS1*、*PS2* 基因检测，发现突变可确诊。

【诊断】

临床上诊断 AD 主要依据临床表现、辅助检查和神经心理学检查结果，最终确诊有赖于病理学。目前常用的诊断标准包括《美国精神障碍诊断统计手册》（第 4 版）（DSM-Ⅳ）、美国国立神经病语言障碍卒中研究所和阿尔茨海默病及相关疾病学会（NINCDS-ADRDA）中的 AD 诊断标准。

1. DSM-Ⅳ中关于 AD 的诊断标准

（1）进展性多个认知功能丧失，包括以下两项：

1）记忆障碍，学习新知识和回忆旧知识均有障碍。

2）一个或数个下列功能障碍，如失语、失用、失认、执行功能障碍。

（2）以上认知障碍导致病人社会活动和职业工作能力明显减退，不能胜任以往工作。

（3）认知功能丧失为逐渐起病，缓慢持续进展。

（4）认知缺陷并非由以下原因导致：

1）中枢神经系统疾病（脑血管病、帕金森病、亨廷顿病、慢性硬膜下血肿、正常颅压脑积水、脑肿瘤等）。

2）系统性疾病（甲状腺功能减退、维生素 B_{12} 缺乏、叶酸缺乏、烟酸缺乏、高钾血症、神经梅毒、HIV 感染等）。

3）活性物质所致痴呆。

（5）这些缺陷并非由谵妄引起。

（6）不能由其他精神疾病（如精神分裂症、抑郁症）解释。

2. NINCDS-ADRDA 很可能 AD 的诊断标准

（1）诊断标准

1）痴呆：临床检查和认知量表测定确定有痴呆。

2）两个或两个以上认知功能缺损，且进行性恶化。

3）无意识障碍。

4）40～90 岁起病，多见于 65 岁以后。

5）排除其他引起进行性记忆和认知功能损害的系统性疾病和脑部疾病。

（2）支持标准

1）特殊认知功能如言语、运用技能、知觉的进行性损害。

2）日常生活功能损害和行为方式的改变。

3）家庭中有类似病史，特别是有神经病理学或实验室证据者。

4）实验室检查腰穿压力正常，脑电图正常或无特殊改变如慢波增加，CT 或 MRI 证实有脑萎缩，且随诊检查进行性加重。

（3）排除标准

1）突然起病或脑卒中样起病。

2）早期有局灶性神经系统体征，如偏瘫、感觉丧失、视野缺损、共济失调。

3）起病或疾病早期有癫痫发作或步态异常。

【治疗】

目前尚无特效治疗方法阻止疾病进展，但在疾病早期进行综合治疗能延缓病人日常生活质量的迅速衰退。

1. 药物治疗

（1）改善认知功能：包括胆碱能制剂（多奈哌齐等）、NMDA 受体拮抗剂（美金刚）、脑代谢赋活剂（吡拉西坦）、微循环改善药物等。

（2）控制精神症状：当病人出现精神症状时可给予抗抑郁药物和抗精神药物。

2. 心理社会治疗 鼓励病人参加社会活动，尽量维持日常生活能力，加强生活护理，防止意外。病人外出无人陪同时随身携带身份证明和联系方式，以防走失。

3. 支持治疗 疾病晚期病人出现严重营养不良、肺部感染、褥疮等，加强支持治疗。

（刘献增）

第七节　中枢神经系统脱髓鞘疾病

一、多发性硬化

多发性硬化（multiple sclerosis，MS）是一种以中枢神经系统白质炎性脱髓鞘病变为主要特点的自身免疫性疾病，最常累及的部位为脑室周围白质、视神经、脊髓、脑干和小脑。主要临床特点为症状体征的空间多发性及病程的时间多发性。

【病因】

MS 的病因至今尚不明确，多数学者认为该病是一种自身免疫性疾病，病毒感染在发病过程中起一定作用，遗传因素和环境因素决定了个体易感性。

1. 自身免疫反应 MS 的组织损伤及神经系统症状被认为是直接针对髓鞘抗原的免疫反应所致。

2. 病毒感染 病毒感染在 MS 的发生发展中发挥重要作用，病人血清和 CSF 中可检测到多种病毒抗体滴度的升高。

3. 遗传因素 MS 有明显的家族倾向，约 15% 的 MS 病人有一个患病的亲属，病人的一级亲属患病概率比一般人群高 12 ~ 15 倍。

4. 环境因素 MS 的发病率随纬度的增高而增高，生活环境、生活方式、食物和毒素等与 MS 的发病和复发也有影响。

【临床表现】

MS 多于 20 ~ 40 岁起病，小于 10 岁或超过 50 岁的发病者少见。女性多于男性，以亚急性起病多见，急性和隐匿起病仅见于少数病例。临床症状和体征多种多样，且体征常多于症状。

1. 绝大多数病人在临床上表现为空间和时间的多发性，少数病例呈现单病灶征象。单相病程多见于以脊髓征象起病的缓慢进展型 MS。

2. 首发症状包括一个或多个肢体局部麻木无力、刺痛、发凉，视力下降、视物模糊、复视，平衡障碍，排便功能障碍等。还有些病人表现急性或渐进性的痉挛性轻截瘫和感觉缺失。

3. 初发后可有一定时间的缓解期，再复发可为原有症状也可出现新的症状。

4. 临床症状体征

（1）肢体无力：最多见，大约50%的病人首发症状为一个或多个肢体无力，运动障碍一般下肢比上肢明显，以不对称瘫痪最常见，腱反射早期正常，以后发展为亢进，腹壁反射减弱或消失，病理反射阳性。

（2）感觉障碍：浅感觉障碍表现为肢体、躯干或面部针刺麻木感，异常的肢体发冷、蚁走感、瘙痒感以及尖锐、烧灼样疼痛及定位不明确的感觉异常，还可有深感觉障碍。

（3）眼部症状：最常见且常为首发症状，表现为急性视神经炎或球后视神经炎，多为单眼急性视力下降，双眼同时受累少见，一侧受累后2～3周出现另一侧受累。约30%的病例有眼肌麻痹和复视，核间性眼肌麻痹为MS的重要体征，"一个半综合征"、核间性眼肌麻痹和眼震高度提示MS。

（4）共济失调：半数病人有，部分晚期病人有Charcot三主征：眼震、意向性震颤和吟诗样语言。

（5）自主神经功能障碍：直肠、膀胱和性功能障碍一般不单独出现，常同时伴有肢体感觉和运动功能异常，表现为尿频、尿失禁、便秘、性欲减退等，此外还可出现半身多汗、流涎等。

（6）精神症状和认知功能障碍：抑郁、欣快、淡漠、强哭强笑、猜疑和被害妄想、记忆力减退、认知障碍等。

（7）发作性症状：是指持续时间短暂、可被特殊因素诱发的感觉或运动异常，持续时间数秒至数分钟不等，多见于复发缓解期，常见的有强直痉挛、感觉异常（如年轻人短暂性面部感觉缺失或三叉神经痛等）、构音障碍、共济失调、癫痫和疼痛不适等。Lhermitte征：前屈颈部时出现异常针刺样疼痛，自颈部沿脊柱放射至大腿或足部，是颈髓受累征象。

（8）其他症状：MS可伴有周围神经损害和多种其他自身免疫性疾病，如类风湿关节炎、干燥综合征、重症肌无力等。

【临床分型】

1. **复发-缓解（R-R）型** 临床最常见，约占85%，疾病早期出现多次复发和缓解，可急性发病或病情恶化，之后可以恢复，两次复发间期病情稳定。

2. **继发进展（SP）型** 病人经过一段时间可转为此型，患病25年后80%的病人转为此型，病情进行性加重不再缓解，伴或不伴急性复发。

3. **原发进展（PP）型** 约占10%，起病年龄偏大（40～60岁），发病后轻偏瘫或轻截瘫在相当长时间内缓慢进展，发病后神经功能障碍逐渐进展，出现小脑或脑干症状。

4. **进展复发（PR）型** 临床罕见，在原发进展型病程基础上同时伴急性复发。

【辅助检查】

1. **CSF** ①CSF单个核细胞轻度增高或正常，一般不超过$50 \times 10^6/L$，过高应考虑其他疾病；②CSF-IgG指数：IgG指数>0.7则提示鞘内合成，见于约70%的MS病人；③CSF-IgG寡克隆带：是IgG鞘内合成的指标，MS的阳性率可达95%以上，同时检测CSF和血清，只有CSF中存在而血清中缺如才支持MS诊断。

2. **诱发电位** 包括VEP、BAEP和SEP等，50%～90%的MS病人可有一项或多项异常。

3. **MRI** 可见大小不一，类似圆形的T_1低信号、T_2高信号，常见于侧脑室前角与后角周围、半卵圆中心及胼胝体，或为融合斑，多位于侧脑室体部，其长轴与侧脑室壁垂直；病程长的多数病人可伴脑室系统扩张、脑沟增宽等白质萎缩征象。

【诊断】

诊断标准见表 12-7-1。

表 12-7-1　McDonald 多发性硬化（MS）诊断标准（2017 年版本）

临床发作次数	病灶个数	其他 MS 诊断证据	最后诊断 MS
≥ 2	≥ 2	不需要	是
≥ 2	1（同时有既往明确发作史，累及不同的解剖部位）	不需要	是
≥ 2	1	再次临床发作或 MRI 提示中枢神经系统（CNS）空间的多发	是
1	≥ 2	再次临床发作或 MRI 提示时间的多发；或脑脊液（CSF）特异性寡克隆带（OCBs）阳性	是
1	1	再次临床发作或 MRI 提示 CNS 空间的多发和再次临床发作或 MRI 提示时间的多发或 CSF 中 OCBs 阳性	是

1. **MRI 空间多发性**　以下 4 项具备 3 项：①1 个普通钆（Gd）增强的病灶或 9 个 T_2WI 高信号病灶；②至少 1 个天幕下病灶；③至少 1 个近皮质病灶；④至少 3 个脑室周围病灶。要求病灶在横断面上直径在 3mm 以上，脊髓病灶与幕下病灶具有同等价值：1 个脊髓增强病灶等同于 1 个脑增强病灶，1 个脊髓 T_2WI 病灶可代替 1 个脑内病灶。

2. **MRI 时间多发性**　临床发作后至少 3 个月 MRI 出现新的钆增强病灶，或临床发作后至少 30 天出现 T_2WI 新病灶。

3. **阳性的 CSF 表现**　指发现 CSF 中出现与血清中不一致的寡克隆区带或 IgG 指数增加。

4. **原发进展型 MS 的诊断标准**　如下：1 年疾病进展（回顾性或前瞻性决定）并且须具备 2 项以上以下证据：脑 MRI 阳性（9 个 T_2 病灶或 4 个以上 T_2WI 病灶加 VEP 阳性）；脊髓 MRI 阳性（2 个 T_2WI 病灶）；阳性 CSF（等电点聚焦证明由寡克隆 IgG 区带或 IgG 指数增高，或两者兼而有之）。

【治疗】

1. **复发 - 缓解型 MS 的急性期治疗**　大剂量甲泼尼松龙冲击治疗是 MS 急性期首选治疗方案。血浆置换和静脉注射大剂量免疫球蛋白疗效不肯定，仅作为一种可选择的治疗手段。金刚烷胺或选择性 5- 羟色胺再摄取抑制剂治疗疲劳症状，药物或借助导尿等外科的处理膀胱功能障碍。

2. **复发 - 缓解型 MS 的缓解期治疗**

（1）干扰素 -β：早期干扰素 -β 治疗通过其免疫调节的作用可减缓或阻止病情进展。

（2）醋酸格拉太咪尔（glatiramer acetate）：可作为干扰素 -β 治疗复发缓解型 MS 的替代治疗。

（3）免疫抑制剂：硫唑嘌呤和静脉注射大剂量免疫球蛋白疗效不肯定，仅作为一种可选择的治疗手段。

3. **继发进展型 MS 治疗**　治疗方法不成熟，糖皮质激素无效，临床可选用免疫抑制剂减轻 MS 症状，或者干扰素 -β 降低 MS 进展速度。

二、视神经脊髓炎

视神经脊髓炎（neuromyelitis optica，NMO）是一种视神经和脊髓同时或相继受累的炎性脱髓鞘性疾病，又称 Devic 病或 Devic 综合征，临床特点为急性或亚急性起病的单眼或双眼视力下降，在其前或其后数日或数月出现横贯性或上升性脊髓炎，呈进行性或缓解 - 复发病程，以往认为 NMO 是 MS 的一个变异型，目前认为可能是一种独立的疾病。常伴有其他自身免疫性疾病如甲状腺炎、干燥综合征、系统性红斑狼疮等。

【临床表现】

1. 发病年龄多在 20 ~ 40 岁，儿童和老年人少见，性别比在单相病程者接近 1：1，在复发病例中女：男 >4：1。

2. 一般呈急性或亚急性起病，数天至 1 ~ 2 月内达到高峰，少数慢性起病者病情在数月内进行性加重，视神经和脊髓同时或相继受累，间隔时间为数天至数月不等，偶可达 3 ~ 4 年。单相病程表现为迅速进展相继出现的较严重的视神经和脊髓损害，发生在 1 个月内的双侧视神经和脊髓损害常预示单相病程，复发病程病人视神经和脊髓损害间隔时间为 5 个月左右，常伴有 Lhermitte 征、痛性痉挛和神经根痛。

3. 视神经损害　表现为视神经炎或球后视神经炎，双眼同时或相继受累，急性起病者在数小时或数日内单眼视力部分或全部丧失，伴眶内疼痛，眼球活动或按压时明显。大部分病人视力在数日、数周内显著恢复，尤其是单相病程者，复发型病例则出现不断累积的视力损伤。

4. 脊髓损害　呈单相型或慢性多相复发型病程。临床表现为播散性脊髓炎，体征呈不对称和不完全性，在数小时或数天内出现双侧运动、感觉和自主神经功能障碍，偶可发生脊髓休克。

【辅助检查】

1. CSF 细胞数　轻度增多，通常不超过 10×10^6/L，以淋巴细胞为主，约 1/3 病人急性期白细胞 >50×10^6/L，以中性粒细胞为主；蛋白正常或轻度增高，可见寡克隆带，阳性率仅为 20% ~ 40%。

2. 血清 NMO-IgG　91% ~ 100% 病人的血清中 NMO-IgG 阳性。

3. 血清自身抗体　视神经脊髓炎病人常可检出一个或多个自身抗体如抗核抗体、抗双链 DNA 抗体、可提取性核抗原抗体（ENA）、抗甲状腺抗体等。

4. 诱发电位　多数病人出现 VEP 异常，少数病人 BAEP 出现异常。

5. 眼部 MRI 检查　急性期可见视神经或视交叉肿胀，后期可见视神经变细、萎缩，脊髓 MRI 检查可见病灶主要位于颈段、胸段，常同时累及 3 个或 3 个以上椎体节段，受累脊髓节段肿胀增粗，病灶呈条状长 T_1、T_2 信号，初发病灶呈均匀强化，复发病灶呈不规则斑片状强化，后期可有空洞形成及脊髓萎缩。

【诊断】

2005 年 Wingerchuk 在美国神经病学年会上提出 NMO 新的修订标准。

必备条件：①视神经炎；②急性脊髓炎。

支持条件：①脊髓 MRI T_2 加权像示病灶超过 3 个脊髓节段；②头颅 MRI 不符合 MS 影像学诊断标准；③血清 NMO-IgG 阳性。

诊断：需要所有必备条件，加上至少两项支持条件。

【治疗】

急性期首选甲泼尼龙大剂量冲击疗法，继之以泼尼松口服逐渐减量至停药，甚至需小剂量长期维持，以预防复发型 NMO 的再次发作。约半数糖皮质激素无效的病人可行血浆置换。复发型 NMO 病人可联合硫唑嘌呤和泼尼松预防复发，长期联合治疗无效病人可改用大剂量丙种球蛋白滴注。

（刘献增）

第八节　脊髓疾病

一、急性脊髓炎

急性脊髓炎（acute myelitis）是指各种感染后变态反应引起的急性横贯性脊髓炎性病变，是临床最常见的一种脊髓炎。本病病因可能与病毒感染后变态反应有关，并非病毒感染的直接作用。

【临床表现】

任何年龄均可发病，但多见于青壮年，无性别差异，散在发病。起病较急，多数病人在 2~3 天内症状、体征发展达高峰，起病前 1~2 周内常有呼吸道或胃肠道感染症状，或有疫苗接种史。劳累、受凉、外伤等为诱因。常先有双下肢麻木或背痛或束带感，数小时至数天内出现受损平面以下肌无力或截瘫、感觉缺失及膀胱、直肠括约肌功能障碍。

1. **运动障碍**　急性起病，迅速进展，早期为脊髓休克期，表现为四肢瘫或双下肢弛缓性瘫痪，肌张力低下、腱反射消失、病理反射阴性。一般持续 2~4 周则进入恢复期，肌张力逐渐增高，腱反射活跃，出现病理反射，肢体肌力恢复，常从下肢远端开始逐步上移。如并发肺部感染、泌尿系感染或褥疮等，脊髓休克期可延长。脊髓严重损伤时，常导致屈肌张力增高。下肢任何部位的轻微刺激或膀胱充盈，均可引起下肢屈曲痉挛，伴有出汗、竖毛、战栗、血压增高、大小便自动排出等症状，称为总体反射，常提示预后不良。

2. **感觉障碍**　病变平面以下所有感觉均消失。在感觉缺失平面的上缘有一感觉过敏区或束带感。随着病情恢复，感觉平面逐渐下降，但较运动功能恢复慢。

3. **自主神经功能障碍**　早期表现为尿潴留，脊髓休克期膀胱容量可达 1000ml，呈无张力性神经源性膀胱，因膀胱充盈过度，可出现充盈性尿失禁。随着脊髓功能的恢复，膀胱容量缩小，尿液充盈至 300~400ml 时即自行排尿，称反射性神经源性膀胱，出现充溢性尿失禁。病变平面以下少汗或无汗、皮肤水肿或脱屑、指甲松脆和角化过度等。病变平面以上可有发作性出汗过度、皮肤潮红、反射性心动过缓等，称为自主神经反射异常。

若脊髓损害节段呈上升性，在起病 1~2 天甚至数小时内上升至延髓，瘫痪由下肢迅速波及上肢甚至延髓支配的肌群，出现吞咽困难、构音不良、甚至呼吸肌麻痹而死亡，称为上升性脊髓炎。

【诊断】

1. **病史**　起病方式、病前有感染史或疫苗接种史等。

2. **症状和体征**　脊髓横贯性损害的临床表现。

3. **辅助检查**

（1）实验室检查：①血液学：白细胞正常或轻度升高；②CSF：无色透明；白细胞正常或有不同程度增高，可高至（20~200）×10^6/L，以淋巴细胞为主；蛋白质正常或轻度增高（多为 0.5~1.2g/L），如脊髓水肿严重，蛛网膜下腔部分梗阻，蛋白质含量可明显增高；糖和氯化物正常。

（2）神经影像学检查：MRI T_1 加权像见脊髓病变部位脊髓增粗、严重肿胀、T_2 加权像呈高信号改变。

【治疗原则】

急性脊髓炎应早期诊断，尽早治疗、精心护理、早期康复训练。

1. **一般治疗** 加强护理，保持皮肤清洁，按时翻身、拍背、排痰，保持呼吸道通畅，防治各种并发症。

2. **药物治疗** 应用糖皮质激素、免疫球蛋白可控制病情进展；维生素 B 族有助于神经功能恢复；抗生素及时治疗感染；可予血管扩张药、神经营养药辅助治疗。

3. **康复治疗** 早期宜进行被动活动，瘫痪肢体保持功能位；肌力部分恢复时，鼓励主动锻炼。

二、 脊髓压迫症

脊髓压迫症（compressive myelopathy）是由于椎管内占位性病变引起的脊髓受压综合征，可导致程度不同的脊髓半切或横贯损害及椎管阻塞的病症。

【病因】

1. **肿瘤** 如神经鞘膜瘤最常见，其次为脊膜瘤、淋巴瘤等。

2. **炎症性病变** 如结核、寄生虫性肉芽肿、硬脊膜外脓肿、蛛网膜粘连等。

3. **脊柱外伤** 骨折、脱位等。

4. **脊柱退行性变** 椎间盘脱出、后纵韧带钙化、椎管狭窄。

【临床表现】

1. 急性脊髓压迫常表现为脊髓横贯性损害症状，多有脊髓休克期。

2. **慢性脊髓压迫典型的可分为** ①刺激期：主要表现神经根和脊膜刺激症状；②部分脊髓受压期：可表现脊髓半切综合征；③完全性脊髓横贯损害。

3. **神经根症状** 当病变小未压迫到脊髓仅造成后根或脊膜刺激。表现为其分布区自发性疼痛，性质如刀割、火烧或电击样，夜间疼痛加剧。每于咳嗽、喷嚏、转体、负重等用力动作时可诱发疼痛或使之加剧，改变体位时可使症状减轻。体检可发现相应节段有"束带感"、局部感觉过敏带、肌束颤动和肌肉萎缩。

（1）感觉障碍：髓内病变：早期可出现病变节段支配区分离性感觉障碍，以后侵及脊髓丘脑束则出现病变水平以下对侧躯干和肢体痛、温度觉缺失，但其感觉障碍自病变节段向下发展，"鞍区"（S_{3-5}）感觉保留至最后才受累，称为"马鞍回避"。髓外病变：感觉障碍常自下肢远端开始，逐渐发展至受压节段。后索受压能产生病变水平以下同侧深感觉缺失。晚期脊髓横贯性损害，病变水平以下各种感觉缺失。硬膜外病变引起脊膜刺激症状，表现为脊柱局部自发或叩击痛，运动受限如颈部抵抗和直腿抬高试验阳性等。

（2）运动障碍：急性脊髓压迫症则早期表现脊髓休克。脊髓前角和前根受累则表现病变节段支配区肌肉弛缓性瘫痪，伴肌肉萎缩和肌束颤动。锥体束受压表现为早期病变节段以下同侧肢体痉挛性瘫痪，晚期双侧肢体均呈痉挛性瘫痪。

（3）反射异常：受压节段的腱反射减弱或消失。锥体束受压出现受损水平以下同侧腱反射亢进、病理征阳性、腹壁反射和提睾反射消失。

（4）自主神经功能障碍：括约肌功能障碍，出现尿潴留和便秘，晚期出现神经源性膀胱。马尾、圆锥受累引起二便失禁。瘫痪肢体皮肤干燥、脱屑、少汗。

【辅助检查】

1. **腰穿** 压颈试验示椎管有严重梗阻。CSF 检查：CSF 蛋白含量增高而细胞数正常。蛋白含量如超过 10g/L 时，CSF 呈黄色，流出后自动凝结，称 Froin 征。梗阻部位越低，蛋白含量增高越明显。

2. **脊柱 X 线平片** 对有骨质破坏的病变帮助较大。可发现脊柱骨折、脱位、脊柱结核、血管畸形以及骨质增生或椎管狭窄，或占位病变造成的椎管扩张等。

3. 脊髓造影　优点是可显示椎管梗阻界面。

4. CT 及 MRI　能清晰显示脊髓压迫的影像，尤其是磁共振成像能显示椎管内软组织病变轮廓。

【诊断】

脊髓压迫症完整临床诊断，应包括病变的定位、定性以及与其他疾病的鉴别。

1. 定位诊断

（1）纵向定位：根据神经根痛的部位，感觉障碍的水平，肌肉萎缩的部位，反射改变，棘突压痛或叩击痛等体征，可以推断病变的节段。

（2）横向定位：区别髓内病变，髓外硬脊膜内病变和硬脊膜外病变。

2. 定性诊断　髓内病变和髓外硬脊膜内病变以肿瘤常见；硬脊膜外病变多为转移肿瘤和椎间盘突出；急性髓内压迫性病变多为脊髓出血。

【治疗】

1. 病因治疗　急性脊髓压迫需要抓紧时机争取在发病 6 小时内减压手术治疗。凡能手术者应及早进行包括切除椎管内占位性病变及开放椎管和硬脊膜囊等手术治疗。硬脊膜外脓肿应紧急手术并给予足量抗生素。脊柱结核可行手术同时施行抗结核治疗。恶性肿瘤或转移瘤手术后需进行放射治疗、化疗等措施。有的不宜手术治疗者可进行放疗和（或）化疗。

2. 恢复期治疗　手术后对瘫痪肢体应进行康复治疗，积极进行功能锻炼及预防并发症。

【预后】

脊髓压迫症的预后与压迫的病因及其可能解除的程度和与脊髓受压时间的长短、功能障碍的程度有关。一般而论，受压时间越短则脊髓功能损害越少，恢复的可能性越大，反之则越小。慢性压迫者因脊髓能发挥其代偿功能，预后通常较急性压迫为好。

（刘献增）

第九节　运动障碍疾病

一、概述

运动障碍疾病（movement disorders）亦称为锥体外系疾病。主要表现为随意运动调节功能障碍，而肌力、感觉及小脑功能不受影响。帕金森病的主要病理改变是黑质纹状体多巴胺能通路变性。基底节病变所表现的姿势与运动异常被称作锥体外系症状，按临床表现可分为二大类：一类为肌张力增高 - 运动减少，如帕金森病、肝豆状核变性等；另一类为肌张力减低 - 运动增多，如舞蹈病、手足徐动症等。锥体外系疾病除引起运动障碍外，还常引起情感障碍、精神症状、抑郁、智力减退甚至痴呆，少数病人出现自主神经功能障碍症状如汗腺分泌异常、大小便困难和直立性低血压等。

二、 帕金森病

帕金森病（Parkinson disease，PD）是中老年常见的脑组织进行性变性疾病。主要临床特征为静止性震颤、肌强直、运动迟缓和姿势步态异常。

【临床表现】

常 60 岁后起病，男性略多于女性。起病缓慢，症状常从一侧上肢开始，逐渐波及同侧下肢、对侧上肢及下肢，即呈"N"字形进展，四肢症状常不对称：

1. **震颤** 是 PD 最常见的初发症状，常表现为从一侧上肢远端开始，呈"搓丸样"，节律 4～6 次/秒，安静状态下明显（静止性震颤），入睡后消失。随病情发展而波及同侧下肢及对侧上下肢，最后可出现下颌、唇、舌及头部的震颤。

2. **肌强直** 肢体及躯干屈肌群和伸肌群均受累，因此肌张力增高呈现为始终一致的强直样，如铅管样强直，若合并肢体震颤则表现为齿轮状强直。因四肢、躯干、颈部、面部肌肉均发生强直，故表现为一种特殊姿势：头部前倾，躯干俯屈，前臂内收，肘关节屈曲，腕关节和指间关节伸直，拇指对掌，髋及膝关节略屈曲。

3. **运动迟缓** 表现为各种主动运动减少、变慢。因面肌活动减少，双眼常凝视，瞬目少而呈现"面具脸"，因手的动作迟缓，致手指精细动作如扣纽扣、系鞋带等困难而书写时字越写越小，呈"写字过小征"。

4. **姿势步态异常** 站立时躯体屈曲前倾，行走时启动困难，一旦迈出一步后即以小步态向前冲，不能及时停步或转弯，称"慌张步态"。此外，行走时上肢摆动减少或缺如，上下肢的联带动作障碍，此异常往往是 PD 的早期表现之一。

5. **其他症状** 自主神经症状较多见，如面部皮脂分泌多、常便秘、多汗、流涎，个别病人出现体位性低血压。此外，病人性格常固执，病后可出现抑郁，有的病人出现精神错乱、易激动或痴呆表现。

【辅助检查】

一般血常规、血生化检查无异常发现。采用高效液相色谱（HPLC）可测出 CSFDA 的代谢产物高香草酸（HVA）含量减少。PET 或 SPECT 检测可发现 PD 病人脑内 DAT 功能显著降低。

【诊断】

诊断标准：①中老年发病，缓慢进行性的病程；②静止性震颤、肌强直、运动迟缓、姿势步态障碍中至少具备两项，前两项必须具备一项；③对左旋多巴制剂反应良好；④无进行性核上性眼肌麻痹、直立性低血压、小脑体征、锥体系损害等；⑤排除继发性帕金森综合征（如血管性、药物等所致）；⑥起病时或病程中症状表现为双侧分布或程度上不对称。

【治疗】

对 PD 的运动症状和非运动症状应采取综合治疗，包括药物治疗、手术治疗、康复治疗、心理治疗及护理等。药物治疗作为首选，是整个治疗过程中的主要治疗手段，而手术治疗则是药物治疗的一种有效补充手段。目前应用的治疗手段，无论药物或手术只能改善症状不能阻止病情的发展，更无法治愈。因此，治疗不能仅顾及眼前而不考虑将来。

1. **药物治疗** 以达到有效改善症状，提高生活质量为目标，坚持"剂量滴定""以最小剂量达到满意效果"。但药物治疗仅能改善症状，不能阻止病情发展，需要终身服药。

（1）补充多巴制剂：以左旋多巴为最基本用药，从小剂量开始，初始用量 62.5～125mg，2～3

次 / 日，根据病情而渐增剂量至疗效满意和不出现不良反应为止，直至症状明显改善而不良反应尚轻为止。

（2）抗胆碱能药：以苯海索最常用，对震颤效果较好，但对肌强直和运动迟缓的作用较弱。不良反应有口干、便秘、尿潴留、幻觉等，因此青光眼及前列腺肥大病人禁用。

（3）DA 受体激动剂：目前大多推崇多巴胺受体激动剂为首选药物，尤其对于早期年轻病人。因为这类长半衰期制剂能避免对纹状体突触后膜多巴胺受体产生"脉冲样"刺激，从而减少或推迟运动并发症发生。多巴胺受体激动剂有两种类型，其一是麦角类，较常用溴隐亭，但此类药物不良反应较大，会导致心脏瓣膜病及胸膜纤维化。其二是非麦角类，药物有普拉克索、罗匹尼罗及吡贝地尔，此类药物副作用小，可以安全使用。

（4）单胺氧化酶 B 抑制剂：常用思吉宁，不良反应有失眠、口干、胃纳减退和体位性低血压等。

（5）其他药物：如金刚烷胺可促进 DA 在突触前合成与释放；苯海拉明可起镇静作用及轻微抗胆碱作用；儿茶酚 - 氧位 - 甲基转移酶抑制剂与多巴丝肼片合用有协同治疗作用。

2. 手术治疗 丘脑底核或苍白球毁损术或切除术；脑深部电刺激适用于对药物治疗失效、不能耐受或出现异动症的病人，且年龄尚轻，症状以震颤、强直为主且偏于一侧者效果较好。

3. 细胞移植与基因治疗 是近年来已在探索中的一种新疗法。

4. 康复治疗 对 PD 症状的改善有明显帮助，包括对病人多种日常活动的训练与指导等。

【预后】

本病是一种缓慢进展的神经系统变性疾病，生存期 10～30 年。病初若能得到及时诊断和正确治疗，多数病人发病数年内仍能继续工作或生活质量较好。疾病的晚期，由于严重的肌强直、全身僵硬终至卧床不动。本病的死亡原因是肺炎、骨折等各种并发症。

三、肌张力障碍

肌张力障碍（dystonia）是主动肌与拮抗肌收缩不协调或过度收缩引起的以肌张力异常的动作和姿势为特征的运动障碍综合征，具有不自主性和持续性的特点。依据病因可分为原发性和继发性；依据肌张力障碍的发生部位，可分为局限性、节段性、偏身性和全身性。

【临床表现】

1. 扭转痉挛（torsion spasm） 是指全身性扭转性肌张力障碍（torsion dystonia），又称畸形性肌张力障碍（dystonia musculorum deformans），临床上以四肢、躯干甚至全身的剧烈而不随意的扭转运动和姿势异常为特征。按病因可分为原发性和继发性两型。

各种年龄均可发病。儿童期起病者多有阳性家族史，症状常从一侧或两侧下肢开始，逐渐进展至广泛的不自主的扭转运动和姿势异常，导致严重的功能障碍。成年起病者多为散发，症状常从上肢或躯干开始，大约 20% 的病人最终可发展为全身性肌张力障碍，一般不会严重致残。

起病初期，往往在开始行走时都会出现一侧足部不随意的足趾跖屈，行走时足跟不能着地，称之为"足趾步态"。在发病的早期，这种异常动作仅影响一些随意动作，如影响往前行走，而不影响其他方向的动作，如后退，或横行时行走就完全正常。也有表现为一侧下肢突然的弯曲或反射性的痉挛。几个月或几年后，这种不自主的异常动作，静止时也会出现，并渐进性扩展波及邻近部位的肢体，最后波及面部、颈部以至全身。面部受累表现为挤眉弄眼、咂舌咧嘴等动作，伴有构音障碍及吞咽困难，颈部受累则出现痉挛性斜颈，肢体表现为伸直、屈曲或旋前、旋后。躯干及脊旁肌的受累则引起全身的扭转或螺旋形动作，因此易导致肌肉肥大，脊柱前凸、侧凸，骨盆倾斜。扭转痉挛在做自主运动时或精神紧张时加重，入睡后完全消失。肌张力在扭转时增高，扭转运动停止后则转为正常或减低，变形性肌张力障碍即由此得名。严重者不能从事正常运动，晚期病例可使骨骼畸形、肌肉挛缩而导致严重残废。肌张力障碍伴有扭转成分故称扭转痉挛。

常染色体显性遗传者的家族成员中，可有多个同病成员或有多种组合的局限性症状，如眼睑痉挛、斜颈、书写痉挛、脊柱侧弯等症状，且多自上肢开始，可长期局限于起病部位，即使进展成全身型，症状亦较轻微。

2. 痉挛性斜颈（spasmodic torticollis） 多见于 30～50 岁，也可发生于儿童或老年人，男女比例为 1:2。该病是因颈肌的痉挛或强直性收缩而导致头向一方强直性转动。颈部的肌张力障碍导致头部和颈部的姿势不正常，故也称颈内肌张力障碍或颈肌张力异常。

3. Meige 综合征 主要表现为眼睑痉挛（blepharospasm）和口 - 下颌肌张力障碍（oromandibular dystonia），可分为三型：①眼睑痉挛；②眼睑痉挛合并口 - 下颌肌张力障碍；③口 - 下颌肌张力障碍。第Ⅱ型为 Meige 综合征的完全型；第Ⅰ、Ⅲ型为不完全型。临床上主要累及眼肌和口、下颌部肌肉。眼肌受累者表现为眼睑刺激感、眼干、畏光和瞬目频繁，后发展成不自主眼睑闭合，痉挛可持续数秒至数分钟。多数为双眼，少数由单眼起病，渐及双眼，影响读书、行走、甚至导致功能性"失明"。眼睑痉挛常在精神紧张、强光照射、阅读、注视时加重，在讲话、唱歌、张口、咀嚼、笑时减轻，睡眠时消失。口、下颌肌受累者表现为张口闭口、撇嘴、咧嘴、缩唇、伸舌扭舌、龇牙、咬牙等。严重者可使下颌脱臼，牙齿磨损以至脱落，撕裂牙龈，咬掉舌和下唇，影响发声和吞咽。痉挛常由讲话、咀嚼触发，触摸下巴、压迫颏下部等可获减轻，睡眠时消失。

4. 手足徐动症（athetosis） 是以肢体远端为主的缓慢弯曲的蠕动样不自主运动。下肢受累时，拇指常自发性背屈。面肌受累时则挤眉弄眼，扮成各种"鬼脸"。咽喉肌和舌肌受累时则言语不清和吞咽困难，尚可伴有扭转痉挛和痉挛性斜颈。不自主动作于精神紧张时加重，入睡后消失。当肌痉挛时肌张力增高，肌松弛时正常，感觉正常，智力可减退。病程可长达数年至数十年。极缓慢的手足徐动导致姿势异常颇与扭转痉挛相似，后者主要侵犯肢体近端、颈肌和躯干肌，典型表现以躯干为轴扭转。

5. 书写痉挛（writer's cramp）和其他职业性痉挛 指在执行书写、弹钢琴、打字等职业动作时手和前臂出现的肌张力障碍和异常姿势。男性多于女性，男：女约为 2:1。平均发病年龄约为 39 岁。书写痉挛症主要发生在利手中，因右利手的人多，故大部分病人多为右手有书写痉挛症。病人书写时手臂僵硬，握笔如握匕首，肘部不自主地向外弓形抬起，腕和手弯曲，手掌面向侧面，笔和纸几乎呈平行。

【诊断】

根据病史、不自主运动和（或）异常姿势的特征性表现和部位等，症状诊断通常不难，但需与其他类似不自主运动症状鉴别。

【治疗】

治疗措施有药物、局部注射 A 型肉毒毒素（botulinum toxin A）和外科治疗。对局限性或节段性肌张力障碍首选局部注射 A 型肉毒毒素，对全身性肌张力障碍宜采用口服药物加选择性局部注射 A 型肉毒毒素。药物或 A 型肉毒毒素无效的严重病例可考虑外科治疗。

（刘献增）

第十节 神经肌肉疾病

一、重症肌无力

重症肌无力（myasthenia gravis，MG）是一种神经肌肉接头传递功能障碍的获得性自身免疫性疾病，主要由于神经-肌肉接头突触后膜上的乙酰胆碱受体（AChR）受损引起，临床表现为受累骨骼肌肉的波动性无力和易疲劳，具有活动后加重、休息或应用胆碱酯酶抑制剂治疗后减轻和晨轻暮重等特点。发病率为（8～20）/10万，患病率为50/10万。

【临床表现】

MG可发生于任何年龄，发病年龄有两个高峰，20～40岁女性多于男性，40～60岁男性多见，多合并胸腺瘤。常见诱因有感染、过度疲劳、精神创伤、手术、妊娠等。起病隐袭，呈进展性或缓解-复发交替，偶有亚急性起病，进展较快，多数病例迁延数年至数十年，靠药物维持。少数病例发病2～3年后可自行缓解。

1. **受累骨骼肌病态疲劳** 骨骼肌易疲劳或肌无力呈波动性，肌肉连续收缩后出现肌无力或肌无力加重，经短暂休息后可见症状减轻或暂时好转。肌无力症状多于下午或傍晚劳累后加重，晨起和休息后减轻，称之为"晨轻暮重"。

2. **受累肌肉的分布** 全身骨骼肌均可受累，但脑神经支配的肌肉较脊神经支配的肌肉更易受累。首发症状常为一侧或双侧眼外肌麻痹。面部肌肉、口咽肌、胸锁乳突肌、斜方肌、四肢肌肉等受累出现相应临床表现，常从一组肌群无力开始，逐步累及到其他肌群。四肢肌肉以近端为主，感觉正常。呼吸肌受累出现咳嗽无力、呼吸困难，成为重症肌无力危象，是致死主要原因。心肌偶可受累，引起突然死亡。

3. 胆碱酯酶抑制剂治疗有效，这是重症肌无力一个重要的临床特征。

【临床分型】

国内外均采用Osserman分型法。

1. **成年型重症肌无力**

Ⅰ眼肌型：占15%～20%，病变仅限于眼外肌，表现为上睑下垂和复视。

ⅡA.轻度全身型：占30%，累及眼、面、四肢肌肉，无明显咽喉肌受累。

ⅡB.中度全身型：占25%，眼、面、四肢肌肉严重受累，且出现咽喉肌无力症状，但呼吸肌受累不明显。

Ⅲ急性重症型：占15%，发病急，常在数周内进展至延髓肌、肢带肌、躯干肌和呼吸肌严重无力，伴重症肌无力危象，需做气管切开，死亡率高。

Ⅳ迟发重症型：占10%，2年内由Ⅰ、ⅡA、ⅡB型进展而来，症状同Ⅲ型，常合并胸腺瘤，死亡率高。

Ⅴ肌萎缩型：较早伴有肌萎缩者。

2. **儿童型重症肌无力** 大多数病例仅限于眼外肌麻痹，双眼下垂可交替出现呈拉锯状。约1/4病例可自行缓解，仅少数累及全身骨骼肌。还有两种特殊亚型：

（1）新生儿型：见于女性病人所生新生儿，经治疗多在1周至3个月缓解。

（2）先天性 MG：出生后短期内出现肌无力，表现为单纯眼外肌麻痹，可伴有全身肌无力，有家族史。

3. 少年型重症肌无力 指 14 岁以后至 18 岁以前起病者，多为单纯眼外肌麻痹，部分伴有吞咽困难和四肢无力。

【辅助检查】

1. 疲劳试验（Jolly 试验） 受累肌肉重复活动后症状明显加重。如嘱病人用力眨眼 30 次后，眼裂明显变小；或两臂持续平举后出现上臂下垂，休息后恢复则为阳性。

2. 新斯的明试验 新斯的明 0.5～1.5mg 肌内注射，20 分钟后症状明显减轻者为阳性，可持续 2 小时。

3. 神经电生理检查 重复神经电刺激（repeating nerve electric stimulation，RNES）为常用的具有确诊价值的检查方法，在停用新斯的明 17 小时后进行，若出现低频刺激时动作电位递减 10% 以上、高频刺激时动作电位递减 30% 以上为阳性。单纤维肌电图显示颤移（jitter）延长和（或）阻滞。

4. AChR 抗体滴度测定 血清中的 AChR 抗体浓度明显升高，对重症肌无力的诊断具有特征性意义。

5. 胸腺 CT、MRI 或 X 线断层扫描检查 可发现胸腺增生和肥大或肿瘤。

【诊断】

根据受累肌肉呈易疲劳和波动性无力特点，疲劳试验阳性，结合新斯的明试验、重复神经电刺激、单纤维肌电图和 AChR 抗体等阳性辅助检查结果可确诊本病，此外胸腺影像学检查可明确是否存在胸腺的增生、肥大或肿瘤。

【治疗】

1. 药物治疗

（1）胆碱酯酶抑制剂：可改善症状，但不能影响基础疾病的病程。常用药物有：溴新斯的明、溴吡斯的明。

（2）肾上腺皮质激素：适用于各种类型的重症肌无力，冲击治疗适用于住院危重病例，已进行气管插管或使用呼吸机者，应用时剂量及疗程应个体化处理，并注意其不良反应。

（3）免疫抑制剂：适用于对肾上腺皮质激素疗效不佳、不耐受或因有高血压、糖尿病、溃疡病等不能应用者，注意药物的不良反应。

（4）禁用和慎用药物：奎宁、吗啡、氨基糖苷类抗生素、新霉素、多黏菌素、地西泮、苯巴比妥、苯妥英钠、普萘洛尔等。

（5）胸腺治疗：适用于胸腺肥大和高 AChR 抗体者；伴有胸腺瘤的各型 MG；药物治疗效果不佳者，包括胸腺切除和放射治疗。

2. 血浆置换 仅用于肌无力危象和难治性 MG，免疫球蛋白治疗通常可使症状改善，作为辅助治疗缓解病情。

3. 危象的治疗 危象是指 MG 病人突然发生严重呼吸困难，甚至危及生命，需紧急抢救，包括肌无力危象、胆碱能危象和反拗危象。不管何种危象，基本的处理原则完全相同。

（1）保持呼吸道通畅：当自主呼吸不能维持正常通气时应立即气管插管或气管切开，应用人工呼吸器辅助呼吸，根据不同的危象类型采用不同处理方法。

（2）积极控制感染：选用有效而足量、对神经 - 肌肉接头无阻滞作用的抗生素。

（3）肾上腺皮质激素治疗。

二、周期性瘫痪

周期性瘫痪（periodic paralysis）是以反复发作的骨骼肌弛缓性瘫痪为特征的一组疾病，发作时多伴有血清钾含量改变。根据发作时血清钾的浓度，可分为低钾型、高钾型和正常血钾型三类，临床以低钾型者多见。本节重点介绍低钾型周期性瘫痪。

低钾型周期性瘫痪（hypokalemic periodic paralysis）为周期性瘫痪中最常见的类型，以发作性肌无力、伴血清钾降低、补钾后能迅速缓解为特征。分为原发性和继发性，前者包括呈常染色体遗传的家族性周期性瘫痪和散发病例，我国以散发多见，后者继发于甲状腺功能亢进、肾衰竭、肾小管酸中毒等疾病。

【病因】

病因尚不清楚，家族性周期性瘫痪的致病基因位于一号染色体长臂（lq31）。肌无力在饱餐后休息中或激烈活动后休息中最易发作，注射胰岛素、肾上腺素或大量葡萄糖也能诱发，这可能是因为葡萄糖进入肝和肌肉细胞合成糖原，因代谢需要也带入钾离子，使血中的钾含量降低。

【临床表现】

1. 任何年龄均可发病，以 20～40 岁男性多见，随着年龄增长而发作次数减少。疲劳、饱餐、寒冷、酗酒和精神刺激等是常见的诱因。

2. 常于饱餐后夜间睡眠或清晨起床时，肢体肌肉对称性无力或完全瘫痪，下肢重于上肢、近端重于远端；也可以从下肢逐渐累及上肢，数小时至 1～2 天内达高峰。可伴有肢体酸胀、针刺感。

3. 发病期间神志清楚，呼吸、吞咽、咀嚼、发声和眼球活动正常，无大小便障碍。瘫痪肢体肌张力低、腱反射减弱或消失。发病前可有肢体疼痛感、感觉异常、口渴、多汗、嗜睡、恶心等。

4. 少数严重病例可发生呼吸肌麻痹、心跳过速或过缓、室性心律失常等情况甚至危及生命。

5. 发作一般经数小时至数日逐渐恢复，最先受累的肌肉最先恢复。发作频率不等，一般一周或数月一次，个别病例每天都有发作，也有数年一次甚至终生仅发作一次。发作期间一切正常。

6. 继发性周期性瘫痪发作频率较高，持续时间短，治疗原发病后发作频率明显减少或消失。

【辅助检查】

1. 发作期血清钾常低于 3.5mmol/L 以下，间歇期正常。

2. ECG 呈典型的低钾性改变，u 波出现，T 波低平或倒置，P-R 间期和 Q-T 间期延长，ST 段下降，QRS 波增宽。

3. EMG 示运动电位时限短、波幅低，完全瘫痪时运动单位电位消失，电刺激无反应。膜静息电位低于正常。

【诊断】

根据周期性发作的短时期的四肢近端弛缓性瘫痪，无意识障碍和感觉障碍，发作期间血清钾常低于 3.5mmol/L，心电图呈低钾性改变，补钾后迅速好转等可诊断。

【治疗】

发作时补钾治疗。对发作频繁者，在发作间期可用钾盐或螺内酯预防发作。严重病人出现呼吸肌麻痹时应予辅助呼吸，严重心律失常应积极纠正。

三、进行性肌营养不良症

进行性肌营养不良症（progressive muscular dystrophy，PMD）是一组遗传性肌肉变性病，临床以缓慢进行性加重的对称性肌无力和肌萎缩为特征，无感觉障碍。根据遗传方式、起病年龄、萎缩肌肉的分布、病情进展速度和预后，进行性肌营养不良症至少可分为 9 种类型：假肥大型肌营养不良症（Duchenne 型肌营养不良症 DMD、Becker 型肌营养不良症 BMD）、面肩肱型肌营养不良症（FSHD）、肢带型肌营养不良症（LGMD）、Emery-DreifUss 肌营养不良症（EDMD）、先天性肌营养不良症（CMD）、眼咽型肌营养不良症（OPMD）、眼型肌营养不良症和远端型肌营养不良症，DMD 最常见，其次为 BMD、FSHD、LGMK。

【病因】

肌营养不良症的各种类型的基因位置、突变类型和遗传方式各不相同，致病机制也不同，每种类型是一个独立的遗传病。

【临床分类及表现】

1. 假肥大型肌营养不良症

（1）Duchenne 型（DMD）：最常见，呈 X 连锁隐性遗传，女性为致病基因携带者，所生男孩 50% 发病。通常 3～5 岁隐袭起病，病情重，进展快。突出症状为骨盆带肌肉无力，表现为走路慢，脚尖着地，易跌跤，上楼及蹲位困难，腰椎前凸，行走时骨盆向两侧上下摆动，呈典型的鸭步。腹肌和髂腰肌无力使患儿自仰卧位起立时必须先翻身转为俯卧位，再用双手攀附身体方能直立，称 Gowers 征。肩胛带肌、上臂肌往往同时受累，但程度较轻，举臂时肩胛骨内侧远离胸壁，呈翼状竖起于背部，称为翼状肩胛，在两臂前推时明显。90% 患儿有肌肉假性肥大，腓肠肌最明显。大多数病人伴有心肌损害。约 30% 病人有不同程度的智能损害。平滑肌受累可出现胃肠功能障碍。面肌、眼肌、吞咽肌、胸锁乳突肌和括约肌不受累。随症状加重出现跟腱挛缩、双足下垂、平地步行困难，DMD 病人 12 岁不能行走，晚期全身肌肉萎缩，各关节屈曲不能伸直，最后呼吸肌萎缩而出现呼吸变浅，咳嗽无力，20 多岁死于呼吸道感染、心力衰竭。

（2）Becker 型（BMD）：呈 X 连锁隐性遗传，比 DMD 少见，临床表现与 DMD 相似，首先累及骨盆带肌和下肢近端肌肉，逐渐波及肩胛带肌，与 DMD 区别在于发病较迟，在 5～15 岁之间。进展慢病情轻，心肌很少受累，智力一般正常，存活期长，接近正常寿命。

DMD 和 BMD 均有血清 CK 和 LDH 明显升高，肌电图为肌源性损害，尿中肌酸增加，肌酐减少。抗肌萎缩蛋白基因诊断可发现基因缺陷。

2. 面肩肱型肌营养不良症　呈常染色体显性遗传，基因定位于 4q35。多在青少年期发病，面部和肩胛带肌最先受累，多数以面部表情肌无力为首发症状，表现为闭眼、示齿力弱，吹哨困难，呈斧头脸特殊肌病面容。逐渐侵犯上肢带肌，肩胛带肌受累出现翼状肩胛。口轮匝肌假性肥大嘴唇增厚微翘，称为"肌病面容"。病情缓慢进展，逐渐累及躯干和骨盆带肌，可有腓肠肌假性肥大、视网膜病变和听力障碍。生命年限接近正常。血清酶正常或轻度升高，肌电图为肌源性损害，印记杂交 DNA 分析可测定 4 号染色体长臂末端 3.3kb/KpnI 重复片段的多少来确诊。

3. 肢带型肌营养不良　呈常染色体隐性或显性遗传，散发病例也较多，10～20 岁起病。首发症状为骨盆带肌和下肢近端肌肉无力萎缩，可有腓肠肌假性肥大，逐渐累及肩胛带肌，面肌一般不受累。血清酶明显升高，肌电图为肌源性损害，心电图正常。病情进展缓慢，平均起病 20 年左右丧失劳动能力。

【辅助检查】

1. **血清酶学检查** 常规的血清酶检测主要包括肌酸激酶（CK）、乳酸脱氢酶（LDH）显著升高（正常值的 20~100 倍）者见于 DMD、BMD、LGMD，其他类型的肌酶轻到中度升高。其他血清酶如 GOT、GPT 等在进展期均可轻度升高。

2. **EMG** 各型肌营养不良肌病均具有典型的肌源性受损的表现。

3. **基因检测** 采用 PCR、印迹杂交、DNA 测序等方法，可以发现各型肌营养不良症的基因突变来进行基因诊断。

4. **肌肉活组织检查** 共性表现为肌肉的坏死和再生，间质脂肪和结缔组织增生。采用免疫组织化学法使用特异性抗体可以检测肌细胞中特定蛋白是否存在来鉴别各型肌营养不良症。

5. **其他检查** DMD 尿中肌酸增加，肌酐减少。ECG、超声心动图可早期发现进行性肌营养不良症病人的心脏受累的程度，CT 可发现骨骼肌受损的范围，MRI 可见变性肌肉呈不同程度的"虫蚀现象"；DMD 和 BMD 病人应作智力检测。

【诊断】

本病主要依据典型的临床表现、遗传方式、起病年龄、家族史、血清酶测定、肌电图、肌肉病理检查、肌肉活检、生化检查以及基因分析等特点予以诊断。

【治疗】

进行性肌营养不良症迄今无特异性治疗，只能对症治疗及支持治疗，药物可选用 ATP、肌苷、维生素 E 等。由于目前尚无有效的治疗方法，因此检出携带者，进行产前诊断，人工流产患病胎儿成为一定的预防措施。

（刘献增）

第十一节　周围神经病

一、特发性面神经麻痹

特发性面神经麻痹（idiopathic facial palsy）又称面神经炎或贝尔麻痹，为茎乳突孔内面神经非特异性炎症引起的周围性面神经麻痹。

【病因及病理】

骨性面神经管窄仅能容纳面神经通过，当面部受风吹、着凉或单纯疱疹病毒感染会因缺血或炎症引起的局部神经组织水肿受压而致病。病理改变主要为面神经水肿、脱髓鞘严重者可出现轴索变性。

【临床表现】

任何年龄均可发病，男性略多于女性；急性起病，于数小时或 1~3 天内达到高峰。常表现为面部表情肌突然瘫痪，口角歪斜，患侧前额皱纹消失、眼裂扩大，鼻唇沟变浅，口角下垂。露齿时口角歪向健侧，不能做皱额、蹙眉、闭目、鼓腮和噘嘴动作。进食咀嚼时食物常常滞留在患侧颊龈。饮水、漱口时水由患侧口角溢出。闭目时，则因瘫痪侧眼球转向上、外方露出角膜下缘的白色巩膜，称贝尔征（Bell 征）；鼓索以上神经受影响时，出现病侧舌前 2/3 味觉障碍。镫骨肌分支以上处受损有味觉受损和听觉过敏。膝状神经节被累及时，除有面神经麻痹，听觉过敏和舌前 2/3 的味觉障碍外，还有病侧乳突部疼痛，以及耳郭部和外耳道感觉迟钝。外耳道或鼓膜出现疱疹，称 Hunt 综合征。

【诊断与鉴别诊断】

本病通常根据急性起病的周围性面瘫即可诊断。但应注意与其他原因引起的面肌瘫痪相鉴别：

1. 吉兰 - 巴雷综合征　可有周围性面神经麻痹，但常为双侧性，有典型的四肢弛缓性瘫痪及 CSF 中有蛋白 - 细胞分离现象。

2. 中耳炎、腮腺炎、肿瘤和化脓性下颌淋巴结炎等均可累及面神经引起病侧面神经麻痹，但根据其原发病特殊表现可明确诊断。

3. 后颅窝病变　桥小脑角肿瘤、颅底脑膜炎及鼻咽癌颅内转移等原因所致的面神经麻痹，多伴有听觉障碍、三叉神经功能障碍及各种原发病的特殊表现。

【治疗】

治疗原则是改善局部血液循环，减轻面神经水肿，并促进面神经功能的恢复。尚需保护病侧暴露的角膜受损，防止瘫痪肌被健侧面肌过度牵拉。

1. 药物治疗　急性期糖皮质激素可改善局部血液循环，促使局部水肿、炎症的消退：可口服泼尼松 30mg/ 日，早餐后顿服，连续 5 天，7 ～ 10 天后逐渐减量，疗程共 10 ～ 14 天；如系带状疱疹感染引起的 Hunt 综合征可口服阿昔洛韦 5mg/kg，3 次 / 天，连服 7 ～ 10 日；维生素 B 族药物可促进髓鞘的修复。

2. 理疗　急性期于茎乳突孔附近部位于热敷，或予红外线照射，或短波透热，恢复期可予碘离子透入治疗。针刺治疗取阴风、听会、太阳、地仓、下关、颊车、配曲池、合谷等穴，每日选穴 4 ～ 5 个，每日一次，每次可交替取两个穴位。

3. 康复治疗　病人可对镜用手按摩瘫痪面肌，可对镜练习瘫痪的各单个面肌的随意运动。

4. 外科手术　病后 2 年未恢复者可考虑面神经减压术或神经吻合术。

5. 预防眼部并发症　为保护暴露的角膜可采用眼罩，滴眼药水，涂眼药膏等方法。

【预后】

不完全性面瘫病人起病后 1 ～ 3 周开始恢复，1 ～ 2 个月内可望明显恢复或痊愈，年轻病人预后好。1 周内味觉恢复提示预后良好。老年病人伴乳突疼痛或合并糖尿病、高血压、动脉硬化、心绞痛或心肌梗死者预后较差。完全性面瘫病人一般 2 ～ 8 个月甚至 1 年时间恢复，且常遗留后遗症。

病后 10 天面神经出现失神经电位，通常需 3 个月恢复。完全性面瘫病后 1 周内检查面神经传导速度可判定预后，如患侧诱发动作电位 M 波的波幅为健侧的 30% 或以上，可望 2 个月内恢复。如 10% ～ 30% 需 2 ～ 8 个月恢复，可能出现并发症；如仅 10% 或以下需 6 ～ 12 个月恢复，可伴面肌痉挛及联带运动等并发症。

【预防】

增强体质，寒冷季节注意颜面及耳后部位保暖、避免头朝风口窗隙久坐或睡眠，以防发病或复发。

二、急性炎症性脱髓鞘性多发性周围神经病

急性炎症性脱髓鞘性多发性神经病（acute inflammatory demyelinating polyneuropathy，AIDP）又称吉兰 - 巴雷综合征（Guillain-Barre syndrome，GBS），是一类与感染有关的自身免疫性周围神经病，临床进展迅速，主要表现为急性对称性弛缓性肢体瘫痪。

【病因及病理】

病因尚不明确。可能与先期的空肠弯曲菌感染以及肺炎支原体、EB 病毒感染等有关。本病的发病可能是由于病原体某些组分与周围神经组分相似，机体免疫系统发生错误的识别，产生针对周围神经组分的免疫应答。病理变化为充血、水肿、局部血管周围淋巴细胞浸润，周围神经和神经根纤维出现节段性脱髓鞘和轴突变性。

【临床表现及分型】

1. 可发生于任何年龄，20 ~ 40 岁较多，男多于女。半数以上病人发病前 1 ~ 4 周有胃肠道、呼吸道感染症状及疫苗接种史。急性或亚急性起病，通常数天至 2 周内瘫痪达高峰。

2. **运动障碍** 出现肢体两侧对称的弛缓性瘫痪，多从下肢开始，可从远端发展至近端，但多数以近端为重，严重者可影响胸腹肌而发生呼吸麻痹，如对称性肢体瘫痪在数天内从下肢上升到躯干、上肢或累及脑神经，称为 Landry 上升性麻痹。

3. **感觉障碍** 起病时常有麻木、蚁走感、针刺感和烧灼感等感觉异常，有的可出现 Lhermitte 征、Lasegue 征等神经根的刺激症状。检查呈末梢型的感觉减退或消失。

4. **颅神经损害** 部分病人有颅神经麻痹，常见双侧面瘫及展神经麻痹，亦可有舌咽、迷走神经麻痹。

5. **自主神经功能障碍** 可有肢体营养障碍，皮肤潮红，心动过速、体位性低血压、高血压和暂时性尿潴留。

【辅助检查】

1. **CSF 检查** 典型 CSF 改变是蛋白含量增高，而细胞数正常或相对不增加，即蛋白 - 细胞分离。蛋白升高多于起病第 1 周末开始出现，第 3 周最高，以后逐渐降低。

2. **电生理检查** 常有神经传导速度减慢，早期 F 波或 H 反射延迟。肌电图在后期可显示失神经电位。

3. **腓肠神经活检** 可发现脱髓鞘及炎性细胞浸润。

【诊断与鉴别诊断】

本病根据病前 1 ~ 4 周有感染史，急性或亚急性起病，四肢对称性瘫痪，末梢感觉障碍，CSF 蛋白 - 细胞分离，电生理检查示早期 F 波或 H 反射延迟等典型病例一般诊断不难，早期或临床表现不典型时，需与以下疾病鉴别：

1. **低血钾型周期性瘫痪** 可有家族史，肢体无力常反复发作，不伴有感觉障碍。多数病人有引起低钾的病因，发作时血清钾含量降低或心电图有低钾改变。补充钾盐后病情可好转。

2. **急性脊髓灰质炎** 常有发热，肢体弛缓性瘫痪常累及一侧下肢，肌肉瘫痪多为节段性，不对称性，无感觉障碍及颅神经受累。

3. **急性脊髓炎** 发病前 1 ~ 2 周有发热病史，起病急，1 ~ 2 日出现截瘫，损害平面以下的感觉减退或消失，早期出现尿便障碍，脑神经不受累，有锥体束征。

【治疗】

1. 病因治疗

（1）静脉注射免疫球蛋白（IVIG）：应尽早使用，成人量为 0.4g/（kg·d），分 5 天静脉滴注，禁忌是免疫球蛋白过敏或先天性 IgA 缺乏病人。

（2）血浆置换（PE）：可去除血浆中致病因子，如抗体成分，每次置换血浆量按 40ml/kg 或 1 ~ 1.5 倍血浆容量计算，PE 在发病 7 天内进行可获最佳疗效。

（3）糖皮质激素：无条件应用（IVIG）和（PE）者可试用甲基泼尼松龙 0.5g/d，静脉注射，连用 5 ~ 7 天，或地塞米松 10mg/d，静脉注射，7 ~ 10 天。

2. 辅助呼吸 抢救呼吸肌麻痹是治疗重症 GBS 的关键。当病人出现呼吸困难及缺氧的症状时，应及早使用呼吸机维持正常的 PO_2 与 PCO_2 水平，保持呼吸道通畅，定时翻身拍背，雾化吸入和吸痰，使呼吸道分泌物及时排出。

3. 对症治疗 包括重症病人心电监护，处理感染、高血压、低血压、镇痛、营养支持，预防褥疮，勤翻身和保持皮肤的清洁、间断使用弹力袜促进血液回流预防深静脉血栓和肺栓塞，早期进行肢体被动活动防止挛缩，用夹板防止足下垂畸形。

【预后】

约有 85% 进入恢复期的病人可获得满意的功能恢复。约 15% 的病人发病 1 年后仍留有后遗症。GBS 死亡率在 3% ~ 5%，死因主要为心脏停搏、肺部感染、肺栓塞或呼吸衰竭等。

（刘献增）

第十二节　颅脑及脊髓先天畸形

一、先天性脑积水

先天性脑积水（congenial hydrocephalus）又称婴幼儿脑积水（infantile hydrocephalus），指胚胎期或婴幼儿期由于各种原因导致的脑脊液分泌过多、吸收障碍或循环受阻而造成脑脊液在脑室内或蛛网膜下腔的异常蓄积。先天性脑积水的发病率为 4 ~ 10/10 万，是神经系统常见的先天畸形疾病之一。

【病因】

先天性脑积水的病因复杂，可能的病因包括遗传因素、发育异常、肿瘤性梗阻、宫内感染、出血等。脑脊液循环通路阻塞是造成先天性脑积水的最常见病因，多见于中脑导水管和第四脑室出口部位。可伴有其他先天或遗传性疾病，同时，母亲年龄、孕期精神状态和环境因素与发病可能也存在一定的相关性。

【分类】

1. 梗阻性脑积水 指由于脑室系统梗阻造成脑脊液循环通路受阻而引起的脑积水，可见于室间孔、中脑导水管、Ⅳ脑室开口等处，梗阻部位以上脑室可发生不同程度扩张。

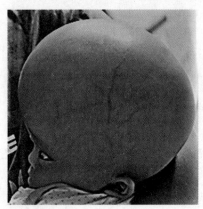

图 12-12-1　先天性脑积水

2. 交通性脑积水 指蛛网膜颗粒水平发生脑脊液吸收障碍造成的脑积水。

【临床表现】

婴幼儿期由于颅缝尚未闭合，其临床表现与成人有较大区别。常见的临床表现包括头围增长过快及颅内压增高造成的颅缝裂开、前囟饱满、头皮变薄，可伴有头皮静脉怒张。强光照射头部可发现有头颅透光，叩诊头部可听到"破罐音"（即 Macewen 征）。患儿可出现饮食差、易激惹、异常哭泣及双眼球呈下视状态（落日征）等表现（图 12-12-1）。

随着疾病进展，可出现眼球活动障碍、步态异常及排便控制障碍等神经功能障碍，严重的颅内压增高可能影响患儿的意识状况。随着皮质的进行性萎缩及内分泌功能受累，患儿可出现身材矮小及神经功能发育迟缓表现。

【诊断】

根据婴幼儿期出现头围异常增大、眼球下视、囟门和颅缝异常增大等典型体征，及智力发育迟缓、步态异常、视力障碍等常见表现，可作出脑积水的初步诊断。进一步的影像学检查可以明确诊断并有利于了解脑积水的原因。

【辅助检查】

1. **头部X线** 可呈现颅骨变薄、骨缝增宽等表现。

2. **头部CT** 可以清楚的显示脑室扩张的部位和程度，明确病因，了解梗阻部位（图 12-12-2）。

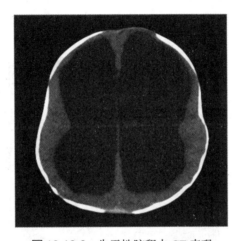

图 12-12-2　先天性脑积水 CT 表现

3. **头部MRI** 能够更为细致的显示颅内各结构的形态特征，明确梗阻原因，脑脊液动力学检查则可动态显示脑脊液循环状况。

4. **超声检查** 可以无创、简便的观察胎儿和新生儿的脑室形态，通过测量额角及侧脑室大小，可以对脑积水作出早期诊断。

【治疗】

1. **药物治疗**

通过抑制脑脊液分泌、脱水等措施控制脑积水发展，可在一定程度上缓解症状，但多数患儿最终仍需通过手术治疗。常见的药物包括醋氮酰胺等抑制脑脊液分泌的药物及速尿、甘露醇等利尿，脱水药物。

2. **手术治疗** 对于部分脑室出血及颅内感染造成的脑积水，通过多次腰椎穿刺引流脑脊液可暂时缓解症状，起到一定的治疗效果，但多数患儿最终仍需行脑室分流手术或造瘘手术进行治疗。

（1）脑室分流术：包括脑室-腹腔分流术、脑室-心房分流术等，手术的主要目的是将脑脊液从脑室引流至身体的其他腔隙进行吸收。其中脑室-腹腔分流术是临床上最为常用的方法。

（2）第三脑室造瘘术：通过打开第三脑室底部使第三脑室与蛛网膜下腔直接相通，使脑脊液直接流入脚间池，以达到治疗梗阻性脑积水的目的。目前，此类手术多通过脑室镜完成，直观、创伤小是其优势。

二、颅裂和脊柱裂

（一）颅裂

颅裂（cranium bifida）为颅骨先天发育异常造成的颅骨缺损，多与神经管闭合不良有关，好发于颅骨的中线部位。按照缺损处有无颅腔内容物膨出，可分为隐性颅裂和显性颅裂。隐性颅裂往往无临床症状，多数无需治疗。显性颅裂又称囊性颅裂，可同时伴有脑积水、腭裂及唇裂等其他畸形。

【分类】

1. **隐性颅裂** 仅表现为颅骨缺损，无组织膨出，多数无症状，X线或CT检查可发现有颅骨缺损或颅缝闭合不全（图12-12-3）。

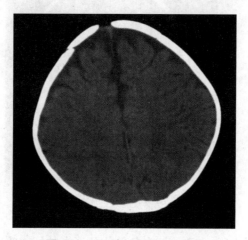

图12-12-3 隐性颅裂CT表现

2. **显性颅裂** 表现为颅骨缺损伴颅腔内容物膨出，临床上多见。按照膨出的内容物的不同，可进一步分为：

（1）脑膜膨出：膨出内容物仅包含脑膜和脑脊液。

（2）脑膜脑膨出：膨出的内容物包含有脑组织。

（3）脑膜脑室膨出：膨出的内容物中同时包含有部分脑室。

【临床表现】

隐性颅裂多数无明显的临床症状及体征，显性颅裂的临床表现包括：

（1）局部症状：表现为枕部或鼻根等颅骨中线部位的囊性膨出，大小不一，厚薄各异，基底广阔或呈蒂状。多数较软而有弹性，有一定波动感，肿块可随患儿哭闹而增大。脑膜膨出时透光试验为阳性。膨出物较大时可压迫邻近的组织结构，出现鼻根增宽、眼距增大及眼球外移等异常表现。

（2）神经系统症状：疾病进展严重时可出现相应的神经系统症状，表现为脑发育异常、肢体活动障碍、癫痫、视力障碍等，眶部或鼻根部的膨出可同时出现颅神经受累症状和体征。

【诊断】

根据病史及颅骨中线部位典型肿物等临床表现，可作出临床诊断。进一步行X线检查可明确颅骨缺损的大小及部位，CT及MRI检查可进一步显示颅骨缺损的范围及膨出内容的类型及合并的脑积水、脑部畸形等异常表现。

【治疗】

隐性颅裂多数无需特殊治疗。而对于显性颅裂的病人多数需要手术干预，且最好在一岁前行手术治疗。手术治疗的目的是切除囊壁、还纳膨出的脑组织，并修补裂孔。对于囊壁欲破或有呼吸障碍等明显临床症状者，需尽早手术治疗。

（二）脊柱裂

脊柱裂（spina bifida）指胚胎发育异常造成的椎板闭合不全，可伴有椎管内容物膨出，多发生于脊柱背侧中线，腰骶部最为常见，可与先天性脑积水并存。

【分类】

1. **隐性脊柱裂** 仅为椎板闭合不全而无椎管内容物膨出。

2. **显性脊柱裂** 为椎板闭合不全伴有脊膜及脊髓、脊神经经缺损处膨出。可进一步分为：脊膜膨出：椎板缺损处有脊膜呈囊性膨出，但神经组织正常。脊髓脊膜膨出：临床上最为常见，膨出的内容物除脊膜外，尚包含脊髓或脊神经等神经组织。脊髓膨出：即脊髓外露，椎管及硬脊膜敞开，脊髓等神经组织直接外露（图 12-12-4）。

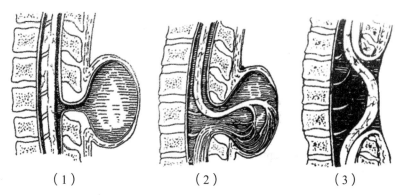

（1） （2） （3）

图 12-12-4 显性脊柱裂

（1）脊膜膨出；（2）脊髓脊膜膨出；（3）脊髓膨出

【临床表现】

隐性脊柱裂仅有椎管缺损，多数病人无明显临床症状。部分病人病变处皮肤可有毛发增多、皮肤内陷、色素沉着等异常表现，少数病人可合并脊髓栓系、脊髓受压等病理改变，出现下肢运动、感觉障碍及大小便失禁等表现。

显性脊柱裂由于同时合并脊髓、神经等内容物的膨出，临床上可出现局部包块和神经损害症状。局部包块为出生后背部中线部位的隆起肿物，腰骶部多见，多数基底较宽，肿物大小可随患儿哭闹而增大。内容物主要为脑脊液成分时，透光试验呈阳性。肿物表面皮肤可正常或出现多毛、色素沉着、皮肤凹陷窦道等异常表现。脊髓、神经受累可表现为下肢感觉、运动障碍、尿便失禁等表现。合并先天性脑积水等疾病时可出现相应的症状。

【诊断】

根据病人上述临床表现，及 X 线检查提示的椎板棘突缺损，可确立脊柱裂诊断。进一步完善MRI 检查可明确膨出的内容物及是否合并其他畸形。

【治疗】

偶然发现的隐性脊柱裂多无需特殊处理，对于显性脊柱裂，多需尽早（出生后 1~3 个月）行手术治疗。手术主要目的为游离、还纳膨出的脊髓和神经，修补裂孔。囊壁极薄者应尽快行手术治疗。

（王　嵘）

第十三节　神经系统肿瘤

一、颅内肿瘤

（一）概述

颅内肿瘤（intracranial tumors）是指发生于颅内的神经系统肿瘤，按照世界卫生组织（WHO）2016 年神经系统肿瘤分为 17 类：弥漫星形胶质细胞和少突胶质细胞肿瘤、其他星形胶质细胞肿瘤、室管膜肿瘤、其他胶质瘤、脉络丛肿瘤、神经元和混合神经元 - 胶质肿瘤、松果体区肿瘤、胚胎性肿瘤、脑神经和椎旁神经肿瘤、脑膜肿瘤、非脑膜内皮肿瘤、黑色素细胞肿瘤、淋巴瘤、组织细胞肿瘤、生殖细胞肿瘤、鞍区肿瘤、转移瘤。

依其原发部位可分为两类：起源于颅内组织的肿瘤称为原发性颅内肿瘤（primary intracranial tumor），身体远隔部位转移或由邻近部位延伸至颅内的肿瘤称为继发性颅内肿瘤（secondary intracranial tumor），年发病率在（7 ~ 10）/10 万左右，其中半数为恶性肿瘤，约占全身恶性肿瘤的1.5%，任何年龄均可发病，但以 20 ~ 50 岁常见。

【临床表现】

1. **一般症状**　主要有颅内高压所引起。原因包括肿瘤本身占位效应及脑水肿；肿瘤造成梗阻性脑积水；压迫静脉窦导致静脉回流受阻。

（1）头痛：颅内高压或肿瘤本身压迫、牵拉颅内痛敏结构引起头痛，出现在约 50% ~ 60% 原发性颅内肿瘤和 35% ~ 50% 转移瘤病人中。

（2）呕吐：颅内高压降低了大脑皮质兴奋性，进而对下丘脑自主神经中枢抑制作用下降引起。

（3）视力障碍：主要表现为视盘水肿和视力减退。

（4）头晕与眩晕：颅内高压引起内耳迷路或前庭功能受累引起，以后颅窝肿瘤更为常见。

（5）癫痫：约 30% 脑肿瘤病人出现癫痫发作，颅内高压引起的癫痫多为全身性癫痫，累及皮层或皮层下的肿瘤可引起部分性癫痫发作。

（6）复视：眼球运动神经在颅底走行，因被挤压、牵拉所致。

（7）精神及意识障碍：颅内高压、脑水肿及肿瘤本身刺激或破坏某些精神功能区，可出现不同程度的精神症状。

（8）前囟膨隆、头围增大及颅缝分离现象：多在儿童颅内高压病人中出现。

（9）生命体征改变：颅内压显著增高或急剧增高可表现血压升高（全身血管加压反应），心跳和脉率缓慢、呼吸节律紊乱及体温升高等各项生命体征发生变化，称为 Cushing 反应。

2. **定位体征**　颅内组织受到肿瘤的刺激、压迫、破坏，或肿瘤造成局部血供障碍，会引起相应的神经功能障碍体征，这些体征的表现形式和发生顺序有助于定位诊断，称为定位体征。

（1）额叶肿瘤：常见的症状为精神症状与运动障碍。表现为淡漠、迟钝、漠不关心自己和周围事物，理解力和记忆力减退，或有欣快感，多言、多语。有时可误诊为神经衰弱或精神病。运动性失语，癫痫（大发作或局限性发作），对侧肢体不完全性瘫痪。

（2）顶叶肿瘤：常有感觉障碍，可出现对侧深、浅感觉及皮质复合感觉障碍，或部位感觉性癫痫发作。

（3）枕叶肿瘤：可出现幻视与病变对侧同向偏盲。

（4）颞叶肿瘤：可产生颞叶钩回发作性癫痫，表现为幻嗅与幻味，继之嘴唇出现吸吮动作与对侧肢体抽搐（称为钩回发作）以及幻听，优势半球颞上回后部受累产生感觉性失语。

（5）蝶鞍部位肿瘤：表现为内分泌紊乱；视力减退及视野缺损等视神经、视交叉受压症状。

（6）脑室内肿瘤：早期出现颅内高压。较少出现定位症状，直至肿瘤体积较大，影响周边组织结构才出现相应症状。

（7）小脑脑桥角肿瘤：早期表现为耳鸣、眩晕、听力逐渐下降；以后出现面部感觉障碍，周围性面瘫，小脑损害体征；晚期后组颅神经受累，出现声音嘶哑、吞咽困难，并可出现对侧锥体束征及肢体感觉障碍。

（8）小脑肿瘤：产生强迫头位、眼球震颤、共济失调及肌张力减退等。

（9）脑干肿瘤：一侧髓内肿瘤引起病灶侧脑神经损害及对侧肢体感觉和运动长传导束损害的体征，以及交叉性麻痹。还可引起不自主发笑、排尿困难和易出汗，多见于脑桥、中脑肿瘤。

【辅助检查】

1. 头颅 CT　根据颅内组织对 X 线吸收系数的差别，显示脑室系统、灰质和白质。易于显示肿瘤含有钙化、骨骼、脂肪和液体，有利于了解肿瘤与毗邻的解剖关系。CT 对比增强扫描可了解肿瘤血供及对血脑屏障的破坏情况，利于肿瘤的显示和定性。目前，CT 扫描是颅内病变最为常用的首选筛查手段。

2. MRI　利用原子核在磁场内共振产生影像，清晰显示沟回、脑室系统和主要的大血管，而无颅骨伪影，更适宜后颅窝和脑干肿瘤。可以显示脑室受压和脑组织移位、瘤周脑水肿范围，可反映瘤组织及其继发改变，如坏死、出血、囊变和钙化等情况，并确定肿瘤部位、大小、数目、血供和与周围重要结构的解剖关系，结合增强扫描对大部分肿瘤有可能作出初步的定性诊断。MRI 是目前临床上最为常用的肿瘤确诊检查手段。

3. 电子发射断层扫描（positron emission tomography，PET）　利用能发射正电子的 ^{11}C、^{13}N、^{15}O 等放射性核素，测量组织的代谢活性、蛋白质的合成率，以及受体的密度和分布等，提供能反映人体代谢和功能的图像，帮助诊断肿瘤和心脑血管疾病，用于早期诊断脑肿瘤，研究脑肿瘤的恶性程度，对判断原发、转移或复发肿瘤及脑功能有一定价值。

4. 活体病理组织检查　立体定向活检术是颅内肿瘤标准的活检技术，应从不同部位获取多个标本进行系列活检，尽量避免肿瘤的不均一性造成诊断误差，是肿瘤定性诊断的金指标。

【诊断】

依靠详细的病史和可靠的查体发现，以神经解剖、神经生理和各种疾病发展规律的诊断学知识为基础，进行客观的综合分析，可以对是否患有颅脑肿瘤作出初步判断。根据病人年龄、职业、神经功能缺损情况、实验室检查和影像学检查结果综合考虑。全面分析获得的临床资料，仔细研究肿瘤部位、性质、大小、血供、发展方向及对周围结构的累及程度，作出肿瘤的定位与定性诊断以及鉴别诊断，据此选择治疗，制定治疗措施。

【治疗】

1. **手术治疗**　可分为两大类：一类是直接手术切除肿瘤，在尽量完全地切除肿瘤同时，尽量保护周围脑组织结构与功能的完整；另一类是姑息性手术，包括内减压术、外减压术、脑脊液分流术。目的是暂时减低颅内压，缓解病情，为放疗和化疗创造机会。

2. **放射治疗**　颅内肿瘤切除术后，为防止肿瘤复发或中枢神经系统内播散，以及治疗残留肿瘤，可考虑行放射治疗；脑深部或累及重要结构、估计手术不能切除或手术可使原有症状加重的肿瘤，对放射治疗高度敏感肿瘤（如生殖细胞瘤、髓母细胞瘤、恶性淋巴瘤或神经母细胞瘤等），也有可能单独应用放射治疗获得控制。

3. **化学治疗**　主要是应用各类细胞毒性制剂进行的治疗。按照细胞毒性药物在细胞周期中的作用期相，又分为细胞周期非特异性药物和细胞周期特异性药物。多数观点认为，联合化疗效果好于单药治疗，但选择联合化疗方案应考虑两种药物之间必须具有协同作用，而且必须无交叉毒性。

4. **其他辅助治疗**　应用免疫、加热、基因、光疗及中药等方法综合治疗颅内肿瘤，目前仍在进一步探索中。

（二）胶质瘤

神经胶质细胞瘤（gliocytoma）是由神经外胚叶衍化而来的神经胶质细胞发生的肿瘤。是最常见的颅内肿瘤，主要有星形胶质细胞瘤，少枝胶质细胞瘤和室管膜细胞瘤等。

【临床表现】

1. **颅压增高**　通常呈进行性加重，少数有中间缓解期，典型表现为头痛、呕吐和眼底视盘水肿。

2. **局灶症状**

（1）大脑半球肿瘤：可出现精神症状、癫痫发作、锥体束损伤症状、感觉异常、失语和视野改变等症状。

（2）第三脑室后部肿瘤：主要表现为颅压增高，肿瘤增大或向一侧发展时，也可有局部体征，如四叠体综合征，表现为双眼上视障碍，瞳孔对光反射及调节障碍，肿瘤向下生长时，可出现小脑体征。

（3）后颅窝肿瘤：小脑半球症状，患侧肢体共济失调，指鼻实验和跟膝胫试验不准，轮替试验缓慢笨拙；小脑蚓部症状，躯体性共济失调；脑干症状，交叉性麻痹；桥小脑角症状，耳鸣、耳聋、眩晕、面部麻木、面肌抽搐、面肌麻痹、声音嘶哑和进食呛咳等。

【辅助检查】

1. **CT**　典型的表现为脑实质内密度不均匀的占位性病变，可有囊变、瘤内出血，边界不清，周围可有较明显的水肿，病灶可被明显强化。

2. **MRI**　典型的星形细胞瘤常表现为 T_1WI 为等或低信号区，T_2WI 为均匀的高信号区，范围超过 T_1WI 所见的低信号区，病变集中在脑白质，受累半球可表现为轻度肿胀，出血和对比增强比较少见。恶性胶质瘤表现为肿瘤不均匀强化，通常为环状强化，周围有明显水肿，占位效应明显（图 12-13-1）。肿瘤广泛浸润生长，并可累及白质，有时通过胼胝体累及双侧大脑半球，甚至遍及全脑，称为脑胶质病。

3. **PET**　可作为 MRI 的补充，特别是对低级别的胶质瘤，表现为葡萄糖代谢率低。如果 PET 表现为高糖代谢病变，提示肿瘤级别高。PET 也可协助鉴别肿瘤复发与放射性坏死。

【治疗】

1. **手术**　对于 WHO 分级 Ⅰ～Ⅱ级的早期星形细胞瘤，如果病变位于非功能区，可以切除者，应积极手术治疗，如肿瘤位于重要功能区，对无症状、或仅用抗癫痫药物控制抽搐效果好，手术可能

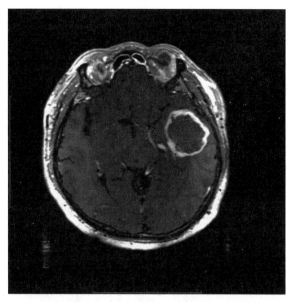

图 12-13-1 左颞叶胶质母细胞瘤 MRI 表现

带来严重的神经功能障碍者，手术应慎重。恶性胶质瘤的治疗首选手术切除，全切肿瘤可以延长生存期，并可改善神经功能，因此，术中尽可能多的切除肿瘤。

2. **放疗** 可以作为手术后的辅助治疗，倾向于术后立即给予放射治疗。术后局部放射治疗，总放射剂量为 60Gy，可明显延长生存期。

3. **化疗** 卡莫司汀为代表的亚硝基脲类烷化剂仍是目前相对有效的化疗药物，对于恶性星形细胞瘤，新型化疗药物替莫唑胺为第二代烷化剂，该药物可口服、易透过血脑脊液屏障，耐受性好且与其他药物没有叠加毒性，与放射治疗具有协同疗效，目前用于胶质母细胞瘤、间变性星形细胞瘤、间变性少突胶质细胞瘤等颅内恶性肿瘤的治疗，该药对亚硝基脲类药物耐药的脑肿瘤病人仍然有效。

（三）脑膜瘤

脑膜瘤（meningiomas）有颅内脑膜瘤和异位脑膜瘤之分，前者由颅内蛛网膜细胞形成，后者指无脑膜覆盖的组织器官发生的脑膜瘤，主要由胚胎期残留的蛛网膜组织演变而成。儿童发生率为0.3/10 万，成人为 8.4/10 万，良性脑膜瘤约为 2.3/10 万，恶性脑膜瘤 0.17/10 万。在颅内肿瘤中，脑膜瘤的发生率仅次于胶质瘤，为最常见的颅内良性肿瘤，占颅内肿瘤的 15%～24%（平均为 19%）。脑膜瘤可见颅内任何部位，幕上较幕下多见，约为 8∶1，好发部位依次为大脑突面，矢状窦旁，大脑镰旁和颅底。

【**临床表现**】 临床表现除具有脑瘤共同表现外，脑膜瘤还具有以下特点：

1. 通常生长缓慢，病程长一般为 2～4 年，但少数生长迅速，病程短，术后易复发和间变，特别见于儿童。

2. 肿瘤长得相当大，症状却很轻微。当神经系统失代偿才出现病情迅速恶化，这与胶质瘤相反，后者生长迅速，很快出现昏迷或脑疝，眼底却正常。

3. 多先有刺激症状，如癫痫等，继而麻痹症状，如偏瘫，视野缺失，失语或其他局灶症状。

【**辅助检查**】

1. **CT** 瘤常呈圆形，分叶状或扁平状，边界清晰，密度均匀，呈等或偏高密度，少数瘤内可有囊变坏死，增强后密度均匀增高，瘤内钙化多均匀，可不规则，局部颅骨可增生或破坏，半数病人在肿瘤附近有不增强低密度带，提示水肿，囊变。

2. MRI 以硬脑膜为基底，此处也是肿瘤最大直径，在 T_1 加权像上，60% 脑膜瘤为高信号，在 T_2 加权像上肿瘤呈低至高信号，与肿瘤病理类型有关。肿瘤与脑组织之间一低信号界面代表受压的蛛网膜或静脉丛。肿瘤附着的硬脑膜和邻近硬脑膜可增强，反映该处硬脑膜通透性增大，称为脑膜尾征（图 12-13-2）。

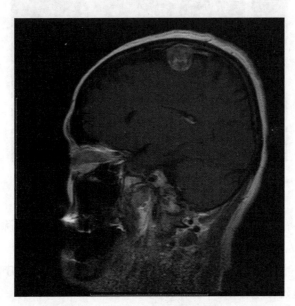

图 12-13-2 右额顶脑膜瘤 MRI

3. **血管造影** 可显示肿瘤血供，利于设计手术方案，还可对术前肿瘤供血动脉栓塞。

【诊断和鉴别诊断】

大脑半球凸面、矢状窦旁、颅底和鞍旁区域"非皮质"内占位性病变都要考虑到脑膜瘤，根据病人的临床表现及 CT 和 MRI 资料可以对脑膜瘤作出诊断。

【治疗】

1. **外科手术** 为本病首选方法，能做到全切除者，应争取做根治性手术，以减少复发。

2. **立体定向放射外科** 包括伽玛刀，X 刀和质子刀，适用于术后肿瘤残留或复发，颅底和海绵窦内肿瘤，以肿瘤最大直径 ≤ 3 cm 为宜。

3. **栓塞疗法** 包括物理性栓塞和化学性栓塞两种，前者阻塞肿瘤供血动脉和促使血栓形成，后者用于血管壁内皮细胞，诱发血栓形成，从而达到减少脑膜瘤血供的目的，两种方法均作为术前的辅助疗法，只限于颈外动脉供血为主的脑膜瘤。

4. **放射治疗** 可作为血供丰富脑膜瘤术前的辅助治疗。

（四）垂体腺瘤

垂体腺瘤（pituitary adenoma）发病率仅次于胶质细胞瘤和脑膜瘤，居颅内肿瘤第三位。

【临床表现】 主要是由内分泌功能紊乱及占位效应引起的症状。

1. **头疼** 多因肿瘤将鞍膈顶起，鞍膈张力增高所致。

2. **视力减退及双颞侧偏盲** 当肿瘤穿破鞍膈向鞍上生长时，可压迫视交叉而产生视力及视野改变。

3. **内分泌功能紊乱** 女性病人可出现泌乳、闭经、不孕和肢端肥大等。男性病人则表现为性欲减退、阳痿、阴毛、腋毛及胡须稀少和肢端肥大等，功能性腺瘤常见此种症状。

4. **垂体卒中** 以卒中作为首发症状的垂体腺瘤并不少见，病人可突然出现神经功能恶化，通常包括头痛，视力下降，眼痛（单侧或双侧）和不同程度的意识障碍。

【辅助检查】

1. **影像学检查**

（1）鞍区 CT 扫描：是目前诊断垂体腺瘤重要的方法。采用高分辨率 CT 直接增强，薄层断面。可行蝶鞍区冠状位扫描和矢状位重建，全面了解肿瘤生长形态和蝶窦情况。

（2）MRI：垂体高度超过 7mm，鞍膈饱满或膨隆，不对称，垂体柄移位，偏离中线 >2mm 意义更大，神经垂体受压消失，鞍底倾斜等，垂体腺瘤 T_1 加权像，多为等信号，少数为稍高或稍低信号，T_2 加权像多为高或稍高信号，可明显增强，向鞍上发展的肿瘤边界清楚，而规则少数呈分叶状，有的肿瘤内有软化灶，坏死或囊性变（图 12-13-3）。

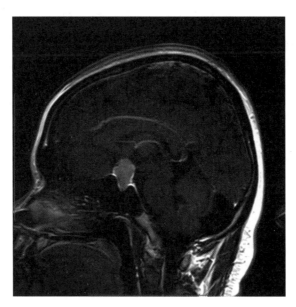

图 12-13-3　垂体腺瘤 MRI

2. **内分泌检查**

（1）催乳素：正常最大值女性为 30ug/L，男性为 20ug/L，催乳素 > 100ug/L 多为垂体腺瘤所致，如催乳素 > 300ug/L，则催乳素腺瘤较肯定。

（2）其他激素：生长激素、促肾上腺皮质激素、促甲状腺激素、促性腺激素释放激素等指标异常，对诊断不同类型的功能腺瘤有确诊意义。

【诊断】

垂体腺瘤的诊断主要依据不同类型腺瘤的临床表现，视力、视野障碍，及其他脑神经和脑损害，以及内分泌检查和放射学检查，典型的病例不难作出垂体腺瘤的分类诊断，但对早期的微腺瘤临床症状不明显，神经症状轻微，内分泌检查不典型，又无影像学发现的病例，则不易诊断。所以要全面了解病情，做多方面的检查，获得资料，综合分析，作出诊断和鉴别诊断确定是否有肿瘤，是不是垂体腺瘤，还要对肿瘤部位、性质、大小、发展方向和累及垂体周围重要结构的程度等都应仔细研究，以便选择治疗方案制定治疗措施。

【治疗】

1. **手术治疗**　手术治疗是多数大腺瘤（直径 >1cm）的首选治疗方法，目的在于切除肿瘤，通路减压，恢复和保持垂体功能及其他神经功能。垂体腺瘤的传统手术方式主要包括经颅入路、经蝶入路；近年，经鼻内镜技术已经广泛应用。

2. **放射治疗**　普通放射治疗适用于那些不宜手术或术后可能复发的垂体腺瘤，尤其是复发率高的侵袭性垂体腺瘤及原发腺癌或转移瘤病例。立体定向放射外科，目前主要为伽马刀和 X 刀，为垂体腺瘤治疗提供另一种放射治疗手段，多应用于术后残留、复发的肿瘤。

3. **药物治疗**　溴隐亭（bromocriptine）为目前治疗 PRL 瘤最有效的药物，可使 90% 的 PRL 腺瘤体积缩小，女性病人泌乳消失，恢复月经甚至正常生育。但一旦停药，肿瘤又会长大，因此需终生服药。赛庚啶（cyproheptadine）对抑制皮质醇增多症有一定疗效。奥曲肽（octreotide）对 90% 的肢端肥大病人有效，约半数病人使用后肿瘤体积缩小。

（五）前庭神经 Schwann 细胞瘤

前庭神经 Schwann 细胞瘤（vestibular Schwannomas）已取代过去的旧称谓听神经瘤，因为大多数肿瘤来源于前庭神经上支（而不是耳蜗部分）的 Schwann 细胞鞘而不是听神经。为组织学良性肿瘤，约占 8%～10%，占小脑脑桥角肿瘤的 80%～90%，年发病率约为 1/10 万。

【临床表现】

最常见的症状为肿瘤压迫前庭神经的耳蜗，造成缓慢进展的单侧感觉性听力丧失。

1. **耳鸣或发作性眩晕**　耳鸣大多为首发症状，继而出现一侧听力隐匿性、进行性减退、失聪。

2. **同侧角膜反射减退或消失。**

3. **小脑症状**　眼球水平震颤、向病侧注视更为明显、肢体肌张力减低、共济障碍。

4. **后组颅神经麻痹**　进食呛咳、咽反射消失、声音嘶哑等。

5. **锥体束征**　常为病变同侧、肢体无力、反射亢进和病理征阳性。

6. **高颅内压症状**　头疼，呕吐、视盘水肿。

7. **面瘫**　虽然肿瘤同面神经关系紧密，但病人很少表现为面瘫，仅在病程晚期出现。

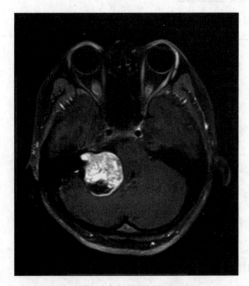

图 12-13-4　右侧桥小脑角区前庭
神经 Schwann 细胞瘤 MRI

【辅助检查】

1. **影像学检查**

（1）MRI：为首选的诊断方法，敏感率接近 98%，显示肿瘤比 CT 更清晰，而且有助于了解肿瘤与周围神经血管结构的关系。（图 12-13-4）。

（2）CT：平扫时肿瘤多为均匀、等密度或略低密度，少数为混合密度，后者有肿瘤囊变、坏死或出血。肿瘤边界欠清楚，呈圆形，椭圆形或不规则形，增强后，实质肿瘤呈均匀增强，囊变部不增强，但囊壁可呈环形增强，许多病人内听道骨质扩大呈喇叭形。

2. **听力测定及耳科学检查**

（1）听力检查：感觉性听力丧失，言语辨认力下降，而语言感受阈增高。

（2）音叉实验：为神经性耳聋，骨导大于气导，韦伯（Weber）实验偏向健侧。

（3）电测听检查：表现神经性耳聋和复聪试验。

（4）前庭功能实验：可区别病变在听神经前庭支还是耳蜗支，前者前庭功能丧失。

（5）脑干听觉诱发电位检查：脑干听觉诱发电位反应潜伏期延长（尤其是Ⅴ波），表现正常脑干听力诱发电位只存在Ⅰ波，有助早期发现。

【治疗】

1. **随诊观察**　对高龄病人，有同侧听力丧失但没有脑干压迫或脑积水症状的病人，可保守治疗，定期行 CT 或 MRI 随访，并密切观察症状。

2. **外科手术治疗**　前庭神经 Schwann 细胞瘤是良性肿瘤，手术是首选治疗方法，尽可能安全彻底的切除肿瘤，避免周围组织损伤。随着显微解剖和显微外科技术和方法的不断发展，包括面神经术中电生理监测技术的应用，手术全切除率和面神经的解剖及功能保留率均显著提高。

3. **放射治疗**　可单独治疗或作为外科手术的辅助性治疗，分普通放射治疗和立体定向放射治疗（伽玛刀）。后者可单独用于直径小于 3cm 的肿瘤，还可用于不愿意行显微手术、一般情况不稳定以及有症状的高龄病人，也可用于手术后复发和手术次全切除后有残余病变的病人。

（六）颅咽管瘤

颅咽管瘤（craniopharyngioma）来源于原始口腔外胚层形成的颅咽管残余上皮细胞，是常见的颅内先天肿瘤，占颅内肿瘤的 2.5% ~ 4%，约 50% 发生于儿童，发病高峰年龄在 5 ~ 10 岁。肿瘤多位于鞍上，可向下丘脑、鞍旁、第三脑室、额底和脚间池发展，压迫视交叉和垂体，影响脑脊液循环。

【临床症状】

1. **下丘脑及垂体损伤症状**　肥胖、尿崩症、毛发稀少、皮肤细腻和面色苍白等，儿童身体发育迟缓，性器官发育不良，成人性功能低下，妇女停经，泌乳障碍，晚期可有嗜睡，乏力，体温调节障碍和精神症状。

2. **视力视野障碍。**

3. **颅压增高**　儿童除表现为头疼呕吐外，还可出现头围增大、颅缝分离等。

【辅助检查】

1. **头颅 CT**　显示鞍上占位病变，可为囊性或实性，多有钙化灶且有特征性的环状钙化（蛋壳样）表现（图 12-13-5）。

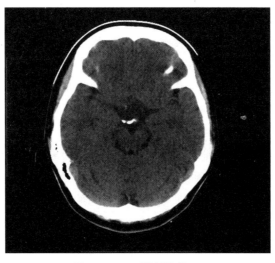

图 12-13-5　颅咽管瘤 CT

2. **MRI** 鞍上占位病变，肿瘤边界清晰，实性肿瘤为长 T_1 和长 T_2 信号，囊性肿瘤取决于囊内成分：液化坏死和囊液的蛋白增高，为稍长 T_1 和长 T_2 信号；液化胆固醇为短 T_1，长 T_2 信号。

3. **内分泌检查** 血液 GH，T_3，T_4，LH，FSH，ACTH，PRL 等检测值低下。

【诊断】

儿童病人出现内分泌失调，视力视野改变，伴或不伴颅内压增高，应高度怀疑颅咽管瘤，临床诊断小儿颅咽管瘤比较容易，但在成人则相对困难，因为有些颅咽管瘤的影像学表现和垂体腺瘤相似，常发生诊断困难，确诊有待病理发现。

【治疗】

1. **手术治疗** 颅咽管瘤应早期诊断，显微手术是首选治疗方法。在不引起严重术后并发症和神经功能障碍前提下，尽可能在首次手术时完成全切。

2. **放射治疗** 主要在姑息性手术后，联合辅助放射治疗。

二、椎管内肿瘤

（一）概述

椎管内肿瘤（intraspinal canal tumor）是指发生于脊髓本身或椎管内与脊髓邻近组织（脊神经根，硬脊膜脂肪组织血管或先天性残留组织等）的原发性肿瘤或转移性肿瘤的总称，有时称为脊髓肿瘤。椎管内肿瘤的发病率大约是脑肿瘤发病率的 1/10，肿瘤可发生自颈髓至马尾的任何阶段，发生于胸段者最多，约占半数，颈段者约占 1/4，其余分布于腰髓段及马尾。椎管内肿瘤可发生于任何年龄，发病高峰年龄为 20～50 岁之间，除脊膜瘤外，椎管内肿瘤男性较女性发病率略高。

【临床症状及诊断】

1. **病史及体征**

（1）刺激性症状：神经根痛往往是髓外早期出现的症状之一，神经纤维瘤病人有根痛者占 70% 左右，而髓内肿瘤少有根痛，早期疼痛的部位有定位价值。

（2）运动功能障碍：表现为肢体无力，从一侧开始逐渐累及对侧，晚期出现截瘫及萎缩等，肌萎缩的肢体相应脊髓节段多是肿瘤的所在部位。

（3）感觉障碍：感觉障碍是脊髓肿瘤最常见的症状之一，髓内肿瘤自上而下出现症状和体征变化，而髓外肿瘤则是自下而上发展，圆锥马尾部肿瘤的感觉障碍多局限于马鞍区。

（4）自主神经功能改变：圆锥以上的肿瘤，小便障碍多表现为排尿困难，尿潴留；圆锥以下肿瘤小便障碍表现为尿失禁。肿瘤相应的椎板棘突常有叩击痛，特别是硬脊膜外肿瘤叩击痛明显。腰骶部肿瘤可伴有相应部位的皮肤异常，如毛发生长和皮肤缺陷或隆起。脊髓转移瘤，常伴有消瘦、贫血、疼痛等恶病质症状及原发肿瘤症状和体征。

（5）神经系统检查

1）感觉检查：包括浅感觉和深感觉，其中以浅感觉检查重要。髓内肿瘤感觉平面多不明显，且有感觉分离现象，髓外硬脊膜内肿瘤或硬脊膜外肿瘤，感觉平面明显，无感觉分离现象。

2）运动和反射检查：检查肢体是否有肌萎缩，肌张力的改变，对于瘫痪的病人，要查清楚是上神经元瘫痪还是下神经元瘫痪，如果下肢为上神经元瘫痪则肿瘤定在腰膨大以上，如果是下神经元瘫痪，肿瘤多位于腰膨大以下。

2. 脊髓各节段肿瘤的诊断

（1）颈髓的肿瘤：颈部有抵抗感，肿瘤部位及突有压痛与叩痛，C_4 附近的肿瘤因波及膈神经细胞，可出现呼吸困难。颈膨大处髓外肿瘤患侧上肢或双上肢呈周围性瘫痪，下肢呈痉挛性瘫痪，有时出现霍纳征。

（2）胸段脊髓肿瘤：髓外肿瘤在损害相应皮节有根痛，疼痛向肋间神经放射，T_{7-12}，肿瘤腹壁反射消失。L_{2-4} 以下肿瘤：感觉障碍在同侧下肢，如完全损害出现双侧感觉障碍。

（3）骶部肿瘤：可有马鞍式痛觉障碍，双侧障碍常不对称，一般是患侧重而对侧轻。腰骶部肿瘤有时根痛很重。并向下肢放射，损害以下的深、浅反射常都消失，患区棘突有压痛。

3. 腰椎穿刺

（1）脑脊液生化检查：脊髓肿瘤由于产生蛛网膜下隙梗阻，脑脊液中蛋白量增加，但细胞数正常，称蛋白细胞分离现象，是诊断椎管内肿瘤的重要证据之一。

（2）脑脊液动力学检查：位于腰椎穿刺的上方椎管内肿瘤造成脊髓蛛网膜下隙不全梗阻，梗阻平面以下的脑脊液压力较正常低，压颈试验时脑脊液压力上升和下降缓慢，称奎肯施泰特（Queckenstedt）试验阳性。

【神经影像学检查】

1. 脊柱 X 线平片 可见椎弓根形态改变，椎弓根间距增宽，椎体后缘弧形压迹和硬化，椎板，棘突及椎体骨质破坏，椎间孔增大，椎旁软组织肿块阴影，椎管内钙化等。

2. 椎管造影 MRI 出现后，椎管造影已很少应用。椎管造影对脊髓肿瘤的定位诊断具有很大价值，椎管内肿瘤出现明显，脊髓蛛网膜下隙梗阻时诊断率可达 80% 以上，肿瘤在椎管内膨胀性生长，压迫蛛网膜下腔和脊髓引起蛛网膜下腔局限性梗阻，脊髓变形移位，梗阻端造影剂可出现不同的形态。

3. CT 及 MRI 表现

（1）髓内肿瘤：CT 扫描多呈低密度，边缘欠清，脊髓不规则增粗，邻近蛛网膜下隙狭窄，多有均匀或不均匀强化，但 CT 显示椎管内肿瘤效果往往欠佳。MRI 为长 T_1 长 T_2 信号，注射 Gd-DTPA 后多强化明显，对肿瘤范围，周边水肿伴发脊髓空洞显示效果佳。

（2）髓外硬膜下肿瘤：CT 扫描多呈略高于脊髓密度，常有邻近脊髓骨质改变，椎间孔扩大，椎弓根吸收破坏，有时可有脊椎骨质增生，MRI 的 T_1 加权像的信号，T_2 加权像呈略高或等信号，Gd-DTPA 明显强化。

（3）硬脊膜外肿瘤：CT 扫描显示邻近椎骨破坏，椎弓根溶骨性破坏，正常硬脊膜外轮廓消失，硬脊膜外见不规则组织块影，向椎旁软组织内侵犯，硬脊膜囊脊髓受压移位，增强扫描可有肿瘤强化。MRI 显示骨性改变不如 CT，但其对于肿瘤的部位、范围、脊髓是否受累显示清楚，多为长或等 T_1 长 T_2 信号，增强后更易区分肿瘤与瘤周组织。

4. 脊髓血管造影 可显示肿瘤的供血动脉，引流静脉以及病理血管，对血管性肿瘤的诊断及治疗有重要意义。

【治疗】

椎管内肿瘤目前唯一有效的治疗手段是手术切除。鉴于 3/4 的椎管内肿瘤为良性，一般全部切除肿瘤后，预后良好，治疗效果与脊髓受压的时间、程度、肿瘤的部位、性质和脊髓受累的范围大小有关。恶性肿瘤可行肿瘤大部切除并做外减压，术后辅以放射治疗，能使病情得到一定程度的缓解。

（二）神经鞘瘤

神经鞘瘤又称神经纤维瘤，为脊髓肿瘤中最常见的良性肿瘤，约占椎管内良性肿瘤的一半。神经鞘瘤在椎管各节段均可发生，以胸段最常见。大部分起源脊神经后根的神经根鞘膜，大部分位于髓外硬脊膜下间隙，受累神经呈纺锤状，一般单发，如系多发，可能是全身性神经纤维瘤病的一部分，有恶变可能。

【临床表现】

本病发展缓慢，病程一般较长，呈急性发病者多有瘤内囊变或出血。大多数病人以明显的神经根疼痛为首发症状，由于肿瘤直接刺激和牵拉感觉神经所致，还可出现从远端开始的肢体运动障碍。肿瘤水平附近有皮肤过敏区，另外可伴有括约肌功能障碍。

【辅助检查】

1. 脊柱 X 线平片　可见椎弓破坏，椎弓根间距离加宽，椎间孔扩大。

2. CT　可显示肿瘤，增强扫描瘤体强化。

3. MRI　显示肿瘤呈长 T_1、长 T_2 信号，瘤体与脊髓分界清楚，并可显示脊髓受压移位，增强扫描可见肿瘤强化，有些肿瘤可有囊性变。有些肿瘤可通过椎间孔向椎管外沿神经干走行生长，形成哑铃状（图 12-13-6）。

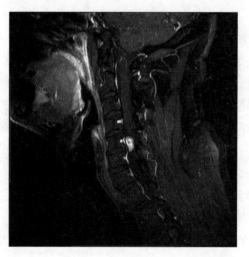

图 12-13-6　颈 5 段神经鞘瘤 MRI——矢状位

【治疗】

一旦确诊均应手术治疗，效果较好。

（王　嵘）

第十四节　颅脑损伤

一、概述

颅脑损伤（craniocerebral injury）可发生于平时及战时，平时主要以交通事故、坠落伤以及其他意外受伤多见；战时常见于火器伤。颅脑损伤的发生率仅次于四肢伤，但死残率处于第一位，并且一半以上的病人合并其他器官系统的损伤。

【颅脑损伤的致伤机制】 颅脑损伤的致伤机制包括直接损伤和间接损伤。

1. **直接损伤** ①加速性损伤：头部静止时，突然受到外力打击，头部由静止转为沿作用力方向的加速运动造成的脑损伤。损伤主要发生在着力部位，对冲伤少见。②减速行损伤：与加速性损伤相反，头部受外力由运动转为静止所受的脑损伤。损伤不仅发生在着力部位，对冲伤更严重。③挤压性损伤：两个或两个以上方向的力同时作用于头部所受的损伤。

2. **间接损伤** ①传递性损伤：高处坠落时暴力通过脊柱传递到颅底造成枕骨大孔和邻近颅底部骨折，导致延髓、小脑和颈髓上段损伤；②挥鞭样损伤：外力突然作用于躯体，头部由于惯性运动落后于身体，引起颅颈交界处发生强烈的过伸或过屈，如挥鞭样动作造成脑干和颈髓交界处损伤；③胸部挤压伤：指因胸部受到猛烈的挤压时，胸膜腔内压骤然升高，沿颈静脉传递到脑部致伤。

【颅脑损伤的分类】 颅脑损伤可以分为原发性颅脑损伤和继发性颅脑损伤。原发性颅脑损伤是指外伤发生时立即出现的脑损伤，包括脑震荡、脑挫裂伤、弥漫性轴索损伤、原发性脑干损伤等。继发性颅脑损伤是指在原发性损伤的基础上经过一段时间形成的病损，主要包括脑水肿和颅内血肿。

【Glasgow 评分】 由于颅脑损伤的轻重程度常与昏迷的时间和程度相对应，呈正相关，所以目前国际上较通用的是根据 Glasgow 评分来评估病人的昏迷程度，从而判断病人的颅脑损伤的伤情轻重（表 12-14-1）。

表 12-14-1　Glasgow 评分表

睁眼反应	计分	言语反应	计分	运动反应	计分
自动睁眼	4	回答正确	5	遵嘱动作	6
呼唤睁眼	3	回答错乱	4	刺痛定位	5
刺痛睁眼	2	词句不清	3	刺痛回避	4
无反应	1	只能发音	2	刺痛过屈	3
		无反应	1	刺痛过伸	2
				无反应	1

按 GCS 计分多少和伤后昏迷时间长短，可将颅脑损伤病人的伤情分为轻、中、重、特重型四型：①轻型：GCS 13～15 分，伤后昏迷时间在 30 分钟以内；②中型：GCS 9～12 分，伤后昏迷时间在 30 分钟至 12 小时；③重型：GCS 6～8 分，伤后昏迷在 12 小时以上，或在伤后 24 小时内意识变化，再次昏迷 6 小时以上；④特重型：GCS 3～5 分，伤后持续昏迷。

二、脑震荡伤

脑震荡（brain concussion）是最轻的原发性颅脑损伤，表现为受伤后一过性的脑功能障碍，经过短暂的时间后可自行恢复，无肉眼可见的神经病理改变，显微镜下可见神经组织结构紊乱。

【临床表现与诊断要点】

①明确的头部外伤史；②轻度意识障碍，可有短暂意识丧失、意识恍惚，不超过 30 分钟；③有的病人出现近事遗忘或称逆行性遗忘；④不同程度的头痛、头晕、疲劳等，有时可合并呕吐；⑤神经系统查体多无阳性表现；⑥腰椎穿刺检查和头颅 CT 无异常改变。

【治疗】

无特殊治疗，密切观察病情变化及时复查头部 CT，尽早发现颅内血肿。卧床休息 1～2 周，镇静、止痛治疗，自觉症状明显可早期行高压氧治疗。

三、 硬膜外血肿与硬膜下血肿

1. **硬膜外血肿**（epidural hematoma）　是指颅脑损伤后血液积聚在颅骨内板与分离的硬脑膜之间，好发于幕上大脑半球凸面，出血多来源于骨折损伤的硬脑膜动脉、静脉、静脉窦或颅骨板障，以脑膜中动脉损伤最常见。占外伤性颅内血肿的 40% 左右。

【临床表现与诊断要点】

①头部直接暴力伤，可发现局部有头皮伤痕或头皮血肿；②根据不同受伤机制，病人可无意识障碍、短暂昏迷或长时间意识不清；大约 20%～50% 的病人出现"昏迷 - 清醒 - 再昏迷"，即中间清醒期；③大多数病人伤后即有头痛、呕吐，随着血肿量的增加，颅内压增高表现进行性加重；④少数可无明显神经系统体征；⑤实验室检查可出现 DIC 并且可能出现血容量不足；⑥颅骨平片观察到跨脑膜中动脉和跨窦的骨折线应警惕硬膜外血肿的可能；⑦头颅 CT 是首选检查手段，可见颅骨下方梭形高密度影（图 12-14-1）；⑧急性期 MRI 示等信号，但显示占位和脑移位较 CT 明显。

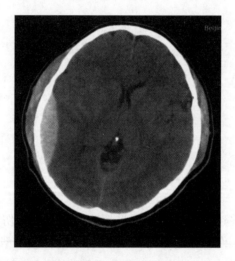

图 12-14-1　硬膜外血肿 CT

【治疗】

（1）手术治疗：急性硬膜外血肿原则上一经诊断即应施行手术，清除血肿以缓解颅内高压。手术通常多采用骨瓣开颅术，便于彻底清除血肿，充分止血和必要时行硬膜下探查。

（2）非手术治疗：对于神志清楚、病情平稳、血肿量 < 15ml 的幕上急性硬膜外血肿可采取保守治疗。但必须动态观察病人神志、临床症状和动态头颅 CT 扫描。一旦发现血肿体积增大，立即行手术治疗。

2. **硬膜下血肿**（subdural hematoma）　是指颅脑损伤后发生于脑皮质与硬脑膜和蛛网膜之间的血肿，出血多来源于脑挫裂伤、脑皮质动静脉破裂或桥静脉断裂。占颅内血肿的 40% 左右。

【临床表现与诊断要点】

①外伤史，多与脑挫裂伤伴发。枕部受力硬膜下血肿多发生于对侧额叶或颞叶；额部受力血肿发

生在额叶，极少发生在枕部。②急性硬膜下血肿伤情较重，进展快，伤后意识障碍较突出，常表现为持续昏迷并呈进行性恶化，较少出现中间清醒期。③主要表现为进行性意识加深，生命体征变化突出，较早出现小脑幕切迹疝。④病人早期即可因脑挫裂伤累及脑功能区而出现相应的神经系统阳性体征，如偏瘫、失语、癫痫发作等。⑤头颅 X 线约半数急性硬膜下血肿病人可见颅骨骨折。⑥头部 CT 表现为新月形高密度影，覆盖于脑表面，CT 还可发现脑挫裂伤部位、范围和程度以及是否合并脑内血肿（图 12-14-2）。⑦急性硬膜下血肿 MRI 检查为等信号，但能更清晰显示脑损伤情况。

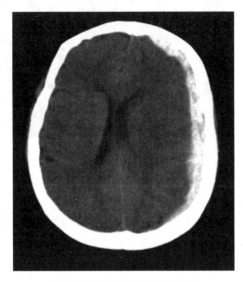

图 12-14-2　硬膜下血肿 CT

【治疗原则】

一经确诊即需开颅手术清除血肿，伴有严重脑挫裂伤或脑水肿、术前即有脑疝、中线结构移位明显、血肿清除后颅内压缓解不理想时需去骨瓣减压。

四、　脑挫裂伤与脑内血肿

脑挫裂伤是外力造成的原发性脑器质损伤，可发生于着力部位和对冲部位；多呈点片状出血，也是脑挫伤和脑裂伤的统称。脑挫伤指脑组织遭受破坏较轻，软脑膜尚完整者；脑裂伤指软脑膜、血管和脑组织同时有破裂，伴有外伤性蛛网膜下腔出血。

【临床表现与诊断要点】

①详细询问头部外伤史，特别注意受伤机制和严重程度。②意识障碍是脑挫裂伤最突出的临床表现，严重程度是衡量伤情轻重指标。轻者伤后立即昏迷数十分钟或数小时；重者可持续数日、数周或更长时间，有的甚至长期昏迷。③神经系统定位体征依损伤的部位和程度而不同。④脑挫裂伤同时伴有不同程度的脑水肿和外伤性蛛网膜下腔出血，头痛较常出现，严重者可因头痛躁动不安。⑤腰椎穿刺检查示血性脑脊液，颅压高怀疑有颅内血肿或脑水肿；脑疝征象时禁忌腰椎穿刺检查。⑥头部平片可发现骨折及部位、类型。⑦CT 检查中，脑挫裂伤表现为低密度和高、低密度混杂影像，挫裂伤区呈点片状高密度区，严重者可伴有脑水肿和脑肿胀（图 12-14-3）；MRI 表现为脑挫裂伤长 T_1 长 T_2 水肿信号及不同时期出血信号。

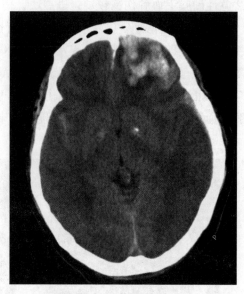

图 12-14-3　脑挫裂伤 CT

【治疗】

（1）非手术治疗：应尽量减少脑损伤后的一系列病理生理反应、严密观察颅内有无继发血肿、维持机体内外环境的生理平衡及预防各种并发症的发生。

（2）手术治疗：当出现继发性血肿、血肿增大或有难以遏制的颅内高压时应立即手术。一般为大骨瓣开颅，清除血肿与挫伤脑组织，充分减压，并酌情去除骨瓣。

五、原发性脑干损伤

原发性脑干损伤是指伤后立即出现脑干症状，可分为脑干震荡、脑干挫伤及出血等。

【临床表现与诊断要点】

①严重颅脑损伤病史；②伤后立即出现深昏迷，持续时间长，恢复慢，很少出现中间好转期或中间清醒期；③中脑损伤病人眼球固定，瞳孔大小、形态变化无常，对光反射消失；脑桥损伤时双侧瞳孔极度缩小，眼球同向偏斜；延髓损伤时病人呼吸、循环功能紊乱；脑干损伤病人早期即出现去大脑强直或交叉性瘫痪、锥体束征阳性、脑神经功能障碍等体征；④生命体征与自主神经功能紊乱，出现顽固性呃逆、呼吸衰竭或消化道出血等；⑤原发性脑干损伤脑挫裂伤或颅内出血不严重时，腰椎穿刺检查颅内压不高，红细胞可偏多或正常；⑥ CT 及 MRI 示脑干呈点状出血区、脑干肿胀，周围脑池受压或闭塞；⑦脑干听觉诱发电位表现为损伤平面下各波正常，而损伤水平及其上各波则异常或消失。

【治疗】

轻度脑干损伤可按照脑挫裂伤治疗；重症病人死亡率高，救治困难。

（王　嵘）

第十三章
精神疾病

第一节　精神障碍的基本知识

一、基本概念

1. **精神活动**（mental activities，psychological activities）　是指人脑在反映客观事物的过程中，所进行的一系列复杂的功能活动。精神活动包括认识活动（感知觉、注意、记忆和思维等组成）、情感活动及意志与行为活动，这些活动过程相互联系、精密协调，维持着精神活动的统一与完整。

2. **精神障碍**（mental disorders）　是一类具有诊断意义的精神方面的问题，指在各种因素（包括各种生物、心理和社会因素）的作用下造成大脑功能的失调从而出现感知、认知、情绪、意志及行为等精神方面的异常，可伴有痛苦体验和/或功能损害。

3. **精神病学**（psychiatry）　是临床医学的一个分支学科，是研究各种精神障碍的病因、发病机理、临床表现、疾病发生、发展规律以及治疗和预防的一门学科。

二、精神障碍的诊断分类学

按照国际疾病分类（ICD-10）的方法，将临床上数百种精神疾病归类为以下 11 个大类：

1. 器质性（包括症状性）精神障碍。

2. 使用精神活性物质所致精神及行为障碍。

3. 精神分裂症、分裂型及妄想性障碍。

4. 心境（情感性）障碍。

5. 神经症性、应激性及躯体形式障碍。

6. 伴有生理障碍及躯体因素的行为综合征。

7. 成人的人格与行为障碍。

8. 精神发育迟缓。

9. 心理发育障碍。

10. 通常发生于儿童及少年期的行为及精神障碍。

11. 待分类的精神障碍。

尽管各种精神障碍都存在康复的需求，但从临床实际的角度出发，对于康复医学专业的学生来说，在上述疾病中，最常见、最需要引起重视的疾病是精神分裂症、心境障碍、神经症性障碍、精神发育迟缓和儿童及少年期的行为及精神障碍。因为这些疾病大多为慢性、持续性病程，目前尚无根治手段，而合理的康复措施则是改善预后的重要措施之一。

另外，美国精神病学会的《精神障碍诊断和统计手册》（第5版）（DSM-V），将过去的心境（情感性）障碍分为双相障碍和抑郁障碍，这也是目前国际分类的一个趋势，所以本书也按照这个分类进行介绍。

（马现仓）

第二节　精神障碍的症状学

异常的精神活动通过人的外显行为如言谈、书写、表情、动作行为等反映出来，称之为精神症状。研究精神症状及其产生机理的学科称为精神障碍的症状学，又称精神病理学（psychopathology）。精神障碍的诊断主要基于病人的症状表现，因此，正确识别病人的精神症状是做好精神科临床工作的第一步，即使对非精神科医务工作者，识别精神症状也应为基本素质之一。

人类正常的精神活动一般分为认知（感知觉、注意、思维、智能等）、情感（情感）和意志（意志、行为）过程。如果个体在认知、情感及意志行为方面出现异常，就会表现各种精神症状。

一、　感知觉障碍

感觉（sensation）是大脑对客观刺激作用于感觉器官所产生的对事物个别属性的反映，如形状、颜色、大小、气味、重量等。知觉（perception）是在感觉基础上，大脑对事物的各种不同属性进行整合，并结合以往的经验形成的整体印象。正常情况下人们的感觉和知觉是与外界客观事物相一致的。常见的感知觉障碍表现如下：

1. 感觉过敏（hyperesthesia）　是对刺激的感受性增高，感觉阈值降低，表现为对外界一般刺激产生强烈的感觉体验，如对光线、噪音、高温、气味等的异常敏感而不能耐受。多见于神经系统疾病。

2. 感觉减退（hypoesthesia）　是对刺激的感受性降低，感觉阈值增高，表现为对外界强烈的刺激产生轻微的感觉体验或完全不能感知（后者称为感知缺失）。多见于神经系统疾病，如抑郁病人、催眠状态或精神分裂症。

3. 感知觉综合障碍（psychosensory disturbance）　是病人对客观事物的整体属性能够正确感知，但对某些个别属性如大小、形状、颜色、距离、空间位置等产生错误的感知。常见的有①视物变形症：感到周围的人或物体在大小、形状、体积等发生了变化；②空间知觉障碍：感到周围事物的距离发生改变，如候车时汽车已驶进站台，而病人仍感觉汽车离自己很远；③时间感知综合障碍：对时间的快慢出现不正确的知觉体验。如感到时间在飞逝，外界事物的变化异乎寻常地快；或者感到时间凝固了，岁月不再流逝，外界事物停滞不前。

4. 错觉（illusion）　是指对客观存在的事物的整体属性的错误感知。正常情况下可出现错觉，如"太阳围着地球转""草木皆兵""杯弓蛇影"等。病理性错觉多见于感染、中毒等因素导致意识障碍如谵妄。但在某些功能性精神病如精神分裂症中也可见到。

5. **幻觉**（hallucination） 是没有现实刺激作用于感觉器官时出现的知觉体验，是一种虚幻的知觉。幻觉一般按感觉器官来划分，有幻视、幻听、幻嗅、幻味、幻触、内脏幻觉等。生理情况下如半睡半醒状态以及长期感觉剥夺或过分期待某种现象时可以出现幻觉。病理性幻觉多见于脑器质性精神病和精神分裂症，通常前者以幻视多见，后者则以幻听多见。

二、思维障碍

思维（thinking）是人脑对客观事物间接概括的反映，它可以揭露事物内在的、本质的特征，是人类认识活动的最高形式。由感知所获得的材料，经过大脑的分析、比较、综合、抽象和概括而形成概念，在概念的基础上进行判断和推理，这一过程称为思维。正常人的思维有以下几个特征：①目的性，思维指向一定的目的，解决某一问题；②连贯性，指思维过程中的概念是前后衔接，相互联系的；③逻辑性，指思维过程符合思维逻辑规律，有一定的道理；④实践性，正确的思维是能通过客观实践检验的。

一般将思维障碍分为两个方面，即思维形式障碍（主要为思维过程的联想和逻辑障碍），思维内容障碍（主要表现为妄想）。

（一）思维联想障碍

1. **思维奔逸**（flight of thought） 思维联想速度加快、数量增多和转换加速。病人表现为语速快，滔滔不绝，一个主题未完，又转入另一话题，有时病人甚至感到联想太快而超过口头表达的速度以致使口头表达的内容断断续续而不成句。有时出现音联（相同音韵词间的联想）或意联（同义词之间的类似联想或反义词之间的对比联想）。常见于躁狂发作。

2. **思维迟缓**（inhibition of thought） 指思维联想速度减慢、数量减少和转换困难。病人表现为思维受到抑制，速度减慢，思考问题感到困难，觉得脑子像生了锈的机器，话少而缓慢。但病人智力与判断理解能力基本正常。多见于抑郁症。

3. **思维贫乏**（poverty of thought） 病人表现为头脑中没有多少活动着的完整概念，联想的数量减少。常诉脑子空空，没什么可想，没什么可说。缺少主动语言，对问话多以"是""不知道"等来回答，缺少形容词及描述性语言。重要的特征是，病人对此往往漠然处之，常伴情感淡漠，意志缺乏。多见于精神分裂症、脑器质性精神障碍及精神发育迟滞的病人。

4. **病理性赘述**（circumstantiality） 思维活动迂回曲折，停滞不前，联想枝节过多，做不必要的过分详尽的累赘的描述，无法使他讲得扼要一点，一定要按他原来的方式讲完。见于癫痫、脑器质性精神障碍及老年性痴呆。

5. **重复语言与刻板语言** 指联想在原地徘徊，踏步不前。如询问病人年龄，答："39 岁"；问其地址，答："39 岁"。如果语言的重复持续较长时间，同一语言反复不绝，便成为刻板语言。多见于器质性脑损害所致的精神障碍。

6. **思维中断**（blocking of thought） 指思维联想过程突然出现中断。表现为话说半句，突然中断，停顿片刻，再开口时已经换了别的内容。若病人有当时的思维被某种外力抽走的感觉，则称作思维被夺（thought deprivation）。此症状多见于精神分裂症。

7. **思维散漫** 病人思维活动表现为联想松弛，内容散漫，缺乏主题，一个问题与另外一个问题之间缺乏联系。说话东拉西扯，以致别人弄不懂他要阐述的是什么主题思想。对问话的回答不切题，以致检查者感到交谈困难。

8. **思维破裂**（splitting of thought） 指概念之间联想的断裂，建立联想的各种概念内容之间缺乏内在联系。表现为病人的言语或书写内容有结构完整的句子，但各句含意互不相关，变成语句堆积，整段内容令人不能理解。严重时，言语支离破碎，个别词句之间也缺乏联系，成了语词杂拌（word salad）。多见于精神分裂症。如在意识障碍的背景下出现语词杂拌，称之为思维不连贯。

9. **思维扩散和思维被广播** 病人体验到自己的思想一出现，即为人尽皆知，感到自己的思想与人共享，毫无隐私而言，为思维扩散。如果病人认为自己的思想是通过广播而扩散出去，为思维被广播。此两症状常见于精神分裂症。

10. **思维插入和强制性思维** 思维插入指病人感到有某种思想不是属于自己的，不受他的意志所支配，是别人强行塞入其脑中。若病人体验到强制性地涌现大量无现实意义的联想，称为强制性思维，又称思维云集。两症状往往突然出现，迅速消失。对诊断精神分裂症有重要意义。

11. **强迫思维**（obsessive idea） 是指同一意念的反复联想，自知不必要但欲罢不能。如某病人反复思考"讲话讲多了是否会死人"，为此反复求诊询问各种医生。自知整天思考这个问题实无意义，但不去想就更难受。强迫思维常伴有强迫动作。多见于强迫性神经症，也见于精神分裂症。

12. **象征性思维** 将一个具体概念与抽象概念混淆，但两者之间有某种联系。如某个病人坚持不睡病房的充气枕头，说如果睡了，就表明自己不实在，因为充气枕头里面是空的。

13. **语词新作**（neologism） 病人自创符号、图形、文字、语言来表达一种除他自己以外，别人无法理解的概念。如"犭市"代表狼心狗肺；"%"代表离婚。多见于精神分裂症。

14. **逻辑倒错性思维**（paralogic thinking） 以推理缺乏逻辑性为特点。例如一个病人解释为什么不吃肉时说：因为人是动物，因为肉类是动物的尸体，所以我不能吃自己的尸体。这其中二个"因为"的前提是对的，但推理错误，用"动物的尸体"等同了"人的尸体"，违反了逻辑思维的同一律。

（二）思维内容障碍

思维内容障碍主要表现为妄想（delusion），是在病态推理和判断基础上形成的一种病理性的歪曲信念。其特征包括：①病人坚信不疑，不接受事实与理性纠正，这有别于正常人的错误认知；②妄想内容与自我有关，可有别于某些暂不为当代人接受的真理，如17世纪的"日心说"；③妄想的内容是个人所独有的，与某些文化群体的共同信念（如迷信观念、宗教观念、偏见等）不同。

临床上常见的妄想表现形式如下：

1. **被害妄想** 是最常见的一种妄想。病人坚信自己受到某种形式的迫害，如被跟踪、被监视、被诽谤、被隔离等。

2. **关系妄想** 病人认为周围环境中所发生的与自己无关的事情均与自己有关。如认为周围人的谈话是在议论他，别人吐痰是在蔑视他，人们的一举一动都是针对他的。常与被害妄想伴随出现，主要见于精神分裂症。

3. **物理影响妄想** 又称被控制感。病人觉得他自己的思想、情感和意志行为都受到外界某种力量的控制，如受到电波、超声波，或特殊的先进仪器控制而不能自主。此症状是精神分裂症的特征性症状。

4. **夸大妄想** 夸大自己的能力、财智、地位等。如某精神分裂症病人，声称自己是伊丽莎白女王后裔，拥有大量的财物和至高无上的权力，认为自己聪明过人，认为要他住院是在考验他的耐心。见于躁狂发作、精神分裂症及某些器质性精神病。

5. **自罪妄想** 又称罪恶妄想，毫无根据地坚信自己犯了严重的、不可宽恕的罪恶，应受严厉的惩罚。常见于抑郁症。

6. **疑病妄想** 毫无根据地坚信自己患了某种严重躯体疾病或不治之症，因而到处求医，详细的检查和多次反复的医学验证都不能纠正。严重时病人认为"自己内脏腐烂了""脑子变空了""血液停滞了""变成了一个空壳"称之为虚无妄想。多见于精神分裂症，更年期及老年期精神障碍。

7. **钟情妄想** 坚信自己被异性钟情，因此，病人采取相应的行为去追求对方，即使遭到对方严词拒绝，仍毫不置疑，而认为对方在考验自己对爱情的忠诚，仍反复纠缠不休。主要见于精神分裂症。

8. **嫉妒妄想** 无中生有地坚信自己的配偶对自己不忠实，另有外遇。为此病人跟踪监视配偶的日常活动或检查配偶的衣服等日常生活用品，以寻觅私通情人的证据。可见于精神分裂症、更年期精神障碍。

9. **被洞悉感** 又称内心被揭露感，是一种特殊类型的妄想。认为其内心所想的事，未经语言文字表达就被别人知道了，但不一定能描述别人知道的方式。对诊断精神分裂症具有重要意义。

10. **非血统妄想** 病人毫无依据地坚信自己的父母不是亲生的，虽经反复解释和证实，仍坚信不疑。多见于精神分裂症。

三、情感障碍

情绪是人对客观事物的态度或人接触客观事物时所引起的体验。在心理学上，往往把较高级的、社会性的、与行为的社会评价相关的情绪称为情感，如荣誉感、道德感、审美感等；而把较低级的、生物性的、与满足欲望直接相关的体验称情绪，如喜、怒、哀、乐、悲、恐、惊。一段时间内持续性保持的某种情绪状态称为心境；而短暂的、非常强烈的情绪体验称激情。正常人在不同处境下也可表现不同的情感反应，只有当情感反应不能依其处境及心境来解释时方可作为精神症状。精神科最常见的情感障碍如下。

1. **情感高涨** 情感活动明显增强，增高的程度从轻度愉快、高兴到最高程度的极乐、狂喜或销魂状态。往往同时伴有联想奔逸，言行增多。多见于躁狂症病人。表现为不易理解的、自得其乐的情感高涨状态称为欣快（euphoria），多见于脑器质性疾病或醉酒状态。

2. **情感低落** 表现与所处境遇不相称的情绪低落为特征。可从轻度无愉快感到重度的悲痛欲绝，甚至出现抑郁性木僵状态。其中最重要的特点是病人有丧失感，如兴趣、欲望（食欲、性欲、生存欲等）、自信心、前途、体重均有不同程度的降低或丧失，常伴有思维迟缓、言行减少，悲观失望，甚至自杀念头或行为。

3. **焦虑** 焦虑是人体一种正常的情绪反应，适度的焦虑有利于提高机体的警觉水平，应付各种紧急状态。但过于持久而严重的焦虑，会给个体的生活带来痛苦，则称为病理性焦虑症状。焦虑病人常表现为无目的、无对象的紧张、担心、害怕，犹如大难临头，惶惶不可终日。有人称焦虑是"莫名的恐惧"。常伴有自主神经功能紊乱与运动性不安。常见于焦虑症，也见于多种精神疾病。

4. **恐惧** 恐惧是一种生物学本能，有利于个体与种族的保存。"天不怕，地不怕"的人未必正常。但作为一个症状，一般认为有下述特点：①对常人认为并无危险的情境或物体感到恐惧；②恐惧对象是存在于个体之外的，不是对自身的恐惧；③病人自觉痛苦，并出现对恐惧情境的回避行为，以致影响社会功能。多见于恐惧性神经症。

5. **易激惹（irritability）** 表现为对于常人认为不重要的事情耐受性降低，出现过于强烈的情绪反应，表现为易怒，易悲或易喜等。可见于器质性精神障碍，神经症，人格障碍，躁狂症或偏执性精神障碍。

6. **情感不稳** 表现为情感反应（喜、怒、哀、愁等）极易变化，显得喜怒无常，变幻莫测。与外界环境有关的轻度的情感不稳可以是一种性格的表现；与外界环境无相应关系的情感不稳则是精神疾病的表现，常见于脑器质性精神障碍和精神分裂症青春型。

7. **情感淡漠** 指对外界刺激缺乏相应的情感反应，哪怕与自身有密切利害关系的事情。多见于单纯型及慢性精神分裂症。

8. **情感倒错** 指情感表现与其内心体验或处境不相协调。如听到高兴的事情反而表现伤感；或在描述自己遭受迫害时，却表现为愉快的表情。多见于精神分裂症。

9. **情感矛盾** 指病人在同一时间对同一人或事物产生两种截然不同的情感反应，但病人并不感到这两种情感的矛盾和对立，没有痛苦和不安。多见于精神分裂症。

10. **病理性激情** 是一类程度非常强烈，为时短暂，突然出现的情绪爆发。常表现为特殊的紧张，兴奋和不满情绪，然后爆发为十分猛烈的情感冲动，对此病人不能自控，且不能意识到自己行为的后果。发作时有意识模糊，发作后有遗忘。发作时可出现冲动伤人行为。多见于癫痫、颅脑损伤性精神病，中毒性精神病等。

四、 记忆障碍

记忆（memory）是既往事物经验在大脑中的重现。心理学上一般将记忆分为识记、保持、再认和回忆三个部分。正常人的记忆根据保持的时间可分为瞬间记忆（30秒以内），短时记忆（30秒～数周），长时记忆。一般认为，意识障碍造成的遗忘多与损害瞬间记忆有关；痴呆的记忆障碍首先损害的是短时记忆。

1. **记忆减退** 主要表现为认知（再认）的障碍。认知是当前事物的反映与以往类似表象比较鉴别的过程。记忆减退常表现为对过去感知过的事物不能再认。最突出的是人物认知障碍。神经症病人常主观感到记忆力下降，但常常是愉快的事记不住，烦恼的事忘不掉，所以这不是真正的记忆障碍，而是其他症状对记忆的干扰所致。

2. **记忆增强** 是病理性的记忆力增强，表现为病人对病前已经遗忘且不重要的事都能重新回忆起来，甚至包括事件的细节。多见于躁狂发作和偏执状态。

3. **遗忘（amnesia）** 指记忆的完全丧失。遗忘症是指一定时间阶段内全部生活经历的记忆完全丧失，至少是大部分丧失，只残留一些记忆的"岛"。造成遗忘症最常见的原因是意识障碍，其次是痴呆及其他脑器质性疾病。心因性遗忘表现为对一段时间生活经历的完全遗忘，这段时间发生的事情往往与某种痛苦的生活事件和生活处境密切相关，而与此无关的记忆则保持相对完好，病人也无近记忆力减弱，称为选择性或阶段性遗忘。多见于癔症与反应性精神障碍。

4. **错构** 是对过去实际经历过的事物，在其发生的时间、地点和情节上，有回忆的错误，张冠李戴，唐汉不分。多见于老年性与动脉硬化性精神病。

5. **虚构** 是在严重记忆损害的基础之上，病人在被要求回忆往事时，为摆脱窘境，以随意想出的内容来填补记忆的空白。此类病人常对生活中的经历，片刻即忘，连虚构的情节也不能在记忆中保持，以致每次重述时都有变化，且易受暗示的影响。

五、 意志障碍

人的活动不是机械的无意识过程，也不是单纯的刺激与反应的过程，而是有意志、有动机、有目的的过程。而意志（volition）是指人们自觉地确定目标，并克服困难用自己的行动去实现目标的心理过程，它与个体的世界观、情感、个性等密切相关，当然，也受精神疾病的影响而出现病理性的意志行为障碍。常见的意志障碍有以下几种：

1. **意志增强** 指意志活动增多。在病态情感或妄想的支配下，病人可以持续坚持某些行为，表现出极大的顽固性，例如有嫉妒妄想的病人坚信配偶有外遇，而长期对配偶进行跟踪、监视、检查；有疑病妄想的病人到处求医；在夸大妄想的支配下，病人夜以继日地从事无数的发明创造等。

2. **意志减退** 指意志活动的减少。表现为动机不足，缺乏积极主动性及进取心，常与情感淡漠或情感低落相伴出现。多见于抑郁症及慢性精神分裂症。

3. **意志缺乏** 表现为对任何活动都缺乏动机、要求，生活被动，处处需要别人督促管理。严重时本能要求也缺乏，行为孤僻、退缩，常伴有情感淡漠和思维贫乏。多见于慢性精神分裂症及痴呆。

4. **矛盾意向** 表现为对同一事物，同时出现两种完全相反的意向和情感。例如，碰到朋友时，一面想去握手，一面却把手马上缩回来。多见于精神分裂症。

六、 动作行为障碍

简单的随意和不随意行动称为动作（movement）。有动机、有目的而进行的复杂随意运动称为行为（behavior）。精神疾病病人由于病态思维及情感的障碍，常可导致不同形式的动作行为障碍。常见的动作行为障碍如下：

1. **精神运动性兴奋** 指病人的动作行为及言语活动明显增多。可分为：①协调性精神运动性兴奋：表现为动作和行为的增加与思维、情感活动及所处的环境状况协调一致的运动性兴奋状态。病人的行为是有目的的，可理解的，整个精神活动是协调的，多见于躁狂症。②不协调性精神运动性兴奋：指病人的言语动作增多与思维及情感不相协调。表现为动作单调杂乱，无动机及目的性，与外界环境不配合。多见于精神分裂症紧张型与青春型，谵妄时也可出现明显的不协调性行为。

2. **精神运动性抑制** 指行为动作和言语活动显著减少。临床上包括木僵、蜡样屈曲、缄默症和违拗症。

（1）木僵：指行为动作和言语活动的完全抑制或减少。病人经常保持一种固定姿势，严重时表现不言、不动、不食、面部表情固定，大小便潴留，对刺激缺乏反应，如不治疗，可维持很长时间。轻度木僵称作亚木僵状态，表现为问之不答、唤之不动、表情呆滞，但在无人时能自动进食，能自动大小便。严重的木僵见于精神分裂症，称为紧张性木僵。较轻的木僵可见于严重抑郁症、反应性精神障碍及脑器质性精神障碍。

（2）蜡样屈曲（waxy flexibility）：是在木僵的基础上出现的，病人的肢体任人摆布，即使是不舒服的姿势，也较长时间似蜡塑一样维持不动。此时病人意识清楚，病好后能回忆。见于精神分裂症紧张型。

（3）缄默症（mutism）：表现缄默不语，也不回答问题，有时可以手示意或作笔谈。见于癔症及精神分裂症紧张型。

（4）违拗症：病人对于要求他做的动作，不但不执行，而且表现抗拒及相反的行为。若病人的行为反应与医生的要求完全相反称作主动违拗，例如要求病人张开口时他反而紧闭口。若病人对医生的要求都加以拒绝而不作出行为反应，称作被动违拗。多见于精神分裂症紧张型。

3. **刻板动作（stereotyped act）** 指机械刻板地反复重复某一单调的动作，常与刻板言语同时出现。多见于精神分裂症紧张型。

4. **模仿动作** 病人完全不由自主地模仿他人的言语和行动，你问："你姓什么？"，他答"你姓什么？"，你取听诊器，他也到口袋里作取物的姿势，你用手摸头发，他也摸头发。完全是一种机械式的自动性的动作，并非戏谑行为。见于精神分裂症紧张型。

5. 作态（mannerism）　指病人做出古怪的、愚蠢的、幼稚做作的动作、姿势、步态与表情，如做怪相、扮鬼脸等。多见于精神分裂症。

6. 强迫动作　表现为不由自主的、非病人意志所能控制的某种固定的行为或仪式性动作。病人明知其不合理与不必要，但无法制止。如反复检查门窗是否已关好，反复洗手，走数步一停顿，反复排列室内陈设等。

七、　智能障碍

智能（intelligence）主要是认识过程（感知、记忆、思维过程）方面所表现的心理特征，是智慧与能力的合称，用智商（IQ）来表示。一般认为，智商在低于70分为智力障碍，70～85分为边缘智力，85分以上为正常。智能障碍可分为精神发育迟滞和痴呆两大类。

1. 精神发育迟滞（mental retardation）　指先天或围生期或在生长发育成熟以前（18岁以前），大脑的发育由于各种致病因素，如遗传、感染、中毒、头部外伤、内分泌异常或缺氧等因素，使大脑发育不良或受阻，智能发育停留在一定的阶段。随着年龄增长其智能明显低于正常的同龄人。根据病人智能发育情况可以划分为轻、中与重度三级，随着年龄的增长，这类病人的智能可有一定程度改善。

2. 痴呆（dementia）　是后天获得的智能、记忆和人格的全面受损。但没有意识障碍。其发生具有脑器质性病变基础。临床主要表现为创造性思维受损，抽象、理解、判断推理能力下降，记忆力、计算力下降，后天获得知识丧失，工作和学习能力下降或丧失，甚至生活不能自理，并伴有行为精神症状。根据大脑病理变化的性质和所涉及范围的不同，可分为全面性痴呆、部分性痴呆和假性痴呆。假性痴呆是一种功能性的，可逆的，暂时的类痴呆状态，是大脑功能普遍处于抑制状态的表现，表现为记忆力、计算力、理解力、判断力与操作功能等各方面的智能障碍。见于催眠状态、木僵状态、反应状态及癔症性分离性障碍。

八、　意识障碍

在临床医学上，意识（consciousness）是指个体对周围环境、自身状态感知的清晰程度及认识反应能力。意识障碍不是某种单一的心理机能障碍，而是各种心理过程同时受累，它累及感知觉的清晰度与正确性，累及铭记与回忆，累及思维的连贯性与理解判断能力，累及情绪反应的稳定性与适切性，累及对时间、地点、人物的定向与对自身状况的认识。意识是一种心理状态，而不是一种心理过程，因此不能根据单一心理过程的障碍来判断意识障碍。例如，不能单纯根据定向力有无障碍来做判断意识障碍的标准，因为正常人在乘车途中或陌生城市中也会出现定向障碍而并无意识障碍；也不能单纯根据自知力是否存在来判断意识障碍，大多数精神病中自知力丧失而并无意识障碍。

九、　自知力障碍

自知力（insight）指病人对自己精神状态的认识和判断能力。这与神经病学中由于大脑病变引起的疾病感缺失属于不同的概念。

精神病出现之初，症状体验违反以往生活经历的常识，病人往往知其不对，或半信半疑，因而保持部分自知力。随着病情的进展，多数病人会丧失自知力。当疾病缓解时，多数的精神病中，自知力的恢复是完全的。但在精神分裂症中，往往症状先开始消失，而自知力并未恢复，徘徊于近愈水平。若病人不愿和盘托出全部异常表现，或拒绝回忆症状，或理论上对症状批判了，行动中仍有疏漏，都是自知力恢复不充分的表现。神经症性障碍病人常有自知力，而精神分裂症等重型精神疾病常无自知力或自知力不全。

（马现仓）

第三节　精神分裂症

精神分裂症（schizophrenia）是一组病因未明的精神疾病，具有思维、情感、意志与行为等多方面的障碍，以精神活动和环境不协调为特征。通常意识清晰，一般智能尚好，部分病人可出现认知功能损害。多起病于青壮年，常缓慢起病，病程多迁延，有慢性化和衰退的可能，但部分病人可保持痊愈或基本痊愈状态。大量的研究显示，遗传因素、神经发育异常、神经生化改变以及心理社会因素与该病的发生均有一定关系。

【临床表现】

临床表现非常复杂多变，不同个体及同一个体在疾病的不同阶段，其临床表现可能相差很大。上述症状学所描述的内容在不同的病人身上均有可能出现。

1. 感知觉障碍　最常见的感知觉障碍是听幻觉，听幻觉是指在没有客观刺激作用于听觉器官所出现的知觉体验。特征性的幻听其内容多半是争论性的，如两个声音议论病人的好坏；或评论性的，声音不断对病人的所作所为评头论足，或命令性的，声音命令病人做什么或不能做什么（通常是病人不愿意做的）。其他类型的幻觉（如幻视、幻嗅、幻触、躯体幻觉等）虽然少见，但也可在精神分裂症病人身上见到。

精神分裂症的幻觉体验可以非常具体、生动，也可以是朦胧模糊，但多会给病人的思维、情感和行动带来影响，有的病人会在幻觉的支配下做出违背本性、不合常理的举动。

2. 思维障碍

（1）妄想：妄想属于思维内容障碍，是精神分裂症病人出现频率最高的精神症状之一，尤以被害妄想最多见。妄想的表现形式多种多样：有的病人坚信有人通过某种方式迫害自己；有的病人可能相信外部的什么东西控制了他的思想和行为，相反，他也可能用某些超常的方式控制外部事物（如病人相信他能使太阳升起，能防止地震发生等）；有的病人坚信自己是名门后裔或亿万富豪；有的病人脑子里整天想着某些深奥的、抽象的、有象征意义的、心理上的或哲学上的一些观念；有的病人断言生命受到威胁，或有某些躯体不适，但所述的理由却是怪异的和令人难以置信的，例如，一病人坚信有人在他睾丸（子宫）里被人安放了东西使他没有生育能力。牵连观念很常见，病人认为周围的人，电视报纸都在关注他，谈论与他有关的事，含沙射影的暗示他等。

（2）思维形式与思维过程障碍：可通过与病人交谈和从病人的书写材料中获得，为主观性判断。在精神分裂症病人可表现以下多种形式：包括思维散漫离题、思维破裂、思维不连贯、模仿语言、重复语言、刻板言语、内向性思维、缄默症、思维中断（插入）、思维云集、思维被夺走、持续语言、思维贫乏等等。

（3）思维逻辑障碍：病人以无关的具体概念代替某一抽象概念，不经病人解释，旁人无法理解（病理性象征性思维）。或自创一些新的符号、图形、文字或语言并赋予特殊的概念（语词新作）。或表现为推理缺乏逻辑性，既无前提也无根据，或因果倒置，推理离奇古怪，不可理解。

3. 情感障碍　情感迟钝淡漠、情感反应与思维内容及外界刺激不相符是精神分裂症的重要特征。最早受损的是较细致的情感，如对亲朋的关心体贴，随着病情的发展，部分病人对任何外界刺激都缺乏相应的情感反应（即使是非常令人悲伤或高兴的事情）即情感淡漠。另一种形式是病人对情绪刺激的反应过度或不适当，表现为一点小事极端暴怒、高兴或焦虑，或表现情感倒错（高兴的事情出现悲伤体验，悲伤的事情出现愉快体验）。

4. 意志与行为障碍　部分病人有意志减退甚至缺乏，表现孤僻离群，少语少动，行为被动，对工作和学习缺乏应有的积极性和主动性（意志减退）。严重时整日卧床少动，个人生活都不知自理，本能欲望缺乏，毫无一点精神动力（意志缺乏）。少部分病人（如有偏执观念的病人）却表现意志活动增强，常千方百计为自己收集某些证据。有些病人吃一些不能吃的东西（如肥皂、草木、昆虫甚至大小便等）或伤害自己的身体（意向倒错）。

精神分裂症病人可表现激越和冲动控制能力减退，社交敏感性降低。严重的情况可出现冲动攻击、暴力行为，其出现常受幻觉妄想的支配，且有不可预测性和某些奇怪的理由。约50%的精神分裂症病人有自杀企图，约10%~15%的精神分裂症病人死于自杀。有的病人可出现怪异行为，如扮鬼脸，做一些常人不能理解的动作，或一些幼稚愚蠢的行为，傻笑、脱衣、脱裤等。

5. 定向、记忆和智能　精神分裂症病人对时间、空间和人物一般能进行正确的定向。意识是清晰的，一般没有明显的记忆和智能障碍。慢性衰退的病人，由于缺乏社会交流和接受新知识，可有智能减退。部分病人有认知功能减退。

6. 自知力　病人常对自身疾病的性质和严重程度缺乏自知，即自知力缺乏。自知力缺乏是影响治疗依从性的重要原因。临床医生应仔细评估自知力的各个方面：对症状的自知，与人相处时是否有麻烦，导致这些问题的原因。自知力评估有利于治疗策略的制定。

【诊断与鉴别诊断】

1. 诊断　诊断主要根据病史、症状特点、病程及体格检查和实验室检查，典型病例诊断一般不困难。

（1）症状特点：尽管目前尚无能特异性的标示为精神分裂症的特征性症状，但出于实践的目的，诊断标准对某些症状或症状群的界定对作出诊断有特殊意义。一般来说，病人在意识清晰的基础上出现下述症状就要想到精神分裂症的可能，出现的症状条目越多，诊断的信度和效度就越高。首次发作病人通常要求在一个月或以上时期的大部分时间内确实存在下列症状条目1到4中至少一个（如不甚明确常需两个或多个症状）或5到8中来自至少两组症状群中的十分明确的症状。第9条仅用于诊断单纯型精神分裂症，且要求病期在一年以上。

1）思维鸣响，思维插入或思维被撤走以及思维广播。

2）明确涉及躯体或四肢运动，或特殊思维、行动或感觉的被影响、被控制或被动妄想；妄想性知觉。

3）对病人的行为进行跟踪性评论，或彼此对病人加以讨论的幻听，或来源于身体一部分的其他类型的听幻觉。

4）与文化不相称且根本不可能的其他类型的持续性妄想，如具有某种宗教或政治身份，或超人的力量和能力（例如能控制天气，或与另一世界的外来者进行交流）。

5）伴有转瞬即逝的或未充分形成的无明显情感内容的妄想、或伴有持久的超价观念、或连续数周或数月每日均出现的任何感官的幻觉。

6）思潮断裂或无关的插入语，导致言语不连贯，或不中肯或词语新作。

7）紧张性行为，如兴奋、摆姿势，或蜡样屈曲、违拗、缄默及木僵。

8）"阴性"症状，如显著的情感淡漠、言语贫乏、情感反应迟钝或不协调，常导致社会退缩及社会功能的下降，但必须澄清这些症状并非由抑郁症或神经阻滞剂治疗所致。

9）个人行为的某些方面发生显著而持久的总体性质的改变，表现为丧失兴趣、缺乏目的、懒散、自我专注及社会退缩。

（2）病程特点：精神分裂症大多为持续性病程，仅少部分病人在发作间歇期精神状态可基本恢复到病前水平。既往有类似发作者对诊断有帮助。

（3）其他特点：家族中特别是一级亲属有较高的同类疾病的阳性家族史，躯体和神经系统检查以及实验室检查一般无阳性发现，脑影像学检查和精神生化检查结果可供参考。如病人存在严重的抑郁或躁狂症状则不应诊断为精神分裂症，除非已明确分裂性症状出现在情感障碍之前。如分裂性症状与情感性症状同时发生并且达到均衡，那么即使分裂性症状已符合精神分裂症的诊断标准，也应诊断为分裂情感性障碍。如存在明确的脑疾病或处于药物中毒或戒断期，则不应诊为精神分裂症。

2. 鉴别诊断

（1）脑器质性及躯体疾病所致精神障碍：这类病人往往同时伴有意识障碍，症状有昼轻夜重的波动性，幻觉以幻视多见；有确凿的临床及实验室证据，证明病人的精神状态与脑器质性或躯体疾病有密切的联系；精神症状在躯体疾病的基础上发生，随着躯体疾病的恶化而加重，躯体疾病的改善会带来精神症状的好转。

（2）药物或精神活性物质所致精神障碍：有确定的用药史，精神症状的出现与药物使用在时间上密切相关，用药前病人精神状况正常，症状表现符合不同种类药物所致（如有意识障碍、幻视等）的特点。

（3）心境障碍：无论是在躁狂状态还是在抑郁状态，都可能伴有精神分裂症的症状。多数情况下，精神病性症状是在情感高涨或抑制的背景下产生的，与病人的心境相协调。

（4）某些神经症性障碍：与神经症病人不同，精神分裂症病人对待自己的种种不适缺乏痛苦感，也缺乏求治的强烈愿望。有些貌似"神经衰弱"的精神分裂症病人存在显著的动机不足、意志减退。有些精神分裂症病人的强迫症状内容荒谬离奇，且"反强迫"意愿并不强烈。

（5）妄想性障碍：病前常有性格缺陷；妄想结构严密系统，妄想内容有一定的事实基础，是对事实的片面评价和推断的基础上发展而来；思维有条理和逻辑；行为和情感反应与妄想观念相一致；无智能和人格衰退；一般没有幻觉。

（6）人格障碍：人格障碍是一个固定的情绪、行为模式，但还是一个量的变化，一般无明显的精神病性症状。而精神分裂症的病前病后有明显的转折，情感和行为有质的异常，且具有某些重性精神病性症状。

【治疗原则】

1. 药物治疗 精神分裂症药物治疗应系统而规范，强调早期、足量、足疗程的"全病程治疗"。一旦明确诊断应及早开始用药。治疗应从低剂量开始，逐渐加量，注意治疗反应和不良反应。门诊病人用药剂量通常低于住院病人，一般不能突然停药。

药物治疗过程包括：①急性治疗期：选择一种合适的抗精神病药、个体化的合适剂量治疗至少4~6周。②巩固治疗期：急性治疗期后，在病人的症状获得较为彻底缓解的基础上，药物不减量，再巩固治疗数月，一般为 3 ~ 6 个月，然后可以缓慢减量进入维持治疗。③维持治疗期：维持治疗对于减少复发或再住院具有肯定的作用。第一次发作维持治疗 1 ~ 2 年，第二次或多次复发者维持治疗时间应更长，甚至是终生服药。维持治疗的剂量应个体化，一般为急性治疗期剂量的 1/2 ~ 2/3。

不管是急性期还是维持治疗，一般建议单一用药。对于出现抑郁情绪、躁狂状态、睡眠障碍的病人可酌情选用抗抑郁药、心境稳定剂、镇静催眠药。对于难治性病人则需要更为复杂的治疗方案。

2. 心理、行为治疗 心理治疗必须成为精神分裂症治疗的一部分。心理治疗不但可以改善病人的精神症状、提高自知力、增强治疗的依从性，也可改善家庭成员间的关系，促进病人与社会的接触。行为治疗有助于纠正病人的某些功能缺陷，提高人际交往技巧。家庭治疗使家庭成员发现存在已久的沟通方面的问题，有助于宣泄不良情绪，简化交流方式。

3. 社会、家庭的干预和康复 仅仅让病人消除精神症状是不够的。应当鼓励其参加社会活动和从事力所能及的工作。对慢性精神分裂症有退缩表现的病人，可进行日常生活能力、人际交往技能的训练和职业劳动训练，使病人尽可能保留一部分社会生活功能，减轻残疾程度。同时，应对病人、亲属及社会公民进行健康教育，让其了解有关精神分裂症的基本知识，增加对病人的理解与支持，减少可能为病人带来的压力如过多的指责、过高的期望，歧视和孤立等。

（马现仓）

第四节　双相及相关障碍

双相障碍指既有躁狂或轻躁狂发作，又有抑郁发作的一类心境障碍。双相障碍临床特点是反复（至少 2 次）出现情感和活动水平的明显改变，有时表现为情感高涨、精力充沛和活动增多，有时表现为情感低落、精力减退和活动减少。发作间期通常完全缓解。最典型的形式是躁狂和抑郁的交替发作。

【临床表现】

躁狂发作

情感高涨、思维奔逸和活动增多是躁狂发作的典型临床症状。

（1）情感高涨：病人主观体验非常好，表现为轻松愉快，自我感觉良好，自我评价过高。觉得一切都很美好，生活绚丽多彩，毫无挫折和困难可言。情感高涨往往鲜明生动，脸部表情与内心体验及周围环境相协调，具有一定的感染力，有时能引起周围人的"共鸣"。然而，病人的情绪状态往往不稳定而易激惹，尤其是当其病态的言行和计划受到反对和指责时更易发生，但这种易激惹情绪常持续时间不长，病人又会转怒为喜。临床上亦可见到部分病人并不表现情感高涨而以易激惹为主症。

（2）思维奔逸：思维奔逸、联想加速最为常见。病人语速快，语声大，自觉脑子特别灵活。思维内容丰富多变，概念一个接一个的产生，有时感觉说话跟不上思维的速度。由于联想过程加快以至来不及深思熟虑，使其谈话的内容流于肤浅和表面化，给人以信口开河之感。病人的主、被动注意虽有增强，但却不能持久，易随境转移，因而话题经常改变。因新概念的不断涌现和想象力极为丰富，有的病人出现音联（音韵联想）、意联（词意联想）。

在情感高涨的背景上，病人常出现夸大观念，甚或夸大妄想。病人常吹嘘自己的能力、相貌、地位和财富，在夸大和自负的基础可派生出关系和被害妄想，认为别人嫉妒其能力和财富而可能要害他，但持续时间一般不长。

（3）意志和行为异常：躁狂病人意志活动增强，性欲和食欲增强，精神异常旺盛，整天忙碌不停，却无疲乏之感。对睡眠需要减少。计划很多，但行动起来往往是虎头蛇尾，有始无终。病人好管闲事，喜招引别人注意，喜开玩笑，行为流于轻浮和戏谑。有的病人表现得过分大方，乱花钱。病情较重者由于自控力差，可出现言行粗暴，甚至发生攻击、破坏行为。虽然病人整天忙碌不停，却毫无疲乏之感。

（4）躯体症状：躁狂病人由于自我感觉良好而极少有躯体不适主诉。病人可有面色红润，双目有神，心率加快，瞳孔轻度扩大和便秘等交感神经功能兴奋症状。由于体力消耗过大，一些病人会有体重减轻，而自知力亦常常缺乏。

（5）睡眠需求减少。

【诊断与鉴别诊断】

诊断主要根据病史、症状特点、病程及体格检查和实验室检查，典型病例诊断一般不困难。

1. 诊断要点

（1）临床症状特征

1）躁狂症和抑郁症分别是以显著而持久的情感高涨或低落为主要表现。躁狂发作时，在情感高涨的背景上，伴有思维奔逸及意志活动的增多；抑郁发作时，在情感低落的背景上，伴有思维迟缓和意志活动减少。大多数病人的思维和行为异常与高涨或低落的心境相协调。

2）可伴有躯体不适症状。躁狂发作时常伴有食欲增加、性欲亢进、睡眠需要减少；抑郁发作时，可有多种躯体不适主诉，若出现早醒、食欲减退、体重下降、性欲减退及抑郁心境表现为昼重夜轻的节律改变，有助于诊断。如有精神病性症状，症状特点也常与心境协调，且持续时间不长。

（2）病程特点：大多具有发作性病程，发作间歇期精神状态可恢复病前水平。既往有类似的发作，或病程中出现躁狂与抑郁的交替发作，对诊断均有帮助。有较高的同类疾病家族史，躯体和神经系统检查以及实验室检查一般无阳性发现。

2. 主要鉴别诊断

（1）继发性心境障碍：脑器质性疾病、躯体疾病、某些药物和精神活性物质等均可引起继发性心境障碍，与原发性心境障碍的鉴别要点：①前者有明确的器质性疾病或有服用某种药物的病史，体格检查、实验室及其他辅助检查有相应的阳性发现；②前者可出现意识障碍、遗忘综合征及智能障碍；③前者的心境症状随原发疾病的病情消长而波动，原发病灶好转，情感症状亦相应好转或消失；④继发性心境障碍的临床症状常不如原发性心境障碍典型；⑤前者既往无心境障碍的发作史，而后者可有类似的发作史。

（2）精神分裂症：与精神分裂症的鉴别参见本章第三节。

【治疗原则】

1. 双相障碍的治疗　应遵循以下原则：

（1）综合治疗：应采取精神药物治疗、物理治疗、心理治疗和危机干预等措施治疗。其目的在于提高疗效、改善依从性预防复发和自杀、改善社会功能及更好地提高病人生活质量。

（2）个体化治疗：个体对精神药物的治疗反应存在很大差异，制定治疗方案时需要考虑这些因素。

（3）长期治疗。

（4）联合用药治疗。

（5）定期检测血药浓度。

2. 双相障碍与躁狂发作的治疗　对双相障碍和躁狂发作主要用心境稳定剂治疗。心境稳定剂是指对躁狂或抑郁发作具有治疗和预防复发的作用，且不会引起躁狂与抑郁转相的药物。比较公认的心境稳定剂包括碳酸锂及抗癫痫药。

对双相障碍的抑郁发作的治疗，目前仍有争议。有的主张单独使用心境稳定剂治疗，也有的主张在使用心境稳定剂的基础上联用抗抑郁药物，一旦抑郁症状缓解，可继续予心境稳定剂维持治疗，同时逐渐减、停抗抑郁药物。

碳酸锂是治疗躁狂发作的首选药物，总有效率约80%。急性躁狂发作时碳酸锂的剂量为600~2000mg/d，一般从小剂量开始，3~5天内逐渐增加至治疗剂量，分2~3次服用。一般在1周后见效。维持治疗剂量为500~1500mg/d。治疗中除密切观察治疗反应外，应对血锂浓度进行动态监测。

抗癫痫药主要有酰胺咪嗪和丙戊酸盐。酰胺咪嗪治疗剂量为600~1200mg/d，丙戊酸盐治疗剂量为800~1200mg/d。此两类药物可以单用或与碳酸锂联用，联用时剂量应适当减小。均应从小剂量开始。治疗期间要注意复查肝功能、血常规。

在常规心境稳定剂疗效不好时，可考虑换用或加用拉莫三嗪、托吡酯、加巴喷丁或第二代抗精神病药等。

电抽搐治疗急性重症躁狂发作、对锂盐治疗无效或不能耐受的病人有一定治疗效果，可单独应用或合并药物治疗，一般隔日一次，4~10次为一疗程。合并药物治疗的病人应适当减少药物剂量。

（马现仓）

第五节　抑郁障碍

抑郁障碍是以显著而持久的心境低落为主要临床特征，临床表现可从闷闷不乐到悲痛欲绝，多数病例有反复发作的倾向，每次发作大多数可以缓解，部分可有残留症状或转为慢性。其特点是存在悲哀、空虚或易激惹心境，并伴随躯体和认知改变，显著影响个体功能。本病的病因尚不清楚，遗传因素、神经生化因素和心理社会因素对本病的发生有明显影响。

【临床表现】

典型抑郁发作以情感低落、思维迟缓、意志活动减退和躯体症状为主。

1. 情绪低落　情绪抑郁，兴趣或愉快感缺乏或丧失是抑郁症的核心症状，90%的病人有心境抑郁的体验。症状可以从轻度的心情不佳，对日常活动兴趣减退到重度的悲观厌世，消极绝望甚至自杀。病人常觉得生活没有意思，干什么都兴趣索然，严重者觉得什么都不能干，俨如废人。病人内心充满忧愁、沮丧、悲观、绝望、无助感，觉得度日如年，生不如死。如这种抑郁心境有晨重夜轻的节律性改变，则认为是内源性抑郁的典型症状。

在抑郁心境的基础上，几乎所有的病人均感精力减退或丧失。日常活动虽在进行，但机械被动，日常生活懒于料理，闭门少出，或卧床懒动，觉得干什么事情都特别费劲。

约60%的病人可伴有焦虑、激越、紧张不安、莫名担心等症状。有的病人表现易激惹，易发脾气，情绪不稳等，此种情况在老年女性病人更为常见。

2. 思维迟缓　思维迟缓是内源性抑郁（迟滞型抑郁）的典型表现。病人觉脑子像一部生了锈的机器，思考问题困难，思维过程缓慢、难以启动。

约 3/4 的抑郁病人总有一种否定其自身和世界的观念，在抑郁心境的基础上，对自己的过去和未来进行歪曲的认知，过分的贬低自己，以消极否定的态度看待自己的过去、现在和将来。在悲观失望的基础上，可产生孤立无助，失望和绝望之感，可伴有自责、自罪，严重时可出现罪恶妄想。这种负性的自我评价是内源性抑郁症的核心症状。

部分抑郁的病人可出现与心境协调一致的幻觉妄想。幻觉以幻听为常见，常呈一过性，内容单调，带贬义和指责性的语言。而妄想表现为自责、自罪、无用、贫穷、虚无、迫害、疑病等内容。

3. 意志活动减退 抑郁病人意志活动受到普遍抑制，生活被动，主动活动减少，行动缓慢。严重者生活懒于料理，进一步发展则不语不动可达到木僵的程度。部分病人则可表现焦虑激越，坐卧不安，反复纠缠医生予以解释安慰。严重的自责自罪，可产生自杀观念和行为。抑郁病人的自杀率比常人高 20 倍，15% ~ 25% 的抑郁病人最终自杀身亡，应高度重视与注意。

4. 躯体与其他症状 又称生物学症状，包括睡眠异常、食欲减退、体重减轻、头痛头晕、心悸、胸闷、胃肠不适、便秘、性欲减退、闭经等症状。

约 80% 病人表现有睡眠障碍，特别是早醒和夜间易醒，并在此时常反复思考种种自身问题。多数病人表现为食欲减退和体重下降，极少数病人表现食欲增强、体重增加、睡眠增多。某些病人，尤其是更年期和老年病人，躯体不适主诉众多，有时甚至主要以躯体不适主诉而就诊，病人的抑郁情绪完全被主观躯体不适症状所掩盖，病人常在综合医院多次就诊而收效甚微。这类病人易于误诊，应予重视。

此外，人格解体、现实解体、强迫和恐惧症状亦可出现。某些病人因思维联想显著迟缓以及记忆力减退，而表现出抑郁性假性痴呆，应注意识别。

【诊断与鉴别诊断】

诊断主要根据病史、症状特点、病程及体格检查和实验室检查，典型病例诊断一般不困难。

1. 诊断要点

（1）临床症状特征：在 ICD-10 中，抑郁发作是指首次发作的抑郁障碍和复发性抑郁障碍。病人通常具有心境低落、兴趣和愉快感丧失、精力不济或疲劳感等典型症状。其他常见症状有：集中注意和注意的能力降低；自我评价降低；自罪观念和无价值感（即使在轻度发作中也有）；认为前途暗淡悲观；自伤或自杀的观念或行为；睡眠障碍；食欲下降。病程持续至少 2 周。

（2）病程特点：大多具有发作性病程，发作间歇期精神状态可恢复病前水平。

（3）躯体和神经系统检查以及实验室检查：家族中有较高的同类疾病家族史，躯体和神经系统检查以及实验室检查一般无阳性发现。

2. 主要鉴别诊断

（1）继发性心境障碍：参见本章第四节

（2）精神分裂症：伴有精神病性症状的抑郁发作或抑郁性木僵需与精神分裂症或其紧张型鉴别。

【治疗原则】

1. 药物治疗 抗抑郁药是各种抑郁障碍的主要治疗手段，有效率约 70%，多数抗抑郁药的显效时间需要 2 ~ 4 周，且不能与单胺氧化酶抑制剂合用。可以选择任何一种抗抑郁药物治疗，如选择性 5- 羟色胺（5-HT）再摄取抑制剂（SSRIs）氟西汀、帕罗西汀、舍曲林及西酞普兰等。三环类抗抑郁药包括米帕明、阿米替林及多塞平等，均应从小剂量开始，逐渐增加剂量，有效治疗剂量为 150 ~ 300mg/d，分 1 ~ 3 次口服。由于此类药物的抗胆碱能和心血管等不良反应多见，现已少用。

2. 电抽搐治疗 对于有严重消极自杀言行或抑郁性木僵的病人，电抽搐治疗应为首选；对使用抗抑郁药治疗无效的病人也可采用电抽搐治疗。一般 6 ~ 10 次为一疗程。电抽搐治疗后仍需用药物维持治疗。

3. 心理治疗 支持性心理治疗，通过倾听、解释、指导、鼓励和安慰等帮助病人正确认识和对待自身疾病，主动配合治疗。认知治疗、行为治疗、人际心理治疗、婚姻及家庭治疗等一系列的治疗技术，能帮助病人识别和改变认知歪曲，矫正病人适应不良性行为，改善病人人际交往能力和心理适应功能，提高病人家庭和婚姻生活的满意度，从而能减轻或缓解病人的抑郁症状，纠正其不良人格，提高病人解决问题和应对处理应激的能力，节省病人的医疗费用，促进康复，预防复发。

（马现仓）

第六节　精神发育迟滞

精神发育迟滞（mental retardation）是一组起病于中枢神经系统发育成熟（18 岁）以前，以智力发育低下和社会适应困难为临床特征的精神障碍。从胎儿到 18 岁以前凡能影响中枢神经系统发育的因素都可能导致精神发育迟滞，包括生物学因素（如遗传、先天性颅脑畸形、围产期各种有害因素等）和社会文化因素，多数病人以生物学因素为主，以社会文化因素或两者兼有者为少数。

【临床表现】

主要表现为不同程度的智力低下和社会适应困难。WHO 根据智商（intelligence quotient，IQ）将精神发育迟滞分为以下四个等级。

1. 轻度 智商在 50～69 之间，成年以后可达到 9～12 岁的心理年龄，占全部精神发育迟滞的 85%。病人在幼儿期即可表现出智力发育较同龄儿童迟缓，如语言发育延迟，词汇不丰富，理解能力和分析能力差，抽象思维不发达。读书后出现学习困难，成绩经常不及格或者留级，最终勉强完成小学学业。病人能进行日常的语言交流，但对语言的理解和使用能力差。通过职业训练可从事简单非技术性工作，可学会一定谋生技能和家务劳动。

2. 中度 智商在 35～49 之间，成年以后可达到 6～9 岁的心理年龄，在全部精神发育迟滞中占 10%。病人从幼年开始智力、语言和运动发育都明显比正常儿童迟缓，表现为发音含糊不清，词汇贫乏以致不能完整表达意思。计算能力为个位数加、减法的水平。不能适应普通小学的就读。能够完成简单劳动，但质量差、效率低。在指导和帮助下可学会自理简单生活。

3. 重度 智商在 20～34 之间，成年后可达到 3～6 岁的心理年龄，占全部病人的 3%～4%。出生后即表现明显的发育延迟，经过训练最终能学会简单语句，但不能进行有效交流。不会计数，不能学习，不会劳动，日常生活需人照料，无社会行为能力。可同时伴随显著的运动功能损害或脑部损害。

4. 极重度 智商在 20 以下，成年以后可达到 3 岁以下的心理年龄，在全部精神发育迟滞中占 1%～2%。完全没有语言能力，不会躲避危险，不认识亲人及周围环境，以原始性的情绪，如哭闹、尖叫等表达需求。生活不能自理，大小便失禁。常合并严重脑部损害，伴有躯体畸形。

部分精神发育迟滞病人可能伴随一些精神症状，如注意缺陷、情绪易激动、冲动行为、刻板行为或强迫行为。有的病人同时存在一些躯体疾病的症状和体征。

【诊断与鉴别诊断】

1. 诊断 通过全面采集病史（尤其是生长发育史）、精神检查和躯体检查，结合标准化发育量表或智力测验的结果，如儿童 18 岁以前有智力低下和社会适应困难的临床表现，智力测验结果智商低于 70，则可诊断。对所有确诊为精神发育迟滞的病人，应通过病史和躯体检查，遗传学、代谢、内分泌等实验室检查以及颅脑特殊检查，尽量作出病因学诊断，这对治疗、康复及优生优育都有用。

2. 鉴别诊断

（1）特定性发育障碍：特定性发育障碍病人除了特定的发育障碍以外，心理功能的其他方面发育完全正常，在不涉及这些特定技能的时候，可以完成学习任务。例如：有语言发育障碍的儿童，能够通过书面方式学习，达到与智力水平相当的学习成绩。与之不同，精神发育迟滞病人在任何情况下，智力和学习成绩都保持相等水平。

（2）儿童孤独症：孤独症主要表现为社会交往障碍和语言发育障碍；孤独症的智能障碍与精神发育迟滞的区别在于孤独症智力的各方面发展不平衡，智力测验各个分量表的得分高低不一，而精神发育迟滞则是智力的全面发育低下，智力测验各个分量表的得分都普遍性低下。如孤独症除智力障碍以外，还有与智力发育水平不相称的突出的语言发育障碍，明显的社会交往问题，则应诊断为孤独症合并精神发育迟滞。

【治疗原则】

精神发育迟滞一旦发生则难以逆转，因此重在预防。监测遗传性疾病、做好围产期保健是预防精神发育迟滞的重要措施。对于病因明确者，若能及时采用病因治疗，可以阻止智力损害程度的进一步加重。精神发育迟滞的治疗原则是以教育训练为主，药物治疗为辅。在对病人进行教育训练时，一定要根据病人的智力水平因材施教。

1. **教育和康复训练** 由学校教师、家长、临床心理治疗师以及职业治疗师相互配合进行。教师和家长的任务是尽量使病人能够掌握与其智力水平相当的文化知识、日常生活技能和社会适应技能。临床心理治疗师则应针对病人的异常情绪和行为采用相应的心理与行为治疗方法来矫正病人的异常行为。职业治疗师则是根据病人的特点来培养病人某些谋生的技能。

对轻度精神发育迟滞病人，最好在普通小学接受教育，但如果病人不能适应普通小学的学习也可以到特殊教育学校就读。教学方法应采用形象、生动、直观的方法，同一内容反复强化。应重视日常基本生活能力和社会适应能力的培养和训练，包括辨认钱币、打电话、购物、看病、乘坐公共交通工具、回避危险和处理紧急事件等。当病人成长到少年期以后开始对他们进行职业训练，使其成年后具有独立生活、自食其力的能力。

对中度病人着重训练生活自理能力和社会适应能力。如洗漱、换衣，与人交往中的行为举止和礼貌，正确表达自己的要求和愿望等内容，同时给予一定的语言能力训练。

对重度病人则主要训练其与照料者之间的协调配合，以及简单的生活能力和自卫能力。如进餐、定点如厕、简单语言交流以表达自身需要、避免受外伤等。可采用将每一种技能分解成几个步骤，再逐步反复强化训练的方法。

对极重度精神发育迟滞病人则几乎无法实施任何教育训练。

2. **药物治疗** ①病因治疗：适合于病因明确者。例如，对半乳糖血症和苯丙酮尿症给予相应饮食治疗，对先天性甲状腺功能低下给予甲状腺激素替代治疗，对先天性脑积水、神经管闭合不全等颅脑畸形可考虑相应外科治疗等；②对症治疗：精神发育迟滞病人约 30%～60% 伴有各种精神症状，导致接受教育训练困难。因此，可根据不同的精神症状选用相应药物治疗；③促进脑功能发育治疗：主要有益智药和促脑代谢药，如谷氨酸、γ- 氨酪酸、吡乙酰胺和脑活素等。

（马现仓）

第七节 神经症性障碍

一、概述

【概念】

神经症（neurosis）是一组主要表现为焦虑、抑郁、恐惧、强迫、疑病症状或神经衰弱症状的精神障碍。随着对神经症认识的深化，其概念也发生了一系列的演变。《国际疾病分类》（第10版）（ICD-10）和《美国精神疾病诊断与统计手册》（第5版）（DSM-V）中几乎完全抛弃了神经症这一概念，不过，与神经症这一总的概念有过相对稳定关系的几种疾病亚型，实质上在各个分类系统中基本上被保留下来，只是所属类别与名称有所改变。本章根据ICD-10分类系统，介绍临床上几种常见的神经症性障碍：恐惧症、焦虑症、强迫症、躯体形式障碍及神经衰弱。

【神经症性障碍的共同特点】

作为一组人为合并起来的疾病单元，神经症性障碍的各亚型有着各自不同的病因、发病机理、临床表现、治疗反应及病程与预后。尽管不同类型间的相异点多于相同点，但多年的研究发现，神经症性障碍仍有不少共同之处而使其有别于其他类别的精神障碍。

1. **一般没有明显或持续的精神病性症状** 神经症性障碍主要表现为焦虑、抑郁、恐惧、强迫、疑病症状，这些症状可以单独存在，但大多是混合存在，尤其是焦虑症状；罕见明显或持续的精神病性症状，如幻觉、妄想、思维连贯性和逻辑障碍，也罕见行为紊乱、怪异行为。

2. **症状没有明确的器质性病变为基础** 各种神经症性障碍的症状均可见于各种躯体及脑器质性疾病中，在疾病的早期和恢复期最为常见，故诊断神经症性障碍须排除器质性疾病。此处的"症状没有明确器质性病变为基础"是指就目前的科学技术水平还未能发现肯定的、相应的病理生理学和组织形态学变化。可以预料，随着研究水平的提高，可能会找到有器质性病因的证据。

3. **病人对疾病体验痛苦** 多数神经症性障碍病人在疾病的发作期均保持较好的自知力，他们的现实检验能力通常不受损害，他们不仅能识别他们的精神状态是否正常，也能判断自身体验中哪些属于病态。由于病人对神经症性障碍的体验常常十分痛苦，故常有强烈的求治欲望，而找不到明确的病因的诊疗历程可能加重病人的痛苦体验，并对其社会功能产生影响。当然，疾病的加重和病程的慢性化也可能使少数病人丧失自知力。

4. **心理社会因素、病前性格特征与疾病的发生发展有关** 许多研究表明，神经症性障碍病人在病前较他人遭受更多的应激性生活事件，或者是其个性特征更易于损害人际交往过程，从而导致生活中产生更多的冲突与应激。

【诊断与鉴别诊断】

1. **诊断** 对一个主动求治，以焦虑、恐惧、强迫、疑病、神经衰弱症状为主诉，或表现为多种躯体不适症状的病人，经详细的体格检查和必要的辅助检查却又找不到相应器质性疾病的证据时，就要想到神经症性障碍的可能。当然，要确诊为神经症性障碍的不同亚型，需要符合其各自的诊断标准，这将会在以下各节分别述及。

2. **鉴别诊断** 神经症性障碍的症状表现在精神症状中特异性最差，几乎可以发生于任一种精神疾病和一些躯体疾病中，因此常需排除以下疾病：

（1）器质性精神障碍：这类疾病与神经症性障碍的鉴别要点：①有生物源性的病因，如脑的器质性病变，躯体疾病的存在及其引起的脑功能性改变，依赖或非依赖性精神活性物质应用等；②有器质性精神障碍的症状，如意识障碍（最常见为谵妄）、智能障碍、记忆障碍、人格改变等；③有精神病性症状，如幻觉、妄想等。通过详细询问病史、系统的体格检查和必要的实验室检查可以鉴别。

（2）精神病性障碍：精神病性障碍中最需要鉴别的是精神分裂症。一些精神分裂症病人早期常表现为神经症样症状，如头痛、失眠、学习工作效率下降、情绪改变，或出现强迫症状，易误诊为神经症性障碍。精神分裂症病人常漠视自身症状，缺乏自知力，社会功能损害相对较重，伴有精神病性症状等。

（3）心境障碍：心境障碍病人以抑郁（或躁狂）为主要临床相，其他症状大多继发于抑郁（或躁狂），而且情感症状程度严重，社会功能受损明显；而神经症性障碍的病人虽然也可有抑郁情绪，但大多程度轻，持续时间较短，不是主要临床相，多继发于心因或其他神经症症状。

（4）应激相关障碍：应激相关障碍的致病因素常为重大事件，症状是个体对应激事件的直接反应，病人常能意识到症状的发生和发展与事件有关，症状的表现常常与应激性事件相关。

【治疗原则】

药物治疗与心理治疗的联用是治疗神经症的最佳办法。一般来说，药物治疗对于控制神经症性障碍症状是有效的，但由于神经症性障碍的发生与心理社会应激因素、个性特征有密切关系，因此成功的心理治疗可能更重要，不但可以缓解症状，还有可能根治部分病人。

1. 心理治疗　心理治疗方法的选择取决于病人的人格特征、疾病类型以及治疗者对某种心理治疗方法的熟练程度与经验。不同类型的神经症病人都可以受益于心理治疗。治疗不但可以缓解症状、加快治愈过程，而且能帮助病人学会新的应付应激的策略和处理未来新问题的技巧。这种结局显然对消除病因，巩固疗效是至关重要的，也是药物治疗所无法达到的。认知行为治疗和人际关系治疗是目前较为有效的治疗。

2. 药物治疗　为对症治疗，抗焦虑药、抗抑郁药以及促大脑代谢药等均可应用，可针对病人的症状选药。药物治疗的优点是控制靶症状起效较快，尤其是早期与心理治疗合用，有助于缓解症状，提高病人对治疗的信心，促进心理治疗的效果。应该注意的是，用药前一定要向病人说明所用药物的起效时间及治疗过程中可能出现的副作用，使其有充分的心理准备，以增加治疗的依从性。

二、恐惧障碍

恐惧症（phobia）原称恐怖性神经症。是一种以过分和不合理地惧怕外界某种客观事物或情境为主要表现。病人明知这种恐惧反应是过分的或不合理的，但仍反复出现，难以控制。恐惧发作时常常伴有明显的焦虑和自主神经紊乱的症状。病人极力回避导致恐惧的客观事物或情境，或是带着畏惧去忍受，因而影响其正常活动。此病的发生与遗传因素、神经生物学异常及心理社会因素有关，但确切发病机制不明。

【临床表现】

恐惧症病人所恐惧的对象达数百种之多。通常将其归纳为三大类。

1. 广场恐惧症（agoraphobia）　是最常见的恐惧症，约占60%。多起病于25岁左右，35岁左右是另一发病高峰年龄，女性多于男性。主要表现为对某些特定环境的恐惧，如高处、广场、密闭的环境和拥挤的公共场所等，因而回避这些环境，甚至不敢出门。恐惧发作时还常伴有抑郁、强迫、人格解体等症状。

2. **社交焦虑障碍**（social anxiety disorder，SAD） 又称社交恐惧症（social phobia），多在17～30岁期间发病，女性明显多于男性，常无明显诱因突然起病。主要特点是害怕被人注视，一旦发现别人注意自己就不自然，脸红、不敢抬头、不敢与人对视，甚至觉得无地自容，因而回避社交。

3. **特定恐惧**（simple phobia） 指病人对某一具体的物件、动物等有一种不合理的恐惧。最常见的为对某种动物或昆虫的恐惧，如蛇、狗、猫、鼠、蜘蛛、毛毛虫等，有些病人害怕鲜血或尖锐锋利的物品，还有些对自然现象产生恐惧，如黑暗、风、雷电等。单一恐惧症的症状较恒定，多只限于某一特殊对象。单一恐惧症常起始于童年，以女性多见。

【诊断与鉴别诊断】

1. **诊断要点** 在这组障碍中，诱发焦虑的警示或主要是一些情境或物体，这些情境或物体是存在于个体之外的、目前并无危险的，结果造成个体对这些情境或物体的特征性回避，或是带着恐惧去忍受。

确诊须符合以下各条：

（1）心理症状和自主神经症状必须是焦虑的原发表现，而不是继发于其他症状，如妄想或强迫思维。

（2）焦虑必须局限于或主要发生在特定的情境：如人群、公共场所、离家旅行、独自出行（诊断恐惧须有至少2种）；特定的社交情境（社交焦虑障碍）；特定的恐怖物体或情景（特定恐惧）。

（3）对恐惧情境的回避必须是或曾经是突出特点。

2. **鉴别诊断**

（1）正常人的恐惧：正常人对某些事物或场合也会有恐惧心理，关键看这种恐惧的合理性、发生的频率、恐惧的程度、是否伴有自主神经症状、是否明显影响社会功能，是否有回避行为等来综合考虑。

（2）其他神经症性障碍：恐惧症和焦虑症都以焦虑为核心症状，但恐惧症的焦虑由特定的对象或处境引起，呈境遇性和发作性，而焦虑症的焦虑常没有明确的对象，常持续存在。强迫症的强迫性恐惧源于自己内心的某些思想或观念，怕的是失去自我控制，并非对外界事物恐惧。疑病症病人由于对自身状况的过分关注而可能表现出对疾病的恐惧，这类病人认为他们的怀疑和担忧是合理的。

（3）颞叶癫痫：可表现为阵发性恐惧，但其恐惧并无具体对象，发作时的意识障碍、脑电图改变及神经系统体征可资鉴别。

【治疗原则】

1. **行为疗法** 是治疗恐惧症的首选方法。系统脱敏疗法、暴露冲击疗法对恐惧症特别是特定恐惧效果良好。基本原则：一是消除恐惧对象与焦虑恐惧反应的条件性联系；二是对抗回避反应；三是在此过程改变自己不合理认知。

2. **药物治疗** 各种抗抑郁药对恐惧症症状的控制均有一定的疗效，并能减轻焦虑和抑郁症状。苯二氮䓬类与普萘洛尔也可缓解病人的焦虑，还可增强病人接受行为治疗的信心。

3. **联合治疗** 联合心理治疗和药物治疗是治疗恐惧症的最佳方法。

三、 焦虑障碍

焦虑症（anxiety neurosis）是一种以焦虑情绪为主的神经症，以广泛和持续性焦虑或反复发作的惊恐不安为主要特征，常伴有自主神经紊乱、肌肉紧张与运动性不安，临床分为广泛性焦虑障碍（generalized anxiety disorder，GAD）与惊恐障碍（panic disorder）两种主要形式。此病的发生与发展与遗传因素、生化异常以及心理社会因素有关，但确切机制不清。

【临床表现】

1. 广泛性焦虑障碍 又称慢性焦虑症，是焦虑症最常见的表现形式。常缓慢起病，以经常或持续存在的焦虑为主要临床相。具有以下表现形式：

（1）精神性焦虑：精神上的过度担心是焦虑症状的核心。表现为对未来可能发生的某种危险或不幸事件的经常的担心害怕。有的病人不能明确意识到担心的对象或内容，而只是一种提心吊胆、惶恐不安的强烈的内心体验，称为自由浮动性焦虑。有的病人担心的也许是现实生活中可能发生的事情，但其担心、焦虑的程度与现实很不相称，称为预期焦虑。

（2）躯体焦虑：表现为运动不安与肌肉紧张。运动不安：可表现搓手顿足，不能静坐，无目的的小动作增多，也可表现舌、唇、指肌的震颤或肢体震颤。肌肉紧张：表现为主观上的一组或多组肌肉不舒服的紧张感，紧张性头痛也很常见。自主神经功能紊乱：表现为心动过速、皮肤潮红或苍白、口干，便秘或腹泻，出汗，尿意频繁等症状。有的病人可出现早泄、阳痿、月经紊乱等症状。

（3）自主神经功能紊乱：表现为过分的警觉，对外界刺激敏感，易于出现惊跳反应；注意力难于集中；难以入睡、睡中易惊醒；情绪易激惹；感觉过敏，有的病人能体会到自身肌肉的跳动、血管的搏动、胃肠道的蠕动等。

（4）其他症状：广泛性焦虑障碍病人常合并疲劳、抑郁、强迫、恐惧、惊恐发作及人格解体等症状，但这些症状常不是疾病的主要临床相。

2. 惊恐障碍 又称急性焦虑障碍。其主要特点是突然发作的、不可预测的、反复出现的、强烈的惊恐体验。病人常在无特殊的恐惧性处境时，突然感到一种突如其来的惊恐体验，伴濒死感或失控感以及严重的自主神经功能紊乱症状。病人好像觉得死亡将至、灾难将至，或奔走、惊叫、求救，伴胸闷、心动过速、心跳不规则、呼吸困难或过度换气、头痛、头昏、眩晕、四肢麻木和感觉异常、出汗、肉跳、全身发抖或全身无力等自主神经症状。惊恐发作通常起病急骤，终止也迅速，一般历时5～20分钟，很少超过1个小时，但可突然再发。发作期间始终意识清晰，高度警觉，发作后仍心有余悸，担心再发，不过此时焦虑的体验不再突出，而表现为虚弱无力，需数小时到数天才能恢复。约60%的病人由于担心发病时得不到帮助而产生回避行为，如不敢单独出门，不敢到人多热闹的场所，发展为场所恐惧症。

【诊断与鉴别诊断】

1. 诊断要点

（1）广泛性焦虑障碍诊断要点：一次焦虑发作中，病人必须在至少数周（通常为数月）内的大多数时间存在焦虑的原发症状，这些症状通常应包含以下要素：

1）恐慌（为将来的不幸烦恼，感到忐忑不安，注意困难等）。

2）运动性紧张（坐卧不宁、紧张性头痛、颤抖、无法放松）。

3）自主神经活动亢进（出汗、心动过速或呼吸急促、上腹不适、头晕、口干）。

（2）惊恐障碍的诊断要点

1）符合神经症性障碍的共同特点。

2）惊恐发作需符合以下四项：①发作无明显诱因、无相关的特定情境，发作不可预测；②在发作间歇期，除害怕再发作外，无明显症状；③发作时表现强烈的恐惧、焦虑及明显的自主神经症状，并常有人格解体、现实解体、濒死恐惧，或失控感等痛苦体验；④发作突然，迅速达到高峰，发作时意识清晰，事后能回忆。

3）病人因难以忍受却又无法解脱，因而感到痛苦。

4）一个月内至少有 3 次惊恐发作，或首次发作后继发害怕再发的焦虑持续 1 个月。

5）排除：其他精神障碍继发的惊恐发作；躯体疾病如癫痫、心脏病发作、嗜铬细胞瘤、甲亢或自发性低血糖等继发的惊恐发作。

2. 鉴别诊断

（1）躯体疾病所致焦虑：甲状腺疾病，心脏疾病，某些神经系统疾病如脑炎、脑血管病、脑变性病，系统性红斑狼疮等易于出现焦虑症状。临床上对初诊、年龄大、无心理应激因素、病前个性素质良好的病人，要高度警惕焦虑是否继发于躯体疾病。

（2）药源性焦虑：许多药物在中毒、戒断或长期应用后可致典型的焦虑障碍。根据服药史、症状特点、药物使用与症状表现在时间上的关系可资鉴别。

（3）精神疾病所致焦虑：精神分裂症病人可伴有焦虑，只要发现有分裂症症状，一般不考虑焦虑症的诊断；抑郁症是最多伴有焦虑的疾病，当抑郁与焦虑严重程度主次分不清时，应先考虑抑郁症的诊断，以防耽误抑郁症的治疗而发生自杀等不良后果；其他神经症伴有焦虑时，焦虑症状在这些疾病中常不是主要的临床症状或属于继发症状。

【治疗原则】

1. 心理治疗

（1）健康教育：焦虑症病人一般容易接受新的信息。通过对疾病性质的讲解，如焦虑的本质，为何会产生焦虑，如何处理等，有助于疾病缓解。

（2）认知治疗：焦虑症病人容易过高地估计负性事件出现的可能性和（或）过分灾难化地想象事件的后果，这种歪曲的认知，是造成疾病迁延不愈的原因之一。认知治疗有助于改变病人不良认知或进行认知重建。

（3）行为治疗：焦虑症病人往往有焦虑引起的肌肉紧张、自主神经功能紊乱引起的心血管系统与消化系统症状。运用呼吸训练、放松训练、分散注意技术等行为治疗方法常常有效。对回避社交的病人，可以应用系统脱敏（暴露）治疗。

2. 药物治疗

（1）苯二氮䓬类：起效快，抗焦虑作用强。常用的有地西泮、氯硝西泮、阿普唑仑等。临床应用一般从小剂量开始，逐渐加大到最佳治疗量，维持 2~6 周后逐渐停药，以防成瘾。停药过程不应短于 2 周，以防症状反跳。

（2）抗抑郁药：三环类抗抑郁药对焦虑症有效，但这类药物有较强的抗胆碱能副作用和心脏毒性作用，故现已少用，目前，SSRIs 类抗抑郁药已作为治疗焦虑障碍的一线药物。此类药物全面的抗焦虑作用一般在用药 3 周后出现。

（3）β- 肾上腺素能受体阻滞剂：普萘洛尔常用。这类药物对于减轻焦虑症病人的自主神经功能亢进症状有效。常用量 10~30mg/ 次，每天 3 次。

四、 强迫障碍

强迫障碍（obsessive-compulsive disorder，OCD）是以强迫思维和 / 或强迫行为为特征的一类神经症性障碍。其特点是有意识的自我强迫和反强迫并存，两者强烈冲突使病人感到焦虑和痛苦；病人体验到观念和冲动来源于自我，但违反自己的意愿，需极力抵抗，但无法控制；病人也意识到强迫症状的异常性，但无法摆脱。病程迁延者可表现仪式动作为主而焦虑和精神痛苦减轻，但社会功能严重受损。此病确切的病因学机制尚不清楚。

【临床表现】

常在无明显诱因下缓慢起病。其基本症状为强迫观念和强迫行为。可以一种为主，也可为几种症状兼而有之，强迫行为是对强迫观念的典型反应。常见的表现形式如下：

1. **强迫观念** 有的病人脑中常反复地想一些词或短句，而这些词或句子常是病人所厌恶的（强迫思想）。有的病人对一些常见的事情、概念或现象反复思考，刨根究底，自知毫无现实意义，但不能自控（强迫性穷思竭虑）。有的病人对自己所做过的事的可靠性表示怀疑，需要反复检查、核对，如门窗是否关好，钱物是否点清等（强迫怀疑）。有的病人脑子里不由自主地联想起一些对立的观念或词句（强迫性对立思维）。有的病人不由自主地反复呈现出经历过的事情，无法摆脱，感到苦恼（强迫回忆）。有的病人体会到一种强烈的内在冲动要去做某种违背自己意愿的事情，但一般不会转变为行动，因病人知道这种冲动是非理性的、荒谬的，故努力克制，但内心冲动无法摆脱（强迫冲动）。

2. **强迫动作和行为**

（1）强迫检查：多为减轻强迫怀疑引起的焦虑而采取的措施。表现为反复检查门窗、煤气、电源是否关好，反复核对账目等，严重者需检查数十遍。

（2）强迫洗涤：多源于怕受污染这一强迫观念而表现反复洗手、洗衣物、消毒家具等。往往花费大量的精力和时间，自知没有必要，但控制不住。

（3）强迫性仪式动作：通常是为了对抗某种强迫观念所引起的焦虑而逐渐发展起来的一系列动作。如果不按照这样的仪式动作来处理，病人就会感到焦虑不安，无法安心其他工作。

（4）强迫询问：强迫症病人常常不相信自己，为了消除疑虑或穷思竭虑给自己带来的焦虑，常反复询问他人（尤其是家人），以获得解释与保证。

3. **回避行为** 回避可能是强迫障碍最突出的症状，病人回避触发强迫观念和强迫行为的各种情境，在疾病严重时回避可能成为最受关注的症状，而在治疗过程中，随着回避行为的减少，强迫行为可能增加，因为治疗过程使病人更多地暴露在诱发强迫症状的环境中。

【诊断与鉴别诊断】

1. **诊断要点** 病人必须在连续两周中的大多数时间存在强迫观念或强迫动作，或两者并存。这些症状引起痛苦或妨碍活动。

强迫症状应具备以下特点：

（1）必须被看作是病人自己的思维或冲动。

（2）必须至少有一种思想或动作仍在被病人徒劳地加以抵制，即使病人不再对其他症状加以抵制。

（3）实施动作的想法本身应该是令人不愉快的（单纯为缓解紧张或焦虑不适为愉快）。

（4）想法、表象或冲动必须是令人不快地一再出现。

2. **鉴别诊断**

（1）精神分裂症：精神分裂症可出现强迫症状，但往往不为强迫症状苦恼，无主动克制或摆脱的愿望，无治疗要求，且症状内容多荒谬离奇，对症状无自知力。且具有精神分裂症的阴性或阳性症状。

（2）恐惧症和焦虑症：恐惧症、焦虑症和强迫症均有焦虑表现，确定原发症状是鉴别的关键。恐惧症的对象来自于客观现实；有洁癖的强迫症病人也可有回避行为，但强迫观念和行为常起源于病人的主观体验，其回避与强迫怀疑和强迫担心有关。

（3）脑器质性精神障碍：中枢神经系统的器质性病变，尤其是基底核病变，可出现强迫症状。

神经系统病史和体征及相关辅助检查证据有助于鉴别。

【治疗原则】

1. **心理治疗**　目的是使病人对自己的个性特点和所患疾病有正确客观的认识，对现实状况有正确客观的判断，丢掉精神包袱以减轻不安全感；学习合理的应激处理方法，增强自信，以减轻其不确定感，不好高骛远，不过分精益求精，以减轻其不完美感。对病人家庭成员的教育和支持鼓励十分重要，他们是监督病人完成家庭作业最重要的人选，同时要教育其亲属同事，对病人既不姑息迁就，也不矫枉过正，鼓励病人积极从事有益的文体活动，使其逐渐从强迫的境地中解脱出来。

行为治疗、认知治疗、精神分析治疗均可用于强迫症。系统脱敏疗法可逐渐减少病人重复行为的次数和时间。对药物治疗无效者也可试用厌恶疗法。

2. **药物治疗**　氯米帕明（clomipramine）常用。常用剂量150～300mg/d，分2次服，一般2～3周开始显效。一定要从小剂量开始，4～6周左右无效者可考虑改用或合用其他药物。SSRIs类抗抑郁药也可用于治疗强迫症，效果与三环类相当，且副作用较少。药物治疗时间至少6个月，部分病人需长期用药。此外，对伴有严重焦虑情绪者可合并苯二氮䓬类药物。

五、躯体形式障碍

躯体形式障碍（somatoform disorders）是一种以持久的担心或相信各种躯体症状的优势观念为特征的精神障碍。病人因这些症状反复就医，各种医学检查阴性和医生的解释均不能打消其疑虑。即使有时病人确实存在某种躯体障碍，但不能解释症状的性质、程度或病人的痛苦与先占观念。这些躯体症状被认为是心理冲突和个性倾向所致，但对病人来说，即使症状与应激性生活事件或心理冲突密切相关，他们也拒绝探讨心理病因的可能。病人常伴有焦虑或抑郁情绪。在ICD-10中，躯体形式障碍主要包括躯体化障碍（somatization disorder）、未分化的躯体形式障碍，疑病障碍（hypochondriasis）、躯体形式的自主神经功能紊乱、持续的躯体形式的疼痛障碍和其他躯体形式障碍等。本节只介绍临床常见的躯体化障碍与疑病症。

【临床表现】

1. **躯体化障碍**　又称Briquet综合征，女性多见，常在成年早期发病。临床表现为多种多样、反复出现、时常变化、查无实据的躯体主诉至少两年。症状可涉及身体的任何部分或器官，各种医学检查不能证实有任何器质性病变足以解释其躯体症状，常导致病人反复就医和明显的社会功能障碍，常伴有明显的焦虑、抑郁情绪。常见症状可归纳为以下几类：①疼痛：为常见症状。部位涉及广泛，可以是头、颈、胸、腹、四肢等，部位不固定，疼痛性质一般不很强烈，与情绪状况有关。②胃肠道症状：为常见症状。可表现嗳气、反酸、恶心、呕吐、腹胀、腹痛、便秘、腹泻等多种症状。③泌尿生殖系统症状：常见的有尿频、排尿困难；生殖器或其周围不适感；勃起或射精障碍；月经紊乱等。④呼吸、循环系统症状：如气短、胸闷、心悸等。⑤假性神经系统症状：常见的有共济失调、肢体瘫痪或无力、吞咽困难或咽部梗阻感、皮肤发热感、感觉缺失、抽搐等。

2. **疑病障碍**　又称疑病症，特征是病人存在先占观念，主要临床表现是担心或相信自己患有某种严重的躯体疾病，其关注程度与实际健康状况很不相称。有的病人确实存在某些躯体疾病，但不能解释病人所述症状的性质、程度或病人的痛苦与优势观念。多数病人伴有焦虑与抑郁情绪。

不同病人的症状表现不尽一致，有的主要表现为疑病性不适感；有的疑病观念突出，而躯体不适或心境变化不显著；有的怀疑的疾病较模糊或较广泛，有的则较单一或具体。不管何种情况，病人的疑病观念从未达到荒谬、妄想的程度。病人大多知道自己患病的证据不充分，因而希望通过反复的检

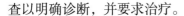

查以明确诊断，并要求治疗。

【诊断与鉴别诊断】

1. **诊断** 凡病人以一种或多种躯体不适症状为主要表现，而医学检查却不能发现相应的器质性病变的证据；或虽然有躯体疾病的存在，但与其症状的严重程度或持续的时间很不相称者，就要考虑到躯体化障碍的可能。

（1）躯体化障碍的诊断要点

1）存在各式各样，变化多端的躯体症状至少两年，且未发现任何恰当的躯体解释。

2）不断拒绝多名医生关于其症状没有躯体解释的忠告与保证。

3）症状及其所致行为造成不同程度的社会功能损害。

（2）疑病障碍诊断要点

1）长期相信表现的症状隐含着至少一种严重躯体疾病，尽管反复的检查不能找到充分的躯体解释；或存在持续性的先占观念，认为有畸形或变形。

2）总是拒绝接受多位不同医生关于其症状并不意味着躯体疾病或异常的忠告和保证。

2. **鉴别诊断**

（1）躯体疾病：有些躯体疾病在早期可能难以找到客观的医学证据，因此，各类躯体形式障碍的诊断要求病程至少要 3 个月以上，有的甚至要求 2 年以上，以便自然排除各类躯体疾病所引起的躯体不适。

（2）抑郁症：抑郁症常伴有躯体不适症状，而躯体化障碍也常伴有抑郁情绪。鉴别时一方面要考虑症状发生的先后；另一方面，要分析症状的特征。抑郁症以心境低落为主要临床症状，可有早醒、晨重夜轻的节律改变，体重减轻及精神运动迟滞、自罪自责，自杀言行等症状，求治心情也不如躯体形式障碍者强烈。

（3）其他神经症：各种神经症均可出现躯体不适或疑病症状，但这些症状均系继发性的，也不是主要的临床相。

【治疗原则】

1. **治疗时应注意的问题**

（1）重视医患关系：治疗开始时，要重视医患关系的建立。要以耐心、同情、接纳的态度对待病人的痛苦和诉述，理解他们的确是有病，而不都是"想象的问题"或"装病"。不否定病人的体验是建立医患关系的重要开始。

（2）重视连续的医学评估：早期阶段应做彻底的医学评估和适当的检查，医生应对检查的结果给予清楚的报告并进行恰当的解释，解释既不能加重病人对不适躯体体验灾难化的推论，也不应彻底否认病人的躯体问题。在疾病的过程中，如果躯体症状加重或出现新的症状，均排除器质性障碍。

（3）重视心理和社会因素评估：在确定躯体症状的躯体因素可能是病人的病因之一后，医生应尽可能早地选择适当的时机向病人提出心理社会因素与躯体疾病关系问题的讨论。要鼓励病人把他们的疾病看成是涉及躯体、情绪和社会方面的疾病。

（4）适当控制病人的要求和处理措施：医生要避免承诺安排过多的检查，以免强化病人的疾病行为。要对病人的家庭成员进行相关疾病知识的教育，因为家庭成员也可能强化病人的疾病行为。

2. **心理治疗** 心理治疗是主要治疗形式，其目的在于让病人逐渐了解所患疾病之性质，改变其错误的观念，解除或减轻精神因素的影响，使病人对自己的身体情况与健康状态有一个相对正确的评估。目前常用的心理治疗有精神分析、认知行为治疗、认知治疗、森田疗法等，不同的心理疗法各有千秋，临床上均可选用。

3. 药物治疗　应用精神药物进行对症治疗十分重要，由于病人症状的多元性，常常合并使用精神药物。可用苯二氮䓬类、三环抗类抑郁剂、SSRIs 以及对症处理的镇痛药、镇静药等。用药时应注意从小剂量开始，应向病人说明可能的副作用及起效的时间以增加病人对治疗的依从性。

4. 其他　针灸、理疗、气功等对部分病人有效，可以试用。

六、神经衰弱

神经衰弱（neurasthenia）是一种以脑和躯体功能衰弱为主的神经症性障碍。以精神易兴奋却又易疲劳为特征，常伴有紧张、烦恼、易激惹等情绪症状及肌肉紧张性疼痛、睡眠障碍等生理功能紊乱症状。这些症状不能归因于脑、躯体疾病及其他精神疾病。常缓慢起病，病程迁延波动。

【临床表现】

1. 精神易兴奋　主要体现在以下几方面：联想与回忆增多，思维内容杂乱无意义，使人感到苦恼，注意力不集中，易受无关刺激的干扰，感觉阈值降低，对外界的声光等刺激反应敏感，情绪易激惹。

2. 脑力易疲劳　易疲劳是神经衰弱病人的主要特征，以精神疲劳为主，可伴有或不伴有躯体疲劳。病人在用脑后倍感疲倦或轻微的体力劳动后即感虚弱和极为疲乏，工作和应付日常事务的效率下降。但病人的欲望与动机不但没有减退，反而有"心有余而力不足"之感，在感到疲劳的同时往往伴有精神的易兴奋，欲念十分活跃，他们常为自己有病而不能实现自己的抱负而感到苦恼。

3. 情绪症状　主要为烦恼，易激惹与紧张。这些情绪的强度及持续时间与生活事件或处境不相称。焦虑与抑郁情绪在神经衰弱病人中一般程度较轻，不持久，有些病人可以完全没有抑郁情绪。

4. 心理生理症状　最常见的有睡眠障碍与紧张性头痛。睡眠障碍多表现为入睡困难与易惊醒。而紧张性头痛最典型的描述是"头部像有一个紧箍咒，头脑发胀"，紧张性头痛往往持续存在，但程度不严重，似乎整个头部都不适。可伴有头昏，典型的描述是"整天昏昏沉沉，云里雾里的"。

【诊断与鉴别诊断】

1. 诊断要点

（1）符合神经症的共同特征。

（2）以持续和令人苦恼的脑力和体力易疲劳，经休息和娱乐不能恢复为特征，至少有以下2项：①情感症状，如烦恼、紧张、易激惹等，可有焦虑、抑郁情绪，但不占主导；②精神易兴奋症状，如回忆、联想增多，注意力不集中，对声光刺激敏感等；③肌肉紧张性疼痛，如头痛、腰背痛等；④睡眠障碍，入睡困难、多梦易醒、睡眠节律紊乱、睡眠感觉缺失、睡醒后无清新感等；⑤其他心理生理症状，如头昏眼花、耳鸣、心慌、胸闷、腹胀、消化不良、尿频、多汗、阳痿、早泄及月经不调等。

（3）病人为"用脑后倍感疲倦"的持续而痛苦的主诉；或为"轻度用力后身体虚弱与极度疲倦"的持续而痛苦的主诉。

（4）符合症状标准至少3个月。

（5）任何并存的自主神经症状或抑郁症状在严重程度和持续时间方面达不到本分类系统中更为特定障碍的标准。

由于神经衰弱症状的特异性差，几乎可见于所有的精神与躯体疾病之中。按照等级诊断的原则，只有排除其他精神疾病，方能诊断本症。

2. 鉴别诊断

（1）恶劣心境障碍：重要鉴别点是抑郁心境是否为疾病的主要临床相。医生对有疲劳感、烦恼、躯体不适如头痛、失眠的病人，应仔细了解病人有无持久的抑郁心境。确无抑郁心境或抑郁很轻或不持久者，则考虑神经衰弱的诊断。

（2）焦虑症：神经衰弱最基本的特征是脑力活动减弱、注意力不集中、记忆力差、易兴奋又易疲劳，情绪症状多为烦恼与紧张，焦虑症状少见或程度轻；而焦虑症突出的是焦虑体验，即一种缺乏明确对象忐忑不安。

（3）精神分裂症：精神分裂症病人早期可有神经衰弱症状，但痛苦感不明显，求治心不强烈。随着病程的发展和精神症状的出现，鉴别不难。

【治疗原则】

抗焦虑、抗抑郁药物可改善病人的焦虑和抑郁，也可使肌肉放松，消除一些躯体不适感。其他治疗包括体育锻炼，旅游疗养，调整不合理的学习、工作方式等也不失为一种摆脱烦恼处境、改善紧张状态，缓解精神压力的一些好方法。支持性和解释性的心理治疗可帮助病人认识疾病的性质和消除继发焦虑。

（马现仓）

第十四章
运动系统疾病

运动系统疾病是发生于骨、关节、肌肉、韧带等部位的常见病、多发病。近年，随着骨科学的迅速发展以及人民生活质量的不断提高，人们对运动系统疾病的治疗目标要求越来越高，一些概念正在不断更新，治疗技术、方法、设备等也在不断改进与完善，因此对于功能康复的理念也越来越受到重视。本部分内容结合国内外的一些新指南以及康复专业的学习目标，从骨创伤与骨病部分进行一定的论述，以便更好地适应康复专业学生的学习。

第一节 骨折

骨折（fractures）：外力作用于骨组织且超过了其应力极限，使其完整性或连续性遭受破坏，发生裂隙、穿孔或断离，同时损伤周围软组织。

一、概述

【病因及发病机制】

1. 病因

（1）直接暴力：暴力直接作用使受伤部位发生骨折，常伴有不同程度软组织损伤。如铁棍撞击小腿，于撞击处发生胫腓骨骨折。

（2）间接暴力：暴力通过传导、杠杆、旋转或肌肉收缩等作用，使肢体远处发生骨折。如跌倒时以手撑地，暴力向上传导，使其上肢与地面角度不同，力的传导可致桡骨远端骨折或肱骨髁上骨折。

（3）疲劳骨折：长期、反复、轻微的直接或间接损伤可致使肢体某一特定部位骨折。如长途行军可引起第二、三跖骨骨折。

（4）病理骨折：由于骨骼本身的疾病，如骨肿瘤、骨髓炎、骨质疏松等，在无明显原因或只遭受轻微外力情况下即可发生骨折。

2. 分类

（1）根据骨折处皮肤、黏膜的完整性分类

1）闭合性骨折：骨折处皮肤与黏膜完整，骨折端不与外界相通。

2）开放性骨折：骨折处皮肤与黏膜破裂，骨折端与外界相通。骨折处的创口可由刀伤、枪伤等由外向内形成，亦可由骨折端刺破皮肤或黏膜从内向外所致。

（2）根据骨折的程度和形态分类

1）不完全骨折：骨的完整性和连续性部分中断，按其形态又可分为裂纹骨折和青枝骨折。

2）完全骨折：骨的完整性和连续性全部中断，按骨折线的方向及其形态可分为横形骨折、斜形骨折、螺旋形骨折、粉碎性骨折、嵌插骨折、压缩骨折、骨骺分离等。

（3）根据骨折端的稳定程度分类

1）稳定性骨折：骨折端不易移位或复位后不易再发生移位者，如裂缝骨折、青枝骨折、横行骨折、压缩性骨折、嵌插骨折等。

2）不稳定性骨折：骨折端易移位或复位后易再移位者，如斜形骨折、螺旋形骨折、粉碎性骨折等。

（4）根据伤后时间分类

1）新鲜骨折：伤后 3 周内的骨折。

2）陈旧骨折：伤后 3 周后的骨折。

3. 骨折愈合过程　骨折愈合是骨再生使骨结构得以重塑的过程，分为 3 期：

（1）血肿机化演进期：伤后 6～8 小时，内外凝血系统的激活，骨折断端的血肿凝结成血块，需 2 周左右。

（2）原始骨痂形成期：由骨内、外膜的成骨细胞和断端间、髓腔内的纤维组织，共同经过一系列转化、钙化过程形成原始骨痂，约需 4～8 周。原始骨痂欠牢固，应防止再骨折。

（3）骨痂改造塑型期：随着肢体的活动和负重，原始骨痂逐渐改造成为永久骨痂，后者具有正常的骨结构，约需 8～12 周。

4. 影响骨折愈合的因素

（1）全身因素

1）年龄：儿童生长活跃，骨折愈合较成人快；老年人则较慢，特别是绝经后妇女，应对骨质疏松性骨折给予充分考虑。

2）骨质疏松：影响骨折愈合的常见因素。骨质疏松的特征是骨量减少，影响骨髓的质量，直接影响成骨干细胞的数量，直接影响骨折愈合。

3）激素：对骨折愈合有间接影响及直接影响，有促进作用，也有不利因素。

4）健康情况：营养不良、肿瘤或钙磷代谢紊乱的病人，骨折愈合较慢。贫血病人血中铁含量不足，也影响骨愈合过程和影响骨痂的强度。

（2）局部因素

1）骨折部位及血供：是影响骨折愈合的重要因素。如骨折时两骨折断端的血供均受到损害，可造成骨折端不同程度的骨坏死，引起骨折延迟愈合和不愈合。

2）局部软组织损伤程度：骨折部位周围软组织的损伤，可加重骨折端的缺血坏死程度；骨折端形成的血肿较大和出血坏死区大，可影响骨折端修复组织的修复，骨折愈合较慢。

3）感染：可加重骨坏死和软组织坏死，影响骨折愈合，容易发生骨折延迟愈合甚至骨不愈合。

4）骨折端的接触：骨折端的接触与否及接触面积对骨折愈合有较明显的影响。如骨折端如有软组织嵌入，骨折将不愈合。

5）治疗方法不当：如反复多次的手法复位、过度牵引导致骨折端分离、清创不当、切开复位时软组织和骨膜剥离过多、内外固定不牢固、过早或不恰当的功能锻炼等都可影响骨折愈合。

5. 骨折临床愈合标准

（1）局部无压痛及纵向叩击痛。

（2）局部无异常活动。

（3）X线片显示骨折处有连续性骨痂，骨折线模糊。

（4）拆除外固定后，上肢能向前平举一公斤物体持续达一分钟；下肢不扶拐能在平地连续行走3分钟，并不少于30步，连续观察2周骨折处不变形。

【临床表现】

1. 全身表现

（1）休克：骨折所致的休克主要原因是出血，特别是骨盆骨折、股骨骨折和多发性骨折，其出血量大者可达到2000ml以上。

（2）体温升高：骨折端血肿吸收时，体温可略有升高。开放性骨折一旦感染，病人体温可明显升高。

2. 局部表现

（1）局部压痛：骨折部位有明显压痛，骨折固定后疼痛可减轻。

（2）局部肿胀：由骨折端及周围软组织内血肿和周围软组织损伤后的组织反应性水肿所致。

（3）功能障碍：骨折后由于肢体的支架功能部分或完全丧失，导致肢体功能障碍。

3. 骨折的专有体征

（1）畸形：骨折端移位可使患肢外形发生改变，主要表现为缩短、成角或旋转畸形。

（2）异常活动：正常情况下肢体不能活动的部位，骨折后出现不正常的活动。

（3）骨擦音或骨擦感：骨折后两骨折端相互摩擦时，可产生骨擦音或骨擦感。

4. 骨折常见并发症

（1）休克：血压下降、面色苍白、皮肤冰冷、出冷汗、脉搏频弱，尿量减少和神志淡漠等。多见于长骨干开放性骨折、骨盆骨折及多发骨折。

（2）脂肪栓塞综合征：通常发生在严重创伤，特别是长管状骨骨折后，骨髓脂肪滴进入破裂的静脉窦内，可引起肺栓塞、脑栓塞及下肢血管栓塞等，临床表现以意识障碍、瘀斑和进行性低氧血症、呼吸窘迫为特征。

（3）骨筋膜室综合征：由骨、骨间膜、肌间隔和深筋膜形成的骨筋膜室内的肌肉和神经因急性缺血产生的系列早期表现，如由疼痛转为无痛；皮肤苍白或发绀、大理石花纹；感觉异常；麻痹；无脉。常发生于前臂掌侧和小腿。早期诊断和及早减压是防止肌肉和神经发生缺血性坏死的唯一有效方法。

（4）深静脉血栓形成：多见于脊柱、骨盆骨折及下肢骨折，由于长期卧床、下肢长时间制动等，血流缓慢，加之损伤所致血液高凝状态，易发生下肢深静脉血栓形成。

（5）缺血性肌挛缩：上、下肢体的重要动脉损伤、受压或肢体包扎过紧超过一定时限，肢体的肌群因血液供应不足、缺血坏死、机化形成疤痕组织，逐渐挛缩，形成爪形手或爪形足。

（6）周围神经血管损伤：上肢骨折可造成桡神经、正中神经及尺神经损伤；下肢腓骨小头骨折可造成腓总神经损伤。肱骨髁上骨折可伤及肱动脉；股骨髁上骨折可伤及腘动脉。

（7）感染：开放性骨折易发生化脓性感染、厌氧菌感染。

（8）坠积性肺炎：骨折病人长期卧床不起，易引起坠积性肺炎，严重时可危及生命。

（9）褥疮：截瘫、严重外伤及老年病人，由于长期卧床，护理不周时，骨突部易出现皮肤血供障碍，形成褥疮。

（10）骨化性肌炎：关节及其附近的骨折，特别是肘关节，骨膜剥离后形成的骨膜下血肿，如处理不当，血肿机化、骨化后，在关节附近的软组织内形成广泛的骨化，可影响关节功能。

（11）创伤性关节炎：骨折尤其是关节内骨折时，由于关节软骨损伤、骨折未准确复位、力线不正、关节面不平整等，愈合后应力失衡，引起创伤性关节炎。

（12）关节僵硬：肢体长时间固定、缺乏功能锻炼，关节内外组织可发生纤维粘连、关节囊及周围肌肉、肌腱挛缩，导致不同程度的关节活动障碍。

（13）缺血性骨坏死：某些特殊部位骨折，由于骨折端的血液供应中断导致骨缺血性坏死。常见的有股骨头缺血性骨坏死。

【辅助检查】

1. X 线检查　可明确骨折的具体情况如骨折部位、程度、类型、移位等；发现体检难以发现的骨折；对骨折的治疗有重要参考价值。

（1）一般应拍摄包括邻近上、下关节在内的正、侧位片。

（2）特殊位置 X 线片：如掌骨、跖骨拍正位和斜位片。跟骨拍侧位和轴位片。

（3）不易确定损伤情况时：需拍对侧肢体相应部位的 X 线片。某些部位早期 X 线检查不能清楚显示骨折线，需 2～3 周后复查，可清楚地显示骨折线。

2. CT、MRI 检查　如脊柱骨折、骨盆骨折等情况下可行 CT 检查；如有脊髓损伤时可考虑行 MRI 检查。

3. 其他检查　如必要时可行肌电图及血管造影等检查。

【治疗原则】

1. 急救处理　骨折的急救要求用简易而有效的方法抢救生命，保护患肢，安全而迅速运送病人至医院。

（1）首先检查病人全身情况：如有休克表现，应注意保温，尽量减少搬动，有条件应立即输液、输血。合并颅脑损伤处于昏迷状态时，保持病人呼吸道通畅。

（2）妥善处理伤口：绝大多数开放性创口用无菌敷料或清洁布料包扎或加压包扎止血。大血管出血，可采用充气止血带，并应记录压力和时间。若骨折端已戳出伤口，未压迫重要血管、神经者，不应将其复位，以免将污物带到伤口深处。

（3）妥善固定：是骨折急救的重要措施，凡疑有骨折者，均应按骨折处理。固定时，若患肢肿胀严重，可将患肢衣袖和裤脚剪开，减轻压迫。骨折有明显畸形、有穿破软组织或损伤附近重要血管、神经危险时，可适当牵引患肢，使之变直后再行固定。

（4）迅速转送：病人经上述初步处理后，应尽快转运至就近的医院进行治疗，争取时间及早处理。

2. 骨折的治疗原则　复位、固定、功能锻炼是骨折治疗的三大原则。

（1）复位

1）闭合复位：有手法复位与牵引复位两种。

2）切开复位：适应证包括①经闭合复位未能达到功能复位者；②有主要血管、神经损伤需手术探查者；③骨折端有软组织嵌入者；④多发骨折；⑤陈旧性骨折不能手法复位者；⑥特殊部位的骨折，如髌骨骨折、尺骨鹰嘴骨折移位明显者；⑦关节内骨折经手法复位后位置欠佳者。

3）复位标准：①解剖复位：矫正骨折的各种移位，恢复正常解剖关系，对位及对线完全良好，称解剖复位；②功能复位：骨折复位虽未恢复至正常的解剖关系，但骨折愈合后对肢体功能无明显影响。功能复位的标准随年龄、骨骼及部位而异，临床上常参考以下标准：①旋转、分离移位必须完全矫正。②缩短移位时，成人下肢骨折不超过 1cm；儿童不超过 2cm。上肢标准可适当降低。③成角移位，顺关节活动方向者，成人不超过 10°，儿童不超过 15°；下肢侧方成角移位，因与关节活动方向垂直，必须完全矫正。上肢肱骨干稍有畸形对功能影响不大，前臂双骨折要求对位对线均好，否则影响旋转功能。④长骨干横行骨折，骨折端对位至少达 1/3 左右，干骺端骨折至少应对位 3/4 左右。

（2）固定：可靠的固定是骨折愈合的关键。

1）外固定：用于骨折可经手法复位满意的病人和某些切开复位内固定的病人。常用的方法有小夹板、石膏绷带、外展架、持续牵引和外固定器等。

2）内固定：切开复位或闭合复位后采用内固定物固定，如接骨板、钢丝、螺丝钉、髓内钉和加压钢板等将骨折端于解剖复位的位置予以固定。

（3）功能锻炼：有利于防止发生并发症和及早恢复功能。功能锻炼应在医务人员指导下进行，一般分为三个阶段：

早期阶段：骨折后 1～2 周内，功能锻炼的目的是促进患肢血液循环、消除肿胀、防止肌萎缩，应以患肢肌肉主动舒缩活动为主。

中期阶段：骨折 2 周后，骨折处已有纤维连接，可开始进行骨折上、下关节活动，活动强度和范围应逐渐缓慢增加，以防肌肉萎缩和关节僵硬。

晚期阶段：骨折已达临床愈合标准，外固定已拆除。此时应通过功能锻炼，消除肢体肿胀和关节僵硬，促进关节活动范围和肌力的恢复，及早恢复正常功能。

3. 开放性骨折的治疗　预防感染是早期治疗的主要目的。

（1）及早彻底清创：争取在伤后 6～8 小时内进行。应严格按照清创术的步骤和要求，清除伤口内一切异物和坏死组织，妥善处理损伤的其他组织，尽可能保留有血供的软组织。

（2）固定：在彻底清创的基础上，采用合适的固定方法如内固定或外固定支架等稳定骨折端。

（3）妥善修复损伤的主要血管、神经和肌腱。

（4）争取Ⅰ期闭合伤口：伤口切忌在张力下缝合，必要时可采用减张缝合。如不能Ⅰ期闭合，也需尽可能用软组织覆盖骨骼、内固定、肌腱、血管神经等，以免外露，留待Ⅱ期闭合。

（5）术后处理：患肢外固定或牵引，抬高患肢，保温，观察血循环，使用抗生素及常规使用破伤风抗毒素，加强局部伤口观察和处理，同时注意加强营养以利伤口愈合。

骨折延迟愈合（delayed union）：骨折已超过正常愈合所需时间而仍未愈合者，主要原因有骨折复位后固定不牢固、骨折端存在剪力和旋转力、牵引过度所致的骨端分离及全身营养差等因素。

骨折不愈合或骨不连接（nonunion）：骨折端骨痂稀少或无、骨端间距扩大、断端骨萎缩或硬化、骨髓腔封闭者。多由于骨断端间嵌夹软组织、开放性骨折清创时祛除的骨折片较多造成的骨缺损、多次手术对骨的血液供应破坏较大及固定存在问题等因素所致。

骨折畸形愈合（malunion）：是指骨折愈合的位置未达到功能复位的要求，存在成角、旋转或重叠等畸形。多由于复位不佳、固定不牢固或过早地拆除固定、受肌肉牵拉、肢体重量和不恰当负重的影响所致。

二、锁骨骨折

锁骨骨折（fracture of clavicle）是常见上肢骨折之一，占全身骨折的 5%～10%，肩带部损伤的一半左右，多发生于儿童与青壮年。

【病因和发病机制】

摔伤是锁骨骨折的主要原因，也可因直接外力所致，可并发气胸及血胸、臂丛神经损伤、锁骨下血管损伤等。

【临床表现】

典型体征是头偏向伤侧，同时用健侧手托住伤侧前臂及肘部，以减少伤肢重量牵拉引起骨折端移位的疼痛。由于锁骨位于皮下，骨折后局部压痛及肿胀均较明显，骨折移位严重者，骨折端局部畸形、压痛、肿胀特别明显，甚至骨折端可隆起于皮下，触摸即可发觉，有时可有骨擦音，肩关节活动时疼痛加重。

【诊断】

根据外伤史，检查的体征和 X 线照片检查，诊断不困难。需及时注意检查有无锁骨下神经和血管的损伤。直接暴力引起的骨折，有时可刺破胸膜发生气胸，或损伤锁骨下血管和神经，出现相应症状和体征。另外需要注意邻近骨与关节损伤，如合并肩锁、胸锁关节分离、肩胛骨骨折和第 1 肋骨骨折。

【治疗原则】

1. **非手术治疗** 绝大多数锁骨骨折可采用非手术治疗。青枝骨折或无移位骨折采用三角巾或颈腕吊带悬吊 2~3 周即可。有移位骨折可手法复位，用"8"字绷带固定治疗。

2. **手术治疗** 目前较为公认手术治疗适应证为：开放骨折，伴有血管神经损伤者，多发伤病人由于骨折而致的活动受限，具有痛性的骨折不愈合，漂浮肩导致不愈合，影响功能的短缩移位（>2cm）以及喙锁韧带完全断裂者。

三、肱骨上端骨折

肱骨上端骨折临床常见，在所有骨折中发病率约为 4%~5%，多见于中老年人群，青少年发病率低。骨质疏松和摔倒是肱骨上端骨折的独立危险因素。按解剖部位分为解剖颈骨折、大小结节部位骨折、外科颈骨折等。

【病因和发病机制】

肱骨上端骨折可由间接暴力或直接暴力引起。间接暴力多因跌倒时手或肘部触地，暴力通过肱骨干传导到肱骨近端所致。直接暴力多见于交通事故和高速运动时的撞伤，可伴有神经血管损伤。

【临床表现】

患肩疼痛、肿胀，肩部常出现瘀斑。骨折错位时，上臂较健侧略短，可有外展或内收畸形。骨折处有明显压痛，肩关节活动受限，多可扪及骨擦音或骨擦感。若骨折端有嵌插，肩关节活动尚正常。如合并臂丛、腋动静脉及腋神经损伤，可出现相应体征。

【诊断】

X 线检查可以明确骨折及准确分型。虽然投照中骨折病人伤肢摆放位置不方便，有时会增加痛苦，但应尽可能帮助病人将患肢摆放在标准体位上。肱骨上端骨折检查通常采用创伤系列投照方法，包括肩胛骨标准前后位，肩胛骨标准侧位及腋位等体位，通过三种体位投照，可以从不同角度显示骨折移位情况。

【治疗原则】

1. **非手术治疗** 裂纹骨折、轻度移位或嵌插的外展型或内收型骨折及年老体弱者，无需复位，可用三角巾悬吊患肢 3~4 周，然后逐渐功能锻炼。移位明显者，需手法复位、夹板、外展架或肩人字石膏固定 4 周。合并肩关节脱位者，宜先整复脱位，再整复骨折及行外固定。

2. **手术治疗** 骨折严重移位、骨折端不稳定、骨折断端间有软组织嵌入、手法复位或外固定失败者；合并肩关节脱位、手法整复失败者；治疗时间较晚已不能手法整复者，特别是青壮年病人，可行手术复位，术中根据情况选用钢板螺丝钉、拉力螺钉、髓内钉或克氏针等内固定治疗，术后尽早功能锻炼。

四、肱骨干骨折

肱骨干骨折（fracture of humeral shaft）好发于骨干的中部，其次为下部，上部最少。中下 1/3 骨折易合并桡神经损伤，下 1/3 骨折易发生不连接。

【病因和发病机制】

直接暴力多见于打击伤、挤压伤或火器伤，传导暴力多为跌倒时手或肘着地所致，旋转暴力多见于投掷手榴弹、标枪或扳腕赛扭转前臂。

【临床表现】

伤后局部疼痛，肿胀，缩短或成角畸形，反常活动，压痛明显，有骨擦音及骨擦感。伴有桡神经损伤时，出现垂腕，伸腕、伸拇、伸掌指关节功能缺失。

【诊断】

根据外伤病史，检查的体征和 X 线照片检查，可明确骨折部位、类型及移位情况。

【治疗原则】

1. **非手术治疗**　无移位或移位不明显骨折，以夹板或石膏固定 4～6 周。移位明显的骨折，可采用手法复位、超关节夹板或石膏固定 4～8 周。横断骨折亦可用 U 形石膏固定，斜形或螺旋形骨折可用悬垂石膏固定。

2. **手术治疗**　开放骨折、手法复位不满意的骨折、多段骨折或同一肢体多发骨折如漂浮肘、合并血管、神经损伤的骨折、骨断端有软组织嵌入、骨不连者应行切开复位内固定术。可用钢板螺钉或髓内针内固定，也可采用外固定支架固定。

五、肱骨髁上骨折

肱骨髁上骨折（supracondylar fracture of humerus）系指肱骨远端内外髁上方的骨折。以小儿最多见，约占小儿四肢骨折的 3%～7%，肘部骨折的 30%～40%，其中伸直型占 90% 左右。多发年龄为 5～12 岁。近年由于高能暴力的增加，成年人肱骨髁上骨折也大幅增加，但在治疗上与儿童此类骨折有一定差别。

【病因和发病机制】

跌倒时手掌着地，暴力经前臂传至肘部，将肱骨髁推向后上方，同时由上向下的体重和冲力将肱骨干下部推向前下方，形成肱骨髁上部位伸直型骨折。

【临床表现】

肘关节肿胀，功能障碍，压痛明显，限于肱骨髁上部。肘前窝饱满并向前突出，肘部向后突出，肘前可触及骨折断端，有异常活动和骨擦音。如有血管、神经损伤早期可有剧烈疼痛，桡动脉搏动减弱或消失，手部皮肤苍白、发凉、麻木。

【诊断】

根据外伤病史，检查的体征和 X 线照片检查，可明确骨折部位、类型及移位情况。

【治疗原则】

1. **手法复位外固定**　如肘部肿胀较轻，桡动脉搏动正常者，可在麻醉下手法复位，手法复位后用长臂后石膏托肘关节屈曲位固定，屈肘角度以桡动脉搏动存在为准，如肿胀明显，肘关节屈曲度数应减小。

2. **持续骨牵引** 如伤后时间长、肘部肿胀严重、有张力性水疱形成、桡动脉搏动减弱者，可先行尺骨鹰嘴骨牵引。牵引期间严密观察 3～5 天，待肿胀消退，再行手法复位加外固定。

3. **手术治疗** 对开放骨折、手法整复失败、骨折端嵌夹软组织影响复位、合并血管神经损伤者，应手术治疗，探查血管、神经，行骨折复位内固定。

六、前臂双骨折

前臂双骨折（fracture of ulna and radius）较为多见，约占全身骨折的 6% 左右，青壮年占多数。由于解剖功能的复杂关系，两骨干完全骨折后，骨折端可发生侧方、重叠、成角及旋转移位，复位要求较高，手法复位外固定治疗时，必须纠正骨折端的各种移位，特别是旋转移位，并保持骨折端整复后的对位，进行外固定直至骨折愈合。

【病因和发病机制】

可由直接暴力引起，也可由传导、扭转等间接暴力所致。直接暴力较多，为暴力或重物打击伤或轧伤。传导暴力如跌倒时手掌着地，地面的反击力沿腕及桡骨下段向上传导所致。扭转暴力多为机器的转轮或皮带绞伤或向后跌倒手臂极度旋前撑地，尺桡骨相互扭转而产生骨折。

【临床表现】

伤后局部肿胀，疼痛，可见缩短，成角或旋转畸形及功能障碍。明显压痛，纵轴叩痛，可触及骨折端，有反常活动及骨擦音。儿童青枝骨折表现不典型，可能仅有肿胀和压痛。

【诊断】

根据外伤病史，检查的体征和 X 线片检查，可明确骨折部位、类型及移位情况。注意 X 线摄片应包括上下尺桡关节，以免遗漏关节脱位。临床检查中容易遗漏对上下尺桡关节的检查和对手部血供、神经功能的检查。

【治疗原则】

治疗目的在于恢复前臂旋转功能，要求尽可能达到或接近解剖复位。早期应注意防止发生前臂骨筋膜室综合征。

1. **非手术治疗** 对单纯闭合无移位骨折及青枝骨折，可用小夹板或石膏外固定 6～8 周；对移位骨折，大多采用手法复位、夹板或石膏固定，固定期间应经常复查以明确有无再移位。手法整复时，上 1/3 骨折宜先整复尺骨，下 1/3 骨折宜先整复桡骨，中 1/3 骨折宜同时或先整复较稳定骨。

2. **手术治疗** 多数人的观点认为对于前臂骨折的治疗应持积极手术的态度。前臂骨折除重建肢体长度、对位和轴线外，如果要恢复良好的旋前和旋后活动范围，还必须取得正常的旋转对线。

3. **尺骨上 1/3 骨折合并桡骨头脱位（Monteggia 骨折）的治疗** 先复位桡骨头脱位，恢复前臂长度，撑开重叠的尺骨，使尺骨复位较易成功。手法复位失败者，需行手术治疗。

4. **桡骨下 1/3 骨折合并尺骨小头脱位（Galeazzi 骨折）的治疗** 先采用手法复位、夹板固定。若复位不成功，或夹板固定不牢，可行切开复位、钢板螺钉固定。

七、桡骨远端骨折

桡骨远端骨折（fracture of the distal radius）多见于中老年骨质疏松病人，跌倒时手背或手掌撑地所致，发生于桡骨远端3cm范围内的骨折。常伴有腕关节及下尺桡关节损伤，儿童损伤多为桡骨远端骨骺分离。

【临床表现】

病人跌倒后，感腕部剧痛，不敢活动，肿胀，尤以局部肿胀明显，有时可见皮下淤血，手指处于半屈曲休息位，不敢握拳，需要健手托扶患手方能减轻些疼痛。骨折移位明显时，伸直型损伤（Colles骨折）手腕侧面观可见典型的"银叉"畸形，正面观，呈"枪刺刀"状畸形。屈曲型损伤（Smiths）骨折则与伸直型畸形表现相反。

【诊断】

根据外伤病史，检查的体征和X线片检查（图14-1-1），可明确骨折部位、类型及移位情况。标准的腕部正位片可以明确尺偏角，正常值为20°～25°；标准的腕部侧位片可以明确掌倾角，正常值为10°～15°。

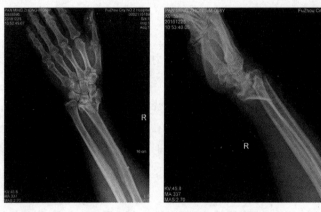

图14-1-1　桡骨远端骨折的X线表现

【治疗原则】

1. **非手术治疗**　绝大多数病人可采用非手术治疗，局部麻醉下行手法复位、小夹板或前臂石膏固定。根据骨折移位程度、肿胀程度、骨折复位程度，交代制动及功能活动范围，一般3～5天复诊或拍片了解骨折复位稳定情况，较稳定的可在10～14日后更换功能位石膏，继续固定3～4周。

2. **手术治疗**　少数病人骨折不能复位、复位后不稳定、开放骨折、伴有血管、神经损伤、骨折明显畸形愈合影响功能时，可行手术治疗，切开复位克氏针、钢板、螺钉内固定或行外固定支架固定。

八、股骨颈骨折

股骨颈骨折（femoral neck fracture）约占全部骨折总数的3.58%，多发生于老年人，多因平地滑倒，床上跌下，或下肢突然扭转等情况而发生的骨折。青壮年往往由于严重损伤如车祸或高处跌落致伤。由于容易发生骨折不愈合（15%左右）及股骨头坏死（20%～30%）等并发症，曾被称为"尚未解决的骨折"。

【临床表现】

患侧髋部疼痛，下肢不能活动，患髋内收、轻度屈曲，患肢缩短、外旋45°～60°畸形，股三角部压痛，股骨大粗隆上移，有纵轴叩击痛。如骨折端嵌插时，临床表现不明显，部分病人仍可行走。

【诊断】

X 线片可明确骨折的部位、类型和稳定性。但需要注意的是有些无移位的骨折在伤后立即拍摄的 X 线片上骨折线并不明显，当时可行 CT、MRI 检查，或者等 2~3 周后，因骨折处部分骨质发生吸收现象，骨折线才清楚地显示出来。

【治疗原则】

1. **非手术治疗** 不完全骨折、无明显移位外展嵌插骨折，可作持续牵引 8~12 周，并保持患肢外展中立位。3 个月后考虑扶拐下地行走，6 个月后弃拐行走。

2. **手术治疗** 年龄较轻、经颈型及基底型骨折者，复位后常用 3 枚加压空心螺纹钉、多根克氏针或动力加压类内固定进行固定；术后不主张过早下地过多负重行走，多在 3~6 个月后。65 岁以上病人的股骨头下型骨折或经颈型骨折有明显移位或旋转者，如全身情况许可，可行人工关节置换术，术后可及早下床活动。

九、股骨转子间骨折

股骨转子间骨折（intertrochanteric fracture）又名股骨粗隆间骨折，是老年人常见的低能量损伤。粗隆间骨折常由间接暴力引起，多数发生于患侧的滑倒摔伤。高龄病人长期卧床引起并发症较多，病死率为 15%~20%。

【临床表现】

多为老年人，伤后髋部疼痛，不能站立或行走。下肢短缩及外旋畸形明显，无移位的嵌插骨折或移位较少的稳定骨折，症状比较轻微。检查时可见患侧大粗隆升高，局部可见肿胀及瘀斑，局部压痛明显。叩击足跟部常引起患处剧烈疼痛。

【诊断】

摄标准的双髋正位和患髋侧位，正位时应将患肢牵引内旋，消除外旋所造成的骨折间隙重叠，从而对于骨折线、小粗隆、大粗隆粉碎、移位程度作出正确的判断。同时健侧正位有助于了解正常股骨颈干角、髓腔宽度及骨质疏松情况，为正确选择治疗方法和内固定材料提供依据。侧位有助于了解骨折块的移位程度，后侧壁的粉碎程度。

【治疗原则】

1. **非手术治疗** 对于不耐手术治疗的病人可以考虑卧床牵引，可于胫骨结节或股骨髁上骨牵引，维持患肢外展中立位和肢体长度。对于无法耐受牵引的病人可穿"丁"字鞋使患肢维持于外展中立位。

2. **手术治疗** 如无明确手术禁忌证，国内外多主张对转子间骨折行复位与内固定治疗，对于高龄病人，如果骨折粉碎严重、移位严重、骨质疏松明显的可以考虑行关节置换，术后可及早下床活动。

十、股骨干骨折

股骨干骨折（femoral shaft fracture）是临床上最常见骨折之一，约占全身骨折 6%，为严重损伤，多发生于青壮年体力劳动者。股骨是体内最长、最大的骨骼，且是下肢主要负重骨之一，如果治疗不当，将引起下肢畸形及功能障碍。

【病因和发病机制】

多数骨折由强大的直接暴力所致，如撞击、挤压等；一部分骨折由间接暴力所致，如杠杆作用，扭转作用，由高处跌落等。

【临床表现】

病人伤后肢体剧痛，活动障碍，局部肿胀压痛，有异常活动，患肢短缩，远端肢体常外旋。可伴有血管神经损伤，如股骨干下 1/3 骨折时，易压迫、损伤腘动、静脉，应检查足背动脉和胫后动脉搏动；可有腓总神经损伤的表现。

【诊断】

根据病史、症状、体征及 X 线检查可明确诊断，X 线检查需包括髋、膝关节的股骨正侧位 X 线片可明确骨折部位、类型以及移位情况。

【治疗原则】

1. 非手术治疗

（1）1 岁以下新生儿，可用木板或纸板固定 2～3 周，或行垂直悬吊牵引。5 岁以下儿童骨折可作垂直悬吊牵引 3～4 周，治疗过程中观察足趾血供。5～8 岁儿童，可采用下肢皮牵引 4～6 周。8～12 岁可考虑行骨牵引，但注意穿针时避免损伤骨骺。

（2）成人病人，采用骨牵引治疗，适用于股骨横形骨折，一般需 8～12 周，对斜形、螺旋形和粉碎性骨折，可作持续骨牵引 6～8 周，再改大腿皮肤牵引 4～6 周，注意复查及调整位置，可及早功能锻炼。

2. 手术治疗 适应证：开放骨折；伴有多发性损伤或伴有股动脉或腘动脉损伤需修复者；非手术治疗失败者；不宜卧床过久者；病理性骨折；陈旧性骨折成角畸形愈合者，可采用钢板螺钉、交锁髓内钉内固定及外固定支架固定，术后及早功能锻炼。

十一、髌骨骨折

髌骨骨折（fractures of patella）多见于 30～50 岁成年人，约占全部骨折损伤的 10%，造成的重要影响为伸膝装置连续性丧失及潜在的髌股关节失配。

【病因和发病机制】

直接暴力多因外力直接打击在髌骨上。间接暴力，多由于股四头肌猛力收缩，所形成的牵拉性损伤。

【临床表现】

伤后膝前方疼痛、肿胀、皮下瘀斑、膝关节不能活动，检查可发现髌骨前方压痛，早期可扪到骨折端或凹陷，挤压髌骨疼痛加重。

【诊断】

有明显外伤史，有压痛，较易诊断，髌骨正侧位 X 线片可确诊。对可疑髌骨纵行或边缘骨折，须拍轴位片证实。

【治疗原则】 应最大限度地恢复髌骨关节面的平滑，牢固内固定，早期活动膝关节，防止创伤性关节炎的发生。

1. 非手术治疗 无移位或移位 0.5cm 以内髌骨骨折，可使用长腿石膏托固定患肢于功能位 3～4 周。

2. 手术治疗 横断移位超过 0.5cm 以上及大多数粉碎性骨折，采用切开复位张力带钢丝固定、克氏针或螺钉固定。若骨折块太小，可予以切除；对严重粉碎骨折，可考虑髌骨切除术，但易导致伸膝无力，应慎用。

十二、胫腓骨骨折

胫腓骨骨折（fractures of tibia and fibula）是长管状骨中最常发生骨折的部位，约占全身骨折的8%～10%。常为直接暴力所致，交通伤最为常见。若发生在中下段，易引起延迟愈合或不愈合。

【病因和发病机制】

多为小腿前外侧受到重物压砸、打击致伤，也可见于高处坠落、跑跳时扭伤或滑倒所致。

【临床表现】

局部疼痛，肿胀、畸形较明显，异常活动和骨擦音，小腿前方可触及骨折端。开放骨折者，常常伴有组织挫裂和皮肤缺损，可见骨折端外露，可有血管及腓总神经损伤的表现。

【诊断】

有明显外伤史，有压痛，较易诊断，胫腓骨正、侧位X线片可明确骨折的部位、类型及移位程度。X线片长应包括相应的膝、踝关节，以了解上下关节面的关系，尤其是在复位后。长度不够的X线片有时可能遗漏高位的腓骨骨折。

【治疗原则】

应完全纠正骨折端的成角畸形、旋转移位及肢体缩短，恢复小腿的负重功能。

1. **非手术治疗** 稳定的胫腓骨骨干骨折，可夹板或石膏固定8～16周；不稳定性骨折，可行手法整复，小夹板固定下同时骨牵引8～12周。

2. **手术治疗** 内固定可选用钢板螺钉、带锁髓内钉固定，也可复位后采用外固定支架固定。开放骨折应彻底清创后再行复位内固定或外固定。严重开放性粉碎骨折清创后也可不行内固定而进行骨牵引及外固定支架固定。伤口的处理按开放性骨折原则处理。

十三、踝关节损伤

踝关节是人体负重最大的关节，日常生活中行走和跳跃等活动主要依靠踝关节的背伸、跖屈运动。踝关节的稳定性与灵活性十分重要，当发生骨折、脱位或韧带损伤时，如果治疗不符合该关节功能解剖特点，会对关节功能造成严重影响。

【病因及发病机制】

多为行走活动时踝部扭伤，距骨在踝关节内向外旋转，造成关节囊、韧带撕裂和（或）内踝、外踝及后踝骨折，导致踝关节不稳和脱位。直接暴力也可引起，常为开放性损伤。

【临床表现】

踝部疼痛，活动受限，肿胀，压痛明显。开放性损伤时可见伤口、外露骨面，可伴有血管神经损伤。

【诊断】

踝部正侧位X线片可明确骨折、脱位类型，必要时可摄内、外翻应力位片。有时可以摄对侧踝关节正侧位片作为术前计划与复位的模板。CT检查能够很好地显示骨折的形态、骨折块的数量以及移位程度，冠状位和矢状位重建图像对判断骨折类型更有帮助。

【治疗原则】

1. **非手术治疗**　侧副韧带部分损伤者，早期冷敷，3天后热敷；完全断裂者，行外翻位（或内翻位）石膏或宽胶布固定2~3周，无移位的踝部骨折或轻度移位的内踝或外踝骨折，无下胫腓关节分离，可行石膏固定或手法复位后石膏固定于踝关节功能为6~12周。

2. **手术治疗**　内、外、后踝骨折分离移位明显、手法复位失败、下胫腓关节分离、开放性骨折脱位者，可行切开复位内固定，外踝采用钢板螺钉固定；下胫腓关节分离可采用1~2枚拉力螺钉固定，内踝采用松质骨螺钉固定。

十四、　跟骨骨折

跟骨骨折（fracture of the calcaneus）为跗骨骨折中最常见者，约占全部跗骨骨折的60%。以青壮年伤者最多，严重损伤后易遗留伤残。

【病因及发病机制】

病人由高处坠落，足跟着地时身体向下的重力与足跟向上的反冲力对足跟形成压缩力，或者病人足跟呈不同程度的内翻或外翻位，使跟骨受到剪切暴力的作用等造成骨折。

【临床表现】

有典型的外伤史，病人足跟部疼痛，明显肿胀，皮下瘀斑。踝后沟变浅，后足部压痛、增宽和外翻畸形，足底扁平，承重困难。

【诊断】

踝部正、侧位及跟骨轴位片可以确定骨折类型及严重程度。有时骨折压缩后常无清晰的骨折线，常须依据骨的外形改变、结节-关节角的测量等来分析骨折的严重程度。必要时行双足CT检查。

【治疗原则】

1. **非手术治疗**　对不波及跟距关节的跟骨骨折、骨折无移位或移位较小者，可用石膏固定于跖屈位2~3周后改为功能位再固定2~3周。对部分波及距下关节的跟骨压缩粉碎性骨折，可采用不作整复的运动治疗，用弹力绷带包扎伤足，抬高患肢，鼓励早期功能锻炼及扶拐负重，或在跟骨结节持续牵引下，按早期活动原则进行治疗，可减少并发症。

2. **手术治疗**　切开复位多用于青年人，适用于骨折波及跟距关节、跟骨结节关节角变小、足弓变浅及跟距骨关节面塌陷骨折者。术后及早功能锻炼。

十五、　骨盆骨折

骨盆骨折（fracture of the pelvis）多系高能量外力所致，约占全部骨骼损伤的3%。骨盆骨折时常发生血流动力学不稳定，伴发内脏、泌尿系统和神经系统损伤也很常见，病死率和伤残率比较高（5%~30%）。

【病因及发病机制】

骨盆骨折多发生于交通意外事故，如骨盆部被撞击砸压或辗轧。另外，重物砸伤与高处坠落伤也是造成骨盆骨折的常见原因。

【临床表现】

腹股沟或会阴部疼痛，坐位或下肢移动时疼痛加重，平卧时疼痛减轻；局部深压痛显著；骨盆挤压分离试验阳性。同时需要注意失血性休克、直肠肛管损伤、尿道膀胱损伤、神经血管损伤以及腹部脏器损伤的相关表现。

【诊断】

应摄骨盆后前位 X 线片、骨盆入口位片、骨盆出口位、骨盆髂骨位、闭孔位片，可明确骨盆骨折的部位、类型、移位及可能发生的并发症。CT 检查可多个平面显示骶髂关节及其周围骨折或髋臼骨折的移位情况，骨盆三维重建检查能从整体显示骨盆损伤后的全貌，对指导骨折治疗有帮助（图14-1-2）。

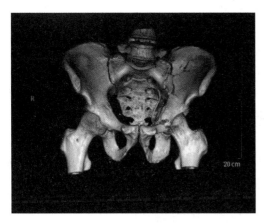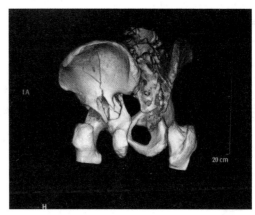

图 14-1-2　骨盆髋臼骨折的三维 CT 表现

【治疗原则】

1. **防治休克**　骨盆骨折出血量往往在 500～5000ml 之间，如伴有内脏损伤，极易出现休克，应及时纠正。

2. 骨盆环的完整性未破坏或骨盆的完整性遭破坏但骨折无明显移位者，可行保守治疗，行下肢牵引、卧硬板床休息 3～4 周即可愈合。

3. 骨盆的完整性遭破坏、骨折有移位者，可根据移位情况，采用骨盆兜带悬吊、下肢持续骨牵引予以复位或行手术切开复位内固定治疗。

4. **常见并发症处理**

（1）腹膜后血肿：骨盆主要为松质骨，骶前有许多动脉与静脉丛，血供丰富，如髂内动、静脉破裂，需紧急手术止血，及时抢救。

（2）尿道或膀胱损伤：如膀胱破裂及尿道断裂，应及时处理。

（3）直肠损伤：应予以修补，并作结肠造瘘。

（4）神经损伤：骶骨骨折时，腰骶神经 S_1、S_2 最易受伤，轻度损伤一年内可恢复，严重者预后差。

十六、脊柱骨折脱位

脊柱骨折脱位（fracture and dislocation of the spine）约占全身骨折的 5%～6%，以胸腰段脊柱骨折多见，易并发脊髓损伤；颈椎骨折、脱位者，约有 70% 合并脊髓损伤。

【病因及发病机制】

间接暴力如高空坠落，车祸、枪伤等直接暴力也多见。按损伤机制分类可以分为：屈曲压缩损伤、屈曲分离损伤、垂直压缩、旋转及侧屈、伸展损伤。

【临床表现】

颈椎损伤后，头颈部疼痛，不能活动，轻者常用双手扶住头部，重者四肢活动障碍、呼吸困难、尿潴留，高热。胸腰椎骨折后，病人局部疼痛，腰背部肌肉痉挛，不能站立，翻身困难，感觉腰背软弱无力，肠蠕动减弱，腹胀、腹痛、便秘。如伴有脊髓损伤，则出现下肢瘫痪、尿潴留等。

【诊断】

X线检查有助于确诊，确定损伤部位、类型和移位情况，有时需做CT检查，必要时做MR检查，可了解椎间盘损伤情况、脊髓是否受压和脊髓有无损伤。

【治疗原则】

1. **积极抢救生命**　脊柱骨折常伴有严重合并伤，应以抢救病人生命为先。

2. 根据脊柱骨折损伤的程度、部位、类型等，选择相应的治疗方法。

（1）颈椎骨折：颈椎骨折脱位移位较轻者可作颅骨持续牵引，重量3～5kg。复位后，可以使用颈托以保护。有骨折、脱位及有关节突绞锁者，需行切开复位内固定手术。

（2）胸、腰椎骨折：单纯胸、腰椎压缩骨折，椎体压缩不到三分之一者，可平卧木板床，在骨折部垫以薄枕，使脊柱过伸，数日后即可进行腰背肌锻炼。不稳定胸、腰椎骨折、脱位，脊髓损伤，常需手术切开复位、椎管减压、内固定或脊柱融合术。

（张怡元）

第二节　关节脱位与损伤

关节脱位（dislocation of joints）是指组成关节的各骨的关节面失去正常的对应关系，关节脱位后关节囊、韧带、关节软骨及肌肉等软组织也有损伤，关节周围有血肿形成，若不及时复位，血肿机化，关节粘连，使关节不同程度丧失功能。另外，关节面失去部分正常对合关系称为半脱位。

一、肩关节脱位

肩部关节脱位（dislocation of the shoulder joint）包括肩关节、肩锁关节及胸锁关节脱位，占全身关节脱位的40%以上，由于年轻人骨质强度大，时常发生单纯性脱位，而老年人多发生骨折或骨折合并脱位。

【病因及发病机制】

肩关节脱位好发于青壮年，多由间接暴力所致。跌倒时，手掌撑地、肢体外展外旋，外展、外旋的力量同时作用于肱骨头，以致肱骨头撞击绷紧的关节囊，造成关节囊撕裂，肱骨头向前脱出。另一种损伤机制是病人向后跌倒时，肱骨后方直接撞击硬物上，所产生的向前暴力亦可形成肩关节前脱位。

【临床表现】

1. 局部疼痛、肿胀，肩关节活动障碍。

2. **方肩畸形**　肱骨头脱出于喙突下，三角肌塌陷，肩部失去圆形正常轮廓，原肩胛盂处空虚感。

3. **搭肩试验（Dugas 征）阳性** 即患侧肘部贴胸壁时，手掌搭不到健侧肩部，或手掌搭在健侧肩部时，肘部无法贴近胸壁。

4. **X 线检查** 了解脱位的类型及有无合并骨折。

【治疗原则】

1. **复位** 手法复位为主，复位时可给予适当麻醉。

2. **固定** 复位后用绷带将患臂固定于胸壁。固定时间按肩关节损伤情况及年龄而不同，一般固定 3 周，如合并大结节骨折者，再延续 1~2 周。

二、桡骨头半脱位

桡骨头半脱位（或称 Malgaine 半脱位）多发生在 5 岁以下的幼儿。多由于手腕和前臂被牵拉所致，故又称牵拉肘。

【病因及发病机制】

幼儿桡骨颈处的环状韧带为一薄弱的纤维组织，一旦儿童的前臂被用力向上提拉，桡骨头即向远端滑移，牵拉停止后，肱桡关节已回复原位，而环状韧带上缘却卡在肱桡关节内，即称"桡骨头半脱位"。

【临床表现】

1. 有上肢牵拉病史。

2. 桡骨头半脱位后，患儿哭闹不止并拒绝伤肢的活动和使用，肘关节呈略屈或伸展位，前臂处于旋前位。不肯用患侧手取物或活动肘部，拒绝别人触摸。

3. X 线检查阴性。

【治疗原则】

手法复位，不需麻醉，操作者一手握住患肢腕部，一手托住肘部，先缓慢屈肘至 90°，拇指按压在桡骨头部位，作前臂旋前，旋后活动，来回数次，可听到轻微的弹响声。疼痛消失，患儿即肯用手取物，说明已复位。复位后不必固定，但须注意不可再用力牵拉，以免复发。

三、髋关节脱位

引起髋关节脱位（dislocation of the hip joint）需要强大的暴力作用，常合并身体其他部位损伤。

【病因及发病机制】

当髋关节屈曲 90° 时，如果过度的内收并内旋股骨干，则使股骨颈前缘紧贴髋臼前缘形成支点，当股骨干继续内旋并内收时，股骨头因受杠杆作用而离开髋臼，可造成后脱位。髋关节前脱位发生于患肢外展外旋位。穿过髋臼底部裂隙进入盆腔者为中心脱位。

【临床表现】

有明确及相当严重的外伤史。后脱位时患肢呈明显的内收、屈曲及内旋畸形。前脱位时患肢外展外旋位畸形。患肢可有 3~7cm 的短缩。后脱位时可见患侧臀部膨隆，在髂、坐骨结节连线后方可摸到股骨头。前脱位时则在腹股沟区见局部膨隆，摸到脱出的股骨头。可合并血管神经损伤及髋臼骨折或股骨头骨折。

X 线检查可明确股骨头脱位类型，发现伴有的髋臼骨折或股骨头骨折。

【治疗原则】

新鲜髋关节脱位，应在全身麻醉或腰麻下手法整复。髋臼发生大片骨折或骨折片夹在股骨头与髋臼之间，或有股骨头骨折及其他并发症时，则应采用手术切开整复。

四、 半月板损伤

半月板损伤（meniscus injury）多见于青壮年，为运动损伤。半月板具有重要的生理功能，治疗时需尽可能保留半月板。

【病因及发病机制】

半月板是位于胫骨平台与股骨髁之间的纤维软骨板，当膝关节处于半屈曲位伴有内收或外展时，突然伸展并旋转小腿，使半月板在膝关节内受到重力的挤压，研磨，发生半月板破裂。

【临床表现】

多有明显的膝关节扭伤史，早期膝关节间隙处压痛，压痛点常位于破裂处，可出现膝关节肿胀，关节腔内多有积血，关节活动受限。后期膝关节不稳，行走时有滑落感，可发生关节绞锁，股四头肌萎缩。回旋挤压试验（McMurry征）阳性：病人仰卧，患侧髋、膝关节完全屈曲，检查者一手放在关节外间隙处作触诊，另一手握住足跟后作小腿大幅度环转运动，内旋环转查验外侧半月板，外旋环转查验内侧半月板，在维持旋转位置下将膝关节逐渐伸展到90°，注意发生响声时的关节角度。若在关节完全屈曲位下触得响声，表示半月板后角损伤；关节伸到90°左右时才发生响声，表示为体部损伤。再在维持旋转位置下逐渐伸直至微屈曲位，此时可触得声响，表示可能有半月板前角损伤。研磨试验阳性：病人俯卧，膝关节屈成90°，检查者将小腿用力下压，并且作内旋和外旋运动，使股骨与胫骨关节面之间发生摩擦，若外旋产生疼痛提示为内侧半月板损伤。

影像学检查：膝关节空气造影或碘剂X线造影、B超检查有助诊断。有条件还可用CT、磁共振检查来明确诊断。

【治疗原则】

早期可用石膏托行膝关节制动。血肿明显时可在无菌条件下抽出积血，加压包扎，疼痛减轻后可行股四头肌功能锻炼，防止肌萎缩。经保守治疗无效，可在关节镜下行手术治疗，术后用棉垫加压包扎或用石膏托伸膝位固定，卧床休息，同时作股四头肌的舒缩运动。两周后，可拆除皮肤缝线，扶拐下地活动，3周后可作负重锻炼。

五、 膝关节韧带损伤

韧带对于膝关节的稳定起着至关重要的作用，它影响着膝关节本体感觉，调节和控制膝关节的位置和运动。

【病因及发病机制】

侧副韧带损伤为膝内、外翻暴力所致。膝关节伸直下内翻损伤和膝关节屈曲下外翻损伤都可造成前交叉韧带损伤，常合并侧副韧带与半月板损伤。后交叉韧带损伤为来自前方使胫骨上端后移的暴力所致。

【临床表现】

1. 有明确的外伤史　损伤处肿胀，皮下淤血青紫，膝关节活动受限。伸直时疼痛加剧，膝关节侧副韧带的断裂处有明显压痛。有时可摸到韧带断端。

2. **侧方应力试验** 在膝关节完全伸直位或屈曲 20°～30° 位置下被动作膝内翻和膝外翻，疼痛或活动角度超出正常范围并有弹跳感，提示侧副韧带损伤。

3. **抽屉试验** 膝关节屈曲 90°，小腿垂下，检查者双手握住胫骨上端作拉前或推后动作，前后移动的幅度超出正常范围，前移增加提示前交叉韧带断裂，后移增加提示后交叉韧带断裂。

4. **影像学检查** 在膝内翻、外翻位置下 X 线摄片，可显示内、外侧间隙张开情况，以提示内、外侧副韧带损伤。MRI 可清晰显示内、外侧副韧带情况。

【治疗原则】

1. **内、外侧副韧带损伤** 扭伤或部分断裂可保守治疗，石膏固定 4～6 周。完全断裂尽早手术修复。

2. **前、后交叉韧带损伤** 2 周内的损伤应争取在关节镜下行手术修复。

（张怡元）

第三节 脊髓损伤与周围神经损伤

一、脊髓损伤

脊髓损伤（spinal cord injury）是脊柱骨折脱位最严重的并发症，可导致严重病症，甚至影响生命。

【病因及发病机制】

交通事故是现代脊髓外伤的首要原因，高处坠落伤是脊髓外伤又一常见因素，再者躯干或头颈部砸伤、运动失误等也都可以导致不同部位的脊髓损伤。

【临床表现】

1. **颈髓损伤** 上颈椎损伤合并脑干损伤者死亡率很高（约 60%）。第 4 颈节以上损伤可立即出现呼吸功能麻痹，若不即刻气管插管人工辅助呼吸，死亡也是常见的。第 4 颈节以下水平损伤时，不致影响膈肌的呼吸功能，仅出现四肢高位麻痪。上肢远端麻木无力，腱反射减弱或消失，表现为下运动神经元瘫痪；双下肢则肌张力增高，腱反射亢进，病理征阳性，表现为上运动神经元瘫痪。损伤平面以下感觉消失，并伴有括约肌障碍。

2. **胸髓损伤** 双下肢呈痉挛性截瘫和损伤平面以下感觉消失。中上胸髓损伤因部分肋间肌瘫痪可出现呼吸困难。下胸段损伤损害腹壁反射有保留或消失，如中胸段水平损伤则上腹壁反射（T_7、T_8）可保留，而中下腹壁反射消失，可作为判断损伤节段的体征之一。

3. **腰骶髓损伤** 出现下肢感觉运动和括约肌功能障碍和内脏麻痹，下肢腱反射减弱或消失，腹壁反射不受累。

4. **脊髓圆锥及马尾损伤** 脊髓圆锥损伤一般不出现肢体瘫痪，可见臀肌萎缩，肛门反射消失，会阴部呈马鞍状感觉障碍。脊髓圆锥内有排尿中枢，损伤后不能建立反射性膀胱，出现小便失禁；直肠括约肌松弛，出现大便失禁。

【并发症】

1. **呼吸衰竭和呼吸道感染** 为颈髓损伤最严重的并发症。

2. **泌尿道感染和结石** 由括约肌功能丧失和长期使用导尿管所致。

3. **褥疮** 截瘫病人皮肤感觉丧失，长期卧床骨隆起处皮肤长期受压所致。

4. **体温调节失控** 为颈髓损伤中枢性体温调节紊乱、受伤平面以下皮肤不能出汗、肺部或泌尿道感染、褥疮感染等所致。

【治疗原则】

1. **制动和牵引** 减轻脊髓受压，避免脊髓再损伤。

2. **保护脊髓功能** 伤后早期采用大剂量甲基泼尼松龙、甘露醇等减轻脊髓损害，也可行高压氧治疗。

3. **并发症的防治** 保持呼吸道通畅，必要时行气管切开，物理降温和药物降温，留置导尿管冲洗膀胱，定时翻身。

4. **手术治疗** 解除对脊髓的压迫，恢复脊柱的稳定性。

5. **康复治疗**。

二、臂丛神经损伤

臂丛神经是支配上肢运动和感觉的重要神经，由 C_5、C_6、C_7、C_8 和 T_1 神经根所组成，在颈部前斜角肌之间穿出后，分别形成臂丛神经的上、中、下三干。

【病因及发病机制】

臂丛损伤机制主要有直接暴力、间接暴力和病毒感染三种。直接暴力如压砸、切割、枪弹和手术误伤等；间接暴力比较常见，常有两种损伤机制，一类为对撞性损伤如车祸，另一类为水平位或向上的肢体持续性牵拉，如肢体被皮带或运输带卷入等。病毒感染导致臂丛神经炎也可以引起臂丛神经损伤。

【临床表现和诊断】

需根据不同神经支损伤特有的症状、体征，结合外伤史、解剖关系和特殊检查，可以判明受伤的神经及其损伤平面、损伤程度。

1. **臂丛神经根损伤**

（1）上臂丛（颈$_{5~7}$）损伤：腋、肌皮、肩胛上神经及肩胛背神经麻痹，桡、正中神经部分麻痹。肩关节不能外展与上举，肘关节不能屈曲，腕关节虽能屈伸但肌力减弱，前臂旋转障碍，手指活动尚属正常，上肢伸面感觉大部分缺失，三角肌、冈上下肌、肩胛提肌、大小菱形肌、桡侧腕屈肌、旋前圆肌、肱桡肌、旋后肌等出现瘫痪或部分瘫痪。

（2）下臂丛（颈$_8$胸$_1$）损伤：尺神经麻痹，臂内侧皮神经、前臂内侧皮神经受损，正中、桡神经部分麻痹。手的功能丧失或发生严重障碍，肩、肘、腕关节活动尚好，患侧常出现 Horner 征。手内肌全部萎缩，骨间肌尤其明显，手指不能屈伸或有严重障碍，拇指不能掌侧外展，前臂及手部尺侧皮肤感觉缺失。尺侧腕屈肌、指深、浅屈肌、大小鱼际肌群、全部蚓状肌与骨间肌出现瘫痪。而肱三头肌、前臂伸肌群部分瘫痪。

（3）全臂丛损伤：早期整个上肢呈迟缓性麻痹，各关节不能主动运动，但被动运动正常。耸肩运动可存在。上肢感觉除臂内侧尚存外，其余全部丧失。上肢腱反射全部消失，温度略低，肢体远端肿胀，Horner 征阳性。晚期上肢肌肉显著萎缩，各关节被动活动受限，尤以肩关节与指关节严重。

2. 臂丛神经干损伤

（1）上干损伤：临床表现和上臂丛神经根损伤相似。

（2）中干损伤：极少见。仅有示、中指指腹麻木，伸肌群肌力减弱等，可在2周后逐渐恢复。

（3）下干损伤：临床表现和下臂丛神经根损伤类同。

3. 臂丛神经束损伤

（1）外侧束损伤：肌皮、正中神经外侧根与胸前外侧神经麻痹。肘关节不能屈，或虽能屈（肱桡肌代偿）但肱二头肌麻痹；前臂能旋前但旋前圆肌麻痹，腕关节能屈但桡侧腕屈肌麻痹，上肢的其他关节活动尚属正常，前臂桡侧缘感觉缺失。肱二头肌、桡侧腕屈肌、旋前圆肌与胸大肌锁骨部分瘫痪，肩关节与手部诸关节的运动尚属正常。

（2）内侧束损伤：尺神经、正中神经内侧根与胸前内侧神经麻痹。手内在肌与前臂屈肌群全部瘫痪，手指不能屈伸、拇指不能外展、不能对掌、对指，手无功能。上肢内侧及手部尺侧感觉消失。手呈扁平手和爪形手畸形，肩、肘关节功能正常。内侧束损伤和颈$_8$胸$_1$神经根损伤表现类似，但后者常有 Horner 征，肱三头肌、前臂伸肌群部分瘫痪。

（3）后束损伤：腋、桡、胸背、肩胛下神经麻痹，三角肌、小圆肌、伸肌群、背阔肌、肩胛下肌、大圆肌瘫痪，肩关节不能外展，上臂不能旋内，肘、腕关节不能背伸，掌指关节不能伸直，拇指不能伸直和桡侧外展，肩外侧、前臂背面和手背桡侧半的感觉减退或丧失。

【辅助检查】

1. 神经电生理检查 肌电图（EMG）及神经传导速度（NCV）对有无神经损伤及损伤的程度有重要参考价值，一般在伤后3周进行检查；感觉神经动作电位（SNAP）和体感诱发电位（SEP）有助于节前节后损伤的鉴别。节前损伤时 SNAP 正常，SEP 消失；节后损伤时，SNAP 和 SEP 均消失。

2. 影像学检查 臂丛根性撕脱伤时，CTM（脊髓造影加计算机断层扫描）可显示造影剂外渗到周围组织间隙中，硬脊膜囊撕裂脊膜膨出、脊髓移位等。MRI 除能显示神经根的撕裂以外，还能同时显示合并存在的脊膜膨出、脑脊液外漏、脊髓出血、水肿等。

【治疗原则】

1. 一般治疗 闭合性臂丛神经损伤较轻时，在数日或者数周逐渐恢复。在观察期间，可给予神经营养药物，损伤局部理疗，进行功能锻炼。

2. 手术治疗 根据伤情和病人的要求可选择神经松解、神经缝合、神经移植、关节融合、肌肉或肌腱移位等方法进行治疗。

三、 正中神经损伤

正中神经由来自臂丛的内侧束、外侧束神经纤维组成。正中神经损伤以锐性损伤多见，机器压伤和夹板包扎过紧等损伤也常见。肱骨髁上骨折与月骨脱位，常合并正中神经损伤，多为挫伤或挤压伤。继发于肩关节脱位者为牵拉伤。

【临床表现】

正中神经腕部损伤时，所支配的大鱼际肌和蚓状肌麻痹，手部感觉障碍，拇指不能对掌，拇指、示指、中指桡侧感觉障碍。正中神经上臂段损伤，除上述表现外，还有前臂肌肉萎缩，前臂旋前障碍，拇指、示指、中指不能主动屈曲。

【治疗原则】

1. 闭合性损伤 应行短期观察，如无恢复再手术探查。

2. 开放性损伤 应争取一期修复，拇指和示指、中指屈曲及拇指对掌功能不能恢复时，可行肌腱移位功能重建手术。

四、尺神经损伤

尺神经来自臂丛神经的内侧束。尺神经损伤多在腕部和肘部损伤。

【病因及发病机制】

在腕部，尺神经易受切割伤。在手指及掌部，指神经易被割伤或挫伤。在肘部，尺神经常受直接外伤或骨折脱臼合并损伤。严重肘外翻畸形及尺神经滑脱所引起的尺神经损伤，又称肘管综合征或慢性尺神经炎。全身麻醉时如不注意保护，使手悬垂于手术台边，可因压迫过久而引起瘫痪。

【临床表现】

尺神经腕部损伤主要表现为手内在肌麻痹，环、小指爪形手畸形，手指内收、外展障碍，Froment 征阳性，尺侧一个半手指感觉障碍。肘上损伤除上述表现外，还有环、小指末节屈曲功能障碍。

【治疗原则】

应尽早手术治疗，尺神经损伤修复后手内肌功能恢复差。晚期功能重建主要矫正爪形手畸形。

五、桡神经损伤

桡神经起自臂丛神经后束，桡神经损伤最常见于肱骨中、下三分之一处骨折。骨痂生长过多和桡骨头前脱位可压迫桡神经。手术不慎也可伤及此神经。

【临床表现】

主要表现为伸腕、伸拇、伸指、前臂旋后功能障碍，手背桡侧、虎口处皮肤感觉迟钝。如损伤在前臂背侧近端，伸腕基本正常，无感觉障碍，仅表现伸拇、伸指障碍。

【治疗原则】

大部分为牵拉伤，可自行恢复，应观察 2~3 个月。如为开放性损伤，在骨折治疗时可探查神经并行修复。晚期功能不佳，可行肌腱移位术，重建伸腕、伸拇、伸指功能。

六、腓总神经损伤

腓总神经是坐骨神经的分支，由于腓总神经在腓骨颈部，位置表浅，并在骨的表面，周围软组织少，移动性差，易在该处受损。受伤因素如夹板、石膏压伤及手术误伤；膝关节韧带损伤合并腓总神经损伤亦非罕见；危重病人长期卧床，下肢在外旋位也可压伤。

【临床表现】

表现为小腿前外侧伸肌麻痹，出现足背伸、外翻功能障碍，足下垂、内翻畸形，以及伸趾功能丧失，呈屈曲状态，小腿前外侧及足背前内侧感觉障碍。

【治疗原则】

原则上应争取尽早手术探查，晚期可行肌腱修复术和踝关节融合术，以矫正足内翻下垂畸形。

（张怡元）

第四节　手外伤与断肢（指）再植

一、手外伤

手外伤（hand injury）较常见，约占创伤骨科急症的 40%。由于手部解剖复杂，组织结构精细，伤后能否及时正确地修复，是手部功能恢复的关键。

【病因】

1. **刺伤**　如钉、针等锐性刺伤。伤口小、损伤深、可有异物深部存留，导致深部组织感染。

2. **切割伤**　如刀、玻璃、电锯等切割。伤口整齐，污染较轻，出血多。可造成深部骨骼、肌腱、神经、血管的断裂，甚至导致断肢（指）。

3. **压砸伤**　如重物砸伤等。皮肤不规则裂伤甚至脱失，肌腱、神经损伤和骨折，可造成断肢（指）。

4. **撕脱伤**　如脱粒机、高速离心机等。可导致广泛皮肤撕脱，多发骨折和关节脱位。

5. **火器伤**　如弹片伤、爆炸伤。伤口不整齐，损伤范围大，常常致大面积皮肤缺损，软组织损伤和多发性骨折。伤口污染严重，坏死组织多，容易感染。

【临床检查】

1. **皮肤损伤的检查**

（1）了解创口的部位和性质：推断深部肌腱、神经、血管等损伤的可能性。

（2）皮肤损伤的估计：能否直接缝合，是否需要植皮或者转移皮瓣。

（3）皮肤活力的判断：皮肤的颜色、温度、边缘出血状况、撕脱皮瓣的状况。

2. **肌腱损伤的检查**　肌腱损伤表现为手的休息位发生改变。指深屈肌断裂后，病人不能主动屈曲远端指间关节，若不能主动屈曲近侧指间关节，则为指浅屈肌腱断裂。前臂及手背部伸肌腱断裂，则手指的掌指关节不能伸展。

3. **神经损伤的检查**　①正中神经：手部感觉供给区主要是掌部桡侧三个半手指，根据手指感觉消失范围和伤口部位，可以判断损伤的神经支，另外，拇指不能做对掌动作，多系正中神经或其鱼际支损伤引起。②尺神经：感觉支配手掌尺侧一个半手指，手背尺侧二个半手指，通过检查感觉可以判断损伤的神经支。尺神经损伤后，手指不能内收外展，不能同时屈曲掌指关节和伸直指间关节，拇内收无力，小指不能与拇指对捏。③桡神经：手部只有桡神经浅支，分布于手背桡侧二个半手指。纯桡神经感觉供区只有虎口附近。

4. **血管损伤的检查**　了解手部主要血管有无损伤，损伤的性质和程度。可通过手指的颜色、温度、毛细血管回流试验和血管搏动来判断。

5. **骨与关节损伤的检查**　手外伤多有骨折及脱位。需行 X 线摄片检查，以了解骨折的部位、类型、移位、关节有无脱位等以免漏诊。

【治疗原则】

1. **现场急救**　止血，包扎，减少创口污染，避免加重损伤，及时转送。

2. **彻底清创**　应在伤后 6～8 小时内进行，目的是使受污染的创口变成清洁伤口，提高创口的一期愈合率。手术应在良好的麻醉和止血带控制下进行。

3. **正确处理深部组织损伤** 恢复重要组织骨关节、肌腱、神经的连续性，以利尽快恢复功能。创口污染严重、组织损伤广泛、伤后时间超过 12 小时，可仅作清创，闭合伤口，待伤口愈合后，再作肌腱、神经的二期修复。但影响手部血液循环的血管损伤应立即修复，骨折和脱位也应立即复位固定。

4. **创口的闭合** 应争取一期闭合，根据情况采用直接缝合、Z 字形缝合、转移皮瓣移植等方法。少数污染严重、受伤时间长、感染可能性大的创口，在清除异物和坏死组织后用生理盐水湿敷，观察 3～5 天，行二期清创缝合或植皮术。

5. **正确的术后处理**

（1）包扎和固定：游离皮肤的伤口应加压包扎。一般固定手部于功能位，但缝合神经、肌腱，则需在神经、肌腱松弛位固定，利于修复。

（2）肌注破伤风抗毒素 1500U 并合理应用抗生素。

（3）在医生指导下，加强功能锻炼。

二、 断肢（指）再植

断肢（指）可为切割伤、碾压伤和撕脱伤所致。

【分类】

1. **完全断离伤** 是指伤肢（指）的远侧部分没有任何组织相连或虽有残存的损伤组织相连，但在清创时必须切除。

2. **不完全断离伤** 是指肢（指）体骨折或脱位，主要血管已损伤，三分之二以上软组织断离，肢（指）体远端无血供，不修复及吻合血管，远侧部分将发生坏死。

【现场急救】

包括止血、包扎、断肢（指）的保存和迅速转运等。断肢的两端创面可用无菌敷料或清洁布类加压包扎。不完全断离肢（指）体用木板固定，断离肢（指）体的保存视运送距离而定，离医院近则无需作其他处理，包扎的断肢（指）连同病人一起送往医院。如需远距离运送，则需采用干燥冷藏法保存，离断肢（指）用无菌敷料或清洁布类包扎好后，放入干净的塑料袋中，然后再放在加盖的容器内，外周加冰保存。

【适应证】

断肢（指）再植的目的不仅是再植肢体的成活，更重要的是恢复其功能。在具备断肢（指）再植必要条件下，能否手术主要考虑以下几方面：

1. 全身情况良好为断肢（指）再植的必要条件，危及生命的重要脏器损伤应先抢救，断肢（指）体可置于 4℃冰箱内暂时保存，待全身情况稳定后实施再植。

2. 断离肢（指）体的条件切割伤断面整齐，再植成活率高，效果较好。碾压伤在肢体切除组织损伤严重部分后，一定范围的缩短后再植成活率仍可较高。撕裂伤则成活率和功能恢复均较差。

3. 手术时限原则上越早越好，伤后离断肢（指）体的热缺血时间一般在 6～8 小时以内。如伤后早期开始冷藏保存，可适当延长。另再植的时限与断肢的平面有明显关系，大腿和上臂离断，时限宜严格控制，断肢再植可延长至 12 小时。

4. 年龄 儿童修复能力和适应能力强，应尽可能再植，青年人出于生活和工作的需求也应设法再植。

5. 拇指的作用非常重要，约占手功能的 40%。由于拇指具有特殊的感官和大范围的活动度，能与其余各指大部尤其是指腹和部分手掌接触，有力而准确地完成各种动作，故断离后应尽可能再植。

【手术原则】

1. **彻底清创**　是手术成功的重要基础，也是对离断组织全面了解的过程。

2. **重建骨支架作用**　骨折内固定需要简便迅速，固定可靠。必要时适当缩短骨长度，以便血管、神经在无张力下缝合。

3. **肌腱缝合**　可选择满足手部及手指主要功能的主要肌腱进行缝合，应在适当张力下缝合。

4. **重建血循环**　为再植成活的关键，对主要血管均需高质量吻合。一般先吻合静脉，再吻合动脉，动静脉比例以 1 : 2 为宜。吻合的血管不能有张力，如张力过大时应行血管移植。

5. **缝合神经**　尽可能一期缝合，保持无张力状态。如果有缺损应立即进行神经移植。

6. **闭合创口**　再植的创口应完全闭合。创口缝合不宜张力过大，皮肤缺损可采用 Z 形成形术、皮片覆盖或皮瓣转移予以修复。

【术后观察及处理】

1. **一般护理**　病房安静，舒适，空气新鲜，室温 20 ~ 25℃，抬高患肢，患肢保暖，局部用灯照射加温。

2. **全身观察**　定时测量血压、脉搏、呼吸及体温。密切观察再植术后的全身反应，特别是高位和缺血时间较长的断肢再植后应定期检查血、尿常规、肝肾功能和电解质。出血较多时应补充血容量，危重病人注意电解质紊乱和酸碱平衡失调。如因毒素吸收和感染严重危及病人生命安全，则及时截除再植的肢体。

3. **局部观察**　密切观察再植肢（指）体的血循环，及时发现和处理血管危象。观察指标为皮肤颜色，皮肤温度，毛细血管回流试验，指腹张力及指端侧方切开出血等。一般术后可有轻度肿胀，明显肿胀表示静脉回流受阻，指腹瘪陷表示动脉供血不足。血管危象由血管痉挛或栓塞所致，一旦发现应解开敷料，解除压迫因素，应用解痉药物，行高压氧治疗，如经短期观察未见好转，则手术探查。

4. 药物等防止血管痉挛及预防血栓形成。

5. 应用合适抗生素。

6. 肢体成活、骨折愈合后，应积极进行主动和被动功能锻炼。

（张怡元）

第五节　运动系统慢性损伤

一、狭窄性腱鞘炎

狭窄性腱鞘炎（tendinitis stenosans）为发生在肌腱和腱鞘的慢性非特异性炎症。多见于拇短伸肌和拇长展肌腱鞘，称为桡骨茎突狭窄性腱鞘炎。发生在拇指或手指的指屈肌腱称为"扳机指"，亦称"弹响指"。本病多见于中年以上，女多于男（约 6 : 1），好发于家庭妇女和手工操作者，哺乳期及更年期妇女更易患本病。

【病因及发病机制】

当手部固定在一定位置，重复、过度活动时，肌腱与腱鞘之间因摩擦发生水肿、纤维性变，引起内腔狭窄。

【临床表现】

1. **弹响指** 起病缓慢，晨起后有弹响和疼痛，活动 1～2 个小时后逐渐消失，患指疼痛、绞锁。可在远侧掌横纹深处、掌骨头上摸到一豌豆大小压痛结节。

2. **桡骨茎突狭窄性腱鞘炎** 起病缓慢，腕桡骨茎突处疼痛，提重物时乏力、疼痛加重。桡骨茎突处压痛明显，皮下可触及一压痛结节。拇指屈于掌心握拳尺偏试验（Finkelstein 征）阳性。

【治疗原则】

1. 发病早期或症状较轻者应尽可能减少手部活动，局部制动辅以理疗、针灸等。

2. **封闭疗法** 用醋酸泼尼松龙加 2% 利多卡因溶液 2ml 行局部鞘管内注射，疗效多满意。

3. 经上述治疗无效者，可在局部麻醉下行狭窄腱鞘切开术。

二、肱骨外上髁炎

肱骨外上髁炎（radiohumeral epicondylitis）常见于网球运动员，故又称"网球肘"。也多见于长期、反复用力活动手或腕的家庭妇女、砖瓦工等。

【病因及发病机制】

肱骨外上髁为前臂伸肌与旋后肌起始点，强烈的或长期反复的用力，使附着处组织如肌腱、筋膜、滑膜及骨膜等发生不同程度的急性或慢性损伤，形成无菌性炎症反应而发病。此外，还发现伸肌总腱深处有一细小血管神经束穿过肌腱或筋膜，周围有炎性细胞浸润及瘢痕组织形成时易致卡压，产生症状。

【临床表现】

1. 肘关节外侧痛，有时波及两侧，常向前臂放射，持物乏力，容易掉落。

2. 检查时可发现桡侧腕短伸肌起点即肘关节的外上方压痛明显。关节活动度正常，局部肿胀不常见。如果让病人的前臂内旋腕关节掌屈，再让他伸直肘关节重复损伤机制时，即会出现外上髁疼痛。

【治疗原则】

1. **症状轻微者** 予适当休息，避免有害活动。配合理疗和药物治疗可以缓解。

2. **封闭疗法** 可以用 12.5mg 醋酸氢化可的松加 0.5% 普鲁卡因若干毫升注射到压痛最明显的部位，直达骨膜。要求病人 2～3 周之内避免过量劳动。有时需要重复 2 或 3 次，每周 1 次。

3. 非手术治疗无效时也可手术治疗。

三、胫骨结节骨软骨病

胫骨结节骨软骨病（osteochondrosis of tibial tubercle）又称 Osgood Schlatter 病。好发于 14～18 岁的男孩，单侧多见。

【病因及发病机制】

胫骨结节为髌韧带附着点。18 岁前，剧烈运动时股四头肌反复猛烈的收缩使尚未骨化的胫骨结节骨骺产生不同程度的慢性损伤，以致缺血坏死。

【临床表现】

1. 近期内常有参加剧烈运动史。胫骨结节处出现疼痛、肿胀，疼痛与活动有明显关系。

2. 局部隆起，质硬，压痛。股四头肌抗阻力运动可引起局部疼痛加重。

3. X线检查可见患侧胫骨结节骨骺增大，致密或者碎裂。

【治疗原则】

1. 本病为自限性疾病，18岁后骨骺骨化、融合后症状自然消失。

2. 治疗休息和减少剧烈运动。必要时适量使用非甾体类抗炎药。

四、股骨头骨软骨病

股骨头骨软骨病（osteochondrosis of capitular epiphysis of femur）又称Legg-Calve-Perthes病、扁平髋。为股骨头骨骺血运障碍所致的股骨头骨骺部分或全部坏死，发病率较高，好发于3~10岁儿童，男女之比4:1~6:1，双侧发病者约占10%。为一种自愈性疾病，自然病程需2~4年，往往遗留扁平状畸形而致残。

【病因及病理】

原因尚不清楚，多为慢性损伤使骨骼血管闭塞，另外滑膜炎、感染性关节炎等能导致髋关节腔内压力升高，影响股骨头的血供，导致股骨头缺血。

【临床表现】

1. 起病较隐匿　初期多感肢体易疲劳，负重时髋部有轻度疼痛，休息后消失，早期跛行不明显，但髋关节外展及旋转活动受影响，髋关节前方有压痛及轴向叩击痛。有时疼痛向膝部放射而误诊为膝关节疾病。

2. 随病情进展，疼痛呈持续性跛行明显，臀肌及股部肌肉萎缩。髋关节呈屈曲内翻畸形，随着扁平髋的形成，肢体的绝对长度亦较健侧缩短。成年后逐渐形成骨性关节炎。

3. X线检查早期股骨头缺血坏死区域骨质密度减低，随着病情发展，逐渐出现股骨头密度增高、骨骺碎裂、变扁、股骨颈变短增粗及髋关节半脱位等。

【治疗原则】

1. 非手术治疗　用外展支架将患髋固定在外展40°，轻度内旋位。白天带支架用双拐下床活动，夜间去除支架用三角枕置于两腿之间，仍然维持外展、内旋位。支架使用时间约1~2年，定期摄片复查，至股骨头完全重建为止。

2. 手术治疗　包括滑膜切除术、股骨上端内翻截骨术等。近年来比较公认的是粗隆下或粗隆间截骨术。

（张怡元）

第六节　颈肩痛和腰腿痛

颈肩痛是指颈肩、肩胛等处疼痛，可伴有上肢痛及颈脊髓损害症状。腰腿痛是指下腰、腰骶、骶髂、臀部等处的疼痛，可伴有下肢疼痛及马尾神经症状。很多疾病可引起颈肩痛和腰腿痛，有时也可由内脏器官的疾患引起。

一、 肩关节周围炎

肩关节周围炎（periarthritis humeroscapularis）简称肩周炎，是由于肩关节周围的肌肉、肌腱、韧带、滑囊及关节囊等组织发生慢性炎症，导致肩部疼痛及肩关节功能障碍。好发 50 岁左右，故又称"五十肩""冻结肩"，女性多于男性。

【病因和发病机制】

发病的基础是肩部软组织的退变，主要诱因是肩部长期过度活动、姿势不良等所致的慢性损伤。肩部外伤、手术或肩部长时间的固定也可诱发该病。

【临床表现】

1. **肩部疼痛**　初起为阵发性疼痛，以后呈持续性疼痛，特点为昼轻夜重，气候变化或劳累时加重，可牵涉致颈部及上肢，如肩部受到碰撞或牵拉时，常可引起撕裂样剧痛。

2. **肩关节活动受限**　肩关节活动受限，以外展、上举、内外旋及后伸为明显，肩关节外展时出现典型的"扛肩"现象，梳头、穿衣、洗脸、叉腰等动作难以完成。

3. **肌肉痉挛与萎缩**　肩周肌肉早期可出现痉挛，晚期则发生失用性肌萎缩（其中较明显的为三角肌），表现为肩峰突起等，此时疼痛反而减轻。冈上肌腱、肱二头肌肌腱长、短头及三角肌前、后缘均可有明显压痛。

4. **X 线检查**　无特异表现，可见局部骨质疏松、冈上肌腱、肩峰下滑囊钙化。

【治疗原则】

1. 肩周炎能自然痊愈，约需 1 年左右，若不治疗可遗留不同程度功能障碍。

2. **功能锻炼**　需贯穿治疗全过程，以主动锻炼为主，包括患肢爬墙外展、爬墙上举、弯腰垂臂旋转、滑车带臂上举等。

3. 理疗、针灸、推拿等可改善症状。

4. **痛点封闭**　用于压痛点局限且明显的病人，能缓解疼痛、利于功能锻炼。

5. **药物治疗**　常用非甾体类抗炎止痛药。

6. 非手术疗法长期治疗无效者，可行手术治疗，手术包括滑囊切除术和清除冈上肌腱中的钙化部分，亦有人主张肩关节外展功能受限时，可行肩峰切除术。

二、 颈椎病

颈椎病（cervical spondylosis）是一种常见退变性疾病，多见于中老年人，是由于颈椎间盘退行性病变、颈椎骨质增生、颈椎管或椎间孔变形、狭窄或椎间盘脱出等导致颈脊髓、神经根或椎动脉受压，出现一系列功能障碍的临床综合征，严重地影响着病人的身体健康和生活质量。

【病因及发病机制】

一般认为发病相关因素有退变、创伤、劳损、发育性椎管狭窄、炎症及先天性畸形等诸多方面。发病机制尚未完全清楚，有机械压迫学说、颈椎不稳学说、血液循环障碍学说。

【临床表现】

1. **神经根型颈椎病**　较多见（占 60%～70%），主要表现有颈肩背疼痛，可向肩部及上肢放射，咳嗽，打喷嚏及活动时，疼痛加剧。颈神经刺激或者受压症状，上肢有沉重感，皮肤可有麻木、过敏等感觉异常，上肢肌力和手握力减退，重者尚可以见到肌肉萎缩。颈部有不同程度的畸形及僵硬，颈部肌肉痉挛，颈肩部压痛，颈部和肩关节活动可有不同程度受限，有颈神经根受累的相应神经定位体征。臂丛神经牵拉试验阳性，压头试验阳性，支配肱二头肌及肱三头肌的主要神经受到兴奋时，腱反射活跃，反之，则腱反射减退或消失。

X线正、侧位片可见颈椎生理前凸减小或消失，椎间隙变窄，骨质增生，钩椎关节增生；左、右斜位片可见椎间孔变形、缩小；过伸、过屈位可见颈椎不稳等征象。

2. 脊髓型颈椎病 早期可无表现，随着压迫加重，可先表现为上肢症状，手部发麻、活动特别是精细活动不灵活，握力减退。或先有下肢表现，双下肢无力，发麻，步态不稳，有踩棉花样感觉等，也可上下肢同时出现。躯干有束带感，可有排尿或排便障碍等。随病情加重，发生自下而上的上运动神经元性瘫痪，病理征阳性。

X线片表现与神经根型相似。CT、MRI可显示脊髓受压的部位、程度及脊髓损害程度。

3. 椎动脉型颈椎病 表现为发作性眩晕、复视伴有眼震，有时出现恶心、呕吐，耳鸣、耳聋、头痛、视物障碍、猝倒、肢体麻木、感觉异常、持物落地、枕部跳痛、发作性昏迷等。头颈部活动时可诱发或加重。

4. 交感神经型颈椎病 可有交感神经兴奋症状，如头痛或偏头痛、头晕、恶心、呕吐、视物模糊、心跳加速、心律不齐、血压升高，以及耳鸣、听力下降。也可出现交感神经抑制症状，有头昏、眼花、眼睑下垂、流泪、鼻塞、心动过缓、血压偏低、胃肠蠕动增加或嗳气等。

5. 混合型颈椎病 上述各型可同时出现，不易确切划分，称之为"混合型"。

【诊断】

主要根据临床表现、特别是神经系统检查，结合影像学改变进行诊断。影像检查有改变而无临床表现者，不能诊断为颈椎病，只可视为颈椎退行性改变。

【治疗原则】

1. 非手术疗法 部分病人可获得一定的治疗效果。

（1）颌枕牵引：取坐位或卧位，头微屈，牵引重量2~6kg，每日数次，每次1小时。也可持续牵引，每日6~8小时，2周为一疗程。脊髓型颈椎病一般不宜采用。

（2）颈托或围领制动：用以限制颈椎过度活动。

（3）推拿按摩：减轻肌痉挛，改善局部血循环，手法需轻柔。脊髓型颈椎病不能采用。

（4）理疗：可改善颈肩部血循环，松弛肌肉。

（5）药物治疗：可使用非甾体类抗炎药、神经营养类等药物进行对症治疗。

2. 手术治疗 颈椎病的手术适应证为：

（1）脊髓型颈椎病。

（2）神经根型颈椎病，症状重，严重影响生活及工作者。

（3）颈椎病其他各型，经非手术治疗无效、反复发作者。

手术可分经前路手术、前外侧手术及后路手术三种。手术目的为解除对脊髓、神经根和椎动脉的压迫，同时行椎体间植骨融合、内固定，以稳定脊柱。

三、 腰椎间盘突出症

腰椎间盘突出症（protrusion of the lumbar intervertebral disc）指腰椎间盘退行性改变，纤维环破裂和髓核组织突出，刺激和压迫马尾神经、神经根所引起的一种综合征，以20~50岁为多发年龄，男性多于女性。

【病因及发病机制】

由于一次较重的外伤，或反复多次轻度外伤，甚至一些日常活动使椎间盘的压力增加时，均可促使退变和积累性损伤的纤维环进一步破裂，已变性的髓核组织由纤维环软弱处或破裂处突出，纤维环损伤本身可引起腰痛，而突出物压迫神经根或马尾神经，引起放射性痛，故有腰痛和放射性下肢痛，以及神经功能损害的症状与体征。目前认为其发病机制有神经根和硬膜囊直接受到突出的机械压迫和刺激、腰椎间盘突出时神经组织血供障碍、椎间盘突出时神经根局部炎症反应引起疼痛以及免疫反应等。

【临床表现】

腰椎间盘突出多发生在 $L_{4\sim5}$，$L_5\sim S_1$ 间隙，约占 90%～96%，少数为两个椎间盘同时突出，偶尔见到 $L_{3\sim4}$ 椎间盘突出。由于不同部位、不同类型的腰椎间盘突出压迫不同部位和不同数量的神经根和马尾神经，其临床表现差异很大。

1. 症状

（1）腰痛：早期仅有腰痛，可为急性剧痛或慢性隐痛。当髓核突破纤维环和后纵韧带，腰痛反而可减轻。

（2）下肢放射痛：发生在 $L_{3\sim4}$ 节段时，可有大腿前侧、小腿内侧疼痛，发生在 $L_{4\sim5}$、$L_5\sim S_1$ 节段，出现坐骨神经放射痛，从下腰部向臀部、大腿后方、小腿外侧、足背或足外侧放射，并可伴麻木感。腹压增高时如咳嗽、大便或打喷嚏等疼痛加剧。

（3）间歇性跛行：表现为行走一段距离后出现下肢酸胀痛，无力，弯腰或蹲下休息症状缓解后，仍能继续行走。

（4）马尾神经综合征：巨大中央型突出的腰椎间盘组织可压迫马尾神经，病人突然出现会阴部剧烈疼痛、小便功能障碍或下肢活动无力突然加重。

2. 体征

（1）腰椎侧凸：为姿势性代偿畸形，有利于缓解神经根受压，减轻疼痛。

（2）腰僵直、腰部活动受限：以前屈受限最明显。

（3）压痛：相应病变间隙、棘突旁有深压痛、叩痛，并可引起下肢放射痛。

（4）直腿抬高试验和（或）加强试验阳性：病人仰卧、伸膝、被动抬高患肢，抬高在 60° 以内即出现放射痛，称直腿抬高试验阳性。缓缓放下患肢，待放射痛消失，再被动背伸踝关节，如出现坐骨神经痛，称为加强试验阳性。

（5）感觉、肌力、腱反射改变：$L_{4\sim5}$ 椎间盘突出（L_5 神经根受压）时，小腿前外侧及足背内侧痛觉、触觉减退，伸跗及伸第 2 趾肌力减弱，严重者可有足下垂。$L_5\sim S_1$（S_1 神经根受压）时，小腿外后、足跟及足外侧痛觉、触觉减退，伸第 3、4、5 趾肌力减退，或足跖屈无力，踝反射减弱或消失。$L_{3\sim4}$（L_4 神经根受压）时，可有小腿内侧感觉减退，出现股四头肌萎缩，伸膝无力，膝反射减退或消失。

3. 影像学检查　X 线片有重要鉴别诊断意义，CT 和 MRI 具有较大诊断价值。

【诊断】

根据临床表现、特别是神经系统检查，结合影像学改变进行诊断。影像学检查有改变而无临床表现者，不能诊断腰椎间盘突出症，只可视为腰椎间盘突出。

【治疗原则】

1. 非手术疗法　约 80% 以上的病人经保守治疗，症状可缓解或消失。

（1）绝对卧硬板床休息：可减轻机械性负荷，缓解疼痛。严格卧床包括大、小便均不应下床或坐起，一般卧床 4 周或至症状缓解后，戴腰围下床活动，3 个月内不作弯腰持物动作，酌情进行腰背肌锻炼。

（2）持续骨盆水平牵引：牵引重量 7～15kg，抬高床脚，持续约 2 周。

（3）皮质激素硬膜外封闭：硬膜外穿刺置管，常用醋酸泼尼松龙 75mg，加 1% 利多卡因至 20ml，分 4 次注药，每隔 5～10 分钟注药 1 次，每周封闭 1 次，3 次为 1 疗程。

（4）推拿、按摩：若病人选择适当，手法正确，则效果较好。中央型椎间盘突出则不宜推拿。

2. 手术治疗 经正规保守治疗 3 个月无效，有明显的神经根传导功能障碍，有马尾神经损害者等可行手术治疗。根据病人情况，可考虑行椎间盘髓核摘除术或椎间盘镜下髓核摘除术或同时行腰椎后路椎间融合术（PLIF）或经椎间孔椎间融合术（TLIF）。

四、 腰椎管狭窄症

腰椎管狭窄症（lumbar spinal stenosis，LSS）是指因原发或继发因素造成椎管结构异常，椎管腔内变窄，出现以间歇性跛行为主要特征的一种综合征。40 岁以上较多见，男多于女。

【病因】

腰椎管狭窄可发生在椎管中央部称中央椎管狭窄，也可发生在椎管侧方称侧隐窝狭窄及神经根管狭窄。常见病因为发育性、退变性、脊椎滑脱性、外伤性以及医源性等。

【临床表现】

1. 症状

（1）间歇性跛行：病人直立或行走时，下肢发生逐渐加重的疼痛、麻木、沉重感、乏力等不同的感觉，需蹲下、站立或弯腰等休息后，症状可减轻或消失，才能继续站立或行走，症状再次出现而被迫再次休息。随病情加重，其行走的距离逐渐缩短。在爬山、骑自行车时则可不出现。

（2）下腰痛：大多数病人有下腰痛，但一般比较轻微，休息则减轻或消失。

（3）神经根压迫症状：可为放射性下肢痛，部位与受压神经根有关。马尾神经受压迫，表现为鞍区的麻木、疼痛、不同程度括约肌功能障碍及性功能障碍。

2. 体征 病人症状较重，而体征相对较轻或无任何阳性体征。

（1）腰椎生理前凸减少或消失：腰前屈不受限制，后伸活动往往受限。

（2）下肢感觉、运动、反射改变：可表现为相应的神经根性分布区感觉异常、肌肉力量减弱及腱反射异常。严重者可有鞍区麻木、肛门括约肌松弛无力。直腿抬高试验阳性者相对少。

3. 影像检查 X 线片显示腰椎退行性改变。CT 及 MRI 检查对诊断椎管狭窄，特别是侧隐窝狭窄尤为有利，但需结合临床表现。

【治疗原则】

1. 保守治疗 多无效果，仅适宜于症状轻而体征又少的病人。

2. 手术治疗 目的是解除神经组织和血管在椎管内、神经根管内或椎间孔内所受的压迫。常用的手术方式为椎管减压术、神经根管减压术及腰椎后路减压椎间融合术或经椎间孔减压椎间融合术。

（张怡元）

第七节 骨与关节结核

骨与关节结核约 90% 继发于肺结核，好发于儿童和青少年，30 岁以下病人占 80% 以上。一般为单发，常发生在脊椎，其次为膝关节、髋关节和肘关节。

一、脊柱结核

脊柱结核（tuberculosis of the spine）约占骨关节结核总数的 75%，以腰椎多见，可分为中心型结核、边缘型结核、滑膜下型结核。

【临床表现及诊断】

1. **全身症状** 可有低热、食欲缺乏、消瘦、盗汗、疲劳乏力等结核中毒症状。

2. **局部症状与体征** 患处可有疼痛，在活动、咳嗽、打喷嚏时加重，卧床休息后减轻；夜间疼痛可加重，并可沿脊神经放射。受累椎体棘突有压痛和叩击痛。脊柱姿势异常如斜颈、头前倾、颈短缩和双手托着下颌、挺胸凸腹等。可有后突畸形，以胸段明显。拾物试验阳性。

3. **寒性脓肿和窦道** 约 70%～80% 脊椎结核并发有寒性脓肿，窦道形成后可继发感染。

4. **截瘫** 约有 10% 病人合并不同程度截瘫，多见于颈胸椎结核。

5. **X 线** 早期多表现为椎体骨质稀疏，椎旁阴影扩大，随病情进展可有椎间变窄、死骨、椎体破坏、寒性脓肿及后凸畸形等。

6. **CT 和 MRI** 可显示病变范围、椎管内病变及脊髓受压情况。

【治疗原则】

1. **全身治疗** 包括休息、局部制动、支持治疗和抗结核药物的应用。

2. **手术治疗** 术前抗结核药物至少用 2 周，且全身症状改善。手术方法：病灶清除 + 植骨融合术；病灶清除 + 畸形矫正术。手术中应尽可能彻底清除病变组织，包括死骨和坏死的椎间盘，清除对脊髓的压迫因素。术后继续全身支持治疗及抗结核药物治疗。

二、髋关节结核

髋关节结核（tuberculosis of hip joint）占全身骨与关节结核的第三位（7.2%），常见于儿童和青少年，可分为单纯性滑膜结核、单纯性骨结核和全关节结核，以单纯滑膜结核多见。

【临床表现及诊断】

1. **全身症状同脊柱结核。**

2. **局部症状与体征** 早期轻度关节发僵或跛行，疲劳后加重，休息后减轻或消失。稍后可为持续跛行和轻度疼痛及局部压痛。少数病人发病急，疼痛剧烈。

3. **X 线** 双髋关节同时摄片以资比较，早期表现为局限性骨质疏松、进行性关节间隙变窄与边缘性骨破坏。随后出现空洞和死骨，严重者股骨头消失。后期有病理性脱位。

4. **CT 和 MRI** 可获得早期诊断。能清楚显示髋关节内积液情况，能揭示普通 X 线片不能显示的微小骨破坏病灶。MRI 能显示骨内的炎性浸润。

【治疗原则】

1. **单纯滑膜结核** 早期以非手术治疗为主，若疗效不佳，可行滑膜切除术，术后行皮肤牵引3周。

2. **单纯骨结核** 宜及早施行病灶清除术，消灭无效腔、刮除死骨。经搔刮后遗留较大的空腔，可用松质骨植骨，术后行皮肤牵引或髋人字石膏固定。

3. **全关节结核** 应及早行病灶清除术，以挽救关节。术后作皮肤牵引3周，然后开始髋关节功能锻炼。晚期全关节结核，在病灶清除同时，可行髋关节融合术，术后髋人字石膏或支具固定3~6个月。

三、膝关节结核

膝关节结核（tuberculosis of knee joint）发病率仅次于脊柱结核，以10岁以下儿童多见，多为单侧发病。

【临床表现及诊断】

1. 全身症状常较轻。

2. **局部症状与体征** 单纯滑膜结核者关节呈弥漫性肿胀，疼痛多不明显，穿刺可得混浊液体。单纯骨结核者局部症状更轻，早期全关节结核时关节肿胀、疼痛和功能障碍明显，晚期全关节结核症状更显著，股四头肌萎缩，关节呈梭形肿胀，脓肿常见于腘窝和膝关节两侧，破溃后形成窦道。单纯滑膜结核和骨结核患肢有轻度跛行。全关节结核膝关节处于半屈曲位，逐渐发生屈曲挛缩、半脱位、膝外翻畸形。

3. **X线检查** 滑膜结核阶段，可见髌上囊肿胀和局限性骨质疏松。病程较长者可见进行性关节间隙变窄和边缘性骨破坏吸收。后期，骨质破坏加重，关节间隙消失，严重时出现膝关节半脱位。有窦道形成、出现混合感染时表现为骨硬化。

4. **CT和MRI** MRI具有早期诊断价值。

【治疗原则】

1. **单纯滑膜结核** 以非手术治疗为主。全身应用及关节腔内注射抗结核药物。经过上述治疗无效，可行滑膜切除术，术后早期开始功能锻炼。

2. **单纯骨结核** 应尽早施行病灶清除术，手术时尽可能不进入关节，病灶清除后用松骨质填充，术后管型石膏固定3个月。

3. **全关节结核** 15岁以下的病人仅作病灶清除术。15岁以上的病人，关节破坏严重时可在病灶清除的同时行膝关节加压融合术。

（张怡元）

第八节　骨与关节化脓性炎症

一、急性血源性骨髓炎

急性血源性骨髓炎（acute hematogenous osteomyelitis）又称急性化脓性骨髓炎，多见于10岁以下的儿童，男女之比为4∶1，多发生在生长活跃的长骨干骺端，以胫骨上端、股骨下端为多见。致病菌主要来源于身体其他部位的痈、疖、扁桃体炎和中耳炎等感染病灶，致病菌主要为金黄色葡萄球菌、乙型溶血性链球菌等。

【临床表现】

1. **全身症状**　起病急骤，有寒战，继而高热，体温超过39℃，儿童往往表现为烦躁、哭闹，可有头痛、呕吐。严重者昏迷和感染性休克。

2. **局部症状**　早期骨骺端局部剧痛，患肢保持半屈曲位，周围肌肉痉挛，拒绝移动患肢。发病3~5天内局部红肿、皮温增高，靠近关节的干骺端有明显深压痛。数日后局部出现水肿，皮肤变紫红色，压痛明显，表明该处已形成骨膜下脓肿。脓肿穿破骨膜至软组织形成深部脓肿时，疼痛可减轻，但局部红、肿、热、压痛和波动感更为明显。未经适当治疗，3~4周可穿破皮肤，形成窦道，此时体温下降，疼痛缓解，转入慢性骨髓炎阶段；如脓肿沿髓腔播散，整段肢体疼痛和肿胀更为明显，还可能发生病理性骨折。邻近的关节腔内可有反应性积液，但关节压痛不明显。

【辅助检查】

1. **血液**　白细胞计数明显增高，中性粒细胞增多；红细胞沉降率加快；血培养可为阳性。

2. **穿刺**　早期的分层穿刺对诊断有重要意义。在压痛最明显的干骺端进行。抽出脓液或抽出的液体行涂片或细菌培养时发现脓细胞或细菌，可明确诊断。

3. **X线检查**　起病早期无明显骨质改变，2周后出现干骺端骨质稀疏，层状骨膜反应，即葱皮样阴影，晚期可出现骨膜增厚，骨质破坏，死骨形成。

【治疗原则】

1. **全身支持治疗**　纠正脱水，维持水、电解质平衡，预防酸中毒发生。给予高热量、高蛋白半流质饮食。必要时可少量多次输新鲜血。

2. **早期、联合、大剂量应用抗生素**　选用对致病菌敏感的抗生素，并在培养结果无细菌生长后，再维持至体温正常2~3周。

3. **局部制动**　肢体可行皮肤牵引或石膏固定，以减轻疼痛、防止发生病理性骨折及便于护理。

4. **手术治疗**　目的在于引流脓液，减少毒血症状，防止急性骨髓炎转变为慢性骨髓炎。在大剂量抗生素治疗48~72小时仍不能控制局部症状或诊断性穿刺在骨膜下抽出脓液时，应进行手术治疗。手术方法有局部钻孔引流术、开窗引流及闭式灌注冲洗疗法。

二、急性化脓性关节炎

急性化脓性关节炎（acute pyogenic arthritis）是由化脓性细菌引起的关节内感染。多见于儿童，男多于女，以髋关节和膝关节为好发部位，多为单侧。常见的致病菌为金黄色葡萄球菌、溶血性链球菌、肺炎球菌、白色葡萄球菌、大肠埃希菌等。

【临床表现】

1. **全身症状** 多有外伤史或感染史。起病急，有寒战、高热等症状，体温可达 39 ℃以上。

2. **局部症状** 关节疼痛、红肿、皮肤温度增高，处于半屈曲位，稍有活动即感剧痛，患肢不能负重。关节腔积液膨隆、周围肌肉痉挛，可发生病理性关节脱位或半脱位。深在的关节如髋关节，局部常无明显红肿。

3. **关节腔穿刺** 可抽吸出脓液。

【辅助检查】

白细胞总数及中性粒细胞明显升高；血沉加快；血培养阳性。关节穿刺液涂片检查可见大量白细胞、脓细胞。

X 线检查早中期仅可见关节周围软组织肿胀的阴影，关节间隙增宽，后期关节间隙狭窄或消失，软骨下骨质破坏，关节面毛糙。晚期关节骨性融合。

【治疗原则】

1. **早期应用大量有效抗生素** 根据关节液培养药敏试验选用有效抗生素。加强支持治疗，纠正水盐电解质紊乱等。

2. **关节腔内抽吸脓液并注射抗生素** 每日一次，抽出关节液后，注入抗生素，至抽出液体逐步变清、培养阴性和体温正常时。

3. **切开排脓及灌注抗生素** 髋关节化脓性关节炎一经确诊或其他关节炎经上述治疗不能控制症状时，应考虑将关节切开引流，可开放引流或闭式灌注引流。

4. **局部制动** 应以皮肤牵引或石膏托固定于功能位。

5. **其他** 急性炎症控制后，可鼓励病人功能锻炼以恢复关节功能。

6. **后遗症的处理** 关节强直于非功能位，可在炎症控制 1 年后行截骨矫正或关节融合术。

（张怡元）

第九节　非化脓性关节炎

非化脓性关节炎主要包括骨性关节炎、类风湿关节炎和强直性脊柱炎，本节详细阐述骨性关节炎，后两种疾病详见第十章风湿性疾病。

骨性关节炎（osteoarthritis，OA）是一种慢性关节疾患，又称退行性关节炎、骨关节病、创伤性关节炎、增生性关节炎、老年性关节炎。其主要特征是关节软骨和骨质的退行性变和骨质增生。髋、膝、手部关节是本病的好发部位。

【病因】

病因尚未完全明了，一般认为是多种因素包括生物因素（如遗传、年龄、炎症等）及机械性损伤造成关节软骨的破坏，造成结构上的损坏，又进一步引起生物力学方面的紊乱而致骨关节炎的表现更加明显。

【临床表现】

1. **受累部位** 常见受累部位依次为远端指间关节、近端指间关节、第一掌指关节、髋关节、膝关节、第一跖趾关节、颈椎和腰椎，其他部位较少见。

2. 症状

（1）关节疼痛：早期多为活动后疼痛，休息后缓解。后期休息时也有疼痛，且常有夜间痛发生。疼痛与活动、气候有关。

（2）晨僵：是骨性关节炎的常见症状，活动后缓解，一般不严重，且时间短，常为数分钟，极少超过30分钟。

（3）关节活动受限：早期较轻微，随着病情进展，逐渐加重，出现关节活动不灵活，直至受累关节活动范围减小。

3. 体征 关节肿胀、积液、触痛，关节活动时有各种不同响声，如摩擦声，可不伴疼痛。后期病人常见关节畸形，如膝内翻或膝外翻。

4. 影像学检查 X线摄片可见软组织肿胀，关节间隙变窄，关节边缘骨赘形成。晚期骨端变形，关节表面不平整，边缘骨质增生。

【治疗原则及预防】

1. 一般疗法 消除或避免致病因素，如适当休息，减肥。避免机械性损伤，减轻受累关节负荷、进行肌肉锻炼以增加关节稳定性等。

2. 物理疗法 急性期可有止痛、消肿和改善关节功能作用，慢性期可改善关节功能，增强局部血液循环。

3. 药物治疗

（1）解热镇痛药：可使用非甾体类药物以止痛和改善症状。

（2）关节软骨营养类药物：此类药物见效慢，但停药后疗效仍能持续一定时间。常用口服硫酸软骨素，关节内注射透明质酸钠等。

4. 外科治疗 手术方式的选择需按病情以及病人的年龄，职业和生活习惯而定。治疗方法包括骨赘切除术、关节清理术、关节成形术、截骨术，如疼痛严重、关节面破坏广泛者，可行人工关节置换术。

（张怡元）

第十节　运动系统畸形

人体运动系统包括骨骼、肌肉、韧带、肌腱、外周神经和骨连接。

一、发育性髋关节脱位

发育性髋关节脱位（developmental dysplasia of the hip，DDH）是由多种因素造成单侧或双侧髋关节不稳定、股骨头与髋臼对位不良的一种疾病。

【病因】

病因尚不完全明确。机械学说认为与臀位产有关；激素学说认为雌激素使盆腔韧带松弛，引起子宫内胎儿韧带松弛，使新生儿容易出现股骨头脱位；遗传学说70%DDH有阳性家族史。

【临床表现】

1. **站立前期** 需仔细检查才能被发现。

（1）会阴部增宽，两侧臀部、腹股沟、大腿内侧和腘窝的皮肤皱褶增多、加深。阴唇及臀裂斜向患侧。

（2）患髋活动减少且受限制，蹬踏力量弱，活动髋关节时有弹响声，髋关节外展活动受限，一般外展受限在70°以内。常处于屈曲位不能伸直。

（3）Allis征：又称下肢短缩试验。病人仰卧，双髋双膝屈曲，两足跟并齐平放于床面上，正常者两膝顶点应该处在同一水平。如一侧膝低于对侧膝，即为阳性。说明患肢有短缩（股骨或胫、腓骨短缩）或有髋关节脱位。

（4）Ortolani（弹进）试验：受检儿仰卧位，助手固定骨盆。检查者一手拇指置于股骨内侧上段正对大转子处，其余指置于股骨大转子外侧，另一手将同侧髋、膝关节各屈90°并逐渐外展，同时置于股骨大转子外侧的四指将大转子向前、内侧推压，此时听到或感到弹跳，即为阳性。

（5）Barlow（弹出）试验：受检儿仰卧位，使髋关节逐渐内收，检查者用拇指向外后推压，若股骨头自髋臼脱出，可听到或感到弹跳，当解除推压力时，也可出现弹跳，即为阳性。

2. **脱位期** 患儿行走较晚，单侧脱位者步态跛行，双侧脱位时行走呈鸭行步，站立时骨盆前倾，臀部后耸，腰部前凸明显。

（1）单侧脱位：Allis征阳性。

（2）推拉患侧股骨时：骨头上下移动，似伸缩的望远镜。

（3）内收肌紧张：髋关节外展活动受限。

（4）Trendelenburg征（单足站立试验）阳性：即在正常情况下，用单足站立时，臀中、小肌收缩，对侧骨盆抬起，患有先天性髋脱位时，因臀中、小肌松弛，对侧骨盆不但不能抬起，反而下降。

【影像学检查】

X线摄片可发现髋臼发育不良，髋关节半脱位或脱位。髋臼角增大，前倾角及颈干角异常增大，CE角小于20°，Shenton线不连续，股骨头骨化中心较健侧较小，位于Perkin方格的外下或外上象限中。

【治疗原则】

原则是在不影响或者尽可能少影响股骨头血液供应、防止出现股骨头缺血的前提下，达到并维持股骨头在髋臼中的同心圆复位或中心性复位，刺激髋臼和股骨头的发育，使脱位或者发育不良的髋关节尽可能恢复正常的解剖关系，使髋关节能正常生长发育。一般来说，应早期诊断，早期治疗，治疗越早，效果越好。

1. **保守治疗** 1岁以内，常用不同类型的外展支具，方法简单，疗效优良。

（1）Pelvic吊带治疗：用于0～6个月的婴儿，观察股骨头及髋臼对位情况，90%的患儿可得到治愈。

（2）闭合复位+内收肌松解切断+改良蛙式石膏固定术：适用于6～18个月的未经治疗或0～6个月行pelvic吊带治疗失败的患儿。

2. **手术治疗** 行走后的患儿处理复杂，尤其3岁后，常需手术治疗，在内收肌切断、骨骼牵引下行切开复位的基础上，同时进行重建髋臼和股骨上段的手术。

二、 先天性斜颈

先天性斜颈（congenital torticollis）由一侧胸锁乳突肌挛缩所致，表现为头偏向患侧，同时下颌转向健侧的特殊姿势畸形。一侧胸锁乳突肌挛缩变性是本病的直接原因。可能的原因有胎儿在子宫内位置不正、臀位产；分娩过程中产伤、牵拉；先天的遗传因素等。

【临床表现】

1. 多有臀产、难产、剖宫产的病史。

2. 婴儿出生后一侧胸锁乳突肌即有肿块，生后 10 ~ 14 天肿块变硬位于肌肉中下部，5 ~ 8 个月肿块逐渐消失，肌纤维萎缩、变性、缩短呈索条状。

3. 特殊的畸形姿势，头偏向患侧，下颌转向健侧，向患侧旋转受限。

4. 随年龄增长出现继发性畸形，颜面不对称，眼睛不在一个水平线，严重者导致颈椎侧凸畸形。

5. 颈椎 X 线片可排除其他颈椎骨性病变。

【治疗原则】

1. **保守治疗** 适用于 1 岁以内尤其 6 个月以内的婴儿，白天可行胸锁乳突肌按摩手法矫治，以及戴矫形帽矫治，晚上睡觉时用肩枕保持头部于伸直稍后仰的矫正位。

2. **手术治疗** 适用于保守治疗失败或未接受过治疗的一岁以上的患儿，手术目的是松解肌挛缩，常用方法为胸锁乳突肌远端游离切断术，术后石膏固定或支具固定头颈于过度矫正位1 ~ 2 个月。

三、 先天性马蹄内翻足

先天性马蹄内翻足（congenital talipes equinovarus）为最常见的先天性畸形之一，男性比女性多 1 倍。病因尚不明确，可能与胚胎发育异常、足内后侧软组织挛缩等有关。

【临床表现】

生后即发现足畸形，前足内收，足内侧皮肤皱褶，小腿旋转畸形等。行走后畸形逐渐加重，用足尖、足外缘甚至足背着地行走，负重处产生滑囊和胼胝。X 线正侧位片可见跟距轴线交角 <30°，跟距角 <20°。

【治疗原则】

治疗越早，效果越好。应从生后立即开始。

1. 手法扳正适用于 1 岁以内婴儿，由患儿母亲在医师指导下完成。

2. 手法矫正石膏固定适用于 1 ~ 3 岁以内患儿，可同时矫正双侧畸形。

3. **手术治疗** 对超过非手术治疗适应年龄的儿童、非手术治疗效果不佳或畸形复发者可考虑手术治疗。10 岁内应行跟腱延长及足内侧软组织松解术，术后石膏固定 2 ~ 3 个月。10 岁以后仍有明显畸形者，应考虑行足三关节融合术。

四、 脊柱侧凸

脊柱侧凸（scoliosis）是指脊柱的某一部分偏离正常脊柱轴线的现象，多伴有脊柱的旋转和矢状面上后凸或前凸增加或减少、肋骨和骨盆的旋转倾斜畸形以及椎旁的韧带肌肉的异常，是一种不同疾病的相同临床表现。

【病因】

1. **非结构性侧凸**　在侧方弯曲或牵引下可被矫正的脊柱侧凸。

2. **结构性脊柱侧凸**　是指无法通过平卧、侧方弯曲或悬吊矫正、伴有旋转的结构固定的侧凸畸形。

【临床表现】

轻度病人无任何症状。较明显的病人，双肩不等高，女孩双乳不对称，左侧往往较大；腰部一侧有皱褶；骨盆不等高；两侧下肢不等长等。畸形明显者出现剃刀背畸形。神经纤维瘤病合并脊柱侧凸者皮肤可见多个咖啡斑。约23%病人有背部疼痛。严重畸形则可引起心肺等内脏功能紊乱，全身发育不良，躯体瘦小，肢体麻木，体力脆弱等。

【影像学检查】

1. **直立位全脊柱正、侧位及骨盆平片直立位**　全脊柱正、侧位是诊断的最基本手段。若病人不能直立，宜用坐位像。骨盆平片可了解骨骼发育情况（Risser征）。脊柱侧凸弯曲的测量常用Cobb法。

2. **脊柱侧曲（bending）片**　包括立位、卧位侧曲位，用于评价侧弯椎间隙的活动度、确定上、下固定椎和预测脊柱侧凸柔韧度。

3. **悬吊牵引（traction）片**　可了解脊柱侧凸牵引下矫正的情况，适用于评价躯干偏移、上胸弯情况和可以估计下固定椎水平。

4. **CT**　CT扫描、三维重建可清楚地显示脊柱侧凸畸形的细节，及时发现椎管内存在骨性畸形，如半椎体形态、椎弓根形态等，对术中植入椎弓根螺丝钉有很好的指导意义。

5. **MRI**　可清楚地显示脊髓的形态和位置，发现脊髓有无纵裂、有无压迫、有无脊髓空洞以及小脑扁桃体疝等畸形。

【治疗原则】

不同类型的脊柱侧凸的治疗原则和方法各有其特点。以最常见的特发性脊柱侧凸为例：

1. **治疗方法选择的原则**　原则是在青春期发育终止前尽可能地选择非手术治疗；如需手术的病人，也应先采取非手术治疗以推迟手术年龄。

（1）非手术治疗：治疗方法较多，如悬吊牵引、支具等。如侧凸小于25°，应严密观察；如每年进展大于5°，且Cobb角度数大于25°，应行支具治疗，辅以电刺激治疗。Cobb角度数在25°～40°，应行支具治疗。

（2）手术治疗：适用于非手术治疗效果不好、脊柱侧凸度数过大或出现明显发展加重趋势病人。如脊柱侧凸每年进展大于5°且Cobb角大于40°，应行手术治疗。侧凸大于40°，如果病人发育未成熟，进展的概率较大，应建议手术治疗；对于发育成熟的病人，如果侧凸大于50°且随访发现侧凸有明显进展的病人，也需行手术治疗。

2. **手术方法的选择**　手术目的是通过前方或后方入路，利用器械将脊柱畸形进行矫正，在矫形的基础上行椎间隙或脊柱后方植骨融合，获得一个稳定的脊柱，根据不同的脊柱侧凸类型，可采用不同的手术方法。

（张怡元）

第十一节　骨肿瘤

骨肿瘤是发生于骨骼或其附属组织（血管、神经、骨髓等）的肿瘤，按来源可分为原发性和继发性两类。按恶性程度分为良性及恶性骨肿瘤。良性骨肿瘤以骨巨细胞瘤、骨软骨瘤、软骨瘤较为多见；恶性骨肿瘤以骨肉瘤、软骨肉瘤、纤维肉瘤为多见。

一、骨软骨瘤

骨软骨瘤（osteochondroma）为最常见的一种良性骨肿瘤，可单发或多发，也称外生骨疣。好发于男性青少年。

病理解剖上，表现为带有软骨帽的骨性隆突，由软骨膜、软骨帽和骨性瘤体组成，可分为宽基型与带蒂型两种，也可见肿瘤呈菜花状。

【临床表现】

肢体干骺端无痛的骨性肿块，以股骨下端、胫骨上端多见。当肿块增大压迫周围组织时可影响功能，出现疼痛。瘤体较大时可压迫神经，如发生于腰椎可压迫马尾神经出现症状。足和踝部肿物会使走路和穿鞋困难，有的可并发滑囊炎。

【辅助检查】

X线表现示干骺端骨隆起，软骨帽一般不显影，如发现软骨帽有不规则的钙化时，应考虑有恶变可能。

【治疗原则】

肿块小而无症状者一般无需治疗，加强观察。肿块增大引起压迫症状或可疑恶变者应及早手术切除。

二、骨巨细胞瘤

骨巨细胞瘤（giant cell tumor）为骨原发的良性侵袭性肿瘤，由较肥硕的梭形或椭圆形单核基质细胞和大量破骨细胞样多核巨细胞构成，又称破骨细胞瘤（osteoclastoma），属于潜在恶性，常见于股骨下端、胫骨上端与桡骨下端。

【病因及病理】

病因不明，巨细胞瘤很可能起源于骨髓结缔组织间充质细胞，以基质细胞核和多核巨细胞为主要结构，是一种潜在恶性或介于良、恶之间的溶骨巨细胞瘤，按分化程度可分为三级，1级偏良性，2级为侵袭性，3级为恶性。

【临床表现】

局部疼痛，逐渐加重，随着病情进展，可有肿胀，压痛。如果发生病理性骨折，则表现为突然剧痛、肿胀、畸形、不能活动。骨折诱因往往是轻微外伤。

【辅助检查】

X线表现示长骨骨端有膨胀生长的偏心性、溶骨性破坏，骨皮质膨胀变薄，腔内可有"肥皂泡"样改变，少有骨膜反应。CT检查可以明确肿瘤的边界、范围，肿瘤的血运。MRI可更好的显示肿瘤的边界，但不能代替 CT。

【治疗原则】

手术为首选治疗方案，在手术不易达到，或切除后对功能影响过大者，可考虑放射治疗。

三、骨肉瘤

骨肉瘤（osteosarcoma）由肿瘤性成骨细胞、骨样组织所组成，为起源于成骨组织的恶性肿瘤。好发年龄 10～20 岁，男性居多，好发于肱骨上端，股骨下端及胫骨上端，该瘤恶性程度甚高，预后极差，可于数月内出现肺部转移，截肢后 3～5 年存活率仅为 5%～20%。

【临床表现】

局部疼痛，初为间歇性隐痛，迅速转为持续性剧痛，尤以夜间为甚，一般止痛剂难以奏效。恶性程度高的肿瘤疼痛发生较早且较剧烈，常有局部创伤史。骨端近关节处肿块大，生长迅速，硬度不一，有压痛，局部温度高，静脉怒张，有时可摸及搏动，可有反应性关节积液和关节活动功能受限，可有病理性骨折。逐渐全身消瘦、贫血、食欲下降等，直至衰竭，多数病人在一年内有肺部转移。

【辅助检查】

1. **实验室检查**　可见血沉增快，血清碱性磷酸酶增高。

2. **X 线表现**　密质骨和髓腔有成骨性、溶骨性和混合性骨质破坏，骨膜反应明显，呈侵袭性发展，可见 Codman 三角或呈"日光放射状"形态。

【治疗原则】

以手术为主的综合治疗。手术需行大块根治性切除，特别要强调器官切除的概念，以避免因管道或腔隙传播而导致局部复发。

1. **手术治疗**　骨肉瘤发现早晚及性质对手术措施的选择、预后有重要意义。

2. **化疗**　现多采用以大剂量甲氨蝶呤为主的新化疗方案。术前、术后动、静脉双途径、多药联合化疗。

3. 远隔部位的广泛转移者，可采用化疗、支持治疗、关键部位的放疗等方法，目的为全身支持及尽量减轻病人的痛苦，此类病人预后极差。

（张怡元）

第十五章
妇产科疾病

第一节　妊娠诊断和正常分娩

一、妊娠诊断

妊娠（pregnancy）是胚胎和胎儿在母体内发育成长的过程。成熟卵子受精（fertilization）是妊娠的开始，胎儿及其附属物从母体娩出是妊娠的终止。妊娠全过程分为 3 个时期：妊娠 13 周末以前称为早期妊娠；第 14～27 周末称为中期妊娠；第 28 周及其后称为晚期妊娠。妊娠满 37 周至不满 42 周为足月妊娠。

【临床表现】

（一）病史与症状

1. **停经**　生育年龄有性生活史的健康妇女，平时月经周期规律，停经时间超过月经周期 10 日以上，应疑为妊娠。若停经 8 周，妊娠的可能性更大。同时要注意排除药物性停经或病理性停经，如内分泌紊乱等。哺乳期妇女亦有月经未复潮即受孕者。中、晚期妊娠的妇女其病史有早期妊娠的经过。

2. **早孕反应**（morning sickness）　可在停经 6 周左右开始，有头晕、乏力、嗜睡、食欲缺乏、喜食酸物或厌恶油腻、恶心、晨起呕吐等症状，多数妇女早孕期出现尿频症状。

3. **胎动感**　正常孕妇约在妊娠 20 周左右自觉胎动，孕期平均胎动次数为每小时 3～5 次。

（二）体征

1. **妇科检查**　可见阴道壁黏膜及宫颈呈紫蓝色改变，妊娠 6～8 周时，双合诊时发现子宫峡部极软，似宫颈和宫体之间不相连，称为黑加征（Hegar sign），为早期妊娠的典型体征；子宫逐渐增大变软，呈球形，妊娠 8 周时，宫体为非孕时的 2 倍，妊娠 12 周时为非孕时的 3 倍，可于耻骨联合上方触及宫底。

2. **乳房检查**　妊娠 8 周起，乳房逐渐增大，乳房有轻度胀痛，乳头有触痛，乳头乳晕着色加深，乳头周围出现蒙氏结节。

3. **腹部检查**　中、晚期妊娠，子宫明显增大，用手测宫底高度及尺测耻上子宫长度，可估计胎儿的大小及孕周。检查可扪及或用听诊器听到胎动。

4. **胎儿心音**　于妊娠 12 周用多普勒胎心仪经孕妇腹壁能够探测到胎心音，妊娠 18～20 周用一般听诊器可经孕妇腹壁听到胎心音，如钟表的"滴答"声，每分钟 110～160 次，以在胎儿背部最清楚。但需与子宫杂音、腹主动脉音相区别，子宫杂音为吹风样低音响。腹主动脉音为"咚咚"样强音，均与孕妇脉搏一致。

5. 胎体扪诊 妊娠 20 周后，可经腹壁触到胎体，妊娠 24 周后更为清楚，可区分圆而硬的胎头具有浮球感，宽而软的胎臀形状不规则，宽而平坦的胎背和小而不规则的四肢。

【实验室检查和辅助检查】

1. 妊娠试验（pregnancy best） 检测孕妇血液或尿液中人绒毛膜促性腺激素（human chorionic gonadotropin，HCG）水平。受精后 8 ~ 10 天在孕妇血清中检测到 HCG 水平升高。常用早早孕试纸法检测受检者尿液，若为阳性结合临床表现可以诊断为妊娠。

2. 超声检查 早期超声检查主要是确定宫内妊娠，除外异位妊娠及滋养细胞疾病、卵巢肿瘤等。阴道 B 超较腹部 B 超可提前 1 周确定早期妊娠，阴道 B 超在妊娠 4 ~ 5 周可在宫内见到妊娠囊。妊娠 6 周时可见胚芽和原始心管搏动。中晚期妊娠时，超声检查能显示胎儿数目、胎产式、胎先露、胎方位、胎心搏动以及胎盘位置，测量胎头双顶径等多条径线，观察有无胎儿体表畸形。彩色多普勒超声可见胎儿心脏区彩色血流，可以确诊早期妊娠及活胎。

【诊断】

根据停经、早孕反应、胎动感等病史和症状、体征，进行上述辅助检查，并进行鉴别诊断后可获确诊。

通过产科检查判定孕妇所孕胎儿的胎产式、胎先露、胎方位。胎产式系指胎体纵轴与母体纵轴的关系，两者平行为纵产式，占分娩总数 99.75%。胎先露指最先进入骨盆入口的胎儿部分，如头先露。胎儿胎先露的指示点与母体骨盆的关系称为胎方位，正常的胎方位为枕左前位和枕右前位。

【鉴别诊断】

排除以下疾病：月经失调性闭经、异位妊娠、卵巢囊肿、子宫肌瘤、盆腔包块、尿潴留、假孕等。

【治疗及预防】

注意休息，加强营养，避免性生活过频；进食富含维生素、蛋白质、脂肪、糖类及微量元素的食物，同时避免营养过剩。避免接触放射线及对胎儿有害的药物、毒物等。确定孕期保健宣教时间，建立保健卡，至专业定点机构行定期产前检查。适时进行胎儿宫内情况的监护和胎儿成熟度的监测。

二、正常分娩

正常分娩是指妊娠满 28 周及以上，各因素正常且互相适应，胎儿及其附属物自临产开始到经阴道由母体自然娩出的全过程。早产（premature labor）指妊娠满 28 周至不满 37 周间分娩。足月产（term labor）为妊娠满 37 周至不满 42 足周间分娩。妊娠满 42 周及其以上分娩称过期产（postterm labor）。

【决定分娩的因素】

决定正常分娩的因素是产力、产道、胎儿及精神心理因素。

1. 产力 将胎儿及其附属物从宫腔内逼出的力量称为产力。产力包括子宫收缩力（简称宫缩）、腹壁肌及膈肌收缩力（统称腹压）和肛提肌收缩力。

2. 产道 胎儿娩出的通道，分为软产道和骨产道两部分。骨产道指真骨盆，是产道的重要部分。软产道是子宫下段、宫颈、阴道及骨盆底软组织构成的弯曲通道。子宫下段由非孕时长约 1cm 的子宫峡部在妊娠 12 周后逐渐扩展、拉长形成的，临产后拉长至 7 ~ 10cm。

3. 胎儿因素 包括胎儿大小，胎位及有无造成分娩困难的胎儿畸形。

4. 精神心理因素 分娩既可产生生理上的应激，也可产生精神心理上的应激。产妇一系列的精神心理因素，如焦虑、紧张、害怕等，能够影响产力，对分娩产生影响。

【临床表现】

1. 先兆临产 出现预示不久将临产的症状，称为先兆临产。多数在分娩前出现不规律宫缩，胎头下降感伴上腹轻松感、腹坠、尿频、阴道分泌物增多等。于分娩发动前出现血性分泌物称为见红，是分娩即将开始的征象。

2. 临产（labor） 临产开始的重要标志为有规律且逐渐增强的子宫收缩，持续30秒及以上，间歇5～6分钟，同时伴随进行性宫颈管消失、宫口扩张和胎先露部下降。

3. 分娩全过程（total stage of labor） 是从规律宫缩开始至胎儿胎盘娩出为止，简称总产程。临床上一般分三个阶段。

（1）第一产程（宫颈扩张期）：指从规律宫缩开始直至宫口开全（10cm）为止。初产妇的子宫颈较紧，扩张较慢，约需11～22小时；经产妇的子宫颈口松，扩张较快，约需6～16小时。

1）规律宫缩：产程开始时，出现伴有疼痛的子宫收缩，习称"阵痛"。开始时宫缩时间短（约30秒）且弱，间歇时间长（约5～6分钟）。随着产程进展，持续时间渐长且强度增强，间歇期渐短。当宫口开全时，宫缩时间可达1分钟或更长，间歇期仅1分钟或稍长。

2）宫口扩张：子宫有规律地反复收缩及缩复，子宫体部肌壁越来越厚，子宫下段被牵拉变长变薄，宫颈管展平，宫口逐渐开大直至开全。

3）先露下降：随着宫缩渐频及增强，胎先露部不断下降，在宫口开大6cm后快速下降。

4）胎膜破裂（简称破膜）：胎儿先露部衔接后，将羊水分为前后两部，在胎先露前部的羊水，称为前羊水，当压力增加到一定程度时，胎膜自然破裂，前羊水流出，称胎膜破裂。

（2）第二产程（胎儿娩出期）：指从宫口开全到胎儿娩出的全过程。初产妇约需40分钟～3小时；经产妇一般数分钟即可完成，但也有长达2小时者。宫缩加强时产妇向下屏气，会阴膨隆变薄。宫缩时胎头露出于阴道口，宫缩间歇胎头缩回阴道内称为胎头拨露。胎头双顶径越过骨盆出口，宫缩间歇时胎头也不再回缩称为胎头着冠（crowning of head）。胎头从耻骨联合下露出后开始仰伸、娩出、复位、外旋转，胎肩、胎体和四肢也随之娩出。

（3）第三产程（胎盘娩出期）：指从胎儿娩出后到胎盘胎膜娩出。约需5～15分钟，通常不超过30分钟。胎盘剥离有四个剥离征象：宫底升高；外露脐带延长；阴道少量流血；轻压子宫下段脐带不回缩。

【诊断】

1. 临床表现 妊娠28周后出现临产的临床表现。妊娠满37周后，孕妇出现下腹沉重感，尿频、腹胀，随之出现规则性腹部阵痛，伴少量阴道流血，宫缩强度由弱变强，宫缩持续时间逐渐延长，间歇时间逐渐缩短；随宫缩增加，羊膜腔内压力升高，使胎膜破裂。

2. 肛诊或阴道检查 宫颈展平，宫口渐扩张；胎先露下降至盆底及会阴。孕妇全身情况良好，宫缩间歇仍可进食和活动。分娩结束下腹阵痛即消失。

3. 电子胎儿监护 胎心监护仪描绘胎心曲线，观察胎心率变异及其与宫缩、胎动的关系。

【治疗】

1. 第一产程处理 可用手掌或电子监测仪观察宫缩情况；通过阴道检查或肛门检查了解宫口扩张及胎先露下降情况，一旦发现胎膜破裂，应立即听胎心，防止脐带脱垂，羊水异常时应连续监测胎心率。尚不会立即分娩者，应作比较全面的检查：如每隔4～6小时测血压一次、查心肺、进一步查清胎位、听胎心，测量骨盆等。一般初产妇宫口未开全，经产妇宫口开大在6cm以内者，应侧卧位。

鼓励产妇每 2 ~ 4 小时排尿一次。医疗处理的同时关心产妇的情绪变化，建立分娩的信心。推行导乐陪伴分娩，根据知情同意原则可施行分娩镇痛。

2. 第二产程处理 密切监测胎心，必要时电子监护仪连续监测。要指导产妇屏气，宫缩时深吸气屏住，然后向下用力屏气增加腹压。宫缩间隙时，产妇放松休息。初产妇宫口开全，经产妇宫口扩张 6cm 且宫缩规律有力时，应将产妇送至分娩室，及时作好接产及新生儿复苏准备。消毒接产时，保证胎儿安全娩出，防止产道损伤。保护会阴是协助胎头俯屈，让胎头的最小径线在宫缩间歇时缓慢通过阴道口，正确地娩出胎肩，同时保护好会阴。会阴过紧或胎儿过大、产钳、吸引器助产或母亲有病理情况急需结束分娩者可行会阴切开术，以避免会阴撕裂，胎儿娩出后缝合切口。

3. 第三产程处理 胎儿娩出后置于辐射台上、保温，及时清理呼吸道并进行新生儿 Apgar 评分，断扎、消毒脐带断端，用纱布包好脐带，同时打好新生儿足印及拇指印于新生儿卡上，注意新生儿的保暖。让母亲将新生儿抱在怀中进行早吸吮乳头。当确认胎盘已全部剥离时，于宫缩时按压宫底协助娩出胎盘。胎盘娩出后检查胎盘胎膜是否完整，如有缺损应及时取出。产后应检查会阴、阴道及宫颈有无裂伤，如有裂伤，应立即缝合。产后密切观察子宫收缩及出血情况并测量血压、脉搏，积极预防产后出血的发生。观察膀胱是否充盈，会阴阴道有无血肿。如无异常，2 小时后可送回病室。

（王爱兰）

第二节　异常分娩

异常分娩（abnormal labor）又称难产（dystocia），主要特征为产程进展缓慢或延长。引起异常分娩的因素包括产力、产道、胎儿及产妇精神心理因素，这些因素既相互影响又互为因果关系。任何一个或一个以上的因素发生异常及四个因素间相互不能适应，而使分娩进程受到阻碍，称异常分娩。产程延长会增加分娩期母儿并发症，严重的可危及母儿生命。

一、产力异常

子宫收缩力是产力的主要组成部分。在分娩过程中，子宫收缩的节律性、对称性及极性不正常或强度、频率有改变，称子宫收缩力异常，简称产力异常。子宫收缩力异常可分为子宫收缩乏力（简称宫缩乏力）和子宫收缩过强（简称宫缩过强），每种又有协调性和不协调性之分。

【临床表现及分类】

1. 协调性子宫收缩乏力 子宫收缩具有正常的节律性、对称性及极性，表现为子宫收缩力弱。根据宫缩乏力发生的时期可分为：①原发性宫缩乏力：指产程一开始就出现；②继发性宫缩乏力：指产程开始时正常，进入活跃期后强度减弱，使产程延长或阻滞，多有胎位或骨盆异常。

2. 不协调性子宫收缩乏力 宫缩失去正常节律性、对称性，尤其是极性消失，不能形成向下的合力，影响产程进展。孕妇自觉下腹部持续疼痛。

3. 协调性子宫收缩过强 子宫收缩节律性、对称性和极性均正常，仅子宫收缩力过强。若产道正常，可使产程明显缩短为总产程 < 3 小时，称为急产。若产道梗阻易发生子宫破裂。

4. 不协调性子宫收缩过强

（1）强直性子宫收缩：特点是子宫强烈收缩，失去正常的节律性，宫缩无间歇，常由于缩宫药物使用不当所致。产妇持续腹痛、拒按，胎位触不清，胎心听不到，有时甚至发生子宫破裂。

（2）子宫痉挛性狭窄环：指子宫局部平滑肌呈痉挛性不协调性收缩形成的环状狭窄，持续不放松。狭窄环多在子宫上、下段交界处，也可在胎体某一狭窄部。产妇持续性腹痛，烦躁不安，宫口扩张缓慢，胎先露不能下降，属无效宫缩。

【诊断】

根据临床表现可以诊断各类型的产力异常。

【治疗原则】

1. 协调性子宫收缩乏力 寻找原因，明确有无头盆不称与胎位异常，然后根据情况进行相应的产科处理。

2. 不协调性子宫收缩乏力 调节子宫收缩，恢复正常节律性和极性，经处理后，若未能得到纠正，或伴有胎儿宫内窘迫、头盆不称，均应行剖宫产术。

3. 协调性子宫收缩过强 做好充分的有准备的接产，防止软产道裂伤、新生儿窒息及新生儿颅内出血等情况发生。

4. 强直性子宫收缩 一旦确诊，应及时给予宫缩抑制剂，若有产道梗阻，应立即行剖宫产术。

5. 子宫痉挛性狭窄环 应寻找原因，停用缩宫药物，若无胎儿窘迫征象，可用镇静剂缓解狭窄环，恢复正常宫缩，经阴道分娩。若狭窄环不能缓解，或出现胎儿宫内窘迫不能纠正，应立即行剖宫产术。

二、产道异常

产道异常分为骨产道异常和软产道异常，临床上以骨产道异常多见。骨盆径线过短或形态异常，致使骨盆腔小于胎先露部可通过的限度，阻碍胎先露部下降，影响产程顺利进展，称为狭窄骨盆（pelvic contraction）。软产道异常相对少见，包括先天发育异常（阴道横隔、阴道纵隔）和后天疾病因素所致软产道瘢痕。

【临床表现】

产道异常可导致胎方位异常，胎先露部下降受阻引起继发性宫缩乏力，产程延长，手术产及产后出血增多；严重产道梗阻处理不及时可致先兆子宫破裂，甚至破裂；发生胎膜早破、脐带脱垂（prolapse of umbilical cord）机会也增多，导致胎儿窘迫甚至死亡；产道受压过久，可形成尿瘘或粪瘘；胎头受压过久，缺氧缺血易发生胎儿颅内出血。

【诊断】

根据病史、全身检查、腹部检查、骨盆测量、胎位及产程动态监测情况，可评估产道是否存在异常。

【治疗原则】

分娩时要明确产道异常的类型和程度，了解产力、胎方位、胎儿大小、胎心率、宫口扩张程度、胎先露下降程度、破膜与否，同时结合年龄、产次、既往分娩史，进行综合分析、判断，选择合适的分娩方式。若有骨盆明显狭窄、畸形、头盆不称或先兆子宫破裂均应行剖宫产终止妊娠。

三、 胎位异常

胎位异常包括头先露异常、臀先露及肩先露，头先露异常最常见。

【临床表现】

1. **持续性枕后位、枕横位** 在分娩过程中，胎头多为枕后位或枕横位衔接，枕部在下降过程中，向前旋转成枕前位，以最小径线通过产道自然分娩。若临产后胎头以枕后位或枕横位衔接，经充分试产，胎头枕骨仍位于母体骨盆后方或侧方，致使分娩发生困难者，称持续性枕后位（persistent occiput posterior position）或持续性枕横位（persistent occiput transverse position）。枕后位的产妇自觉肛门坠胀及排便感。

2. **胎头高直位** 胎头呈不屈不仰姿势衔接于骨盆入口，其矢状缝与骨盆入口前后径相一致，称胎头高直位。又分为高直前位及高直后位。高直后位胎头不能进入骨盆入口，胎先露高浮，即使宫口开全，由于胎头不下降发生滞产、先兆子宫破裂或子宫破裂。

3. **前不均倾位** 枕横位入盆的胎头前顶骨先入盆，称为前不均倾位。胎头后顶骨不能入盆，产程延长，前顶骨与耻骨联合之间的膀胱受压，产妇过早出现尿潴留。

4. **面先露** 指胎头以颜面为先露。临床表现为胎头迟迟不能入盆。

5. **臀先露（breech presentation）** 根据胎儿双下肢所取的姿势分为 3 类。①单臀先露：胎儿双髋关节屈曲、双膝关节伸直，先露为胎儿臀部时，称为单臀先露；②完全臀先露：胎儿双髋关节、双膝关节均屈曲，先露为胎儿臀部及双足时，称为完全臀先露；③不完全臀先露：指胎儿以一足或双足、一膝或双膝、或一足一膝为先露。在妊娠晚期，臀先露的孕妇常有季肋部胀痛感，因臀先露不能紧贴子宫下段及宫颈内口，使宫口扩张缓慢。

6. **肩先露** 胎体横卧于骨盆入口之上，其纵轴与母体纵轴相垂直，胎儿先露部为肩，称肩先露。肩先露不能紧贴子宫下段及宫颈内口，容易发生宫缩乏力，由于胎肩对宫颈压力不均，容易发生胎膜早破。随着宫缩不断加强，胎肩及胸廓一部分被挤入盆腔内，胎体折叠弯曲，胎颈被拉长，上肢脱出于阴道口外，胎头和胎臀被阻于骨盆入口上方，形成忽略性（嵌顿性）肩先露。容易发生先兆子宫破裂、胎儿窘迫或死胎。

【诊断】

根据临床表现、腹部检查、肛门检查或阴道检查即可诊断，必要时可通过 B 超明确诊断。

【治疗原则】

胎位异常可导致宫缩乏力、产程延长、子宫破裂、胎儿窘迫、死产、新生儿窒息等母儿严重并发症。妊娠 30 周以后，发现臀先露时应及时采取措施纠正胎位。在分娩过程中，对于持续性枕后位、枕横位，若无骨盆异常，胎儿不大时，可以试产，但必须严密观察胎心、产力及产程进展情况。除个别前不均倾位、额后位在胎儿过小，骨盆宽大时可短时间阴道试产外，对于肩先露、高直后位、前不均倾位、额后位、足先露及臀位伴有骨盆狭窄等需行剖宫产术。

（王爱兰）

第三节 产褥期及产褥期疾病

一、正常产褥

从胎盘娩出至产妇全身各器官除乳腺外恢复至正常未孕状态（包括形态和功能）所需的一段时期，称为产褥期（puerperium），通常规定为6周。

【母体变化】

1. 生殖系统的变化

（1）子宫：产褥期子宫变化最大。子宫在胎盘娩出后逐渐恢复至未孕状态的全过程，称为子宫复旧（involution of uterine），一般为6~8周，主要变化为宫体肌纤维缩复和子宫内膜再生。

1）宫体肌纤维缩复：产后宫体逐渐缩小，肌细胞数量无明显变化，但细胞长度和体积明显缩小。于产后10天子宫降至骨盆腔内，直至产后6周，子宫恢复到正常非孕期大小。

2）子宫内膜再生：约于产后第3周，宫腔表面有新生内膜修复。胎盘附着部位全部修复需至产后6周。

3）子宫下段及宫颈变化：产后子宫下段肌纤维缩复，逐渐恢复为非孕时的子宫峡部。产后4周宫颈恢复至非孕时形态。宫颈外口由产前圆形，变成产后"一"字形横裂。

（2）阴道：分娩过程中阴道受压，出现水肿，阴道壁松软、平坦、弹性差、皱褶消失，产后阴道壁水肿逐渐消失，弹性恢复，阴道黏膜上皮恢复到正常需等到排卵恢复。

（3）外阴：分娩后外阴轻度水肿，于产后2~3日内逐渐消退。会阴部血液循环丰富，若有轻度撕裂或会阴后一侧切开缝合后，均能在产后4~5日内愈合。

（4）盆底组织：分娩可造成盆底肌及其筋膜弹性减弱，一般在产褥期内可恢复。若分娩次数过多，且间隔时间短，盆底组织难以完全恢复正常，均是导致阴道壁膨出及子宫脱垂的重要原因。

2. 乳房的变化

产后乳房的主要变化是泌乳。产后血中的雌激素及孕激素水平急剧下降，抑制下丘脑分泌的催乳素抑制因子释放，产后呈高泌乳素水平，乳汁开始分泌。产后7日内分泌的乳汁称为初乳，因含较多β-胡萝卜素呈淡黄色，之后4周内乳汁逐步转变为成熟乳。母乳中含有大量免疫抗体、丰富的蛋白质、脂肪、矿物质、维生素和酶等，是新生儿早期最理想的天然食物。

3. 内分泌系统的变化

产后1周时雌激素、孕激素水平已降至未孕时水平。产后2周血中HCG已测不出。胎盘生乳素于产后6小时已不能测出。催乳激素水平因是否哺乳而异。哺乳产妇的催乳激素于产后下降，但仍高于非孕时水平，吸吮乳汁时催乳激素明显增高；不哺乳产妇的催乳激素于产后2周降至非孕时水平。

不哺乳产妇产后6~10周左右恢复排卵。哺乳产妇一般在哺乳阶段无月经来潮，但可以有排卵，故哺乳产妇月经虽未复潮，却有受孕可能。

4. 循环及血液系统的变化

产后72小时内，产妇循环血量增加15%~25%，应注意预防心衰的发生。循环血量于产后2~3周恢复至未孕状态。

5. 消化系统的变化

产后胃肠肌张力及蠕动力均减弱，约需2周恢复。产褥期容易发生便秘。

6. 泌尿系统的变化

妊娠期体内潴留的多量水分主要经肾排出，故产后1周内尿量增多。在产褥期，膀胱肌张力降低，对膀胱内压的敏感性降低，加之外阴切口疼痛可能增加尿潴留的发生，尤其在产后 12 小时内。

【临床表现】

1. **生命体征**　产后体温多数在正常范围内。体温可在产后 24 小时内略升高，一般不超过 38℃，可能与产程延长致过度疲劳有关。产后 3～4 日出现"泌乳热"，乳房血管、淋巴管极度充盈，乳房胀大，乳汁不能排出，一般不超过 38℃。产后脉搏在正常范围内。呼吸深慢，由妊娠期的胸式呼吸变为胸腹式呼吸。血压于产褥期平稳，变化不大。

2. **子宫复旧**　胎盘娩出后，子宫圆而硬，宫底在脐下一指。产后第 1 日略上升至脐平，以后每日下降 1～2cm，至产后 10 日子宫降入骨盆腔内。

3. **产后宫缩痛**　产褥早期因子宫收缩引起下腹部阵发性剧烈疼痛，多见于经产妇；哺乳时反射性缩宫素分泌增多使疼痛加重；不需特殊用药。

4. **恶露**　产后随子宫蜕膜脱落，含有血液、坏死蜕膜等组织经阴道排出，称为恶露（lochia）。因其颜色、内容物及时间不同，恶露分为血性恶露（持续 3～4 日）、浆液性恶露（持续 4～14 日）和白色恶露（产后 14 天以后）。正常恶露有血腥味，但无臭味，持续 4～6 周，总量为 250～500ml。

5. **褥汗**　产后一周内，孕妇潴留的水分通过皮肤排泄，以夜间睡眠和初醒时更明显，习称"褥汗"，不属病态。

【处理与保健】

1. **处理**　产褥期母体各系统变化很大，虽属生理范畴，处理不当易发生感染和其他病理情况。

（1）产后 1 周：主要是脉搏、血压、呼吸、体温，有内科并发症时要注意观察及处理，防止晚期产后出血及血栓发生。

（2）饮食：产后 1 小时可让产妇进流食或清淡半流食，以后可进普通饮食。食物应富有高蛋白质，同时注意补充足够水分。

（3）排尿与排便：产后 5 日内尿量明显增多，应鼓励产妇尽早自行排尿。产后 4 小时内应让产妇排尿，防止尿潴留。产后因卧床休息，加之肠蠕动减弱，容易发生便秘，应鼓励产妇多吃蔬菜及早日下床活动。若发生便秘，可口服缓泻剂。

（4）观察子宫复旧及恶露：每日应在排空膀胱后，于同一时间手测宫底高度，以了解子宫复旧情况。每日应观察恶露数量、颜色及气味。若子宫复旧不全，应及早给予子宫收缩剂。

（5）会阴处理：保持外阴清洁。会阴部有缝线者，应每日检查切口有无红肿、硬结及分泌物。于产后 3～5 日拆线。

（6）乳房护理：WHO 提倡母乳喂养、按需哺乳、早接触、早吸吮，要求母婴同室。指导产妇正确哺乳，预防乳头皲裂。

2. **保健**

（1）适当活动及作产后康复锻炼。

（2）计划生育指导：产褥期内禁忌性交。原则上哺乳者以工具避孕为首选。

（3）产后检查：包括产后访视和产后健康检查。

二、产褥感染

产褥感染（puerperal infection）指分娩及产褥期生殖道受病原体感染，引起局部和全身的炎性变化。产褥病率指分娩 24 小时以后的 10 日内，每日测量 4 次体温，间隔时间 4 小时，有 2 次达到或超过 ≥ 38℃（口表）。产褥病率多由产褥感染所致，也可由乳腺炎、泌尿系感染、呼吸系感染、血栓性静脉炎引起。

【病因】

1. 诱因 体质下降、营养不良、性生活不洁、慢性病、手术操作干扰内环境或出血等情况发生时，可增加产褥感染的发生率。

2. 常见的产褥感染的病原体种类 需氧菌、厌氧菌、真菌、支原体和衣原体。可分为致病微生物和非致病微生物。有些非致病微生物在一定条件下可以致病称为条件病原体。β-溶血性链球菌属于需氧致病菌，致病性最强。

3. 感染途径 内源性感染是条件致病菌引起，外源性感染是污染源的病原体进入产道导致发病。

【临床表现】

可因感染的部位、程度、扩散范围不同而出现不同的临床表现，以感染发生部位，分为会阴、阴道、宫颈、腹部切口、子宫切口局部感染、急性子宫内膜炎、急性盆腔结缔组织炎、急性腹膜炎、血栓性静脉炎、脓毒血症及败血症等。

1. 症状 发热、疼痛、异常恶露及全身中毒症状等。

2. 体征

（1）一般检查：体温高、脉搏快、乳房包块、手术或会阴切口感染征兆。

（2）腹部检查：腹部压痛，反跳痛及肌紧张。

（3）妇科检查：局部伤口有红肿、发硬、伤口裂开，脓液流出，压痛明显，阴道内有大量的脓性分泌物且有臭味，子宫复旧不良，宫体有压痛，附件有增厚压痛或有炎性包块。

【诊断】

1. 病史 分娩经过的异常情况，产后发热首先考虑为产褥感染。除外引起产褥病率的其他疾病。

2. 全身及专科检查 确定病原体感染的部位。

3. 辅助检查 B超、CT、MRI等可协助判断炎症病灶的部位和性质。血清C-反应蛋白、降钙素原异常有助于早期诊断感染。病灶分泌物作细菌培养和药物敏感试验，必要时作血培养和厌氧菌培养。

【治疗】

1. 一般疗法 加强营养，增强全身抵抗力，纠正水、电解质平衡。为局限炎症及恶露排出可采用半卧位。

2. 引流通畅 会阴伤口或腹部切口感染及时切开引流。盆腔脓肿可经腹或后穹隆切口引流。

3. 抗生素应用 选用广谱抗生素，同时能作用于革兰氏阳性菌、革兰阴性菌、需氧菌、厌氧菌的抗生素。可根据细菌培养和药敏试验结果调整用药。

4. 血栓性静脉炎 主要的治疗原则是用抗生素同时，用肝素、尿激酶治疗，用药期间要监测凝血功能。

5. 手术治疗 子宫严重感染，经保守治疗无效，出现败血症、脓毒血症及不能控制的子宫出血，应及时切除子宫。

三、产褥期抑郁症

产褥期抑郁症（postpartum depression，PPD）指产妇在产褥期出现抑郁症状，是产褥期精神综合征中最常见的一种类型，国内发病率为3.8%～16.7%。主要表现为持续和严重的情绪低落以及一系列症候。

【临床表现】

通常可以在产后 2 周出现症状，产后 6~8 周症状明显。主要表现是情绪改变如抑郁、沮丧；自我评价降低；与家人关系不协调；创造性思维受损，主动性降低；对生活缺乏信心，出现厌倦、睡眠障碍；严重的出现伤害婴儿及自杀的行为，有时还陷入错乱或嗜睡状态。

【诊断】

目前尚无统一诊断标准，常用的标准有产褥期抑郁症诊断标准、Edinburgh 产褥期抑郁量表、产褥期抑郁筛查量表。

【治疗】

心理治疗是重要的治疗手段，但对于中重度抑郁症及心理治疗无效者需要药物治疗，如氟西汀、舍曲林、阿米替林等。

【预防】

产褥期抑郁症的发生受社会因素、心理因素及妊娠因素的影响，所以应加强对孕产妇的精神关怀，做好产前宣教，减轻孕产妇对妊娠、分娩的紧张、恐惧心情，完善自我保健，对预防产褥期抑郁症有价值。

（王爱兰）

第四节　妊娠和分娩期并发症

一、妊娠期并发症

（一）流产

流产（abortion）：是指妊娠不足 28 周，胎儿体重不足 1000g 而终止者。流产发生在妊娠 13 周末前终止者称早期流产；发生在妊娠 14 周至不足 28 周终止者，称为晚期流产。流产分为自然流产（spontaneous abortion）和人工流产（artificial abortion）。

【病因】

主要有胚胎、母体和环境因素。子代染色体异常是早期流产的主要原因。

【临床表现】

1. **主要症状**　停经后阴道流血和腹痛，流血量多少不一。早期流产者常先有阴道流血，而后出现腹痛；晚期流产者临床过程与早产及足月产相似，经过阵发性子宫收缩，排出胎儿及胎盘，同时出现阴道流血。

2. **临床类型**　按自然流产的不同阶段，分为以下类型。

（1）先兆流产：少量阴道流血，轻微下腹痛，宫口未开，胎膜未破，子宫符合孕周数，无妊娠物排出。经休息或治疗后症状消失，可继续妊娠。

（2）难免流产：阴道流血增多，或有阴道流液，腹痛加重，检查宫口已开，或可见组织物，子宫与孕周相符或略小。流产已不可避免。

（3）不全流产：妊娠物部分排出，部分残留于宫腔或嵌顿于宫颈口，影响子宫收缩，致大量出血，甚至休克。

（4）完全流产：妊娠物全部排出，阴道流血减少，腹痛逐渐消失，宫口关闭，子宫接近非孕状态大小。

（5）三种特殊类型

1）稽留流产：宫内胚胎或胎儿已死亡未能及时自然排出者。

2）复发性流产：指同一性伴侣连续自然流产3次或3次以上的自然流产。

3）流产合并感染：流产过程中，若阴道出血时间过长，有组织残留于宫腔，有可能引起宫腔内感染，感染严重时可扩展到盆腔、腹腔乃至全身，并发盆腔炎、腹膜炎、败血症及感染性休克等。

【诊断】

根据病史、临床表现即可诊断。仅少数需辅助检查才能确诊或定其临床类型。

1. B型超声检查 了解孕囊、胎心和胎动情况。

2. 妊娠试验 连续测定血 HCG 的动态变化，有助于妊娠诊断及预后判断。正常妊娠中，血 HCG 是以每天 66% 的速度增加，若每 48 小时增加不到 66% 提示妊娠预后不良。

3. 其他检查 宫颈功能不全判断；血常规检查判断贫血程度，白细胞判断有无感染存在；复发性流产可行夫妇双方染色体、免疫因素、甲状腺功能等检查。

【治疗】

1. 先兆流产 建议卧床休息，严禁性生活，必要时给予对胎儿无害的镇静剂；黄体功能不全者可用黄体酮或地屈孕酮及 HCG 等保胎治疗。

2. 难免流产、不全流产 应尽快排出胚胎及胎盘组织，必要时可行刮宫术，术后预防感染。

3. 完全流产 如无感染，待症状消失后进行 B 超检查，若宫腔无残留物可不予特殊处理。

4. 稽留流产 根据稽留时间长短及孕周的大小给予相应处理，处理前应检查血常规和凝血功能。

5. 流产合并感染 必须迅速控制感染，尽快清除宫内残留物。

6. 复发性流产 孕前检查引起复发性流产的原因，针对病因给予治疗，妊娠早期黄体功能不足者用 HCG 或地屈孕酮治疗，用药至孕 12 周即可停药；宫颈内口松弛者，宜在妊娠 14～16 周行宫颈环扎术；夫妇有一方或双方染色体异常，须在孕中期行产前诊断。

（二）异位妊娠

受精卵在子宫体腔以外着床称异位妊娠（ectopic pregnancy），习称宫外孕（extrauterine pregnancy）。异位妊娠是最常见的妇科急腹症之一，发病率约 2%，是孕产妇死亡原因之一。异位妊娠包括输卵管妊娠、卵巢妊娠、腹腔妊娠、阔韧带妊娠和宫颈妊娠，其中以输卵管妊娠最常见，占 90%～95% 左右。本节主要介绍输卵管妊娠。输卵管妊娠，以壶腹部妊娠最多见，占 75%～80%，其次为峡部、伞部，间质部妊娠较少见。偶尔可见宫内与宫外同时妊娠。

【病因】

输卵管炎症是输卵管妊娠的主要病因，因阻碍受精卵运行导致异位妊娠。放置宫内节育器、口服避孕药物失败，发生异位妊娠的机会较大。另外受精卵游走至对侧输卵管，游走时间长，受精卵增大，种植在对侧输卵管而致输卵管妊娠。辅助生殖技术的应用增加了输卵管妊娠的发生。

【临床表现】

1. **症状** 典型的症状为腹痛与阴道流血。

（1）停经：多为 6~8 周停经史，但输卵管间质部妊娠停经时间可较长。少数无明显停经病人，如仔细询问病史亦可查到不规则的阴道流血史。

（2）腹痛：是输卵管妊娠病人的主要症状，占 95%。初始为一侧下腹隐痛，输卵管妊娠破裂或流产时，出血刺激致腹痛扩散至全腹。盆腔积血产生肛门坠胀，如果出血多，刺激膈肌，会出现肩胛放射痛。

（3）阴道流血：输卵管妊娠胚胎死亡后，可出现不规则阴道流血，多数量少于经量，时间较长，常在病灶去除后方能停止。

（4）晕厥与休克：急性内出血量多或剧烈腹痛刺激下，病人出现晕厥或失血性休克。休克症状与阴道流血量不成正比。

2. **体征**

（1）一般情况：内出血量多可呈贫血貌，急性多量出血可出现休克征象，脉搏细快，血压下降，面色苍白。

（2）腹部检查：患侧下腹压痛和反跳痛，肌紧张较轻微。内出血量多时腹部叩诊有移动性浊音。腹腔内出血后，局部血肿与周围肠管、网膜等粘连形成包块，有时腹部可及包块。

（3）盆腔检查：阴道有少量血液，如输卵管妊娠破裂或流产有内出血，可有阴道后穹隆饱满及触痛；宫颈有举痛；子宫饱满、软、有摇摆痛。输卵管间质部妊娠虽然子宫基本符合孕周，但子宫不对称，一侧宫角突起，破裂所致的征象与子宫破裂极相似。

【诊断】

输卵管妊娠流产或破裂时，根据停经后阴道流血史，出现腹痛、晕厥与休克体征，妇科检查阳性体征，多可诊断。但若输卵管妊娠未破裂或流产，没有内出血，临床表现不典型，则不易诊断，需借助以下辅助检查明确诊断。

1. **HCG 测定** 病人血 HCG 水平较宫内妊娠时低。连续监测血 HCG，48 小时倍增不足 66%，异位妊娠的可能性极大。

2. **B 型超声诊断** 阴道超声准确率高，示子宫增大，宫腔无孕囊，宫旁可见混合性包块，有时包块内可见妊娠囊、胚芽及胎心搏动，子宫直肠陷凹有积血。

3. **阴道后穹隆穿刺** 经阴道后穹隆穿刺抽出暗红色不凝固血液，可诊断腹腔内出血。阴道后穹隆穿刺未抽出血液不能排除异位妊娠。

4. **腹腔镜检查** 是异位妊娠诊断的金标准。对早期病例及诊断困难者，可行腹腔镜检查确诊，同时可行治疗处理。

5. **子宫内膜病理检查** 诊断价值有限。异位妊娠的诊刮内容行病理检查无绒毛组织，仅有蜕膜。

【治疗】

包括手术治疗、药物治疗，治疗的方法取决于异位妊娠的类型及发病程度。有大量内出血，出现休克时，要积极抢救休克治疗，尽快手术。无或少量内出血，无药物禁忌证，血 HCG < 2000IU/L，盆腔肿块直径 < 3cm，超声未见胚芽及原始血管搏动，肝肾功能正常时，可选择药物治疗。

（三）妊娠期高血压疾病

妊娠期高血压疾病（hypertension in pregnancy）是妊娠期特有的疾病，包括妊娠期高血压、子痫前期（preeclampsia）、子痫（eclampsia）、慢性高血压并发子痫前期以及妊娠合并慢性高血压，是孕产妇和围产儿病死率升高的主要原因。

【分类与临床表现】

主要临床表现为高血压，较重时出现蛋白尿，严重时发生抽搐。妊娠期高血压疾病的分类与临床表现（表 15-4-1）。

表 15-4-1　妊娠期高血压疾病的分类与临床表现

分类	临床表现
妊娠期高血压	妊娠 20 周后收缩压 ≥ 140mmHg，或舒张压 ≥ 90mmHg（两次测量间隔至少 4 小时），并于产后 12 周恢复正常；尿蛋白（-），产后方可确诊
子痫前期轻度	妊娠 20 周后出现 BP ≥ 140/90mmHg，尿蛋白 ≥ 0.3g/24h 或随机尿蛋白（+）。无子痫前期的严重表现
重度	子痫前期出现以下任何一个表现：①收缩压 ≥ 160mmHg，或舒张压 ≥ 110mmHg（两次间隔至少 4 小时）；②血小板减少（血小板 < 100×10⁹/L）；③右上腹或上腹部疼痛，肝功能损害（血清转氨酶水平为正常 2 倍以上）；④肾功能损害（血肌酐升高 > 97.2μmol/L 或为正常 2 倍以上）；⑤肺水肿；⑥新发生的脑功能障碍或视觉障碍；⑦胎儿生长受限
子痫	子痫前期的基础上发生不能用其他原因解释的抽搐
慢性高血压并发子痫前期	高血压孕妇妊娠 20 周以前无尿蛋白，若出现 24 小时尿蛋白 ≥ 0.3g；高血压孕妇孕 20 周后突然尿蛋白增加，血压进一步升高或血小板 < 100×10⁹/L
妊娠合并慢性高血压	妊娠前或妊娠 20 周前舒张压 ≥ 90mmHg（除外滋养细胞疾病），妊娠期无明显加重，或妊娠 20 周后首次诊断高血压并持续到产后 12 周后

【诊断】

1. 病史　详细询问病人有无高血压、慢性肾病、糖尿病等病史，本次妊娠经过有无异常。

2. 体征　妊娠 20 周以后出现：收缩压 ≥ 140mmHg，和（或）舒张压 ≥ 90mmHg。首次发现高血压者应间隔 4 小时或以上复测血压。

3. 蛋白尿　诊断标准：①24 小时尿蛋白 ≥ 0.3g，较准确，但费时；②随机尿蛋白/肌酐 ≥ 0.3，快速准确；③随机尿蛋白（+），易出现假阳性或假阴性。蛋白尿多少与妊娠结局之间关系不大。

4. 辅助检查　实验室检查：①血常规；②尿常规及 24 小时尿蛋白定量；③肝、肾功能；④水、电解质和血气分析；⑤凝血功能；⑥子痫前期和子痫病人酌情进行以下检查：眼底检查、心电图、心功能检查、头颅 CT 和（或）MRI 检查、胎儿电子监护等。

【治疗原则】

妊娠期高血压治疗目的是控制病情、延长孕周、确保母婴安全。应根据病情程度不同，进行个体化治疗。①妊娠期高血压：一般采用休息、镇静、对症等处理后，病情可得到控制，如血压升高，可予以降压治疗；②子痫前期：应予以降压、预防子痫、镇静等，监测母儿情况，适时终止妊娠；③子痫：需要及时控制抽搐的发作，防治并发症，及时终止妊娠；④妊娠合并慢性高血压：以降压为主。

（四）前置胎盘

正常妊娠时，胎盘附着于子宫体部的前壁、后壁或者侧壁。妊娠 28 周后，胎盘附着于子宫下段、下缘达到或覆盖宫颈内口，其位置低于胎先露部，称前置胎盘（placenta previa）。

【分类】

按胎盘下缘与子宫颈内口的关系可分为4类。

1. **完全性前置胎盘（中央性前置胎盘）** 胎盘组织覆盖整个宫颈内口。

2. **部分性前置胎盘** 胎盘组织覆盖部分宫颈内口。

3. **边缘性前置胎盘** 胎盘下缘附着于子宫下段，下缘达到宫颈内口，但未覆盖宫颈内口。

4. **低置胎盘** 胎盘位于子宫下段，胎盘边缘距宫颈内口 < 20mm，但未达到宫颈内口。

根据疾病的凶险程度，前置胎盘又分为凶险性和非凶险性。凶险性前置胎盘指前次有剖宫产史，此次妊娠为前置胎盘，且胎盘附着于原手术瘢痕部位，发生胎盘粘连、植入。

【临床表现】

1. **症状** 典型的症状为妊娠晚期或临产时，发生无诱因、无痛性反复阴道流血，可伴有因大出血所致休克等表现。

2. **体征** ①大量出血呈现面色苍白、脉搏增快微弱、血压下降等休克表现；②腹部检查：子宫软，无压痛，反复出血或一次出血量过多可使胎儿宫内缺氧，严重者胎死宫内，由于胎盘附着于子宫下段，胎头不易入盆而高浮，有时并发胎位异常，当胎盘附着于子宫前壁时，可在耻骨联合上方闻及胎盘杂音。

【诊断】

1. **病史及临床表现** 在妊娠晚期反复出现无诱因、无痛性阴道流血。有多次刮宫、分娩史、子宫手术史等。

2. **辅助检查** ①B型超声检查：胎盘显像可看到其边缘与宫颈内口的关系，从而确定前置胎盘的诊断和类型，阴道B超较腹部B超更准确；②MRI可提高诊断凶险性前置胎盘的准确率。产后检查胎盘，若胎膜破口距胎盘边缘距离 < 7cm，则为前置胎盘。

【治疗原则】

抑制宫缩、止血、纠正贫血及预防感染。根据阴道流血量、有无休克、妊娠周数、胎儿是否存活、是否临产及前置胎盘类型等采取期待疗法或终止妊娠。期待疗法适用于妊娠 < 34 周、无明显症状、阴道流血量少、胎儿存活、胎肺未成熟的孕妇。若前置胎盘发生严重出血危及孕妇生命安全时，不论胎龄大小均应立即剖宫产终止妊娠。

（五）胎盘早剥

妊娠20周后或分娩期，正常位置的胎盘在胎儿娩出前，部分或全部从子宫壁剥离，称为胎盘早剥（placental abruption）。起病急、发展快，若处理不及时可危及母儿生命。

【临床表现及分类】

根据病情严重程度，将胎盘早剥分3度。

Ⅰ度 子宫软，胎位清楚，胎心多正常，产后检查胎盘母体面时发现有凝血块及压迹。

Ⅱ度 胎盘剥离1/3左右，表现为突发的持续性腹痛、腰酸或腰背痛。以隐性出血为主，常无阴道流血或仅有少量阴道流血，贫血程度与外出血量不符。腹部检查子宫大于妊娠周数，胎盘附着处压痛明显，宫缩有间歇，胎儿多存活。

Ⅲ度 胎盘剥离超过胎盘面积1/2，临床表现较Ⅱ度加重。病人可出现休克症状。腹部检查子宫硬如板状，宫缩间歇期不能放松，胎位触不清，胎心消失。若病人无凝血功能障碍属Ⅲa，有凝血功能障碍属Ⅲb。

【诊断】

依靠病史、症状与体征不难诊断，以下辅助检查有助于协助诊断：

1. B型超声检查 典型声像图显示胎盘与子宫壁之间出现边缘不清楚的液性暗区，胎盘异常增厚或胎盘边缘"圆形"裂开。但仅25%的胎盘早剥能经超声检查证实。

2. 实验室检查 包括全血细胞计数及凝血功能检查。Ⅱ度及Ⅲ度应检测肾功能及二氧化碳结合力，若并发DIC应做筛选试验，结果可疑者，可做纤溶确诊试验。

【并发症】

常见并发症有胎儿宫内死亡、弥散性血管内凝血、产后出血、急性肾衰竭和羊水栓塞等。

【治疗原则】

早期识别、积极处理休克、及时终止妊娠、控制DIC、减少并发症。出现大量出血的胎盘早剥者边纠正休克，边进行产科处理。在了解胎儿宫内安危情况、胎儿是否存活后，选择合适分娩方式及时终止妊娠。Ⅱ、Ⅲ度病人确诊后应立即终止妊娠，胎盘早剥危及孕妇生命时，不管胎儿是否存活，均应立即剖宫产。

二、 分娩期并发症

此处主要介绍产后出血。

产后出血（postpartum hemorrhage，PPH）是指胎儿娩出后24小时内失血量超过500ml。剖宫产时超过1000ml。居我国产妇死亡原因的首位。

【病因】

引起产后出血的原因有：子宫收缩乏力、胎盘因素（胎盘滞留、胎盘植入、胎盘剥离不全、胎盘部分残留）、软产道损伤及凝血功能障碍，其中子宫收缩乏力是引起产后出血的主要原因。

【临床表现】

主要表现为阴道流血过多，继发失血性休克、严重贫血等相应症状。

1. 阴道流血

（1）子宫收缩乏力：表现为胎盘娩出后阴道流血较多。正常胎盘娩出后，宫底平脐或脐下一横指，子宫收缩乏力时，宫底升高，子宫软，轮廓不清。

（2）胎盘因素：胎儿娩出后10分钟内胎盘未娩出，阴道大量流血，应考虑胎盘因素。剥离胎盘发现异常如胎盘部分剥离、滞留、嵌顿、植入或粘连。胎盘娩出后检查胎盘胎膜不完整。

（3）软产道裂伤：胎儿娩出后即开始持续不断阴道流血，血色鲜红。阴道检查可明确软产道裂伤部位。

1）宫颈裂伤：宫颈裂伤长度＞1cm或累及血管可见活动性出血。

2）阴道裂伤：多为不规则裂伤，常见部位为侧壁、后壁、会阴部。严重时可发生阴道壁血肿。

3）会阴裂伤：分为3度。Ⅰ度指会阴皮肤及阴道入口黏膜撕裂，未达肌层，出血不多；Ⅱ度指裂伤已达会阴体筋膜及肌层，累及阴道后壁黏膜，出血较多；Ⅲ度指肛门外括约肌已断裂，直肠黏膜尚完整；甚至阴道直肠隔及部分直肠前壁有裂伤。Ⅳ度指肛门、直肠和阴道完全贯通，直肠腔外露。

（4）凝血功能障碍：持续阴道出血，血液不凝，不易止血。除子宫出血外，还并存全身多部位出血。

2. 低血压症状 头晕、面色苍白、烦躁、脉搏细快等休克早期表现。

【诊断】

根据产妇的临床表现、体格检查和辅助检查而诊断。

1. **失血量判断** 失血量的测定方法有：①称重法（血液比重 1.05g 换算 1ml）；②容积法（专用量杯测定）；③面积法：可按接血纱布血湿面积粗略估计失血量；④休克指数（脉率/收缩压）法：正常指数为 0.5，指数 1.0 时，丢失血量为全身血容量的 10%～30%；指数 1.5 时，丢失血量为 30%～50%；指数 2.0 时，丢失血量 50%～70%，发生重度休克。

2. **产后出血原因的诊断** 根据临床表现、出血特点及实验室检查，鉴别子宫收缩乏力、软产道裂伤、胎盘因素、凝血功能障碍所致出血。

3. **辅助检查**

（1）实验室检查：血常规检查，血小板计数、凝血酶原时间、纤维蛋白原等凝血功能检查。

（2）B 超检查：重点了解有无胎盘、胎膜残留，宫腔有否积血。

【治疗】

产后出血治疗原则：针对病因迅速止血、补充血容量，纠正休克及防治感染。

1. **子宫收缩乏力性出血的处理** 加强宫缩能最迅速有效地止血，可应用多种方法，如按摩子宫、局部或全身应用宫缩剂，大纱条紧密填塞宫腔等。无效时则可采取结扎盆腔血管、髂内动脉栓塞术，直至全子宫切除术等措施。

2. **胎盘因素出血的处理** 原则是胎儿娩出后，疑有胎盘滞留，立即做宫腔检查，及早诊断和尽快娩出胎盘；若胎盘粘连，可行人工剥离胎盘术；部分残留可用刮匙清宫；发生胎盘植入时先保守治疗，必要时手术处理。

3. **软产道裂伤出血的处理** 及时按解剖层次逐层缝合裂伤，累及子宫下段的损伤，缝合时避免损伤输尿管，必要时开腹手术。

4. **凝血功能障碍出血的处理** 除外其他原因导致的出血，尽快输血、血浆、血小板、纤维蛋白原等。

5. **失血性休克的处理** 监测生命体征，建立有效静脉通路，纠正血压，维持水、电解质平衡，防止肾衰及多脏器功能衰竭。

（王爱兰）

第五节 女性生殖系统炎症

一、阴道炎

（一）滴虫性阴道炎

滴虫阴道炎（trichomonal vaginitis）是指由阴道毛滴虫感染引起的常见阴道炎症，也是常见的性传播疾病。

【临床表现】

1. **症状**　阴道分泌物增多及外阴瘙痒，间或有灼热、疼痛、性交痛等。分泌物典型特点为稀薄脓性、黄绿色、泡沫状、有臭味。瘙痒部位主要为阴道口及外阴。阴道毛滴虫能吞噬精子，并能阻碍乳酸生成，影响精子在阴道内存活，可致不孕。若尿道口有感染，可有尿频、尿痛，有时可见血尿。

2. **体征**　见阴道黏膜充血，严重者有散在出血斑点，后穹隆有多量白带，呈灰黄色、黄白色稀薄液体或黄绿色脓性分泌物，常呈泡沫状。

【诊断】

典型病例容易诊断，若在阴道分泌物中找到滴虫即可确诊。检查滴虫最简便的方法是悬滴法。有症状的病人中，阳性率可达80%～90%。对可疑病人，若多次悬滴法未能发现滴虫时，可送培养，准确性可达98%左右。

【治疗】

因滴虫阴道炎可同时有尿道、尿道旁腺、前庭大腺滴虫感染，治愈此病，需全身用药，主要治疗药物为甲硝唑及替硝唑。性伴侣应同时进行治疗。治疗后检查滴虫阴性时，仍应于下次月经后继续治疗2～3个疗程，若经3次检查均阴性，方可称为治愈。

（二）外阴阴道假丝酵母菌病

外阴阴道假丝酵母菌病（vulvovaginal candidiasis，VVC）是由假丝酵母菌引起的常见外阴阴道炎症。80%～90%病原体为白假丝酵母菌。白假丝酵母菌为机会性致病菌，只有在全身及阴道局部免疫功能下降、假丝酵母菌大量繁殖转变为菌丝相，才出现症状。

【临床表现】

1. **症状**　主要表现为外阴瘙痒、灼痛、性交痛及尿痛，分泌物为白色稠厚呈豆渣样。

2. **体征**　妇科检查见外阴抓痕，小阴唇内侧及阴道黏膜附有白色块状物，擦除后露出红肿黏膜面，急性期还可能见到糜烂及浅表溃疡。

【诊断】

在分泌物中找到白假丝酵母菌孢子和假菌丝即可确诊。方法是加温10%氢氧化钾或生理盐水1小滴于玻片上，取少许阴道分泌物混于其中，在光镜下寻找孢子和假菌丝。若有症状而多次悬滴法检查均为阴性，可用培养法。顽固病例应查找病因，询问有无糖尿病、服用大量雌激素或长期应用抗生素的病史。

【治疗】

了解有无发病诱因，如糖尿病，长期使用广谱抗生素、类固醇激素等。可选用咪康唑栓剂、克霉唑栓剂、制霉菌素栓剂局部用药。病情严重者可考虑氟康唑或伊曲康唑口服用药。性伴侣同时进行治疗。

（三）细菌性阴道病

细菌性阴道病（bacterial vaginosis，BV）为阴道内正常菌群失调所致的一种混合感染。

【临床表现】

1. **症状**　10%～40%病人无临床症状，有症状者主要表现为阴道分泌物增多，有鱼腥臭味，尤其性交后加重，可伴有轻度外阴瘙痒或烧灼感。

2. **体征**　检查见阴道黏膜无充血的炎症表现，分泌物特点为灰白色，均匀一致，稀薄，常黏附于阴道壁，但黏度低，容易将分泌物从阴道壁拭去。

【诊断】

Amsel 临床诊断标准，下列 4 项中有 3 项阳性即可诊断为细菌性阴道病：①匀质、稀薄、白色阴道分泌物，常黏附于阴道壁；②线索细胞阳性；③阴道分泌物 pH>4.5；④胺试验（whiff test）阳性。

【治疗】

治疗原则为选用抗厌氧菌药物，主要有甲硝唑、替硝唑、克林霉素。

（四）萎缩性阴道炎

萎缩性阴道炎（atrophic vaginitis）常见于自然或人工绝经后妇女，也可见于产后闭经或药物假绝经治疗的妇女。

【临床表现】

1. 症状 外阴灼热不适、瘙痒及阴道分泌物增多。阴道分泌物稀薄，呈淡黄色，感染严重者呈脓血性白带，可伴有性交痛。

2. 体征 检查见阴道呈萎缩性改变，上皮皱襞消失，萎缩，菲薄。阴道黏膜充血，有散在小出血点或点状出血斑，有时见浅表溃疡。溃疡面可与对侧粘连，严重时造成狭窄甚至闭锁，炎症分泌物引流不畅形成阴道或宫腔积脓。

【诊断】

根据绝经、卵巢手术史、盆腔放射治疗史或药物性闭经史及临床表现诊断一般不难，但应排除其他疾病才能诊断。

【治疗】

治疗原则为补充雌激素增加阴道抵抗力；抗生素抑制细菌生长。

二、宫颈炎

（一）宫颈炎

【病因及病原体】

宫颈炎（cervicitis）的病原体：①性传播疾病病原体：淋病奈瑟菌及沙眼衣原体；②内源性病原体：部分宫颈炎的病原体与细菌性阴道病病原体相同。部分病人病原体不清。

【临床表现】

1. 症状 大部分病人无症状。有症状者表现为阴道分泌物增多，呈黏液脓性，阴道分泌物刺激可引起外阴瘙痒及灼热感。此外，可出现经间期出血、性交后出血等症状。若合并尿路感染，可出现尿频、尿急、尿痛。

2. 妇科检查 见宫颈管黏膜质脆，容易诱发出血。

【诊断】

两个特征性体征：①于宫颈管或宫颈管棉拭子标本上，肉眼见到脓性或黏液脓性分泌物；②用棉拭子擦拭宫颈管时，容易诱发宫颈管内出血。出现两个特征性体征之一，显微镜检查宫颈或阴道分泌物白细胞增多，可初步诊断宫颈炎。宫颈炎诊断后，需进一步做衣原体及淋病奈瑟菌的检测。

【治疗】

主要为抗生素治疗。可根据不同情况采用经验性抗生素治疗及针对病原体的抗生素治疗。

（二）宫颈炎症相关疾病

1. 宫颈糜烂样改变 指宫颈外口处的宫颈阴道部外观呈细颗粒状的红色区，可能是生理性的柱状上皮异位，即宫颈阴道部的鳞状上皮被颈管的柱状上皮所取代；也可能是病理性的，如炎症时宫颈柱状上皮充血、水肿；或宫颈上皮内瘤变或宫颈癌的早期改变。病人需行宫颈刮片或感染的相关检查。生理性柱状上皮异位一般可不予处理，如合并感染导致糜烂样改变，则需抗感染治疗。

2. 宫颈息肉 是宫颈管腺体和间质的局限性增生，并向宫颈外口突出形成息肉。检查见宫颈息肉通常为单个，也可为多个，红色，质软而脆，呈舌型，可有蒂。宫颈管息肉极少恶变，但应与子宫的恶性肿瘤相鉴别。宫颈息肉应予以切除并送病理检查。

3. 宫颈肥大 炎症的长期刺激导致腺体及间质增生，宫颈较常增大。此外，宫颈深部的腺囊肿均可使宫颈呈不同程度肥大，硬度增加。宫颈肥大往往无需特殊治疗，但需与宫颈管腺癌鉴别。

三、 盆腔炎

盆腔炎（pelvic inflammatory disease，PID）为女性内生殖器及其周围的结缔组织、盆腔腹膜发生的炎症，主要包括子宫内膜炎、输卵管炎、输卵管卵巢脓肿、盆腔腹膜炎。

【临床表现】

1. 典型症状 突发性的下腹部持续性疼痛，伴白带增多，发热，恶心呕吐、腹胀腹泻；若有脓肿形成，还可有尿频、尿痛、肛门坠胀、里急后重感等包块刺激征象。Fit-Hugh-Curtis 综合征（肝包膜炎症而无肝实质损害的肝周围炎）表现为继下腹痛后出现右上腹痛，或下腹痛与右上腹痛同时出现。

2. 体格检查 轻者无明显体征。重者可呈急性病面容，体温升高，心率加快，下腹部压痛、反跳痛以及肌紧张，可见腹胀、肠鸣音减弱或消失。

3. 妇科检查 阴道充血，分泌物增多，呈脓性，宫颈举痛、摇摆痛阳性，子宫体稍大，质地可软，压痛明显，活动受限，双附件可增厚、增粗，压痛明显，甚至可及明显触痛的包块不活动，盆腔有脓肿时可及波动感。

【诊断】

根据病史、症状及实验室检查可作出初步诊断。旨在对年轻女性腹痛或有异常阴道分泌物或不规则阴道流血者，提高对 PID 的认识，对可疑病人进一步评价、及时治疗、减少后遗症发生。

2010 年美国疾病控制中心（CDC）推荐的盆腔炎性疾病诊断标准：

1. 临床诊断最低标准 宫颈举痛或子宫压痛或附件区压痛。

2. 附加标准 体温 > 38.3℃（口表）；阴道或宫颈异常黏液脓性分泌物；阴道分泌物涂片见到白细胞；红细胞沉降率升高；实验室证实的宫颈淋病奈瑟菌或衣原体阳性；C- 反应蛋白升高。

3. 诊断的特异性标准 子宫内膜活检证实内膜炎；B 超或 MRI 可见充满液体的增粗的输卵管伴或不伴盆腔积液；输卵管卵巢肿块；腹腔镜检查见输卵管炎。

4. 诊断后应明确病原体 手术直接采取患处分泌物培养；宫颈分泌物或后穹隆穿刺液涂片 / 培养。

【鉴别诊断】

需与急性阑尾炎、输卵管妊娠流产或破裂、卵巢囊肿蒂扭转或破裂、腹腔内出血等急症相鉴别。

【治疗】

治疗原则为积极清除病原体，改善症状及体征，减少后遗病变。主要治疗方法是抗生素药物合理应用。

1. **支持治疗** 半卧床休息以使炎症局限，补充液体维持水和电解质平衡。

2. **抗生素治疗** 参照药敏试验选择药物，兼顾需氧菌和厌氧菌，合理配伍、联合、足量用药，用药途径以静脉为好，注意药物的毒性反应。

（沈　杨）

第六节　女性生殖内分泌疾病

一、多囊卵巢综合征

多囊卵巢综合征（polycystic ovarian syndrome，PCOS）是一种以高雄激素血症、排卵障碍以及多囊卵巢为特征的病变，在青春期及育龄期妇女中发生率高。

【临床表现】

1. **月经失调** 主要症状。多表现为月经稀发（周期35日至6个月）或闭经。也可表现为不规则子宫出血，周期或经量无规律性。

2. **不孕** 生育期妇女因排卵障碍导致不孕。

3. **多毛、痤疮** 高雄激素血症的表现，与体内雄激素积聚刺激皮脂腺分泌旺盛有关。

4. **肥胖** BMI ≥ 25，且常呈腹型肥胖。肥胖与胰岛素抵抗、雄激素过多、游离睾酮比例增加有关。

5. **黑棘皮征** 阴唇、颈部、腋下、乳房下和腹股沟等处皮肤褶皱部位出现灰褐色色素沉着，呈对称性，皮肤增厚，质地柔软。

【诊断】

PCOS 的诊断为排除性诊断。欧洲生殖和胚胎医学会与美国生殖医学会 2003 年提出的鹿特丹标准：①稀发排卵或无排卵；②高雄激素的临床表现和（或）高雄激素血症；③卵巢多囊改变：超声提示一侧或双侧卵巢直径 2~9mm 的卵泡 ≥ 12 个，和（或）卵巢体积 ≥ 10ml；④ 3 项中符合 2 项并排除其他高雄激素病因，如先天性肾上腺皮质增生、库欣综合征、分泌雄激素肿瘤。

【治疗】

1. **一般治疗** 肥胖者加强锻炼和限制高糖、高脂饮食以减轻体重。

2. **药物治疗** ①调节月经周期，可应用口服短效避孕药或孕激素后半周期疗法；②降低血雄激素水平：环丙孕酮、螺内酯、糖皮质类固醇激素等；③改善胰岛素抵抗，常用胰岛素增敏剂，如二甲双胍；④诱发排卵：氯米芬为一线促排卵药物，需注意卵巢过度刺激综合征的发生。

3. **手术治疗** 可行腹腔镜下卵巢打孔术、卵巢楔形切除术等，可能出现治疗无效、盆腔粘连及卵巢功能低下等问题。

二、 绝经综合征

绝经综合征（menopause syndrome）指妇女绝经前后出现性激素波动或减少所致的一系列躯体及精神心理症状。绝经分为自然绝经和人工绝经。自然绝经指卵巢内卵泡生理性耗竭所致的绝经；人工绝经指两侧卵巢经手术切除或放射线照射等所致的绝经。

【临床表现】

1. **近期症状**　①月经紊乱：表现为月经周期不规则、经期持续时间长及经量增多或减少。取决于卵巢功能状态的波动性变化；②血管舒缩症状：潮热、盗汗，严重时可影响妇女的工作、生活和睡眠，是绝经后期妇女需要性激素治疗的主要原因；③自主神经失调症状：常出现心悸、眩晕、头痛、失眠、耳鸣等自主神经失调症状；④神经精神症状：注意力不易集中，情绪波动大，如激动易怒、焦虑不安或情绪低落、抑郁、不能自我控制等情绪症状，记忆力减退。

2. **远期症状**　①泌尿生殖道症状：阴道干燥、性交困难及反复阴道感染，排尿困难、尿痛、尿急等反复发生的尿路感染。②骨质疏松：绝经后雌激素缺乏使骨质吸收增加，导致骨量快速丢失。一般发生在绝经后 5～10 年内，最常发生在椎体。③阿尔茨海默病：可能与绝经后内源性雌激素水平降低有关。④心血管病变：糖脂代谢异常增加，动脉硬化、冠心病的发病风险较绝经前明显增加，可能与雌激素低下有关。

【诊断】

1. **血清 FSH 及 E_2 值测定**　检查血清 FSH 及 E_2 值了解卵巢功能。绝经过渡期血清 FSH > 10U/L，提示卵巢储备功能下降。闭经、FSH > 40U/L 且 E_2 < 10～20pg/ml，提示卵巢功能衰竭。

2. **氯米芬兴奋试验**　月经第 5 日起口服氯米芬，每日 50mg，共 5 日，停药第 1 日测血清 FSH > 12U/L，提示卵巢储备功能降低。

【治疗】

1. **治疗目标**　应能缓解近期症状，并能早期发现、有效预防骨质疏松症、动脉硬化等老年性疾病。

2. **一般治疗**　心理疏导，必要时选用适量镇静药以辅助睡眠。鼓励建立健康生活方式，增加日晒时间，预防骨质疏松。

3. **激素补充治疗**

适应证：主要用于缓解绝经症状，也是预防骨质疏松的有效方法。

禁忌证：已有或可疑乳腺癌、子宫内膜癌、生殖道异常出血、6 个月内活动性血栓病、重症肝脏疾病、脑膜瘤病人禁用孕激素。

相对禁忌证包括心脏病、偏头痛、肝胆疾病史、子宫内膜癌病史、血栓性疾病史、乳腺良性疾病和乳腺癌家族史等。

制剂及剂量选择：主要药物为雌激素，可辅助孕激素。单用雌激素治疗仅适用于子宫已切除者，单用孕激素适用于绝经过渡期功能失调性子宫出血。

4. **非激素类药物**　如选择性 5-羟色胺再摄取抑制剂、钙剂、维生素 D 等。

（沈　杨）

第七节　子宫内膜异位症和子宫腺肌症

一、子宫内膜异位症

子宫内膜异位症（endometriosis）指具有生长能力的子宫内膜在子宫腔被覆黏膜及子宫肌层以外的部位出现、生长、浸润、周期性出血。为良性病变，但具有种植生长能力和远处转移的表现。以卵巢子宫内膜异位症最常见。

【病因】

目前发病机制尚未完全明了，以 Sampson 的经血逆流种植学说、体腔上皮化生学说和诱导学说为主导理论。子宫内膜异位症的形成还与遗传因素、免疫因素以及炎症因素有关。

【临床表现】

1. **症状**　①继发性渐进性痛经为子宫内膜异位症典型症状；②月经失调：病人可出现经量增多、经期延长、经前出血等；③不孕：与黄体功能不足、未破卵泡黄素化综合征、自身免疫反应异常、盆腔局部解剖改变、微环境因素中致不孕因子等增加有关；④其他特殊症状：子宫直肠陷凹深部的病灶可致性交痛，肠道病灶可出现腹痛、腹泻、肠梗阻等症状。膀胱病灶可能有尿频、尿痛。卵巢的子宫内膜异位症囊肿破裂是妇科最常见的急腹症之一。

2. **体征**　妇检有后倾固定的子宫，三合诊可及宫颈后方或骶韧带处有盆腔痛性结节，活动差的附件囊性包块，宫颈及阴道异位病灶可于直视下发现黏膜面紫蓝色、褐色结节病灶。

【诊断】

1. **诊断依据**　①育龄妇女主诉继发性渐进性加重的痛经，可同时伴有月经失调、继发不孕、性交痛。②妇科检查见典型的体征：子宫固定后倾、宫颈后方或骶韧带处扪及触痛结节，附件部位触及不活动囊肿。③辅助检查：B 超所见阳性表现，血 CA125 值升高，一般不超过 200 U/ml。腹腔镜检查可明确诊断。④病理诊断：镜下典型的异位灶成分为内膜腺体或腺样结构，间质和纤维素，红细胞和含铁血黄素。

2. **临床病理类型**　卵巢型或卵巢内膜异位症；腹膜型或腹膜内膜异位症；阴道直肠膈型或阴道直肠内膜异位症；子宫肌壁间内膜异位症；腹壁、会阴、肠道、膀胱等处的内膜异位症病灶。

3. **子宫内膜异位症分期**　主要采取美国生殖学会（AFS）的评分分期，根据腹膜、卵巢、输卵管和子宫直肠陷凹的病灶大小、深浅、粘连包裹的范围评分，评分后分为 4 期：Ⅰ期 1~5 分，Ⅱ期 6~15 分，Ⅲ期 16~40 分，Ⅳ期 > 40 分。

【治疗原则】

目的是减轻和消除病灶及疼痛，改善和促进生育，减少和避免复发。治疗要求个体化，包括手术治疗，药物治疗，介入、中医药治疗及辅助治疗。

二、子宫腺肌症

子宫内膜腺体及间质出现和生长在子宫肌层时称子宫腺肌症。

【临床表现】

1. **症状**　30 岁以上经产妇，月经增多，经期延长，进行性痛经逐年加剧。

2. **体征**　妇科检查子宫均匀性增大呈球形，或有局限性结节隆起，质硬而有压痛，可合并盆腔内膜异位症体征。

【实验室检查和辅助检查】

1. **B 超**　子宫增大，肌壁增厚，或局部肌壁增厚，子宫肌层回声不均，可见点状或条索状低回声区。

2. **放射学检查**　MRI 子宫肌壁增厚。

3. **血 CA125 检测**　部分病人呈不同程度的升高。

4. **腹腔镜检查**　有助于明确诊断。

【诊断】

1. **典型病史**　育龄妇女出现继发性痛经、渐进性加重，伴月经不调、性交痛及不孕。

2. **妇科检查见典型的体征**　子宫球形增大，笨重，活动差。

3. **辅助检查**　B 超或腹腔镜检查明确诊断。

4. **病理诊断**　子宫腺肌症分弥漫型和局限型，前者致子宫均匀增大，多累及后壁，称子宫腺肌症。后者致子宫局部突起，称子宫腺肌瘤。镜下特征是子宫肌层内岛状分布的子宫腺体和间质，异位内膜细胞属基底层内膜，极少见分泌期变化。

【治疗】

1. **药物治疗**　① GnRHa：抑制下丘脑 – 垂体 – 卵巢轴 HPOA，抑制卵巢功能，缩小子宫，缓解症状，停药后复发；②对症处理：症状较轻者可用非甾体类抗炎药。

2. **手术治疗**　单纯病灶切除易复发。长期剧烈痛经，无生育要求者切除子宫，酌情保留一侧附件或双侧附件。骶骨神经切除术、骶前神经切除术可缓解或减轻 80% 病人的痛经。

（沈　杨）

第八节　盆底功能障碍性及生殖器官损伤疾病

一、阴道膨出

阴道膨出包括阴道前壁膨出和阴道后壁膨出。阴道前壁膨出因膀胱膨出和（或）尿道膨出所致，阴道后壁膨出常伴有直肠膨出，也常合并阴道前壁膨出。

【病因】

分娩时胎先露经过阴道，可致耻骨膀胱宫颈筋膜纤维伸长、断裂，使阴道前壁及膀胱底部失去支持而下垂，如耻尾肌与筋膜受损或裂开、则阴道后壁与直肠前壁失去支托而突出阴道。绝经后雌激素水平低落，盆底组织的退行性变亦可发生阴道膨出。

【临床表现】

1. **症状**　多见中老年妇女。轻者无明显症状，重者可表现出外阴下坠感、阴道有块物脱出，直立加重，休息可回纳，可伴有尿潴留、尿失禁或膀胱炎。

2. **体征** ①阴道前壁膨出：检查时可见阴道前壁呈囊袋样向阴道内凸起，触之柔软。将导尿管置入膀胱，在膨出的囊内触到导尿管即可明确诊断。注意判断是否伴随子宫脱垂。②阴道后壁膨出：检查时见阴道口宽大，嘱病人向下屏气用力，可见阴道后壁向阴道内隆起，肛门检查时指端可绕过中心体向前探入突向阴道的囊袋内。③注意有无会阴陈旧性Ⅲ度撕裂及肛门括约肌的功能状态。

【诊断】

1. **诊断依据** 病人的病史和主诉，妇科检查典型阳性体征，阴道有块物突出感，阴道壁呈囊袋样向阴道内凸起。

2. **分度标准** 检查时以屏气膨出最大程度来判定。

阴道前壁膨出分度：Ⅰ度——膨出的膀胱随同阴道前壁向下突出，但仍位于阴道内；Ⅱ度——部分阴道前壁脱出至阴道口外；Ⅲ度——阴道前壁全部脱出至阴道口外。

阴道后壁膨出分度：Ⅰ度——病人向下屏气用力时有明显阴道后壁突起但位于处女膜痕内；Ⅱ度——病人向下屏气用力时阴道后壁隆起达处女膜痕；Ⅲ度——病人向下屏气用力时阴道后壁隆起突出到处女膜痕以外。

【治疗】

1. **非手术疗法** 适于阴道轻度膨出者，无症状，或全身状况不能承受手术者。包括一般性支持疗法，盆底功能锻炼，生物电刺激疗法，阴道放置子宫托。

2. **手术治疗** 适于中重度阴道壁膨出者，且无手术禁忌证。

二、子宫脱垂

子宫的正常位置沿阴道下降，其宫颈外口达到坐骨棘水平以下，甚至子宫全部脱出于阴道口外称子宫脱垂（uterine prolapse）。

【病因】

产时损伤、产后过劳；子宫支持组织疏松薄弱；长期腹压增加；医源性原因。

【临床表现】

1. **症状** 轻症病人无表现。重症病人有不同程度的腰酸和腹部下坠感，直立过久或劳累后症状明显，休息后缓解。重症病人常伴尿潴留和压力性尿失禁，易并发尿路感染和便秘。外露宫颈可因摩擦致溃疡、出血和感染。

2. **体征** 不能还纳的子宫脱垂呈阴道块物突出，常伴有阴道前后壁膨出，阴道黏膜增厚角化，宫颈肥大并延长。经卧床休息，阴道肿物有的能自行回缩。

【诊断】

1. **诊断依据** 根据病史及检查体征所见确诊。

2. **分度诊断** 据我国在 1981 年部分省、市、自治区"两病"科协作组的意见，检查时以病人平卧用力向下屏气时子宫下降的程度，将子宫脱垂分为Ⅲ度。目前国外多采用 POP-Q 分类法，分为Ⅳ度。

【治疗】

无症状不须治疗。有症状可选非手术治疗和手术治疗。非手术疗法包括盆底肌肉锻炼，物理疗法，放置子宫托，中药和针灸。手术治疗包括曼氏手术，经阴道子宫全切除及阴道前后壁修补术，阴道封闭术和盆底重建手术。

三、 压力性尿失禁

压力性尿失禁（stress urinary incontinence，SUI）是指腹压的突然增加导致尿液不自主流出，但不是由逼尿肌收缩压或膀胱壁对尿液的张力压引起的。其特点是正常状态下无遗尿，而腹压突然增高时尿液自动流出。

【病因】

与妊娠、阴道分娩损伤、绝经后雌激素减低、盆底肌先天发育不良、尿道手术、阴道手术和盆腔巨大肿物有关。

【临床表现】

腹压增加下不自主溢尿是最典型的症状，而尿急、尿频，急迫性尿失禁和排尿后膀胱区胀满感亦是常见的症状。80%的压力性尿失禁病人有阴道膨出。

【诊断】

以病人的症状为主要依据，压力性尿失禁除常规体格检查、妇科检查及相关的神经系统检查外，还需相关压力试验、指压试验、棉签试验和尿动力学检查等辅助检查，排除急迫性尿失禁、充盈性尿失禁及感染等情况。

【治疗】

包括非手术治疗与手术治疗。非手术治疗包括盆底肌肉锻炼、盆底电刺激、膀胱训练和阴道局部雌激素治疗等。目前公认的金标准术式为耻骨后膀胱尿道悬吊术和阴道无张力尿道中段悬吊术。

四、 生殖器官瘘

生殖器官瘘指生殖道与其邻近器官间有异常通道，临床上最多见者为尿瘘，其次为粪瘘。两者可混合存在。

（一）尿瘘

尿瘘是人体泌尿系统与其他系统之间的异常通道。尿液自阴道排出，不能自控。

【病因】

大多是由于产伤、妇科手术损伤所致，少数是由于外伤或疾病损伤，如膀胱结核、生殖道肿瘤，放射治疗等所致。子宫托安置不当也可发生尿瘘。根据发生部位可分为膀胱阴道瘘、尿道阴道瘘、膀胱尿道阴道瘘、膀胱宫颈阴道瘘及输尿管阴道瘘，临床上以膀胱阴道瘘多见。

【临床表现】

1. **病史和症状** 持续漏尿或间歇性漏尿的病史。近期有盆腔手术史者，出现腰痛和腹胀，可伴有低热。漏尿前难产、盆腔外伤或盆腔放疗史。部分生育年龄的妇女有闭经或月经失调。常合并尿路感染。

2. **一般检查** 注意病人精神状态，重点检查腹部，输尿管瘘时可有腹水，腰部叩痛。

3. **妇科检查** 漏尿时间长者外阴可见不同程度的皮炎、皮疹或湿疹样变。检查应在膀胱充盈状态下，取膀胱截石位或膝胸卧位，窥器打开阴道，显露瘘孔。嘱病人用力咳嗽或深呼吸，观察漏尿点。

【诊断】

1. 诊断依据 ①典型的病史：不能控制的阴道漏液，可循难产、放疗、手术等病史；②妇科检查：阴道内发现流液，或可见尿瘘孔；③特殊检查：明确尿瘘部位、大小。

2. 明确尿瘘性质和部位

（1）性质：压迫坏死性瘘表现为妇科手术或分娩后发生一周左右出现尿漏。机械损伤性瘘表现为术中或术后即有尿瘘。疾病所致尿瘘多有长期结核史，并有长期尿路感染及血尿。盆腔肿瘤放射治疗所致尿瘘，出现时间很晚，呈持续漏尿。

（2）部位

1）膀胱宫颈阴道瘘：多有宫颈裂伤或宫颈前唇缺损，而阴道前壁无瘘孔。

2）膀胱阴道瘘、膀胱尿道阴道瘘：瘘孔较大时漏尿不分时间、体位，小便完全不能自控。瘘孔较小时表现为小便部分自控，只有膀胱过度充盈时发生漏尿。高位膀胱阴道瘘者，漏尿只发生于平卧位时。

3）输尿管阴道瘘：单侧输尿管瘘者表现为阴道内漏尿同时，有自主排尿。双侧输尿管瘘则无自主排尿。输尿管腹腔瘘时，表现为腹胀、腹水、发热。

【治疗】

根据尿瘘的性质、部位、大小和病因，制定治疗方案：①保守治疗：适用于分娩或手术后早期出现的尿漏，且瘘孔较小者；②手术治疗。

（二）粪瘘

粪瘘（fecal fistula）是人体肠道与其他系统和部位出现异常通道，以致粪便由肛门以外的部位排出，直肠阴道瘘最多见。病因同尿瘘。

【临床表现】

1. 病史和症状 有难产史、盆腔手术史、放疗史，出现不可控制的阴道排气、排便。

2. 一般检查 大体无特殊，可能因心理和情绪因素致体质较弱。

3. 妇科检查 瘘孔较大的在阴道窥器暴露下直接可见；较小瘘孔在阴道后壁见到红色的小肉芽样组织。

【诊断】

1. 典型症状 不能自控的阴道排气排便。

2. 妇科检查 阴道后壁找到瘘孔。

3. 特殊检查 钡剂灌肠造影、纤维结肠镜检查等，明确尿瘘部位、大小。

【治疗】

手术修补为主要治疗方法。

（沈 杨）

第九节　女性生殖器官肿瘤

一、子宫肌瘤

子宫肌瘤是女性生殖系统最常见的良性肿瘤，由平滑肌及纤维结缔组织构成。按肌瘤生长部位分为宫颈肌瘤、肌壁间肌瘤、浆膜下肌瘤、黏膜下肌瘤。

【临床表现】

1. **症状**　①子宫出血：壁间肌瘤表现周期缩短、经期延长、经量增多；黏膜下肌瘤则月经量过多、经期延长、肌瘤坏死、感染，不规则阴道流血，淋漓不净。出血多可出现继发性贫血。②下腹部包块：肌瘤大小超过 3 个月妊娠大小时较易从腹部触及。③白带增多：感染时出现脓性分泌物，坏死时呈血性白带。④压迫症状：尿频、尿潴留，腰酸下腹坠，便秘、下腹坠胀。⑤部分病人出现不孕或流产，肌瘤红色变性或浆膜下肌瘤蒂扭转可出现急腹痛和发热等。

2. **体征**　大肌瘤可及下腹部球形或不规则状实性包块，活动，无压痛。妇科检查子宫增大，有不规则状实性突起，或宫旁不规则包块有蒂相连，宫颈口肌性肿块等。

3. **并发症**　①子宫肌瘤变性：玻璃样变、囊性变、红色样变、恶变（肉瘤变）、钙化；②肌瘤蒂扭转。

【诊断】

1. **典型临床表现**　育龄妇女有月经周期及月经量的改变。月经增多或月经不规则，伴或无贫血者。部分病人无症状，仅凭妇科检查发现。

2. **盆腔检查**　①子宫黏膜下肌瘤：肌瘤向子宫黏膜下生长，可经宫口排出在阴道内，且易合并感染，可出现血性或脓性白带，子宫体呈均匀增大；②肌壁间肌瘤：子宫不规则增大，质硬；③浆膜下肌瘤：浆膜下肌瘤则为带蒂包块，根蒂与子宫相连，活动好，无压痛。肌瘤向两侧阔韧带生长时宫体旁可及实性包块，光滑。往往没有明确的临床表现，多数腹部包块就诊，或妇科检查时发现。

3. **B超**　可明确肌瘤大小、部位等。

4. **宫腔镜、诊刮**　有助于明确黏膜下肌瘤的诊断。

【治疗】

1. **期待疗法**　适用于肌瘤小（<10～12 周）且无症状时，每 3～6 个月复查一次。小肌瘤未生育者可先试行妊娠，如反复流产或不孕，则考虑手术治疗。观察过程中禁忌使用雌激素类药物。近绝经者无症状也可定期观察。绝经后肌瘤停止生长并渐萎缩至消失。

2. **药物治疗**　适用于子宫小于 10～12 周，症状较轻；或近绝经年龄或全身情况不能手术者。

（1）雄激素治疗：可用甲基睾丸素口服或丙酸睾酮注射。

（2）GnRHα：使用 3～6 个周期，瘤体缩小，出血量减少。但停药后瘤可再增大。6 个周期使用可产生围绝经期综合征，可影响骨质，需反相添加雌激素。

（3）其他药物：三烯高诺酮、米非司酮等，注意对肝酶的影响。

（4）对症治疗：止血、纠正贫血及使用宫缩剂减少经量。

3. **手术治疗**

（1）指征：肌瘤大于孕 2.5 月子宫、症状明显致继发贫血者；不育或反复流产者；出现并发症；

短期内肿瘤增大迅速，有恶性变可能者。

（2）手术途径：经腹、经阴道、腹腔镜、宫腔镜。

（3）手术方案：肌瘤剔除、宫腔镜下黏膜下肌瘤电切可保留生育功能。无生育要求行子宫全切或子宫次全切除。

4. 放射介入治疗　超选择性子宫动脉栓塞，使瘤体缩小，月经量减少。

二、宫颈癌

宫颈癌（cervical cancer）是发生于子宫颈鳞状上皮或腺上皮的癌，是妇女最常见的恶性肿瘤之一。高发年龄为 50～55 岁。

【病因】

主要发病危险因素是人乳头瘤病毒（HPV）感染。其他发病相关因素有：性行为混乱、早婚、多产、吸烟、使用避孕药、性传播疾病以及高危男伴等。

【临床表现】

1. 症状　早期可无症状。主要表现为：①阴道流血：早期多为接触性出血，后期为不规则出血或绝经后出血；②阴道排液：多量水样稀薄液体，米泔状有腥臭味，如感染有脓性恶臭白带；③晚期继发症状：邻近器官受压的表现，如尿频尿急，便秘，下肢肿胀，肾积水，神经受压而疼痛。最终出现全身衰竭恶病质状况。

2. 体征　早期宫颈癌检查宫颈可以表现为光滑，或轻度糜烂。随着病情的进展，可发现阴道内分泌物呈血性或血水状，合并感染时伴有臭味。宫颈癌病灶表现有：①外生型：病灶呈乳头状、菜花状或息肉状，突出于宫颈阴道部，较少侵犯宫颈旁组织，对宫颈组织浸润浅；②内生型：癌灶向宫颈管深部浸润，宫颈表面可光滑，颈管增大变硬呈桶状，可累及宫旁组织；③溃疡型：癌灶合并感染，坏死脱落形成溃疡；④颈管型：癌灶发生颈管内，隐秘侵入宫颈和子宫下段，较早转移盆腔淋巴结。

3. 转移　主要转移途径为直接蔓延和淋巴转移，血行转移少见。

【诊断】

1. 诊断依据　典型的临床表现，妇科检查所见外生型、内生型、溃疡型病灶表现。宫颈细胞涂片见癌细胞，宫颈活检病理证实为癌。盆腔 CT、MRI 检查可协助明确诊。

2. 分期　宫颈癌的分期是临床分期，采用国际妇产科联盟（FIGO）2009 年的分期标准见表 15-9-1。分期应在治疗前进行，治疗后分期不再更改。

表 15-9-1　宫颈癌的临床分期（FIGO，2014 年）

分期	表现
Ⅰ期	肿瘤严格局限于子宫颈（扩展至宫体将被忽略）
ⅠA	镜下浸润癌，间质浸润深度 < 5mm，宽度 ≤ 7mm
ⅠA1	间质浸润深度 ≤ 3mm，宽度 ≤ 7mm
ⅠA2	间质浸润深度 >3mm，且 < 5mm，宽度 ≤ 7mm
ⅠB	临床病灶局限于宫颈，或镜下病灶 > ⅠA 期
ⅠB1	临床癌灶 ≤ 4cm
ⅠB2	临床癌灶 >4cm
Ⅱ期	肿瘤超越子宫，但未达骨盆壁或未达阴道下 1/3

分期	表现
ⅡA	无宫旁浸润
ⅡA1	临床可见癌灶 ≤ 4cm
ⅡA2	临床可见癌灶 >4cm
ⅡB	有宫旁浸润，未达盆壁
Ⅲ期	肿瘤扩展到骨盆壁和（或）累及阴道下 1/3 和（或）引起肾盂积水或肾无功能
ⅢA	肿瘤累及阴道下 1/3，没有扩展到骨盆壁
ⅢB	肿瘤扩散至骨盆壁和（或）引起肾盂积水或肾无功能
Ⅳ期	肿瘤播散超出真骨盆或侵犯膀胱黏膜和（或）直肠黏膜
ⅣA	肿瘤播散至邻近器官
ⅣB	远处转移

3. 病理分类 鳞癌 80% ~ 85%，腺癌 15% ~ 20%，腺鳞癌 3% ~ 5%。

【治疗】

放疗适用于各期病例。手术适用于Ⅱa 期以前的病例，Ⅱb 期的病例可考虑先行放、化疗，降低分期后再行手术，或直接行放、化疗。Ⅲ期以上适用放疗。治疗后二年内每 3 月复查一次，第 3 ~ 5 年：6 月一次，第 6 年起：每年一次。复查内容包括全身检查，盆腔检查，阴道涂片细胞学检查，胸片，血、尿常规，B 超、CT、MRI 等影像学检查。

三、 子宫内膜癌

子宫内膜癌（endometrial carcinoma）是原发于子宫内膜的一组上皮性恶性肿瘤，多数为起源于子宫内膜腺体的腺癌。子宫内膜癌占女性生殖道恶性肿瘤的 20% ~ 30%，发病高峰为 50 ~ 69 岁。确切病因仍不清楚，可能有雌激素依赖型、非雌激素依赖型两种不同的发病机制。

【临床表现】

1. **症状** 主要症状为绝经后阴道出血、异常阴道排液、宫腔积液或宫腔积脓。有时出现下腹胀痛、下腹或腰骶部痛。晚期病人出现消瘦、贫血、恶病质。

2. **体征** 一般检查注意营养发育、体态，是否肥胖，有无高血压征，有无贫血貌。重点检查浅表淋巴结特别是腹股沟淋巴结有无肿大，活动度及有无压痛。妇科检查见阴道分泌物多呈血性，合并感染时分泌物呈脓血性、有臭味，绝经妇女可仅为脓性白带，脓液从宫颈内口流出。早期时子宫正常大小，活动好，宫旁无包块。病程发展，子宫增大，绝经妇女则可表现子宫不萎缩，正常大小，质软，晚期病人癌灶向子宫周围浸润，子宫固定。

3. **转移途径** 常见为直接蔓延，沿子宫内膜蔓延生长，或穿透肌层侵犯邻近器官以及广泛种植盆腹腔腹膜，淋巴转移也是主要途径，晚期发生血行转移，常见部位是肺、肝、骨。

【实验室检查和辅助检查】

1. **超声波检查** B 超可见子宫增大，或绝经后子宫相对增大，内膜增厚，内膜线紊乱或消失，肌层回声不均，边界不清，彩色多普勒见血流信号混杂，方向不定。

2. **分段诊刮** 最常用和最有价值的诊断方法，可鉴别宫颈管腺癌和子宫内膜癌，组织送病理检查可确定类型、细胞分化程度。

3. **宫腔镜检查** 可直视观察宫内膜病灶部位及病灶大小，有无宫颈浸润，利于定位活检，提高

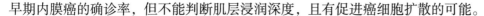

早期内膜癌的确诊率，但不能判断肌层浸润深度，且有促进癌细胞扩散的可能。

4. 放射学检查 CT、MRI 了解宫腔、宫颈肌层浸润深度，有无淋巴转移。

5. 肿瘤指标测定 部分子宫外播散病人血清 CA125 升高。

【诊断】

1. 诊断依据 有围绝经期阴道不规则出血或绝经后出血的典型临床表现，诊断性刮宫的组织病理确诊。

2. 分期 子宫内膜癌的分期现多采用国际妇产科联盟（FIGO）2014 年制定的手术 - 病理分期，见表 15-9-2。

表 15-9-2 子宫内膜癌手术 - 病理分期（FIGO，2014 年）

分期	表现
Ⅰ期	肿瘤局限于子宫体
Ⅰ A	无或 <1/2 肌层浸润
Ⅰ B	≥ 1/2 肌层浸润
Ⅱ期	肿瘤累及宫颈间质，但未扩散至宫外
Ⅲ期	局部和（或）区域扩散
Ⅲ A	肿瘤侵犯浆膜层和（或）附件
Ⅲ B	阴道和（或）宫旁受累
Ⅲ C	盆腔和（或）腹主动脉旁淋巴结转移
Ⅲ C1	盆腔淋巴结阳性
Ⅲ C2	腹主动脉旁淋巴结阳性和（或）盆腔淋巴结阳性
Ⅳ期	肿瘤侵犯膀胱黏膜和（或）直肠黏膜和（或）远处转移
Ⅳ A	肿瘤侵犯膀胱和（或）直肠黏膜
Ⅳ B	远处转移，包括腹腔内和（或）腹股沟淋巴结转移

3. 子宫内膜癌的病理类型

（1）弥漫型：呈息肉状或蕈状生长或菜花状突向宫腔，累及大部分或整个宫腔，表面呈坏死、溃疡，子宫可增大，阻塞颈管口可引起宫腔积脓。

（2）局限型：肿瘤局限于子宫腔的某部，多见宫底和宫角，呈小息肉或菜花状生长，易侵蚀肌层。

（3）病理分类：子宫内膜腺癌占 80%～90%，按分化程度分为高分化 G1 腺癌，中分化 G2 腺癌，未分化 G3 腺癌。内膜腺癌伴鳞状上皮化生者，根据鳞状上皮成分良恶性又分为腺角化癌（腺棘皮癌）和腺鳞癌（混合癌）。其他类型还有透明细胞癌，高度恶性，易发生早期转移，预后差；浆液性腺癌，复杂乳头样结构，核异型性大，恶性程度很高，复发率高，常早期广泛累及肌层及腹膜扩散。

【治疗】

早期病人手术为主，术后根据分期及组织学类型选择辅助治疗，晚期病人综合治疗。

1. 手术治疗 为首选治疗手段，手术不仅可切除病灶和转移灶，还可在全面探查的基础上进行分期，以指导制定治疗方案。

Ⅰ期病人行筋膜外全子宫加双附件切除。有高危因素者加行盆腔淋巴及腹主动脉旁淋巴清扫。Ⅱ期病人行广泛性全子宫及双附件切除、盆腔淋巴及腹主动脉旁淋巴清扫。Ⅲ期以上行肿瘤细胞减灭术。

2. 放射治疗 包括腔内照射和体外照射。可作为术前或术后的辅助治疗，对不宜手术者亦有一定效果。

3. 药物治疗 有高危因素者术后应予以化疗。

4. 术后复查 治疗完成后，两年内每 3 ~ 6 个月复查一次，第 3 年起每 6 个月复查一次，5 年后每年复查一次。

四、卵巢肿瘤

卵巢肿瘤是常见的妇科肿瘤，其中 10% 为恶性。卵巢恶性肿瘤发病早期无症状，早期诊断困难，五年生存率仅为 30% ~ 40%，死亡率居女性生殖道恶性肿瘤首位。

【临床表现】

1. 良性肿瘤 病程长，发展慢，早期肿瘤小，无症状。肿瘤体积中等大以上可自行扪及下腹部包块，并有压迫征，如腹胀、尿频、便秘等。体查肿瘤多为囊性，包膜光滑，轮廓清，活动好。

2. 恶性肿瘤 病程短，发展快。早期无症状，一旦发现多晚期。出现腹胀、腹水、腹部活动差的包块。病人晚期出现消瘦、贫血等恶病质。肿瘤侵蚀性生长可出现癌性疼痛。体查肿瘤不光滑、活动差，或为散在结节，出现腹水，可有腹股沟、锁骨上淋巴结肿大。

3. 并发症的表现 ①蒂扭转：为妇科常见急腹症之一，发病时突然一侧腹痛，伴恶心，检查下腹有肌紧张、盆腔包块蒂根部压痛明显。蒂扭转结局可有感染、坏死、破裂等。确诊后立即手术。②破裂：表现有腹痛伴恶心、呕吐，腹膜炎症状，如内出血多可导致休克。检查下腹压痛、肌紧张，盆腔包块缩小。处理原则为立即剖腹探查。③感染：表现为发热、腹痛、反跳痛，肌紧张，伴有白细胞升高，C 反应蛋白升高等。处理原则：应用抗生素后手术切除肿瘤。④恶变：表现为原有肿瘤增大快，或呈双侧性，若出现腹水则属肿瘤晚期。⑤卵巢癌的转移：主要是直接蔓延和腹腔种植转移，肿瘤可直接累及邻近器官，广泛种植腹膜和大网膜表面。淋巴道也是重要的转移途径。血行转移少见，晚期可转移至肝和肺。

【实验室检查和辅助检查】

1. 影像学检查 盆腔 B 超、腹部平片、CT 检查。

2. 肿瘤标志物 ①CA125：80% 的卵巢上皮性癌病人 CA125 水平高于正常值；②AFP：对卵巢内胚窦瘤有特异性诊断价值；③HCG：卵巢原发性绒癌和胚胎性癌可分泌 HCG，尤以前者分泌量极高；④性激素：功能性卵巢肿瘤如颗粒细胞瘤、卵泡膜细胞瘤可产生雌激素；⑤神经细胞特异性烯醇化酶（NSE）：对诊断有参考意义。

3. 脱落细胞学检查 后穹窿穿刺或腹腔穿刺抽吸腹水，涂片查找肿瘤细胞。腹腔镜检查或剖腹探查时腹腔冲洗液找癌细胞，对 I 期病人临床分期有帮助。

4. 腹腔镜检查 对整个盆、腹腔进行观察，并直接观察肿瘤情况。还可在可疑部位进行多点活检，抽吸腹腔液行细胞学检查，用以确诊。但巨大肿块或粘连性肿块禁忌行腹腔镜检查。

【诊断】

1. 临床诊断 ①典型的病史及症状：可有腹胀、腹痛、不规则阴道流血等。②全身检查：注意营养状况，有无下肢浮肿及浅表淋巴结肿大。注意腹部触诊有无肿块，肿块位置、大小、形态、活动度及有无压痛，肝脏及脾脏有无肿大及肿块；叩诊有无移动性浊音。③妇科检查：子宫可正常大小，于子宫双侧或一侧可扪及囊性、囊实性或实性肿块。可对肿块的来源、大小、性质，及其与周围盆腔脏器的关系作出大致判断。④辅助检查：肿瘤标志物检查有助于卵巢肿瘤的病理类型和良恶性的判断。B超、CT检查能对肿块的来源、大小、性质，周围组织侵犯范围及判断淋巴结有无转移等作出客观评估，并能鉴别癌性腹水和结核性包裹性积液。

2. **病理诊断** 目前普遍采用世界卫生组织（WHO，2014）制定的卵巢肿瘤的组织学分类法。①上皮性肿瘤：占卵巢肿瘤50%～70%，分为良性、恶性、交界性肿瘤。主要类型有浆液性肿瘤、黏液性肿瘤、子宫内膜样肿瘤、透明细胞瘤、混合性上皮瘤、未分化癌等。②生殖细胞肿瘤：占卵巢肿瘤20%～40%，来源原始性腺生殖细胞，青春期前发病占60%～90%。主要类型有未分化者为无性细胞瘤、胚胎癌；向胚胎结构分化为畸胎瘤，向胚外结构分化为内胚窦瘤、绒毛膜癌。③性索间质肿瘤：占卵巢肿瘤5%～8%，因可分泌雌激素故称功能性肿瘤。其中颗粒细胞瘤为低度恶性，卵泡膜细胞瘤多为良性，其他性索间质肿瘤有纤维瘤、两性母细胞瘤、间质细胞瘤等。④转移性肿瘤：占卵巢肿瘤5%～10%，原发灶可来源生殖道、消化道、乳癌等。⑤其他类型：来源不定的肿瘤（小细胞癌、肝样癌）等。WHO按组织结构、细胞分化进行组织学分级：分化1级为高度分化；分化2级为中度分化；分化3级为低度分化，低度分化预后最差。

3. **卵巢恶性肿瘤分期** FIGO分期（2000）根据临床、手术、病理情况，用于估计预后和评判疗效。Ⅰ期：肿瘤局限卵巢。Ⅱ期：一侧或双侧卵巢肿瘤，伴盆腔内扩散。Ⅲ期：一侧或双侧卵巢肿瘤，镜检证实伴盆腔外腹腔扩散和/或区域淋巴结转移，肝表面转移。Ⅳ期：远处转移（胸水癌细胞，肝实质转移）。在Ⅰ～Ⅲ期中，又根据包膜是否完整、腹水有无肿瘤细胞、盆腔扩散的程度、转移灶的大小、淋巴结的阳性等指标，细分为a、b、c各亚期。

【治疗】

1. **卵巢良性肿瘤** 发现卵巢肿瘤，应手术治疗，以明确诊断及时处理。肿瘤直径小于5cm，疑为卵巢瘤样病变，可作短期观察。手术范围根据病人年龄、生育要求及对侧卵巢情况而决定，以行卵巢肿瘤剥出术，保留正常卵巢组织为好。手术多经腹腔镜进行，术中必要时送肿瘤快速作病理学检查以确定肿瘤性质。

2. **卵巢恶性肿瘤** 治疗原则手术为主，辅以化疗、放疗。

（1）手术治疗：术中全面探查确定肿瘤分期情况，取肿瘤组织作快速病理学检查以确定肿瘤类型。根据探查和病理决定手术范围。

（2）化学药物治疗：目的为杀灭术后残留病灶，预防复发，或术前缓解病情，创造手术条件。

（3）放射治疗：有组织敏感性，无性细胞瘤最敏感，颗粒细胞瘤中度敏感。可用^{60}Co，直线加速器外照。大量腹水腹腔有散在细粟粒病灶者，术后可以^{32}P腹腔灌注内照。

（4）生物学治疗：免疫治疗可作为综合治疗手段之一，应用制剂包括：单克隆抗体、干扰素、白介素、各种细胞因子。

（沈　杨）

第十六章
儿科疾病

16章

第一节 儿科学基础

一、 儿科学的范围和任务

儿科学是研究儿童时期生长发育、卫生保健、疾病防治和康复的医学科学。小儿体格和智能处于不断生长发育中，各器官系统都逐渐发生从量到质的变化，其生理、病理、诊断、治疗和预后等方面都与成人有所不同。随着医学模式改变，在重视小儿组织器官健康发育和疾病治疗的同时，对小儿心理、性格、行为和良好生活习惯的培养也将成为儿科学研究的重点。

【儿科学的范围】

凡涉及儿童和青少年时期的健康与卫生问题都属于儿科学的范围。按其研究性质，可分为发育儿科学、预防儿科学和临床儿科学等部分；按年龄划分，则包含围生医学、新生儿学和青春医学等众多独立体系。

【儿科学的任务】

儿科学的任务就是要不断探索儿科医学理论，在实践的基础上总结经验，降低发病率和死亡率，增强儿童体质，提高儿童保健和疾病的防治水平。儿科学的宗旨就是保障儿童健康，提高生命质量。

二、 儿科学的特点

儿童时期机体处于不断生长发育中，与成人相比较有不同的特点。熟悉和掌握这些特点，对儿童医疗保健十分重要。

（一）基础医学方面

1. **解剖** 小儿在生长发育过程中，其外观如身长、体重、身体各部分比例等均有很大变化，如囟门的闭合、牙齿的萌出、骨化中心的出现均有一定的规律。内脏器官的大小和位置，各系统的解剖发育也因年龄而异。如小儿神经系统的发育较早而生殖系统发育则较晚；淋巴系统在儿童期迅速生长，于青春期前达高峰，以后逐渐下降；3岁以下小儿正常情况下可在右肋缘下触及肝脏，6岁以后则不应触及等。在体格检查时必须熟悉各年龄段的体格生长发育规律，才能正确判断和处理临床问题。

2. **生理** 小儿生理、生化正常值，如心率、呼吸、血压、周围血象、体液成分等，均随年龄增长而有变化。如年龄越小，代谢越旺盛，所需能量和水分越多，而各器官功能相对欠成熟，极易发生消化、营养紊乱和水、电解质失衡。

3. **病理** 不同年龄的儿童对同一致病因素有不同的反应和病理过程。如肺炎链球菌感染，在婴幼儿常为支气管肺炎，而年长儿及成人则易局限为大叶性肺炎；维生素 D 缺乏时，小儿患佝偻病，成人则患骨软化症。

4. **免疫** 小儿细胞免疫、体液免疫功能均不成熟，抗感染的能力较差。新生儿通过胎盘从母体获得的特异性抗体，对 6 个月以内的婴儿有一定免疫作用，但 6 个月后逐渐消失，其自主合成 IgG 的能力一般要到 6~7 岁时才能达到成人水平。婴幼儿期分泌型 IgA（sIgA）水平较低，故易患消化道、呼吸道感染。大分子的 IgM 抗体不能通过胎盘从母体获得，所以新生儿易患革兰阴性细菌感染。

5. **心理行为** 儿童时期是心理、行为形成的基础阶段，可塑性非常强。及时发现小儿的天赋气质特点，通过训练因势利导促进发育，根据不同年龄儿童的心理特点，提供合适的环境和条件，培养良好的个性和行为习惯。

（二）临床方面

1. **诊断** 儿童在临床症状、体征等方面与成人差别甚大，不同年龄儿童的疾病种类也有很大差异。先天性、遗传性、感染性疾病多见，诊断应注意年龄因素。如惊厥在新生儿首先考虑产伤、颅内出血、新生儿缺氧缺血性脑病；6 个月以内应考虑婴儿手足搐搦症或中枢神经系统感染；6 个月~3 岁多为高热惊厥或中枢神经系统感染；3~5 岁以上的无热惊厥则以癫痫常见。此外，由于年幼儿童不能自诉病史，且年龄越小越缺乏明确的定位症状和体征，因此，诊断儿童疾病必须详细询问家长，严密观察病情变化，并结合必要的实验室检查，方能确诊。还要注意体格检查的顺序可以不同于成人，应先检查需要小儿配合的部位，如腹部和心肺检查，最后检查口腔等小儿不愿意合作的地方，以免刺激小儿哭闹，影响体检和诊断结果。

2. **治疗** 小婴儿的肝肾功能尚不完善，调节和适应能力均差，药物代谢和水、电解质平衡能力有限，而且病情变化快，易发生各种并发症，故应强调早诊断早治疗，除尽快给予有效的对因治疗外还应加强综合治疗，及时处理各种并发症。应注意掌握小儿药物剂量和用药特点，还要注意药物对小儿生长发育的影响。

3. **预后** 儿童疾病变化较大，预后有时难以判断。病情很严重的患儿，如能及时处理，常可以转危为安迅速治愈，相反某些病情早期较轻的患儿可能突然加重，甚至死亡。因此，在考虑预后时要注意小儿的并存疾病，如是否合并有营养不良等。此外，临床的早期诊断和治疗对于预后的判断也显得特别重要，适时正确的处理不仅有助于患儿的转危为安，也有益于病情的转归和预后。

4. **预防** 儿科疾病的预防，重在围生期保健、先天性遗传性疾病的胎儿期或新生儿期筛查及早期干预、传染性疾病的计划免疫，以及某些成人病如高血压和动脉粥样硬化的儿童期预防等。我国卫生部将小儿肺炎、腹泻、营养性贫血和佝偻病列为儿童时期的常见病、多发病，应重点预防。加强宣传，优生优育，提高健康水平，是降低小儿疾病发生率和病死率的重要措施。

三、 小儿年龄分期

儿童时期是机体处于不断生长发育的阶段，随着年龄的增长，儿童的解剖、生理、心理等功能在不同的阶段表现出与年龄相关的规律性。按各阶段的特点可将小儿的年龄划分为 7 个分期，但各期之间没有严格界线，相互间有着密切联系。

（一）胎儿期

从受精卵形成至胎儿出生，约 280 天（40 周）。这个阶段胚胎和胎儿完全靠母体生存，是各系统组织器官分化发育十分迅速的重要时期。妊娠期内母体如受不良因素的影响，如感染、创伤、滥用药物、接触放射性物质以及缺乏营养、严重疾病和心理创伤等都可能影响胎儿正常生长发育，导致流产、死胎、畸形或宫内发育不良等。此期应保证孕母有充足的营养和良好的生活环境，预防遗传性疾病和先天畸形，尽可能避免妊娠期并发症和产时感染。

（二）新生儿期

自胎儿娩出脐带结扎至生后 28 天为新生儿期（胎龄 28 周至生后 7 天又称为围生期）。按年龄划分，此期实际包含在婴儿期内，由于在发育和疾病方面的特殊性而单独将其列出。在此期间，小儿脱离母体开始独立生存，内外环境发生巨大变化，而其适应能力尚不完善，因此，不仅发病率高，死亡率也高。此期常见疾病有产伤、窒息、感染、出血、溶血等，先天性畸形也常在此期表现。保健的重点是加强护理，提倡母乳喂养，预防感染。接种卡介苗和乙肝疫苗。

（三）婴儿期

从出生至 1 岁为婴儿期。这个时期是小儿生长发育最迅速的阶段，对营养素和能量的需要相对较大，而消化系统的发育和功能不完善，容易发生营养和消化紊乱。由于来自母体的抗体逐渐减少，自身的免疫功能尚不成熟，故抗感染的能力较弱，易患传染病和各种感染性疾病。提倡母乳喂养，6 个月后逐步添加转乳期食物。定期进行体格检查，以便于早期发现缺铁性贫血、佝偻病、营养不良和发育异常等疾病并给予及时干预治疗。此期应按计划免疫程序完成基础免疫。

（四）幼儿期

1～3 周岁为幼儿期。体格生长发育速度较前稍减慢。随着孩子学会走路，活动范围逐渐加大，接触外界环境机会增多，智能和社会心理发育迅速，动作、语言、思维能力增强，但对危险的识别和自我保护能力尚不足，应特别注意防止意外伤害的发生。在幼儿早期，小儿的饮食由乳汁和糊状食物逐渐过渡到固体食物，而此阶段小儿的消化吸收功能仍不完善，因此适宜的喂养仍然是保持正常生长发育的重要环节。此时期应重视与幼儿的语言交流，通过游戏、讲故事、唱歌等促进幼儿语言发育与大运动能力的发展，逐渐培养孩子的独立生活能力，养成良好的生活习惯。定期进行体格检查，预防疾病发生。

（五）学龄前期

3～6 周岁入小学前为学龄前期。体格生长发育处于稳步增长状态，智能发育则更加迅速，充满好奇，求知欲强，喜欢模仿，并逐步学会照顾自己。由于独立活动范围增大，与同龄儿童和社会事物有了更多接触，是性格形成关键时期，应通过游戏和各种活动增强体质，学习遵守规则和与人交往，培养其学习习惯，想象和思维能力以及初步的社交能力，使之具有良好的心理素质。每年应进行 1～2 次体格检查，保证充足营养，预防溺水、外伤以及误服药物及食物中毒等损伤。

（六）学龄期

自入小学（6～7 岁）至青春期前为学龄期。体格生长发育仍稳步增长，除生殖系统外，各系统器官发育逐渐接近成人。智能发育也逐步成熟，是接受系统的科学文化教育的重要时期。应提供适宜的学习条件，培养良好的学习习惯，合理安排生活，供给充足营养，增强体质。此期儿童发病率较前减少，应注意预防屈光不正、龋齿等常见病。

（七）青春期

青春期年龄范围一般从 11 或 12 岁 ~ 18 或 19 岁，相当于中学生时期，女孩的青春期开始年龄和结束年龄均比男孩早 2 年左右，但个体差异很大。此期儿童的体格生长发育再次加速，出现婴儿期以后的第二次高峰，同时生殖系统也迅速发育并渐趋成熟，第二性征逐渐明显。在青春期应进行正确的性知识教育以使其在生理和心理上有正确的认识。引导积极的体育锻炼，不仅增强体质，也培养毅力和意志力，保证身心健康成长。

四、生长发育

人的生长发育是指从受精卵到成人的成熟过程，生长和发育是儿童不同于成人的重要特点。生长是指儿童身体各器官、系统的增大和形态变化，可有相应的测量值来表示其量的增加；发育是指细胞、组织、器官的分化完善与功能成熟。生长和发育两者紧密相关，生长是发育的物质基础，生长的量的变化可在一定程度上反映身体器官、系统的成熟状况。

（一）生长发育的规律

1. 生长发育的一般规律 ①由上到下：小儿先抬头，后再会坐、立、行走；②由近到远：先躯干发育，而后四肢，从臂到手，从腿到脚活动；③由粗到细：先手掌抓握到手指拾取物品；④由简单到复杂：先学会画直线，以后学会画圈、画人；⑤由低级到高级：先感性认识后发展到记忆、思维、分析、判断事物。

2. 生长发育是连续的、阶段性的过程 生长发育在整个小儿时期持续不断进行，但各年龄阶段生长发育的速度不同。如体格生长，年龄越小，增长越快，第一年为生后的第一个生长高峰，2 岁以后增长速度渐趋平稳，至青春期生长速度再度加快，出现第二次高峰。

3. 各系统器官发育不平衡 小儿各系统的发育速度不一，并有各自的特点。如神经系统发育较早，生殖系统发育较晚，其他如心、肝、肾、肌肉等系统的增长基本与体格生长平行。

4. 个体差异 小儿生长发育在一定范围内受遗传、营养、性别、环境等的影响而存在相当大的个体差异。因此，任何正常值都不是绝对的，要根据每一个小儿发育的具体情况才能做出正确的判断。

（二）影响生长发育的因素

1. 遗传 父母的身高、体型、种族及遗传性疾病均影响小儿生长发育。

2. 营养 小儿生长发育必须有充足的营养物质供应，因此合理营养是小儿生长发育的物质基础。营养不良可影响小儿体重、身高的增长，使机体的免疫、内分泌和神经调节等功能低下。

3. 母亲情况 胎儿在宫内的发育受孕母生活环境、营养、情绪、疾病等各种因素的影响。母亲妊娠早期的病毒感染可导致胎儿先天畸形；妊娠期严重营养不良可引起流产、早产和胎儿体格生长以及脑的发育迟缓。

4. 疾病 疾病对小儿生长发育的影响是很明显的，如急性感染性疾病常使体重减轻，慢性疾病则影响体重及身高的增长；内分泌疾病常致骨骼生长障碍及神经系统发育迟缓；先天性心脏病、甲状腺功能低下等对生长发育的影响更为明显。

5. 生活环境 合适的居住环境、健康的生活习惯、良好的家庭和学校社会教育，均可促进小儿生长发育，并对小儿性格、品德的形成有重要的影响。

（三）体格生长

1. 测量体格生长的常用指标

（1）体重：为各器官、系统、体液的总和，是反映儿童生长和机体营养状况最常用的指标，也是临床计算药量、静脉输液量的依据之一。新生儿出生时的平均体重约为3kg，出生后由于胎便排出、摄入不足和体表水分丢失等原因，会出现暂时性生理性体重下降。约7～10天恢复至出生体重。1岁内婴儿体重增长最快，3个月时体重是出生时的2倍，为6kg；1岁时体重是出生时的3倍，达到9～10kg。随着年龄的增加，儿童体重的增长速度逐渐减慢。为便于临床使用，可按以下公式粗略估计1～12岁的儿童体重：

1～12岁：体重（kg）＝年龄（岁）×2＋8

正常同年龄、同性别儿童的体重一般在10%左右的范围内存在着个体差异。评价某一儿童的生长状况，最好能连续定期检测其体重，发现体重增长过多或不足，均应追寻原因。

（2）身高：指头顶到足底的全身长度。是骨骼发育的一个重要指标，其增长规律与体重相似。影响身高的因素有遗传、内分泌、营养、运动、疾病等。出生时身长平均为50cm，1岁时约75cm，2岁85cm，2岁以后平均每年增长6～7cm。身高粗略估算公式如下：

1～2岁：身高（cm）＝年龄（岁）×7＋75

（3）坐高：由头顶到坐骨结节的高度，它代表头和脊柱的长度。

（4）头围：头围的大小反映脑和颅骨的发育。胎儿期脑的生长居全身各系统的领先地位，故出生时头围较大，约34cm；1岁以内增长仍然很快，1岁时约46cm；第二年增长减慢，2岁时头围约48cm；5岁时50cm；15岁时接近成人头围，约54～58cm。头围测量在2岁以内最有价值，头围过大常见于脑积水，头围过小多提示脑发育不全。

（5）胸围：反映胸廓、胸部肌肉和肺的发育情况。出生时胸围32cm，比头围小1～2cm，1周岁时头围与胸围相等，以后胸围超过头围。

（6）皮下脂肪：通过测量皮脂厚度反映皮下脂肪。常用的测量部位有：①腹壁皮下脂肪；②背部皮下脂肪。要用皮下脂肪测量工具（测皮褶卡钳）测量才能得出正确的数据。

2. 骨骼的发育

（1）颅骨：颅骨的发育可根据头围大小、骨缝闭合及囟门闭合早晚来衡量。婴儿出生时颅骨缝可稍有分开，约3个月时闭合；前囟出生时约1～2cm，以后随颅骨发育而增大，6个月后逐渐变小，1～1.5岁时闭合；后囟出生时很小或已闭合，最迟约生后6～8周闭合。

（2）脊柱：脊柱的增长反映脊椎骨的发育。出生时脊柱无弯曲，仅轻微后凸，3个月抬头时出现颈椎前凸，6个月会坐时出现胸椎后凸，1岁左右学会行走，出现腰椎前凸；6～7岁时这3个生理弯曲才为韧带固定。不良的坐、立、行姿势及骨骼病变均可引起脊柱发育畸形。

（3）长骨：长骨的生长主要由干骺端的软骨逐渐骨化和骨膜下成骨，使长骨增长、增粗。当骨骺与骨干融合时，标志长骨停止生长。

（4）牙齿：出生后约4～10个月乳牙开始萌出，一般于2～2.5岁乳牙出齐，共20个。计算乳牙数目＝月龄－4～6。6岁左右开始萌出第一颗恒牙（第一恒磨牙），6～12岁阶段乳牙逐个被恒牙替换。12岁以后出第二磨牙，17岁以后出第三磨牙（智齿）。恒牙共32颗，一般于20～30岁时出齐，也有终身不出第三磨牙者。

3. 体格生长评价 正确评价儿童体格生长状况，应该采用准确的测量用具及统一的测量方法，定期进行纵向观察。世界卫生组织（WHO）推荐美国国家卫生统计中心（NCHS）汇集的测量资料作为国际参照人群值。我国目前采用2005年中国九大城市儿童的体格生长数据为中国儿童参照人群值。

儿童体格生长评价包括发育水平、生长速度以及匀称程度三个方面。

（1）发育水平：将某一年龄点所获得的某一项体格生长指标测量值与参考人群值比较，得到该儿童在同质人群中所处的位置，即为此儿童该项体格生长指标在此年龄的生长水平。适用于体重、身高（长）、头围、胸围、上臂围等，可用于个体或群体儿童的评价。早产儿生长水平评价时应矫正胎龄至40周（足月）后再评价，身长至40月龄、头围至18月龄、体重至24月龄后不再矫正。

发育水平评价的优点是简单、易于掌握与应用。对于群体儿童，发育水平评价可反映该群体儿童的体格状况；对于个体儿童，发育水平评价仅表示该儿童已达到的水平，不能说明过去存在的问题，也不能预示生长趋势。

（2）生长速度：对某一单项体格生长指标定期连续测量（纵向观察），就可获得的该项指标在某一年龄阶段的增长值，与参照人群值比较，得到该儿童该项体格生长指标的生长速度。以生长曲线图表示生长速度最简单、直观，定期体格检查是生长速度评价的关键。这种动态纵向观察个体儿童的生长规律方法，可发现每个儿童有自己稳定的发育曲线。如果这个曲线偏离，应立刻寻找原因。

（3）身体比例与匀称程度：是对体格生长指标之间关系的评价。

在生长过程中，身体的比例与匀称性生长有一定规律。一般以头与身长的比例和身高别体重（weight-for height，W/H）的比例表示身材匀称度（图16-1-1）；以坐高（顶臀长）与身高（长），反映下肢的生长情况。

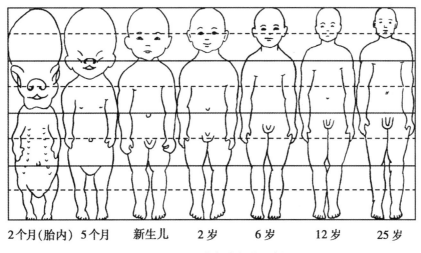

2个月(胎内)　5个月　新生儿　2岁　6岁　12岁　25岁

图16-1-1 头与身长的比例

衡量体格生长的统计学方法，常用以下几种：①均值离差法：正常儿童生长发育状况呈正态分布，常用均值离差法，以平均值加减标准差（SD）来表示，如68.3%的儿童生长水平在均值±1SD范围内，95.4%的儿童在均值±2SD范围内，99.7%的儿童在均值±3SD范围内。②百分位数法：当变量呈正态分布时，第50百分位数等于均数或中位数，百分位数法与均值离差法两者相应数相当接近。如样本呈偏正态分布时，两者的相应数值略有差别。③标准差的离差法（Z评分或Z score，SDS）：可进行不同质（即不同性别、不同年龄、不同指标）数据间比较，用偏离该年龄组标准差的程度来反映生长情况，结果表示也较精确。通常均值离差法以均值 ±2SD（包括总体的95%）为正常范围，百分位数法以 $P_3 \sim P_{97}$（包括总体的94%）为正常范围，标准差的离差值以 ±2 以内为正常范围。

关于测量值的表示，目前多使用按各等级的数值绘制成的曲线图（图16-1-2）。优点是不仅能较准确了解某项指标的发育水平，还能对此进行定期纵向观察，易发现生长的趋势有无偏离现象，而且比较直观，便于及早寻找原因及采取干预措施。

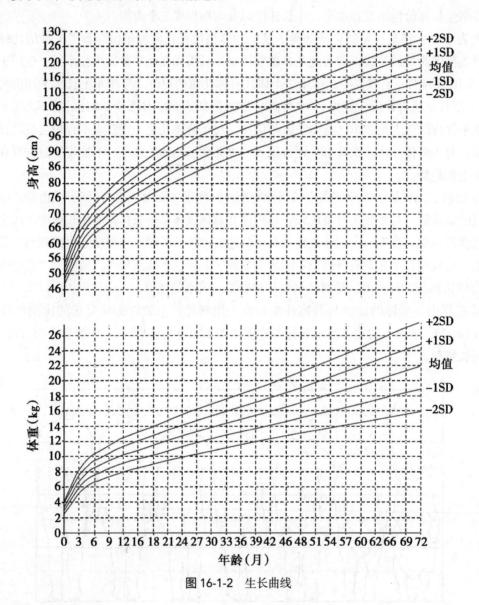

图 16-1-2　生长曲线

（四）神经心理发育

包括感知、记忆、运动、语言、情感、思维、判断和意志性格等方面，是在小儿神经系统生长发育成熟的基础上逐渐完成的。

1. 感知觉发育　是通过各种感觉器官从环境中选择性地取得信息的能力，其发育对其他能力区的发育起重要促进作用。

（1）视感知：新生儿已有视觉感应功能，强光可引起闭目及仰头反射。瞳孔有对光反应。新生儿期后视觉感知发育迅速，从第2个月开始能注视物体，开始头眼协调，并出现保护性功能，即当一物体很快接近眼前时可引起小儿的瞬目反应。3个月开始能有意识地看东西；6～7个月目光可随上下移动的物体垂直方向转动；8~9个月出现视深度感觉，能看到小物体；18个月能区别各种形状；2岁能区别垂直线与水平线；5岁时可区别各种颜色。

（2）听觉：听感知发育和儿童的语言发育直接相关。出生时由于鼓室中有部分羊水潴留，未能充盈空气，故听觉不够敏感，但对强大的声音可有瞬目、震颤等反应；3~4个月即有定向反应；6个月可区别父母的声音；4岁时听觉发育完善。

（3）味觉、嗅觉和皮肤感觉：出生时味觉和嗅觉发育已完善，对不同的味道和不同的气味有反应。皮肤感觉包括触觉、痛觉、温度觉和深感觉。新生儿触觉较敏感，温度觉也比较敏锐，但对痛觉反应较迟钝，第2个月起才逐渐改善。

2. **运动发育**　分大运动（包括平衡）和精细运动（图16-1-3），动作发育固然受神经、肌肉发育制约，但是锻炼也起很大作用，因此也表现出一定的个体差异。

（1）大运动：新生儿俯卧时能短暂抬头；3个月抬头较稳；6个月时能双手撑住独坐；7个月会翻身；8~9个月可用双上肢向前爬；11个月可独自站立片刻；15个月可独自走稳；2岁可双足并跳。

（2）精细动作：新生儿两手紧握拳；3~4个月握持反射消失；5个月能伸手接物；9~10月可用拇、食指取物；12~15月时学会用匙，乱涂画；18个月垒2~3块方积木；2岁会翻书；3岁能临摹简单图形；4岁基本能自己穿衣。

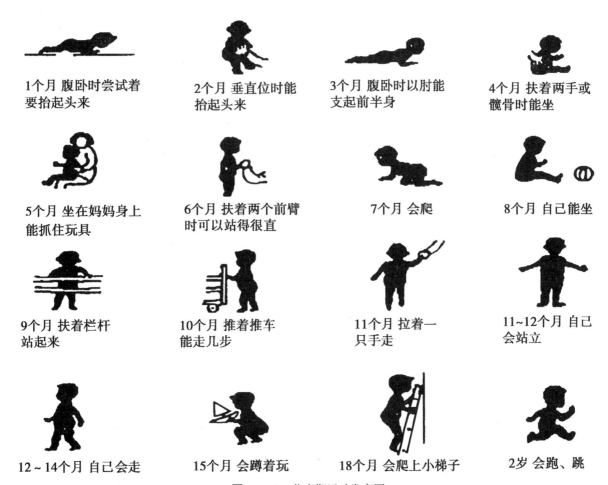

图 16-1-3　儿童期运动发育图

3. **语言发育**　语言发育除了需要正常的听觉和发音器官外，还需要经过理解和表达两个阶段。随着小儿感觉和运动功能的发育，与外界事物的接触增多，理解力逐渐增强，经常与小儿进行语言交流是促进其语言发育的重要条件。

新生儿已会哭叫，3~4个月咿呀发音；6月龄时能听懂自己的名字；12月龄时能说简单的单词，如"再见"等。18月龄时能用15~20个字，指认并说出家庭主要成员的称谓；24月龄时能指出简单的人、物名和图片，并且学习使用人称代词；而到3岁时能回答简单的问题，并背诵短歌谣；4岁时能讲述简单的故事情节。新生儿先会啼哭，以后咿呀发音，6个月开始听懂自己的名字，然后逐渐理解别人的话。

4. 心理活动的发展 心理活动包括注意、记忆、思维、想象、情绪和情感、意志、性格和社会行为等的发展，了解不同年龄小儿的心理特征，对保证小儿心理活动的健康发展十分重要。

小儿神经精神发育进程见表 16-1-1。

表 16-1-1 小儿神经精神发育进程

年龄	粗、细动作	语言	适应周围人物的能力与行为
新生儿	无规律，不协调动作，紧握拳	能哭叫	铃声使全身活动减少
2个月	直立位及俯卧位时能抬头	发出和谐的喉音	能微笑，有面部表情，眼随物转动
3个月	仰卧位变为侧卧位，用手摸东西	咿呀发音	头可随看到的物品或者听到的声音转动180°，注意自己的手
4个月	扶着髋部时能坐，可以在俯卧位时用两手支持抬起胸部，手能握持玩具	笑出声	抓面前物体，自己弄手玩，见食物表示喜悦，较有意识的哭和笑
5个月	扶腋下能站得直，两手各握一玩具	能喃喃地发出单调音节	伸手取物，能辨别人声，望镜中人笑
6个月	能独坐一会，用手摇玩具		能认识熟人和陌生人，自拉衣服，自握足玩
7个月	会翻身，自己独坐很久，将玩具从一手换入另一手	能发出"爸爸""妈妈"等复音，但无意识	能听懂自己的名字，自握饼干吃
8个月	会爬，会自己坐起来，躺下去，会扶着栏杆站起来，会拍手	重复大人所发简单音节	注意观察大人的行动，开始认识物体，两手会传递玩具
9个月	试独站，会从抽屉中取出玩具	能懂几个较复杂的词句，如"再见"等	看见熟人会手伸出来要人抱，或与人合作游戏
10~11个月	能独站片刻，扶椅或推车能走几步，拇食指对指拿东西	开始用单词，一个单词表示很多意义	能模仿成人的动作，招手"再见"，抱奶瓶自食
12个月	独走，弯腰拾东西，会将圆圈套在木棍上	能叫出物品名字，如灯、碗，指出自己的手、眼	对人和事物有喜憎之分，穿衣能合作，用杯喝水
15个月	走得好，能蹲着玩，能叠一块方木	能说出几个词和自己的名字	能表示同意不同意
18个月	能爬台阶，有目标地扔皮球	能认识和指出身体各部分	会表示大小便，懂命令，会自己进食
2岁	能双脚跳，手的动作更有准确，会用勺子吃饭	会说2~3字构成的句子	能完成简单的动作，如拾起地上的物品，能表达喜、怒、怕、懂
3岁	能跑，会骑三轮车，会洗手、洗脸，说穿简单衣服	能说短歌谣，数几个数	能认识画上的东西，认识男女，自称"我"，表现自尊心、同情心、怕羞

续表

年龄	粗、细动作	语言	适应周围人物的能力与行为
4 岁	能爬梯子，会穿鞋	能唱歌	能画人像，初步思考问题，记忆力强，好发问
5 岁	能单脚跳，会系鞋带	开始识字	能分辨颜色，数 10 个数，知物品用途及性能
6～7 岁	参加简单劳动，如扫地、擦桌子、剪纸、泥塑、结绳等	能讲故事，开始写字	能数几十个数，可简单加减，喜独立自主，形成性格

（五）儿童神经心理发育的评价

儿童神经心理发育的水平表现儿童在感知、运动、语言心理和社会交往等过程中的各种能力，对这些能力的评价称为神经心理发育测试，需要一定的工具并由经专门训练的专业人员进行。分为筛查性测验和诊断测验。

1. 常用的筛查性测验　①丹佛发育筛查法（DDST）：DDST 主要用于 6 岁以下儿童的发育筛查。测试内容分为大运动、精细运动、语言、个人适应性行为四个能区，可在较短的时间内初步筛查出在生长发育方面可能存在问题的小儿。②绘人测试：适用于 5～9.5 岁儿童。要求被测儿童依据自己的想象绘一全身正面人像，以身体部位、各部比例和表达方式的合理性计分。绘人测试结果与其他智能测试的相关系数在 0.5 以上，与推理、空间概念、感知能力的相关性更显著。该法可个别测试，也可进行集体测试。③图片词汇测试（PPVT）：适用于 4～9 岁儿童的一般智能筛查。PPVT 的工具是 120 张图片，每张有黑白线条画四幅，测试者说一个词汇，要求儿童指出所在图片其中相应的一幅画。测试方法简单，尤适用于语言或运动障碍者。

2. 常用的诊断测验　① Griffiths 儿童神经心理发育量表：适用于 0～8 岁儿童。从运动、个人-社会、听力和语言、手眼协调、表现和实际推理等 6 个领域进行测试，以百分数和 GQ 显示结果，能够较全面的显示儿童生长发育情况，并协助儿童神经心理发育诊断。国内已经有标准化的常模。② Gesell 发育量表：适用于 4 周至 3 岁的婴幼儿，从大运动、细动作、个人-社会、语言和适应性行为五个方面测试，结果以发育商（DQ）表示。③ Bayley 婴儿发育量表：适用于 2～30 个月婴幼儿，包括精神发育量表、运动量表和婴儿行为记录。④ Wechsler 学前及初小儿童智能量表（WPPSI）：适用于 4～6.5 岁儿童。通过编制一整套不同测试题，分别衡量不同性质的能力，将得分综合后可获得儿童多方面能力的信息，较客观地反映学前儿童的智能水平。⑤《Wechsler 儿童智能量表》（修订版）（WISC-R）：适用于 6～16 岁儿童，内容与评分方法同 WPPSI。

（六）发育行为与心理异常

发育行为儿科学是我国近年从儿童保健学发展而来的一个分支学科。儿童发育一般指运动、认知、语言、社会交往等潜力的逐渐提高，行为则是能为他人觉察评估的外部表现。儿童在发育过程中出现的行为问题较为常见，对儿童身心健康的影响很大。我国少年儿童的行为问题检出率为8.3%～12.9%。常见的儿童发育和行为异常包括：注意缺陷多动障碍、学习障碍、言语和语言发育障碍、孤独症谱系障碍、抽动障碍、睡眠障碍等。

1. 注意缺陷多动障碍（attention-deficit hyperactivity disorder，ADHD）　以注意力不集中、活动过度、情绪冲动，常伴有学习困难，但智能正常或接近正常为特征，在学龄期儿童的发病率高达

3%～5%，为学龄儿童中常见的行为障碍。男孩发生率明显高于女孩。ADHD 缺乏特异的病因学或病理学改变，也没有可以辅助诊断的特殊体征或实验室检查，因此诊断主要依据病史和对特殊行为症状的观察、描述和追踪观察。诊断标准多采用 2006 年《中华儿科杂志》编辑委员会和中华医学会儿科学分会神经学组、儿童保健学组及精神病分会儿童精神医学学组联合发布的《儿童注意缺陷多动障碍诊疗建议》。

ADHD 的治疗和管理原则包括药物治疗和心理与行为治疗。

2. 孤独症谱系障碍（autistic spectrum disorders，ASD） 是以孤独症或自闭症为代表的一组异质性疾病的总称。典型的临床特征为不同程度的社会交往障碍、语言沟通缺陷、兴趣狭窄及刻板行为方式。男女比例约 4∶1。病因至今尚不明确，也没有特效药物治疗，但早期采用综合性教育和行为训练干预效果较好。

3. 睡眠障碍（sleep disorder，SD） 睡眠障碍包括睡眠失调、异态睡眠、病态睡眠 3 种类型。儿童睡眠障碍是遗传、疾病、围产因素及儿童性格、家庭环境和教养方式等多因素作用的结果。儿童睡眠障碍对儿童神经心理和认知的影响明显，表现为注意缺陷、多动、记忆力下降、行为障碍、情绪问题等。我国儿童睡眠障碍发生率为 27.11%。

系统评价儿童睡眠障碍的体系包括全面的过去史、完整的社会史、心理/发育筛查、体格检查，在此基础上，要明确诊断一些特殊的睡眠障碍还必须选择更为全面的心理学测试及神经学方面的评价，或是一些相关的实验室筛查，甚至进一步在睡眠实验室进行睡眠的研究分析。

治疗性干预包括：健康教育、心理行为治疗、时间疗法、光疗法、药物治疗、物理治疗以及外科治疗。治疗总是从最方便、侵入性最小的健康教育开始。

4. 学习障碍 属特殊发育障碍，是指在获得和运用听、说、读、写、计算、推理等特殊技能上有明显困难，并表现出相应的多种障碍综合征。学习障碍儿童无感觉器官、运动能力缺陷，学习障碍非原发性情绪障碍或教育剥夺所致。学龄期儿童发生学习障碍者较多，男孩多于女孩。学习障碍可有学习能力的偏异（如操作或语言能力）；协调运动障碍，如眼手协调差、影响绘图等精细运动技能的获得；分不清近似音，影响听、说与理解；理解与语言表达缺乏平衡，听与阅读时易遗漏或替换，不能正确诵读，构音障碍，交流困难；知觉转换障碍；视觉 - 空间知觉障碍，辨别能力差，常分不清 6 与 9、b 与 d 等，影响阅读能力等。学习障碍的儿童不一定智力低下，但由于其认知特性导致患儿不能适应学校学习和日常生活。在拒绝上学的儿童中有相当部分是学习障碍儿童，对他们应仔细了解、分析原因，采取特殊教育对策。

（夏晓玲）

第二节　新生儿疾病

一、总论

新生儿（neonate）是指从脐带结扎到出生后 28 天内的婴儿。新生儿的分类有以下几种：

1. 按胎龄分类 37 周≤胎龄＜42 周出生者称足月新生儿。胎龄＜37 周者，称早产儿；其中胎

龄 < 28 周者称为极早早产儿或超未成熟儿；34 周≤胎龄 < 37 周者称为晚期早产儿；≥ 42 周或以上出生者，称过期产儿。

2. **按出生体重分类** 出生体重指出生 1 小时内的体重。正常出生体重儿为 2500～4000g。不管胎龄如何，凡出生体重 < 2500g 者，称低出生体重儿，其中出生体重 < 1500g 者，称为极低出生体重儿；出生体重 < 1000g 称为超低出生体重儿；出生体重 > 4000g 者称巨大儿。

3. **根据出生体重与胎龄的关系分类** 出生体重在同胎龄平均体重的第 10 百分位以下者称小于胎龄儿；在第 10 百分位和第 90 百分位之间者称适于胎龄儿；大于第 90 百分位者，称大于胎龄儿。

4. **根据生后周龄分类** 生后 1 周以内为早期新生儿；生后 2～4 周为晚期新生儿。

5. **高危儿** 指出生后已经发生或可能发生危重疾病而需要特殊监护的新生儿。以下情况可列为高危儿：①母亲疾病史：孕母有糖尿病、感染、慢性心肺疾患、吸烟、吸毒者，母亲为 Rh 阴性血型，过去有死胎、畸形或死产史等；②母亲孕产史：母孕期有阴道流血、妊娠高血压、子痫、胎膜早破、前置胎盘等；③分娩史：有难产、急产、手术产、产程延长等；④新生儿：出生窒息或患多种疾病，早产儿、低出生体重儿、巨大儿、小于或大于胎龄儿等。

二、新生儿窒息

新生儿窒息是指婴儿由于产前、产时或产后的各种病因引起气体交换障碍，在出生后 1 分钟内无自主呼吸，或在数分钟后仍有呼吸抑制而导致低氧血症、高碳酸血症和酸中毒。是引起新生儿死亡和儿童伤残的重要原因之一。

【病因】

窒息的本质是缺氧，凡影响母体和胎儿间血液循环和气体交换的原因，都会造成胎儿窒息。

1. **孕母因素** 母亲有慢性或严重疾病如严重贫血、心脏病、糖尿病、低血压；患有严重的妊娠并发症、孕母吸毒、吸烟或被动吸烟；孕母年龄 ≥ 35 岁或 <16 岁以及多胎妊娠。

2. **胎盘因素** 如前置胎盘、胎盘早剥或胎盘老化等。

3. **脐带因素** 如脐带脱垂、打结或绕颈。

4. **胎儿因素** 早产儿或巨大儿，宫内感染，羊水或胎粪吸入或呼吸道梗阻或先天性畸形等。

5. **分娩因素** 头盆不称、胎位不正所致难产和窒息；使用高位产钳、臀位、胎头吸引不顺利；产程中的麻醉、镇痛剂和催产药使用不当等。

【临床表现】

胎儿缺氧（宫内窒息）时首先表现为胎动增加，胎心率增快；晚期胎动减少甚至消失，胎心率变慢或停搏；肛门括约肌松弛，羊水被胎粪污染。

新生儿娩出时窒息程度可按生后 1 分钟内的 Apgar 评分来区分，0～3 分为重度窒息，4～7 分为轻度窒息，8～10 分为正常。分别于出生后 1 分钟和 5 分钟进行评分。1 分钟评分反映窒息严重程度，而 5 分钟以后评分有助于预后判断。若评分不正常者，应在 10 分钟及 20 分钟再评。见表 16-2-1。

表 16-2-1　新生儿 Apgar 评分表

体征	评分标准			评分时间	
	0	1	2	1 分钟	5 分钟
皮肤颜色	青紫或苍白	身体红，四肢青紫	全身红		
心率（次/分）	无	<100	>100		

体征	评分标准			评分时间	
	0	1	2	1分钟	5分钟
弹足底或插鼻管反应	无反应	有些动作，如皱眉	哭、喷嚏		
肌张力	松弛	四肢略屈曲	四肢活动		
呼吸	无	慢，不规则	正常，哭声响		

新生儿窒息后可并发多脏器功能损害如缺氧缺血性脑病、颅内出血、胎粪吸入综合征、缺血性心肌损害、新生儿坏死性小肠结肠炎、高胆红素血症和急性肾衰竭等，因此重度窒息是新生儿死亡的重要原因之一。

【诊断】

我国新生儿窒息诊断标准尚不统一。美国儿科学会和妇产科学会1996年共同制定了以下窒息诊断标准：①脐动脉血显示严重代谢性或混合型酸中毒，pH ≤ 7.0；② Apgar 评分 0 ~ 3 分，并持续时间 >5 分钟；③早期有神经系统症状如惊厥、昏迷或肌张力低下等；④出生早期有多器官功能不全的证据。

【治疗】

窒息的复苏应由产科和儿科医生共同进行。对高危产妇、估计胎儿分娩时有窒息可能者，应做好复苏的准备工作。

1. ABCDE复苏方案　A（air way）：清除呼吸道分泌物；B（breathing）：建立呼吸；C（circulation）：维持正常循环，保证足够心搏出量；D（drug）：药物治疗；E（evaluation）：评价。前3项最为重要，其中A是根本，B是关键。评价的主要指标是呼吸、心率和肤色。新生儿复苏过程遵循"评估-决策-实施"循环往复原则，在复苏过程中，应不断以上述指标评价复苏效果。

2. 复苏步骤和程序

（1）最初评估：判断有无自主呼吸及心率情况，其中心率是最重要评估指标。

（2）初步复苏步骤：包括：①保暖，新生儿放在辐射式抢救台上或用预热的毯子裹住；产重 <1500g 的极低出生体重早产儿，应放在灭菌的塑料袋内；②摆正体位，开放气道；③清理呼吸道；④擦干全身，拿开湿毛巾，重新调整体位；⑤触觉刺激。

羊水粪染无活力者应在20秒内完成气管插管及用胎粪吸引管进行气管内吸引。如果不具备插管条件则快速清理口鼻后立即开始正压通气。

（3）正压通气：指征：①无呼吸或者喘息样呼吸；② 60 次 / 分≤心率 <100 次 / 分。通气频率为 40 ~ 60 次 / 分；足月儿用空气复苏，早产儿用21% ~ 40% 氧气复苏，根据血氧饱和度调整给氧浓度。

（4）胸外心脏按压：按压指征为100% 氧充分正压人工通气 30 秒，心率仍 <60 次 / 分。按压位置为乳头连线下方胸骨体下 1/3；按压深度至少为胸部前后径的 1/3；胸外按压与人工呼吸比例为 3 : 1；进行胸外按压和正压通气 45 ~ 60 秒后检查心率呼吸及氧饱和度。

（5）药物治疗：若心跳停止或正压人工呼吸和胸外心脏按压 45 ~ 60 秒后心率 <60 次 / 分使用肾上腺素静推或气管内滴入。新生儿对其他复苏措施无反应，且有低血容量表现推荐生理盐水扩容，大量失血者可选用 Rh 阴性 O 型血。

3. 复苏后观察监护　窒息复苏后送入新生儿重症监护室（NICU）监护。重点观察呼吸、心率、血压和神经系统表现，及时治疗并发症。

三、 新生儿缺氧缺血性脑病

新生儿缺氧缺血性脑病（hypoxic-ischemic encephalopathy，HIE）是指各种围生期因素引起的缺氧、脑血流减少或暂停而导致胎儿和新生儿的脑损伤，临床上以神志改变、肌张力低下、原始反射改变为其特征。多发生在足月儿，重者常有智力障碍、癫痫、脑瘫等后遗症，严重者可死亡。

【病因】

缺氧是 HIE 发病的核心，其中围生期窒息是最主要的病因。此外，出生后肺部疾患、心脏病变及严重失血或贫血等严重影响机体氧合状态的新生儿疾病也可引起 HIE。

【临床表现】

症状大多出现在生后 3 天内，主要表现为意识障碍、肌张力及原始反射改变，严重者则伴惊厥和脑干功能障碍（瞳孔改变、眼球震颤、呼吸节律改变），症状轻重不一，临床可分为轻中重三度（表16-2-2）。

表 16-2-2　HIE 临床分度

临床表现	分度		
	轻度	中度	重度
意识	兴奋	嗜睡	昏迷
肌张力	正常	减低	松软
拥抱反射	活跃	不完全	消失
吸吮反射	正常	减弱	消失
惊厥	可有肌阵挛	常有	多见，频繁发作
中枢性呼吸衰竭	无	有	严重
瞳孔改变	正常或扩大	缩小	不等大，光反射迟钝
脑电图	正常	低电压，可有痫样放电	爆发抑制，等电位
病程及预后	症状在 72 小时内消失，预后好	症状在 14 天内消失，可能有后遗症	病死率高，症状持续数周，多有后遗症

【辅助检查】

1. **血生化检查**　脐带血血气分析可了解宫内缺氧状况；血清磷酸肌酸激酶同工酶（CK-BB）、神经元特异性烯醇化酶（NSE）可升高。

2. **脑影像学检查**　①头颅超声：可在床边操作和进行动态随访；②头颅 CT 有助于了解颅内出血的范围和类型，对脑水肿、脑梗死有一定参考作用；③磁共振成像：无放射线损伤，更精确反映脑组织的病理变化，有助于某些超声及 CT 不能检测出的部位如大脑皮层矢状旁区，丘脑、基底结节梗死等的诊断。

3. **脑电生理检查**　有助于临床确定脑病严重程度，判断预后和对惊厥的鉴别诊断。整合脑电图可床边连续监测新生儿脑功能，评估 HIE 程度及预测预后。

【诊断】

同时具备以下 4 条者可确诊，第 4 条暂时不能确定可作为拟诊病例。①有明确的可导致胎儿宫内窘迫的异常产科病史以及严重的胎儿宫内窘迫表现，或在分娩过程中有明确窒息史；②出生时有重度窒息 [Apgar 评分 1 分钟 ≤ 3 分，并延续至 5 分钟时仍 ≤ 5 分和（或）出生时脐动脉血气 pH ≤ 7] 的足月儿；③生后不久出现神经系统症状并持续至 24 小时以上；④需排除电解质紊乱，颅内出血和产伤等原因引起的抽搐以及宫内感染、遗传代谢性疾病和其他先天性疾病所引起的脑损伤。目前尚无早产儿 HIE 诊断标准。

【治疗】

1. **监护** 密切进行生命体征、神经系统及各脏器损害的监测和评估。

2. **支持疗法** 包括：①维持良好的通气功能：选择适当的供氧方法，纠正低氧血症和高碳酸血症；②维持脑和全身良好的血流灌注；③维持血糖在正常高值，保证脑能量代谢需要。

3. **控制惊厥** 首选苯巴比妥静脉滴入，顽固性抽搐者加用地西泮。

4. **治疗脑水肿** 避免输液过量是预防和治疗脑水肿的基础，控制液体入量在 60～80ml/（kg·d）。颅内压增高时，首选呋塞米，严重者可用 20% 甘露醇。

5. **亚低温疗法** 对符合标准者应于生后 6 小时内开始亚低温治疗。

6. **新生儿期后治疗** 病情稳定后尽早康复训练，有利于促进脑功能恢复，减少后遗症。

【预后】

与病情严重程度、抢救是否正确及时有关。重度 HIE，出现脑干症状，治疗 1 周以上症状仍未消失，脑电图仍明显异常者，治疗两周后，影像学明显异常者以及合并多器官功能衰竭者预后差。幸存者常留有不同程度的运动和智能障碍、癫痫等后遗症。

四、新生儿颅内出血

新生儿颅内出血（intracranial hemorrhage of the newborn）是新生儿期常见的脑损伤，早产儿多见，病死率高，部分患儿留有神经系统后遗症。

【病因】

1. **早产** 胎龄 32 周以下早产儿，在脑室周围的室管膜下等部位留有胚胎生发基质。当动脉压力突然升高可导致毛细血管破裂引起室管膜下出血；出血向内可穿破室管膜进入脑室内引起脑室内出血。血液外渗可扩散至脑室周围的白质。

2. **缺氧** 引起胎儿或新生儿缺氧缺血的因素都可致颅内出血，早产儿多见。

3. **产伤** 分娩损伤使颅内血管破裂，多见于胎头过大、产道过小、急产、臀位分娩、胎头吸引或产钳助产等。其出血部位多在顶部硬脑膜下或小脑天幕附近。此种情况多见于足月儿。

4. **其他** 新生儿肝功能不成熟，凝血功能不足或患其他出血性疾病；快速静脉滴注高渗液体、机械通气不当可致毛细血管破裂导致医源性颅内出血。

【临床表现】

与出血部位及出血量有关。症状多出现在生后 2～3 天。主要临床表现有：①颅内压力增高：前囟隆起，血压增高，抽搐，角弓反张，脑性尖叫；②呼吸不规则或暂停；③神志改变：激惹、嗜睡、昏迷或激惹与抑制交替出现；④眼征：凝视、斜视、眼球震颤等；⑤瞳孔不对称、对光反应迟钝或消失；⑥原始反射减弱或消失；⑦肌张力：增高、减弱或消失；⑧非特异性表现有低体温、无其他原因可解释的贫血与黄疸、频繁呼吸暂停，严重者可发生失血性休克。

【诊断】

根据病史、临床表现、脑脊液检查、头颅 CT 和 B 超检查大多患儿在生后 72 小时内可作出诊断。头颅 CT 和 B 超检查对判断颅内出血类型、程度有重要价值。

【治疗】

1. **支持疗法** 保持患儿安静，尽可能避免搬动及刺激性操作。注意液体平衡，维持正常的渗透压及血压，保持体温，保证热量供给。

2. **止血** 可选择使用新鲜冰冻血浆、维生素 K_1、止血敏、立止血等。

3. **止惊** 可用苯巴比妥或地西泮。见新生儿缺氧缺血性脑病节。

4. **降低颅内压** 颅内压增高时，首选利尿剂，严重者可用 20% 甘露醇。一般不主张应用糖皮质激素。

5. **脑积水** 可选用乙酰唑胺减少脑脊液生成。严重的颅内出血在病情稳定后可进行连续腰椎穿刺，防止粘连和脑积水。已有严重脑积水者可行脑室 - 腹腔分流术。

【预后】

出血量少者大多可痊愈，出血量多者预后较差。严重者可在产程中死亡，即使活产也在出生后 3 天内因呼吸衰竭而死亡，存活者常有脑性瘫痪、癫痫、智力发育不全、脑积水等后遗症。

五、 新生儿黄疸

新生儿黄疸（neonatal jaundice）是指新生儿时期因胆红素在体内积聚而出现皮肤、巩膜及黏膜黄染。新生儿黄疸病因复杂，临床表现轻重不一，严重者可发生胆红素脑病（核黄疸），导致死亡或严重后遗症。

【新生儿黄疸的分类】

1. **生理性黄疸** 其特点为：①一般情况良好；②足月儿生后 2 ~ 3 天出现黄疸，4 ~ 5 天达高峰，通常 2 周内消退，早产儿可延迟到 3 ~ 4 周；③每日胆红素升高 <85μmol/L（5mg/dl）。必须注意生理性黄疸是排除性诊断。

2. **病理性黄疸** 具备下述任何一项者均应考虑为病理性黄疸：①黄疸出现过早（24 小时内）；②血清总胆红素值已达到相应日龄及相应危险因素下的光疗干预标准（图 16-2-1），或每日上升超过 85μmol/L（>5mg/dl）或每小时 >0.85μmol/L（>0.5mg/dl）；③黄疸持续过久（足月儿 >2 周，早产儿 >4 周）；④黄疸退而复现；⑤结合胆红素超过 34μmol/L（>2mg/dl）。

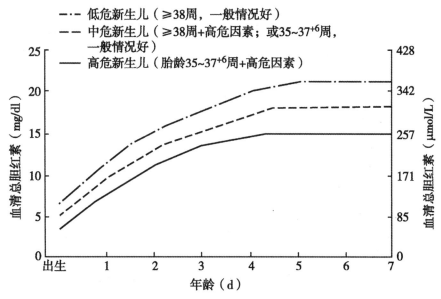

图 16-2-1　胎龄 >35 周新生儿不同胎龄和生后小时龄的光疗标准

注：高危因素指：溶血性疾病、G6PD 缺陷病、窒息、反应差、体温不稳、败血症、酸中毒或血清白蛋白 <3.0g/dl 等

引起病理性黄疸的常见病因有胆红素生成过多、肝脏胆红素代谢障碍、胆红素排泄障碍等。

【临床表现】

根据病因不同有不同的临床表现。新生儿溶血症可于出生后 24 小时内出现黄疸，新生儿肝炎及先天性胆道畸形者起病则较为缓慢。溶血症时有明显贫血、黄疸、肝脾大、水肿、心力衰竭等表现，重者可出现急性胆红素脑病症状、新生儿败血症和其他感染时常伴有感染中毒症状，并可找到感染病灶。先天性胆道畸形时可于生后不久即排白色大便，肝大明显，且质地较硬。新生儿肝炎有食欲减退、恶心、呕吐等消化道症状，病前大便正常，经综合治疗后肝炎多能痊愈而胆道畸形继续加重。若黄疸有轻重变异应考虑胆汁淤积综合征。

【并发症】

胆红素脑病是严重高胆红素血症最严重的并发症。未结合胆红素水平过高，透过血脑屏障引起中枢神经系统功能障碍。如不经治疗干预，急性期可引起死亡，存活者遗留不同程度后遗症。早产儿更容易发生。

分为急性胆红素脑病和慢性胆红素脑病。急性胆红素脑病是指生后 1 周出现的胆红素毒性的急性期表现，持续时间不超过新生儿期，包括警告期、痉挛期和恢复期；慢性胆红素脑病，又称为核黄疸，是指胆红素毒性所致的慢性永久性临床后遗症，即后遗症期。具体分期见表 16-2-3。

表 16-2-3 胆红素脑病的临床分期

临床分期	临床表现	持续时间
警告期	嗜睡、喂养困难、吸吮无力、拥抱反射减弱、消失，肌张力减低	12～24 小时
痉挛期	发热，两眼凝视、肌张力增高，角弓反张、前囟隆起、呕吐、尖叫、惊厥，重者因呼吸衰竭或肺出血而死亡	12～48 小时
恢复期	吸吮力和对外界反应渐恢复，随后呼吸好转，肌张力恢复正常	2 周
后遗症期	手足徐动症、眼球运动障碍、听力障碍、智能落后、牙釉质发育不良等后遗症	2 个月后出现

【实验室检查】

血清胆红素、血常规、母子血型及改良直接抗人球蛋白试验及抗体释放试验和游离抗体试验有助于诊断新生儿溶血性疾病。血培养及宫内病毒抗体检测用于明确感染病因，肝胆影像学检查可了解肝胆先天发育畸形。脑干听觉诱发电位、脑 MRI 有助于早期诊断胆红素脑病。

【诊断】

根据病史、临床表现及辅助检查可进行诊断。

【治疗】

新生儿治疗的重点是降低胆红素水平，防治胆红素脑病。

1. 对因治疗　针对引起黄疸病因进行对因治疗。

2. 光照疗法　是降低血清未结合胆红素的简单有效的方法。光照疗法指征为足月儿血清胆红素水平超过 256μmol/L（15mg/dl），早产儿超过 205μmol/L（12mg/dl）。出生体重越低，指征越宽。可参考光疗干预列线图进行光疗。

3. 药物治疗　常用药物有：①白蛋白：供给白蛋白以增加与未结合胆红素的结合，减少胆红素脑病的发生；②碱化血液，增加未结合胆红素与白蛋白的联结；③肝酶诱导剂：可诱导酶活性，增加肝脏处理胆红素的能力，如苯巴比妥；④静脉用丙种球蛋白：可阻断溶血，可用于新生儿溶血病；⑤微生物态制剂：可减少肠肝循环。

4. 换血疗法 换血可换出部分血中游离抗体和致敏红细胞，减轻溶血；换出血中大量胆红素，防止发生胆红素脑病；还可以纠正贫血，防止心力衰竭。符合下列条件之一者即应进行换血疗法：①产前已明确诊断，出生时脐血总胆红素 >68μmol/L（4mg/dl），血红蛋白 <120g/L，伴水肿、肝脾大和心力衰竭者；②生后 12 小时内胆红素上升每小时 >12μmol/L（0.7mg/dl）；③光疗失败（高胆红素血症经光疗 4~6 小时后血清总胆红素仍上升 8.6μmol/（L·h）或 0.5mg/（dl·h）者；④已有胆红素脑病早期表现者。

六、新生儿产伤性疾病

产伤是指分娩过程中因机械性因素对胎儿或新生儿的任何部位、组织、器官所造成的损伤。较常见的产伤有皮肤软组织损伤、头颅血肿、内脏损伤、产伤骨折、神经损伤等。

1. 头颅血肿 头颅血肿（cephalohematoma）是由于产伤导致骨膜下血管破裂、血液积聚并局限于骨膜下所致。常由胎位不正、头盆不称、胎头吸引术或产钳助产引起。血肿部位以头顶部多见，常为一侧性，少数为双侧。血肿在生后数小时至数天逐渐增大，血肿不超越骨缝，边界清楚，触之有波动感，其表面皮肤颜色正常。如由产钳牵拉或胎头吸引所致，皮肤常有溃破或呈紫红色。约 5% 受累新生儿可合并颅骨骨折。注意与产瘤及帽状腱膜下血肿相鉴别。

血肿小者不需治疗；若有贫血、高胆红素血症等，可给予对症处理；如有明显失血则以抗休克为主。部分大血肿出现机化趋势时，可在生后 3 周后在严格无菌操作下抽吸血肿，并加压包扎 2~3 天，头颅血肿偶尔可被感染形成脓肿，继发感染时头颅血肿迅速增大则需切开引流。

2. 锁骨骨折 锁骨骨折是产伤性骨折中最常见的一种，骨折多为单侧性，多发生于中央或中外 1/3 处。锁骨下方有臂丛神经和锁骨下血管通过，当移位严重时可受累。5% 新生儿锁骨骨折合并臂丛神经受损。可无临床表现，容易漏诊，生后 2~3 周当骨痂形成时，出现局部肿块才被发现。完全性骨折可有成角畸形、局部肿胀、疼痛，活动患肢时哭闹，患侧上臂运动减少，拥抱反射减弱或消失。触诊可发现双侧锁骨不对称，患侧有增厚感，局部软组织肿胀、有压痛、骨摩擦音，甚至可扪及骨痂硬块，严重移位时注意有无臂丛神经及锁骨下血管损伤。X 摄片可确诊。青枝骨折一般不需治疗；完全性骨折患肢需制动，通常能完全恢复而不留后遗症。

3. 臂丛神经麻痹 臂丛神经麻痹（brachial plexus palsy）是新生儿周围神经损伤中最常见类型。分娩时由于过度伸展及外力拉压而造成臂丛神经所支配的肌肉麻痹，常在出生后不久发现一侧上肢运动障碍。根据神经损伤部位及临床表现分为 3 型：①上臂型——Erb 麻痹：此型临床最多见，包括颈 5 和颈 6 神经根损伤，偶尔损伤颈 7 神经根。受累肢体肩关节内收内旋，肘关节表现为前臂旋前、伸展，腕、指关节屈曲，肱二头肌肌腱反射消失，拥抱反射不对称，握持反射存在，此型可伴膈神经损伤。②下臂型——Klumpke 瘫：损伤下干的颈 8 和胸 1 神经根引起 Klumpke 麻痹，出现手瘫痪，腕部屈肌及手肌无力，肱二头肌肌腱反射能引出，握持反射消失，胸 1 交感神经纤维受损时可引起 Horner 综合征，出现眼睑下垂、眼裂变小等。③全臂型——全上肢瘫：为所有臂丛神经根均受损伤，双上肢瘫痪。可同时存在胸锁乳突肌血肿、锁骨或肱骨骨折。

依据病史、临床表现可诊断。磁共振可确定病变部位，肌电图检查及神经传导试验有助于诊断。处理时患肢处于肩外展旋位、肘关节屈曲位，使肌肉处于松弛状态，有利于受伤处水肿及出血吸收。数周可开始按摩、针灸、被动运动。若 2~3 个月不恢复，完全康复可能性小，需转入专科中心进行评估康复。若有神经撕裂可行神经外科手术。上臂丛损伤预后最好，数周内可完全恢复。下臂丛和全臂丛损害预后差，可残留缺陷。

4. 面神经麻痹 面神经麻痹（facial nerve palsy）常因胎头在产道下降时母亲骶骨压迫或产钳助产时，压迫从茎突乳突孔穿出的面神经所致。分为周围性和中枢性面瘫。周围性面瘫表现为患侧鼻唇沟变浅、口角下垂、哭时面部不对称，口角偏向健侧伴眼睑不能闭合；中枢面瘫表现为病灶对侧鼻唇沟变浅，口角偏斜，皱额、闭眼无障碍。治疗主要是注意保护角膜，如外周神经末梢部分受压可在出生后数天内自行恢复，不需特殊治疗。中枢性面神经麻痹则可在数小时或数天后加重，伴有颅内症状，预后可能较差。

（韦 红）

第三节 营养和营养障碍疾病

一、小儿营养及喂养

对儿童来说，营养供给量的基本要求应该是满足生长发育，避免营养素缺乏。

【能量代谢】

小儿能量的消耗包括以下五个方面：

1. 基础代谢 机体维持生命最基本生理活动所必需的能量，是指在清醒、静卧、情绪平静、餐后10～14小时、于室温20～25℃环境中测定的能量消耗。小儿基础代谢的能量需要量比成人高，每日约为55kcal（230.12kJ）/（kg·d），并随年龄的增长而逐渐减少；7岁时每日约需44kcal（184.10kJ）/（kg·d），青春期约30kcal（125.52kJ）/（kg·d），接近成人。

2. 食物的特殊动力作用 人体因摄取、消化和吸收食物而引起机体能量的额外消耗，称食物的特殊动力作用。蛋白质所需的特殊动力作用最大，可使代谢增加30%，而脂肪和碳水化合物分别增加代谢为4%和6%。

3. 活动所需 婴儿因活动较少，约需15～20kcal（75.31kJ）/（kg·d），到12～13岁时约需30kcal（125.52kJ）/（kg·d）。与活动量大小和活动强度有关。

4. 生长所需 为儿童所特有，其需要量与小儿的生长速度成正比。＜1岁的婴儿生长最快，此项所需约占总能量的25%～30%，1岁以后此项所需占总能量的15%～16%，至青春期又增高。

5. 排泄消耗 每天摄入的食物不能完全吸收，有一部分食物未经消化吸收就排泄至体外。摄入正常食物的婴幼儿此项损失通常应在10%以下。

【营养素】

人类所需营养素可分为蛋白质、脂肪、碳水化合物、矿物质、维生素和水六大类。其功能除了供给机体所需的能量以外，还参与体内的代谢、维持正常的生理功能、满足生长发育和组织更新修复的需要以及合成体内的各种活性物质。

1. 碳水化合物 又称糖类，是人体最主要的供能营养素，糖蛋白还是抗体、激素和某些酶的重要组成成分。主要以糖原形式储存在肝脏和肌肉中。6个月内小婴儿糖的主要来源是乳类中的乳糖，以后随着各种消化酶的功能完善，可以逐渐添加淀粉类。儿童膳食中碳水化合物提供的能量应占总热能的50%～60%。

2. **脂肪** 又称脂类，是机体的第二供能营养素。机体不能合成的不饱和脂肪酸称为必需脂肪酸，只能由膳食提供。婴儿每天每公斤体重约需脂肪 4g，占总能量的 35%～50%。儿童的脂肪供给量占总热能供给量的 25%～30%。

3. **蛋白质** 是构成人体细胞的基本物质，也是机体许多生理活性物质的重要成分，并参与维持体液的正常分布以及遗传信息的传递等重要功能。儿童期蛋白质营养极其重要，若缺乏，不仅会影响儿童体格和智力发育，还会扰乱生理功能，降低抗病能力。婴儿蛋白质需要量为每日 1.5～3g/kg，并且应有 50% 以上的优质蛋白质。蛋白质供能占总能量的 8%～15%。

4. **维生素** 维生素是一类促进生长发育和调节生理功能，维护人体健康和维持人体生命活动过程的有机化合物。分为脂溶性和水溶性两大类。脂溶性维生素有维生素 A、D、E、K。这类维生素排泄缓慢，缺乏时出现症状较迟，过量容易中毒；水溶性维生素主要有维生素 B 族和维生素 C，都易溶于水，易排泄，不易储存，过量一般也不易发生中毒。

5. **矿物质** 占人体总量 6% 的矿物质分为两大类：一类为组成人体结构和在新陈代谢上分量比较大的矿物质，每日膳食需要量在 100mg 以上，称为常量元素，包括钙、磷、镁、钠、钾等，主要参与构成人体组织成分，参与调节体液渗透压和神经细胞兴奋性，维持水电解质平衡等。另一类占人体重量万分之一以下，每日需要量在 100mg 以下者称为微量元素，包括铁、碘、硒、铜、铬等。矿物质的共同特点是不能在体内合成，必须由食物摄入。

6. **水** 是所有生命的必需物质，是人体中含量最多的成分，其含量与性别和年龄有关。年龄越小，机体含水量越多。新生儿约占体重 80% 左右。青春期后逐渐接近成人水平，约占体重的 50%～70%。

【**婴儿喂养**】

合理喂养是保证儿童生长发育的重要物质基础。婴儿喂养的方式有母乳喂养、部分母乳喂养和人工喂养。

1. **母乳喂养** 人乳是婴儿最理想的天然食品，对婴儿的健康生长发育有不可替代作用，所含必需氨基酸比例适宜，易被婴儿利用。人乳所含酪蛋白为 β-酪蛋白，含磷少，凝块小；所含白蛋白为乳清蛋白，促乳糖蛋白形成；酪蛋白与乳清蛋白的比例及宏量营养素产能比例适宜，易被消化吸收。人乳喂养婴儿很少产生过敏。人乳中电解质浓度低、蛋白质分子小，适宜婴儿不成熟的肾发育水平。人乳矿物质易被婴儿吸收，如人乳中钙、磷比例适当（2∶1），含乳糖多，钙吸收好；人乳中含低分子量的锌结合因子-配体，易吸收，锌利用率高；人乳中铁含量为 0.05mg/dl，与牛奶（0.05mg/dl）相似，但人乳中铁吸收率（49%）高于牛奶（4%）。此外，人乳中除了含有适于新生儿生长的各种丰富的营养物质外，还含有免疫球蛋白、乳铁蛋白、溶菌酶等成分，具有增进婴儿免疫力的作用。总之，人乳的优越性是其他任何乳类所不能比拟的，所含的营养素能够满足 6 个月内婴儿的需要，对婴儿的生长发育最有利，因此，4～6 个月的婴儿应采用纯母乳喂养。

2. **部分母乳喂养** 为同时采用母乳与配方奶或动物乳喂养婴儿。

3. **人工喂养** 母亲由于各种原因不能亲自哺喂婴儿时，采用配方奶或动物乳进行喂养称为人工喂养。配方奶粉是以牛乳为基础改造的奶制品，使营养素成分尽量"接近"于人乳，使用时要注意与水的调配比例。如果采用全牛乳喂养，应注意加糖、加热和按年龄加水稀释。

4. **婴儿转乳期食物添加** 又称过渡食品或辅助食品添加。无论是接受母乳喂养还是人工喂养的婴儿，4～6 个月后需要及时添加辅食，并由液体食物逐渐转为糊状和固体状食物。添加辅食须遵循以下的原则：从少到多；由一种到多种；由稀到稠；由细到粗；天气炎热和婴儿患病时，应暂缓添加新品种。

【幼儿营养与膳食安排】

此期小儿生长速度较 1 岁以前有所缓解，但仍是脑和机体各个器官、系统生长发育较为迅速的时期。营养需求仍明显高于成人，每天约需能量 100kcal/kg（418kJ/kg），蛋白质 2～2.2g/kg。幼儿膳食应遵循以下原则：供给营养丰富的食物，充足的热能和优质的蛋白质以保证生长发育的需要；由于幼儿期的胃容量和消化酶的分泌有限，但需要量相对较大，故进食次数比成人多，食物种类应多样化，烹调方法应适合幼儿的特点，并注意培养良好的饮食习惯。

二、蛋白质-能量营养障碍

蛋白质-能量营养不良（protein-energy malnutrition）是一种慢性营养缺乏症，大多因能量和（或）蛋白质不足引起。多见于 3 岁以下的婴幼儿。临床特征为体重下降，渐进性消瘦或水肿，皮下脂肪减少，常伴全身各组织脏器不同程度的功能低下及新陈代谢失常。可导致儿童生长障碍、抵抗力下降、智力发育迟缓、学习能力下降等后果，对其成年后的健康和发展也可产生长远的不利影响。

【病因】

1. 摄入不足或饮食不当　喂养不当是导致营养不良的重要原因，如母乳不足又未及时添加辅食、骤然断奶后添加的辅食不能为婴儿适应、人工喂养时牛奶稀释过度、长期供给单一淀粉类食品以及幼儿不良饮食习惯或长期偏食厌食。

2. 消化吸收不良　急慢性疾病或消化道先天畸形，可造成摄入量减少，代谢消耗增加，以及营养物质的消化、吸收、利用障碍而发生营养不良。

3. 需要量增加　急、慢性传染病的恢复期、生长发育快速阶段等均可因需要量增多而造成营养相对缺乏。早产、多产、双胎等先天不足因素，因追赶生长而需要量增多亦可引起营养不良。

【病理生理】

轻度营养不良时皮下组织减少和肌肉轻度萎缩。重度营养不良可见肠壁变薄，黏膜皱襞消失，心肌纤维浑浊肿胀，肝脂肪浸润，淋巴组织和胸腺萎缩，以及各脏器缩小。酶活性减弱，引起新陈代谢及内脏器官的功能失调。糖原不足或消耗过多，常出现血糖偏低。体内脂肪大量消耗，故血清胆固醇下降，如消耗超过肝的代偿能力时，可导致肝脂肪浸润及变性。血清总蛋白及白蛋白下降，呈负氮平衡。全身水分相对增加，尤以细胞外液过多，一般呈低渗性，由于以上两种原因而发生水肿。胃肠的分泌和运动功能失调，胃酸和消化酶分泌减少，影响食物的消化和吸收，易发生腹泻和菌群失调。由于免疫功能低下，易并发各种感染。

【临床表现】

临床上根据体重降低、皮下脂肪减少的程度和全身症状的轻重，将营养不良分为轻、中、重三度。重度营养不良又分为消瘦型、水肿型和消瘦-水肿型。体重不增是最早出现的症状，随后开始体重下降，皮下脂肪逐渐减少或消失。皮肤干燥、苍白、失去弹性。重度营养不良时伴有身高增长缓慢、运动机能发育迟缓、精神萎靡或烦躁与抑制交替、对外界反应差、智力发育迟缓以及重要脏器功能损害等。皮下脂肪消失的顺序为：腹部→躯干→臀部→四肢→面部。水肿型营养不良时因血浆蛋白降低而出现水肿，这时候要注意不能以体重评估其营养状况。

营养不良时常见的并发症有①营养性贫血：常见为营养性缺铁性贫血。与缺乏铁、蛋白质、叶酸、维生素 B_{12} 等造血物质有关。②微量营养素缺乏：如多种维生素缺乏，其中以维生素 A 缺乏最为重要。还可伴锌等微量元素缺乏。由于生长发育缓慢，并发严重佝偻病者少见。③免疫功能低下，可并发多种感染，如反复呼吸道感染、鹅口疮、肺炎、结核病、中耳炎、尿路感染等。常伴腹泻并迁延不愈，更加重营养不良，形成恶性循环。

【实验室检查】

血清白蛋白浓度降低为最具特征的改变。血清胆固醇和血糖降低。其他如视黄醇结合蛋白、前白蛋白、甲状腺结合前白蛋白和转铁蛋白减低有早期诊断价值。多种血清酶如淀粉酶、脂肪酶、转氨酶、碱性磷酸酶等活性下降。

【诊断】

根据年龄和喂养史，结合体重下降、皮下脂肪减少、全身各系统功能紊乱及其他营养素缺乏的临床症状和体征，营养不良的诊断一般不困难。确诊后还需详细询问病史并进行必要的检查，以确定病因。5 岁以下营养不良体格测量指标的分型和分度如下：

1. **体重低下**（underweight） 其体重低于同年龄、同性别参照人群值的中位数 -2SD，如在中位数 -2SD ~ -3SD 为中度；在中位数 -3SD 以下为重度。

2. **生长迟缓**（stunting） 其身长低于同年龄、同性别参照人群值中位数 -2SD，如在中位数 -2SD ~ -3SD 为中度；在中位数 -3SD 以下为重度。

3. **消瘦**（wasting） 其体重低于同性别、同身高参照人群值的中位数 -2SD，如在中位数 -2SD ~ -3SD 为中度；在中位数 -3SD 以下为重度。

临床常应用以上指标来综合判断患儿营养不良的类型和严重程度。以上三项判断营养不良的指标可以同时存在，如仅符合其中一项，即可诊断营养不良。

【治疗】

应采用综合治疗措施，包括消除病因、调整饮食、补充营养物质、促进消化功能改善及治疗并发症。

1. **消除病因** 查明病因，积极治疗原发病。

2. **调整饮食** 饮食调整的内容和量都要根据患儿的消化能力和实际的病情逐步进行，供给高热量和高蛋白饮食。轻度营养不良患儿能量供给可从 100 ~ 110kcal/（kg·d）开始，中、重度营养不良患儿则只能先由 40 ~ 55kcal/（kg·d）开始，如消化、吸收较好，同时还有饥饿表现，可根据患儿食欲和大便情况，逐渐增加到 120 ~ 170kcal/（kg·d）。待体重接近正常时，再调整到正常需要量。

3. **促进消化，增加食欲** 口服各种消化酶，如胃蛋白酶、胰酶等，补充各种维生素及微量元素。苯丙酸诺龙 0.5 ~ 1.0mg/（kg·d），每周 1 ~ 2 次肌肉注射，连用 2 ~ 3 周，同时供给充足的热量及蛋白质。普通胰岛素每日 2 ~ 3U 肌肉注射，注射前先口服 20 ~ 30g 葡萄糖，1 ~ 3 周为一疗程。锌剂可提高味觉敏感度增加食欲，可口服元素锌 0.5 ~ 1.0mg/（kg·d）。另外，针灸、推拿、抚触、捏脊等也有一定疗效。

4. **支持疗法** 病情严重者，可酌情选用葡萄糖、氨基酸、脂肪乳剂等高营养液静脉点滴。

【预防】

营养不良的预防非常重要。宣传和普及科学育儿知识，进行营养指导。提倡母乳喂养，按时添加辅食，合理安排生活作息制度。积极防治各种急性、慢性疾病，对先天性消化道畸形患儿，应适时进行矫形手术。推广婴幼儿的生长发育监测，如发现体重增长缓慢或不增，应尽快查明原因及时给予纠正。

三、儿童单纯性肥胖

儿童单纯性肥胖（obesity）是由于长期能量摄入超过人体的消耗，多余的能量以脂肪的形式储存于组织，使体内脂肪堆积过多、体重超过参考值范围的一种营养障碍性疾病。肥胖不仅影响儿童健康，且与成年期代谢综合征发生密切相关，已成为当今大部分公共健康问题的根源。

【临床表现】

肥胖可发生于任何年龄，但最常见于婴儿期、5~6岁和青春期，且男童多于女童。患儿食欲旺盛且喜吃甜食和高脂肪食物。明显肥胖儿童常有疲劳感，用力时气短或腿痛。严重肥胖者由于脂肪的过度堆积限制了胸廓和膈肌运动，使肺通气量不足、呼吸浅快，故肺泡换气量减少，造成低氧血症、气急、发绀、红细胞增多、心脏扩大或出现充血性心力衰竭甚至死亡，称肥胖-换氧不良综合征（Pickwickian syndrome）。

体格检查可见患儿皮下脂肪丰满，但分布均匀，腹部膨隆下垂。严重肥胖者可因皮下脂肪过多，使胸腹、臀部及大腿皮肤出现皮纹；因体重过重，走路时两下肢负荷过重可致膝外翻和扁平足。女孩胸部脂肪堆积应与乳房发育相鉴别，后者可触到乳腺组织硬结。男性肥胖儿因大腿内侧和会阴部脂肪堆积，阴茎可隐匿在阴阜脂肪垫中而被误诊为阴茎发育不良。

肥胖小儿性发育常较早，故最终身高常略低于正常小儿。由于怕被别人讥笑而不愿与其他小儿交往，故常有心理上的障碍，如自卑、胆怯、孤独等。

【实验室检查】

肥胖儿童常规应检测血压、糖耐量、血糖、腰围、高密度脂蛋白（HDL）、低密度脂蛋白（LDL）、甘油三酯、胆固醇等指标，根据肥胖的不同程度可能出现其中某些指标的异常，严重的肥胖儿童肝脏超声波检查常有脂肪肝。

【诊断】

儿童肥胖诊断标准有两种，一种是年龄的体质指数（body mass index，BMI），BMI是指体重（kg）/身长的平方（m^2），当儿童的BMI在P_{85}~P_{95}为超重，超过P_{95}为肥胖；另一种方法是用身高（身长）的体重评价肥胖，当身高（身长）的体重在P_{85}~P_{97}为超重，>P_{97}为肥胖。

【肥胖的管理与干预】

基本目标是改变生活方式，包括指导健康饮食以减少产热能性食物的摄入、增加运动量以增加机体对热能的消耗等，使体内脂肪不断减少，体重逐步下降。药物治疗效果不肯定，外科手术治疗的并发症严重，均不宜用于小儿。此外，让儿童与家庭认识到肥胖影响健康，从而配合进行儿童饮食行为和生活行为的调整，是儿童肥胖干预成功的关键。

四、 营养性维生素 D 缺乏

（一）营养性维生素 D 缺乏性佝偻病

营养性维生素 D 缺乏性佝偻病（rickets of vitamin D deficiency）简称佝偻病，是由于维生素 D 缺乏导致的钙、磷代谢紊乱产生的以骨骼病变为特征的一种慢性营养性疾病。主要见于小于 2 岁的婴幼儿，由于我国常规给婴幼儿补充维生素 D，已经使其发病率明显下降，病情也趋于轻度。

【病因】

1. 日光照射不足　如婴幼儿缺乏户外活动，或因空气污染、居住在多烟多雾缺乏阳光照射的环境中等均可导致日光照射不足，从而引起内源性维生素 D 的合成减少。

2. 食物摄入不足　天然食物中的维生素 D 大多不能满足小儿的需要，若未及时补充鱼肝油，常会导致佝偻病的发生。

3. **生长发育速度过快** 婴幼儿时期是生长发育最快的时期，早产儿、双胎和低出生体重儿由于先天贮备不足，对维生素 D 的需求量大，更易导致缺乏。

4. **疾病或药物影响** 胃肠道、肝胆疾病都会影响维生素 D 和钙磷的吸收代谢。长期服用抗癫痫药物和糖皮质激素均可影响维生素 D 的吸收和利用。

【临床表现】

主要表现为生长中的骨骼改变，以及肌肉发育和神经兴奋性的改变。临床上分为初期、激期、恢复期和后遗症期。

1. **初期** 多见于 6 个月以内，特别是小于 3 个月的小婴儿。主要表现为神经系统兴奋性增高，如易激惹、烦躁、睡眠不安、多汗、枕秃等。

2. **激期** 除神经系统症状外，主要表现为骨骼改变。表现部位与该年龄骨骼生长速度较快的部位相一致。颅骨软化最多见于 6 个月以内的婴儿；方颅多见于 7～8 个月以上的患儿，头围也较正常增大；骨骺端因骨样组织堆积而膨大，沿肋骨方向于肋骨与肋软骨交界处可扪及圆形隆起，从上至下如串珠样突起，称佝偻病串珠（rachitic rosary）；手腕、足踝部亦可形成钝圆形环状隆起，称手、足镯。1 岁左右的小儿可见到胸骨和邻近的软骨向前突起，形成"鸡胸样"畸形；严重佝偻病小儿胸廓的下缘形成一水平凹陷，即肋膈沟或郝氏沟（Harrison groove）。由于骨质软化与肌肉关节松弛，小儿开始站立与行走后双下肢负重，可出现股骨、胫骨、腓骨弯曲，形成严重膝内翻（O 形）或膝外翻（X 形）样下肢畸形。

患儿会坐与站立后，因韧带松弛可致脊柱畸形。严重低血磷使肌肉糖代谢障碍，使全身肌肉松弛，肌张力降低和肌力减弱。

3. **恢复期** 经过治疗后，临床症状和体征逐渐减轻或消失。

4. **后遗症期** 多见于 2 岁以后的儿童。严重佝偻病可遗留不同程度的骨骼畸形。

【辅助检查】

1. **血钙、磷检测** 佝偻病激期时血钙、磷下降，初期变化不明显。

2. **碱性磷酸酶（ALP）、骨碱性磷酸酶（BALP）检测** ALP、BALP 均由成骨细胞合成分泌，佝偻病时明显增高。

3. **血清 25（OH）D_3、1，25（OH）$_2D_3$** 可以反映体内内源性和外源性维生素 D 的营养状况，在血液中浓度最高、最稳定。

4. **X 线** 初期可正常，或钙化带消失，激期可见典型的改变：钙化带消失、干骺端呈毛刷样、杯口状改变；骨骺软骨盘增宽（>2mm）；骨皮质变薄等。

5. **骨密度（BMD）测定** 主要反映了人体长期的钙营养状况，佝偻病早期即可有骨密度的下降。

【诊断】

根据病史，临床表现、体征及血生化、骨骼 X 线检查等，可作出正确诊断。但佝偻病活动早期骨骼改变尚不明显，需结合患儿年龄、出生季节、病史作出综合判断，血液生化改变先于骨骼 X 线改变，有助于早期诊断。

【预防和治疗】

1. 早产儿、低出生体重儿、双胎儿生后 1 周开始补充维生素 D 800IU/d，3 个月后改预防量；足月儿生后 2 周开始补充维生素 D 400IU/d，均补充至 2 岁。坚持母乳喂养，6 个月以后及时添加含维生素 D 较多的食物，保证一定时间的皮肤日光直接照射。

2. **维生素 D 制剂** 一般以口服维生素 D 为主，开始剂量为每日 50～100μg（2000～4000IU），或 1, 25（OH）$_2$D$_3$0.5 ~ 2.0μg，4 周后改为维生素 D 预防量，每日 10μg（400IU）口服。

3. **钙剂** 钙剂的补充根据情况而定。如每日膳食中已有足够的钙，只要保证维生素 D 摄入量充足，不需要额外补充钙剂；如患儿发生手足搐搦症时，应同时给予钙剂。

4. **矫形疗法** 对留有严重骨骼畸形的后遗症期患儿可考虑手术矫治。

（二）维生素 D 缺乏性手足搐搦症

维生素 D 缺乏性手足搐搦症（tetany of vitamin D deficiency）是维生素 D 缺乏性佝偻病的伴发症状之一，多见 6 个月以内的小婴儿。目前因预防维生素 D 缺乏工作的普遍开展，维生素 D 缺乏性手足搐搦症已较少发生。

【临床表现】

主要为惊厥、喉痉挛和手足搐搦，并有程度不等的活动期佝偻病的表现。

1. **隐匿体征** 血清钙多在 1.75 ~ 1.88mmol/L，无典型发作的症状，但可引发神经肌肉兴奋性增高的体征。①面神经征（Chvostek sign）：以手指尖或叩诊锤轻叩患儿颧弓与口角间的面颊部（第 7 脑神经孔处），引起眼睑和口角抽动为面神经征阳性，新生儿期可呈假阳性；②腓反射（peroneal sign）：以叩诊锤叩击膝下外侧腓骨小头上腓神经处，足向外侧收缩者为腓反射阳性；③陶瑟征（Trousseau sign）：以血压计袖带包裹上臂，使血压维持在收缩压与舒张压之间，5 分钟内该手出现痉挛症状为阳性。

2. **典型发作** 血清钙低于 1.75mmol/L 时常突然发生下列典型症状之一：①惊厥：四肢突然发生抽动，两眼上翻，面肌颤动，神志不清，发作时间可短至数秒钟，或长达数分钟以上，发作时间长者可伴口周发绀。发作停止后，意识恢复，精神萎靡而入睡，醒后活泼如常，发作次数可数日 1 次或 1 日数次，甚至多至 1 日数十次。多不发热，轻者仅有短暂的眼球上翻和面肌抽动，神志清楚。②手足搐搦：可见于较大婴儿、幼儿，突发手足痉挛呈弓状，双手呈腕部屈曲状，手指伸直，拇指内收掌心，强直痉挛；足部踝关节伸直，足趾同时向下弯曲。③喉痉挛：婴儿多见，喉部肌肉及声门突发痉挛，呼吸困难，有时可突然发生窒息，严重缺氧甚至死亡。三种症状中以无热惊厥为最常见。

【诊断】

突发无热惊厥，且反复发作，发作后神志清醒而无神经系统体征，同时有佝偻病存在，总血钙低于 1.75mmol/L，离子钙低于 1.0mmol/L。

【治疗】

1. **急救处理** ①氧气吸入：惊厥期应立即吸氧，喉痉挛者须立即将舌头拉出口外，并进行口对口呼吸或加压给氧，必要时作气管插管以保证呼吸道通畅。②迅速控制惊厥或喉痉挛：可用 10% 水合氯醛，每次 40 ~ 50mg/kg，保留灌肠；或地西泮每次 0.1 ~ 0.3mg/kg，肌内或缓慢静脉注射。

2. **钙剂治疗** 尽快给予 10% 葡萄糖酸钙 5 ~ 10ml 加入 10% 葡萄糖液 5 ~ 20ml 中，缓慢静脉注射或滴注，迅速提高血钙浓度，惊厥停止后口服钙剂，不可皮下或肌内注射钙剂以免造成局部坏死。

3. **维生素 D 治疗** 急诊情况控制后，按维生素 D 缺乏性佝偻病治疗。

（夏晓玲）

第四节 遗传代谢性和内分泌疾病

遗传代谢病（inherited metabolic disorders）是指由遗传物质发生改变、遗传性生化代谢缺陷而引起的或者是由致病基因所控制的疾病。一部分内分泌疾病也与遗传有关。由于多数遗传病目前缺乏有效治疗方法，存活患儿常伴有智力低下和体格残疾。目前，通过孕期筛查和新生儿筛查已经可以较好的预防一部分疾病的发生。根据遗传物质的结构和功能改变的不同，可将遗传病分为三大类，即基因病、染色体病和体细胞遗传病。

一、21-三体综合征

21-三体综合征（21 trisomy syndrome），又称先天愚型或 Down 综合征，是人类最早被确定的染色体病，在活产婴儿中发生率约 1：600 ~ 1：1000，母亲年龄愈大，发生率愈高。本病主要特征为智力落后、特殊面容和生长发育障碍，多发畸形和机体免疫状态低下。临床表现的严重程度随异常细胞核型所占百分比而定。

【遗传学基础】

细胞遗传学特征是第 21 号染色体呈三体征（trisomy 21），其发生主要是由于亲代之一的生殖细胞在减数分裂形成配子时，或受精卵在有丝分裂时，21 号染色体发生不分离，胚胎体细胞内存在一条额外的 21 号染色体。

【临床表现】

1. **特殊面容** 表情呆滞，眼距宽，眼裂小，眼外侧上斜，有内眦赘皮，鼻梁低平，外耳小，硬腭窄小，常张口伸舌，流涎不止，颈短而宽。

2. **智力落后** 是最突出和最严重的表现。绝大多数患儿都有不同程度的智能发育障碍，智商测定值最低可 < 25。智能低下表现随年龄增长而越加明显。

3. **生长发育迟缓** 患儿出生时的身长、体重均比正常小儿低，出生后体格发育、动作发育、语言发育和性发育均延迟。患儿坐、立、行走均开始较晚，身体矮小，头围小，骨龄落后，前囟大且闭合延迟，出牙延迟，头发细软而少，四肢短，肌张力低下；腹膨隆，可伴有脐疝；手指粗短，小指尤短，中间指骨短宽，拇指常向内弯曲。

4. **皮肤纹理特点** 约 50% 患儿为通贯掌，手掌三叉点移向掌心，第 4、5 指桡箕增多，小指常短粗且内弯，约 1/3 患儿仅有一条指褶纹。

5. 21-三体综合征患儿常伴有多种畸形，如先天性心脏病、消化道畸形、并指（趾）或多指（趾）等。白血病的发病率较正常人增高。因免疫功能低下，易并发各种感染。

【辅助检查】

1. **细胞遗传学检查** 按照核型分析结果可将 21-三体综合征分为三型，标准型、易位型和嵌合体型，绝大多数患儿属标准型，即患儿细胞染色体为 47 条，有一条额外的 21 号染色体，核形为 47，XX（或 XY）+ 21。

2. **荧光原位杂交** 以 21 号染色体的相应部位序列作探针，与外周血中的淋巴细胞或羊水细胞进行杂交，可快速、准确进行诊断。在本病患儿的细胞中呈现 3 个 21 号染色体的荧光信号。

【诊断与鉴别诊断】

典型病例根据其特殊面容、智力与体格发育落后等不难做出初步判断，确诊应作染色体核型分析。本病主要应与先天性甲状腺功能低下进行鉴别，后者出生后即可有哭声嘶哑、喂养困难、便秘腹胀等。体征上可见颜面黏液性水肿，头发干燥，皮肤粗糙，但无本症的特殊面容。检测血清 T_3、T_4、TSH 和进行染色体核型分析可鉴别。

【遗传咨询】

标准型 21-三体综合征的再发风险为 1%，母亲年龄愈大，风险率愈高，>35 岁者发病率明显上升。在易位型中，再发风险为 4%～10%。但如父母一方为 21 号染色体与 21 号染色体罗伯逊易位携带者，将无法生育染色体正常的孩子，或者是易位型 21-三体综合征患儿。对于生育过唐氏综合征的孕妇以及其他高危孕妇（如高龄孕妇），应在怀孕期间进行羊水染色体检查，预防唐氏综合征患儿的出生。

【产前筛查】

血清学筛查是目前被普遍接受的孕期筛查方法。采用测定孕妇血清绒毛膜促性腺激素（HCG）、甲胎蛋白（AFP）、游离雌三醇（FE_3），根据孕妇检测此三项值的结果，并结合孕妇年龄，计算出本病的危险度，将孕妇区分为高危与低危两类。对于高危孕妇进一步进行羊水穿刺做最终诊断。采用高通量测序的无创检测技术能够将检出率提高到 99% 的水平，并且将假阳性率降低到 1% 以内。

【治疗】

目前尚无有效的治疗方法。可加强对患儿的康复训练与积极教育，预防各种感染。轻型患儿经过长期耐心教育和训练有可能提高生活自理能力。如伴发其他畸形，可考虑手术矫正。

【预后和预防】

各种严重的并发症常成为患儿死亡的主要原因。生存期与染色体核型异常的类型有关。患儿父母再次生育前应做染色体检查，如果他们之一是染色体平衡易位的携带者，则再次生育此病患儿的机会较大。

二、苯丙酮尿症

苯丙酮尿症（phenylketonuria，PKU）是一种常染色体隐性遗传疾病，因苯丙氨酸羟化酶基因突变导致酶活性降低，苯丙氨酸及其代谢产物在体内蓄积导致疾病。PKU 是先天性氨基酸代谢障碍中最为常见的一种，临床主要表现为智力发育落后，皮肤、毛发色素浅淡和鼠尿臭味。本病发病率具有种族和地域差异，我国的发病率约为 1：11 000。

【发病机制】

苯丙氨酸（phenylalanine，Phe）是人体必需氨基酸，食入人体的 Phe 大部分通过苯丙氨酸羟化酶的作用转变为酪氨酸。由于染色体基因突变引起苯丙氨酸羟化酶的缺陷或活性降低，可造成苯丙氨酸不能在肝脏正常代谢，使得 Phe 及其次要代谢产物苯丙酮酸、苯乙酸等在血液、脑脊液、各种组织和尿液中的浓度增高，过量的代谢产物由尿中排出，使患儿的尿液具有特殊的鼠尿臭味。Phe 及其代谢物在体内大量堆积导致脑损伤。由于体内缺乏酪氨酸，致使黑色素生成减少，皮肤、毛发颜色变浅。

【临床表现】

出生早期可无明显临床表现，一般在 3～6 个月时出现症状。

1. **神经系统** 智力发育落后最为突出，智商常低于正常。有行为异常，如兴奋不安、忧郁、多动、孤僻等。可有癫痫小发作，少数呈现肌张力增高和腱反射亢进。

2. 皮肤 患儿在出生数月后因黑色素合成不足，头发由黑变黄，皮肤白皙。皮肤湿疹较常见。

3. 体味 由于尿和汗液中排出较多苯乙酸，可有明显鼠尿臭味。

【辅助检查】

1. 新生儿筛查 喂奶 3 天后的新生儿，取足跟末梢血，滴于专用采血滤纸，送筛查实验室进行检查。如 Phe 浓度大于切割值，进一步检查和确诊。

2. 血浆苯丙氨酸浓度测定 正常浓度小于 120μmol/L（2mg/dl），经典型 PKU>1200μmol/L；中度 360μmol/L < PKU < 1200μmol/L；轻度 120μmol/L < HPA ≤ 360μmol/L。

3. DHPR 活性测定 二氢生物蝶啶还原酶缺乏症时该酶活性明显降低。

4. DNA 分析 目前对苯丙氨酸羟化酶、6-丙酮酰四氢蝶呤合成酶、二氢生物蝶啶还原酶等基因缺陷都可用 DNA 分析法进行基因突变检测，进行基因诊断和产前诊断。

【诊断】

根据智力落后、患儿皮肤、毛发的异常及汗、尿鼠臭味等特殊体味和血苯丙氨酸升高，排除四氢生物蝶呤缺乏症就可以确诊。

【治疗】

本病是一种可以通过饮食控制来进行治疗的遗传代谢性疾病，一旦确诊，应立即治疗。开始治疗的年龄越小，预后越好。患儿主要采用低苯丙氨酸配方奶或食物为原则，其量和次数随血苯丙氨酸浓度而定。

【预后】

治疗越早，预后越好，早期治疗可避免神经系统的损伤和智力低下。家长的合作也是成功治疗的关键，饮食控制比较合理，患儿的智力发育往往可以正常。

三、先天性甲状腺功能减低症

先天性甲状腺功能减低症（congenital hypothyroidism）简称先天性甲低，是由于甲状腺激素合成不足或其受体缺陷所导致患儿生长障碍和智能落后。

【病因】

1. 甲状腺缺如、异位或发育不全 是造成本病最主要的原因，约占 90%。女孩多见。约 1/3 病例甲状腺完全缺如，其余为异位或发育不完全的甲状腺，可部分或完全丧失其分泌功能。此类患儿大部分出生时即存在甲状腺素缺乏。

2. 甲状腺激素（thyroid hormone）合成障碍 多为常染色体隐性遗传。甲状腺合成途径中酶的缺乏，可导致甲状腺素生成不足，T_3、T_4 浓度降低，促甲状腺激素（TSH）代偿性增多，常见甲状腺肿大。

3. 下丘脑和垂体发育缺陷 可影响甲状腺的发育，使促甲状腺素释放素（TRH）不足。

4. 碘缺乏 见于地方性甲状腺功能低下症。我国个别地区还可看到。

【临床表现】

患儿症状出现的早晚及轻重程度与残留甲状腺组织的多少及甲状腺功能低下的程度有关。先天性无甲状腺或酶缺陷患儿在婴儿早期即可出现症状，甲状腺发育不良者常在生后 3~6 个月时出现症状，亦偶有在数年之后始出现症状者。患儿的主要临床特征包括智能落后、生长发育迟缓和生理功能低下。

1. **新生儿期症状** 多为过期产儿，出生体重常大于第90百分位，身长和头围可正常，前、后囟大；胎便排出延迟，生后常有腹胀，便秘，脐疝，易被误诊为先天性巨结肠；生理性黄疸期延长；患儿常处于睡眠状态，对外界反应低下，肌张力低，吮奶差，呼吸慢，哭声低且少，体温低（常<35℃），四肢冷，末梢循环差，皮肤出现斑纹或有硬肿现象等。以上症状和体征均无特异性，极易被误诊为其他疾病。

2. **典型症状** 多数患儿于出生后半年左右出现典型症状。①特殊面容和体态：患儿表现为头大、颈短、皮肤粗糙、毛发稀疏干枯、面部眼睑浮肿、眼距宽、鼻梁低平、舌大宽厚常伸出口外等，腹部膨隆，常有脐疝；②生长发育落后：身材矮小，躯干长而四肢短小，上部量与下部量的比例不对称，囟门关闭延迟，出牙晚；③神经系统症状：动作发育迟缓，智能发育低下，神经反射迟钝，表情呆板、淡漠；④生理功能低下：食欲差，精神差，安静少哭，体温低而怕冷。心动过缓，心音低钝，心电图可见P-R间期延长、T波平坦和低电压等。

3. **地方性甲状腺功能减低症** 胎儿期因碘缺乏，不能合成足量的甲状腺激素，影响胎儿中枢神经系统的发育。①"神经性"综合征：以聋哑、智力低下、共济失调、痉挛性瘫痪为特征，但身高外观正常，甲状腺功能正常或轻度减低；②"黏液性水肿性"综合征：以黏液性水肿为主要表现，伴有生长发育和性发育障碍，智能低下，身材矮小，四肢粗短，牙齿和骨骼发育落后，呈呆小症特殊面容。血清T_4降低、TSH增高。

【实验室检查】

由于先天性甲低发病率高，在生命早期对神经系统功能损害严重，且其治疗容易、疗效佳，因此早期诊断、早期治疗至为重要。

1. **新生儿筛查** 采用出生后2~3天的新生儿血滴纸片检测TSH浓度作为初筛，结果>15~20mU/L时（须根据所筛查实验室阳性切割值决定），再检测血清T_4和TSH以确诊。

2. **血清T_3、T_4、TSH测定** 任何新生儿筛查结果可疑或临床可疑的小儿都应检测血清T_4、TSH浓度，如T_4降低、TSH明显升高即可确诊。血清T_3在甲状腺功能减低时可能降低或正常。

3. **X线检查** 患儿骨龄常明显落后于实际年龄。

4. **TRH刺激实验** 对疑有TSH或TRH分泌不足的患儿，应进一步做TRH刺激试验；静注TRH，正常情况下在注射后20~30分钟内出现TSH上升峰，90分钟回至基础值。若无反应高峰应考虑垂体病变，TSH反应峰甚高或持续时间延长则提示下丘脑病变。

5. **同位素扫描** 对观察患儿甲状腺位置，有无异位、结节、大小、形态有一定意义。

【诊断】

根据典型的临床表现和实验室检查诊断并不难，但新生儿期患病不易确诊，现已开展新生儿筛查工作，使本病能够得到早期诊治。

【治疗】

由于先天性甲低发病率相对高，在生命早期对神经系统功能损害严重，但早期治疗很容易，而且疗效好，因此一旦确诊，应立即开始治疗，并且需要终身服用甲状腺素，以维持正常生理功能。

（夏晓玲）

第五节 神经系统疾病

一、小儿神经系统发育特点

神经系统的发育在胎儿期最早开始，婴幼儿期神经系统发育十分迅速。小儿出生时神经细胞的数目与成人相同，但其树突和轴突少而短，3岁时神经细胞已大致分化完成，8岁时已与成人无大的区别。神经纤维的髓鞘化到4岁左右才完成。在初生时脊髓功能已相对成熟。婴幼儿脊髓下端位置较低，作腰椎穿刺时要注意。3~4个月前 Kernig 征可为阳性，2岁以下也可出现 Barbinski 征阳性，这些都是正常的生理现象。

周围神经系统包括由脑发出的12对颅神经和脊髓发出的31对脊神经，在婴儿时期，由于神经髓鞘的形成不全，故小儿对外来刺激的反应较慢且易于泛化。小儿大脑皮层功能的发育较其形态学的发育为慢。新生儿出生即有某些先天性的反射活动，如吸吮、觅食、握持、拥抱反射等。以后随着大脑及各器官的发育产生了各式各样的后天性反射，如2个月开始婴儿逐渐形成视觉、触觉、听觉、味觉、嗅觉等各种反射，但不巩固，3~4个月时开始形成兴奋性条件反射和抑制性条件反射，这意味着小儿大脑皮层鉴别功能的形成，2岁以后即可利用第一信号系统形成条件反射。由于小儿的神经活动有一个逐渐发育成熟的过程，在婴幼儿时期还不稳定，兴奋与抑制在皮层很易扩散，神经活动的强度和集中性都较弱，所以婴儿的运动常常是不规律、全身性的。

二、化脓性脑膜炎

化脓性脑膜炎（purulent meningitis）简称化脑，系由各种化脓性细菌引起的中枢神经系统感染性疾病。临床以急性发热、颅内压增高、脑膜刺激征、意识障碍以及脑脊液脓性改变为特征。易遗留各种严重的后遗症。随着脑膜炎球菌、肺炎链球菌和流感嗜血杆菌疫苗的接种，本病发病率和病死率明显下降。

【病因和发病机制】

常见的致病菌有脑膜炎双球菌、肺炎链球菌和流感嗜血杆菌，少数患儿可由两种以上病原菌混合感染引起。

血行感染是致病菌入侵脑膜最常见的途径。细菌多由上呼吸道侵入，皮肤、黏膜、胃肠道以及新生儿的脐部亦可成为入侵门户。细菌进入血流到达脑膜微血管，由于小儿免疫力及防御功能较弱，致病菌容易透过血脑屏障抵达脑膜，引起病变。少数患儿可由大脑邻近组织感染扩散所致，如中耳炎、鼻窦炎、乳突炎等。

【临床表现】

约90%以上患儿发生在生后1个月~5岁，多急性起病。典型化脑临床表现可归纳为感染中毒症状、颅内高压症状及脑膜刺激征，其临床表现在很大程度上取决于患儿的年龄。①婴儿期化脑症状多不典型，主要以发热、激惹、烦躁不安、面色苍白等感染中毒征为主。可出现前囟张力增高、骨缝裂开，而脑膜刺激症状不明显或出现较晚。②儿童期化脑多起病急，可有高热、头痛、呕吐、食欲缺乏及精神萎靡等症状。病情进展快，出现嗜睡、谵妄和昏迷。体检可发现患儿意识障碍，脑膜刺激征阳性。脑膜炎双球菌感染患儿皮肤可见瘀点、瘀斑，病情严重者伴有休克和呼吸循环衰竭。

【辅助检查】

1. **血常规** 白细胞总数明显增高，分类以中性粒细胞为主，可见中毒颗粒。

2. **脑脊液检查** 脑脊液常规检查、涂片查菌和细菌培养是确诊本病和明确病因的重要依据。脑脊液压力增高，外观混浊。镜检白细胞总数显著增高，常 $\geqslant 1000 \times 10^6/L$，分类以中性粒细胞为主；糖含量明显降低，$< 1.1mmol/L$；蛋白含量增高。涂片革兰染色和脑脊液细菌培养查找致病菌，并做药物敏感试验。

3. **血培养** 有助于帮助确定致病菌。

4. **皮肤瘀点、瘀斑涂片查菌** 是发现脑膜炎双球菌重要而简便的方法。

5. **特异性细菌抗原测定** 利用免疫学技术检查患儿脑脊液、血、尿中细菌抗原，帮助快速确定病原菌。

【诊断】

早期诊断和及时治疗是决定预后的关键。对于发热并伴有神经系统异常表现的患儿应及时进行脑脊液检查以明确诊断。

【治疗】

1. **抗生素治疗** 可通过药物敏感试验，选择对病原菌敏感且易透过血脑屏障的药物，急性期多采用静脉给药，做到早期、足量和足疗程用药。对于病原菌不明确者，目前主要选择能快速在患儿脑脊液中达到有效灭菌浓度的第三代头孢菌素。

2. **并发症的治疗** ①硬膜下积液：少量积液可先观察不予处理，若积液量大，则需反复多次硬膜下穿刺放液；②脑室管膜炎：可作侧脑室引流，减轻脑室内压，并注入抗生素；③脑性低钠血症：限制液体入量，补充钠盐。

3. **对症和支持治疗** 保证充足的热量和水分供给，维持水、电解质及酸碱平衡；高热者可用物理或药物降温；使用地西泮、苯巴比妥钠等控制惊厥发作。使用甘露醇、地塞米松等减轻脑水肿、治疗颅内高压，防止脑疝发生。

【预后】

合理的抗生素治疗和支持治疗降低了本病的死亡率，本病死亡率与病原菌、患儿年龄、脑脊液中细菌量、治疗前惊厥持续时间等相关。约 $10\% \sim 20\%$ 幸存者遗留各种神经系统严重后遗症，包括听力丧失、智力倒退、反复惊厥、语言能力延迟、视力障碍、行为异常等，可以进行康复治疗。

三、 结核性脑膜炎

结核性脑膜炎（tuberculous meningitis）简称结脑，是小儿结核病中最严重的疾病类型。常在未经过规则治疗的结核原发感染后 1 年以内发生。多见于 1 ~ 5 岁小儿，以冬春季发病较多。随着结核病发病率的上升，小儿结核性脑膜炎的发病率也有不断上升的趋势。如果得不到及时诊断和有效治疗，本病的病死率和严重后遗症的发病率非常高。

【发病机制】

结核性脑膜炎大多由肺部原发感染灶经血行散播所致，因而常为全身性粟粒性结核病的一部分。此外，结脑亦可因脑实质或脑膜结核病灶破溃，排出大量结核杆菌至蛛网膜下腔而发病；少见颈椎、中耳、乳突等部位的结核灶直接蔓延侵犯脑膜。

【病理】

炎症病变以颅底最为突出，脑干常为病变最严重的部位。病理改变包括：①脑膜病变：软脑膜弥漫充血、水肿、颅底大量炎性渗出物覆盖。渗出物中以单核细胞、淋巴细胞和巨噬细胞为主，并可见部分坏死和结核结节形成。②颅神经损害：常出现第Ⅶ、Ⅲ、Ⅵ、Ⅳ、Ⅷ、Ⅱ对颅神经损害。③脑膜血管病变：小动静脉炎，管腔纤维性渗出、坏死导致血栓形成，严重者可引起脑组织梗死。④脑实质损害：病变蔓延至脑实质而致结核性脑膜脑炎，可见结核结节、脑软化和出血。⑤脑积水和脑室改变：室管膜和脉络丛受累出现脑室管膜炎，脑实壁上可见结核结节并可溃破入脑室。室间孔粘连狭窄、堵塞，使脑脊液循环受阻，出现脑室扩张和脑积水。⑥脊髓病变：如果炎症蔓延至脊髓膜，可因肿胀、充血、渗出和粘连使蛛网膜下腔完全闭塞。

【临床表现】

除婴幼儿临床进展较快以外，典型结脑大多起病较缓慢。病程可分为三期。

1. 前驱期（早期） 约 1～2 周。前驱症状主要为小儿性格和精神状态的改变，如烦躁好哭，或精神呆滞，嗜睡，少言，不喜游戏，易倦、易怒等。还可有发热、食欲缺乏、睡眠不安、盗汗、消瘦、呕吐、便秘等非特异性症状，年长儿可诉头痛。

2. 脑膜刺激征期（中期） 约 1～2 周。多数患儿在此期出现颅内压增高症状和脑膜刺激征，头痛逐渐加剧，喷射状呕吐，嗜睡或烦躁不安、惊厥等。婴儿表现为前囟饱满或膨隆，甚至骨缝裂开。颈项强直、Kernig 征、Brudzinski 征阳性。此期可出现颅神经损害症状，最常见到面神经、动眼神经和展神经瘫痪。浅反射减弱或消失，腱反射多亢进。

3. 昏迷期（晚期） 约 1～3 周。此期以上症状逐渐加重，意识由朦胧、半昏迷继而完全昏迷。频繁发作阵挛性或强直性惊厥，颅内压增高症状更为明显，可呈角弓反张，终因呼吸及心血管运动中枢麻痹而死亡。

婴幼儿结核性脑膜炎起病急，进展快，临床分期多不明显，有时可以惊厥为首发症状，或表现为萎靡嗜睡，双眼凝视等。因前囟未闭和骨缝裂开，使颅内压增高的症状暂时得到缓解，故可无剧烈呕吐，但呼吸困难较明显。

【诊断】

早期诊断尽管是困难的，但对改善预后非常重要，对该病应有高度警惕性。

1. 病史 应仔细询问患儿既往的结核病史、卡介苗接种史和结核病接触史。特别是家庭内活动性肺结核病人的接触史，对于婴幼儿的诊断意义很大。此外，近期内严重的急性传染病史常常是结核病恶化的诱因。

2. 临床表现 对于有结核病接触史、结核菌素试验阳性、或在慢性结核中毒症状基础上出现的性格改变、发热、呕吐、顽固性便秘、嗜睡或烦躁不安时，即应考虑本病可能。

3. 脑脊液检查 为本病重要的诊断性实验方法。可见脑脊液压力增高，外观透明或呈毛玻璃样，静置 12～24 小时后，脑脊液中可有网状薄膜形成，将薄膜涂片抗酸染色，结核杆菌检出率较高。白细胞数多为（50～500）×10⁶/L，分类多以淋巴细胞为主。蛋白量增高，糖和氯化物均降低。对脑脊液改变不典型者，需重复检查，并反复涂片或培养检查结核分枝杆菌。

4. 其他实验室检查 ①以酶联免疫吸附试验（ELISA）测定患儿脑脊液 PPD-IgM 抗体水平，可帮助早期诊断；②应用聚合酶链反应（PCR）技术检测脑脊液中结核分枝杆菌 DNA，灵敏度和特异性均较高。

5. 结核菌素试验 阳性可助诊断，但阴性反应不能排除诊断。

6. 影像学检查 胸片 X 线摄片应作为常规检查，肺内结核病变对诊断结核性脑膜炎有帮助。脑

CT 和磁共振检查可显示结核瘤、基底节蛛网膜炎、脑栓塞、脑积水、脑室扩张等，有重要的诊断价值。

【治疗】

抗结核治疗和控制脑积水是重要的治疗环节。

1. **抗结核治疗** 原则是早期、联合、规律和坚持全程治疗。总疗程 1 ~ 1.5 年，或脑脊液正常后继续治疗 6 个月。采用强化和巩固两阶段疗法，联合使用易透过血脑屏障的抗结核杀菌药物。

2. **控制脑积水** 结脑治疗中控制脑积水、降低颅内压非常重要。除了药物治疗外，还可采取侧脑室穿刺引流、侧脑室小脑延髓池分流术和鞘内注射等方法。

3. **激素治疗** 用于减轻炎症渗出、减少粘连，降低颅内压，从而改善症状。早期使用可以有效辅助抗结核药物治疗。

4. **支持和对症治疗** 急性期应严格卧床休息，昏迷患儿给鼻饲或胃肠外营养，保证足够的营养和热量。加强护理，防止压疮和坠积性肺炎。对症治疗包括处理高热、惊厥和水电解质紊乱等。

【预后】

影响预后的因素包括开始治疗的时间、年龄、有无并发症、是否耐药菌感染以及是否规范治疗等。结核性脑膜炎凡临床症状消失、脑脊液正常、疗程结束后 2 年无复发者，可认为治愈。病情复发基本上都在停药后 4 ~ 5 年内，故在抗结核药物治疗结束后必须密切随访观察 5 年。

【后遗症】

常见的后遗症包括脑积水、肢体瘫痪、癫痫、失明、失语、面神经麻痹、智力低下、尿崩症等。

四、 脑性瘫痪

脑性瘫痪（cerebral palsy）简称脑瘫，是指由于各种原因造成的发育期胎儿或婴儿非进行性脑损伤，临床主要表现为运动发育和姿势异常，运动功能受限。常伴有智力、感觉、语言和行为异常等，以及癫痫和继发性肌肉、骨骼问题。

【病因】

几乎所有的围生期危险因素都被认为与脑瘫的发生可能有关。包括：①围生期脑损伤，如缺氧缺血性脑病、产伤、颅内出血；②与早产有关的脑损伤，如脑室周围脑白质软化、脑室内出血；③脑发育异常，如脑发育畸形、遗传性或代谢性脑发育异常；④产后脑损伤，如核黄疸、中枢神经系统感染；⑤产前危险因素如绒毛膜羊膜炎、宫内发育迟缓、毒物接触、先天性 TORCH 感染。这些因素可能共存，并相互作用。值得注意的是，虽然众多的因素被认为与脑瘫的发生有关，但很多患儿却往往无法明确其具体原因。

【临床表现】

1. **基本表现** 脑瘫以出生后非进行性运动发育异常为特征，一般都有以下 4 种表现：

（1）运动发育落后和瘫痪肢体主动运动减少：患儿不能完成相同年龄正常小儿应有的运动发育进程，包括抬头、坐、站立、独走等大运动以及手指精细动作。

（2）肌张力异常：因不同临床类型而异，痉挛型表现为肌张力增高；肌张力低下型则表现为瘫痪肢体松软，但仍可引出腱反射；而手足徐动型表现为变异性肌张力不全。

（3）姿势异常：受异常肌张力和原始反射延迟消失不同情况的影响，患儿可出现多种肢体异常姿势，并因此影响其正常运动功能的发挥。体格检查中将患儿分别置于俯卧位、仰卧位、直立位以及由仰卧牵拉成坐位时，即可发现瘫痪肢体的异常姿势和非正常体位。

（4）反射异常：多种原始反射消失延迟。痉挛型脑瘫患儿腱反射活跃，可引出踝阵挛和 Babinski 征阳性。

2. 临床类型

（1）痉挛型四肢瘫：以锥体系受损为主，包括皮质运动区损伤。牵张反射亢进是本型的特征。四肢肌张力增高，上肢背伸、内收、内旋，拇指内收，躯干前屈，下肢内收、内旋、交叉、膝关节屈曲、剪刀步、尖足、足内外翻，拱背坐，腱反射亢进、踝阵挛、折刀征和锥体束征等。

（2）痉挛型双瘫：症状同痉挛型四肢瘫，主要表现为双下肢痉挛及功能障碍重于双上肢。

（3）痉挛型偏瘫：症状同痉挛型四肢瘫，表现在一侧肢体。

（4）不随意运动型：以锥体外系受损为主，主要包括舞蹈性手足徐动和肌张力障碍。该型最明显特征是非对称性姿势，头部和四肢出现不随意运动，即进行某种动作时常夹杂许多多余动作，四肢、头部不停地晃动，难以自我控制。该型肌张力可高可低，可随年龄改变。腱反射正常、锥体外系征 TLR（+）、ATNR（+）。静止时肌张力低下、随意运动时增强、对刺激敏感、表情奇特、挤眉弄眼、颈部不稳定、构音与发音障碍、流涎、摄食困难，婴儿期多表现为肌张力低下。

（5）共济失调型：以小脑受损为主，以及锥体系、锥体外系损伤。主要特点是由于运动感觉和平衡感觉障碍造成不协调运动。为获得平衡，两脚左右分离较远，步态蹒跚，方向性差。运动笨拙、不协调，可有意向性震颤及眼球震颤，平衡障碍、站立时重心在足跟部、基底宽、醉汉步态、身体僵硬。肌张力可偏低、运动速度慢、头部活动少、分离动作差。闭目难立征（+）、指鼻试验（+）、腱反射正常。

（6）混合型：具有两型以上的特点。

3. 伴随症状和疾病

作为脑损伤引起的共同表现，约 52% 脑瘫患儿可能合并智力低下，45% 患儿伴有癫痫，38% 患儿伴有语言功能障碍，28% 患儿伴有视力障碍，12% 患儿伴有听力障碍以及吞咽障碍等。

【辅助检查】

大多数患儿头颅 CT、MRI、脑电图可有异常，但正常者不能否定本病的诊断。鉴别诊断时，可根据患儿年龄、瘫痪部位、病型、并发损害等具体情况选择性进行骨 X 线检查、肌肉 CT、肌电图、肌活检、诱发电位、血液、尿、脑脊液生化检查等。

【诊断】

脑性瘫痪的诊断主要根据中枢性运动障碍、运动和姿势发育异常、反射发育异常和肌张力及肌力异常。在 1 岁以内，特别是 6 个月以内的小婴儿时期，因症状不明显，诊断比较困难，可结合病史中的高危因素、早期临床表现及体征等作出早期诊断。同时要对脑性瘫痪的合并症状做出判断。头颅影像学检查等有助于帮助诊断。注意与婴幼儿时期其他神经及肌肉疾病引起的肌无力相鉴别。

【治疗】

1. 治疗原则 ①注意高危儿随访、早期发现、早期干预治疗；②促进正常运动发育，抑制异常运动和姿势；③采取综合治疗手段对患儿所有运动障碍及伴随障碍进行干预治疗；④医师、治疗师、家庭相结合，保证患儿得到持之以恒的正确治疗。

2. 主要治疗措施

（1）康复治疗：根据脑瘫患儿的现有能力进行功能障碍评定，制定适合患儿特点的训练方案，帮助患儿进行功能训练。①体能运动训练（physical therapy，PT）：针对运动障碍和姿势异常进行物理治疗；②技能训练即作业疗法（occupational therapy，OT）：重点训练上肢和手的精细动作，提高患儿独立生活能力；③语言训练：包括听力、发音、语言、发音器官和咀嚼吞咽功能的协同矫正；

④引导式教育：通过教育的方式使功能障碍者的异常功能得以改善或恢复正常。

（2）矫形器的应用：功能训练中，配合使用一些支具或辅助器械，有助于矫正异常姿势、抑制异常反射。

（3）手术治疗：主要用于痉挛型。目的是矫正畸形、恢复和改善肌力与肌张力的平衡。

（4）其他治疗。

（夏晓玲）

第六节　常见先天性心脏病

先天性心脏病（congenital heart disease，CHD）是胎儿期心脏及大血管发育异常而致的先天畸形，是小儿最常见的心脏病。绝大多数先天性心脏病患儿的病因尚不清楚，目前认为85%以上先天性心脏病的发生可能是胎儿周围环境因素与遗传因素相互作用的结果。各类先天性心脏病中以室间隔缺损最为多见，其次为房间隔缺损、动脉导管未闭和肺动脉瓣狭窄。法洛四联症则是存活的发绀型先天性心脏病中最常见者。

根据是否存在体循环与肺循环之间的血液分流，先天性心脏病分为3类：①左向右分流型（潜伏青紫型）：在心房、心室或大动脉之间存在异常通道，早期由于体循环（左心系统）压力高于肺循环（右心系统），血液左向右分流，病情发展到晚期，肺动脉压力持续升高成为不可逆转改变，血液发生右向左分流，出现发绀症状，如房间隔缺损、室间隔缺损和动脉导管未闭；②右向左分流型（青紫型）：由于先天性的心脏解剖结构异常，肺循环的静脉血进入体循环，患儿出现持续性发绀，如法洛四联症、大动脉转位等；③无分流型（无青紫型）：体循环和肺循环之间无分流，患儿一般无发绀，如肺动脉狭窄和主动脉狭窄等。

【临床表现】

1. **房间隔缺损**（atrial septal defect，ASD）　症状出现的早晚和轻重取决于缺损的大小。出生后左心房压逐渐高于右心房，血液通过缺损口发生左向右分流，使右心血流量增加，舒张期负荷加重，故右心房、右心室增大。缺损较大时分流量也大，导致肺充血、体循环血流量不足，表现为体形瘦小、面色苍白、乏力、多汗、活动后气促和生长发育迟缓。由于肺循环血流增多而易反复呼吸道感染，严重者发生心力衰竭。由于肺循环血量增加，晚期可出现肺动脉高压，导致右向左分流，临床出现发绀。

听诊有以下主要特点：①第一心音亢进，肺动脉第二心音增强；②不受呼吸影响的第二心音固定分裂；③胸骨左缘第二肋间可闻及2～3级喷射性收缩期杂音。

2. **室间隔缺损**（ventricular septal defect，VSD）　是最常见的先天性心脏病。临床表现决定于缺损大小和心室间压差，小型缺损可无症状。缺损较大时左向右分流量多，体循环血流量相应减少，患儿多生长迟缓，消瘦、活动后乏力、气短、多汗，易患反复呼吸道感染，易导致充血性心力衰竭等。有时因扩张的肺动脉压迫喉返神经，引起声音嘶哑。胸骨左缘第3、4肋间可闻及Ⅲ～Ⅳ粗糙的全收缩期杂音，向四周广泛传导，可扪及收缩期震颤。伴有明显肺动脉高压时，右心室压力显著升高，逆转为右向左分流，出现青紫，并逐渐加重。此时心脏杂音较轻而肺动脉第二音显著亢进。

3. **动脉导管未闭**（patent ductus arteriosus，PDA）　动脉导管细小者临床上可无症状。导管粗大者在婴幼儿期即可有咳嗽、气急、喂养困难、体重不增、生长发育落后等。胸骨左缘上方可以听到一连续性"机器"样杂音，占整个收缩期与舒张期，常伴有震颤。肺动脉瓣区第二音增强。由于舒张压降低，脉压差增宽，可出现周围血管体征，如水冲脉、股动脉枪击音和指甲床毛细血管搏动等。

4. **法洛四联症（tetralogy of Fallot，TOF）** 是婴儿期后最常见的青紫型先天性心脏病，由 4 种畸形组成：右心室流出道梗阻、室间隔缺损、主动脉骑跨和右心室肥厚。青紫为其主要表现，其程度和出现的早晚与肺动脉狭窄程度有关。患儿多有蹲踞症状，每于行走、游戏时，常主动下蹲片刻。患儿由于长期处于缺氧环境中，可使指、趾端毛细血管扩张增生，形成杵状指（趾）。婴儿期由于哭闹、情绪激动、贫血、感染等，可出现阵发性缺氧发作。年长儿常诉头痛、头昏。患儿生长发育一般均较迟缓。心前区略隆起，胸骨左缘第 2、3、4 肋间可闻及 Ⅱ～Ⅲ 级粗糙喷射性收缩期杂音，一般无收缩期震颤。肺动脉第二音减弱。

【诊断】

1. **症状和体征** 根据患儿有喂养困难、气促、生长发育落后、反复呼吸道感染甚至并发心力衰竭，或出生后不久有发绀以及心脏杂音等，临床应考虑先天性心脏病。

2. **辅助检查** ① X 线平片：是非常适用小儿先天性心脏病诊断的手段，包括胸部透视和摄片。②心电图：对心脏病的诊断有一定的帮助，对各种心律失常具有特异性，对房室肥大、传导阻滞、电解质紊乱及药物中毒等有提示意义，对心脏位置及心肌病变也有重要参考价值，24 小时动态心电图及各种负荷心电图可提供更多的信息。③超声心动图：可以提供详细的心脏解剖结构信息，还能提供心脏功能及部分血流动力学信息，已经能为绝大多数的先心病作出准确的诊断并为外科手术提供足够的信息，已部分取代了心脏导管及造影术，而且能在胎儿期作出部分先心病的诊断。④心导管检查：是先天性心脏病进一步明确诊断和决定手术前的一项重要检查方法之一，可探查异常通道，测定不同部位的心腔、大血管的血氧饱和度、压力，进一步计算心排出量、分流量及血管阻力。⑤心血管造影：对复杂性先天性心脏病及血管畸形，是主要检查手段。数字减影造影技术（DSA）的发展使诊断更精确。⑥磁共振成像（MRI）：具有无电离辐射损伤、多剖面成像能力等特点，常用于主动脉弓等流出道畸形的诊断，并已经成为复杂畸形诊断的重要补充手段。

【治疗原则】

先天性心脏病大多需要手术治疗。手术适应证的选择主要根据患儿的症状体征、心功能情况、畸形的程度和缺损的大小、肺动脉高压的程度以及心房心室扩大等情况综合考虑。手术方法包括心内直视手术和介入手术等。

1. **PDA** 为防止产生严重的并发症，不同年龄、不同大小的动脉导管均应及时手术或经介入方法予以关闭。早产儿视分流大小和临床症状而定。

2. **ASD 和 VSD** 一部分患儿出生后有自然闭合的可能。如果没有临床症状和肺动脉高压情况，可以在严密观察下随访到学龄前期。

3. **TOF** 有症状的新生儿和婴儿应早期手术。对于无症状或症状轻者，目前倾向于 1 岁左右行择期根治手术，以减少继发性心肌损害。对不具备条件者，应先行姑息手术。经药物治疗无效的顽固性心衰、严重肝肾功能损害为手术禁忌。

4. 艾森曼格综合征是手术禁忌。

（夏晓玲）

第十七章
口腔科疾病

第一节　先天性唇、腭裂

唇裂（cleft lip）是口腔颌面部最常见的先天畸形，常与腭裂伴发。腭裂（cleft palate）是一种常见先天性畸形病变，对病人语言、进食等功能的影响更为严重。

【病因】

受多种因素影响所致，分为遗传因素及环境因素两方面，并与营养、感染和内分泌、药物及孕期母体频繁或接受大剂量X线照射等因素有关。

【临床表现及诊断】

（1）唇裂：临床上根据裂隙部位可将唇裂分为单侧唇裂（不完全裂、完全裂）和双侧唇裂（不完全裂、完全裂、混合型裂）。根据裂隙程度分为：Ⅰ度唇裂（仅限于唇红部的裂开）；Ⅱ度唇裂（上唇部分裂开，但未裂开至鼻底）；Ⅲ度唇裂（整个上唇至鼻底完全裂开）；伴发畸形：唇裂的最常见伴发畸形是腭裂。

（2）腭裂：临床上根据裂隙程度可将腭裂分为：Ⅰ度腭裂：指软腭裂、悬雍垂裂；Ⅱ度腭裂：指软腭和部分硬腭裂开；Ⅲ度腭裂：指硬腭、软腭、悬雍垂以及牙槽突全部裂开。其中Ⅱ度和Ⅲ度腭裂又有单侧和双侧之分。

【治疗】

目前提倡序列治疗，即在不同年龄阶段分别进行唇裂和腭裂手术。但不能单纯依靠手术治疗。手术只能修复畸形，要达到正确发音还应进行腭肌的功能训练。

（刘福祥）

第二节　颞下颌关节常见疾病

一、颞下颌关节紊乱病

颞下颌关节紊乱病（temporomandibular disorders，TMD），原称颞下颌关节紊乱综合征（temporomandibular joint dysfunction syndrome，TMJDS），是颞下颌关节病的一种常见类型，也是口腔临床的常见病和多发病。

【病因】

尚未完全明确，一般认为与精神因素、咬合关系紊乱、不良习惯等因素有关。此外关节囊薄弱、咀嚼肌痉挛和功能不协调也是本病的发病因素。

【临床表现】

临床表现形式多样，主要有颌面部疼痛、颞下颌关节杂音、下颌运动异常、头痛、耳症等。

1. 颌面部疼痛　主要为开口和咀嚼时关节或关节周围肌群的疼痛。有时伴关节及周围软组织压痛。

2. 弹响和杂音　一旦关节结构发生变化，关节面有增生，退变或炎症，滑膜损伤引起滑液分泌的改变，下颌运动时即出现关节杂音。

3. 下颌运动异常　主要为开口度异常（过大或过小）、开口型异常（偏斜或歪曲）、关节绞锁等。检查体征注意面部是否对称，下颌运动范围及开口型是否正常，关节有无弹响杂音。

【辅助检查】

主要为影像学检查：如关节侧位片，又称许勒位片，是临床上常用的一种方法，可以显示多种形态改变。髁突经咽侧位片、关节侧位体层片、关节造影片、关节磁共振检查。

【诊断】

1. 颞下颌关节区的疼痛，疼痛与下颌运动、咀嚼有关。

2. 开口型和开口度异常。

3. 有关节弹响。

4. 咀嚼肌有压痛。

5. X线检查可见髁突位置有变化，严重时结构有变化。关节造影可见关节盘移位、破裂或穿孔。

6. 颞下颌关节镜检查可见关节滑膜有炎症性改变。

【治疗】

翼外肌功能亢进：主要是调整翼外肌功能。用 0.5% 的普鲁卡因 5ml 做翼外肌封闭，每日一次，一周为一个疗程。

翼外肌痉挛：主要是解除痉挛。方法有理疗（钙离子导入、红外线理疗，频谱仪理疗等）、封闭治疗等。

关节盘后区损伤：局部封闭，使用的药物是醋酸氢化可的松混悬液 12.5mg 加入 2% 普鲁卡因 0.5～1ml，注射于髁突后方。一周注射一次，封闭后应限制下颌运动。

可复性关节盘前移位：对于在开口初和闭口末有弹响的，可通过戴颌垫治疗。

不可复性关节盘前移位：手法复位，方法与关节前脱位手法复位法相同。如果复位成功可以听到弹响声。然后按照可复性关节盘前移位治疗。如手法不能复位，可用颌垫治疗，使其复位，若无效应进行手术复位。

二、颞下颌关节脱位

髁突滑出关节窝以外，超越了关节运动的正常限度，以至于不能自行回复到原位者，称为颞下颌关节脱位（dislocation of condyle）。按照部位分为单侧脱位和双侧脱位；按性质分为急性脱位、复发性脱位和陈旧性脱位。

【病因】

急性前脱位：最为常见，大开口（打哈欠、唱歌、咬大块食物等）或张口状态下受到外力时容易发生。复发性脱位：如果急性脱位后未进行适当治疗，长期翼外肌功能亢进会引起关节韧带、关节囊松弛，造成复发性关节脱位。陈旧性脱位：关节脱位后几周之内未能复位。由于髁突长时间位于关节结节前上方，关节组织受到牵拉和挤压，造成关节周围结缔组织增生，咀嚼肌也有不同程度的痉挛。

【临床表现】

单侧脱位表现为开、闭口困难，颏部中线偏向健侧，患侧后牙接触面前牙开颌，健侧后牙反颌。双侧脱位病人呈开口状态，前牙开颌，后牙早接触；下颌前伸，脸型变长。触诊时在耳屏前接触不到髁突的活动。

【治疗】

1. **对于急性前脱位应及时复位，复位后进行制动。复位的方法有：**

口内法：让病人坐在牙科治疗椅上，下颌牙的咬合面要低于术者双臂下垂时的肘关节水平。术者站在病人前方，将双手拇指用纱布缠好后放在病人两侧后牙的颌面上，尽量向后放。其余手指握住下颌骨下缘，然后拇指逐渐用力压下颌骨向下，其余手指将颏部慢慢向上推，当髁突移至关节结节以下时再向后推即可复位。这时拇指应迅速滑向颊侧口腔前庭，以避免咬伤。

颌间复位法：将一圆形软木棒（直径约1cm）放在最后的上下磨牙之间，术者用左手用力托住病人颏部向上推，当颏部向下移动而感觉到下颌在移动时，右手迅速向前移动木棒，同时向后推颏部使髁突复位。

2. **复发性脱位** 应先复位，复位后延长颌间固定的时间。也可以在关节囊内注射硬化剂。

3. **陈旧性脱位** 陈旧性脱位一般是手术复位。

三、颞下颌关节强直

颞下颌关节强直在临床上可根据病变部位的不同分为两类：第一类是关节内强直，即由于关节内的病变造成关节内的纤维性或骨性粘连，这种关节强直，又称为真性关节强直。第二类是关节外强直，即由于关节外上下颌间皮肤、黏膜或深层组织的瘢痕挛缩造成的强直，也可称为假性关节强直。

【病因】

1. 颞下颌关节及其临近器官炎症病史。如中耳炎、下颌骨骨髓炎、急性化脓性腮腺炎等。

2. 关节区外伤史，包括下颌骨的损伤、出生时使用产钳等。

3. 面部软组织损伤。

【临床表现】

临床上主要表现为开口困难，面部发育障碍，颌关系紊乱，髁突活动减弱或消失，X线下表现为解剖形态消失、关节间隙模糊等。

【辅助检查】

1. 开口是否受限。

2. 开口运动时是否可以触到髁突的动度。

3. 面部畸形的情况，包括面部丰满度，下颌骨的发育情况。

4. 颌间是否有条索状瘢痕。

5. X线检查。

【诊断】

1. **关节内强直** ①开口困难：如果是纤维性粘连可轻度开口，而完全的骨性粘连则完全不能开口。②面部发育障碍：单侧关节强直表现为患侧下颌体、下颌升支短小，相应的面部丰满。健侧下颌发育正常，面部反而显得扁平。双侧关节强直由于整个下颌骨发育障碍，下颌后缩。③颌关系紊乱，表现有：下颌磨牙舌向倾斜，下颌前牙唇向倾斜。④髁突活动减弱或消失。⑤X线显示：髁突与关节窝融合成致密的团块，呈骨球状。

2. 关节外强直 开口困难、面部畸形比较轻、口腔颌面部有瘢痕挛缩或缺损畸形、髁突活动减弱或消失。X线显示：关节内无明显异常。

【治疗】

关节内强直的应进行手术，即做关节成形术。方法是在髁突颈部或乙状切迹的下方切开骨组织，切开的间隙应保持。为了防止切开的骨组织再次愈合可以在间隙内插入各种组织或代用品。关节外强直的一般进行瘢痕松解的手术。

（刘福祥）

第十八章
耳鼻咽喉科疾病

第一节　耳鼻咽喉科的特点及检查方法

一、耳鼻咽喉科的范围和特点

耳鼻咽喉科学领域涉及听觉、平衡觉、嗅觉、发声与言语、呼吸与吞咽等器官的解剖与发育、生理与病理，以及疾病的诊断、治疗和预防。

耳鼻咽喉科学的主要特点表现为耳鼻咽喉各器官在解剖和功能上的密切联系以及它们和全身各系统的有机联系。耳鼻咽喉各器官的密切联系体现于：

1. **解剖上相沟通**　耳、鼻、咽、喉彼此相互沟通，如各器官黏膜相互延续。

2. **生理上相关联**　如言语由振动发音的声带及共振的鼻、咽等器官共同完成，吞咽也需咽缩肌、软腭肌群和喉外肌等共同协调完成。

3. **病理上相互影响**　如鼻咽部疾病可影响咽鼓管功能，继而可引起分泌性中耳炎。

4. **诊断上相参考**　如诊断前庭性眩晕疾病常需借助听力学检查结果来鉴别。

5. **治疗上相辅助**　如治疗中耳炎常需治疗鼻腔和鼻咽部疾病以改善咽鼓管功能。

二、耳鼻咽喉解剖学及生理学

1. **耳部**　耳分为外耳、中耳和内耳三部分。耳的主要功能为司听觉与平衡觉。外耳和中耳具有传导声音的作用，内耳含有听觉与位置觉重要感受装置。

2. **鼻部**　鼻分为外鼻、鼻腔和鼻窦三部分。外鼻对人的容貌有十分重要的影响。鼻腔主要有呼吸、嗅觉和共鸣等功能。在鼻腔的前上方、两侧和后方，有左右成对的 4 对鼻窦环绕，即额窦、筛窦、上颌窦和蝶窦。其增加呼吸区黏膜面积，促进对吸入空气的加温、加湿，并参与对声音的共鸣。

3. **咽部**　咽位于颈椎前方，是一漏斗形肌性管道，上宽下窄、前后扁平，上起颅底，下与食管入口相接，是呼吸道和消化道的共同通道。咽具有呼吸、吞咽、防御保护及协助构语等功能。

4. **喉部**　喉居颈前正中，上通喉咽，下接气管，是由肌肉、韧带、纤维组织、黏膜及作为喉支架的软骨等构成的一个锥形管腔状器官。喉的主要功能是呼吸、发声、保护和吞咽。

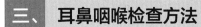

（一）耳科检查

1. 耳的一般检查法　运用听、视、触及嗅诊检查耳郭、外耳道口和耳周。对外耳道、鼓膜表面的检查可徒手或借助窥耳镜、电耳镜、耳内镜和手术显微镜等进行。

2. 咽鼓管功能检查法　常用的有吞咽试验法、咽鼓管吹张法、鼓室内滴药法、声导抗仪检查法和咽鼓管内镜检查法等。

3. 听功能检查法　可分为主观测听法和客观测听法两大类。前者需依靠受试者对刺激声信号进行主观判断，并作出某种行为反应，因此可受到受试者主观意识及行为配合的影响；后者利用现代测听仪器对病人进行检查，无需受试者的行为配合，不受其主观意识的影响，结果客观、可靠，但也受到测试方法及技术条件的限制。

（1）主观测听法：包括语音检查法、音叉试验、纯音听阈测试和言语测听等。

1）音叉试验：检查者手持叉柄，敲击叉臂，使其振动。检查气导时，将振动的叉臂置于距受试者外耳道口 1cm 处，两叉臂末端应与外耳道口在同一平面；检查骨导时，将叉柄末端的底部压置于鼓窦区或者颅面中线上。Rinne 试验、Weber 试验和 Schwabach 试验等可初步鉴别耳聋为传导性或感音神经性，Gelle 试验可检查镫骨是否活动。

2）纯音听阈测试：是测试受试耳对一定范围内不同频率纯音的听阈，包括气导听阈及骨导听阈测试。详见本章第四节。

（2）客观测听法：包括声导抗测试、听觉诱发电位及耳声发射测试等。

4. 前庭功能检查法　一是评价前庭眼反射的眼动检查，二是评价前庭脊髓反射、本体感觉及小脑平衡和协调功能的检查。

5. 耳的影像学检查法　常用的有颞骨 CT 扫描和 MRI 检查。

（二）鼻科检查

1. 外鼻及鼻腔的一般检查法　包括询问病史，视、触、叩、听和嗅诊，前鼻镜检查及后鼻镜检查。

2. 鼻窦的一般检查法　除了前述的检查方法外，头位引流法、上颌窦穿刺冲洗法亦可使用。

3. 鼻内镜检查法　因其多角度、视野广的特点，鼻内镜检查在临床上广泛应用。除可完成对鼻腔各部分和鼻咽部的检查外，还可通过穿刺进行窦内检查、在其引导下取活体组织病理检查、发现鼻出血部位行电凝固或激光止血等。

4. 鼻功能检查法　包括鼻通气功能检查法、鼻自洁功能检查法和嗅觉功能检查法等。

5. 鼻的影像学检查法　X 线平片常用于观察鼻骨骨折的移位情况。CT 是诊断鼻腔、鼻窦疾病首选的影像学检查方法，对鼻内镜手术有明确指导意义。MRI 能为肿瘤的诊断和治疗提供更全面的信息。

（三）咽部检查

1. 一般望诊　观察受检者的面容与表情，检查受检者口腔，然后用压舌板轻压病人舌前2/3处，检查其口咽部，包括软腭、悬雍垂、腭扁桃体和咽后壁。

2. 间接鼻咽镜检查法 将镜面向上的间接鼻咽镜置于软腭和咽后壁之间，转动镜面观察鼻咽部结构。

3. 咽部触诊 包括鼻咽指诊和口咽部触诊。

4. 颈部扪诊 检查者立于病人身后，用两手指尖按顺序触诊，检查有无肿胀和肿块，肿块的大小、硬度、活动度、有无压痛等。

5. 咽部内镜检查法 包括硬性内镜检查和纤维内镜检查。

6. 咽的影像学检查法 包括 X 线平片、CT 扫描和 MRI 检查。

（四）喉部检查

1. 喉的外部检查法 包括视、听及触诊。

2. 喉内镜检查法 包括间接喉镜检查和直接喉镜检查、纤维喉镜检查等。其中间接喉镜检查为目前最常用的喉部检查方法，通过将镜面向下的间接喉镜置于软腭部，左右转动镜面以便观察喉全部。

3. 喉的影像学检查法 包括 X 线平片、CT 扫描和 MRI 检查等。

（杨　军）

第二节　耳鼻咽喉科症状学

一、耳的症状学

1. **耳痛** 指耳内或耳周疼痛，多为炎性疾病所致，余为牵涉性痛或反射性痛。

2. **耳漏** 指外耳道积聚或流出液体，根据溢液性质可分为脂性、浆液性、黏液性、脓性、水样或血性等，有时为混合性。

3. **耳聋** 临床上将听力下降称为耳聋。按病变的性质分为器质性聋、功能性聋及伪聋三类；按发病的时间特点可分为突发性聋、进行性聋和波动性聋；通常按病变部位分为传导性聋、感音神经性聋与混合性聋三类。

4. **耳鸣** 指病人耳内或头内有声音的主观感觉，但其体外环境中并无相应声源。

5. **眩晕** 是一种运动性或位置性错觉，感自身或外界景物发生运动。

二、鼻的症状学

1. **鼻塞** 指经鼻通气不畅，有单侧、双侧之分。可表现为间歇性、交替性或阵发性、进行性或持续性。

2. **鼻漏** 根据分泌物的性质可分为水样鼻漏、黏液性鼻漏、黏脓性鼻漏、脓性鼻漏、血性鼻漏及脑脊液鼻漏。

3. **嗅觉障碍** 在临床上以嗅觉减退和嗅觉丧失为常见，而嗅觉过敏、嗅觉倒错和幻嗅则较为少见。

4. 共鸣障碍 鼻腔、鼻咽腔以及鼻窦等均为发声的共鸣腔，参与发声的共鸣作用。病理性鼻音可分为闭塞性鼻音和开放性鼻音。

5. 鼻源性头痛 指鼻腔、鼻窦病变引起的头痛。鼻部病变可直接刺激鼻黏膜三叉神经末梢引起头痛，并可沿其分支反射到头部的其他部分。

6. 鼻出血 鼻出血程度一般与出血原因和部位有关。鼻出血既可为鼻腔局部疾病所致，如外伤、黏膜炎症、糜烂、肿瘤，也可为全身疾病在鼻部的表现，如肝功能异常、血液病、高血压病等。

三、 咽的症状学

1. 咽痛 咽部疾患中最为常见的症状之一。除可因咽部疾病或咽部邻近器官疾病引起外，也可为全身性疾病的伴随症状。临床上可见自发性咽痛和继发性咽痛。

2. 咽异常感觉 病人自觉咽部有毛刺、异物、堵塞、贴附、瘙痒、干燥等异常感觉，常因此而用力"吭""喀"或频频吞咽以期清除。

3. 吞咽障碍 当支配吞咽运动的神经、肌肉及口腔、咽、喉等处病变时，可引起吞咽运动障碍，称为吞咽困难。常见病因可分为三类：

（1）功能障碍性：有剧烈咽痛的病人往往伴有吞咽困难，咽痛愈烈，吞咽困难愈严重。

（2）梗阻性：咽部或食管狭窄、肿瘤或异物等妨碍食物下行，表现为固体食物难以咽下，流质饮食尚能通过。

（3）瘫痪性：中枢性病变或周围性神经炎所致咽肌麻痹。

4. 构音异常 咽腔是发声的共鸣腔，腭与舌是协助发声的重要器官，与声音的清晰度和音质音色密切相关。如有缺陷和病变时，所发声音含混不清（语言清晰度极差）或音质和原来不一样（音色改变），或是在睡眠状态下发出不应有的音响（打鼾），统称为构音异常。

四、 喉的症状学

1. 声嘶 即声音嘶哑，根据病因可分为支配声带运动神经受损、喉部本身的病变影响到声带及癔症性声嘶。

2. 吸气性呼吸困难 多由于上呼吸道（喉、气管、大支气管）狭窄或阻塞引起。病变表现为吸气时间延长，此时胸腔内负压加大，出现胸廓周围软组织凹陷，如胸骨上窝、锁骨上窝及剑突下出现凹陷，称为三凹征。

3. 喉喘鸣 指由于喉或气管发生阻塞，病人用力呼吸，气流通过喉或气管狭窄处发出的特殊声音。吸气性喉喘鸣声常提示病人有喉阻塞。

4. 喉痛 常见于喉部急性炎症、喉的关节改变及喉外伤。

5. 咯血 指喉以下的呼吸道出血，经口咯出。应注意与呕血鉴别。喉部疾病引起咯血还需与可引起咯血的下呼吸道疾病鉴别。

6. 吞咽障碍 喉部疾病由于喉部疼痛、肿胀或压迫也可引起吞咽困难。如急性炎症、喉水肿、喉结核、喉神经病变及喉肿瘤等。

（杨 军）

第三节　梅尼埃病

梅尼埃病（Ménière disease）是一种原因不明的，以膜迷路积水为主要病理特征的内耳疾病，临床表现为发作性眩晕、波动性听力下降、耳鸣和（或）耳闷胀感。梅尼埃病病人中女性多于男性，高发年龄为 40 ~ 60 岁。

【病因】

病因尚无定论，目前主要发病机制学说有：内耳缺血学说；内淋巴液生成、吸收平衡失调；免疫反应学说等。其诱因包括劳累、精神与情绪因素、睡眠障碍、不良生活事件、天气或季节变化、体内激素水平等。

【临床表现】

典型临床表现　一侧耳鸣、耳聋伴有突然眩晕发作是本病的特点。发作周期长短不等，随病情发展，发作次数增加，持续时间变长，间期变短。

（1）眩晕：发作性眩晕持续 20 分钟至 12 小时，常伴有自主神经功能紊乱和平衡障碍，无意识丧失。间歇期无眩晕发作，可伴有平衡功能障碍。

（2）听力下降：一般为波动性听力下降。早期为低 - 中频为主的感音神经性听力下降，间歇性听力恢复正常。随病情进展，听力损失加重，间歇性听力不能恢复至正常或病前水平。

（3）耳鸣和（或）耳闷胀感：疾病早期间歇期可无耳鸣和（或）耳胀满感。随着病情进展，耳鸣和（或）耳闷胀感持续存在。

【检查】

目前，梅尼埃临床上无确诊的技术手段，专科查体鼓膜多无异常发现。发作期可见自发性水平型或水平旋转型眼球震颤，快相向病侧。发作后期眼震方向转向健侧，尔后眼震逐渐消失。发作期难以对病人进行全面检查，间歇期可进行以下检查：

1. 听功能评价　纯音测听早期为低频感音性聋，中期多呈平坦型，发作期加重，发作后可部分或完全恢复。晚期呈稳定下降型曲线。言语测听与纯音测听有较好的相关性。双耳交替响度平衡试验阳性。短增量敏感度指数升高。鼓室图为 A 型。Bekesy 自描测听呈 Ⅱ 型曲线。耳蜗电图 SP/AP 振幅比值 >40%。

2. 前庭功能和眼动功能检查　早期前庭功能可正常，随着频繁发作其功能逐渐减退，到晚期可完全丧失。眼震多为水平型，重者为水平旋转型，急性期向对侧，尔后转向同侧。冷热试验、转椅试验、甩头试验、前庭肌源性诱发电位（VEMP）可发现异常。扫视、视踪试验和视动检查正常。

3. 影像学　内听道 - 桥小脑角 MRI 排除桥小脑占位。有条件可选择造影剂钆（Gd）进行内耳膜迷路 MRI 成像，观察膜迷路积水的程度。

4. 病因学检查　免疫学检查、变应原检查、遗传学相关检查、内分泌功能相关检查等。

【诊断】

2017 年我国梅尼埃病诊断和治疗指南：

（一）临床诊断

诊断标准

1. 两次或两次以上眩晕发作，每次持续 20 分钟至 12 小时。

2. 病程中至少有一次听力学检查证实患耳有低到中频的感音神经性听力下降。

3. 患耳有波动性耳部症状：听力下降、耳鸣和（或）耳闷胀感。

4. 排除其他疾病引起的眩晕，如前庭性偏头痛、突发性聋、良性阵发性位置性眩晕、迷路炎、前庭神经炎、前庭阵发症、药物中毒性眩晕、后循环缺血、颅内占位性病变等。此外，还需排除继发性膜迷路积水。

（二）疑似诊断

1. 两次或两次以上眩晕发作，每次持续 20 分钟至 24 小时。

2. 患耳有波动性耳部症状：听力下降、耳鸣和（或）耳胀满感。

3. 排除其他疾病引起的眩晕，如前庭性偏头痛、突发性聋、良性阵发性位置性眩晕、迷路炎、前庭神经炎、前庭阵发症、药物中毒性眩晕、后循环缺血、颅内占位性病变等。此外，还需排除继发性膜迷路积水。

【鉴别诊断】

1. **莱穆瓦耶综合征（Lermoyez syndrome）** 为 Lermoyez（1919 年）首次报道，先有耳鸣、耳聋，尔后突然发作眩晕，随后听力好转，与梅尼埃病先有眩晕尔后耳聋耳鸣稍有不同。现认为是梅尼埃病之变异，比较少见，可能是内耳自主神经系统功能紊乱所致。治疗方法与前者相同。

2. **药物性耳中毒** 迟发性前庭损害，易与本病混淆。但其耳鸣、耳聋有明显用药史，如应用氨基糖苷类、奎宁、水杨酸和抗癌类药。

3. **位置性眩晕** 在某一特定体位时发病，变换体位即好，无耳鸣、耳聋，前庭功能可能正常。

4. **突发性聋** 无任何诱因，突然发病，一次性听力严重损失，以高频为主，甚至全聋，有时可伴以严重眩晕。发病前无耳鸣、耳聋史，3~7 天后眩晕好转，但听力很难恢复。

5. **前庭神经炎** 无耳鸣、耳聋，突然眩晕发作，可有受凉发作，可有受凉感冒史，有向健侧自发性眼震，患侧前庭功能减弱或丧失，有时白细胞升高。

6. **后循环缺血** 颈椎畸形或骨质增生，高血压或动脉硬化，均可诱发脑干前庭中枢或内耳供血不足，因症状比较复杂，应进行椎基底动脉 MRA 检查。

7. **听神经瘤** 早期单侧耳鸣、耳聋，偶有头晕现象，少有旋转感觉。听力检查为蜗后性损害，如出现音衰、I 波间期延长、V 波消失，颞骨 CT 显示内听道扩大，MRI 检查可见内听道及桥小脑角肿瘤图像，可资鉴别。

8. **慢性脑干缺血** 中青年患低血压，站立时可发生头晕倾倒。老年时因动脉硬化缺血，可致双耳耳鸣和耳聋，起床或站立时常有摇摆不稳感，但非发作性眩晕，前庭功能多属正常范围。

【治疗】

梅尼埃病病人应在避光安静的环境下卧床休息，禁止烟酒。选用高蛋白、高维生素、低脂肪、低盐饮食。症状缓解后宜尽早逐渐下床活动。

（一）发作期治疗

1. **前庭抑制剂** 包括抗组胺药、苯二氮䓬类、抗胆碱能类药、抗多巴胺类药物。可有效控制急性眩晕发作，原则上使用不超过 72 小时。

2. **糖皮质激素** 如果急性期眩晕症状严重或听力下降明显，可酌情口服或静脉给予糖皮质激素。如恶心、呕吐症状严重，可加用补液支持治疗。

3. **脱水剂** 对诊断明确的病人，按上述方案治疗的同时可加用甘露醇、碳酸氢钠等脱水剂治疗。

（二）间歇期治疗

1. 病人教育 向病人解释本病相关知识，使病人认识到本病的自然病程规律、可能的诱发因素、治疗方法及预后。做好心理咨询和辅导工作，消除病人恐惧心理。

2. 保守治疗 包括调整生活方式，规律作息、避免不良情绪、压力等诱发因素。建议病人减少盐分摄入，避免咖啡因制品、烟草和酒精类等制品摄入。使用倍他司汀、利尿剂、鼓室注射糖皮质激素、鼓室低压脉冲、鼓室注射庆大霉素等治疗。

大量研究表明：鼓室注射庆大霉素可有效控制大部分病人的眩晕症状（80%～90%），注射耳听力损失发生率约为10%～30%。其机制与单侧化学迷路切除有关。

3. 手术治疗 外科手术方法包括：内淋巴囊手术、半规管阻塞术、前庭神经切断术、迷路切除术等。适应证包括：眩晕发作频繁、剧烈，6个月非手术治疗无效病人。

（1）内淋巴囊手术：内淋巴囊手术方式包括内淋巴囊减压术和内淋巴囊引流术，该手术旨在减轻内淋巴液压力。手术对听力和前庭功能多无损伤。

（2）半规管阻塞术：该手术缓解梅尼埃病眩晕发作的机制不明。其对部分病人的听力及前庭功能有损伤。

（3）前庭神经切断术：旨在去前庭神经传入。该手术完全破坏前庭功能，对听功能可能有影响。

（4）迷路切除术：旨在破坏前庭及耳蜗终器。该手术对听力及前庭功能完全破坏。适用于没有实用听力、且多种治疗方法（包括非手术及手术）无效的梅尼埃病病人。

（杨　军）

第四节　听觉障碍

听觉障碍（hearing loss，HL）是听觉传导通路发生器质性或功能性病变导致不同程度的听力损害。世界卫生组织估算，2006年全世界听觉障碍病人约6亿。根据第六次全国人口普查我国总人口数及第二次全国残疾人抽样调查推算，2010年末我国听力残疾人数为2054万，在所有类型的残疾中位居第二。听觉障碍除了影响言语功能外，还对社会交际、心理健康带来极大的影响。

根据听力损失的程度，可将听觉障碍分为轻度、中度、中重度、重度和极重度聋。根据听觉障碍的发生部位及性质，可将听觉障碍分为传导性聋、感音神经性聋和混合性聋。

听觉障碍是症状诊断，依靠听力学检测证明和量化听觉障碍的程度和性质。听力学检测的手段多样，其中纯音听阈测试、言语测听和声导抗是最基本的检查。

纯音听阈测试是给受试者一定频率声音的不同声强刺激，以受试者能听到的最小声音为听阈。将各频率的听阈在听力坐标图上连线，即听力曲线。通过纯音听阈测试可以判断有无听觉障碍、听觉障碍的程度、听觉障碍的类型（传导性、感音神经性还是混合性）。

言语测听可以直接评估病人的言语识别能力，包括言语接受阈和言语识别率两个方面。言语接受阈可检测纯音气导阈值的准确性；提供言语听敏度的指标；确定言语识别测试的初始给声强度。言语分辨率是指受试耳能够听懂所测词汇的百分率，可判断感音神经性聋的性质（蜗性还是蜗后），是评估佩戴助听器和人工耳蜗植入效果的重要检测手段。

声导抗是指声能传入外耳道后产生鼓膜张力变化，对声能的传导能力发生改变，利用这一特性，记录鼓膜反射回外耳道的声能大小，反映中耳传音系统和脑干听觉通路功能。声导抗包括鼓室图和声反射，是一种临床上最常用的客观听力测试的方法之一。鼓室图可提供中耳及咽鼓管功能的相关信息，包括中耳是否有积液，咽鼓管是否通畅，鼓膜是否穿孔。声反射测试能够提供与声反射路径有关的感受器、传入和传出神经及效应器功能的信息。

听力学检查还包括听性脑干反应、耳声发射、耳蜗电图、多频稳态等，这里不再一一赘述。

一、传导性聋

经空气径路传导的声波，受到外耳道、中耳病变的阻碍，到达内耳的声能减弱，导致的听力减退称为传导性聋（conductive hearing loss）。根据纯音听阈测试结果，各频率骨导听阈正常或接近正常，气导听阈提高，气导听阈提高以低频为主，呈上升曲线，气骨导间距以低频区明显，大于10dB，可诊断为传导性聋。

【病因】

1. **外耳、中耳的炎症** 外耳道炎，外耳道疖肿，急、慢性化脓性中耳炎，急、慢性分泌性中耳炎，粘连性中耳炎，大疱性鼓膜炎，急性乳突炎等。

2. **外伤** 颞骨骨折累及中耳、鼓膜外伤、听骨链中断等。

3. **异物或其他机械性阻塞** 外耳道异物、耵聍栓塞、外耳道肿瘤、中耳肿瘤、胆脂瘤等。

4. **畸形** 先天性外耳道闭锁，听骨链畸形，鼓膜缺失，前庭窗、蜗窗发育不全等。

【治疗】

明确病因后，可对症治疗。通过药物治疗原发病或手术改善听力。药物治疗或手术治疗效果不佳可选择验配助听器。

二、感音神经性聋

耳蜗、听神经或听觉中枢的病变影响声音的信号转换和分析能力，由此引起的听力减退称为感音神经性聋（sensorineural hearing loss，SNHL）。根据纯音听阈测试结果，气、骨导听力曲线呈一致性下降，气骨导间距小于10dB，通常高频听力损失较重。

【病因】

遗传、感染、血管源性、肿瘤、创伤、毒性、医源性、器官退化、免疫和炎性反应均可导致感音神经性聋。为了找到病因，需要进行听力学、血清学诊断、血生化检查、影像学检查及耳聋基因检测。

【病史】

感音神经性聋的病人应详细采集病史。包括病人感受的听力损失程度，单耳发病还是双耳发病，听力下降是突发的、快速进展的、缓慢进展的、波动性的还是稳定的。听觉下降时的伴发症状，如耳鸣、眩晕、耳痛、耳漏、头痛，是否有眼部和神经系统疾病。有些情况下，耳胀闷感是病人的唯一主诉。

还需要了解病人是否有心血管疾病、风湿、内分泌、肾病、耳毒性药物暴露史、手术史、颅脑创伤、耳部气压伤的情况。应特别注意病人耳聋家族史、噪声暴露、职业环境等情况。

【查体】

感音神经性聋的耳部检查通常没有阳性表现。耳镜检查用来排除外耳道及中耳急、慢性炎症。

下面介绍两种重要的感音神经性聋：

1. **突发性聋**（sudden sensorineural hearing loss，SSNHL）　根据我国的突发性聋诊疗指南，定义为在 72 小时内迅速发生的一侧耳或双侧耳的感音神经性聋，至少在相邻的两个频率听力下降 ≥ 20dB。病因不明的突发性耳聋称为特发性突聋。任何年龄都可能出现突发性耳聋，60 ~ 70 岁是发作的高峰。男、女性发病率没有差异。常累及一侧耳，少见双耳同时发作。在未经治疗的特发性突聋病例中，听力损失的程度、听力曲线、伴发眩晕、年龄都会影响病人的预后。听力损失越严重，预后越差。上升型和中频下降型的预后比平坦型和下降型的听力曲线好。伴发眩晕特别是下降型听力曲线伴发眩晕的病人预后较差。儿童和大于 40 岁的成年人较其他年龄段的病人预后差。

突发性聋的病因可分为感染、肿瘤、创伤、耳毒性、免疫性、血管源性、发育、心理以及特发性。

如果病因明确，治疗首先针对病因进行。对于特发性突聋的病人，首选糖皮质激素，结合金纳多注射液、巴曲酶、利多卡因等药物。由于 10.2% 的听神经瘤病人的首发症状为突发性聋，慎重起见，可进行增强 MRI 检查排除听神经瘤。

2. **遗传性聋**（hereditary hearing loss）　是继发于基因或染色体异常等遗传缺陷的听觉器官发育缺陷而导致的听力障碍。出生时已存在的耳聋称先天性聋。先天性聋中一半左右是遗传性聋，另一半为非遗传性聋。非综合征性听力障碍（除听力障碍外无其他表现）占先天性聋的 35%，其中常染色体隐性遗传为 28%，常染色体显性遗传为 7%，性染色体和线粒体遗传不到 1%。综合征性耳聋占先天性聋的 15%，如伴有甲状腺肿的 Pendred 综合征；伴有鳃裂瘘或囊肿，耳郭畸形，肾脏损害的 Branchio-oto-renal 综合征；伴有视网膜变性的 Usher 综合征；伴有肌张力障碍的 Mohr-Tranebjaerg 综合征；伴有 1 型糖尿病的 Wolfram 综合征等。

先天性听力障碍影响语言发育，婴幼儿期是听觉 - 语言中枢发育的高峰期，5 岁以后学习语言的效果和速度明显下降，因此先天性耳聋早发现、早诊断、早干预非常重要。对新生儿进行普遍的听力筛查是最有效的早期发现的手段。新生儿听力筛查常用耳声发射和快速脑干诱发电位。如新生儿听力初筛未通过，可在 42 天内进行复筛，如仍未通过，在 3 个月内进行诊断性测试，明确诊断后在 6 个月内进行干预。早期诊断包括病史询问、体格检查、耳镜检查、听力学检查、影像学检查和遗传学检查。早期干预包括药物治疗、助听器选配和人工听觉植入、传统耳科手术以及听觉 - 语言康复训练。

三、混合性聋

中耳、内耳病变同时存在，影响声波传导与感受所造成的听力障碍称混合性聋。混合性聋中传导性听力下降和感音神经性听力下降可由同一疾病引起，也可由不同疾病引起。治疗混合性聋时，应分别处理中耳、内耳病变。混合性聋兼有传导性聋与感音神经性聋的听力曲线特点。纯音听阈测试结果中，气、骨导曲线均下降，气骨导间距大于 10dB。

（杨　军）

第五节　声带麻痹

声带麻痹（paralysis of vocal cord）或称喉麻痹，是由于声带的运动神经支配障碍引起的声带运动异常。病因可以包括中枢性或者周围神经病变。声带麻痹可以是疑核及其核上径路、迷走神经主干或喉返神经病变的结果。

声带麻痹是一种临床表现，而不是一种孤立的疾病。声带麻痹引起的症状表现在呼吸及发音两方面。根据受累的部位和程度不同，引起的声带麻痹可以是单侧的，也可以是双侧的，可以是单一的肌肉也可以是一组肌肉。当喉的运动神经（喉返神经）受到损害时，即可出现声带外展、内收或者肌张力松弛三种类型的麻痹。临床上因左侧喉返神经行程较长，故左侧喉返神经麻痹较为多见。

【病因】

因受损的部位不同，可分为中枢性和周围性两种，其中以周围性多见。

1. **中枢性**　两侧大脑皮层的喉运动中枢有神经束与延髓疑核相联系，每侧肌肉均接受来自两侧大脑皮层的冲动，因而皮层病变引起的喉麻痹临床上极为少见。病因有脑出血、基底动脉瘤、颅后窝炎症、脑桥和延髓肿瘤等。

2. **周围性**　病变发生迷走神经离开颈静脉孔至分出喉返神经之前或喉返神经的任何部位，所引起的喉麻痹，均属周围性。常见有三种原因：

（1）肿瘤：如鼻咽癌的颅底侵犯、甲状腺肿瘤、恶性淋巴瘤、颈动脉瘤、脑膜瘤、神经鞘膜瘤、下咽癌、食管癌、胸腺瘤、肺和支气管转移癌等。

（2）感染：如颈静脉球栓塞性静脉炎、白喉、麻风、结核、带状疱疹、伤寒、猩红热等。

（3）外伤性：如急性颈部创伤、顿挫伤、刺伤、锁骨骨折、肋骨骨折、颅底骨折；手术创伤如甲状腺手术、颈淋巴结切除术、肺叶切除术、心脏手术、动脉导管手术等。

儿童声带麻痹通常出现于2岁之前，占儿童呼吸道异常的第二位，占所有喉先天性疾病的10%。新生儿的声带麻痹临床上少见，也被称为先天性声带麻痹，常同时伴有其他系统的先天畸形，容易被漏诊和忽视，在病因和治疗方法上与成年人声带麻痹不同，其原因不除外先天性心脏病及卵圆孔未闭。

【临床表现】

1. **单侧声带不完全麻痹**　主要为声带外展障碍，症状多不显著，间接喉镜下见声带位于一侧旁中位，吸气时不能外展，发声时声门可闭合。

2. **单侧声带完全麻痹**　患侧声带外展和内收功能消失，检查见声带固定于旁中位，杓状软骨前倾，患侧声带较健侧低，发声时声带不能闭合，发声嘶哑无力。

3. **双侧声带不完全麻痹**　少见，多因甲状腺手术及喉外伤所致。两侧声带均不能外展而居旁中位，声门呈小裂隙状，病人平静时可无症状，但在体力活动时常感呼吸困难。一旦有上呼吸道感染，可出现严重呼吸困难。发生时声门可闭合。

4. **双侧声带完全麻痹**　双侧声带固定于旁中位，既不能闭合，也不能外展。发生嘶哑无力，一般呼吸正常，但食物唾液易误吸入下呼吸道，引起呛咳。

5. **双侧声带内收麻痹**　多见于功能性失声，发声时声带不能内收，但咳嗽有声。

【诊断及鉴别诊断】

声带麻痹根据查体可进行诊断。需与以下疾病鉴别：

1. **功能性失声**　声带麻痹多为一侧性，双侧少见，功能性失声多为双侧声带内收麻痹。功能性失声均能找到一定的诱因，如生气、悲伤过度等。功能性失声在间接喉镜下检查，让病人咳嗽时，声带活动正常。功能性失声暗示疗法有效。

2. **癔症性失声**　青年女性多见，与情绪波动有关，在精神受到刺激后发作。喉镜检查见声带不能闭合，但咳嗽、笑、哭时声带能闭合，发声正常。

【检查】

在诊断声带麻痹后，需找出发病的原因。首先做喉镜检查，支气管镜检查和食管镜检查以及神经病学的检查明确诊断；进行增强的头颈和胸腔 CT、甲状腺扫描、上消化道的系列检查寻找病因。

【治疗】

1. **对症治疗**　对造成声带麻痹的原因涉及肿瘤、手术、感染等因素进行治疗。

2. **单侧声带不完全性麻痹**　发声呼吸无明显障碍，常无需治疗。单侧声带麻痹可行一侧声带内移，有带蒂肌瓣、骨片及软组织等机械性填塞术和神经肌瓣移植、喉返神经吻合术等。

3. **单侧声带完全性麻痹**　如长时间仍不能代偿，而病人要求改善发声时，可在声带黏膜下注射特氟龙（teflon）悬液、可溶性胶原纤维或者脂肪等使声带变宽，向中线靠拢，以加强麻痹的声带，使双侧声带接近以改善发音和防止误吸。

4. **双侧声带外展麻痹**　双侧声带麻痹的主要问题是维持气道通畅，防止呼吸困难。可通过切除一侧或双侧声带后部，或联合杓状软骨切除术，缓解呼吸困难并能保留发声功能。如有呼吸困难或在上呼吸道感染时应作气管切开术，可能需要气管切开术后的永久性带管。手术矫正可行杓状软骨切除术使其声带移向外侧，将使声门大开和改善气道，但会影响发音的质量。

（杨　军）

第六节　阻塞性睡眠呼吸暂停低通气综合征

阻塞性睡眠呼吸暂停低通气综合征（obstructive sleep apnea hypopnea syndrome，OSAHS）是指睡眠时上气道塌陷、阻塞引起的睡眠时呼吸暂停和通气不足，通常伴有打鼾、睡眠结构紊乱，频繁发生血氧饱和度下降、白天嗜睡、注意力不集中等症状，并可能导致高血压、冠心病、糖尿病等多器官多系统损害。中年肥胖男性发病率最高，近年来儿童发病率有增高趋势，严重者可影响生长发育。

【病因】

1. **上气道狭窄**

（1）鼻腔及鼻咽部狭窄：包括所有导致鼻腔和鼻咽部狭窄或阻塞的因素，如鼻中隔偏曲、鼻息肉、鼻 - 鼻窦炎、鼻甲肥大、腺样体肥大等。小儿腺样体肥大患儿长期鼻塞、张口呼吸，导致面骨发育障碍，颌骨变长，腭骨高拱，牙列不齐，上切牙突出，上唇变厚上翘，称为"腺样体面容"。

（2）口咽腔狭窄：在 OSAHS 发病中占有最重要地位，包括腭扁桃体肥大、软腭肥厚、咽侧壁肥厚、悬雍垂过长、舌根肥厚、舌体肥大、舌根淋巴组织增生等。

（3）喉咽及喉腔狭窄：如婴儿型会厌、会厌组织塌陷、巨大声带息肉、喉肿物。

（4）上、下颌骨发育障碍、畸形等原因导致的骨性结构狭窄也是 OSAHS 的常见及重要病因。

2. **上气道扩张肌张力异常**　主要表现为颏舌肌、咽壁肌肉及软腭肌肉张力异常，扩张肌张力降低是导致 OSAHS 病人气道反复阻塞的重要原因。

3. 呼吸中枢调节功能异常　主要表现为睡眠中呼吸驱动力降低及对高 CO_2、高 H^+ 及低 O_2 的反应阈提高，此异常可为原发，也可继发于长期睡眠呼吸暂停导致的睡眠低氧血症。

4. 全身性因素及疾病　如肥胖、妊娠期、更年期、甲状腺功能低下、糖尿病等，遗传因素可使 OSAHS 的发生概率增加 2～4 倍。

【临床表现】

1. 症状

（1）睡眠打鼾伴呼吸暂停：随年龄和体重的增加可逐渐加重，有反复的呼吸停止现象，严重者夜间憋醒，不能平卧。

（2）白天嗜睡：轻者表现为轻度困乏，对工作生活无明显影响；重者明显嗜睡，在问诊过程、甚至在驾驶中出现瞌睡现象。

（3）晨起后不适：夜间张口呼吸导致咽干、咽异物感。夜间缺氧引起头痛头胀、血压升高。

（4）可有记忆力下降、注意力不集中。

（5）部分重症病人出现性功能减退，夜尿次数增多，性格急躁易怒。

（6）儿童病人除上述表现外，还有遗尿、学习成绩下降，胸廓发育畸形矮小等。

2. 体征

（1）一般征象：成人病人大多体型肥胖、脖颈粗短，部分病人有明显的上、下颌骨发育不全，儿童病人可出现腺样体面容、胸廓发育畸形。

（2）上气道征象：包括口咽腔狭窄、扁桃体肥大、软腭组织肥厚松弛、悬雍垂过长肥厚、舌体肥大、舌根淋巴组织增生、鼻中隔偏曲、鼻息肉等，儿童有腺样体肥大。

【辅助检查】

1. 多导睡眠监测　多导睡眠监测（polysomnogram，PSG）是诊断 OSAHS 的金标准，监测内容包括：动脉血氧饱和度（arterial oxygen saturation，SaO_2）；脑电图、眼动电图和颏下肌群肌电图；口鼻气流；胸腹呼吸运动；病人睡眠时的体位；胫前肌肌电图，鉴别不宁腿综合征。

2. 多导睡眠监测的呼吸时间事件及呼吸紊乱指数的定义

（1）呼吸暂停（apnea）：指睡眠过程中口鼻气流停止（较基线水平下降 ≥ 90%），持续时间 ≥ 10 秒。其中口鼻气流消失，胸腹呼吸运动也停止，定义为中枢性呼吸暂停；而口鼻气流消失，胸腹呼吸运动依然存在，则为阻塞性呼吸暂停；两者兼而有之为混合性呼吸暂停。

（2）低通气（hypopnea）：指睡眠过程中口鼻气流强度较基线水平降低 ≥ 30%，并伴 SaO_2 下降 ≥ 0.04，持续时间 ≥ 10 秒；或者口鼻气流强度较基线水平降低 ≥ 50%，并伴 SaO_2 下降 ≥ 0.03 或微觉醒，持续时间 ≥ 10 秒。

（3）微觉醒（arousal）：指非快速眼动睡眠过程中持续 3 秒以上的脑电图频率改变，包括 θ 波、α 波和（或）频率 > 16Hz 的脑电波（但不包括纺锤波）。

（4）呼吸努力相关微觉醒（respiratory effort related arousal，RERA）：指未达到呼吸暂停或低通气标准，但有 ≥ 10 秒的异常呼吸努力并伴有相关微觉醒。

（5）睡眠呼吸暂停低通气指数（apnea-hypopnea index，AHI）：是指平均每小时睡眠中呼吸暂停和低通气的总次数，单位为次/小时。

（6）呼吸紊乱指数（respiratory disturbance index，RDI）：是指平均每小时睡眠中呼吸暂停、低通气和呼吸努力相关微觉醒的次数，单位为次/小时。

【诊断】

1. **定性诊断** 病人睡眠时打鼾、反复呼吸暂停，通常伴有白天嗜睡、注意力不集中、情绪障碍等症状，或合并高血压、缺血性心脏病或脑卒中、2型糖尿病等。PSG检查AHI ≥ 5次/小时，呼吸暂停和低通气以阻塞性为主。

OSAHS病情程度以5 ≤ AHI < 15次/小时为轻度，15 ≤ AHI < 30次/小时为中度，AHI ≥ 30次/小时为重度。低氧血症严重程度以睡眠最低血氧饱和度判定：85% ≤睡眠最低血氧饱和度 < 90%为轻度，65% ≤睡眠最低血氧饱和度 < 85%为中度，睡眠最低血氧饱和度 < 65%为重度。

2. **定位诊断及病因分析**

（1）纤维鼻咽喉镜辅以Müller检查法：是评估上气道阻塞部位最为常用方法。

（2）上气道持续压力测定：判定气道阻塞部位，是目前最准确的定位诊断方法。

3. **头颅X线测量** 拍摄定位头颅侧位片，评估骨性气道的形态状况。

4. **头颅CT、MRI** 通过对上气道各平面的三维测量，有助于更好地了解上气道的形态。

【治疗】

根据病因、病情及全身状况，可选择不同的治疗方法。注意即使AHI判断病情程度较轻，如合并高血压、缺血性脑病、脑卒中、2型糖尿病等相关疾病，应按重度积极治疗。

1. **一般治疗** 减肥、戒酒、养成侧卧位睡眠习惯，建立良好的生活作息。

2. **内科治疗**

（1）持续正压通气治疗（continuous positive airway pressure，CPAP）：是目前应用较为广泛并有效的方法之一，原理是通过一定压力的机械通气，保证OSAHS病人睡眠时上呼吸道通畅。

（2）口腔矫正器：睡眠时佩戴特定口内装置，将下颌向前拉伸，借以使舌根前移，以扩大舌根后气道。主要适用以舌根后气道阻塞为主、病情较轻的病人。

3. **手术治疗** 病因明确者，应予以手术除去病因。若阻塞发生在鼻腔鼻咽平面，可行鼻息肉摘除术、鼻中隔偏曲矫正术、腺样体切除术等；若阻塞发生在口咽平面，可行悬雍垂腭咽成形术、舌根牵引术、舌骨悬吊术等；针对颌面畸形，可行颌骨前徙术等。对于某些麻醉插管困难的病人，术前行气管切开术可降低术后拔管的风险。术后建议病人控制体重、禁服镇静药、避免过量饮酒，这些因素对于保持疗效较为重要，同时需定期复查、对疗效不完全者可辅以CPAP治疗或行二期手术。

（杨 军）

第七节 耳鼻咽喉科肿瘤

一、鼻咽癌

鼻咽癌（nasopharyngeal carcinoma，NPC）是一种发生于鼻咽腔的恶性肿瘤，多为原发性，继发少见。该疾病是我国高发肿瘤之一，为头颈部最常见的恶性肿瘤。鼻咽癌可发生于世界各个国家、地区和多个种族，但尤以我国广东、广西、福建、湖南最为多见，其发病率居世界首位（3.22/10万至6.47/10万）。在鼻咽癌病人中，男性发病率约为女性的2~3倍，以40~50岁年龄组最为多见。

【临床表现】

1. **分类及病因** 按照病理类型可分为角化型、非角化型和未分化型鼻咽癌，其中约 95% ~ 98% 为低分化鳞状细胞癌。目前认为鼻咽癌的病因主要与遗传因素、EB 病毒感染以及环境因素有关。

2. **症状** 由于鼻咽部解剖位置隐蔽，所以鼻咽癌早期症状一般不典型，难以被早期发现，应特别警惕。其常见症状主要表现为：

（1）鼻部症状：早期可表现为涕中带血，典型表现为晨起回缩涕带血。当肿瘤组织增大阻塞后鼻孔时可引起单侧或双侧进行性鼻塞。

（2）耳部症状：发生于咽隐窝的鼻咽癌可能早期压迫咽鼓管咽口或因腭帆张肌麻痹从而引起耳鸣、耳闷及听力下降、鼓室积液等。

（3）颈部淋巴结肿大：鼻咽癌常见的转移方式为颈部淋巴结转移，以颈部淋巴结转移作为鼻咽癌首发症状者约占总病例数的 60%。常见淋巴结转移多为颈深部上群淋巴结，多为单侧始发，单个或多个，呈进行性增大，后期多个淋巴结可融合，一般质硬，活动度差或者不活动，无明显压痛，偶可发展为双侧。

（4）脑神经症状：鼻咽癌因毗邻破裂孔等颅底结构，容易由颅底解剖间隙侵犯颅内，常先累及患侧第Ⅴ、Ⅵ颅神经，继而累及Ⅱ、Ⅲ、Ⅳ颅神经，从而引起如头痛、面部疼痛或麻木、眼球外展受限、复视、上睑下垂等颅神经受累症状；肿瘤组织直接侵犯或转移淋巴结压迫第Ⅸ、Ⅹ、Ⅺ、Ⅻ后组颅神经时，可引起软腭瘫痪、呛咳、声嘶、伸舌偏斜等症状。

（5）远处转移：鼻咽癌远处转移多为晚期，常见远处转移部位多为骨、肺、肝等部位。

3. **体征** 鼻咽部解剖位置深在，常规检查难以早期发现。常用辅助检查如鼻咽镜、颈部淋巴结触诊、血清 EBV 抗体检查、影像学检查等以期发现早期鼻咽癌。

（1）鼻咽部检查：可采用间接鼻咽镜、纤维或电子鼻咽喉镜、鼻内窥镜等进行。鼻咽癌常见于咽隐窝及鼻咽顶后壁，常表现为小结节状或肉芽肿样隆起，表面不平，触之易出血；偶表现为黏膜下隆起，此时因表面黏膜覆盖而光滑。鼻咽癌早期病变不典型，可仅表现为局部黏膜充血、血管怒张或单侧咽隐窝饱满等体征，故需保持警惕，必要时取活检。

（2）颈部淋巴结触诊：颈上部可触及质地硬、活动度差、无明显压痛的肿大淋巴结。

（3）血清 EBV 抗体检查：鼻咽癌病人血清中多存在高滴度 EBV 抗体，包括壳抗原（VCA）、早期抗原（EA）、膜抗原（MA）、核抗原（EBNA）、补体结合可溶性抗原（CF）以及 EBV 特异性DNA 酶的相应抗体等。EB 病毒的血清学检查可作为鼻咽癌诊断的辅助指标，但在检测时应注意，一部分正常人群也会感染 EB 病毒。

（4）影像学检查：影像学检查可辅助判断肿瘤的范围、周围骨质侵犯情况、颅内侵犯情况、判断肿瘤远处转移等，目前多使用 CT，尤其是增强 CT 和 MRI 进行早期检查诊断。近年来开展的 PET-CT 可结合放射性显影剂早期发现小病灶，对于黏膜下肿瘤的早期诊断具有较大意义，但应注意影像学检查有一定比例的假阳性出现。

【诊断】

对疑似鼻咽癌的病人应详细询问病史，这对鼻咽癌的诊断极为重要，尤其对于有家族史和来自高发地区的病人更应仔细询问相关症状，结合详细的颈部和全身体格检查以及必要时进行间接或内镜检查。活检组织病理为最终诊断标准，并可对肿瘤细胞病理类型、分化程度、侵犯范围等作出判断。

【治疗原则】

1. **放射治疗** 鼻咽癌的病理类型多属于低分化或未分化癌，对放射治疗敏感，放射治疗作为鼻咽癌的首选方案，其次再考虑手术或化疗。鼻咽癌放疗的 5 年生存率约为 50%。

2. **手术治疗** 不作为鼻咽癌的首选治疗手段，主要用于放疗后有肿瘤残留或复发的病例，以及对放射线不敏感的高分化鳞癌或鼻咽囊性腺癌、鼻咽部横纹肌肉瘤等。手术可经硬腭、颞下窝、上颌骨掀翻等径路切除原发或复发病灶。对于颈部淋巴结转移，根据转移淋巴结的范围和程度，必要时可进行功能性或根治性颈淋巴结清扫术。

3. **化学治疗** 鼻咽癌的治疗方案中化学治疗通常作为放射治疗和手术的补充，主要用以提高疗效、减轻疼痛等。化疗一般联合用药，常用药物主要有环磷酰胺、5- 氟尿嘧啶、平阳霉素、博来霉素、顺铂等。

二、 喉癌

喉癌是喉部最常见的恶性肿瘤，其发病率目前有明显增长趋势。其男女性别发病率差别很大，据国外资料统计男女之比为 8.4～30：1。喉癌的高发年龄为 50～70 岁，发病率城市高于农村，空气污染重的重工业城市高于污染轻的轻工业城市。

【病因】

吸烟、饮酒、空气污染、职业因素、病毒感染、性激素、微量元素缺乏、放射线等。

【临床表现】

喉癌主要症状主要为声嘶、呼吸困难、咳嗽、吞咽困难、颈部淋巴结转移等。不同原发部位症状出现顺序可不同。

1. **声门上型喉癌** 多原发于会厌舌面根部。早期无任何症状，甚至肿瘤发展至相当程度时，仅有轻微或非特异的感觉，如咽痒、异物感、吞咽不适感等，往往在肿瘤发生淋巴结转移时才引起警觉。

2. **声门型喉癌** 由于原发部位为声带，早期症状为声音的改变，如发音易疲倦，无力，因此 40 岁以上，声嘶超过 2 周者，应当仔细行喉镜检查。随着肿瘤的进展，可出现声嘶加重甚至失声，肿瘤体积增大可致呼吸困难。该型一般不易发生转移，但肿瘤突破声门区则很快出现淋巴转移。

3. **声门下型喉癌** 该型少见，原发部位位于声带平面以下，环状软骨下缘以上。因位置隐蔽，早期症状不明显，易误诊。在肿瘤发展到相当程度时可出现刺激性咳嗽，咯血等。声门下区堵塞可出现呼吸困难。当肿瘤侵犯声带则出现声嘶。对于不明原因吸入性呼吸困难、咯血者，应当仔细检查声门下区及气管。

4. **跨声门型喉癌** 指原发于喉室，跨越声门上区及声门区的喉癌。早期不易发现，肿瘤发展慢，从首发症状出现到明确诊断需要六个月以上。

【辅助检查】

1. **颈部查体** 包括对喉外形和颈淋巴结的望诊和触诊。

2. **喉镜检查**

（1）间接喉镜检查：最为简便易行的方式，在门诊可完成。检查时需要看清喉的各部分。因病人配合问题，有时不能检查清楚喉部各结构，需要进一步选择其他检查如纤维喉镜。

（2）直接喉镜检查：对于间接喉镜下取活检困难者，可采取该检查方式，但病人痛苦较大。

（3）纤维喉镜检查：有一定的放大功能，并具备取活检的功能，有利于看清喉腔及临近结构的全貌，利于早期发现肿瘤并取活检。

（4）频闪喉镜检查：通过动态观察声带振动情况，能够早期发现肿瘤。

3. **影像学检查** 通过 X 线片、CT 及磁共振检查，能够确定喉癌侵犯周围组织器官的情况及转

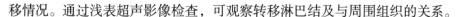

移情况。通过浅表超声影像检查，可观察转移淋巴结及与周围组织的关系。

4. 活体组织病理学检查 是喉癌确诊的主要依据。

【鉴别诊断】

需与喉结核、喉乳头状瘤、喉淀粉样瘤、喉梅毒、喉返神经麻痹或环杓关节炎、喉角化症、喉黏膜白斑病等鉴别。

【治疗】

目前喉癌的治疗包括手术治疗、放射治疗等，有时可能多种方式联合治疗。

手术治疗为治疗喉癌的主要手段。原则是根据肿瘤的部位、范围、病人的年龄以及全身情况选择适当的术式。目前主张在彻底切除癌肿的前提下，尽可能保留或重建喉的功能，以提高病人的生存质量。喉癌的手术包括喉全切除术和各种喉部分切除术。

喉癌常有颈淋巴结转移，为此颈淋巴结清扫是喉癌手术的重要组成部分。除对临床上触及颈淋巴结肿大的病例应行颈淋巴结清扫术外，对 N_0 的声门上型喉癌，应行分区性颈淋巴结清扫术。

（一）手术治疗

1. 喉部分切除术 喉部分切除术是一类在彻底切除喉癌的基础上，将喉的正常部分安全地保留下来，经过整复恢复喉的全部或部分功能的手术。根据切除的部位、范围，喉部分切除术包括以下术式：

（1）支撑喉镜下喉显微 CO_2 激光手术或等离子射频手术：适用于早期（T_1、T_2）声门型和声门上型喉癌。

（2）喉部分切除开放性手术：包括喉垂直部分切除术、喉额侧部分切除术、喉扩大垂直部分切除术、喉声门上水平部分切除术、喉水平垂直部分切除术、环状软骨上喉部分切除术、喉近全切除术。

2. 喉全切除术 切除范围包括舌骨和全部喉结构，其主要适应证为：由于肿瘤的范围或全身情况等原因不适合行喉部分切除术者；放射治疗失败或喉部分切除术后肿瘤复发者；T_4 期喉癌已累及并穿通软骨者；原发声门下癌；喉癌放疗后有放射性骨髓炎或喉部分切除术后喉功能不良难以纠正者；喉咽癌不能保留喉功能者。

3. 淋巴结清扫术 是治疗头颈部肿瘤伴颈淋巴结转移的较有效的方法，能提高头颈部肿瘤病人的生存率和临床治愈率。根据癌肿原发部位和颈淋巴结转移的情况可行根治性颈清扫术、功能性颈清扫术、分区性颈清扫术和扩大根治性颈清扫术。

4. 喉切除后的功能重建及语言康复 常用的发音重建方法主要有以下几种：

（1）食管发音法：基本原理是经过训练后，病人把吞咽进入食管的空气从食管冲出，产生声音，再经咽腔和口腔动作调节，构成语言。

（2）人工喉和电子喉：人工喉是将呼气时的气流从气管引至口腔同时冲击橡皮膜而发音，再经口腔调节，构成语言。电子喉是利用音频振荡器发出持续音，将其置于病人颏部或颈部作说话动作，即可发出声音。

（3）食管气管造瘘术：在气管后壁与食管前壁间造瘘，插入发音钮或以肌黏膜瓣缝合成管道。包括 Blom-Singer 发音钮法和 Provox 发音钮法等。

（二）放射治疗

1. 单纯放疗 主要适用于：早期声带癌，向前未侵及前连合，向后未侵及声带突，声带活动良好；位于会厌游离缘，比较局限的声门上型癌；全身差，不宜手术者；晚期肿瘤，不宜手术治疗的各期病例，可采用姑息性放疗。

2. **术前放疗** 对病变范围较广，波及喉咽且分化程度较差的肿瘤，常采用放疗加手术的方式。术前放疗的目的是使肿瘤缩小，癌细胞活力受到抑制，更有利于彻底手术切除。

3. **术后放疗** 原发肿瘤已侵至喉外或颈部软组织；多个颈淋巴结转移或肿瘤已浸透淋巴结包膜；手术切缘十分接近瘤缘（小于5mm）或病理证实切缘有肿瘤残留者可采用术后放疗。

（三）化学治疗

喉癌中98%左右为鳞状细胞癌，常对化疗不太敏感，在喉癌的治疗中不能作为首选治疗方法。

【预后】

早期喉癌适当治疗后5年生存率高于90%。复发和转移是影响预后的主要因素。转移淋巴结数量越多，体积越大，5年生存率越低。肿瘤分化程度越低，转移发生率越高。

（杨　军）

第十九章
眼科疾病

第一节　眼睑及泪器疾病

　　眼睑位于体表，易受微生物、风尘和化学物质的侵袭，发生炎症反应。眼睑各种腺体的开口多位于睑缘和睫毛的毛囊根部，易发生细菌感染或阻塞。

一、睑腺炎和睑板腺囊肿

　　睑腺炎是化脓性细菌，大多为葡萄球菌侵入眼睑腺体而引起的一种急性炎症。如是睫毛毛囊或其附属的皮脂腺（Zeis 腺）或变态汗腺（Moll 腺）感染，称为外睑腺炎，以往称为麦粒肿。如是睑板腺感染，称为内睑腺炎。睑板腺囊肿则是因睑板腺出口阻塞，腺体的分泌物潴留在睑板内，对周围组织产生慢性刺激而引起的无菌性慢性肉芽肿性炎症，也称霰粒肿。

　　【临床表现】

　　睑腺炎者患处呈红、肿、热、痛等急性炎症的典型表现。同侧耳前淋巴结肿大，伴有压痛。在儿童、老年人或患有糖尿病等慢性消耗性疾病的体弱、抵抗力差的病人中，若致病菌毒性强烈，睑腺炎可发展为眼睑蜂窝织炎，伴有发热、寒战、头痛等全身症状。如不及时处理，有时可能引发败血症或海绵窦血栓形成而危及生命。睑板腺囊肿表现为眼睑皮下圆形肿块，一般无疼痛，与肿块对应的睑结膜面，呈紫红色或灰红色的病灶。但睑板腺囊肿如有继发感染，则形成急性化脓性炎症，临床表现与内睑腺炎相同。

　　【诊断】

　　根据病人的症状和眼睑的改变，容易作出诊断。对于复发性或老年人的睑板腺囊肿，应将切除物进行病理检查，以除外睑板腺癌。

　　【治疗】

　　1. **早期睑腺炎**　局部热敷，每日滴用抗生素滴眼液 4～6 次，反复发作及伴有全身反应者，口服抗生素类药物以控制感染。必要时可在局部麻醉下手术切除。

　　2. 当睑腺炎脓肿形成后，应切开排脓。外睑腺炎的切口应在皮肤面，切口与睑缘平行，使其与眼睑皮肤纹理相一致，以尽量减少瘢痕。内睑腺炎的切口常在睑结膜面，切口与睑缘垂直，以免过多伤及睑板腺管。

　　3. 当脓肿尚未形成时不宜切开，更不能挤压排脓，否则会使感染扩散，导致眼睑蜂窝织炎，甚至海绵窦脓毒血栓或败血症而危及生命。

二、 眼睑内翻与倒睫

眼睑内翻是指眼睑，特别是睑缘向眼球方向卷曲的位置异常。倒睫是指睫毛向后生长，触及眼球。当睑内翻达一定程度时，睫毛也倒向眼球，因此睑内翻和倒睫常同时存在。睑内翻可分为三类：①先天性睑内翻，多见于婴幼儿。②痉挛性睑内翻，多发生于下睑，常见于老年人。③瘢痕性睑内翻，上下睑均可发生。由睑结膜及睑板瘢痕性收缩所致。

【临床表现】

先天性睑内翻常为双侧，痉挛性和瘢痕性睑内翻可为单侧。有畏光、流泪、异物感、刺痛、眼睑痉挛、摩擦感等症状。检查可见睑板、尤其是睑缘部向眼球方向卷曲，睫毛角膜，角膜上皮可脱落，荧光素弥漫性着染。如继发感染，可发展为角膜溃疡。如长期不愈，则角膜有新生血管，并失去透明性，引起视力下降。

【诊断】

根据病人年龄、有无沙眼、外伤、手术史等，以及临床表现，容易作出诊断。

【治疗】

1. 先天性睑内翻随年龄增长，鼻梁发育，可自行消失，因此不必急于手术治疗。如果患儿已5～6岁，睫毛仍然内翻，严重刺激角膜，可考虑手术治疗。

2. 痉挛性睑内翻可行肉毒杆菌毒素局部注射。如无效可手术切除多余的松弛皮肤和切断部分眼轮匝肌纤维。

3. 瘢痕性睑内翻必须手术治疗，可采用睑板楔形切除术或睑板切断术。

三、 泪道狭窄与阻塞

泪道起始部（泪小点、泪小管、泪总管）管径窄细，位置表浅，并与结膜囊毗邻相通，容易受到炎症、外伤的影响而发生阻塞。婴儿因出生时鼻泪管下端黏膜皱襞（Hasner 瓣）部分或全部遮盖鼻泪管开口，或鼻泪管下端发育不完全，没有完成"管道化"或留有膜状物而导致鼻泪管阻塞是婴儿溢泪的主要原因。

【临床表现】

主要症状为溢泪，压迫泪囊区无液体由泪小点溢出。行泪道冲洗，除功能性溢泪外，可见冲洗液由泪小点反流。少数病人可见泪小点位置异常或关闭。

【诊断】

根据主诉及临床检查可诊断。依据泪道冲洗结果：冲洗液由原泪小点返回为该泪小管阻塞，从下泪小点冲洗，冲洗液由上泪小点返回为泪总管或鼻泪管阻塞。反流液为脓液则为鼻泪管阻塞合并慢性泪囊炎。碘油造影可显示泪道阻塞部位。

【治疗】

先天性 Hasner 瓣未开放的婴儿可以自上而下按摩泪囊，大多数可以治愈，无效者在学龄前行手术探通。其余泪道阻塞均可行泪道探通术。保持眼部清洁及避免外伤有一定预防作用。

四、 慢性泪囊炎

慢性泪囊炎是一种常见眼病，尤其是农村更为多见。本病多由于鼻泪管阻塞后合并细菌感染所致，少数可能与沙眼、外伤、下鼻甲肥大、鼻炎及鼻中隔偏曲有关。

【临床表现】

主要症状为溢泪。挤压泪囊区，有黏液或黏液脓性分泌物自泪小点流出。泪道冲洗时，冲洗液自上、下泪小点反流。慢性泪囊炎是眼部的感染病灶。如发生眼外伤或行内眼手术，则极易导致细菌性角膜溃疡或化脓性眼内炎。

【诊断】

根据压迫泪囊区及泪道冲洗可见脓液反流即可作出诊断。

【治疗】

抗生素眼液点眼及泪道冲洗等仅能暂时减轻症状，手术能彻底治疗。

（翁景宁）

第二节　结膜及眼表病

结膜病是最常见的眼科疾病之一，细菌性结膜炎、病毒性结膜炎使病人眼红，分泌物增加，影响日常生活。

一、 急性细菌性结膜炎

急性细菌性结膜炎又称"急性卡他性结膜炎"，俗称"红眼病"。多见于春秋季节，可散发，也可流行。常见病原菌为流感嗜血杆菌、肺炎链球菌、Kock-Weeks 杆菌、葡萄球菌等。

【临床表现】

1. 发病急，潜伏期 1～3 天，两眼同时或间隔 1～2 天发病。

2. 发病 3～4 天时病情达到高潮，以后逐渐减轻。

3. 流泪、异物感、灼热感或刺痛感等。

4. 眼睑肿胀，结膜充血，以穹隆部和睑结膜最为显著。

5. 结膜表面分泌物，先为黏液性，以后呈脓性分泌物，因分泌物多，早晨起床时睁眼困难。

6. 偶可并发卡他性边缘性角膜浸润或溃疡。

【诊断】

1. 根据发病急、结膜充血、黏液脓性分泌物等表现可以诊断。

2. 结膜刮片和细菌培养可明确致病菌。

【治疗】

选用敏感抗生素滴眼液滴眼，分泌物多时，以生理盐水或 3% 的硼酸水冲洗结膜囊。

二、 沙眼

沙眼是由 A、B、C 或 Ba 抗原型沙眼衣原体感染所致的一种致盲性慢性传染性结膜角膜炎。多双眼发病，多发于儿童及少年时期，潜伏期 5~14 天。

【临床表现】

1. **急性期** 眼红、眼痛、异物感、流泪及黏液脓性分泌物，伴耳前淋巴结肿大。睑结膜乳头增生，上下穹隆部结膜布满滤泡。

2. **慢性期** 结膜充血减轻，结膜肥厚，睑结膜面可见线状或星状瘢痕，严重者发展成网状或白色腱状。早期可出现角膜血管翳，常发生于角膜上方 1/3，可向中央瞳孔区发展成垂帘状而影响视力。其尖端常见浸润且可形成溃疡。

3. **后遗症和并发症** 睑内翻及倒睫、上睑下垂、睑球粘连、实质性角结膜干燥症、慢性泪囊炎和角膜混浊。

【诊断】

1. 根据睑结膜乳头、滤泡、角膜血管翳和结膜瘢痕，可以作出诊断。

2. **实验室检查** 结膜刮片后行 Giemsa 染色可见包涵体。也可用荧光抗体染色、酶联免疫测定、聚合酶链反应等方法检测沙眼衣原体抗原。

【治疗】

急性期或严重的沙眼应全身应用抗生素治疗，目前阿奇霉素有特效。眼部滴用抗生素滴眼液或眼膏。针对并发症主要采取手术治疗，如睑内翻矫正术治疗内翻倒睫，角膜移植术治疗角膜混浊等。注意环境卫生和个人卫生。

三、 流行性角结膜炎

由腺病毒 8、19、29 和 37 型腺病毒（人腺病毒 D 亚组）引起的一种传染性强、发病急剧的病毒性结膜炎，可散发或流行。

【临床表现】

1. 可有上呼吸道感染史，发病急，潜伏期为 5~7 日。

2. 初起时有异物感、眼痒、眼痛、水样黏液性分泌物、畏光和流泪等。

3. 眼睑水肿、睑球结膜显著充血、球结膜水肿。

4. 发病 48 小时内睑结膜和结膜穹隆部出现大量滤泡。结膜滤泡可被水肿的结膜掩盖。

5. 偶有结膜下出血，少数严重病人可有结膜假膜形成。

6. 发病后 2~3 周后出现角膜前弹力膜下数个至数十个灰白色圆点浸润。这些混浊斑点可于数月后吸收。部分病人需 1~2 年才能吸收，影响视力。

7. 急性期可合并咽喉痛，耳前淋巴结肿大。

【诊断】

1. 根据临床表现，可以诊断。

2. 分泌物涂片镜检可发现单核细胞增多，有助于诊断。

【治疗】

以眼部治疗为主，主要是支持疗法，无特效药物。

四、 干眼

任何原因引起的泪液质或量异常，或动力学异常导致的泪膜稳定性下降，并伴有眼部不适，和（或）眼表组织病变为特征的多种疾病的总称。

【临床表现】

最常见症状是眼疲劳、异物感、干涩感、其他症状有烧灼感、眼胀感、眼痛、畏光、眼红等。

临床体征包括：①球结膜血管扩张、球结膜失去光泽，增厚水肿、皱褶，严重者可伴有角膜上皮缺损区荧光素着染；②泪河高度变窄 ≤ 0.35mm（正常为 0.5 ~ 1.0mm）；③泪液分泌试验减少 < 10mm/5min（正常值大于 10mm/5min）；④泪膜破裂时间缩短 <10 秒（正常值为 10 ~ 45 秒）。

【诊断】

通常根据以上临床症状及体征可以对绝大多数干眼病人作出诊断。

【治疗】

主要包括病因治疗和缓解症状。明确并消除引起干眼的病因是最佳治疗方法。缓解症状是治疗的主要目标，如人工泪液；泪小管栓子或泪小点封闭；软性角膜接触镜等以减少泪液的蒸发。

五、 翼状胬肉

一种向角膜表面生长的与结膜相连的纤维血管样组织，常发生于鼻侧的睑裂区，会引起角膜散光致视力下降。紫外线可能是引起翼状胬肉的主要原因。

【临床表现】

多双眼发病，以鼻侧多见。当病变接近角膜瞳孔区时，可引起视力下降。

【诊断】

根据以上临床症状及体征可作出诊断。

【治疗】

对于小而静止的不影响视力的翼状胬肉，一般不需治疗。对进展期翼状胬肉或侵及瞳孔区者应手术治疗。

（翁景宁）

第三节 角膜疾病

角膜防御能力的减弱，外界或内源性致病因素均可能引起角膜组织的炎症发生，统称为角膜炎，在角膜病中占有重要的地位，是第三位的致盲性眼病。

一、 细菌性角膜溃疡

细菌性角膜溃疡是一种常见的急性化脓性角膜溃疡。由于常有前房积脓，因此又称为匍行性角膜溃疡。主要由金黄色葡萄球菌、肺炎双球菌、溶血性链球菌等毒力较强的细菌感染角膜所致。角膜外伤史、慢性泪囊炎是其常见的重要致病因素。配戴角膜接触镜引起角膜损伤也是本病原因之一。

【临床表现】

1. 多在角膜损伤后 24～48 小时内发生，病变发展迅速。

2. 眼部出现异物感、畏光、流泪和视力下降等症状。

3. 角膜受损部位首先出现灰白色或黄白色浓密浸润点，随之坏死脱落，形成溃疡。

4. 角膜溃疡周围组织呈暗灰色水肿，溃疡可以向周围及深部进展，其进行缘多潜于角膜基质中，呈匐行性，其相对一侧则呈现修复状态。

5. 角膜基质层变薄，可发生角膜穿孔，甚至发生化脓性眼内炎。

6. 多数病例伴发前房积脓。

7. 可伴有虹膜睫状体炎的表现。

【诊断】

1. 根据起病急、进展快，常有角膜损伤史，以及角膜病变，可以诊断。

2. 结膜囊内分泌物涂片、角膜刮片和细菌培养可确定致病菌。

【治疗】

及时进行细菌培养及药敏实验。在等待结果期间，可选用头孢唑啉、氧氟沙星、万古霉素和妥布霉素等滴眼液频繁滴用。重病者以结膜下注射给药。药物治疗无效、临近角膜溃疡发生穿孔者，应试行穿透性角膜移植术。

二、 单纯疱疹性角膜炎

单纯疱疹性角膜炎是一种严重的致盲眼病，其病原体是单纯疱疹病毒。该病毒分为Ⅰ、Ⅱ型两个血清型。大多数角膜病变由Ⅰ型引起，少数由Ⅱ型引起。当病人机体抵抗力下降，如感冒、发热、劳累或受严重精神刺激时，容易罹患该病。

【临床表现】

1. **原发感染**　多见于幼儿。有发热，耳前淋巴结肿痛，唇、鼻翼处皮肤疱疹。眼部受累时表现为急性滤泡性结膜炎、眼睑皮肤疱疹，此时大约有 2/3 病人出现点状或树枝状角膜炎，不到 10% 患有角膜基质炎和葡萄膜炎。

2. **复发感染**　当机体抵抗力降低时容易发生。角膜病变可为点状、树枝状、地图状溃疡；严重者发生角膜基质炎、角膜融解、穿孔；病变区角膜知觉减退；角膜后出现沉着物；结膜睫状充血较明显。

3. 发生角膜炎时，眼部有异物感、畏光、流泪和视力下降等症状。

4. 因病毒感染后在三叉神经节潜伏，5 年内有 1/3 病人复发，多次反复导致角膜混浊，严重影响视力。

【诊断】

1. 根据反复发作的病史，病程迁延，角膜病变和角膜知觉减退，可以诊断。

2. **实验室检查**　组织培养、免疫荧光抗体检测和分子生物学技术（如 PCR）等辅助手段检测病毒，可有助于诊断。

【治疗】

眼部滴用 0.1% 阿昔洛韦、0.1% 疱疹净、0.1% 三氟尿苷眼药水。必要时可口服阿昔洛韦。眼部

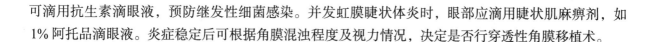

可滴用抗生素滴眼液，预防继发性细菌感染。并发虹膜睫状体炎时，眼部应滴用睫状肌麻痹剂，如1%阿托品滴眼液。炎症稳定后可根据角膜混浊程度及视力情况，决定是否行穿透性角膜移植术。

三、真菌性角膜炎

该病是由致病真菌感染引起的致盲率极高的一种角膜病变。常见致病菌为曲霉菌属、镰刀菌属、念珠菌属、青霉菌属和酵母菌属等。近年来随着糖皮质激素和抗生素的广泛使用，真菌性角膜炎的发病率有增加趋势。病人常有角膜损伤史，如某些角膜外伤史，尤其是植物性外伤史，以及角膜接触镜配戴史。

【临床表现】

1. 病程发展相对缓慢。

2. 眼部有轻中度疼痛、畏光、流泪等刺激症状和视力下降。

3. 结膜混合性充血，角膜病灶呈现灰白色，光泽度差，溃疡表面干燥粗糙，有时在病灶周围可见伪足或卫星灶形成。

4. 角膜溃疡与周围组织界限分明，角膜后有斑状沉着物，50%有黏稠状前房积脓。

5. 病灶表面物质易于刮除。

6. 严重者角膜变薄、穿孔，也可发生真菌性眼内炎。

【诊断】

1. 根据角膜有植物外伤史、病程较为迁延、角膜炎性刺激症状与体征并不一致，以及角膜病灶的特点，可以诊断。

2. **实验室检查**　如角膜刮片、真菌培养、共聚焦显微镜检查可发现真菌菌体或菌丝，有助于确诊。

【治疗】

局部应用抗真菌滴眼液频繁滴眼。可根据病情全身应用抗真菌药物。并发虹膜睫状体炎时，给以1%阿托品散瞳。根据角膜病变程度和范围，选择相应手术，如病灶清创术、结膜瓣遮盖术和角膜移植术。

（翁景宁）

第四节　青光眼

青光眼是一组以特征性视神经萎缩和视野缺损为共同特征的疾病，是主要致盲眼病之一。正常眼压在 10～21mmHg。病理性眼压增高是其主要危险因素，眼压升高水平和视神经对压力损害的耐受性与青光眼视神经萎缩和视野缺损的发生和发展有关。

一、开角型青光眼

原发性开角型青光眼是指眼压升高前房角始终开放的情况下，引起视神经乳头萎缩和视野缺损的一种眼病。本病具有遗传因素。

【临床表现】

1. 通常双眼患病，但发病时间不一。

2. 发病隐匿，进展缓慢，不易察觉。少数病人可有轻度眼胀、雾视、头痛，多数病人无任何症状。

3. 眼压升高，眼压波动幅度大。

4. 视神经乳头青光眼性损害，包括：①盘沿局限性变窄或缺失，特别是在上、下方盘沿；②视乳头凹陷扩大；③视乳头或盘沿浅层出血；④视网膜神经纤维层缺损。当视乳头杯盘比值 > 0.6，或双眼视乳头杯盘比值相差 > 0.2 时为可疑损害，应进一步检查。

5. 视野出现青光眼性缺损，包括：①相对性或绝对性旁中心暗点；②不完全或完全的与生理盲点相连的弧形暗点；③环形暗点；④鼻侧阶梯；⑤管状视野和颞侧视岛。

6. 前房角为开角。大多数病人为宽角，但部分病人为窄角。

【诊断】

1. 由于病人多无自觉症状，很少主动就诊，因此病变早期极易漏诊。

2. 根据眼压升高、典型的青光眼性视神经乳头改变和视网膜神经纤维层改变、青光眼性视野改变、眼压升高时前房角开放等特征，原发性开角型青光眼诊断并不困难。如有阳性家族史，则更加支持诊断。

3. 对于不典型的病例，明确诊断有相当大困难。定期随诊可望及时发现病情进展，有助于诊断。

【治疗】

治疗目的是控制眼压，防止或延缓视功能进一步损害。可以采用药物治疗。也可选用激光治疗如氩激光小梁成形术或选择性小梁成形术。

二、原发性闭角型青光眼

是由于周边虹膜堵塞小梁网，或与小梁网产生永久性粘连，房角关闭致房水外流受阻引起眼压升高的一类青光眼。

【临床表现】

1. 多见于 40 岁以上的中老年人。女性为多见。情绪波动者易发病。

2. 患眼一般具眼轴短、角膜小、前房浅、前房角窄、晶状体厚等解剖特征。

3. 患眼常为远视眼。

4. 具有一定的遗传倾向。

5. 双眼可先后发病。

6. 根据发病不同时期，可有不同的临床表现：

（1）临床前期：可有原发性闭角型青光眼的阳性家族史，或对侧眼曾有原发性闭角型青光眼急性发作，患眼前房浅、前房角窄，病人可无任何不适。

（2）前驱期：出现阵发性视物模糊，虹视，患侧头痛、眼眶痛、鼻根酸胀等症状。眼压升高。眼部可有轻度充血或不充血，角膜轻度雾状水肿，瞳孔可稍扩大，对光反应迟钝。前房角部分关闭。休息后可缓解，除浅前房外多无永久性损害。可反复多次发作。

（3）急性期：眼压急剧升高。表现为剧烈头痛、眼痛，伴有恶心、呕吐等症状。患眼出现虹视，视力急剧下降。球结膜混合充血，角膜水肿，前房浅，前房角关闭，虹膜脱色素；房水可有混浊，甚至出现絮状渗出物；瞳孔中度大，对光反射消失，常呈竖椭圆形，可有局限性瞳孔缘后粘连；晶状体前囊下有时可见小片状白色混浊，称为青光眼斑。如可见眼底，可发现视网膜中央动脉搏动，视乳头水肿或出血。

（4）缓解期：急性期经过治疗后，眼压恢复正常；症状消失，视力可部分或全部恢复；球结膜充血减退；角膜恢复透明，但角膜后可有色素性沉着物；前房角大部分或全部开放，但可发现周边部虹膜前粘连；虹膜呈现扇形萎缩，色素脱失；瞳孔无法恢复正常形态和大小；晶状体可有青光眼斑。

（5）慢性期：急性期未经及时、恰当的治疗，可转为慢性期。眼压下降，但未恢复正常；自觉症状减轻，但未完全消失；球结膜可充血或不充血，角膜透明或轻度雾状水肿，前房角部分关闭，周边部虹膜前粘连，视乳头出现凹陷扩大、盘沿变窄和萎缩等青光眼性改变，视力下降，视野出现青光眼性缺损。

（6）绝对期：无光感，眼压持续升高；自觉症状时消时现，有时会有剧烈疼痛；球结膜混合充血；角膜混浊，可有大泡性角膜病变；视神经已遭严重损伤。

【诊断】

1. 临床前期和前驱期病人　根据家族史，临床症状，前房浅和前房角窄的特点，判断是否为原发性闭角型青光眼的疑似者。然后进行暗室俯卧试验或新福林 - 毛果芸香碱试验，如果为阳性结果，并除外引起眼压升高的继发因素，即可诊断为原发性闭角型青光眼。

2. 急性期和缓解期病人　根据典型的临床症状和体征，眼压升高，前房角关闭等特征，即可以诊断。

3. 慢性期病人　根据眼压高、前房浅、前房角部分关闭、视乳头青光眼性改变、视野青光眼性缺损，可以诊断。

4. 绝对期病人　原发性闭角型青光眼病人无光感时，即可诊断。

【治疗】

临床前期和前驱期病人，应尽快进行激光或手术周边虹膜切除术。急性期和缓解期病人应采取紧急综合治疗措施降低眼压，保护视功能。当急性期得以控制，或进入缓解期时，应根据眼压和前房角关闭范围确定手术方式。慢性期病人可采用药物治疗或手术治疗。绝对期病人，以解除痛苦为主。可采用睫状体冷冻或睫状突激光光凝术等降低眼压。

（翁景宁）

第五节　白内障

晶状体混浊称为白内障。许多因素例如老化、遗传、代谢异常、外伤、辐射、中毒、局部营养障碍等，引起晶状体囊膜损伤，使其渗透性增加和丧失屏障作用，或导致晶状体代谢紊乱，可使晶状体蛋白发生变性形成混浊。

一、年龄相关性白内障

年龄相关性白内障又称老年性白内障，是中老年发生的晶状体混浊，随着年龄增加患病率明显增高。它分为皮质性、核性和后囊下三类。病因较为复杂，可能是环境、营养、代谢和遗传等多种因素对晶状体长期综合作用的结果。

【临床表现】

1. 双眼患病，但发病有先后，严重程度也不一致。

2. 主要症状为随眼球转动的眼前阴影、渐进性无痛性视力减退、单眼复视或多视、虹视、畏光和眩光。

3. 皮质性白内障按其发展过程分为4期：

（1）初发期：晶状体皮质内出现空泡、水裂、板层分离和轮辐状混浊，如瞳孔区的晶状体未累及，一般不影响视力。

（2）膨胀期：又称未熟期，晶状体混浊继续加重，急剧肿胀，体积变大，将虹膜向前推移，前房变浅，房角变窄甚至关闭，眼压增高而诱发急性闭角型青光眼。

（3）成熟期：晶状体恢复到原来体积，前房深度恢复正常。晶状体逐渐全部混浊，虹膜投影消失。患眼视力降至眼前手动或光感。眼底不能窥入。

（4）过熟期：如果成熟期持续时间过长，经数年后晶状体内水分继续丢失，晶状体体积缩小，囊膜皱缩和有不规则的白色斑点及胆固醇结晶，前房加深，虹膜震颤。晶状体纤维分解液化，呈乳白色，棕黄色晶状体核沉于囊袋下方，可随体位变化而移动，上方前房进一步加深。晶状体悬韧带发生退行性改变，容易发生晶状体脱位，引起继发性青光眼。过熟期白内障囊膜变性，通透性增加或出现细小的破裂。当液化的皮质漏出时，可发生晶状体诱发的葡萄膜炎。长期存在于房水中的晶状体皮质可沉积于前房角，也可被巨噬细胞吞噬，堵塞前房角，引起继发性青光眼，晶体溶解性青光眼。

4. 核性白内障

（1）发病年龄较早，进展缓慢。

（2）混浊开始于胎儿核或成人核，逐渐发展到成人核完全混浊。

（3）初期晶状体核呈黄色混浊。

（4）可发生近视。

5. 后囊膜下白内障

（1）晶状体后囊膜下浅层皮质出现棕黄色混浊，为许多致密小点组成，其中有小空泡和结晶样颗粒，外观似锅巴状。

（2）混浊位于视轴，早期出现明显视力障碍。

（3）进展缓慢。后期合并晶状体皮质和核混浊，最后发展为成熟期白内障。

【诊断】

应在散大瞳孔后以检眼镜或裂隙灯显微镜检查晶状体。根据晶状体混浊的形态和视力情况可明确诊断。

【治疗】

1. 目前尚无疗效肯定的药物用于治疗白内障。

2. 因白内障影响工作和日常生活时，可考虑手术治疗。通常采用白内障囊外摘出术（包括白内障超声乳化吸除术或飞秒激光辅助下白内障超声乳化吸除术）联合人工晶状体植入术。在某些情况下也可行白内障囊内摘出术，术后给予眼镜、角膜接触镜矫正视力。

二、先天性白内障

本病为出生时或出生后第一年内发生的晶状体混浊，是儿童常见眼病，可为家族性发病或为散发；可伴发其他眼部异常或遗传性、系统性疾病。常为常染色体显性遗传；也与母亲孕期环境因素有关。

【临床表现】

1. 单眼或双眼发生。

2. 多数为静止性的。少数出生后继续发展。也有直至儿童期才影响视力。

3. 根据晶状体混浊部位、形态和程度进行分类。比较常见的有：

（1）前极白内障：晶状体前囊膜中央局限性混浊，多为圆形，大小不等。可伸入晶状体皮质内，或表面突出于前房内。多为双侧。对视力影响不大。

（2）后极白内障：晶状体后囊膜中央局限混浊，边缘不齐，可呈盘状、核状或花蕾状。多为双眼发生。少数为进行性的。对视力有一定影响。

（3）冠状白内障：晶状体皮质深层周边部有圆形、椭圆形、短棒状、哑铃状混浊，呈花冠状排列。晶状体中央部及极周边部透明。为双眼发生，静止性。很少影响视力。

（4）点状白内障：晶状体皮质有白色、蓝色或淡色细小点状混浊。发生在出生后或青少年期。双眼发生。静止不发展。一般不影响视力。

（5）绕核性白内障：数层混浊位于透明晶状体核周围的层间。各层之间仍有透明皮质间隔。最外层常有 V 字形混浊骑跨在混浊带的前后。常为双眼发生，静止性。视力可明显减退。

（6）核性白内障：晶状体胚胎核和胎儿核均受累，呈致密白色混浊，但皮质完全透明。多为双眼发病。瞳孔缩小时视力障碍明显，瞳孔散大时视力显著增加。

（7）全白内障：晶状体全部或近于全部混浊，有时囊膜增厚、钙化，皮质浓缩。可在出生时已经发生，或出生后逐渐发展，至 1 岁内全部混浊。多为双眼发生。视力障碍明显。

（8）膜性白内障：前后囊膜接触机化，两层囊膜间可夹有残留的晶状体纤维或上皮细胞，呈厚薄不匀的混浊。可单眼或双眼发生，视力损害严重。

（9）其他少见先天性白内障还有缝性白内障、纺锤形白内障和珊瑚状白内障。

4. 可合并其他眼病或异常。

【诊断】

主要根据晶状体混浊形态和部位来诊断。为明确诊断，应针对不同情况选择一些实验室检查。

【治疗】

恢复视力，减少弱视和盲目的发生。对视力影响不大者，一般不需治疗，宜定期随诊观察。明显影响视力者，应尽早选择晶状体切除术、晶状体吸出术、白内障囊外摘除术进行手术治疗。无晶状体眼需进行屈光矫正和视力训练，常用的方法有眼镜矫正、角膜接触镜、人工晶状体植入。人工晶状体的植入一般最早在 2 岁时进行。

（翁景宁）

第六节 葡萄膜炎

发生于葡萄膜、视网膜、视网膜血管以及玻璃体的炎症通称为葡萄膜炎，还有人将视乳头的炎症也归类于葡萄膜炎。葡萄膜炎多发于青壮年人，易合并全身性自身免疫性疾病，常反复发作，可引起一些严重并发症，是一类常见而又重要的致盲性眼病。

一、前部葡萄膜炎

前部葡萄膜炎是指累及虹膜和睫状体的炎症，包括虹膜炎、虹膜睫状体炎和前部睫状体炎三类。前部葡萄膜炎可表现为急性（持续时间一般不超过3个月）、慢性（持续时间3个月以上）。前部葡萄膜炎是临床上最常见的葡萄膜炎。其病因多为原发性或与 HLA-B$_{27}$ 相关性，少数可合并眼内其他疾病或全身性疾病。

【临床表现】

1. **症状**　眼红、眼痛、畏光、流泪及视物模糊。慢性病人可无任何症状或症状轻微。

2. **体征**

（1）球结膜睫状充血或混合性充血。

（2）角膜后有沉着物（KP）。

（3）房水闪辉及房水中有浮游细胞，严重者可有前房积脓。

（4）虹膜后粘连、前粘连和瞳孔缩小或瞳孔闭锁；虹膜色素脱失和实质的萎缩；也可见虹膜结节。

（5）其他：晶状体前囊色素沉着；眼压升高；前玻璃体细胞和混浊；黄斑囊样变性和视乳头水肿等。

3. **并发症**　可有并发性白内障、继发性青光眼、低眼压和眼球萎缩。

【诊断】

1. 根据症状和体征，可以诊断。

2. **实验室检查**　为明确病因，应作相关辅助检查，如 HLA-B$_{27}$、抗核抗体、骶髂关节 CT 或 MRI 等。如果怀疑是感染因素所致的葡萄膜炎，可做相关的病原体检查。

【治疗】

局部选用睫状肌麻痹剂和糖皮质激素滴眼液。应根据临床需要选择药物，如阿托品、托品酰胺等。混合散瞳剂（阿托品＋肾上腺素）结膜下注射可以拉开新鲜的虹膜后粘连。糖皮质激素滴眼液根据炎症程度选择滴药浓度及频率。也可选用非甾体类抗炎药。当前房出现成形性或纤维素样渗出时，给予糖皮质激素全身治疗。

二、后部葡萄膜炎

后部葡萄膜炎是一组累及脉络膜、视网膜、视网膜血管和玻璃体的炎性疾病。由于炎症的原发位置不同，在临床上可表现出多种类型，如视网膜炎、视网膜血管炎、脉络膜炎或几种炎症类型同时存在的情况。

【临床表现】

1. **症状** 眼前黑影飘动、视物变形或视力下降。偶有眼红、眼痛。有些病人无明显症状。

2. **体征**

（1）玻璃体内炎症细胞和混浊。

（2）局灶性视网膜或脉络膜浸润灶。

（3）视网膜血管炎的表现，如血管旁出血、渗出，血管白鞘、白线等。

（4）黄斑水肿。

（5）眼前节炎症轻微。

【诊断】

1. 根据症状和眼底的改变，可以诊断。

2. 荧光素眼底血管造影有助于明确病变位置和范围。

3. 实验室检查确定一些后葡萄膜炎的病因有重要价值，如血沉（ESR）、抗核抗体（ANA）、HLA-B$_5$、HLA-A$_{29}$。血清弓形体滴度测定，巨细胞病毒抗体滴度，单纯疱疹、带状疱疹、水痘及风疹病毒检查；结核菌素试验（PPD）等。

4. 眼球 B 超、胸部 X 线片、头颅 CT 或 MRI 检查、腰穿等有助于追溯病因。

5. 如有必要，可进行诊断性玻璃体切割术。

【治疗】

目的是消除炎症，保存视力，预防并发症和复发。同时针对病因进行治疗。

三、交感性眼炎

交感性眼炎是指发生于一眼穿通伤或内眼手术后的双侧肉芽肿性葡萄膜炎，受伤眼被称为诱发眼，另一眼则被称为交感眼。

【临床表现】

可发生于外伤或手术后，多发生于 2 周至 2 个月内。一般发病隐匿，多为肉芽肿性炎症，表现为前葡萄膜炎、后葡萄膜炎、中间葡萄膜炎或全葡萄膜炎，其中以全葡萄膜炎为多见。可出现晚霞状眼底和 Dalen-Fuchs 结节，也可出现一些眼外病变，如白癜风、毛发变白、脱发、听力下降或脑膜刺激征等。

【诊断】

眼球穿通伤或内眼手术史对此病诊断有重要价值，FFA 检查可见视网膜色素上皮和脉络膜水平的早期多灶性渗漏及晚期染料积存现象，可伴有视盘染色。

【治疗】

对眼前段受累者，可给予糖皮质激素点眼和睫状肌麻痹剂等治疗。对于表现为后葡萄膜炎或全葡萄膜炎者，则应选择糖皮质激素口服或其他免疫抑制剂治疗。有关摘除伤眼是否具有预防作用，尚有争议。

（翁景宁）

第七节 视网膜疾病

视网膜结构精细功能复杂，特别是黄斑区位于后极部，该区视网膜组织结构和生理活动特殊，脉络膜血流量大，极易受到内外致病因素的影响发生病变，如黄斑病变等。此外视网膜易受自身血管疾病和全身血管性疾病的影响，前者如视网膜动静脉阻塞等，后者如高血压性视网膜病变和糖尿病性视网膜病变。

一、视网膜中央动脉阻塞

视网膜中央动脉发生阻塞，其供养的视网膜急性缺血缺氧，视力立即下降。本病是导致盲目的眼科急症之一，是否及时诊治，直接影响患眼视功能预后。

【临床表现】

1. 多见于老年人，男性多见。

2. 即刻或几分钟内视力完全丧失。部分病人有先兆症状，出现无痛性、一过性失明，数分钟后可缓解。反复发作数次后视力突然严重下降。颞侧周边视野常保留一窄区域的光感。

3. 瞳孔散大，直接对光反应消失。

4. 眼底表现视网膜弥漫性混浊水肿，后极部尤为明显，黄斑及其周围呈现乳白色。黄斑中心凹反光消失；在中心凹处有圆形暗红色的"樱桃红点"。视网膜动脉显著狭窄，视网膜静脉可能稍变窄、略有扩大或正常大小。直柱成节段状。如有睫状视网膜动脉，在其供应区呈现正常眼底颜色，多为舌形或矩形橘红色区，并保留相应的视网膜功能。

5. 荧光素眼底血管造影主要表现为视网膜动、静脉充盈时间延长。

【诊断】

根据患眼无痛性急骤失明、瞳孔 RAPD 阳性、眼底改变。荧光素眼底血管造影特征，即可诊断并立即治疗。

【治疗】

迅速应用扩张血管剂，先用作用较快的药物，如吸入亚硝酸异戊酯，继以作用较长的血管扩张剂。联合降低眼压，应用纤溶剂及有关病因的治疗，如治疗高血压、高血脂与糖尿病等全身疾病。

二、视网膜中央静脉阻塞

视网膜中央静脉阻塞是常见的可致盲的视网膜血管疾患。多发生于 50 岁以上的人。

【临床表现】

1. 无痛性视力突然下降，常降至数指或手动。也有于几天内视力逐渐减退者，或一过性视力减退。

2. 眼底表现为视乳头充血、色较红，边界模糊。视网膜静脉血流淤滞显著扩张，可呈腊肠状。视网膜水肿，眼底布满大小不等的出血斑，黄斑区常有弥漫或囊样水肿、出血。

3. 荧光素眼底血管造影

（1）缺血型：视网膜循环时间延长，视乳头边界不清，其上毛细血管扩张、渗漏，静脉显著扩张、迂曲，管壁着染，大量毛细血管无灌注区。黄斑周围毛细血管渗漏，黄斑囊样水肿，造影晚期呈现花瓣样荧光积存。

（2）非缺血型：视网膜循环时间大致正常或延长，视乳头正常或有毛细血管扩张、轻度渗漏。视网膜静脉扩张、迂曲，有渗漏及管壁着染。

【诊断】

根据视力严重减退和眼底改变，可以诊断。荧光素眼底血管造影可区别是否为缺血型或非缺血型。

【治疗】

治疗高血压、动脉硬化、高血脂、糖尿病和感染病灶等。缺血型视网膜静脉阻塞可用激光做全视网膜光凝术，防止新生血管及新生血管性青光眼。

三、糖尿病性视网膜病变

糖尿病性视网膜病变是糖尿病全身小血管病变的一部分，其严重程度主要取决于病程长短和血糖控制状况。

【临床表现】

1. 有闪光感和视力减退的主诉。

2. 非增生性玻璃体视网膜病变

（1）早期出现微血管瘤、小点状或圆形出血、硬性渗出、棉絮斑。

（2）视网膜血管病变：视网膜小动脉硬化、闭塞。视网膜静脉充盈、扩张、管径不规则和血管白鞘。毛细血管闭锁、代偿性扩张及视网膜内微血管异常。微血管的异常可导致渗漏，引起视网膜水肿。

3. 增生性玻璃体视网膜病变

（1）新生血管形成：开始出现在毛细血管无灌注区的边缘，可沿血管生长，可与毛细血管、小动脉及小静脉相连接，受牵拉易于破裂出血。

（2）玻璃体增生性病变：新生血管在视网膜与玻璃体之间，使玻璃体产生后脱离；在玻璃体内形成纤维血管膜，其收缩、牵拉可致玻璃体积血、视网膜脱离，亦可形成视网膜前膜、视网膜下膜及黄斑皱褶等。

4. 黄斑病变　黄斑区水肿、渗出、出血、缺血及增生性病变、黄斑下膜及黄斑前膜等。

5. 视乳头病变　视乳头水肿、缺血和视乳头新生血管生成。

6. 荧光素眼底血管造影表现　微血管瘤呈清晰圆形强荧光斑；小点状视网膜出血表现为形态大小与之相符的荧光遮挡；浓厚的硬性渗出可遮挡其下脉络膜背景荧光。棉絮斑表现为弱荧光区。扩张的毛细血管管壁着染，有渗漏呈强荧光。早期新生血管显示血管芽形态，渗漏明显，呈强荧光团块。纤维血管增生膜早期遮挡呈弱荧光，晚期着染呈强荧光。黄斑部可显示毛细血管扩张、黄斑拱环结构破坏，黄斑区毛细血管闭塞。黄斑水肿表现为染料积存，晚期于拱环外围呈花瓣状或环形强荧光。

【诊断】

根据糖尿病病史和眼底改变，可以诊断，荧光素眼底血管造影有助于诊断和了解眼底病变的严重程度。

【治疗】

1. 控制高血糖，治疗高血压、高血脂及肾病等全身性疾病，定期眼底检查。

2. 激光治疗　非增生期作局部激光光凝，增生前期和增生期作全视网膜激光光凝。

3. 手术治疗　当严重的玻璃体积血、增生性玻璃体视网膜病变引起牵拉性视网膜脱离、纤维增殖膜已侵犯黄斑或发生视网膜裂孔等并发症需要手术处理。

四、 视网膜脱离

视网膜脱离是指视网膜神经上皮与色素上皮之间的分离。根据发病原因分为孔源性视网膜脱离、牵拉性视网膜脱离和渗出性视网膜脱离。

【临床表现】

1. 眼前浮影漂动和闪光感。

2. 视力不变或突然下降、视物变形。

3. 视网膜脱离的相对应方向出现视野暗区。

4. 玻璃体液化、混浊及后脱离。

5. 视网膜隆起 / 脱离，其表面光滑，并可见视网膜裂孔，但视网膜脱离时间较久则出现视网膜皱褶及增殖。

6. 超声波检查提示视网膜脱离。

【诊断】

1. 临床症状提示视网膜脱离。

2. 眼底检查可发现视网膜脱离，并有裂孔，可明确诊断。

3. 超声检查有助于诊断。

【治疗】

1. 无视网膜脱离或局限视网膜浅脱离可予以激光光凝视网膜裂孔。

2. 施行巩膜外冷冻、放液及巩膜外加压手术，或选择玻璃体切除手术。

五、 年龄相关性黄斑变性

又称老年性黄斑变性，是致盲的重要眼病之一。多起病于 50 岁以上，发病率随年龄增加而增加。根据临床表现可分为干性和湿性两型。

【临床表现】

1. **症状**　干性黄斑变性病人在早期无任何症状，以后中心视力进行性下降，Amsler 方格表显示视野缺损。湿性黄斑变性病人双眼可先后发病，视力下降迅速，视物模糊、变形或边缘扭曲、中心视野出现暗点及阅读困难。

2. **眼底改变**

（1）干性黄斑变性：几乎总双眼发病，黄斑区色素紊乱，散在玻璃膜疣，视网膜色素上皮增生和萎缩，视网膜和脉络膜毛细血管萎缩融合，出现地图状萎缩。

（2）湿性黄斑变性：黄斑部玻璃疣融合，黄斑部脉络膜新生血管，视网膜和（或）色素上皮有浆液和（或）出血性脱离、视网膜下出血、渗出和机化瘢痕。

3. **荧光素眼底血管造影**

（1）干性黄斑变性：造影早期，玻璃膜疣及色素脱色处窗样缺损的强荧光，随背景荧光而增强、减弱或消退。造影晚期荧光增强。脉络膜毛细血管萎缩、闭塞处呈弱荧光区。

（2）湿性黄斑变性：造影早期可显示脉络膜新生血管，造影过程中新生血管迅速渗漏荧光素，并互相融合。晚期背景荧光消退后，病变处仍呈现相对强荧光。有时所显示的脉络膜新生血管边界不清，称为隐匿性新生血管。

【诊断】

根据视力改变，眼底改变的特征，荧光素眼底血管造影的结果，可以诊断。

【治疗】

尚无明确有效的治疗药物，视网膜激光光凝，光动力学治疗（PDT）有一定疗效。近年抗新生血管药物疗法，包括抗血管生成药物和糖皮质激素类药物展现了良好的发展前景。

（翁景宁）

第八节　视神经、视路疾病

视神经疾病常见病因为 3 要素：炎症、血管性疾病、肿瘤。中老年病人应首先考虑血管性疾病，青年则应考虑炎症、脱髓鞘疾病。

一、视神经炎

视神经炎泛指视神经的炎性脱髓鞘、感染、非特异性炎症等疾病。因病变损害的部位不同而分为球内段的视乳头炎及球后段的视神经炎。视神经炎大多为单侧性，视乳头炎多见于儿童，视神经炎多见于青壮年。

【临床表现】

炎性脱髓鞘性视神经炎病人表现视力急剧下降，可在一两天内视力严重障碍，甚至无光感，通常在发病 1~2 周时视力损害最严重，其后视力逐渐恢复，多数病人 1~3 个月视力恢复正常。除视力下降外，还有表现为色觉异常或仅有视野损害；可伴有闪光感、眼眶痛，特别是眼球转动时疼痛。部分病人病史中可有一过性麻木、无力、膀胱和直肠括约肌功能障碍以及平衡障碍等，提示存在多发性硬化的可能。常为单侧眼发病，也可能为双侧。

【诊断】

1. **眼部检查**　患眼瞳孔常散大，直接光反应迟钝或消失，间接光反应存在。单眼受累的病人通常出现相对性传入性瞳孔功能障碍（relative afferent papillary defect，RAPD）。该体征表现为患眼相对于健眼对光反应缓慢，尤其在检查者将光线在两眼之间交替照射时，患眼的瞳孔直径比健眼大。

2. **眼底检查**　视乳头炎者视盘充血、轻度水肿，视盘表面或其周围有小的出血点，但渗出物很少。视网膜静脉增粗，动脉一般无改变。球后视神经炎者眼底无异常改变。

3. **视野检查**　可出现各种类型的视野损害，但较为典型的是视野中心暗点或视野向心性缩小。

4. **视觉诱发电位（VEP）**　可表现为 P100 波（P1 波）潜伏期延长、振幅降低；球后视神经炎时，眼底无改变，为鉴别伪盲，采用客观的 VEP 检查可辅助诊断。

5. **磁共振成像（MRI）**　头部 MRI 通过了解脑白质有无脱髓鞘斑，对早期诊断多发性硬化、选择治疗方案以及病人的预后判断有参考意义。

6. **脑脊液检查**　有助于为视神经脱髓鞘提供依据。

【治疗】

部分炎性脱髓鞘性视神经炎病人不治疗可自行恢复。使用糖皮质激素的目的是减少复发，缩短病程。对于复发的病人复发期可应用糖皮质激素冲击疗法，或酌情选择免疫抑制剂、丙种球蛋白等，恢复期可使用维生素 B 族药及血管扩张剂。感染性视神经炎应针对病因进行治疗，同时保护视神经；自身免疫性视神经病也应针对全身性自身免疫性疾病进行正规、全程的皮质激素治疗。

二、 前部缺血性视神经病变

是供应视盘筛板前区及筛板区的睫状后血管的小分支发生缺血，或血黏度增加或眼部血流低灌注致使视盘发生局部的梗塞。它以突然视力减退、视盘水肿及特征性视野缺损（与生理盲点相连的扇形缺损）为特点的一组综合征。

【临床表现】

突然发生无痛、非进行性的视力减退。开始为单眼发病，数周至数年可累及另侧眼，发病年龄多在 50 岁以上。分为非动脉炎性或称动脉硬化性和动脉炎性。

【诊断】

1. 眼底检查　视盘多为局限性灰白色水肿相应处可有视盘周围的线状出血，后期出现视网膜神经纤维层缺损，早期视盘轻度肿胀呈淡红色，乃视盘表面毛细血管扩张所致。健眼的检查也有助于诊断，因为此病多见于小视盘无视杯者。

2. 视野缺损常为与生理盲点相连的弓形或扇形暗点，与视盘的改变部位相对应。颞动脉炎者可触及索状血管并有压痛，往往无搏动，可能发生视网膜中央动脉阻塞或颅神经麻痹（特别是第Ⅵ神经麻痹）。

【治疗】

1. 针对全身病治疗，改善眼部动脉灌注。

2. 全身应用糖皮质激素，以缓解循环障碍所致的水肿、渗出，对动脉炎性尤为重要。如临床和血沉、C 反应蛋白检查考虑为动脉炎性缺血性视神经病，应早期大剂量使用糖皮质激素冲击疗法，挽救病人视力，并预防另侧眼发作。

3. 静脉滴注血管扩张药，改善微循环。

4. 口服醋氮酰胺降低眼压，相对提高眼灌注压。

三、 视神经乳头水肿

本病指视神经乳头非炎性被动性水肿，又称淤血乳头。常由颅内压增高引起，常见原因有颅内肿瘤、炎症、外伤及先天畸形等；其他原因则有恶性高血压、肺气肿、眶内占位性病变、低眼压等。

【临床表现】

1. 多双眼受累。

2. 早期视力可正常，或暂时性视力模糊，常由体位迅速变化而诱发。

3. 晚期视力可严重下降，甚至完全失明。

4. 典型的视神经乳头水肿分为四期：早期、进展期、慢性期和萎缩期。

（1）早期：可见视乳头充血水肿，边界模糊，隆起较轻，视乳头附近可有线状出血，视神经纤维层水肿。

（2）进展期：可见视乳头明显充血水肿，隆起显著，甚至达到 8 ~ 10 个屈光度，视乳头附近可有火焰状出血，视网膜静脉可迂曲充盈，神经纤维层可有棉絮状斑，黄斑可有星形渗出或出血。

（3）慢性期：视乳头呈圆形隆起，视乳头凹陷消失，视乳头充血水肿减轻，视网膜静脉充盈怒张亦减轻，出现闪亮的硬性渗出。

（4）萎缩期：视乳头色泽灰白，视网膜血管变细、有血管鞘形成，黄斑部可有色素改变。

5. **视野** 早期生理盲点扩大；若有视神经乳头水肿所致的视网膜水肿累及黄斑时，可同时存在相对性中心暗点；慢性期发展至视神经萎缩时，可有向心性周边视野缩窄。

6. 可伴有致病因素导致的局部或全身症状，如眼球突出、头痛呕吐等。

【诊断】

1. 根据与体位改变相关的双眼视力模糊，眼底改变，可以诊断。

2. 发现导致视乳头水肿的局部或全身疾病的临床表现时，有助于诊断。

3. 头颅或眶部 CT 或 MRI、视野检查、必要时作腰穿检查，均有助于诊断。并可考虑作甲状腺、糖尿病或贫血等方面的检查。

【治疗】

1. **原发病治疗** 相关科室的原发病的积极治疗。

2. **支持疗法** 可给予维生素 B 类和肌苷等营养性药物辅助治疗。

（翁景宁）

第九节 正视、屈光不正、老视和斜视、弱视

屈光不正主要包括近视、远视、散光等。老视（亦称老花）虽然是因年龄而出现的生理性调节问题所致，也常常被归为"屈光不正"的一种特殊类型。此外，由于人类有双眼，双眼间的屈光状态也有可能存在差异，从而更增加了人眼"屈光不正"的复杂性。

一、 正视

当眼调节静止时，外界的平行光线（一般认为来自 5m 以外）经眼的屈光系统后恰好在视网膜黄斑中心凹聚焦，这种屈光状态称为正视，即正视眼的远点为眼前无限远。若不能在视网膜黄斑中心凹聚焦，将不能产生清晰像，称为非正视或屈光不正。

二、 近视

在调节放松状态下，平行光线（一般认为来自 5m 以外）经眼球屈光系统后聚焦在视网膜之前，称为近视。近视眼的远点在眼前某一点。近视的发生受遗传和环境等多因素的综合影响，目前确切的发病机理仍在探索中。

近视的临床表现为：远距视物模糊，近距视力好，集合功能相应减弱，使用的集合也相应减少，近视初期常有远距视力波动，注视远处物体时眯眼。由于看近时不用或少用调节，所以易引起外隐斜

或外斜视。

三、 远视

当调节放松时，平行光线（一般认为来自 5m 以外）经过眼的屈光系统后聚焦在视网膜之后，称为远视。远视眼的远点在眼后，为虚焦点，因此典型的远视者视远不清、视近更不清。

当远视度数较低时，病人可以利用其调节能力，增加眼的屈光力，将光线聚焦在视网膜上，从而获得清晰视力。但由于频繁并过度使用调节，远视者视疲劳症状比较明显。

四、 散光

眼球在不同子午线上屈光力不同，形成两条焦线和最小弥散斑的屈光状态称为散光。

五、 屈光参差

双眼屈光度数不等者称为屈光参差，当双眼屈光差异超过 1.00D 者，如屈光参差的远视者很容易成为弱视。若屈光参差的近视者，容易出现双眼视异常。

六、 老视

随着年龄增长，晶状体逐渐硬化，弹性减弱，睫状肌的功能逐渐减低，从而引起眼的调节功能逐渐下降。大约在 40 ～ 45 岁开始，出现阅读等近距离工作困难，这种由于年龄增长所致的生理性调节减弱称为老视。老视是一种生理现象，不论屈光状态如何，每个人均会发生老视。

七、 斜视

斜视是眼科常见病多发病，是与双眼视觉和眼球运动相关的疾病。儿童期的斜视与视觉发育密切相关。斜视患病率约为 3%。目前临床尚无完善的斜视分类方法，通常有以下几类：

1. 根据融合功能分为　隐斜，间歇性斜视和恒定性斜视。
2. 根据眼球运动及斜视角有无变化分为　共同性斜视和非共同性斜视。
3. 根据注视情况分为　交替性斜视和单眼性斜视。
4. 根据发病年龄分为　先天性斜视（婴儿型斜视）和获得性斜视。
5. 根据偏斜方向分为　水平斜视包括内斜视，外斜视、垂直斜视、旋转斜视和混合型斜视。

非共同性斜视根据眼球运动限制的原因分为两种，一种是由于神经肌肉麻痹引起的麻痹性斜视，另一种是由于粘连、嵌顿等机械性限制引起的限制性斜视。根据病史和牵拉试验可以鉴别。

共同性斜视的主要特征是眼球运动没有限制，斜视角不因注视方向的改变而变化，两眼分别注视时的斜视角相等（第一斜视角等于第二斜视角）。麻痹性斜视的主要特征为眼球运动在某个方向或某些方向有障碍，斜视角随注视方向的变化而改变，第二斜视角大于第一斜视角。

八、 弱视

弱视是视觉发育期内由于异常视觉经验（单眼斜视、屈光参差、高度屈光不正以及形觉剥夺）引起的单眼或双眼最佳矫正视力下降，眼部检查无器质性病变，其患病率为 2%～4%。但弱视诊断时要参考不同年龄儿童正常视力下限，3 岁儿童正常视力参考值下限为 0.5，4～5 岁为 0.6，6～7 岁为 0.7，7 岁以上为 0.8。两眼最佳矫正视力相差 2 行或更多，较差的一眼为弱视。如果幼儿视力不低于同龄儿童正常视力下限，双眼视力相差不足 2 行，又未发现引起弱视的危险因素，则不宜草率诊断为弱视，可以列为观察对象。

（翁景宁）

第十节　盲和低视力康复

盲和视力损伤虽然不会危及生命，但对病人造成巨大痛苦和损失，也会加重家庭和社会负担，因此防盲治盲具有重要意义。

实际上，对盲人的定义并不特别严格。1999 年世界卫生组织曾指出，盲人的定义是指因视力损伤而不能独自行走的人，他们通常需要职业和 / 或社会的扶持。由于各国社会经济状况不同，采用的盲和视力损伤的标准也有所不同。目前，一些国家采用下列标准：①视力正常者：双眼中较差眼的视力 ≥ 0.3 者；②视力损伤者：双眼中较差眼的视力 <0.3、但 ≥ 0.1 者；③单眼盲者：双眼中较差眼的视力 <0.1，较好眼的视力 ≥ 0.1 者；④经济盲者：双眼中较好眼的视力 <0.1 者，但 ≥ 0.05 者；⑤社会盲者：双眼中较好眼的视力 <0.05 者。

对于盲和低视力病人并不意味着已经毫无希望，应当采取康复措施，目的是尽可能地使这些病人能像正常人一样地生活。

目前使用的助视器有远用和近用两种。常用的远用助视器为放大 2.5 倍的 Galileo 式望远镜，以看清远方景物。这种助视器不适合行走时配戴。近用的助视器有：

（1）手持放大镜：是一种凸透镜，可使视网膜成像增大。

（2）眼镜式助视器：主要用于阅读，其优点是视野大，携带方便，使用时不需手来扶持，价格较低。

（3）立式放大镜：将凸透镜固定于支架上，透镜与阅读物之间的距离固定，可以减少透镜周边部的畸变。

（4）双合透镜放大镜：由一组消球面差正透镜组成，固定于眼镜架上，有多种放大倍数，可根据需要选用。其优点是近距离工作时不需用手扶持助视器，但焦距短，照明的要求高。

（5）近用望远镜：在望远镜上加阅读帽而制成。其优点是阅读距离较一般眼镜式助视器远，便于写字或操作。缺点是视野小。

（6）电子助视器：即闭路电视，包括摄像机、电视接收器、光源、监视器等，对阅读物有放大作用。其优点是放大倍数高视野大，可以调节对比度和亮度，体位不受限制、无需外部照明，更适用于视力损伤严重、视野严重缩小和旁中心注视者，但价格较贵，携带不便。

　　非光学助视器包括大号字的印刷品、改善照明、阅读用的支架等，也有助于病人改善视觉活动能力。许多低视力病人常诉说对比度差和眩光。戴用浅灰色的滤光镜可减少光的强度，戴用琥珀色或黄色的滤光镜片有助于改善对比敏感度。

　　现代科学技术的进步会对盲人带来方便。声呐眼镜、障碍感应发生器、激光手杖、字声机、触觉助视器等虽然不能给盲人获得正常人那样的影像，但明显提高了他们的生活质量。人工视觉研究的进展有可能使盲人重建视觉。

（翁景宁）

第二十章
皮肤病学与性病学

一、皮肤的结构与功能

皮肤是机体最大的器官，由外往内依次为表皮、真皮和皮下组织。

（一）皮肤的结构

表皮（epidermis）主要由两大类细胞构成，即角质形成细胞和树突状细胞。角质形成细胞是表皮的主要细胞成分，根据其分化阶段和特点，将表皮由深及浅分为四层：基底层、棘层、颗粒层及角质层，在掌跖处，颗粒层和角质层之间还可见透明层。真皮（dermis）主要由结缔组织组成，由浅至深可分为两层，即乳头层及网状层，内含有血管、神经、淋巴管、毛囊、肌肉、皮脂腺及大小汗腺等。皮下组织（subcutaneous tissue）由疏松结缔组织及脂肪小叶构成，内含有大的血管网、淋巴管，神经和汗腺等。皮肤附属器包括毛发、汗腺、皮脂腺与甲等。

（二）皮肤的功能

皮肤具有保护、吸收、感觉、分泌和排泄、体温调节、代谢、免疫及美学等功能。其最重要的功能是在外界环境和内环境之间形成保护屏障，保护机体组织免受外界物理、化学及微生物等有害物质入侵，防止各种营养物质、电解质和水分丢失。

二、皮肤病的症状及诊断

（一）皮肤病的症状

即病人主观感受到的不适，局部症状主要有痒、痛、烧灼、异物感、麻木等，全身症状有畏寒发热、乏力、食欲缺乏和关节疼痛等。

（二）皮肤病的体征

即皮肤黏膜的基本损害，分为原发性损害及继发性损害两种。

1. **原发性损害**　①斑疹：指皮肤黏膜局限性颜色的变化，如红斑、紫斑、白斑（色素脱失）、色素斑（色素沉着）等；②丘疹：局限性、实质性、浅表性、隆起性皮损，直径小于1cm；③结节：为局限性、实质性、深在性皮损，触之有一定硬度或浸润感，可隆起于皮面；④风团：真皮浅层水肿引起的暂时性、隆起性，经数小时消退，不留痕迹；⑤斑块：丘疹扩大或较多丘疹融合而成，直径大于1cm的隆起性扁平皮损；⑥水疱和大疱：水疱为局限性、隆起性、内含液体的腔隙性皮损，直径大于1cm称为大疱；⑦脓疱：局限性、隆起性、内含脓液的腔隙性皮损，可由细菌或非感染性炎症引起；⑧囊肿：含有液体或黏稠物及细胞成分的囊性皮损，触之有囊性感，一般位于真皮或更深的位置。

2. **继发性损害包括** ①鳞屑：由表皮细胞形成过快或正常角化过程受干扰所致表皮细胞层状堆积；②糜烂：局限性表皮或黏膜上皮缺损形成，愈后不留瘢痕；③溃疡：深达真皮或皮下组织的局限性皮肤或黏膜缺损，愈后留有瘢痕；④皲裂：为线性的皮肤裂口，可深达真皮；⑤痂：皮损中的浆液、脓液、血液与脱落组织等混合干涸后凝结而成；⑥苔藓样变：因反复搔抓、不断摩擦导致的皮肤局限性粗糙增厚；⑦萎缩：表皮、真皮、皮下组织减少所致的皮肤变薄。

（三）辅助检查

皮肤病诊断常用的辅助检查：①病原学检查：包括用于检测真菌、疥虫等的直接镜检和用于菌种鉴定的真菌培养等；②组织病理学：可用于病变组织的显微诊断；③变应原检测：用于检测过敏性疾病病人的致敏物，包括斑贴试验、光线斑贴试验、点刺试验等；④物理检查及皮肤专用仪器检查：醋酸白试验可以帮助诊断和鉴别人乳头瘤病毒感染的部位；伍德灯（Wood灯）检查法根据皮损区的荧光类型，帮助疾病的诊断及疗效观察；⑤皮肤镜：可用于常见皮肤病及某些良恶性皮肤肿瘤的诊断和鉴别诊断。

（四）皮肤病的诊断

皮肤病诊断要仔细问明病史，重视视诊，结合触诊，注重原发疹的观察，如发疹的形态、部位及大小，皮疹的种类、数目及皮疹排列状态，皮疹的颜色与硬度，表面的性状等。根据病人病史、体征，结合必要的辅助检查，作出相应诊断。

三、 皮肤病的治疗

（一）系统治疗

系统用药是皮肤病的主要治疗手段，其中抗组胺药、糖皮质激素和抗感染药物是应用最多的三种药物。

1. **抗组胺药** 组胺是参与炎症和过敏反应的化学物质，组胺 H_1 受体主要分布于皮肤、黏膜、血管及脑组织，H_2 受体则主要分布于消化道黏膜。H_1 受体拮抗剂主要用于治疗变态反应性疾病；H_2 受体拮抗剂可拮抗组胺引起的胃酸分泌，在皮肤科主要用于慢性荨麻疹等的辅助治疗等。

2. **糖皮质激素** 具有免疫抑制、抗炎、抗细胞毒等多种作用，常用于药疹、严重的急性荨麻疹等过敏性疾病及自身免疫性疾病治疗，剂量和疗程应个体化。

3. **抗感染药物** 包括抗生素、抗病毒药物及抗真菌药等。抗生素用于治疗细菌感染性皮肤病，如疖、痈、丹毒、蜂窝织炎等，根据致病菌种类选择敏感抗生素治疗。抗病毒药物主要包括核苷类抗病毒药物，如阿昔洛韦、伐昔洛韦等药物，用于单纯疱疹病毒及水痘-带状疱疹病毒感染等治疗；抗真菌药物主要用于浅表和深部真菌感染，比较常用的有伊曲康唑、特比萘芬等药物。

4. 免疫抑制剂 不同种类的免疫制剂作用环节和机制均各不同。可单独应用，也可以与糖皮质激素联用，需要监测其不良反应，包括胃肠道反应、肝肾损害、诱发感染等，代表药物有环磷酰胺、氨甲蝶呤和环孢素等。

（二）外用药物治疗

1. 外用药物的种类 药物经皮吸收是外用药物治疗的理论基础，根据药物的作用及性质合理选择：①止痒药：如 1% ~ 2% 薄荷脑、樟脑、1% 达克罗宁等；②收敛药：主要用于渗出为主的急性炎症反应，如 3% ~ 5% 醋酸铝等；③角质剥脱剂：如 5% ~ 10% 水杨酸、0.01% ~ 0.1% 维 A 酸软膏等；④角质促成剂：如 5% 硫黄软膏、10% 松馏油软膏等。

2. 外用药剂型

（1）洗剂（lotion）：是指不溶于水的粉剂呈混悬状存在于水中。具有止痒、干燥、收敛、保护作用。适用于轻度潮红的急性皮肤病，常用的有炉甘石洗剂等。

（2）溶液（solution）：是一种或多种药物的水溶液，具有清洁、收敛作用，用于水肿，渗出性急性期皮损。常用的有 3% 硼酸溶液，1：8000 高锰酸钾溶液等。

（3）乳剂（cream）：油和水经乳化而成的剂型，具有保护、润泽作用，适用于亚急性、慢性皮炎等。

（4）软膏（ointment）：以凡士林、单软膏或动物脂肪等作为基质的剂型，具有保护创面、防止干裂的作用，可用于慢性湿疹、慢性单纯性苔藓等疾病。

（5）糊剂（paste）：含有 25% ~ 50% 固体粉末成分的软膏，适用于有轻度渗出的亚急性皮炎湿疹等。

3. 外用药物的治疗原则

（1）正确选择外用药物的种类：应根据皮肤病的病因与发病机制等进行选择。

（2）正确选用外用药物的剂型：应根据皮肤病的皮损特点进行选择剂型，仅有红斑、丘疹而无渗液时可选用粉剂或洗剂；炎症重，渗出糜烂较多时宜用溶液湿敷，有糜烂但渗出不多时则用糊剂；慢性皮炎可选用乳剂、软膏等；单纯瘙痒者可选用乳剂等。

（三）皮肤病的物理治疗

1. 光疗 ①红外线治疗：波长范围在 760 ~ 1500nm 之间，有改善局部血液循环、促进炎症消退等作用，可以用于治疗各种皮肤炎症感染、慢性皮肤溃疡等；②紫外线治疗：UVA（波长 320 ~ 400nm）和 UVB（280 ~ 320nm）应用较多，其效应有改善血液循环、镇痛、止痒、促进色素形成等，主要用于银屑病、白癜风等治疗；③光化学疗法：口服或外用光敏剂如 8- 甲氧补骨脂素后照射 UVA，可用于治疗银屑病、白癜风、原发性皮肤 T 细胞淋巴瘤等；④光动力疗法：光敏剂进入体内并在增生活跃的组织中聚集，在特定波长光的照射下被激发产生单态氧或其他自由基，使病变细胞发生功能或形态变化，可以用于鳞状细胞癌、Bowen 病、尖锐湿疣、痤疮等疾病治疗。

2. 激光治疗 因发光光源不同，波长不同，治疗作用不同。①激光手术：二氧化碳激光主要用于病变组织的烧灼与切割，可用于治疗各种疣、化脓性肉芽肿和皮肤良性肿瘤等；②激光理疗：氦氖激光可促进炎症吸收和创伤修复，适用于带状疱疹、皮肤溃疡等治疗；③选择性激光：Nd：YAG 激光、翠绿宝石激光、脉冲染料激光、点阵激光、准分子激光等各有其用途，可用于色素性损害、脱毛、文身、血管性损害、表浅瘢痕、紧肤、白癜风等治疗。

3. 冷冻治疗 利用制冷剂产生低温使病变组织坏死达到治疗目的，可用于治疗各种疣、化脓性肉芽肿、浅表良性皮肤肿瘤等。

4. 放射治疗　常用的放射源有浅层 X 射线及放射性同位素 β 射线照射源如 ^{32}P，^{90}Sr 等。对增殖性皮肤病如疤痕疙瘩、血管瘤、鳞状细胞癌等皮肤良恶性肿瘤等有效。

（四）皮肤病的外科治疗

用于皮肤肿瘤切除、皮肤创伤清理、活体组织取材及美容整形等，常用的皮肤外科手术有：切割术、皮肤移植术、毛发移植术、Mohs 外科切除术等。

（李　颖）

第二节　常见皮肤病

一、病毒性皮肤病

（一）带状疱疹

带状疱疹（herpes zoster）是由潜伏在体内的水痘 - 带状疱疹病毒再激活导致的皮肤及神经病变，以沿单侧周围神经分布的簇集性小水疱为特征，常伴有显著的神经疼痛。

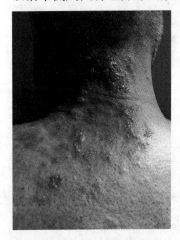

图 20-2-1　带状疱疹

【临床表现】

本病好发于成人，发病率随年龄增大而显著上升。发疹前可有轻度乏力、低热等全身症状，患处可出现灼热或灼痛等前驱症状。典型皮损为潮红斑上分布粟粒至黄豆大小水疱，疱壁紧张，周围绕以红晕，各簇水疱群间皮肤正常。皮损沿某一周围神经呈带状排列，多位于身体一侧，一般不超过正中线（图 20-2-1 / 见文末彩图 20-2-1）。神经痛为本病重要特征之一，病程一般 2 ～ 3 周。好发部位为肋间神经、颅神经和腰骶神经支配区域。

【诊断】

根据病史及典型的临床表现即可作出诊断。

【治疗】

本病具有自限性，治疗原则为抗病毒、止痛、防治并发症。

1. 系统用药　早期、足量应用抗病毒药，可给予阿昔洛韦、伐昔洛韦等核苷类抗病毒药；急性疼痛可给予非甾体抗炎药、加巴喷丁或普瑞巴林等药物镇痛。

2. 外用药物　以干燥、消炎为主，可外用炉甘石洗剂、阿昔洛韦乳膏等药物。

3. 物理治疗　紫外线、频谱治疗仪、红外线等局部照射有助于促进水疱干涸，缓解疼痛。

（二）单纯疱疹

单纯疱疹（herpes simplex）由单纯疱疹病毒（herpes simplex virus，HSV）导致，临床以簇集性

水疱为特征，易复发，是流行最广泛的感染之一。HSV 为双链 DNA 病毒，分为 I 型（HSV-1）和 II 型（HSV-2）。HSV-1 型通过唾液或其他生活密切接触感染，主要引起生殖器以外的皮肤黏膜感染；HSV-2 型主要通过性接触传播，引起生殖器部位感染。

【临床表现】

1. **初发型单纯疱疹** 疱疹性龈口炎较常见，绝大多数由 HSV-1 引起，多见于 1～5 岁儿童，好发于口腔、牙龈、硬腭等部位，典型皮损表现为群集性小水疱，很快破溃形成表浅溃疡，疼痛较明显，可伴发热、咽痛及局部淋巴结肿痛，病程 1～2 周。

2. **复发型单纯疱疹** 原发感染消退后，部分病人于同一部位反复发作，多见于成人，好发于口周、鼻周等部位。发作前常自觉灼热感，随后出现红斑、簇集小丘疹和小水疱，病程 1～2 周。

【诊断】

根据病人病史，典型的临床表现一般可作出诊断，必要时结合实验室检查结果（如 PCR 检测疱液中 HSV-DNA、血清 HSV-IgM 抗体检测等）进行诊断。

【治疗】

本病为自限性，治疗原则为缩短病程，防止继发细菌感染、减少复发。外用药物以干燥、消炎为主，如炉甘石洗剂或阿昔洛韦乳膏等。必要时给予阿昔洛韦、伐昔洛韦或泛昔洛韦等核苷类抗病毒药口服。

（三）疣

疣（wart）是由人乳头瘤病毒（human papilloma virus，HPV）感染皮肤黏膜所致的良性赘生物，临床常见的有寻常疣、扁平疣和跖疣等。病人和病毒携带者均可传染本病，HPV 通过皮肤黏膜微小破损进入上皮细胞内，导致上皮细胞异常分化和增生而形成皮损。本病容易复发，人群普遍易感。

【临床表现】

1. **寻常疣** 多由 HPV-2 所致，典型皮损为黄豆大小或更大的灰褐色或皮色丘疹，表面粗糙，质地坚硬，可呈乳头瘤样增生（图 20-2-2 / 见文末彩图 20-2-2），可以发生于身体任何部位，以手部多见。

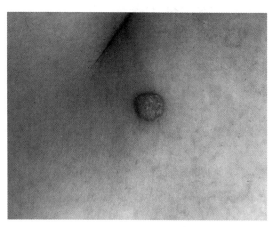

图 20-2-2 寻常疣

2. **跖疣** 多由 HPV-1 所致，皮损初起为发亮的小丘疹，逐渐增大形成淡黄或褐黄胼胝样斑块或扁平丘疹，表面粗糙，边缘绕以稍高的角质环，去除角质层后，其下可见毛细血管破裂出血而形成的小黑点，可发生于足底任何部位。

3. **扁平疣** 多由 HPV-3 所致，典型皮损为质硬的米粒至黄豆大小的扁平丘疹，表面光滑，圆形或椭圆形，肤色或淡褐色，好发于颜面、手背及前臂等部位。

【诊断】

根据病史及典型皮损即可诊断，必要时结合组织病理学检查。

【治疗】

本病主要采用物理治疗及外用药物治疗去除疣体。物理治疗包括冷冻、电灼、刮除和激光治疗等；外用药物包括 0.05%～0.1% 维 A 酸软膏，5-氟尿嘧啶软膏，5% 咪喹莫特软膏等。

二、 细菌性皮肤病

包括毛囊炎和疖、丹毒和蜂窝织炎，后者详见第二章第八节"外科感染"。

毛囊炎（folliculitis）和疖（furuncle）是累及毛囊及其周围组织的细菌感染性疾病，致病菌多为金黄色葡萄球菌。高温、多汗、外伤、不良的卫生习惯等易诱发本病。

【临床表现】

1. 毛囊炎 局限于毛囊口的化脓性炎症，皮损初为红色毛囊性丘疹，后中央出现脓疱，周围有红晕，局部逐渐干涸形成黄痂脱落愈合。好发于头面部、臀部及外阴等部位。

2. 疖 为毛囊深部及周围组织的化脓性炎症，典型皮损初起为毛囊性炎性丘疹，扩展形成质硬结节，伴红肿热痛，后局部出现波动感，顶部出现黄白色脓栓，排出脓血和坏死组织后愈合。

【诊断】

根据病史及临床表现即可诊断，必要时结合细菌培养结果作出诊断。

【治疗】

注意皮肤清洁卫生，防止外伤，皮损处勿挤压。本病以外用药物治疗为主，可以应用碘酊、莫匹罗星乳膏及夫西地酸乳膏；早期可以应用超短波、远红外线或紫外线理疗。严重的疖可以给予系统应用敏感抗生素。

三、 真菌性皮肤病

（一）体癣和股癣

体癣（tinea corporis）指发生于除头皮、毛发、掌跖和甲以外其他部位的皮肤癣菌感染；股癣（tinea cruris）指主要累及腹股沟、会阴、肛周和臀部真菌感染。常见的致病菌为皮肤癣菌，如红色毛癣菌、须癣毛癣菌等，可以通过直接或间接接触传染。潮湿多汗、肥胖、糖尿病、长期应用糖皮质激素或免疫抑制剂为常见的易感因素。

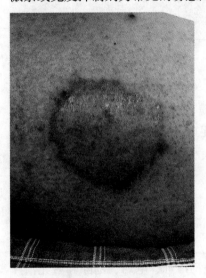

图 20-2-3 体癣

【临床表现】

本病夏秋季节多发，皮损表现为境界清楚的红色鳞屑性斑片，形成环状或多环状，中央趋于消退，可有色素沉着，边缘常有丘疹、丘疱疹和水疱，自觉瘙痒（图 20-2-3 / 见文末彩图 20-2-3）。

【诊断】

根据临床表现和真菌学检查（在皮损鳞屑处直接镜检查到菌丝或孢子）结果即可确诊。

【治疗原则】

病人应注意个人卫生，穿着宽松透气的衣物，避免接触患病动物等。本病治疗以外用药物治疗为主，包括各种唑类、丙烯胺类等药物，疗程至少 2 周。皮损泛发或外用药物疗效不佳时可联合口服伊曲康唑或特比萘芬 2 周。

（二）手癣和足癣

手癣（tinea manus）指皮肤癣菌导致的指间、手掌、掌侧缘皮肤引起的真菌感染；足癣（tinea pedis）主要累及足趾间、足底及足侧缘的皮肤。手足癣是最常见的浅部真菌病，夏秋季发病率高，主要通过接触传染，与病人共用鞋袜、手套、脚盆等是主要传播途径。

【临床表现】

足癣多累及双侧，常表现为夏重冬轻，手癣常见于单侧。根据临床特点不同，手足癣可分为三种类型：

1. **水疱鳞屑型**　皮损初起为针尖大小深在的壁厚水疱，基底为鲜红色糜烂面，水疱干涸后呈领圈状脱屑，向周围蔓延，瘙痒明显，好发于指（趾）间、掌跖及足侧缘。

2. **浸渍糜烂型**　好发于指（趾）缝，尤其以 3～4 和 4～5 趾间多见。表现为皮肤浸渍发白，易剥脱露出潮红糜烂面及渗液，瘙痒明显，多见于手足多汗，穿不透气鞋子的病人。

3. **角化过度型**　皮损处角质明显增厚，粗糙脱屑，纹理加深，易皲裂。

【诊断】

根据典型的临床表现，结合真菌学检查可以确诊。

【治疗原则】

本病以外用药物治疗为主，根据皮损类型选择外用药物及制剂类型：水疱鳞屑型应选择刺激性小的霜剂和水剂；浸渍糜烂型给予 3% 硼酸溶液或 0.1% 利凡诺溶液湿敷，皮损干燥后再给予唑类或丙烯胺类乳膏等；角化过度型可以外用剥脱性较强的制剂，如复方苯甲酸乳膏等。对于角化过度型手足癣或外用疗效不佳的病人可考虑口服伊曲康唑或特比萘芬治疗。

四、动物性皮肤病

疥疮（scabies）系由疥螨引起的接触传染性皮肤病，可通过密切的肌肤接触或污染的衣服、内衣、毛巾传播。

【临床表现】

好发于皮肤薄嫩处，如指缝、手腕屈侧、腋前缘、乳晕、脐周、阴部及大腿内侧，皮损表现为丘疹、丘疱疹及疥虫隧道；在阴囊、阴茎、龟头等处可发生红褐色结节性损害，称为疥疮结节。夜间奇痒。

【诊断】

主要根据接触传染史，好发部位，皮损特点，特有隧道，夜间瘙痒剧烈，不难诊断，如皮损处查到疥虫可确诊。

【治疗原则】

注意个人卫生，病人确诊后应隔离，煮沸消毒衣物及寝具，密切接触者应同时治疗。治疗以局部外用药物为主，常用药物为 5%～10% 硫黄、20% 苯甲酸苄酯软膏或乳剂等。

五、湿疹与皮炎

（一）接触性皮炎

接触性皮炎（contact dermatitis）是由于接触某些外源性物质后，在皮肤黏膜接触部位发生的急性或慢性炎症反应。根据发病机制不同，接触性皮炎可分为刺激性和变应性接触性皮炎。前者接触物本身有强烈刺激性，任何人接触都可发病，无潜伏期，皮损局限于直接接触部位，界限清楚；后者属于Ⅳ型超敏反应，接触物为致敏因子，多数人接触后不发病，有潜伏期，首次接触不发生反应，1~2周后再次接触同样致敏物发病。

【临床表现】

1. **急性接触性皮炎**　典型皮损为境界清楚的红斑，局限于接触部位，其上有丘疹和丘疱疹，严重时红肿明显可出现水疱和大疱，皮损形状与接触物有关，去除接触物后经积极处理，一般1~2周痊愈，留有暂时性色素沉着。

2. **亚急性和慢性接触性皮炎**　表现为轻度红斑、丘疹，界限不清楚，长期反复接触致敏物可导致局部皮损增生肥厚及苔藓样变。

【诊断】

根据发病前接触史及典型临床表现诊断。斑贴实验是可靠的辅助诊断方法。

【治疗】

寻找并脱离致敏物。急性期渗出明显时可给予3%硼酸溶液冷湿敷，红肿明显者可外用炉甘石洗剂；亚急性期外用糖皮质激素霜剂；慢性期选用糖皮质激素软膏。瘙痒明显者可口服抗组胺药，皮损严重者可短期口服小剂量糖皮质激素。

（二）湿疹

湿疹（eczema）是多种内外因素导致的皮肤炎症反应，临床表现包括剧烈瘙痒，急性期以丘疱疹为主，有渗出倾向，慢性期以苔藓样变为主，易反复发作。神经精神因素、内分泌失调、慢性感染灶、慢性消化系统疾病、生活环境和气候条件、饮食等因素均可能与湿疹的发生相关。

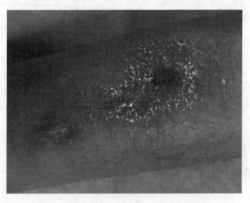

图 20-2-4　急性湿疹

【临床表现】

根据病程和临床特点可以分为急性、亚急性和慢性湿疹，病程可以从一个阶段向其他阶段演变。

1. **急性湿疹**　临床表现为多形性皮疹，在红斑基础上有针头到粟粒大小的丘疹、丘疱疹、小水疱（图20-2-4／见文末彩图20-2-4），搔抓后可形成糜烂、渗出、结痂等，境界不清楚，对称分布，瘙痒剧烈。好发于面、手、足、前臂、小腿等外露部位。

2. **亚急性湿疹**　皮损处红肿及渗出明显减轻，皮疹以丘疹为主，有少量丘疱疹，皮疹呈暗红色，可有少许鳞屑及轻度浸润。

3. **慢性湿疹**　皮损表现为浸润性暗红斑上有丘疹、抓痕及鳞屑，局部皮肤肥厚，表面粗糙，呈苔藓样变，好发于手、足、小腿、外阴、肛门等处。

【诊断】

根据病史和临床特点可诊断，必要时可以行组织活检加病理进一步明确诊断。

【治疗】

1. 系统药物治疗 可应用抗组胺药、葡萄糖酸钙、硫代硫酸钠等药物，一般不考虑系统使用糖皮质激素。

2. 外用药疗法 外用糖皮质激素是湿疹治疗的一线药物，根据皮损形态特点及外用药物治疗原则，选用适当的剂型和药物。

3. 其他治疗 顽固局限肥厚性损害可用糖皮质激素局部注射；浅层 X 线照射和放射性同位素贴敷；中医中药及针灸有辅助疗效。

（三）特应性皮炎

特应性皮炎（atopic dermatitis）曾称为"异位性皮炎""遗传过敏性湿疹"等，是一种与遗传过敏素质密切相关的慢性炎症性皮肤病，一般认为该病是遗传因素与环境因素相互作用并通过免疫途径介导产生。临床表现为多形性皮损，并有渗出倾向，常伴发哮喘、过敏性鼻炎等疾病。

【临床表现】

特应性皮炎的临床表现多种多样，皮疹在不同年龄阶段有不同表现，通常分为三个阶段，即婴儿期、儿童期、青年成人期。

1. 婴儿期 多在 1 岁以内发病，通常在出生 2～3 个月开始，一般在 2 岁左右逐渐缓解，甚至痊愈。初为面颊部红斑、继而在红斑基础上出现针头至粟粒大丘疹、丘疱疹和水疱密集成片，瘙痒明显。

2. 儿童期 多在婴儿期皮损缓解后 1～2 年发生并逐渐加重，部分自婴儿期迁延而来。皮损累及四肢屈侧或伸侧，肘窝、腘窝、颈项等处较为多见。皮损暗红，伴有抓痕，可有苔藓样变，瘙痒剧烈。

3. 青年成人期 指 12 岁以上青少年期及成人阶段的特应性皮炎，可从儿童期发展而来，也可直接发生。皮疹较局限，好发于肘窝、腘窝、四肢、躯干等处。皮损常为苔藓样变，或呈急性、亚急性湿疹样损害，瘙痒剧烈。

【诊断】

根据病史和不同时期临床特点，结合病人及家族中遗传过敏史（哮喘、过敏性鼻炎、特应性皮炎），嗜酸性粒细胞增高和血清 IgE 升高等特点考虑本病可能。目前常用的诊断标准为 Williams 诊断标准：皮肤瘙痒，加上以下标准中的 3 条或更多：①2 岁前发病；②屈侧皮肤受累；③全身皮肤干燥史；④屈侧皮肤有湿疹样皮损；⑤病人有其他过敏性疾病，如哮喘或过敏性鼻炎史。

【治疗原则】

恢复皮肤正常的屏障功能，去除诱因，减轻或缓解症状。

1. 外用药疗法 外用糖皮质激素配合保湿润肤是特应性皮炎治疗的一线方案。钙调磷酸酶抑制剂对于本病也有良好的疗效，抗生素软膏可减少局部细菌定植。

2. 系统药物治疗 根据皮损严重程度可选用抗组胺药、免疫抑制剂、生物制剂等药物治疗。

3. 其他治疗 紫外线光疗可有效改善皮损，通常选用窄波 UVB 和 UVA1，12 岁以下儿童慎用。

六、荨麻疹

荨麻疹（urticaria）是由于皮肤、黏膜小血管反应性扩张及渗透性增加而产生的一种局限性水肿反应，主要表现为伴瘙痒的风团。药物、食物和感染是急性荨麻疹的常见原因，精神刺激及内分泌改

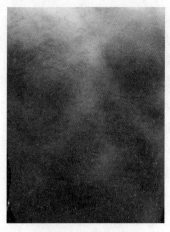

图 20-2-5　荨麻疹

变、物理因素、吸入花粉、动植物因素、内科疾病、遗传因素也可诱发荨麻疹。

【临床表现】

1. **急性荨麻疹**　起病较急，常先有皮肤瘙痒，很快出现红色或苍白色风团，大小不等，形态不规则（图 20-2-5／见文末彩图 20-2-5）。风团持续数分钟至数小时，渐消失，不留痕迹，持续时间一般不超过 24 小时。病情重者可伴有心慌、烦躁、恶心、呕吐甚至血压降低等过敏性休克样症状。部分可因胃肠黏膜水肿出现腹痛，亦可发生腹泻，累及气管、喉黏膜时，出现呼吸困难，甚至窒息。

2. **慢性荨麻疹**　皮损反复发作 6 周以上，且每周至少发作两次；全身症状一般较轻，慢性荨麻疹病人常与感染或系统性疾病有关。

【诊断】

根据发生及消退迅速的风团、消退后不留痕迹，伴发瘙痒等特点可诊断。

【治疗】

寻找并去除病因，抗过敏及对症治疗。

1. **系统药物治疗**　首选 H_1 受体拮抗剂治疗，必要时可给予糖皮质激素等药物治疗；对于合并感染，呼吸道、消化道或全身症状予以对症处理；过敏性休克病人及时给予肾上腺素及糖皮质激素等药物抢救。

2. **外用药物**　选用止痒液、炉甘石洗剂等。

七、药疹

药疹（drug eruption）亦称药物性皮炎（dermatitis medicamentosa），是药物通过内服、注射、吸入、灌肠等任何途径进入人体后，引起皮肤黏膜的急性炎症反应，重者可累及内脏。临床上常引起药疹的药物有：①抗生素类：以青霉素和头孢菌素类为多见；②解热镇痛类；③镇静安眠药及抗癫痫；④其他：异种血清制品、某些中草药等亦可引起药疹。

【临床表现】

药疹的表现多种多样，不同药物可引起同种类型药疹，而同一种药物对不同病人或同一病人在不同时期也可以引起不同的临床类型。较常见的几种类型如下：

1. **固定型药疹**　皮疹为单个或数个水肿性暗红或紫红斑，圆形或椭圆形，境界清楚，重者可有水疱、大疱，以口唇、口周、外生殖器皮肤黏膜交界部位多见，愈后留有色素沉着。

2. **荨麻疹型药疹**　大小不等的风团，潮红水肿，消退缓慢。

3. **猩红热样或麻疹样型药疹**　是药疹中最常见的类型，皮疹多为针头至粟粒大小的红色斑丘疹，密集对称分布，可泛发全身。

4. **多形红斑型药疹**　皮疹表现为 0.5～1cm 大小的圆形或椭圆形水肿性红斑、丘疹，中央可有水疱。少数病人皮疹泛发全身，出现大疱、糜烂及渗出，并累及黏膜、高热、合并多脏器损害，称为重症多形红斑，亦称 Steven-Johnson 综合征，是重症药疹之一。

5. **大疱表皮坏死松解型药疹**　是最严重的药疹，发病急，进展快，皮疹开始为多形红斑、麻疹或猩红热型药疹，迅速遍及全身，继而发生松弛性大疱，尼氏征阳性，疼痛剧烈。黏膜常受侵犯，全身中毒症状严重，内脏器官常受累。

6. **剥脱性皮炎型药疹** 是重症药疹之一。皮损表现为全身弥漫性潮红肿胀。2～3周后大片皮肤脱屑，肢端呈手（袜）套样角质剥脱。常伴明显的全身症状。内脏器官受累较多见。

7. **其他类型** 如湿疹型药疹、光敏感性皮炎型药疹、紫癜型药疹、泛发性脓疱型药疹等。

【诊断】

药疹主要根据明确的服药史、潜伏期及各型药疹的临床表现而诊断。

【治疗】

治疗原则是首先停用一切可疑致敏药物，抗过敏治疗及全身支持治疗。

1. **轻型药疹** 可给予抗组胺药、维生素 C 及钙剂等。病情较重者，可加用小剂量糖皮质激素，外用药物根据皮疹临床表现进行选择。

2. **重症药疹** 重症多形红斑型、大疱表皮坏死松解型及剥脱性皮炎型药疹，常合并高热及肝肾等多脏器损害，死亡率高。应及时采用各种有效措施，尽早足量使用糖皮质激素，防治继发感染，可静脉给予人血丙种免疫球蛋白，加强营养支持，加强护理及外用药物治疗等。

八、银屑病

银屑病（psoriasis）是一种免疫介导的多基因遗传性皮肤病，其确切病因尚不清楚，目前认为是在遗传因素与环境因素相互作用下发病或加重，感染、外伤、代谢障碍、内分泌、神经精神因素及环境等多因素均可诱导易感病人发病。

【临床表现】

根据本病的临床表现一般分为四型：寻常型、脓疱型、关节型和红皮病型。

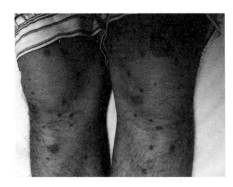

图 20-2-6 寻常型银屑病

1. **寻常型银屑病** 临床上最多见。典型皮损为红色丘疹或斑丘疹，逐渐扩展或相互融合成红色斑块，表面覆有厚层银白色鳞屑（图 20-2-6／见文末彩图 20-2-6）。刮除成层的鳞屑如同轻刮蜡滴，称蜡滴现象；刮除鳞屑后，有一层淡红发亮的半透明薄膜称薄膜现象；刮除薄膜可出现散在点状出血，称 Auspitz 征，蜡滴现象、薄膜现象与点状出血现象是本病的临床特征，具有诊断价值。寻常型银屑病一般分为三期：①进行期：皮损增多及扩大，鳞屑多、浸润明显，周围有炎性红晕，有同形反应或称 Kobner 现象；②稳定期：皮损稳定，无新疹出现，炎症较轻；③退行期：皮疹减少，缩小变平，炎症基本消退，可有浅色斑或色素沉着。

2. **脓疱型银屑病** 临床上少见，起病急，典型皮损为针尖至粟粒大小、淡黄色或黄白色的无菌性小脓疱，可融合成脓湖，泛发型皮损可伴高热寒战，部分病人皮损局限于掌跖。

3. **关节病型银屑病** 病人除皮损外可出现关节病变，任何关节均可受累。

4. **红皮病型银屑病** 全身弥漫性潮红肿胀伴脱屑，可伴发全身症状，如发热、淋巴结肿大等。

【诊断】

主要根据典型临床表现诊断与分型，必要时可作组织病理检查。

【治疗】

1. **局部治疗** 可选用糖皮质激素软膏、水杨酸软膏、0.025%～0.1%维A酸霜、钙泊三醇软膏等。

2. **系统治疗** 维A酸类药物适用于各型银屑病的治疗，如阿维A酯；免疫抑制剂主要用于红皮病型、脓疱型及关节型银屑病，如氨甲蝶呤，环孢素 A 或雷公藤多苷等药物。

　　3. **物理治疗**　光化学疗法（PUVA）、窄谱 UVB 光疗、308nm 准分子激光治疗、浴疗等均对寻常型银屑病的治疗有效。

九、白癜风

　　白癜风（vitiligo）是后天性色素脱失性皮肤病，其病因及发病机制目前尚不清楚，目前认为本病是在遗传背景下个体出现免疫功能、神经精神及内分泌代谢等方面的功能紊乱，导致酪氨酸酶系统抑制或黑素细胞破坏导致色素脱失。

　　【临床表现】

　　典型皮损为境界清楚的乳白色色素脱失斑，病程迁延，任何部位均可发生，曝光部位及摩擦部位好发，无明显自觉症状。皮损可呈局限或泛发。

　　【诊断】

　　根据典型的临床表现诊断。

　　【治疗】

　　本病治疗宜采用综合疗法。光化学疗法，窄波紫外线，准分子激光等物理治疗方法疗效较肯定；皮损局部可外用补骨脂，他克莫司或吡美莫司软膏等；对于进展迅速的病人系统可应用小剂量糖皮质激素；局限的静止期病人可采用表皮移植方法治疗。

十、寻常痤疮

　　寻常痤疮（acne vulgaris）是毛囊皮脂腺的慢性炎症性疾病，其发病机制主要与雄激素水平升高、皮脂腺分泌增加，毛囊皮脂腺开口处过度角化，丙酸杆菌感染及继发炎症有关，遗传、内分泌、情绪及饮食等因素可诱发或加重皮损。

　　【临床表现】

　　痤疮好发于面颊部、额部、胸背部等皮脂溢出部位，多发于青年男女，其皮损包括粉刺、炎性丘疹、脓疱、结节、囊肿及瘢痕等，多对称分布。初发损害表现为圆锥形丘疹的白头粉刺（闭合性粉刺）和黑头粉刺（开放性粉刺），皮损加重后可形成炎症丘疹，顶端可有小脓疱，继续发展可形成暗红色结节和囊肿，继而形成瘢痕。

　　【诊断】

　　根据病人年龄，皮损部位及典型损害可以诊断。

　　【治疗】

　　治疗原则主要为去脂、溶解角质、杀菌、消炎及调节激素水平。

　　1. **外用药物治疗**　对于仅有粉刺或少量炎性丘疹的病人可外用 0.1% 阿达帕林凝胶或 0.025% ~ 0.05% 维 A 酸霜或抗生素药膏及过氧化苯甲酰凝胶等外用制剂。

　　2. **系统药物治疗**　对于中重度痤疮在外用药物基础上可分别口服米诺环素、异维 A 酸等药物，高雄激素血症病人可给予抗雄激素药物治疗。

　　3. **物理治疗**　可联合应用红蓝光照射，对于炎症较重的痤疮病人可应用光动力治疗。萎缩性瘢痕处可行点阵激光磨削术治疗。

（李　颖）

第三节　性传播疾病

性传播疾病（sexually transmitted disease，STD）是一组以性接触、类似性行为及间接接触所感染的传染性疾病。我国传染病防治相关法规规定的 STD 包括淋病、梅毒、尖锐湿疣、非淋菌性尿道炎（宫颈炎）、生殖器疱疹、软下疳、性病性淋巴肉芽肿和艾滋病等八种疾病。

一、梅毒

梅毒（syphilis）是由梅毒螺旋体引起的一种慢性传染病。本病危害性较大，可累及皮肤和黏膜，侵犯全身组织，造成多器官的损害。梅毒的唯一传染源是梅毒病人，主要通过性接触由皮肤黏膜微小破损传染和胎盘垂直传播，其他途径如血液传播、医源性途径、接吻或接触污染用具而感染者很少见。

【临床表现】

梅毒根据传染途径的不同分为获得性（后天）梅毒和胎传（先天）梅毒。两者又根据病程长短分为早期梅毒（病程在 2 年以内）和晚期梅毒（病程在 2 年以上）。早期梅毒包括一期梅毒、二期梅毒和早期潜伏梅毒；晚期梅毒包括三期皮肤黏膜损害、骨梅毒、神经和心血管梅毒以及晚期潜伏梅毒。

1. 获得性梅毒（后天梅毒）

（1）一期梅毒：主要症状是硬下疳和硬化性淋巴结炎，一般无全身症状。典型的硬下疳好发于外生殖器部位，一般为单发的直径 1～2cm 圆形或椭圆形无痛性溃疡，边界清楚、边缘隆起、基底平坦、呈肉红色，触之硬似软骨，表面有少量浆液性分泌物，分泌物中含大量螺旋体，传染性很强。硬下疳出现 1～2 周后，腹股沟或患处附近淋巴结肿大，一般无疼痛，淋结穿刺检查可见大量梅毒螺旋体。

（2）二期梅毒：一期梅毒未经治疗或治疗不彻底，梅毒螺旋体由淋巴系统进入血液循环，引起皮肤黏膜、骨骼及系统损害，称为二期梅毒。多在硬下疳消退后 3～4 周后出现。二期梅毒的主要损害是皮肤黏膜损害，皮疹多形性，包括斑疹、丘疹、斑丘疹等，掌跖部位梅毒疹表现为绿豆或黄豆大小、铜红色、浸润性斑疹或斑丘疹，常有领圈状脱屑，互不融合，具有一定的特征性（图 20-3-1 / 见文末彩图 20-3-1）；肛周可有特征性的扁平湿疣，其皮疹为逐渐增大或融合为 1～3mm 扁平或分叶状的疣状损害，呈暗红色浸润，皮损内含大量梅毒螺旋体。梅毒性秃发者头发长短不齐、稀疏、脱

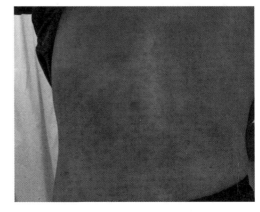

图 20-3-1　二期梅毒疹

落呈虫蛀状，边界不清楚。黏膜损害好发于口腔、舌、咽、喉或生殖器黏膜，皮疹为圆形、椭圆形边缘清楚，表面呈灰白色，无痛性浅表溃疡。

（3）三期梅毒：早期梅毒未经治疗或治疗不彻底，经过 3～4 年的潜伏期，有大约 40% 病人出现三期梅毒。除皮肤黏膜、骨出现梅毒损害外还可侵犯内脏、心血管和中枢神经系统等重要器官。皮肤黏膜的典型损害为梅毒性树胶肿和结节性梅毒疹。梅毒性树胶肿是三期梅毒标志，也是破坏性最强的

皮损。初起为单发的无痛性皮下结节，逐渐增大，发生穿凿性溃疡，表面有黏稠树胶样分泌物，愈后形成萎缩性瘢痕；结节性梅毒疹表现为呈簇集排列的铜红色浸润结节。骨、眼、心血管及神经组织等多脏器组织均可受累。

2. 先天性梅毒 分为早期先天梅毒、晚期先天梅毒和先天潜伏梅毒，特点是不发生硬下疳，早期病变较后天性梅毒重。患儿常为早产儿，营养发育差。

（1）早期先天梅毒：皮肤黏膜损害多在出生后3周，皮疹好发于口周、肛周，呈放射状裂隙，愈后呈放射状瘢痕，有一定诊断价值。还可侵犯骨骼，出现梅毒性假瘫，常伴神经系统损害及肝、脾、全身淋巴结肿大。

（2）晚期先天梅毒：多在5~8岁发病，13~14岁才相继出现多种症状，主要侵犯角膜、骨和神经系统。标志性损害表现为：①哈钦森齿：半月形门齿、上宽下窄、齿间隙增宽、齿列不齐；②桑葚齿：第一白齿较小，牙尖低，向中偏斜，形如桑葚；③胸锁关节增厚征；④间质性角膜炎；⑤神经性耳聋。间质性角膜炎、神经性耳聋和哈钦森齿称为哈钦三联征。

3. 潜伏梅毒 有梅毒感染史，无临床症状或临床症状已消失，除梅毒血清学阳性外无任何阳性特征，称为潜伏梅毒。

【实验室检查】

1. 梅毒螺旋体检查适用于早期梅毒的诊断。

2. 梅毒血清学试验是梅毒主要的确诊依据，分为非特异性试验（包括快速血浆反应素环状卡片试验 RPR，甲苯胺红不加热血清试验 TRUST 和性病研究实验室试验 VDRL 等）和特异性试验（包括梅毒螺旋体血凝试验 TPHA、梅毒螺旋体颗粒凝集试验 TPPA 和荧光螺旋体抗体吸收试验 FTA-ABS 等）。

3. 脑脊液检查主要用于神经梅毒的诊断，包括白细胞计数，VDRL 等检查。

【诊断】

依据病史、体格检查及实验室结果综合分析诊断。

【治疗及随访】

1. **治疗原则** 早期、足量、规则治疗，治疗后严格定期追踪随访。

2. **治疗方案**

（1）青霉素类：为首选药物，常用有苄星青霉素240万U，分两侧臀部肌注，1次/周，共3次。

（2）头孢曲松钠、四环素类药物或大环内酯类：可作为青霉素过敏者的替代治疗药物。

3. 随访第一年每3个月复查一次，以后每半年复查一次，应随访2~3年。

二、 淋病

淋病（gonorrhea）是由革兰染色阴性的淋病奈瑟菌（简称淋球菌）引起的泌尿生殖器官化脓性感染，潜伏期短，传染性强。淋球菌离开人体不易生长，对理化因子的抵抗力较弱，对一般消毒剂很敏感；主要通过性接触传播，侵犯泌尿生殖器黏膜，也可导致眼、咽、直肠感染及播散性淋球菌感染。

【临床表现】

1. **男性淋菌性尿道炎** 主要表现为急性尿道炎，初起有尿频、尿急、尿痛等症状，很快出现尿道口红肿，有稀薄黏液流出，24小时后症状会加剧，尿道口排出大量黄绿色黏稠脓液，可伴有腹股沟淋巴结肿大，可出现淋菌性前列腺炎、淋菌性精囊炎、淋菌性附睾炎等并发症。

2. **女性泌尿生殖系统淋病** 可表现为淋菌性尿道炎，表现为尿频、尿急、尿痛等症状，尿道口红肿，有脓性分泌物；还可以表现为淋菌性宫颈炎，宫颈口红肿、触痛，脓性分泌物较多，并发症主要为淋菌性盆腔炎。

此外根据传染部位不同，还可表现为淋菌性肛门直肠炎、淋菌性咽炎、淋菌性结膜炎等。

【诊断】

根据接触史、典型临床表现及实验室检查结果进行诊断。病原学检查包括脓性分泌物直接涂片或培养鉴定。

【治疗及随访】

治疗原则为早期治疗，规则用药，治疗期间严禁性交，保持局部清洁。首选头孢曲松或大观霉素肌肉注射，环丙沙星、左氧氟沙星或阿奇霉素顿服可作为替代治疗方案。

三、非淋病性尿道炎

非淋病性尿道炎（nongonococcal urethritis，NGU）由淋球菌之外的其他病原体引起的泌尿生殖道急慢性炎症，病原微生物主要包括沙眼衣原体、生殖道支原体和解脲支原体等。

【临床表现】

1. **男性非淋菌性尿道炎**　主要表现为尿道口轻度红肿，尿道分泌物多呈浆液性，量少或晨起尿道口有膜状物形成，自觉尿道刺痒及轻重不等的尿痛和烧灼感。

2. **女性非淋病性泌尿生殖道炎**　主要表现为宫颈炎和尿道炎，表现为宫颈水肿、潮红、糜烂，白带增多。尿道炎表现为尿道口充血，不同程度的尿道灼热、尿频等症状，可并发输卵管炎、子宫内膜炎导致不孕症、宫外孕等。

【诊断】

主要根据病史、典型临床表现及实验室检查结果进行诊断。

【治疗】

早期诊断、早期治疗、规范用药、治疗方案个体化。常用治疗方案选择喹诺酮类、大环内酯类或四环素类抗生素口服。

四、尖锐湿疣

尖锐湿疣（condylomata accuminatum，CA）是由人乳头瘤病毒（HPV）感染所致的皮肤黏膜良性增生性病变。主要通过性接触传染，少数通过间接接触传染。

【临床表现】

潜伏期一般为1~8个月，平均3个月，外生殖器及肛门周围皮肤黏膜湿润区为好发部位，男性好发于龟头、冠状沟，包皮系带、尿道口、阴茎及肛周等部位，女性好发大小阴唇、尿道口、宫颈、会阴及肛周等部位。皮损初起为单发或多发散在的淡红柔软小丘疹，逐渐增大、增多，形成疣体（图20-3-2 / 见文末彩图20-3-2），大多数病人无自觉症状。

【诊断】

根据病史，典型临床表现和实验室检查结果（醋酸白试验阳性

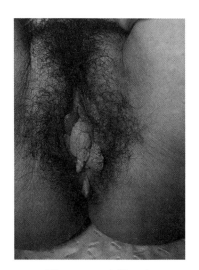

图 20-3-2　尖锐湿疣

或组织病理学检查等）进行诊断。

【治疗】

去除疣体，减少复发。物理治疗可酌情选用 CO_2 激光、冷冻、微波或电灼术去除疣体；光动力治疗适用于疣体较小、尿道口尖锐湿疣或疣体去除后防复发治疗；局部药物治疗可选用 5% 咪喹莫特乳膏、0.5% 鬼臼毒素酊等局部治疗。

五、 生殖器疱疹

生殖器疱疹（genital herpes）主要是由单纯疱疹病毒感染泌尿生殖器及肛周皮肤黏膜而引起的一种慢性复发性 STD。生殖器疱疹主要通过性接触由 HSV-2 感染所致，少数由 HSV-1 导致。

【临床表现】

本病好发于 15～45 岁性活跃期男女，好发部位为生殖器及会阴部。

（1）原发性生殖器疱疹：首次感染 HSV 病毒，潜伏期平均 3～5 天。典型皮损为生殖器或肛周出现簇集或散在的小水疱，2～4 天破溃形成浅溃疡，可自愈，自觉疼痛，可伴腹股沟淋巴结肿痛、乏力等症状，病程一般为 2～3 周。

（2）复发性生殖器疱疹：原发性生殖器疱疹皮损消退后，病情反复发作，皮损多于原发疹部位出现，症状体征较原发疹轻，病程较短。

（3）亚临床型生殖器疱疹：部分 HSV 感染者缺乏典型临床表现，有时仅表现为生殖器部位的微小裂隙、溃疡等，易被忽略，是生殖器疱疹的主要传染源。

【诊断】

根据病史、典型临床表现和实验室检查结果进行诊断。

【治疗】

系统治疗以抗病毒治疗为主，可选用核苷类抗病毒药物，如阿昔洛韦、伐昔洛韦等；外用药物可予阿昔洛韦软膏、喷昔洛韦软膏等。

（李　颖）

第二十一章
肿瘤性疾病

第一节　总论

一、概述

肿瘤（tumor）是一种细胞失去控制的异常增生，分为良性和恶性。良性肿瘤是指无浸润和转移能力的肿瘤，一般根据其组织发生或来源后面加"瘤"字命名，如腺瘤，平滑肌瘤等。常有包膜、边界清楚、生长缓慢，对机体影响较小。恶性肿瘤除异常增生外，还表现为对临近正常组织的侵犯，以及通过淋巴、血液和体腔向远处转移，最终可导致机体死亡。当传染病得到控制后，恶性肿瘤已经成为仅次于心脑血管疾病的人类第二杀手，本章讨论的主要是恶性肿瘤。

恶性肿瘤一般根据发生的组织命名，来源于上皮组织的统称为"癌"，如来源于腺癌，来源于鳞状上皮的鳞癌等。来源于间叶组织（纤维结缔组织、脂肪、肌肉、脉管、骨、软骨等）的恶性肿瘤称为"肉瘤"，如脂肪肉瘤、骨肉瘤等。如一个肿瘤中既有癌的成分又有肉瘤的成分，则称为"癌肉瘤"。但有些特殊肿瘤不按照上述原则命名，如有些来源于幼稚组织及神经组织的恶性肿瘤称为母细胞瘤，如神经母细胞瘤、肝母细胞瘤等，还有一些肿瘤命名来自传统习惯或约定俗称，如白血病、恶性黑色素瘤、霍奇金淋巴瘤、尤文瘤等。

我国的最新数据显示，从 2000—2011 年，我国男性所有肿瘤发病率年均增长 0.2%，女性为 2.2%，男性和女性癌症死亡率自 2006 年以来分别年均降低 1.4% 和 1.1%。肺癌是发病率最高的肿瘤，也是癌症死因之首，胃癌、食管癌和肝癌则紧随其后。男性最常见肿瘤依次为肺癌、胃癌、食管癌、肝癌和结直肠癌，占所有癌症病例的 2/3；女性最常见肿瘤依次为乳腺癌、肺癌、胃癌、结直肠癌和食管癌，占所有癌症病例的 60%，乳腺癌占所有女性癌症的 15%。

二、病因和发病机制

肿瘤从本质上讲是一种基因病，是机体在外源及内源性致病因素的作用下，局部组织的细胞在基因水平上失去了正常的生长调控，导致细胞的异常增生而形成的新生物。肿瘤的发生是一个多步骤、多阶段、多因素的过程。

（一）外源性因素

1. 化学因素　能引起人或动物形成肿瘤的化学物质称为化学致癌物。目前已知有上千种化学物质可以致癌，它们常与人们饮食、生活工作方式等密切相关，已成为最主要的肿瘤病因。化学因素致癌具有以下特点：

（1）致癌性与化学致癌物分子结构相关，不同种类的化学致癌物分子结构不同，其致癌活性也不同。

（2）致癌性与接触化学致癌物的剂量和时间相关，剂量越大，接触时间越长，越容易致癌。

（3）化学致癌物之间致癌性具有相加、协同和拮抗等效应。

常见的化学致癌物有以下几种：多环芳烃类、亚硝基化合物、烷化剂类、芳香胺类、偶氮染料、烟草、无机元素及其化合物。

2. 物理因素 主要包括电离辐射、紫外线和慢性刺激。

（1）电离辐射：如 X 射线、γ 射线等，与白血病、甲状腺癌相关。

（2）紫外线：虽然没有电离作用，但也可诱发皮肤癌、恶性黑色素瘤。

（3）慢性机械性或炎性刺激：可使细胞增生，部分可发生癌变。如石棉、玻璃纸、涤纶、尼龙、电木、聚氯乙烯等通过慢性刺激可以导致肿瘤发生。

3. 生物因素 主要是病毒和细菌。

（1）病毒因素：病毒分为 RNA 病毒和 DNA 病毒，致癌机制是 RNA 肿瘤病毒和 DNA 肿瘤病毒都可以将其自身的病毒基因序列整合到宿主细胞基因组中，通过改变细胞基因的转录水平、结构完整性等影响细胞的增殖、分化和凋亡，使之向恶性转化。RNA 病毒如人 T 细胞白血病病毒 -1、2（HTLV-1、2）、艾滋病病毒（HIV）可分别引起成人 T 淋巴细胞白血病、卡波氏肉瘤。DNA 病毒如人类乳头状瘤病毒（HPV）引起宫颈癌，EB 病毒（EBV）引起鼻咽癌，乙型肝炎病毒（HBV）引起肝癌等。

（2）细菌感染：如幽门螺旋杆菌感染与胃恶性肿瘤相关，世界卫生组织已将其列为生物致癌物。

（二）内源性因素

绝大多数肿瘤都是由外源性因素引起的，然而，同样暴露于特定的致癌物，只有部分人会发生肿瘤，这说明每个人对肿瘤的易感性是不同的，由于个人遗传因素导致的肿瘤易感性不同，在肿瘤的发生、发展中也起了重要的作用。目前认为至少有三种机制导致某些机体对肿瘤易感。

1. 通过遗传获得的突变基因是癌变通路的关键基因。

2. 通过遗传获得的突变基因对外源性致癌因素的敏感性增高，从而促进肿瘤形成。

3. 通过遗传获得的突变基因有利于癌变克隆的选择和生长。

三、 诊断

1. 肿瘤标志物 是指特征性存在于恶性肿瘤细胞，或由恶性肿瘤细胞异常产生，或是宿主对肿瘤的刺激反应而产生的物质。肿瘤标志物存在于肿瘤病人的组织、体液和排泄物中，能够用免疫学、生物学及化学方法检测到。常见的肿瘤标志物如①血清癌胚抗原（CEA）是诊断消化道肿瘤最常用的标志物，升高常见于结直肠癌、胃癌、胰腺癌、卵巢癌等；②甲胎蛋白（AFP）是诊断原发性肝细胞肝癌和生殖性肿瘤的重要标志物；③前列腺特异抗原（PSA）是诊断前列腺癌的特异性标志物；④绒毛膜促性腺激素（HCG）在绒毛膜上皮癌，睾丸和卵巢的胚胎性恶性畸胎瘤中可升高，且血、尿中的 HCG 含量与预后相关；⑤ CA-125 是卵巢癌最常见的肿瘤标志物，在胰腺、肝、肺、胃肠道肿瘤中也可升高；⑥ CA19-9 是胰腺癌最常见的肿瘤标志物，在胃癌及其他消化道肿瘤中亦可见升高。在应用肿瘤标志物诊断时需要注意的是，许多肿瘤标志物在某些生理情况或良性疾病也可以异常升高，且不同恶性肿瘤也可有相同的肿瘤标志物升高，因此需要根据临床症状、影像学检查综合判断。肿瘤标志物只是肿瘤诊断的一个依据，确诊需要通过组织或细胞病理学诊断。

2. 内镜诊断 目前内镜检查已经广泛应用于体腔或空腔脏器肿瘤的诊断，内镜能直接了解肿瘤的形态、范围、性质等，可以取活组织进行病理诊断，对于诊断及鉴别诊断或治疗都提供了可靠的依据，且可以直接通过内镜治疗发现早期肿瘤。

3. 影像学诊断 影像学检查包括X线检查、计算机体层扫描（CT）、超声检查、核磁共振（MRI）、核医学成像等，核医学成像又包括正电子发射体层摄影（PET）、单电子发射体层摄影（SPECT）等。影像学诊断用于肿瘤筛查、确定病变的性质和分期、协助确定治疗方案、疗效评估、随诊监测等。其中超声检查由于简便易行、价格低廉、无创伤、可反复检查，仍然是许多肿瘤的首选筛查方法，CT是绝大多数肿瘤影像学检查最常用的方法，MRI是中枢神经系统、脊髓和肌肉骨骼肿瘤的首选方法，也可用于评价血管、肝胆胰及盆腔病变。PET-CT技术在肿瘤诊断和分期中的应用也越来越广泛。

4. 病理学诊断 虽然肿瘤的生化、免疫、影像和分子生物学诊断有了极大的进步，但病理学诊断仍然是目前肿瘤诊断的金标准。肿瘤病理学诊断分为组织病理学诊断和细胞病理学诊断两大部分。

5. 分子诊断、分型 肿瘤的发生涉及多基因参与，随着细胞分子生物学理论和技术的发展，对肿瘤的认识由宏观世界进入微观世界，应用分子诊断技术能够更好地认识肿瘤发生的基础，对肿瘤进行更精确的分型。目前分子诊断已从实验室进入临床应用，主要在以下几个方面：肿瘤早期诊断、肿瘤分类及分型、指导肿瘤个体化治疗、肿瘤预后监测等。

四、 治疗

外科治疗、化学治疗、放射治疗仍是大部分肿瘤最重要的治疗方式。随着新理念、新技术的不断出现，新的治疗方式不断涌现，尤其是靶向治疗、免疫治疗的进步，使得肿瘤的治疗迈向精准治疗的时代，肿瘤治疗的疗效不断提高。

1. 外科治疗 外科治疗是肿瘤最早的治疗手段，也是疗效最好的治疗手段。手术治疗一般分为根治手术和姑息手术两类。根治手术是指对原发灶及其周围淋巴结转移区的广泛整体切除。根治手术以彻底切除肿瘤为目的，是实体瘤治疗的关键，早期肿瘤常可以通过根治手术获得治愈。但当肿瘤已是晚期失去手术治愈的机会，则采取姑息手术，目的是消除肿瘤导致的某些不能耐受的症状，或治疗肿瘤相关并发症，改善生存质量。

2. 化学治疗 肿瘤化学治疗是应用一种或数种化学药物，通过口服或注射达到治疗肿瘤的方法。虽然肿瘤化学治疗历史短，但成绩显著，已有部分肿瘤可以通过化疗治愈，如儿童急性淋巴细胞白血病、霍奇金淋巴瘤、睾丸精原细胞癌等，治愈率可达50%以上。还有一些肿瘤可以通过化疗或辅助性化疗使病情缓解及存活率增加，如乳腺癌、小细胞肺癌、前列腺癌等。

3. 放射治疗 放射治疗已成为恶性肿瘤治疗中的主要手段之一，有70%以上的肿瘤病人需要放疗（包括综合治疗及单独治疗）。有些恶性肿瘤单独放疗就能取得很好的根治效果。

4. 靶向治疗 肿瘤分子靶向治疗是在肿瘤分子生物学的基础上，将与肿瘤相关的特异性分子作为靶点，利用靶标分子特异性抑制剂或药物进行治疗的手段。这种以病变细胞异常分子为靶点的治疗与传统治疗手段具有本质区别。分子靶向治疗的根本特点在于治疗的选择性，能选择性地杀伤肿瘤细胞，对正常组织损伤较低或无损伤，从而实现理想的临床治疗目标。它的靶点包括基因突变及染色体异位产物、生长因子及其受体、异常的信号转导及凋亡通路等。

5. **免疫治疗** 肿瘤免疫治疗是应用免疫学原理和方法，提高肿瘤细胞的免疫原性和对效应细胞杀伤的敏感性，激发和增强机体抗肿瘤免疫应答，以达到杀伤肿瘤细胞、抑制肿瘤生长的目的。肿瘤免疫治疗近来备受关注，免疫治疗有望成为继手术、化疗、放疗、靶向治疗后肿瘤治疗领域的一场革新，是目前肿瘤治疗领域的热点。

6. **其他治疗** 除上述主要的治疗方式外，肿瘤还有其他多种治疗方式，如基因治疗、中药治疗、同位素治疗、介入治疗、免疫治疗等。

7. **肿瘤治疗原则** 综合治疗关键，应遵循以下几个治疗原则：

（1）局部与全身并重的治疗原则。

（2）分期治疗的原则。

（3）个体化治疗原则。

（4）生存率与生活质量并重的原则。

（5）成本与效果并重的原则。

五、 肿瘤病人的康复治疗

肿瘤康复就是调动医、患、家庭和社会各方面的积极性，综合运用西医、中医、心理、营养、身心锻炼、社会支持等措施和技术，最大限度地提高癌症的治愈率，延长病人的生存期，改善病人生活质量，帮助病人早日回归社会。随着医学科学发展，越来越多的肿瘤病人得以治愈或带瘤长期生存，但肿瘤对病人身心带来的影响，以及长期复发的潜在可能性，使得康复治疗越来越重要。

肿瘤病人的康复治疗内容较为广泛，主要包括以下几个方面：①对癌症引发的焦虑、沮丧、愤怒、恐惧进行心理康复；②对肿瘤直接造成或因为肿瘤治疗造成的器官功能障碍的康复治疗；③对肿瘤并发症的康复治疗，减轻病人痛苦；④通过合理营养、适当锻炼、生活指导进行身体机能的康复。

（毕新宇）

第二节　常见恶性肿瘤

各系统肿瘤见相关系统疾病，本节重点阐述甲状腺癌和乳腺癌。

一、 甲状腺癌

甲状腺癌（thyroid carcinoma）是甲状腺的恶性肿瘤，约占全身恶性肿瘤的1%，近年来发病率呈上升趋势。

【病理类型】

1. **乳头状癌** 最常见的甲状腺癌病理类型，约占成人甲状腺癌的60%和儿童甲状腺癌的全部。多见于30~45岁女性。此型分化好，恶性程度较低。虽常有多中心病灶，约1/3累及双侧甲状腺，且较早出现颈部淋巴结转移，但预后较好。

2. **滤泡状腺癌** 约占20%，常见于50岁左右中年人，肿瘤生长较快，属中度恶性，且有侵犯血管倾向，可经血运转移到肺、肝和骨及中枢神经系统。颈部淋巴结仅占10%，因此预后不如乳头状癌。乳头状癌和滤泡状腺癌统称为分化型甲状腺癌。

3. **未分化癌** 约占15%，多见于70岁左右老年人。发展迅速，高度恶性，且约50%早期有颈部淋巴结转移，或侵犯气管、喉返神经或食管，常经血运向肺、骨等远处器官转移。预后很差，平均存活3~6个月，一年存活率仅5%~15%。

4. **髓样癌** 仅占7%。来源于滤泡旁降钙素分泌细胞（C细胞）。10%的髓样癌有家族史。恶性程度中等，可有淋巴结侵犯和血行转移，预后不如乳头状癌，但较未分化癌好。

【临床表现】

甲状腺内发现肿块是甲状腺癌最常见的表现。随着病程进展，肿块增大常可压迫气管，使气管移位，并有不同程度的呼吸困难症状。肿瘤侵犯气管时，可产生呼吸困难或咯血；肿瘤压迫或浸润食管，可引起吞咽障碍；肿瘤侵犯喉返神经可出现声音嘶哑；交感神经受压引起Horner综合征及侵犯颈丛出现耳、枕、肩等处疼痛。未分化癌常以浸润表现为主。局部淋巴结转移病人可出现颈淋巴结肿大，有的病人以颈淋巴结肿大为首要表现。晚期常转移到肺、骨等器官，出现相应的临床表现。少部分病人甲状腺肿块不明显，而因转移灶就医。

【诊断】

甲状腺癌的诊断主要根据病人的临床表现，若甲状腺肿块质硬、固定，颈淋巴结肿大，或有压迫症状者，或存在多年的甲状腺肿块短期内迅速增大者，均应怀疑为甲状腺癌。

视诊可见绝大多数来源于甲状腺的肿块均可随吞咽上下移动，少数病例吞咽移动不明显。颈动脉内侧的肿块一般都来自甲状腺。触诊要评估甲状腺和肿块的大小、外形；边界是否清楚。除了检查甲状腺外，还应该触诊颈部是否有肿大的淋巴结。

超声检查是甲状腺癌主要的影像学检查方法，其他检查包括X线检查、CT检查、MRI、核素检查等。活检是获得病理学结果的重要方法，也可以帮助与慢性淋巴细胞性甲状腺炎的鉴别诊断，包括甲状腺针吸活检和粗针吸取活检。另外，放射免疫测定也是甲状腺疾病的常规检测手段，常用的测定项目有FT_3、FT_4、TSH、TGA等等。降钙素（CT）测定已成为髓样癌术前诊断的重要依据。

【治疗原则】

手术是除未分化癌以外各种甲状腺癌的基本治疗方法，常辅助应用放射性核素、甲状腺激素以及外照射等治疗。

1. **手术治疗**

（1）包括甲状腺本身的手术以及颈部淋巴结的清扫。

甲状腺的切除范围目前仍有分歧，但完全切除肿瘤十分重要，广泛范围手术的优点是显著降低局部复发率，主要缺点是手术后近期或长期并发症增加。

目前多数不主张作预防性颈淋巴结清扫，尤其对低危组病人，若病期较晚，颈淋巴结受侵范围广泛者，则应作传统颈淋巴结清扫。

（2）术后观察和护理：密切注意病人呼吸、体温、脉搏和血压变化。病人采取半卧位，以利呼吸和引流创口内积血。帮助病人及时排痰，保持呼吸道通畅。

2. **内分泌治疗** 甲状腺癌作次全或全切除者应终身服用甲状腺素片，以预防甲状腺功能减退及抑制TSH。甲状腺素片的剂量和疗程，尚无随机临床试验结果作为依据。一般剂量掌握在保持TSH低水平，但不引起甲亢为原则。可用左甲状腺素，100μg/d，并定期测定血浆T_4和TSH，以此调整用药剂量。应注意有无甲状腺素中毒症、焦虑、睡眠障碍、心悸、心房纤颤以及骨质疏松等副作用。

3. **放射性核素治疗** 对乳头状腺癌、滤泡状腺癌，术后应用^{131}I适合于45岁以上病人、多发性癌灶、局部侵袭性肿瘤及存在远处转移者。应用放射性碘治疗的目的是：①灭活残留甲状腺及转移灶，对高危病例有利于减少复发和死亡率；②易于使用核素检测复发或转移病灶；③术后随访过程中，增加甲状腺球蛋白作为肿瘤标记物的价值。

4. 外照射治疗　主要用于未分化型甲状腺癌。

【主要并发症】

1. 术后呼吸困难和窒息　是术后最危急的并发症，多发生在术后48小时内。如不及时发现、适当处理，则可发生窒息而危及生命。常见原因有①出血及血肿压迫；②喉头水肿；③气管塌陷；④双侧喉返神经损伤。

处理：手术后近期出现的呼吸困难，宜先试行气管插管，插管失败后再做气管切开。血肿压迫所致的呼吸困难，若出现颈部疼痛、肿胀，甚至颈部皮肤出现瘀斑者，应立即返回手术室，在无菌条件下拆开创口。如病人呼吸困难严重，已不允许搬动，则应在床边拆开切口及颈前肌，清除血肿，严密止血，在不能确切保证呼吸道通畅的情况下，做气管切开比较安全。喉头水肿的轻症病例无需治疗，中等度的病例应嘱其不说话，可采用糖皮质激素做雾化吸入，静脉滴注氢化可的松300mg/d，对严重病例应紧急作气管切开。

2. 喉返神经损伤　多数系手术直接损伤，如神经被切断、扎住、挤压牵拉等。少数为术后血肿压迫或瘢痕组织牵拉所致。可分为暂时性和持久性两种，前者为术中误夹或过分牵拉喉返神经所致；后者为神经切断或缝扎所致。约2/3以上的病人是暂时性损伤，可在手术后几周内恢复功能。

3. 喉上神经损伤　多数系分离切段甲状腺上动静脉时未贴近甲状腺，或集束结扎甲状腺上动静脉所致。其内支损伤可使咽喉黏膜感觉丧失，易引起误咽，尤其饮水时呛咳。外支损伤可引起环甲肌瘫痪，使声带松弛，病人发音产生变化，感到发音弱、音调低、无力、缺乏共振，最大音量降低。

4. 甲状旁腺功能减退（hypoparathyroidism）　手术时甲状旁腺被误伤、挫伤或血液供应受损，均可引起甲状旁腺功能减退。该并发症并不常见，因为只要有一枚功能良好的甲状旁腺保留下来，就可维持甲状旁腺的正常功能，故临床上出现严重手足抽搐者并不多见。甲状腺全切除术后往往有短暂的甲状旁腺功能减退。

二、乳腺癌

乳腺癌（carcinoma of breast，或 breast cancer）是女性常见恶性肿瘤，我国乳腺癌发病率逐年呈上升趋势。乳腺癌好发年龄40~50岁，近年来发病趋于年轻化，男性也可患乳腺癌，约占1%。

【病因与病理】

病因尚未完全明确。相关因素有：

1. 内分泌因素　雌激素与乳腺癌发病明显相关，催乳素在乳腺癌发病过程中有促进作用。月经初潮早于12岁、停经迟于55岁、未婚未育、第一胎生产迟于35岁者以及生育后未哺乳女性发病率较高。

2. 饮食与肥胖　长期高脂高热量饮食、肥胖的妇女发病率明显增高。

3. 电离辐射　胸部多次小剂量或一次大剂量暴露于放射线下，患乳腺癌的危险性升高。

4. 乳腺癌家族史、乳腺良性肿瘤病史、长期服用避孕药物、环境污染、经常吸烟饮酒、精神长期紧张或压抑等均是乳腺癌发病的相关因素。

乳腺癌病理类型有非浸润性癌、浸润性特殊型癌、浸润性非特殊型癌、其他罕见癌4型，每一型中又分为多个亚型。

【临床表现】

早期无明显症状，90% 病人为无意中自己发现或经体检发现乳腺内无痛性包块，其中在外上象限者居多。少数病人因乳头溢液、乳头糜烂、皮肤红肿就诊。个别病人发现较晚，如癌细胞侵入大片皮肤，可出现多数小结节，甚至彼此融合。有时皮肤可溃破而形成溃疡，这种溃疡常有恶臭，容易出血，可伴有较剧烈的疼痛。

体格检查于乳腺内可触及形状不规则的肿块，与周围组织界限不清，质硬，表面不光滑，难以推动。肿瘤侵犯 Cooper 韧带时牵拉表面皮肤可出现凹陷（酒窝征），也可出现乳头内陷。肿瘤与皮肤广泛粘连时可因淋巴回流受阻而出现橘皮样外观。炎性乳腺癌常有皮肤红肿、局部温度升高等类似炎症的表现。

乳腺癌可循淋巴转移，主要途径有：①癌细胞经胸大肌外侧缘淋巴管侵入同侧腋窝淋巴结，然后侵入锁骨下淋巴结以至锁骨上淋巴结，进而可经胸导管（左）或右淋巴管侵入静脉血流而向远处转移；②癌细胞向内侧淋巴管，沿着乳内血管的肋间穿支引流到胸骨旁淋巴结，继而达到锁骨上淋巴结，并可通过同样途径侵入血流。乳腺癌细胞也可以直接侵入血循环而致远处转移，最常见转移部位依次为骨、肺、肝、脑。

【辅助检查】

1. **B 超** 具有无创和可重复性，被列为乳腺普查的首选。可见瘤体形态不规则、无包膜、边缘不整齐、毛刺状、蟹足状表现，内部多呈低回声，分布不均，多数可见血流信号，部分可见伴声影的点状强回声（钙化灶）及坏死所致的无回声区。

2. **钼靶 X 线摄片** 乳腺内密度增高的肿块，边缘模糊、毛糙，呈浸润状边缘，常伴有毛刺、分叶，合并微钙化，静脉增粗、病灶周围有细小血管丛。

3. **乳腺 MRI** 可用于分期评估，以确定同侧乳腺肿瘤范围、多灶及多中心肿瘤，或在初诊时筛查对侧乳腺肿瘤；有助于评估术前、治疗前后的肿瘤范围及疗效评估；另外，也有助于制定手术计划前评价肿瘤对周围软组织的浸润情况，并且判定能否行保乳手术；还可发现一些其他检查未发现的隐匿性癌肿。

4. **细胞及组织学检查** ①涂片细胞学检查：有乳头溢液者可取溢出液做涂片检查；②细针穿刺细胞学检查（fine-needle aspiration cytology，FNAC）：可用 6.5 或 7 号细针穿刺肿块，抽吸组织液做涂片细胞学检查；③空芯针穿刺活检（core needle biopsy）：用带有内针芯和外套管的活检针，可抽取肿瘤组织，进行病理检查以明确肿瘤性质，并可检测各种预后指标；④立体定位穿刺活检（stereotactic core needle biopsy，SCNB）：B 超或乳腺拍片立体定位下穿刺，有助于提高诊断准确率；⑤肿块切除活检：对各项检查均为阴性，而临床又难以排除恶性病变者，应行肿块切除送病理检查。

5. **其他检查** 包括红外线扫描、乳管内镜检查等，晚期病人还可通过 CT 及 MRI 发现骨或内脏转移情况。

【诊断及临床分期】

根据病史、临床表现及辅助检查如 B 超、X 线钼靶摄片、细胞或组织学检查，可明确诊断。但最终确定诊断须依据手术后病理检查结果。为指导合理治疗，乳腺癌明确诊断后，应根据原发肿瘤累及范围（T）、区域淋巴结转移情况（N）和有无远处转移（M）进行临床和病理分期。肿瘤临床分期采用美国癌症联合委员会（American Joint Committee on Cancer，AJCC）编写的《AJCC 癌症分期手册》（第 8 版），对于术后的病人应依据手术后的病理情况进行 TNM 分期，分为 0 ~ Ⅳ 期。临床实际治疗时还要明确分子分型诊断，分子分型与临床预后密切相关。目前国际上采用 4 种标记物（ER，PR，HER-2 和 Ki-67）进行乳腺癌分子分型。

【治疗】

乳腺癌治疗原则是以手术切除为主，化疗、放疗、内分泌治疗和生物靶向治疗为辅的综合治疗方案。晚期乳腺癌治疗需定期进行疗效评价。根据病人治疗方式、疾病进展速度、转移部位和范围适当调整疗效评价周期。

1. **手术治疗** 适用于0期、Ⅰ期、Ⅱ期和部分Ⅲ期乳腺癌，无禁忌证者。手术方式包括乳腺癌根治术、扩大根治术、改良根治术、全乳腺切除术和保留乳腺的乳腺癌切除术（保乳术）。手术方式应根据病情进展程度及肿瘤恶性程度等具体情况决定。对临床腋淋巴结阳性的乳腺癌病人常规行腋淋巴结清扫术，范围包括Ⅰ、Ⅱ组腋淋巴结。对临床腋淋巴结阴性的乳腺癌病人，应先行前哨淋巴结活检术，如果前哨淋巴结活检阴性，无需进一步清扫腋下淋巴结。全身情况差、主要脏器有严重疾病、年老体弱不能耐受手术者属手术禁忌。

2. **化学治疗** 手术病人可进行术前新辅助化疗、术后辅助化疗，Ⅳ期乳腺癌或0～Ⅲ期有禁忌证不能手术者也需要化疗。化疗药物以紫杉类和蒽环类为主，如多西紫杉醇、紫杉醇、阿霉素或表阿霉素，其他如环磷酰胺、氟尿嘧啶、吉西他滨、卡培他滨、铂类、长春瑞滨等。常用两种以上的药物联合治疗，形成不同的方案，应根据具体病情选用。术前化疗又称新辅助化疗，适应证为肿块较大（＞5cm），腋窝淋巴结转移，HER-2阳性，三阴性，或有保乳意愿，但肿瘤大小与乳房体积比例大，难以保乳者。

3. **内分泌治疗** 乳腺癌细胞表达雌激素受体（ER）或孕激素受体（PR）时，必须进一步内分泌治疗。内分泌治疗药物常用抗雌激素类药物他莫昔芬或托瑞米芬（主要用于绝经前）、戈舍瑞林，芳香化酶抑制剂（用于绝经后）来曲唑、阿那曲唑、依西美坦，以及雌激素受体下调剂氟维司群，甲地孕酮等。晚期乳腺癌激素受体阳性者，除病情进展迅速，症状明显或考虑内分泌耐药外，应首选内分泌治疗。

4. **放射治疗**

（1）术前放疗：主要用于Ⅲ期乳腺癌或病灶较大、有皮肤水肿者。

（2）术中放疗：主要用于早期保乳手术乳腺癌病人。

（3）术后放疗：常用于根治术或改良根治术有腋淋巴结转移者，保留乳房手术后需常规做放射治疗。

5. **靶向治疗** 人表皮生长因子受体-2（*HER-2*）基因阳性表达者，需要应用生物靶向治疗药物赫赛汀，帕妥珠单抗等。拉帕替尼及贝伐珠单抗主要用于晚期乳腺癌。新药如依维莫司及CDK4/6抑制剂等在逆转内分泌耐药，增加内分泌疗效方面作用显著。

【预后】

随着20世纪80、90年代乳腺癌筛查的普及，越来越多的乳腺癌被早期诊断，提高了乳腺癌的预后。手术治疗、化疗、放疗以及靶向治疗相结合的综合治疗模式的应用，使乳腺癌的预后得到了进一步的提高。全球乳腺癌5年生存资料显示，乳腺癌病人的5年生存率平均为61%，发展中国家平均为56%，而发达国家已达到65%。

（金 伟 蔡 莉）

参考文献

[1] 陈志斌.临床疾病概要.2版.北京：人民卫生出版社，2013.

[2] 万学红，卢雪峰.诊断学.8版.北京：人民卫生出版社，2013.

[3] 葛均波，徐永健.内科学.8版.北京：人民卫生出版社，2013.

[4] 陈孝平，汪建平.外科学.8版.北京：人民卫生出版社，2013.

[5] 吴孟超，吴在德.黄家驷外科学.7版.北京：人民卫生出版社，2008.

[6] 杨绍基.传染病学.8版.北京：人民卫生出版社，2013.

[7] 贾建平，陈生弟.神经病学.7版.北京：人民卫生出版社，2013.

[8] 郝伟，于欣.精神病学.7版.北京：人民卫生出版社，2013.

[9] 曹泽毅.中华妇产科学.2版.北京：人民卫生出版社，2007.

[10] 沈铿，马丁.妇产科学.3版.北京：人民卫生出版社，2015.

[11] 王卫平.儿科学.8版.北京：人民卫生出版社，2013.

[12] 田勇泉.耳鼻咽喉头颈外科学.8版.北京：人民卫生出版社，2013.

[13] 赵堪兴，杨培增.眼科学.8版.北京：人民卫生出版社，2013.

[14] 张学军.皮肤性病学.8版.北京：人民卫生出版社，2013.

[15] Jonathan S, Berek. Novak's Gynecology. 15th ed. USA:Williams & Wilkins, 2012.

[16] F. Gary Cunningham. William's Obstetrics. 23rd ed. USA: Prentice-hall International, Inc,2010.

[17] American Academy of Pediatrics Subcommittee on Hyperbilirubinemia. Management of hyperbilirubinemia in the newborn infant 35 or more weeks of gestation. Pediatrics,2004,114:297-316.

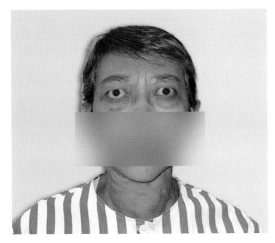

图 1-3-2 甲状腺功能亢进面容

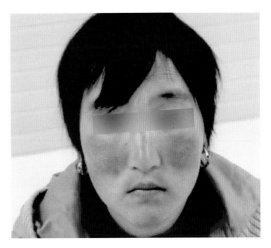

图 1-3-3 二尖瓣面容

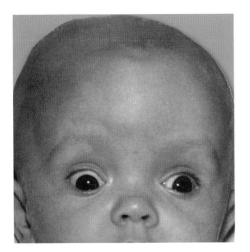

图 1-3-5 脑积水

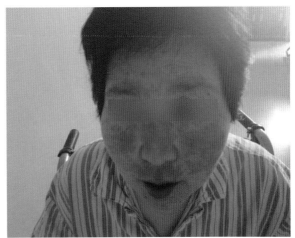

图 10-3-1 颊部蝶形红斑

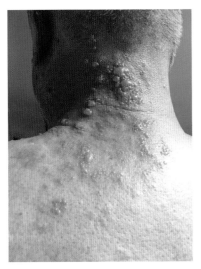

图 20-2-1 带状疱疹

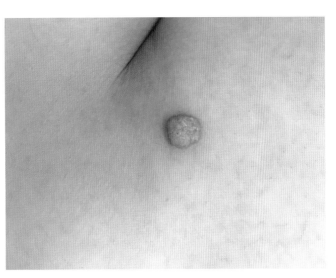

图 20-2-2 寻常疣

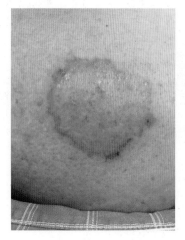

图 20-2-3　体癣

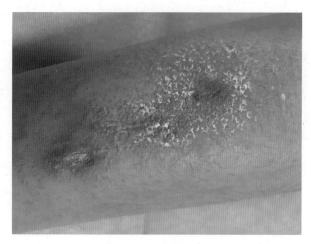

图 20-2-4　急性湿疹

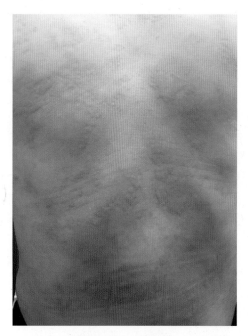

图 20-2-5　荨麻疹

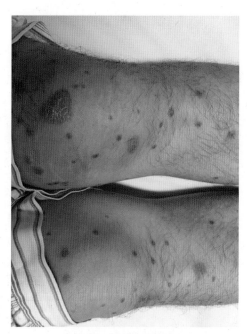

图 20-2-6　寻常型银屑病

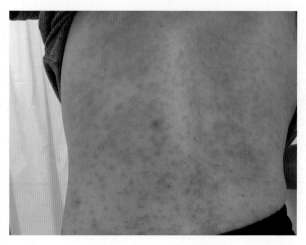

图 20-3-1　二期梅毒疹

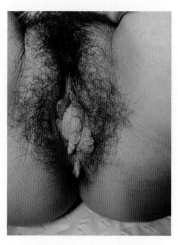

图 20-3-2　尖锐湿疣